医 学 统 计 学

（第3版）

主　审　刘桂芬
主　编　仇丽霞
副主编　刘玉秀　罗天娥

编者（按姓氏笔画排）：

尹　平	华中科技大学	张晋昕	中山大学
王立芹	河北医科大学	陈长生	空军军医大学
仇丽霞	山西医科大学	陈平雁	南方医科大学
艾自胜	同济大学	易　东	陆军军医大学
刘　艳	哈尔滨医科大学	周　琴	复旦大学
刘玉秀	东部战区总医院	罗天娥	山西医科大学
刘桂芬	山西医科大学	赵晋芳	山西医科大学
师先锋	山西医科大学汾阳学院	徐　涛	北京协和医学院
李济宾	中山大学肿瘤防治中心	郜艳晖	广东药科大学
李新华	贵州医科大学	郭　静	中国人民大学
张　燕	重庆医科大学	黄高明	广西医科大学
张业武	中国CDC信息中心	萨　建	山西医科大学
张丽荣	贵州医科大学	曹文君	长治医学院
张岩波	山西医科大学	曹红艳	山西医科大学
张彦琦	陆军军医大学	阎玉霞	南方医科大学

秘书：萨　建　山西医科大学

中国协和医科大学出版社

图书在版编目（CIP）数据

医学统计学／仇丽霞主编. —3 版. —北京：中国协和医科大学出版社，2018. 7(2025.1重印).

ISBN 978-7-5679-1038-6

Ⅰ. ①医… Ⅱ. ①仇… Ⅲ. ①医学统计 Ⅳ. ①R195. 1

中国版本图书馆 CIP 数据核字（2018）第 057531 号

医学统计学（第 3 版）

主　　编：仇丽霞
责任编辑：高淑英

出版发行：**中国协和医科大学出版社**
（北京市东城区东单三条 9 号　邮编 100730　电话 010－65260431）
网　　址：www. pumcp. com
经　　销：新华书店总店北京发行所
印　　刷：三河市龙大印装有限公司

开　　本：787×1092　1/16
印　　张：39. 75
字　　数：700 千字
版　　次：2018 年 7 月第 3 版
印　　次：2025 年 1 月第 8 次印刷
定　　价：58. 00 元

ISBN 978-7-5679-1038-6

再 版 前 言

在信息急剧增长的背景下，如何利用统计学方法和计算机技术对健康医疗大数据进行合理的利用与挖掘，揭示海量医学知识中蕴藏的规律，如何制订科学研究计划、准确获取数据、精准地提炼信息并做好专业知识的客观解释，就成为本教材编写的宗旨与中心任务。

本教材根据数据分析、处理、识别和预测对医学生的基本要求，在《医学统计学》第2版国家级"十一五"规划教材内容优化组合基础上，再次组织21所高校及研究单位编写人员，结合医学改革与实践需求，进行了内容的更新、补充与修订。紧扣三基训练，重视学科知识结构，结合软件应用，强化统计分析方法的选择，特别注重结果的专业解释；深入浅出，融会贯通，是医学科研实践工作中非常实用的一本参考书。

全书共25章，主要分为四个部分。第一部分（第1~9章和第25章）主要介绍医学统计的基本理论与方法；第二部分（第10~14章和第23章）充实、完善增写了计数数据和重复测量数据的模型分析；第三部分（第15~18章）进一步强化了大数据背景下的研究设计理念，增加了量表设计等内容；第四部分（第19~22章及第24章）深入讨论了健康信息与医疗服务数据分析与应用。

教材（第3版）能再次出版，要衷心感谢广大读者多年来的厚爱与好评，衷心感谢为教材整体规划付出心血的刘桂芬教授，为教材编写履行传帮带的一、二版教材全体编委，特别感谢2版教材吕桦、凌莉、于浩、田考聪、韩少梅、金水高、余红梅、肖琳、吴艳乔、宿庄编委的传承，感谢为教材编审默默奉献的专家教授，为教材出版、联络、编辑和修改的老师与出版社同仁，为教材复核、校对的博士研究生饶华祥、硕士研究生潘金花、李文瀚、郭强、于智凯、任浩、张壮。值此出版之际，谨致以最真挚的谢意！

鉴于我们编写能力有限，教材中难免存有纰漏之处，诚望同仁与广大读者批评斧正。

仇丽霞

2018年1月于山西医科大学

目　录

第一章　绪论 ………………………………………………………………………（ 1 ）

　　第一节　医学统计工作的作用及基本步骤 ………………………………………（ 1 ）

　　第二节　医学统计学中常用的几个基本概念 ……………………………………（ 4 ）

　　第三节　大数据背景下的医学统计学 ……………………………………………（ 7 ）

第二章　医学资料的统计描述 ……………………………………………………（10）

　　第一节　频数及其分布特征 ………………………………………………………（10）

　　第二节　定量资料集中与离散趋势指标 …………………………………………（13）

　　第三节　分类资料的统计描述 ……………………………………………………（20）

　　第四节　动态数列分析 ……………………………………………………………（26）

第三章　正态分布及其应用 ………………………………………………………（29）

　　第一节　正态分布的概念和特征 …………………………………………………（29）

　　第二节　标准正态分布及其应用 …………………………………………………（32）

　　第三节　正态性判定 ………………………………………………………………（34）

　　第四节　医学参考值范围的制订及其应用 ………………………………………（38）

第四章　总体均数的估计与假设检验 ……………………………………………（42）

　　第一节　均数的抽样误差与标准误 ………………………………………………（42）

　　第二节　t 分布 ……………………………………………………………………（46）

　　第三节　总体均数的估计 …………………………………………………………（47）

　　第四节　假设检验的基本思想与步骤 ……………………………………………（50）

　　第五节　t 检验 ……………………………………………………………………（52）

　　第六节　假设检验的两型错误 ……………………………………………………（60）

　　第七节　假设检验应注意的问题 …………………………………………………（62）

第五章　方差分析 …………………………………………………………………（66）

　　第一节　多个独立样本均数比较的方差分析 ……………………………………（66）

　　第二节　随机区组设计的方差分析 ………………………………………………（74）

　　第三节　析因设计资料的方差分析 ………………………………………………（77）

　　第四节　重复测量数据的方差分析 ………………………………………………（81）

第六章　离散型变量的分布与应用 ………………………………………………（89）

　　第一节　二项分布的概念及其应用 ………………………………………………（89）

第二节　负二项分布的概念及其应用 ···（ 95 ）

第三节　Poisson 分布的概念及其应用 ···（ 99 ）

第七章　χ^2 检验 ···（106）

第一节　两独立样本率比较 ···（106）

第二节　配对设计四格表资料 χ^2 检验 ··（111）

第三节　行×列表资料 χ^2 检验 ··（113）

第四节　率的多重比较 ··（120）

第五节　频数分布拟合优度的 χ^2 检验 ··（121）

第六节　百分率的线性趋势检验 ···（123）

第八章　基于秩的非参数检验 ···（126）

第一节　配对设计 Wilcoxon 符号秩检验 ···（126）

第二节　两独立样本比较的 Wilcoxon 秩和检验 ··································（128）

第三节　多个独立样本比较的秩和检验 ···（131）

第四节　随机区组设计资料比较的秩和检验 ···（135）

第九章　简单线性回归与相关 ···（138）

第一节　直线回归分析 ··（138）

第二节　双变量线性相关分析 ··（147）

第三节　Spearman 秩相关分析 ···（150）

第四节　回归与相关分析应注意的问题 ···（152）

第十章　多重线性回归 ··（158）

第一节　多重线性回归分析 ···（158）

第二节　多重线性相关分析 ···（165）

第三节　回归变量的筛选 ···（167）

第四节　多重线性回归应用及注意的问题 ···（171）

第五节　回归诊断 ··（174）

第十一章　Logistic 回归 ··（181）

第一节　Logistic 回归模型的基本概念 ···（181）

第二节　二分类反应变量的非条件 Logistic 回归 ··································（186）

第三节　多分类反应变量的 Logistic 回归分析 ·····································（187）

第四节　1:1 配比二分类条件 Logistic 回归 ··（194）

第五节　剂量反应关系及半数效量估计 ···（196）

第六节　Logistic 回归模型分析应强调的几个问题 ·································（199）

第十二章　医学随访资料的分析方法 ···（203）

第一节　生存分析基本概念与主要分析指标 ···（203）

第二节　生存曲线的估计 ···（208）

　第三节　生存曲线的比较 ┄┄┄┄┄┄┄┄┄┄┄┄┄┄┄┄┄┄┄┄┄┄┄ (213)

　第四节　医学随访研究中常用的生存分析模型 ┄┄┄┄┄┄┄┄┄┄┄┄ (217)

　第五节　Cox 回归模型 PH 假定的判定方法 ┄┄┄┄┄┄┄┄┄┄┄┄┄┄ (228)

　第六节　生存分析中样本量估计及应用中需注意的问题 ┄┄┄┄┄┄┄ (229)

第十三章　计数数据的统计分析模型 ┄┄┄┄┄┄┄┄┄┄┄┄┄┄┄┄┄┄┄ (235)

　第一节　Poisson 回归模型及其应用 ┄┄┄┄┄┄┄┄┄┄┄┄┄┄┄┄┄┄ (235)

　第二节　负二项回归模型及医学应用 ┄┄┄┄┄┄┄┄┄┄┄┄┄┄┄┄┄ (240)

　第三节　零过多计数数据的扩展模型 ┄┄┄┄┄┄┄┄┄┄┄┄┄┄┄┄┄ (245)

第十四章　诊断试验评价 ┄┄┄┄┄┄┄┄┄┄┄┄┄┄┄┄┄┄┄┄┄┄┄┄┄ (252)

　第一节　评价诊断试验的常用指标 ┄┄┄┄┄┄┄┄┄┄┄┄┄┄┄┄┄┄ (252)

　第二节　ROC 曲线及其面积估计和检验 ┄┄┄┄┄┄┄┄┄┄┄┄┄┄┄┄ (259)

　第三节　两样本资料诊断准确度比较 ┄┄┄┄┄┄┄┄┄┄┄┄┄┄┄┄┄ (262)

　第四节　诊断试验评价的样本量估计 ┄┄┄┄┄┄┄┄┄┄┄┄┄┄┄┄┄ (263)

　第五节　诊断试验设计与评价中应注意问题 ┄┄┄┄┄┄┄┄┄┄┄┄┄ (266)

第十五章　观察性研究设计 ┄┄┄┄┄┄┄┄┄┄┄┄┄┄┄┄┄┄┄┄┄┄┄ (269)

　第一节　观察性研究在医学大数据分析中的意义 ┄┄┄┄┄┄┄┄┄┄ (269)

　第二节　观察性研究的特点与常用方法 ┄┄┄┄┄┄┄┄┄┄┄┄┄┄┄ (269)

　第三节　观察性研究设计的内容 ┄┄┄┄┄┄┄┄┄┄┄┄┄┄┄┄┄┄┄ (272)

　第四节　几种常用的抽样方法及样本量估计 ┄┄┄┄┄┄┄┄┄┄┄┄┄ (280)

　第五节　调查质量的控制 ┄┄┄┄┄┄┄┄┄┄┄┄┄┄┄┄┄┄┄┄┄┄┄ (286)

第十六章　实验研究设计 ┄┄┄┄┄┄┄┄┄┄┄┄┄┄┄┄┄┄┄┄┄┄┄┄┄ (292)

　第一节　实验研究的基本要素 ┄┄┄┄┄┄┄┄┄┄┄┄┄┄┄┄┄┄┄┄┄ (292)

　第二节　实验设计的基本原则及误差控制 ┄┄┄┄┄┄┄┄┄┄┄┄┄┄ (294)

　第三节　常见的实验设计类型和随机分组 ┄┄┄┄┄┄┄┄┄┄┄┄┄┄ (297)

　第四节　样本量估计 ┄┄┄┄┄┄┄┄┄┄┄┄┄┄┄┄┄┄┄┄┄┄┄┄┄┄ (302)

　第五节　检验效能的估计 ┄┄┄┄┄┄┄┄┄┄┄┄┄┄┄┄┄┄┄┄┄┄┄ (307)

第十七章　临床试验设计与分析 ┄┄┄┄┄┄┄┄┄┄┄┄┄┄┄┄┄┄┄┄┄ (313)

　第一节　临床试验概述 ┄┄┄┄┄┄┄┄┄┄┄┄┄┄┄┄┄┄┄┄┄┄┄┄ (313)

　第二节　临床试验设计与偏倚控制 ┄┄┄┄┄┄┄┄┄┄┄┄┄┄┄┄┄┄ (319)

　第三节　临床试验统计分析计划与报告 ┄┄┄┄┄┄┄┄┄┄┄┄┄┄┄ (329)

　第四节　非劣效/等效性临床试验 ┄┄┄┄┄┄┄┄┄┄┄┄┄┄┄┄┄┄┄ (335)

第十八章　量表的研制与评价 ┄┄┄┄┄┄┄┄┄┄┄┄┄┄┄┄┄┄┄┄┄┄ (347)

　第一节　量表测量与分析概述 ┄┄┄┄┄┄┄┄┄┄┄┄┄┄┄┄┄┄┄┄┄ (347)

　第二节　量表研制的步骤与方法 ┄┄┄┄┄┄┄┄┄┄┄┄┄┄┄┄┄┄┄ (349)

　第三节　量表的结构信息与报告规范 ┄┄┄┄┄┄┄┄┄┄┄┄┄┄┄┄┄ (363)

第十九章　医学人口与人群健康状况统计 ……………………………………………（368）

第一节　静态医学人口统计 …………………………………………………………（368）

第二节　出生与生育统计 ……………………………………………………………（377）

第三节　死亡统计 ……………………………………………………………………（382）

第四节　疾病和残疾统计 ……………………………………………………………（387）

第五节　寿命表 ………………………………………………………………………（394）

第二十章　健康测量常用指标与分析 ………………………………………………（410）

第一节　健康测量的概念与指标分类 ………………………………………………（410）

第二节　健康行为学指标分析模型 …………………………………………………（413）

第三节　医疗服务病案首页分析 ……………………………………………………（423）

第二十一章　综合评价方法 …………………………………………………………（426）

第一节　综合评价的基本步骤 ………………………………………………………（426）

第二节　综合评价基本方法 …………………………………………………………（428）

第三节　Meta 分析 …………………………………………………………………（439）

第二十二章　健康促进与医疗服务统计预测 ………………………………………（448）

第一节　统计预测概述 ………………………………………………………………（448）

第二节　回归模型预测 ………………………………………………………………（453）

第三节　指数平滑法 …………………………………………………………………（457）

第四节　ARIMA 预测方法 …………………………………………………………（463）

第五节　灰色预测方法 ………………………………………………………………（479）

第六节　其他统计预测方法 …………………………………………………………（481）

第二十三章　重复测量数据的线性混合效应模型 …………………………………（484）

第一节　线性混合效应模型简介 ……………………………………………………（485）

第二节　重复测量数据的线性混合效应模型 ………………………………………（488）

第二十四章　传染病监测数据的统计分析 …………………………………………（493）

第一节　传染病分布特征描述 ………………………………………………………（493）

第二节　传染病时间序列分析模型 …………………………………………………（504）

第三节　传染病空间分析 ……………………………………………………………（510）

第四节　传染病暴发的早期探测与预警 ……………………………………………（521）

第二十五章　医学论文统计结果报告 ………………………………………………（525）

第一节　医学论文中统计学内容表达的一般要求 …………………………………（525）

第二节　统计表与统计图 ……………………………………………………………（528）

第三节　医学研究报告的标准化 ……………………………………………………（532）

附录一　统计用表 ……………………………………………………………………（542）

附表 1　标准正态分布曲线下的面积 $\Phi(z)$ 值 …………………………………（542）

附表2　t 界值表 ··· （543）

附表3　F 界值表 ·· （544）

附表4　q 界值表（Newman-keuls 法用） ································· （552）

附表5-1　二项分布参数 π 的置信区间 ································· （553）

附表5-2　二项分布参数 π 的可信区间 ································· （554）

附表6　Poisson 分布 μ 的置信区间 ···································· （555）

附表7　χ^2 界值表 ·· （556）

附表8　T 界值表（配对比较的符号秩和检验用） ················· （557）

附表9　T 界值表（两样本比较的秩和检验用） ···················· （558）

附表10　H 界值表（三样本比较的秩和检验用） ·················· （559）

附表11-1　随机区组设计（Friedman）检验统计量 M 界值表 ··· （560）

附表11-2　随机区组设计（Friedman）检验统计量 M 界值表 ·· （560）

附表12　r 界值表 ··· （561）

附表13　r_s 界值表 ·· （562）

附表14　随机数字表 ·· （563）

附表15　随机排列表 ·· （564）

附表16　ψ 值表（多个样本均数比较时所需样本例数的估计用） ····· （565）

附表17　λ 值（多个样本率比较时所需样本例数的估计用） ········ （566）

附录二　练习题 ·· （567）

第一单元　医学资料的统计描述（1~3 章） ························· （567）

第二单元　定量资料的统计推断（4~5 章） ························· （572）

第三单元　分类资料的统计推断（6~8 章） ························· （580）

第四单元　回归与相关（9~13 章） ···································· （590）

第五单元　医学统计设计（14~18 章） ······························· （603）

第六单元　医学统计的应用（19~25 章） ···························· （608）

附录三　常见统计学专业名词英汉对照 ································· （614）

附录四　参考文献 ··· （621）

第一章　绪　　论

重点掌握：

1. 医学统计工作的基本步骤。
2. 常见的医学统计资料的类型。
3. 医学统计学常用的几个基本概念：总体与样本、随机误差、概率与频率。

医学统计学（medical statistics）是描述、归纳、探索医学数据分布特征和解释数据规律的一门学科，是科研工作者运用概率论与数理统计原理，进行数据的获取、存储及管理和分析，评价人类健康水平，探索疾病发生与发展规律，进行预测评价的方法，是循证实践中数据挖掘不可或缺且起关键作用的一种技术手段。统计学已不仅仅是对数据进行观察、测量、记录和归纳，更重要的是利用统计方法对研究事物做出科学合理的决策与推断，以帮助我们更好地认识和掌握群体及个体健康变化的规律。

第一节　医学统计工作的作用及基本步骤

众所周知，事物的量化有助于人们提高对事物认识的准确性和深度。科学研究是通过对数据的量化分析，探索未知世界的一种认识活动，与统计有着不解之缘。医学研究的主要对象是人，人是世界上最复杂的生命体，不但具有生物性，还具有社会性；不但有生理活动，还有心理活动，个体变异错综复杂。医学统计学不仅是人类健康与疾病数据分析必备的科学方法，而且其作用横跨健康与疾病研究的各个学科，纵贯生命研究的全过程。其工作步骤大体分为：

一、医学研究设计

研究设计（design）是医学统计工作过程的一个重要内容，它是医学科研工作的第一步，是对医学科学研究过程、内容及具体实施方法和步骤的总设想或安排。设计就是针对具体的研究目的或问题，确定研究对象和观察单位（个体），明确分析指标。根据是否施加干预因素，如何获取数据，怎样进行资料的清理和分析，如何控制误差，预期分析结果有哪些等提出详尽的实施方案和技术路线，做好周密的考虑和安排。其内容分为：①专业设计：它主要反映研究者对专业知识掌握的能力和程度，与科研课题或项目的深度及水平有关；②统计设计：反映研究者对统计知识、技术正确应用的程度和科学研究的能力，主要与科研工作的质量有关。怎样才能以较少的人力、物力和财力获取准确、可靠的科学结论，搞好研究设计是最关键的一个内容，也是探索新知识、验证新理论、推广新方法，甚至利用大数据做出新决策等必不可少的手段。

二、搜集资料

搜集资料（collection of data）是统计工作的基础，它直接影响科研工作的质量。其任务是研究者按研究设计要求，获取准确、可靠、有价值的数据，并做好数据质量管理与评估。若所获取的数据不准确、不完善，其结论有可能是悖论，失去研究的意义与价值。数据的准确性是指观察、测量、记录、储存、转移或计算的数据，均无虚假差错之处，尽可能做到界限明确、真实、可靠，不造成混淆。数据的完整性是指用来研究分析的项目没有遗漏、重复和缺失。数据搜集的及时性是指资料在一定条件下，按规定的时间完成采集、储存和管理等。

健康与疾病及相关数据的来源主要有：

1. 常规保存的工作记录　如人口健康信息、出勤记录、职工流动、工伤、出生、死亡登记等，职业病报表、恶性肿瘤报告卡、气象数据、环境 PM 2.5 等监测数据等，它是群体健康状况研究的一个重要来源。但由于没有严密的设计，有时会给分析带来诸多不便；量大、来源广泛、结构复杂、漏报、重复和缺失是最常见的问题，除资料搜集过程中应加强专业性较高的技术督查外，尚应注重标准化数据的循序积累。

2. 住院和家庭医疗活动适时积累的健康管理大数据　如呈爆炸性增长的、源自不同地区个体诊所、社区、医院、保健、康复等医疗机构的预约挂号信息、电子病历、医药、X线、磁共振成像及 CT 等影像记录、日常收费财务运营，生物医药、基因测序、安全监控和不良反应监测等资料，可根据研究目的与结构化、非结构化和无结构化数据类型，进行专业大数据的整合、分析和利用。

3. 卫生健康服务信息系统　主要指由卫生健康机构根据国家有关部门规定统一管理，或监测哨点逐级上报的内容。如法定传染病报告系统、食品安全风险监测系统、食品安全国家标准跟踪评价及意见反馈平台、地方病、寄生虫病及职业病防控、精神卫生疾病管理、计划免疫、慢性病综合防控、死因和出生缺陷监测，各种健康生命体征监测、社区居民健康档案和医院工作报表等。它可为了解居民健康状况、拟订卫生健康服务规划、合理配置医疗卫生资源等提供科学依据。

4. 专项调查与实验研究资料　专项调查或实验研究一般指为解决某个（些）问题或验证某个（些）假说等所进行的专门研究。如全国 7~10 岁儿童龋患率现场调查、某地 2 型糖尿病调查、全国膳食营养水平调查、某地中学生视力状况研究、联合用药对难治性类风湿关节炎疗效的多中心临床研究等。

5. 公共共享资料　指为研究工作需要取自公开发布的报告、专业参考文献、基因数据库、商业数据库、人口、公安、保险等与人类健康相关的数据资料等。

三、清理资料

清理资料（cleaning data）是按设计要求将一些分散的、表现个体特征的原始数据系统化、条理化，以便更好地揭示所研究事物的内在规律。它往往结合网络平台规划、数据采集策略、存储数据督查、研究项目要求、分析模型方法和具体研究过程而进行。应考虑：

1. 资料核查　除获取数据时调查员自查、调查员间互查和专业人员核查外，清理资料尚应对储存、抽取、转移和加载的全部裸数据进行逻辑检查和数字核准等。包括对原始调查项目的审核，缺失数据的检查，误填、漏填项目的核准、修正，数据类型以及编码等问题的考虑，它是保证和提高数据分析质量的前提。

2. 数据类型与特点　从观察或实验研究获取的任何结果，都必须结合专业知识转变为数据后才能进行统计分析。无论是字符型、还是数值型变量，均可用二维结构矩阵来表述。一般情况下，行表示观察单位，列表示分析指标或变量。Excel、SAS、SPSS、R 等软件均可以此形式作为数据分析的基本格式。其中观察单位（observation unit）亦称个体（subject），随研究目的而异，可以是一个人、一个组群、一份样品、一个采样点、一毫升水或一个病室等。对观察单位的一次测量，可获得一个记录，也可对同一个体进行多次观测，获取几个测量记录，但每个观察单位所得数据，一般放在同一行上。主要研究指标可以是研究项目、混杂因素，也可以是研究对象的基本特征；可以是分析变量，也可以是分组变量或协变量等。它们可由测量结果直接录入，也可以从卫生健康大数据转移生成新的数据库。

3. 数据编码　数据汇总时，应由专业人员根据专业要求进行编码。编码技术包括：①设计编码：如调查问卷设计中数值型变量值的位数、取值范围控制，不详数据的编码，定性数据的数量化，连续变量的离散化等；②过录与检查编码：无论是数据采集、储存、转移还是分析，专业技术人员均应在搜集到数据后进行项目内容、编码和数据核准检查，并保存到确定的位置上选择两名以上责任心强的数据管理人员，进行双份一致性检查，对发现的错误进行纠正并记录。

4. 设计分组　一般应据研究目的、数据结构、指标类型、观察单位数目、专业与学科习惯用法及其指标间的关联性等来考虑分组。大体分为质量分组和数量分组。质量分组即按研究事物的类别属性特征进行归组，如性别、疗法。数量分组即按研究指标观测值数量大小来归组，详见第 2 章第 1 节。

5. 预分析　根据不同的应用软件，建立数据库时应注意的问题略有不同，但都可进行变量分布、数据特征描述、探索性研究等预分析，以利于更好地揭示研究事物内部的共性和对比组之间的差异性，也是分层分组分析、选择统计方法与指标、客观解释研究结果的重要线索。

四、分析资料

分析资料（analysis of data）亦称统计分析，包括统计描述、统计推断与统计预测。统计描述（statistical description）指按研究设计要求，从多维、多角度、按特定模式构建关系型数据库，实现数据可视化；计算反映事物特征的指标，并用适当的统计图表来概括，以阐明事物现象的水平及其内在联系。统计推断（statistical inference）指根据抽样原理，在概括随机样本特征及问题条件和模型假定的基础上，根据假设检验和估计概率大小对所研究总体或总体间的特征做出推断和解释，其理论和方法构成了数理统计学的主要内容。统计预测（statistical prediction）指在大数据整合基础上，运用统计方法探索研究事物变量之间的本质联系，从而由某事物现象的过去和现在，对未来的发展变化趋势和方向做出判断。

统计工作的四步是紧密联系、环环相扣、不可分割的整体，任一阶段有缺陷都将造成一定的损失，甚至导致科学研究工作失败。

第二节　医学统计学中常用的几个基本概念

一、同质与变异

同质性（homogeneity）指研究事物现象存在的共性，它是统计研究的基础，是资料清理和分析的前提。任何源于事实的数据，皆应以组内尽可能相同或相近，对比组间具有均衡可比性为前提。

尽管在同质总体中，不同个体某指标的观测值间经常存在不确定性。这种同质群体中自然状态下个体值间千差万别、参差不齐的现象称为变异（variation）。变异是客观存在的，是绝对的，而同质是相对的。统计学就是处理不确定性（变异）的科学与艺术，在此基础上描述同一总体的同质性，揭示不同总体的异质性。

二、医学统计资料的类型

欲了解某年某市 10 岁健康男童身高水平，凡在该市居住两年以上，年龄满 10 周岁，排除了患有影响身高疾患的男童，均可作为本次研究的调查对象。每个男童就是一个观察单位。观察单位的研究特征称作变量（variable），变量的观察结果称为变量值或观测值。如本次研究中，身高是研究特征，对每个男童身高测量的结果称为身高变量值，简称身高值或变量值。对变量取值的过程就是测量，而取值所需的标准称为测量尺度，它是获取正确、稳定、一致测量结果的条件。

（一）常用的测量尺度

1. 名义尺度（nominal scale）　指变量的结果是按某事物属性分类来进行测量的，如性别变量：男、女；血型变量：A 型、B 型、O 型、AB 型，所用符号与属性一一对应，同一符号内各变量值的本质相同。

2. 顺序尺度（ordinal scale）　指变量值不但可以分类，而且各类之间有某种特征程度上的不同，可用数学上大于或小于来表达它们之间的关系，如疗效评价中的无效、好转、显效、痊愈；工作面污染程度的轻度、中度和重度等。显然，评价尺度可改变，但它们的顺序或等级不变。有时用序数或秩次 1，2，…，R 来表示，相邻序次间级差相等，但实际资料相邻类别间的数量级差却不一定相同，且难以精确量化。

3. 区间尺度（interval scale）　指用数量大小来度量某种特征，其变量值 X 可以是实数轴上的一个连续区间，任意两个取值之间可有无穷多个数值，表现为连续型随机变量，如身高（cm）、体重（kg）、血压（kPa）、呼吸次数（次/分）等。变量值 X 也可以是整数范围内的随机变量，如育龄妇女生育子女数、患龋齿数等。

4. 比数尺度（ratio scale）　指以比值、比率等来度量某种特征，如中性粒细胞占白细胞数总数的百分比、体质指数、某指标治疗后占治疗前百分比等。

（二）变量分类

根据变量值是定量或定性的特征，将变量分为定量变量、分类变量。

1. 定量变量（quantitative variable） 观察单位的变量值是定量的，表现为数值的大小，一般有度量衡单位，可按区间和比数尺度测得。分为离散型（discrete）和连续型（continuous）两种：离散型定量变量是指测量值只取整数，如育龄妇女生育的子女数、患龋齿数等；若测量值是区间内任意值，则称为连续型定量变量，如身高、体重等。由一组同质的定量变量值所组成的资料也称为定量资料（quantitative data）。

2. 分类变量（categorical variable） 其变量值表现为不同的属性、特征或类别，分为无序分类和有序分类变量两种。若按名义尺度测量的属性特征归类，也称定性变量（qualitative variable）或无序分类变量。其中，若定性变量值表现为相互对立的两种类别，称为二项分类变量（binary variable），如性别；若定性变量值表现为互不相容的多个类别，称为多项分类变量，如血型。将按照事物属性特征分组，并清点各组观察单位数而得到的资料称为定性资料（qualitative data），如 95 例某患者中，50 例男性、45 例女性，其中 A 型 18 例、B 型 19 例、O 型 35 例、AB 型 23 例的资料。若按顺序尺度测量的类别或程度归类，则称顺序变量（ordinal variable），或有序分类变量，也称等级变量，如尿红细胞检验结果为-、±、+、++、+++、++++。将以变量值的等级或程度分组，清点各组观察单位数而得到的资料，称为等级资料（ordinal data）或半定量资料，如 360 名职工眼底动脉硬化检查结果：正常 326 例、轻度硬化 18 例、中度硬化 13 例、重度硬化 3 例。半定量资料在类别或程度间既有分类的不同，也有量的差异。

实际问题分析中，研究目的不同，资料类型也可以转化。如某医师测得 10 名 3 岁儿童血红蛋白含量（g/L）结果如下：108、110、116、95、109、87、92、113、120、116，该资料为定量资料；若只考虑是否贫血，可按临床参考值整理为无贫血者≥110g/L 5 例、贫血者<110g/L 5 例，即转化为定性资料；欲分析贫血的严重程度，则整理为无贫血者≥110g/L 5 例，轻度贫血者 90~110g/L 4 例，中度贫血者≤90g/L 1 例，转化为等级资料。

三、总体与样本

总体（population）是根据研究目的所确定的同质的所有观察单位某种变量值的集合，如某地某年所有 15 岁健康男孩身高值。据总体中观察单位数（N）是否可知，分为有限总体和无限总体。有限总体指总体的观察单位数是有限的或可知的，如调查时点某地区的户籍人口数。无限总体是指总体中的观察单位数是无限的或不可知的，如空气中 SO_2 的浓度的观察单位。反映总体特征的指标称作参数（parameter）。医学研究中，划清总体的同质范围，确定研究对象是非常重要的。根据研究目的，从研究总体中随机抽取、对总体有代表性、反映总体特征的部分观察单位，称为样本（sample）。样本中的观察单位数称作样本例数（n）或样本量（sample size）。从研究总体中按一定的概率规则，抽取部分观察单位的研究方法，称作随机抽样。随机抽样（random sampling）不是随意选择（purpose selection），所谓随机是指研究总体的各观察单位按其在总体中的分布特征，被抽到样本中的机会均等且互不影响。只有这样，才有可能保证抽到的样本有代表性，它是统计推断的基础，统计学中将反映样本特征的指标称作统计量（statistic），也称为参数估计值。

四、误差

任何研究总是期望对总体做出客观、可靠、真实的评价。但在实际工作中，调查结果可能会受到各种因素的干扰与影响而偏离真实情况，将实测值与真实值之差称为误差（error）。统计研究中，据其产生的原因分为随机误差和非随机误差两类。

1. 随机误差　包括抽样误差和随机测量误差等。①抽样误差指随机抽样研究中，由于抽样而引起的样本统计量与总体参数间的差异，其大小随样本不同而改变，它也是一个随机变量；②随机测量误差（random measurement error）指对同一观察单位某项指标在同一条件下进行反复测量所产生的误差。即使严密控制研究条件，但由于一些偶然因素或就目前医疗技术水平尚无法控制的因素，也可使实测值与真实值不同。实际工作中，测量误差也无法避免，但应控制在容许误差范围之内。

随机误差的出现是随机的，分布是有规律的，其值可正可负、可大可小，当观察次数足够大时，随机误差服从正态分布。统计推断就是依其分布规律由样本对总体做出推断的。

2. 非随机误差　指所得资料偏离研究的真实情况，致使推断、预测出现的偏差，包括系统误差和过失误差。系统误差（systematic error）或偏倚（bias）可产生于设计人员、调查者或调查对象；也可由于设计考虑不当，资料搜集不准，储存、转移、汇总、计算有误等造成。一般带有倾向性，如有恒向、恒量、周期性或有特定的变化规律。其产生原因复杂，贯穿于研究全过程并对研究结果有影响，又很难用统计方法评价其影响的大小，必须依靠科学的研究设计，正确的资料搜集，科学的数据管理，合理完善的分析计算，严谨的工作态度与作风，将其减小或控制在最小容许范围内。过失误差指由于工作人员责任心不强，检查核对制度不严，或故意修改等而造成的检查、记录、观察、录入数据错误等而产生。过失误差是错误，一般应杜绝。一旦发生应彻底纠正，否则有可能得出悖论。

五、频率与概率

频率（frequency）是指在相同条件下，进行有限 n 次重复试验，某随机事件 A 发生次数与 n 次试验的比值，其值介于 0~1 之间。如某地妇产医院 2015 年记录在册的出生人数 120 名，其中男婴 70 名，男婴占 58.33%，称作男婴的出生频率，频率随样本变化而改变。

概率（probability）是描述某随机事件 A 发生可能性大小的度量，常记作 P，可用小数或百分数表示。医学研究中，绝大多数属随机现象。如手术治疗甲状腺癌的疗效有治愈、好转、无效、死亡 4 种，但对于一个初诊的甲状腺癌患者而言，手术治疗后究竟会是哪种疗效结果，是一个不确定的随机事件，亦称偶然事件，简称事件。若将患者转归为"治愈"记作事件 A，则治愈的概率记为 P（A），简记为 P，这是一个很有意义的、研究者颇为关心的未知数值。当事件一定发生，则 $P=1$，称必然事件；当事件一定不发生，则 $P=0$，称不可能事件；当事件发生的可能性为 $0<P<1$ 时称随机事件，P 值越接近于 1，该事件发生的可能性就越大。统计研究中，不确定事件的结果均具有概率性，习惯上把 $P \leq 0.05$ 的随机事件

称作小概率事件，表明该随机事件发生的可能性很小，在一次试验或一次调查中，可认为该事件几乎不可能发生，而"小概率事件"是统计推断的重要依据。

虽然随机事件 A 在一次试验中可能出现，也可能不出现，但在多次重复试验中，它呈现出明显的规律性。假设在相同条件下，独立地进行 n 次重复试验，随 n 的不断增大，频率逐渐趋稳，可将稳定的频率作为事件 A 概率的估计值。但 n 较小时，频率波动较大，用之估计概率是不可靠的。

第三节　大数据背景下的医学统计学

随着互联网技术的飞速发展，健康与医疗实践步入大数据时代，医学科研面临新的机遇与挑战。医学大数据顾名思义就是在健康促进及医疗领域中，快速增长、数量极其庞大、获取、存储、管理和分析均大大超出了传统数据管理和分析软件能力范围的数据集合。它具有海量、多样、快速和易变、真实、复杂和价值的特征。大量性（volume）指数据总量能达 10~99TB；多样性（variety）泛指结构化（structured）、半结构化（semi-structured）和非结构化（unstructured）等数据类型，其来源也具有多样化；伴随数据快速性（velocity）增长的特征，数据流还呈现不稳定的随日、季节或特定事件触发而周期性峰值波动的特征，也称之为易变性（variability）；真实性（veracity）亦称数据质量，这些数据都是日常工作的客观实际记录；复杂性（complexity）体现在数据的获取、管理、操作和分析中，如何从中提取、转换、加载、连接、揭示关联等，对数据管理和统计分析提出了新问题；价值（value）指合理运用大数据分析后揭示出来的信息与知识，它与前 5 个特性有本质的不同。若前 5 个特性被认为是数据工作者具体实践中面临的挑战，价值则是征服这些挑战后获得的回报。同时，也提示在大数据背景下，设置变量时要尽量保证测量值信息充分。

当今，互联网技术的飞速发展，为我们从不同角度、更细致、更全面地利用爆炸性增长的健康、医疗大数据提供了可能，同时也激发了医学科研工作者们进行真实世界研究（real world study，RWS）的欲望。数据的整合与分析告诉了我们什么？绝不仅仅局限于验证样本资料是否满足了所提出的某种假设，而是促使研究者利用大数据挖掘各种感兴趣的关联，并进而比较、分析、归纳，通过真实世界研究做出科学决策。现有的数据库软件和建立在假设基础上的统计方法，已远远不能满足目前健康与医疗大数据海量信息的采集、储存、管理与利用的要求。健康与医疗大数据对提高医疗质量、降低患者风险、节省医疗资源与成本、提高服务效率等发挥巨大的作用，同时对统计工具和算法等也提出了更高的要求。统计软件是管理数据、计算分析、模拟和实现统计过程的一类应用软件，是统计方法应用的重要载体，在健康与医疗数据分析中具有重要的地位，是统计学发展中不可割裂的一个重要组成部分。怎样才能从健康与医疗大数据中提取所需信息，帮助研究者合理运用统计分析方法与技术，并对研究结果给予恰如其分的评价和解释，进而做出科学决策，正是医学统计学所要解决的新问题。

大数据背景下统计分析大体归为：①可视化分析（analytic visualizations）：是数据分析最基本的要求，它可直观地展示数据的基本特征；②目标分析：根据样本统计量，考虑按设定的风险对总体特征做出推断或者进行预测分析。其中，预测性分析（predictive analysis）是大数据分析方法中最有价值的一种，根据可视化和数据挖掘结果做出预测性判断，需要在深化数据内部算法、挖掘有价值信息的基础上，整合数据量较大且满足一定精度要求的相关历史资料，确定统计预测方法，建立预测模型，进行群体或个体短期、长期预测，并完成预测误差分析。

总之，医学统计学是医学研究领域非常活跃的一门学科。它以其独特的思维方式渗透到健康与医药研究及管理等各个领域，它既是一门专业基础理论课，也是健康与医疗大数据分析利用不可或缺的方法技能课。

针对大数据背景下统计分析应用中存在的问题，本教材拟回避繁杂的数学公式推导，侧重于加强统计学基本概念的理解，有机结合实际应用问题，以统计软件结果的解释作为学生重点掌握的内容。基础章节可结合课堂简单讲解公式与计算，更好地帮助研究者提升科研设计和数据有效利用及分析的能力。

作为新型医学人才，基于大数据背景，不仅需要掌握基本的医学统计学原理与方法，更应结合健康与医疗等专业知识，更好地利用有价值的数据信息，进而完善医学理论，做好医学研究设计，合理地选择统计方法，恰当地解释分析结果，不断修正我们对生物医学现象的认识。

本教材拟从群体与个体卫生健康大数据利用入手，强化健康与医疗评价及其风险影响研究设计（观察性研究、实验性研究、临床试验研究设计、量表研制与设计等，详见第15~18章）；系统介绍统计方法的基本原理及分析结果的正确表述等（第1~14章和第25章）；在普通高等教育"十一五"国家级规划教材《医学统计学》第2版基础上，进一步更新与完善了群体与个体健康评价常用指标及其模型分析（第20~23章），充实并修改了传染病监测数据分析方法（第24章），浅显地引入健康测量指标模型分析理念（第19章），为有效利用爆炸式增长的健康与医疗大数据信息提供了新策略。

小　　结

1. 统计学是运用概率论和数理统计的基本原理和方法，研究数据的搜集、清理和分析的一门学科，它是关于研究设计和数据分析的学问，是通过对生物医药研究中有变异数据的获取、存储、管理、转移与分析，汲取健康与医疗信息，解释生物医学现象，并对其结果给予恰当评价的一门科学与艺术。

2. 医学统计工作的基本步骤　分为：①医学研究设计；②搜集资料；③清理资料；④统计分析。统计分析包括统计描述、统计推断和统计预测等内容。统计描述是按研究设计要求，构建关系数据库，实现数据可视化；计算并用统计图表概括反映数据特征。统计推断是根据随机抽样原理，在概括样本信息的基础上，根据其概率大小，对所研究总体的特征做出推断，它是数理统计学方法的主要内容；统计预测是基于大数据整合与分析，阐明变量间的本质联系及其发展变化趋势，做出健康与医学科学决策的一种方法。

3. 根据变量的观察结果不同，将变量分为定量变量和分类变量；将统计分析资料分为定量资料、定性资料和等级资料。①同质的一组定量资料的变量值间，只有量的不同，没有质的差异；②同质的一组定性资料中，同一类别变量值间无量的区分，不同类别变量值间性质截然不同；③等级资料或半定量资料的变量值之间，既有类别的不同，又有类别间的顺序或程度的差别，而这种差别又难以精确量化。

4. 总体是根据研究目的确定的同质所有观察单位某种变量值的集合。根据研究目的从研究总体随机抽取部分观察单位，其实测值组成样本。样本中的观察单位数称作样本例数或样本含量。把从研究总体中按一定的概率规则，抽取部分观察单位进行研究的方法，称作随机抽样。概率是描述某随机事件 A 发生可能性大小的度量，其值 $0 \leqslant P \leqslant 1$。医学统计研究中，常把 $P \leqslant 0.05$ 的随机事件称作小概率事件，表明该随机事件发生的可能性很小。

5. 健康与医疗大数据就是快速增长、数量极其庞大，在健康及医疗领域获取、存储、管理和分析方面大大超出了传统数据管理和分析软件能力范围的数据集合。除具有大量性、多样性、快速性、易变性、真实性和复杂性特点外，具有价值特征是大数据的关键。大数据分析方法中，预测分析是最有价值的一种分析方法，它不仅有助于预测健康与疾病发展变化的趋势，尚可利用历史与现状数据，识别健康与疾病风险，为促进群体与个体健康、防控风险，预测未来发展提供决策依据。

（刘桂芬　仇丽霞）

作者简介　刘桂芬　教授，博士生导师。山西省教学名师。曾任中国卫生信息学会教育统计专业委员会常务委员、山西省预防医学会副主任委员等。连任《中华风湿病杂志》等 5 本杂志编委。主持完成国家及省部级课题 17 项，以第一作者和通讯作者名义发表论著 103 篇，其中 SCI 收录论文 8 篇。主编、副主编研究生、本科生《医学统计学》等教材 7 本，参编教材 10 本。主编《卫生统计学》2006 年评为省级本科教育精品课程，主编"十一五"国家级规划教材《医学统计学》于 2010 年评为省级研究生教育精品课程。荣获省科研成果奖 9 项，教学成果奖 14 项。培养毕业博士研究生 10 名硕士研究生 64 名。获国家执业医师命审题专家突出贡献奖。6 个年度被评为省、校级优秀教师，8 个年度获省硕士研究生优秀导师，2015 年获省优秀博士论文指导教师奖。

作者简介　仇丽霞　博士，教授，博士生导师。现任职于山西医科大学卫生统计教研室，从事卫生统计学方法研究与教学 31 年，侧重遗传算法优化药物最优提取条件、药物混料试验模型构建及处方优化、脉冲释药制剂模型构建及处方优化、疾病时空统计分析、健康危险因素评价。主持完成山西省及国家自然科学基金项目；《医学统计学》"十一五"规划教材副主编，参编 6 部，发表文章 70 余篇，指导博士研究生 3 名、硕士研究生 40 余名。

第二章　医学资料的统计描述

重点掌握：

1. 定量资料集中趋势与离散趋势指标的意义及应用。
2. 常用相对数的意义及应用中常见的问题。
3. 标准化法的基本思想及标化率和 SMR 的应用。
4. 动态数列常用指标及其应用。

统计描述是统计分析的基本内容，是医学科研结果表述不可缺少的重要方面，包括统计指标计算及统计表和统计图。

第一节　频数及其分布特征

一、频数分布表

同质样本中由于存在个体变异，收集到的变量值大小不一。变量值较多时，很难直接从数据得出概括的印象。有必要通过资料清理，编制频数分布表（frequency distribution table），简称频数表（frequency table），以帮助我们了解变量值的频数分布（frequency distribution）特征和分布类型。

（一）分类资料的频数表

例 2-1　为对比分析 2011 年与 2015 年某地病毒性肝炎发病情况，收集资料见表 2-1。由频数表可见两年度均以乙肝病例所占比例最大。

表 2-1　某地病毒性肝炎报告病例数及分布

病毒性肝炎	2011 年		2015 年	
	例数	构成比（%）	例数	构成比（%）
甲肝	356	1.53	222	0.93
乙肝	18033	77.40	19177	80.17
丙肝	3628	15.57	3475	14.53
戊肝	364	1.56	521	2.18
未分型	917	3.94	524	2.19
合计	23298	100.00	23919	100.00

（二）定量资料的频数表

连续型随机变量，可按变量值大小进行汇总。

1. 定量资料频数表的编制

例2-2 某市妇幼保健院记录了3个月中150名男婴出生体重（kg），试编制频数表。

2.5	2.9	3.1	3.2	3.3	3.3	3.4	3.5	3.6	3.8
2.6	2.9	3.1	3.2	3.3	3.4	3.4	3.5	3.6	3.8
2.6	3.0	3.1	3.2	3.3	3.4	3.4	3.5	3.6	3.8
2.7	3.0	3.1	3.2	3.3	3.4	3.4	3.5	3.6	3.8
2.7	3.0	3.1	3.2	3.3	3.4	3.4	3.5	3.7	3.8
2.7	3.0	3.1	3.2	3.3	3.4	3.4	3.5	3.7	3.8
2.8	3.0	3.1	3.2	3.3	3.4	3.5	3.5	3.7	3.8
2.8	3.0	3.1	3.2	3.3	3.4	3.5	3.6	3.7	3.8
2.8	3.0	3.1	3.2	3.3	3.4	3.5	3.6	3.7	3.9
2.9	3.0	3.1	3.2	3.3	3.4	3.5	3.6	3.7	3.9
2.9	3.0	3.1	3.3	3.3	3.4	3.5	3.6	3.7	3.9
2.9	3.1	3.2	3.3	3.3	3.4	3.5	3.6	3.7	4.0
2.9	3.1	3.2	3.3	3.3	3.4	3.5	3.6	3.7	4.0
2.9	3.1	3.2	3.3	3.3	3.4	3.5	3.6	3.7	4.1
2.9	3.1	3.2	3.3	3.3	3.4	3.5	3.6	3.8	4.2

步骤：

（1）求极差（range，R）：极差也称全距，即一组变量值中最大值与最小值之差。本例 $R = 4.2 - 2.5 = 1.7$（kg）。

（2）确定组距和组段：①确定组段数：组段数一般根据例数多少来确定，过多或过少均不能正确反映资料的分布特征。一般分 8~15 个组段，以能反映频数分布特征为宜。本例初步确定为 10 个组段。②确定组距：组距（class interval）即将变量值分成若干段后，相邻两组段之间的距离。组距＝全距/拟分组段数，常取便于变量值归组的值，本例组距＝1.7/10＝0.17≈0.2（也可取 0.15）。③划分组段：各组段应有明确的界限，每组段的起点称为该组段的下限（lower limit），终点称为上限（upper limit）。第一组段必须包括最小值。本例最小值为 2.5，故取 2.5 为第一组的下限。第二组段下限为上组段的下限加组距，即取 2.5＋0.2＝2.7；余类推。由于各组段既不能重叠，也不能留有空隙，所以每一组段均为半开半闭区间，后一组的下限就是前一组的上限。如表 2-2 第（1）栏 2.5~表示［2.5，2.7），即 2.5≤变量值<2.7 归入该组段；2.7~表示［27，2.9），以此类推，最后一组段应包括最大值，并且封口，本例最后一组段为 4.1~4.3 即［4.1，4.3］。

（3）统计各组段频数如表 2-2 第（1）、（2）栏。

表 2-2　150 名男婴出生体重（kg）频数分布表

组段 （1）	频数 f （2）	频率（%） （3）	累计频数 （4）	累计频率（%） （5）
2.5~	3	2.0	3	2.0
2.7~	6	4.0	9	6.0
2.9~	17	11.3	26	17.3
3.1~	29	19.3	55	36.7
3.3~	41	27.3	96	64.0
3.5~	28	18.7	124	82.7
3.7~	19	12.7	143	95.3
3.9~	5	3.3	148	98.7
4.1~4.3	2	1.3	150	100.0
合计	150	100.0	-	-

（4）计算频率与累计频率：各组段频数之和等于总例数 n。频率描述各组段频数占总例数的比重，用百分数表示，见表 2-2 第（3）栏。比较资料的分布特征时用频率更为方便，累计频率等于累计频数除以总例数，见表 2-2 第（4）、（5）栏。

2. 频数分布的特征和类型　频数分布有两个重要特征，即集中趋势（central tendency）和离散趋势（tendency of dispersion）。例 2-2 的原始数据似乎无规律可循，但编制频数表后，可见该组资料体重虽有轻有重，但向 3.3~组段集中，分布在 3.1~3.5 组段共 98 人，占总人数的 65.3%，这种趋势称为集中趋势；另一方面男婴出生体重存在个体差异，称这种特征为离散趋势。

若频数分布最多的组段居中，各组段的频数分布以集中位置所在组段为中心，左右对称，称其频数分布对称。反之，集中位置偏向一侧，则各组段的频数分布不对称。若频数分布的高峰位置偏于左侧，频数分布尾部向右延伸，称为正偏态分布；频数分布的高峰位置偏于右侧，频数分布尾部向左延伸，称为负偏态分布。实际应用中，常需根据频数的分布的情况，选择不同的统计指标及分析方法。

二、频数分布图

为更直观地显示频数分布的情况，可根据表 2-2 资料绘制频数分布直方图。以组段为横坐标，频数或频率为纵坐标绘制统计图，即为频数分布直方图（图 2-1）。频数分布图与频数表的用途类似，但它更直观、更形象。

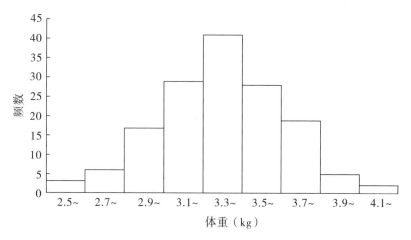

图 2-1 某市 150 名男婴出生体重频数分布

三、频数分布表与频数分布直方图的用途

1. 揭示资料的分布类型与特征，是统计资料描述的一种形式。
2. 便于发现个别特大或特小的可疑值，若有误，应予以纠正。
3. 正态性判定，为正确选用统计分析方法奠定基础。

第二节 定量资料集中与离散趋势指标

一、定量资料集中趋势指标

平均数（average）是描述一组定量资料集中趋势的统计指标，用以说明该组数据的平均水平。平均数的计算和应用必须具备同质基础，根据资料的性质和分布类型不同，可选择算术均数、几何均数、中位数等。

（一）算术均数

算术均数（arithmetic mean）简称均数（mean），常用以描述一组服从正态分布或近似正态分布资料的平均水平。总体均数用希腊字母 μ 表示；样本均数用 $\overline{X}$ 表示。

1. 均数的计算

$$\overline{X} = \frac{X_1 + X_2 + \cdots + X_n}{n} = \frac{\sum X_i}{n} \tag{2-1}$$

式中，Σ：希腊字母读作 sigma，为求和符号；X_i：变量值（$i=1, 2, \cdots, n$）。

例 2-3 根据例 2-2，计算 150 男婴平均出生体重。把数据代入式（2-1），得

$$\overline{X} = \frac{2.5 + 2.6 + \cdots + 4.1 + 4.2}{150} = \frac{501.4}{150} = 3.34$$

该市妇幼保健院 3 个月内 150 名男婴平均出生体重为 3.34kg。

2. 均数的特性

（1）离均差总和等于零：$\sum (X - \overline{X}) = 0$

（2）离均差平方和最小：$\sum (X - \overline{X})^2 < \sum (X - a)^2 (a \neq \overline{X})$

（二）几何均数

几何均数多用于对数正态分布的资料，即原变量值分布不对称，但经对数变换后服从正态分布的资料。医疗卫生研究中，常用于血清学平均抗体效价、卫生事业及人口平均发展速度。

几何均数（geometric mean，G）

$$G = \sqrt[n]{X_1 \cdot X_2 \cdots X_n} \tag{2-2}$$

式中，X_i：为变量值，对于血清效价则为效价的倒数。

1. 几何均数的计算

为计算方便，对变量值进行对数转换，利用公式（2-3）计算。

$$G = \lg^{-1}\left(\frac{\lg X_1 + \lg X_2 + \cdots + \lg X_n}{n}\right) = \lg^{-1}\left(\frac{\sum \lg X_i}{n}\right) \tag{2-3}$$

例 2-4 某医师检测 8 名鼻咽癌患者血清病毒 VCA-LOG 抗体效价为 1:4、1:8、1:16、1:32、1:32、1:64、1:128、1:256。求平均抗体效价。

$$G = \sqrt[8]{4 \times 8 \times 16 \times 32 \times 32 \times 64 \times 128 \times 256} = 32$$

$$G = \lg^{-1}\left(\frac{\lg 4 + \lg 8 + \lg 16 + 2 \times \lg 32 + \lg 64 + \lg 128 + \lg 256}{8}\right)$$

$$= \lg^{-1}\left(\frac{12.0408}{8}\right) = \lg^{-1}(1.5051) = 32$$

8 名鼻咽癌患者血清病毒 VCA-LOG 平均抗体效价为 1:32。

2. 几何均数的特征

（1）同一组资料计算的几何均数小于算术均数。

（2）由于零和负数没有对数，含零或负数的资料不能直接计算几何均数。实际应用中，若全部数据均为负数，可先按正值计算几何均数，结果加上负号；如果有零，可采用一个不为零的极小的常数来解决。

（三）中位数和百分位数

中位数和百分位数都是位置指标。中位数（median，M）指把一组观测值从小到大排序后，位于中间位置的观测值。在全部观测值中，有 50% 的值比它小，有 50% 的值比它大。百分位数（percentile，P_x）把一组从小到大排序后的全部观测值分为两部分，理论上讲有 x% 的观测值比 P_x 小，有（$100-x$）% 的观测值比 P_x 大。若一组含量为 n 的资料，按大小排序后，取第 5 百分位数 P_5，理论上有 5% 的观测值比 P_5 小，有（$100-5$）% 的观测值比 P_5 大。中位数是特定的百分位数，即第 50 百分位数（P_{50}），它也是表示一组资料集中位置的指标。

1. 中位数的计算 先将全部数据按大小排序，按式（2-4）或式（2-5）计算中位数

$$n \text{ 为奇数时，} M = X_{\left(\frac{n+1}{2}\right)} \tag{2-4}$$

$$n \text{ 为偶数时，} M = \left[X_{\left(\frac{n}{2}\right)} + X_{\left(\frac{n}{2}+1\right)} \right] / 2 \tag{2-5}$$

例 2-5 9 例某传染病患者发病潜伏时间（天）分别为：2、3、6、7、8、8、11、13、19，求其中位数。

本例 $n=9$，代入式（2-4）$M = X_{\left(\frac{9+1}{2}\right)} = X_5 = 8$

即该传染病发病平均潜伏期为 8 天。

例 2-6 某年某地测得 100 名正常成人的血铅含量（μg/L）如下，试计算血铅的平均含量。

4	4	5	5	6	6	7	7	7	7	7	8	8	8	8	8	8	9	9
10	10	10	10	10	10	10	10	11	11	11	12	13	13	13	13	13	13	13
13	13	14	14	14	15	15	16	16	16	16	16	16	17	17	17	17	17	
18	18	18	18	19	20	20	20	20	21	21	22	22	23	24	24	25	25	26
26	26	27	27	28	28	29	30	30	31	31	32	32	32	33	35	41	44	50	51

由表 2-3 可知：该地正常成人血铅含量呈正偏态分布；本例 $n=100$，代入式（2-5），
$M = \left[X_{\frac{100}{2}} + X_{\left(\frac{100}{2}+1\right)} \right] / 2 = (X_{50} + X_{51})/2 = (16 + 16)/2 = 16$

即该地正常成人血铅平均水平为 16μg/L。

2. 百分位数的计算

$$\text{当 } nx\% = INT(nx\%) \text{ 时，} P_x = \left[X_{INT(nx\%)} + X_{INT(nx\%)+1} \right] / 2 \tag{2-6}$$

$$\text{当 } nx\% > INT(nx\%) \text{ 时，} P_x = X_{INT(nx\%)+1} \tag{2-7}$$

式中，INT（$nx\%$）：为取整函数。

例 2-7 根据例 2-6 资料，计算正常成人的血铅含量的第 25 百分位数（P_{25}）和第 75 百分位数（P_{75}）。

表2-3 某年某地 100 名正常成人血铅含量（μg/L）频数表

组段	频数	累计频数
0~	2	2
5~	18	20
10~	25	45
15~	20	65
20~	12	77
25~	10	87
30~	8	95
35~	1	96
40~	2	98
45~	0	98
50~55	2	100
合计	100	–

本例 $n=100$，$nx\% = 100 \times 25\% = 25$，$nx\% = 100 \times 75\% = 75$，按式（2-6）分别计算

$$P_{25} = (X_{25} + X_{26})/2 = (10 + 10)/2 = 10$$
$$P_{75} = (X_{75} + X_{76})/2 = (23 + 24)/2 = 23.5$$

理论上有 25% 的正常成人血铅含量低于 10μg/L；有 75% 的正常成人血铅含量低于 23.5μg/L。

例 2-8 根据例 2-2 资料，求该市男婴出生体重的第 75 百分位数（P_{75}）。

本例 $n=150$，$nx\% = 150 \times 75\% = 112.5$，按式（2-7）计算

$$P_{75} = X_{INT(nx\%)+1} = X_{112+1} = X_{113} = 3.6$$

表示，理论上有 75% 的男婴其出生体重低于 3.6kg，有 25% 男婴其出生体重高于 3.6kg。

3. 中位数和百分位数的应用

百分位数：把一组排序后的观测值 100 等分，某一等分点的变量值称为某百分位数，记作 P_x，将有 x% 的变量值比它小，有（$100-x$）% 的变量值比它大。

中位数：是特殊的百分位数，位于数列的中间，左右各有 50% 的观测值。在对称分布资料中，理论上讲，中位数与均数的大小是相等的。在应用时应注意：

（1）中位数不是由全部观测值综合计算的，只反映居中位置观测值的大小，理论上它可用于反映任何分布类型资料的集中趋势，实际应用中，多用于描述偏态分布、含超限值、分布类型不清楚资料的平均水平。

（2）百分位数常用于描述一组资料在某百分位置上的水平，多个百分位数结合应用时，

可更全面地描述资料的分布特征，可用于确定医学参考值范围（见第 3 章）。

（3）靠近中间的百分位数比较稳定，所以，P_{50} 具有较好的代表性。位于两端的百分位数只有在样本量足够大时，才比较稳定。样本例数较小时，不宜采用太靠近两端的百分位数。

二、定量资料的离散趋势指标

集中趋势反映的是一组变量值的平均水平，反映个体变异则常用离散趋势指标。把集中趋势和离散趋势指标结合起来，才能更全面地描述一组资料的分布特征。

例 2-9　某医师测量得男女婴儿出生体重（kg）如下：

男婴　　3.0　　3.1　　3.1　　3.2　　3.2　　3.5　　3.6　　3.7　　$\overline{X}_1 = 3.3\text{kg}$

女婴　　2.8　　3.0　　3.2　　3.2　　3.3　　3.4　　3.5　　4.0　　$\overline{X}_2 = 3.3\text{kg}$

男、女婴儿出生体重均数均为 3.3kg，但男、女婴儿出生体重参差不齐，即离散程度不同。离散趋势即个体值之间的变异程度，数据越分散，变异程度越高。常用的离散趋势的指标有：极差、四分位数间距、方差、标准差和变异系数。

（一）极差

极差（range，R）即全距，它反映一组个体值的变异范围。极差大，变异程度大；反之亦然。由于极差只用了最大值和最小值，未考虑组内其他观测值的情况，样本量越大，得到较大或较小观测值的机会可能会越多，因而，极差反映变异度稳定性较差。

（二）四分位数间距

四分位数间距（quartile range，QR）指上四分位数（Q_U 即第 75 百分位数，P_{75}）与下四分位数（Q_L 即第 25 百分位数，P_{25}）之差，即

$$QR = Q_U - Q_L = P_{75} - P_{25} \tag{2-8}$$

四分位数间距包括了居中一半观测值的极差，其值越大，变异程度越大。

如例 2-6 中，已求得 $P_{75} = 23.5\mu g/L$、$P_{25} = 10.0\mu g/L$，四分位数间距为 13.5$\mu g/L$，故正常成人血铅含量的变异度为 13.5$\mu g/L$。

四分位数间距反映一组资料的变异程度虽不够全面，但比极差稳定，实际工作中常与中位数结合使用，描述偏态分布、含超限值、分布类型不清楚资料的分布特征。

（三）方差和标准差

1. 方差（variance）　考虑每一个变量值的影响，采用变量值 X 与总体均数 μ 之差（$X - \mu$），即离均差反映一组资料的变异程度，由于 $X - \mu$ 有正有负，离均差总和为 0，即 $\sum (X - \mu) = 0$，无法反映变异程度的大小。故计算离均差平方和较为合理，即 $\sum (X - \mu)^2$，离均差平方和越大，个体观测值间的变异程度越大。由于其大小还与观测单位数 N 有关。即使变异程度相同的两组数据，因例数增多，$\sum (X - \mu)^2$ 也会越大。故可用

离均差平方和除以总例数 N 来表示变异程度，称其为总体方差，用 σ^2 表示，记作

$$\sigma^2 = \frac{\sum (X - \mu)^2}{N} \tag{2-9}$$

实际工作中，总体方差往往是未知的，常用样本方差 S^2 来估计。抽样研究中，用 $(n-1)$ 代替 N，得式（2-10）如下，

$$S^2 = \frac{\sum (X - \overline{X})^2}{n - 1} \tag{2-10}$$

式中，$(n-1)$：自由度（degree of freedom），常用 ν 或缩写 df 表示。

方差越大，表示观测值之间的变异程度越大。由于在计算方差时，离均差都经过平方，原度量衡单位也进行了平方，不便于实际应用，且有些单位平方后没有实际意义，如 cm^2 表示面积，而 kg^2 的意义就不明确了。因此，反映资料的变异程度多采用标准差。

2. 标准差（standard deviation） 标准差是方差的平方根，即

$$总体标准差 \ \sigma = \sqrt{\frac{\sum (X - \mu)^2}{N}} \tag{2-11}$$

$$样本标准差 \ S = \sqrt{\frac{\sum (X - \overline{X})^2}{n - 1}} \tag{2-12}$$

标准差是相对稳定的指标，已得到广泛的应用。标准差越小，个体值之间的变异越小，均数对个体观测值的代表性越好；反之，标准差越大，个体值的变异越大，均数对个体值的代表性也就越差。

例2-10 求例2-2资料中，150名男婴出生体重的标准差。按式（2-12）计算

$$S = \sqrt{\frac{(2.5 - 3.34)^2 + (2.6 - 3.34)^2 + \cdots + (4.1 - 3.34)^2 + (4.2 - 3.34)^2}{150 - 1}} = 0.32$$

150名男婴出生体重的变异度为 0.32kg。

数学上可以证明：$\sum (X - \overline{X})^2 = \sum X^2 - \frac{(\sum X)^2}{n}$，故式（2-12）的计算式记作：

$$S = \sqrt{\frac{\sum X^2 - \frac{(\sum X)^2}{n}}{n - 1}} \tag{2-13}$$

例2-11 求例2-9中，男、女婴儿出生体重标准差。

按式（2-13）计算

男婴：$n = 8$，$\sum X = 26.4$，$\sum X^2 = 3.0^2 + 3.1^2 + 3.1^2 + 3.2^2 + 3.2^2 + 3.5^2 + 3.6^2 + 3.7^2 = 87.6$

$$S = \sqrt{\frac{87.6 - \dfrac{26.4^2}{8}}{8 - 1}} = 0.26(\mathrm{kg})$$

女婴：$n = 8$，同理，得 $\sum X = 26.4$，$\sum X^2 = 88.02$

$$S = \sqrt{\frac{88.02 - \dfrac{26.4^2}{8}}{8 - 1}} = 0.36(\mathrm{kg})$$

女婴出生体重标准差大于男婴，表明女婴变异程度较男婴大，出生体重均数的代表性差。

服从对数正态分布的资料，可先对变量值进行对数转换，计算标准差后进行反变换即可。

标准差的意义及应用：①标准差是反映数据变异程度的指标，其大小受每一变量值的影响，变量值的变异越大，标准差越大；②用于描述服从正态分布或近似正态分布资料的离散趋势；③用以说明均数的代表性，标准差小，表明变量值的变异程度小，均数的代表性好；④用于变异系数、标准误等统计量的计算；⑤均数和标准差结合，常用以描述一组正态分布或近似正态分布资料的分布特征。

（四）变异系数

在比较两组或多组度量衡单位相同资料的变异程度时，若两组的均数相差不大（一般相差两倍以内），可采用标准差来比较；若单位不同，或单位虽相同但均数相差悬殊时，应采用变异系数。

变异系数（coefficient of variation，CV）是标准差与均数之比，用百分数表示。

$$CV = \frac{S}{\overline{X}} \times 100\% \tag{2-14}$$

它是反映相对变异度的指标，变异系数越大，表明观测值的变异程度越大。

例 2-12 某校大学一年级男生身高 $\overline{X} = 167.4\mathrm{cm}$，$S = 5.8\mathrm{cm}$；体重 $\overline{X} = 57.3\mathrm{kg}$，$S = 6.4\mathrm{kg}$。试对比其变异程度的大小。

由于身高和体重的度量衡单位不同，应计算变异系数。代入式（2-14）

$$CV_{身高} = \frac{5.8}{167.4} \times 100\% = 3.46\% \qquad CV_{体重} = \frac{6.4}{57.3} \times 100\% = 11.17\%$$

体重变异系数大于身高，表明大学一年级男生体重的个体变异较身高大。

例 2-13 某地调查新生儿身长均数为 58.1cm，标准差为 2.2cm；6 岁儿童的身高均数为 119.5cm，标准差为 3.4cm。试对比新生儿与 6 岁儿童身高的变异程度。

由于两者的均数相差悬殊，应对比其变异系数。代入式（2-14）

$$CV_{新生儿} = \frac{2.2}{58.1} \times 100\% = 3.79\% \qquad CV_{6岁} = \frac{3.4}{119.5} \times 100\% = 2.85\%$$

可见，该地新生儿身高变异程度大于 6 岁儿童。

第三节　分类资料的统计描述

按某事物属性或类别分组，清点各组观察单位数而得到的资料称为分类资料。为便于对比分析，常用率、构成比等相对数（relative number）指标来描述其特征。

例 2-14 某市为了解糖尿病的患病情况，采用随机抽样的方法调查 5 个区（县）54270 人的血糖水平，专家组按糖尿病诊断标准确诊，表 2-4（2）、（3）栏为实际调查人数和糖尿病患病人数。

表 2-4　某市糖尿病患病情况

区（县）编号 （1）	调查人数 （2）	患病人数 （3）	患病率（%） （4）	患者构成比（%） （5）	患病率相对比（%） （6）
A	9777	685	7.01	21.52	－
B	11410	632	5.54	19.86	79.03
C	12181	698	5.73	21.92	81.74
D	10391	541	5.21	17.00	74.32
E	10511	627	5.97	19.70	85.16
合计	54270	3183	5.87	100.00	－

一、常用的相对数

（一）率

率（rate）又称频率指标，用来说明在一定条件下某现象发生的频率或强度。

$$率 = \frac{实际发生某现象的观察单位数}{可能发生该现象的观察单位总数} \times K \qquad (2-15)$$

式中 K：比例基数，常用百分率（%）、千分率（‰）、万分率（/万）或十万分率

（/10 万）表示。选择比例基数时应注意：①结果中应保留 1 位或 2 位整数；②根据习惯用法，以便阅读和对比。

在例 2-14 中，为了解不同区（县）患病水平，应计算各区（县）糖尿病患病率。

A 区（县）的患病率为 685/9777×100% = 7.01%；余类推，见表 2-4 第（4）栏。结果表明：A 区（县）的患病水平最高，D 区（县）的患病强度最弱。

（二）构成比

构成比（proportion）是用来说明某一事物的内部各组成部分所占的比重或分布。

$$构成比 = \frac{事物内部某一组成部分的观察单位数}{事物内部各组成部分观察单位总数}（或×100\%） \qquad (2-16)$$

构成比常用来表示病例数（或死亡数）的分布情况，只能说明某部分所占的比重，不能表示其发生频率或严重程度，在应用中需注意与率的区别。

在例 2-14 中，A 区（县）患病人数的构成比为 685/3183×100% = 21.52% 等，见表 2-4 中第（5）栏。结果表明：本次调查的患者中，C 区（县）的患者最多、所占比例最大，D 区（县）的患者最少、所占比例最小。

（三）比

比（ratio）又称相对比，表示两个有关的指标之比，可用倍数或百分数表示。

$$比 = \frac{甲指标}{乙指标} \qquad (2-17)$$

甲、乙两个指标可以是绝对数，也可以是平均数或率等；性质可以相同，也可以不同。计算相对比如果分子大于分母，习惯用倍数表示；反之，可用百分数表示。如例 2-14 中，以 A 区（县）为基数，计算患病率的相对比，结果 B 区（县）的患病率是 A 区（县）的 79.03%，C 区（县）是 A 区（县）的 81.74% 等。相对比主要用于对比指标、关系指标和计划完成指标的对比，尤在卫生事业管理中应用较多。

（四）相对数应用时应注意的问题

1. 计算相对数时分母不宜过小 样本含量过少（即分母过小）计算所得的相对数稳定性差，受偶然性影响易产生较大的误差。如用某药治疗某病患者 3 例，2 例治愈，即报道治愈率为 66.67%，显然这个治愈率是不可靠的，不但难以反映事物真相，还会给人们造成错觉。一般当例数较少，例如少于 30 例时，最好直接用绝对数表示。即治疗 3 例，有 2 例痊愈。只有在观察例数足够多、相对数比较稳定时，才能正确反映客观情况，但同质性好，干预标准化的动物、生物材料的实验研究例外。因此，在研究设计时应对样本含量进行估计。

2. 正确区分率与构成比的意义 构成比只能说明事物内部各组成部分的比重或分布，并不能反映某现象发生的频率或强度。由表 2-4 可见，该城市 C 区（县）的患病构成比最高，占 21.92%，但这只能说明 C 区（县）的病例所占比重最大，并不能由此认为该区（县）患病情况最严重。若要了解哪个区（县）的患病情况严重，应采用患病率来分析。

构成比与率相比，有以下特点：①同一事物内部各组成部分的构成比之和一定为 100%，即各分子之和等于分母；②某一组成部分的构成比发生改变时，其他部分必然发生相应的改变。如表 2-4 中 A 区（县）患病人数从 685 例增加到 695 例时，在其他区（县）患者人数不变的情况下，A 区（县）的构成比为 21.77%，患病率为 7.11%，而 B、C、D 区（县）的构成比因总例数的改变都发生了相应改变，但这些区（县）的患病率不变（表 2-4）。在应用相对数时，需正确选择统计指标。最常见的错误就是用构成比代替率来分析和解释某研究现象，如表 2-4 中，若用构成比来反映该市不同地区某病的严重程度，则会得出 C 区（县）患病情况最严重的错误结论。

3. 正确计算总率　总率指合计率或平均率。对观察单位数不等的几个率，不能直接加权计算平均率，而应将各组实际发生某现象的观察单位数之和，除以可能发生该现象的观察单位总数，再乘以比例基数（K）。以表 2-4 为例，该市糖尿病的总患病率［即 5 个区（县）的平均患病率］为 $3183/54270 \times 100\% = 5.87\%$，而不应该是（$7.01 + 5.54 + 5.73 + 5.21 + 5.97$）$/5 = 5.89\%$。

4. 注意资料的可比性　由于影响率或构成比变化的因素很多，相对数比较时，除了研究因素外，凡可能影响对比结果的其他因素都应相同或相近。为使资料具有可比性，除了在研究设计时应遵循随机化原则外，还应注意：①观察对象同质、研究方法相同，观察时间相等，以及地区、周围环境、风俗习惯、经济条件、年龄、性别和民族等因素应相同或相近。例如比较几种药物治疗脑脊髓膜炎带菌者的阴转率时，若观察时间长短不等，其阴转率也会不同；再如评价不同治疗方案的优劣时，必须考虑患者病情的轻重；对比不同时期资料时，应注意观察条件是否有变化等。②比较两个或多个总率时，观察对象内部构成是否相同。若内部构成（如年龄、性别等）明显不同，则不能直接比较总率，只能分层（年龄别、性别）比较或计算标准化率来进行对比。

5. 样本率（或构成比）的比较需作假设检验　由于样本率和构成比也是抽样研究结果，必然存在抽样误差，不能只凭表面数值的大小作结论，必须做样本率（或构成分布）间差别的假设检验后再做结论（见第 7 章）。

二、标准化法

（一）标准化法的意义和基本思想

欲对两组及两组以上率（均数）进行比较，若内部构成不同时，应先进行标准化。标准化法（standardization method）是在两个或两个以上率（均数）进行比较时，为了消除内部构成不同的影响，采用统一标准，对内部构成不同的各组率（均数）进行调整后进行对比的方法。

例 2-15　某医师欲对比分析省、市两级医院乳腺癌术后 5 年生存率的水平，收集资料见表 2-5。

表 2-5　省、市两级医院乳腺癌术后 5 年生存率

腋下淋巴结转移	省级医院			市级医院		
	病例数	生存数	生存率（%）	病例数	生存数	生存率（%）
无	45（6.0）	35	77.78	300（78.3）	215	71.67
有	710（94.0）	450	63.38	83（21.7）	42	50.60
合计	755	485	64.24	383	257	67.10

注：括号内为构成比

由表 2-5 可见，无论有无腋下淋巴结转移，省级医院的 5 年生存率均高于市级医院，但从平均生存率来看，省级医院 5 年生存率却低于市级医院，与病情（淋巴结转移与否）分层的结果矛盾，这就是著名的 Simpson 悖论。由医学专业知识可知，生存率高低与淋巴结转移有关，淋巴结转移病人一般属于晚期，预后较差。而省级医院治疗的患者中，淋巴结转移的比重远高于市级医院，可见两医院手术患者病情严重程度的构成不同。为消除病情严重程度构成不同对平均生存率的影响，采用率的标准化法是有效的方法之一。

标准化法的基本思想是选定某统一标准构成的人群，按对比组各层的发生水平，计算得到理论的或预期的发生率后再作对比。经标准化处理后的率称为标准化率（standardized rate）或调整率（adjusted rate），它虽不表示某现象的实际发生水平，但具有可比性。

（二）标准化法的步骤

1. 选择方法　常用的标准化方法有直接法、间接法等。当分析资料各组内部及各层观察例数足够大，且阳性例数或率已知，可选用直接法计算标准化率；若有标准组各层及合计率，分析资料仅仅有各组分层人数，即可以采用间接法，计算标准化死亡比。

2. 选定标准　标准化率计算时要先选定一个"标准"，一般情况下应选择有代表性的、较稳定的、数量较大的人群作标准。例如以世界的、全国的、全省的、本地区或本单位历年累计的数据作为标准；或采用对比组资料合并数据作为标准；有时也可选择任一对比组（一般取观察例数较多者）的数据作为标准。理论上选择何种标准只要满足标准选择条件均可，实际应用中主要根据对比范围和分析资料情况来确定。例如，要与其他省或全国各省作比较，应选择全国的标准人口作标准；如仅是对比组间比较，可选择其他两种标准。

3. 标准化率计算

（1）直接法：①合并两级医院有无淋巴结转移的病例数作为标准（称标准组）；②按原来两级医院各层生存率计算预期生存人数；③代入公式计算两级医院标准化生存率。

$$p' = \frac{\sum N_i p_i}{N} \tag{2-18}$$

或
$$p' = \sum \left(\frac{N_i}{N} \right) p_i \qquad (2-19)$$

式中，N 为标准组病例数，N_i 为标准组某层病例数，p_i 为比较组各层实际生存率

对 2-15 资料计算两级医院标准化生存率，将两医院治疗的病例数合并，作为标准组病例数，即假设各级医院所治疗的病例状况相同，见如表 2-6 第（2）栏，组内各层按原生存率计算预期生存数见第（4）、（6）栏，代入式（2-18）计算标化率。

表 2-6   计算两级医院标准化生存率

腋下淋巴结转移（1）	标准组病例数（2）	省级医院		市级医院	
		原生存率（3）	预期生存数（4）=（2）×（3）	原生存率（5）	预期生存数（6）=（2）×（5）
无	345	0.7778	268.3	0.7167	247.3
有	793	0.6338	502.6	0.5060	401.3
合计	1138	–	770.9	–	648.6

省级医院标化生存率：$p'_1 = 770.9/1138 \times 100\% = 67.74\%$
市级医院标化生存率：$p'_2 = 648.6/1138 \times 100\% = 56.99\%$

由标准化率可见，消除了两级医院病情构成不同的影响，省级医院标准化生存率高于市级医院，与按病情分层分析结论一致。

标准化率的计算亦可采用标准人群"构成比"作标准，将表 2-6 第（2）栏换成构成比；将（2）和（3）栏、（2）和（5）栏相乘，计算得两级医院各层分配生存率；再分别对两级医院各层分配生存率相加，即可得标准化生存率，见表 2-7 第（4）、（6）栏合计。

表 2-7   计算两级医院标准化生存率

腋下淋巴结转移（1）	标准组构成比（2）	省经级医院		市级医院	
		原生存率（3）	分配生存率（%）（4）=（2）×（3）	原生存率（5）	分配生存率（%）（6）=（2）×（5）
无	0.3032	0.7778	23.58	0.7167	21.73
有	0.6968	0.6338	44.16	0.5060	35.26
合计	1.0000	–	67.74	–	56.99

（2）间接法：若所分析资料各比较组没有分层的率，无法采用直接法计算标化率时，可计算标准化死亡率比（standardized mortality ratio，SMR），其公式为：

$$SMR = \frac{r}{\sum n_i P_i} \qquad (2-20)$$

式中，r：实际发生（如生存或死亡）人数；n_i：被标化组内部各层的人数；P_i：标准组各层率；$\sum n_i P_i$：根据标准组的（生存或死亡）率计算的预期（生存或死亡）人数。

若 $SMR>1$，表示该组的实际死亡（生存）水平高于标准组；$SMR<1$，表示该组的实际死亡（生存）水平低于标准组；$SMR=1$，表示该组的实际死亡（生存）水平与标准组相同。

例 2-16　假设例 2-15 中两级医院均收集了有无淋巴结转移的乳腺癌术后患者人数［表 2-8 第（3）、（5）栏］和总的生存人数（分别为 485 人和 257 人）。由于内部各层的构成不同，不能直接比较总的生存率。本例，采用文献资料大样本研究所得的有无淋巴结转移的生存率作为标准组率［表 2-8 的第（2）栏］，计算 SMR。

表 2-8　计算两级医院 SMR

腋下 淋巴结转移 （1）	标准组 生存率 （2）	省级医院		市级医院	
		病例数 （3）	预期生存数 （4）=（2）×（3）	病例数 （5）	预期生存数 （6）=（2）×（5）
无	0.7246	45	32.6	300	217.4
有	0.6205	710	440.6	83	51.5
合计	0.6520	-	473.2	-	268.9

省级医院：$SMR = \dfrac{r}{\sum n_i P_i} = \dfrac{485}{473.2} = 1.0249$

市级医院：$SMR = \dfrac{r}{\sum n_i P_i} = \dfrac{257}{268.9} = 0.9557$

省级医院的 $SMR>1$，其生存率高于标准组；市级医院的 $SMR<1$，其生存率低于标准组。

（三）应用标准化法的注意事项

1. 在两组（或多组）率对比时，由于其内部构成明显不同，各层分率的结论与平均率解释相悖，需做标准化处理。其目的在于采用统一的内部构成，使对比组间的标准化率具有可比性。

2. 标准化率不能反映某现象发生的实际水平，只表明对比组间的相对水平。计算标准化率时，选用的"标准"不同，所得的标准化率也不同，但其结论应该是一致的。应用时注意，不同的资料对比时，最好采用相同的标准，否则"标准化率"仍不能相互比较。

3. 对比组内部各层的率出现交叉，即对比组内部各层率的趋势不一致，不宜采用标准化法处理。如甲医院有无淋巴结转移的生存率均高于乙医院，其趋势一致，称无交叉；如甲医院有淋巴结转移的生存率高于乙医院，而无淋巴结转移的生存率却低于乙医院，称之为交叉。这时，不能采用标准化法对比平均率，而只能进行分层对比。

4. 抽样得到的标准化率仍属样本统计量，仍需对标准化率进行假设检验，本教材从略。

第四节　动态数列分析

按时间顺序排列起来的一系列统计指标（绝对数、相对数、平均数等）称为动态数列（dynamic series），用以说明某事物现象在时间上的变化和发展趋势。

动态数列指标的计算常用定基比和环比。定基比以某一时期的数据为基数，将其他各时期的数据与之相比，反映该事物（或现象）在某时段发展变化的趋势；环比是以前一时期的数据为基数，用相邻后一时期的数据与之相比，反映该事物（或现象）的波动情况。动态数列常用的指标有：

一、增长量

增长量是说明某事物在一定时期内增长的数量，它是报告期与基期（或上一期）水平之差，分为累计增长量（基期固定）和逐期增长量（基期变化）。

例 2-17　全国 2010~2014 年诊疗人次的情况见表 2-9 第（1）、（2）栏。试就此资料做动态分析。

表 2-9　全国 2010~2014 年诊疗人次（亿次）的动态变化

年份	诊疗人次数	增长量（亿）		发展速度（%）		增长速度（%）	
		累计	逐年	定基	环比	定基	环比
（1）	（2）	（3）	（4）	（5）	（6）	（7）	（8）
2010	58.35	-	-	-	-	-	-
2011	62.71	4.36	4.36	107.5	107.5	7.5	7.5
2012	68.88	10.53	6.17	118.0	109.8	18.0	9.8
2013	73.14	14.79	4.26	125.3	106.2	25.3	6.2
2014	76.02	17.67	2.88	130.3	103.9	30.3	3.9

资料来源：国家卫生和计划生育委员会编《2015 中国卫生和计划生育统计提要》

1. **累计增长量**　是本期与基期水平之差，说明该期总的增长量。如 2014 年累计增长量为 76.02−58.35＝17.67，表明 2014 年与 2010 年相比，我国门诊总诊疗人次增加了 17.67 亿人次，余类推。见表 2-9 第（3）栏。

2. **逐期增长量**　是本期与前一期水平之差，说明本期比上期增减的数量。如 2014 年的逐年增长量为 76.02-73.14 = 2.88，表明 2014 年与 2013 年相比，我国门诊总诊疗人次增加了 2.88 亿人次，余类推。见表 2-9 第（4）栏。

二、发展速度和增长速度

1. 发展速度　用本期是对比期水平的几倍或百分之几来表示。①发展速度定基比：各期与基期数据之比，说明某现象在该期内总的发展速度。如以 2010 年为基期，2014 年发展速度定基比 = 76.02/58.35×100% = 130.3%，余类推，见表 2-9 第（5）栏。②发展速度环比：各期与前一期数据之比，说明某现象逐期发展速度。如 2014 年与 2013 年的发展速度环比 = 76.02/73.14×100% = 103.9%，余类推，见表 2-9 第（6）栏。

2. 增长速度　用绝对增长量与对比期水平的倍数或百分数表示，也可用发展速度减 1（或 100%）。①增长速度定基比：表明某现象在该期内总的增长速度。如以 2010 年为基期，2014 年增长速度定基比 = 130.3% - 100% = 30.3%，表示 2014 年比 2010 年增长了 30.3%，余类推，见表 2.9 第（7）栏。②增长速度环比：表明某现象逐期增长的速度。如 2014 年增长速度环比 = 103.9% - 100% = 3.9%，表示 2014 年与 2013 年相比，增长了 3.9%，余类推，见表 2-9 第（8）栏。

三、平均发展速度和平均增长速度

1. 平均发展速度　说明某现象在一个时期内年均发展的速度。它是各期发展速度环比的几何均数，计算公式

$$平均发展速度 = \sqrt[n]{a_n/a_0} \tag{2-21}$$

式中，a_0：基期指标；a_n：第 n 期指标；n 为间隔的时期。

将表 2-9 中的数据代入式（2-21），得

$$平均发展速度 = \sqrt[4]{76.02/58.35} = 1.068(或 106.8\%)$$

2. 平均增长速度　表示某现象在一个时期内年均增长速度。

$$平均增长速度 = 平均发展速度 - 1(或 100\%) \tag{2-22}$$

本例，4 年的年均增长速度 = 1.068-1 = 0.068（或 6.8%）。

通过表 2-9 分析可知，全国诊疗人次 2010 年为 58.35 亿人次，2014 年达到 76.02 亿人次，是 2010 年的 1.303 倍；诊疗人次增加了 17.67 亿人次，增长了 30.3%；2010~2014 年的年均发展速度为 106.8%，年均增速 6.8%。诊疗人次数的总趋势是逐年增加，由增长速度环比可知，2013 年开始增长速度逐年趋缓。

动态数列相关指标，不仅有助于研究者总结过去，而且可根据平均发展速度等指标，预测未来某现象发生的情况，在疾病监测与控制中常用以说明指标随时间变化的趋势。

小　结

1. 平均数是描述定量资料频数分布集中位置的指标，用于说明一组观测值的平均水平。常用的有均数、几何均数、中位数等。当资料频数分布对称，尤其是近似服从正态分布时，用均数描述其平均水平；当资料频数服从对数正态分布，或观测值之间有倍比关系，多用几何均数表示其集中趋势；若资料频数呈明显偏态或分布类型不明等，多选用中位数描述其集中位置。

2. 描述离散程度的指标　有极差、四分位数间距、方差、标准差和变异系数。当资料近似服从正态分布时，标准差是表示一组资料变异程度最常用的指标。多组资料间度量衡单位不同，或单位相同而均数相差悬殊时，应采用变异系数进行对比分析。百分位数是位置指标，可描述一组顺序排列的观测值在某百分位置上的水平和分布特征。常用中位数即 P_{50} 反映一组资料的集中趋势，四分位数间距（QR）反映离散程度。

3. 分类资料常用相对数来描述　率是说明某现象发生的频率的指标；构成比用以说明某事物内部各组成部分的比重或分布；相对比常用倍数或百分数来表示指标间的对比关系。计算相对数时分母不宜过小；不能用构成比代替率作分析；对观察单位数不等的几组资料计算平均率时，不应直接采用加权平均法；在比较总率时，一定要注意资料的可比性；样本率或构成比的比较还应进行假设检验。

4. 当几组率进行对比时，若内部构成明显不同，应采用标准化法，即采用统一的"标准"校正后再作对比。标准化率并不反映某事物现象发生的实际水平，只反映相对水平。

5. 动态数列的分析常用绝对增长量、发展速度、增长速度、平均发展速度和平均增长速度等指标。定基比和环比是常用的两种计算方式，定基比反映某现象（或事物）发展变化的总趋势，环比反映其波动程度。

（黄高明）

作者简介　黄高明　教授，医学硕士。任职于广西医科大学流行病学与卫生统计学系副主任，生物统计学教研室主任。1983 年毕业于广西医科大学预防医学专业，1990 年毕业于同济医科大学公共卫生学院卫生统计专业。从事卫生统计学的教学、科研工作 30 余年，参编数本国家级规划教材。

第三章　正态分布及其应用

——**重点掌握：**

1. 正态分布的概念与特征：正态分布的两个参数、正态曲线下面积分布规律。

2. 标准正态分布的概念和标准化变换。

3. 正态分布的应用：估计频数分布、制订参考值范围。

正态分布是自然界最常见、最重要的一种连续型分布，是许多统计分析方法的基础，医疗卫生工作中有许多数据都近似服从正态分布。本章通过介绍正态分布和标准正态分布的概念与特征及其面积分布规律在医学研究中的应用，为以后内容的学习奠定基础。

第一节　正态分布的概念和特征

一、正态分布的概念

正态分布（normal distribution）是一种连续型随机变量常见而重要的分布，它首先由德国数学家和天文学家德·莫阿弗尔（A. de Moiver，1667~1754）于 1733 年提出。德国数学家高斯虽然发现稍晚，但他迅速将正态分布应用于天文学，并对其性质做了进一步的研究，使正态分布的应用价值广为人知，因此，正态分布又称为高斯分布（Gaussian distribution）。

医学研究中许多变量的频数分布以均数为中心，越接近均数频数分布越多，离均数越远频数分布越少，且左右两侧基本对称。由第 2 章图 2-1 可见，150 名男婴出生体重的频数分布就是以均数为中心，左右基本对称。若将图 2-1 的纵轴由表 2-2 中的频数转换为频率，即可得到 150 名男婴出生体重的频率分布图（图 3-1）。可以设想，随着观察人数的逐渐增多，组段不断分细，图 3-1 中的直条将逐渐变窄，其顶端中点连线越来越近似一条均匀连续的光滑曲线（图 3-2）。曲线的横轴表示测量指标 X，纵轴表示概率密度函数（probability density function）$f(X)$，令 $f(X) = (f_i/n) \Delta X_i$，$f_i$ 和 ΔX_i 分别表示第 i 组的频数和组距，n 表示总例数，则各直条的面积恰好等于男婴出生体重在这一组段内出现的频率（$\Delta X_i f(X) = f_i/n$），在例数较大的情况下，可近似地看作男婴出生体重在这一组段内出现的概率，曲线下概率的总和等于 1 或 100%，称该曲线为概率密度曲线。若概率密度曲线表现为中间高，两边低，左右对称，略呈钟形，近似于数学上的正态曲线，在处理资料时，可看作是正态分布。

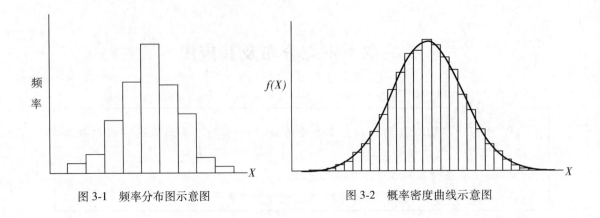

图 3-1　频率分布图示意图　　　　　　　　图 3-2　概率密度曲线示意图

二、正态分布的特征

如果随机变量 X 的分布服从概率密度函数

$$f(X) = \frac{1}{\sigma\sqrt{2\pi}}e^{-\frac{1}{2}\left(\frac{X-\mu}{\sigma}\right)^2} \qquad (-\infty < X < \infty) \qquad (3-1)$$

则称连续型随机变量 X 服从正态分布，记为 $X \sim N (\mu, \sigma^2)$。式中，π（圆周率，$\pi = 3.141\ 592\cdots$）和 e（自然对数的底值，e 近似等于 2.718 28）是两个常数，μ 和 σ 为正态分布的两个参数，μ：总体均数；σ：总体标准差。

正态分布具有 4 个主要特征：

1. 正态分布是单峰分布，以 $X = \mu$ 为中心，左右完全对称，正态曲线以 X 轴为渐近线，两端与 X 轴永不相交。

2. 正态曲线在 $X = \mu$ 处有最大值，其值为 $f (\mu) = 1/\sigma\sqrt{2\pi}$；$X$ 越远离 μ，$f (X)$ 值越小，在 $X = \mu \pm \sigma$ 处有拐点，呈现为钟形。

3. 正态分布有两个参数 μ 和 σ，记作 $X \sim N (\mu, \sigma^2)$，其中，μ 为总体均数，用以描述正态分布的集中位置，又称位置参数，决定着正态曲线在 X 轴上的位置；σ 为总体标准差，用以描述正态分布的离散程度，又称为形状参数，决定着正态曲线的分布形状。若 σ 固定，改变 μ，曲线沿着 X 轴平移，其形状不变，改变的只是位置（图 3-3）；若 μ 固定，改变 σ，则 σ 越大，曲线越"矮胖"，表示数据越分散，变异越大；反之，σ 越小，曲线越"瘦高"，表示数据越集中，变异越小（图 3-4）。

4. 正态曲线下的面积分布有一定的规律　①曲线下的面积即为概率，可通过概率分布函数求得正态分布曲线下任意区间的面积（图 3-5），即

$$F(X) = \frac{1}{\sigma\sqrt{2\pi}}\int_{\infty}^{X} e^{-\frac{1}{2}\left(\frac{X-\mu}{\sigma}\right)^2}dX \qquad (-\infty < X < +\infty) \qquad (3-2)$$

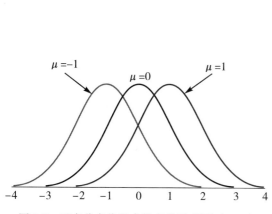 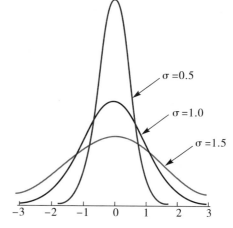

图 3-3 正态分布位置参数变化示意图 ($\sigma = 1$)   图 3-4 正态分布形状参数变化示意图 ($\mu = 0$)

②曲线下的总面积为 1 或 100%；③区间 $\mu \pm \sigma$ 范围内的面积约为 68.27%，区间 $\mu \pm 1.645\sigma$ 范围内的面积约为 90.00%，区间 $\mu \pm 1.96\sigma$ 范围内的面积约为 95.00%，区间 $\mu \pm 2.58\sigma$ 范围内的面积约为 99.00%（图 3-6）。

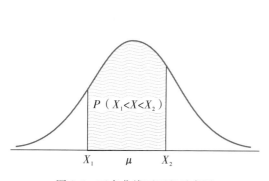 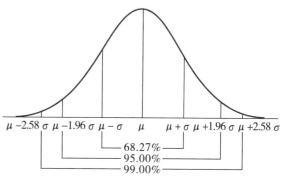

图 3-5 正态曲线下面积示意图   图 3-6 正态曲线下面积的分布规律示意图

三、正态分布的应用

正态分布是最常见的分布类型，在医学科研中应用很广。

1. 制订医学参考值范围 许多医学现象服从正态分布或近似正态分布，如同性别、同年龄儿童的身高或体重，同性别健康成人的红细胞计数或血红蛋白含量等，利用正态分布即可按一定概率确定指标测量值的波动范围，见第四节。

2. 质量控制 质量控制（quality control）是保证工作质量的一个有效措施。在临床医学、预防医学、卫生管理或医学检验中，许多观察结果都会因个体差异或随机测量误差的存在而表现出数据的波动，这种波动一般具有某种规律性，通常服从正态分布。因此，根据正

态分布特征常以 $\overline{X}\pm 2S$ 作为上、下警戒线，以 $\overline{X}\pm 3S$ 作为上、下控制线，进行误差分析和检测的质量控制。若某一次测量值超过上、下警戒线甚至上、下控制线，则有理由认为指标的波动可能存在着由某种环境、设备或人为因素所产生的系统误差，需要查找原因进行整改以保证质量。

3. 正态分布是许多统计方法的理论基础　一方面，t 检验、方差分析、χ^2 检验等所涉及的 t 分布、F 分布、χ^2 分布等都是在正态分布的基础上推导出来的；另一方面，t 分布、二项分布、Poisson 分布、χ^2 分布等在大样本的条件下都趋于正态分布。因此，偏态分布资料在大样本的条件下，可按正态分布原理进行数据处理，使统计分析变得简单。

第二节　标准正态分布及其应用

正态分布由参数 μ 和 σ 确定，对任意一个服从 N $(\mu,\ \sigma^2)$ 分布的随机变量 X，经式（3-3）变换都可转换为 $\mu=0$，$\sigma=1$ 的标准正态分布（standard normal distribution），也称为 z 分布，记作 $z\sim N$ $(0,\ 1)$。

$$z = \frac{X-\mu}{\sigma} \qquad\qquad (3-3)$$

式中，μ：总体均数；σ：总体标准差，该变换也称随机变量的标准化变换（standardized transformation），变换后的 z 称为标准化正态离差（standardized deviate），其概率密度函数为

$$\varphi(z) = \frac{1}{\sqrt{2\pi}}e^{-\frac{z^2}{2}} \qquad (-\infty\ <z<\ \infty) \qquad\qquad (3-4)$$

分布函数为

$$\Phi(z) = \frac{1}{\sqrt{2\pi}}\int_{-\infty}^{u} e^{-\frac{z^2}{2}}dz \qquad (-\infty\ <z<\ \infty) \qquad\qquad (3-5)$$

实际应用中，经 z 变换可把求解任意一个正态分布曲线下面积的问题，转化成标准正态分布曲线下相应的面积问题。为应用方便，根据式（3-5）计算出标准正态曲线下面积，并列于附表 1，由于标准正态分布曲线以 0 为中心，左右两侧完全对称，故表中仅列出 z 为负值所对应的左侧累计面积。欲求 $z\sim N$ $(0,\ 1)$ 的随机变量在区间 $(-\infty,\ z)$ 上曲线下左侧的面积（$z\leqslant 0$）直接查附表 1 即可，且

$$\Phi(z) = 1 - \Phi(-z) \qquad (z>0) \qquad\qquad (3-6)$$

z 在区间 $(z_1,\ z_2)$ 上概率的计算公式为

$$P(z_1 < z < z_2) = \Phi(z_2) - \Phi(z_1) \qquad\qquad (3-7)$$

标准正态分布曲线下面积关系如图 3-7 所示。

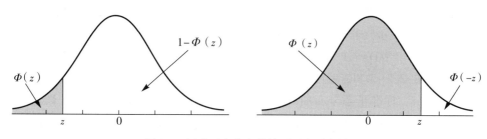

图 3-7 标准正态分布曲线下面积示意图

当 μ 和 σ 未知时，可用样本均数 $\overline{X}$ 和样本标准差 S 来估计 z 值。

$$z = \frac{X - \overline{X}}{S} \tag{3-8}$$

例 3-1 若 $X \sim N(\mu, \sigma^2)$，试计算 X 取值在区间 $\mu \pm 1.96\sigma$ 上的概率。

先做标准化变换，求 X 所对应的 z 值，根据式（3-8）计算：

$$z_1 = \frac{X_1 - \mu}{\sigma} = \frac{(\mu - 1.96\sigma) - \mu}{\sigma} = -1.96 \qquad z_2 = \frac{X_2 - \mu}{\sigma} = \frac{(\mu + 1.96\sigma) - \mu}{\sigma} = 1.96$$

通过查附表 1，由式（3-6）和式（3-7）可得：

$$P(-1.96 < z < 1.96) = \Phi(1.96) - \Phi(-1.96) = (1 - \Phi(-1.96)) - \Phi(-1.96)$$
$$= 1 - 2\Phi(-1.96) = 1 - 2 \times 0.025 = 0.95$$

即 X 取值在区间 $\mu \pm 1.96\sigma$ 上的概率为 0.95，即面积为 95%。

同理，$P(-2.58 < z < 2.58) = 0.99$，即 X 取值在区间 $\mu \pm 2.58\sigma$ 上的概率为 0.99。对于正态分布而言，1.96 和 2.58 这两个界值经常会被用到。

例 3-2 例 2-2 资料通过图 2-1 已知，某市 150 名男婴的出生体重近似服从正态分布，$\overline{X} = 3.34$kg，$S = 0.32$kg，试估计：①该市男婴出生体重在 4.0kg 及以上者的百分比；②出生体重在 2.7~3.8kg 者的百分比；③以均数为中心，该市 80% 的男婴出生体重分布的范围是多少？

首先求 X 所对应的 z 值，通过查附表 1，结合式（3-6）和式（3-7）进行计算。

（1）将 $X = 4.0$ 代入式（3-8）得 $z = \frac{X - \overline{X}}{S} = \frac{4.0 - 3.34}{0.32} = 2.06$

根据正态分布的对称性可知，$z = 2.06$ 右侧的尾部面积与 $z = -2.06$ 左侧的尾部面积相等，故查附表 1 得 $\Phi(-2.06) = 0.0197$，即理论上该市男婴出生体重在 4.0kg 及以上者占 1.97%。

（2）分别计算 $X = 2.7$ 和 $X = 3.8$ 所对应的 z 值，得到 $z_1 = -2.00$ 和 $z_2 = 1.44$，查附表 1 得 $\Phi(-2.00) = 0.0228$ 和 $\Phi(-1.44) = 0.0749$，因此

$\Phi(1.44) - \Phi(-2.00) = (1 - \Phi(-1.44)) - \Phi(-2.00) = (1 - 0.0749) - 0.0228 = 0.9023$，即理论上出生体重在 2.7~3.8kg 者占 90.23%。

（3）查附表 1，标准正态分布曲线下左侧面积为 0.10 所对应的 z 值为 -1.282，所以，以均数为中心，该市 80% 的男婴出生体重分布在区间 $\overline{X} \pm 1.282S$ 内，即 2.93~3.75kg。

第三节　正态性判定

许多统计分析方法都要求资料服从正态分布或近似正态分布，需对资料进行正态性判定。

正态性判定的方法有两类：一是图示法，二是计算法。

一、图示法

图示法简单易行但比较主观，可以粗略了解资料是否服从正态分布。常用的方法有：

1. 频数表和直方图目测　本法适用于大样本或频数表资料。根据正态曲线的形状与特征，可从频数表和直方图对资料是否服从正态分布形成大概的印象，如图 2-1。

2. P-P 图和 Q-Q 图　频率–频率图（proportion-proportion plot，P-P plot）是以实际观测值的累计频率（百分比）为横轴，以正态分布的理论或期望累计概率为纵轴绘制散点图。分位数–分位数图（quantile-quantile plot，Q-Q plot）有两种做法，第一种是以实际观测值的分位数（P_x）为横轴，以正态分布的理论或期望分位数为纵轴绘制散点图；第二种做法则是以标准正态分布的分位数为横轴，以实际观测值的分位数（P_x）为纵轴绘制散点图。如散点基本分布在一条直线上，可认为资料近似服从正态分布；若与直线相距较远，则尚不可认为资料服从正态分布。一般统计软件均提供 P-P 图和 Q-Q 图。

二、计算法

通过计算反映正态分布特征的指标来推断资料是否服从正态分布。正态分布的特征包括对称性（symmetry）和正态峰（mesokurtosis），因此，可根据偏度（skewness）与峰度（kurtosis）（图 3-8 和图 3-9）对资料进行正态性检验（normality test）。正态性检验的计算方法分两种：一种是对偏度和峰度分别进行判定，常采用矩法（method of moment）；另一种是对偏度与峰度仅用一个综合指标进行评定，常采用 W 检验（Shapiro-Wilk test）和 D 检验（D'Agostino test）；此外，χ^2 检验作为适用于任意频数分布的拟合优度检验，由于不是检验正态性的专用方法，所以检验效率相对较低。

1. 矩法　亦称动差法，既可用于小样本，亦可用于大样本，应用数学的矩原理分别检

验偏度和峰度，检验效率很高。偏度用偏度系数（coefficient of skewness）判断，样本偏度系数用 g_1 表示，总体偏度系数用 γ_1 表示；峰度用峰度系数（coefficient of kurtosis）判断，样本峰度系数用 g_2 表示，总体峰度系数用 γ_2 表示。理论上，总体偏度系数 $\gamma_1 = 0$ 为对称，$\gamma_1 > 0$ 为正偏态，$\gamma_1 < 0$ 为负偏态；总体峰度系数 $\gamma_2 = 0$ 为正态峰，$\gamma_2 > 0$ 为尖峭峰（leptokurtosis），$\gamma_2 < 0$ 为平阔峰（platykurtosis）。当同时满足对称和正态峰两个条件时，才能认为资料服从正态分布。

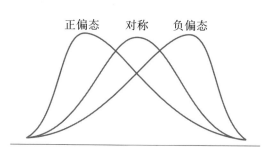

图 3-8　偏度分布的形状

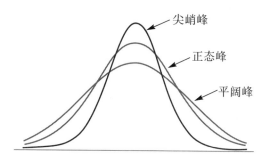

图 3-9　峰度分布的形状

g_1、g_2 及其标准误 σ_{g_1}、σ_{g_2} 的计算公式为

$$g_1 = \frac{n \sum fX^3 - 3 \sum fX \sum fX^2 + 2(\sum fX)^3/n}{(n-1)(n-2)\sqrt{\left\{\left[\sum fX^2 - (\sum fX)^2/n\right]/(n-1)\right\}^3}} \tag{3-9}$$

$$g_2 = \frac{(n+1)\left[n \sum fX^4 - 4 \sum fX \sum fX^3 + 6(\sum fX)^2 \sum fX^2/n - 3(\sum fX)^4/n^2\right]}{(n-1)(n-2)(n-3)\left\{\left[\sum fX^2 - (\sum fX)^2/n\right]/(n-1)\right\}^2} - $$
$$\frac{3(n-1)^2}{(n-2)(n-3)} \tag{3-10}$$

$$\sigma_{g_1} = \sqrt{\frac{6n(n-1)}{(n-2)(n+1)(n+3)}} \tag{3-11}$$

$$\sigma_{g_2} = \sqrt{\frac{24n(n-1)^2}{(n-3)(n-2)(n+3)(n+5)}} \tag{3-12}$$

式中，如资料为原始数据，X：变量值，f：相同 X 的个数，n：总例数；如资料为频数表数据，X：组中值，f：各组段的频数。由于 g_1 及 g_2 的抽样分布近似正态分布，故可用 z 检验来推论分布的正态性。

$$z_{g_1} = \frac{g_1}{\sigma_{g_1}} \tag{3-13}$$

$$z_{g_2} = \frac{g_2}{\sigma_{g_2}} \qquad (3-14)$$

通过查 z 的界值（ν 趋于 ∞ 时 t 的界值），确定 P 值，按所取检验水准，做出资料是否服从正态分布的推断。

2. W 检验和 D 检验　是我国制定的正态性检验的国家标准 GB4882-85 推荐的专用方法，都是对峰度和偏度的综合评定方法，检验效率较高，但需要通过专用的计算表来确定临界值，其中 W 检验常在样本含量 $3 \leqslant n \leqslant 50$ 时使用，D 检验常在样本含量 $50 < n \leqslant 1000$ 时使用。亦可利用统计软件进行分析，在 SAS 软件中，样本含量 $n \leqslant 2000$ 时计算 W 统计量，样本含量 $n > 2000$ 时计算 D 统计量。

（1）W 检验：1965 年 S. S. Shapiro 与 M. B. Wilk 提出用顺序统计量 W 来检验分布的正态性，常用于小样本资料的正态性检验。

H_0：总体服从正态分布

H_1：总体不服从正态分布

$\alpha = 0.10$（取稍大 α 以减少 II 型错误）

将观察值从小到大排列，即 $X_1 \leqslant X_2 \leqslant \cdots \leqslant X_n$，检验统计量 W 的计算公式为：

$$W = \frac{\sum\limits_{i=1}^{n/2} a_i (X^*_{(n+1-i)} - X^*_i)^2}{\sum\limits_{i=1}^{n} (X_i - \overline{X})^2} \qquad (3-15)$$

式中，X^*_i：将 n 个观测值 X_i 重新按升序排列后的第 i 个观察值；a_i：W 检验专用系数，需查专用表进行确定。

（2）D 检验：1971 年 Ralaph. B. D. Agostino 提出用顺序统计量 D 来检验分布的正态性，其检验假设与 W 检验相同，统计量 D 的计算公式为：

$$D = \frac{\sum\limits_{i=1}^{n} \left(i - \frac{n+1}{2} \right) X^*_i}{n^{3/2} \sqrt{\sum (X_i - \overline{X})^2}} \qquad (3-16)$$

式中，X^*_i 依然是按照升序排列后的第 i 个数据。

例3-3　对例2-2资料进行正态性判定。

本资料的样本量为 150，可采用 3 种方法进行分析。

（1）P-P 图和 Q-Q 图：见图 3-10 和图 3-11，图中散点基本上近于一条直线，可认为男婴出生体重近似服从正态分布。

（2）矩法

$H_0: \gamma_1 = 0$ 且 $\gamma_2 = 0$，即总体服从正态分布

$H_1: \gamma_1 \neq 0$ 或/和 $\gamma_2 \neq 0$（γ_1，γ_2 不同时为零），即总体不服从正态分布

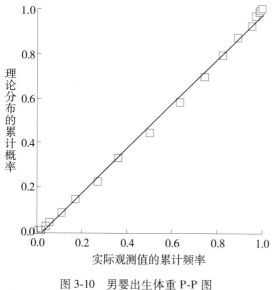

图 3-10　男婴出生体重 P-P 图

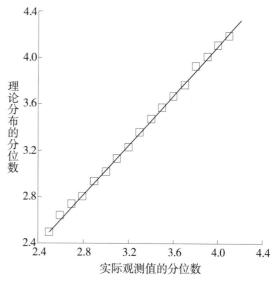

图 3-11　男婴出生体重 Q-Q 图

$\alpha = 0.10$

资料为原始数据，$f = 1$，$\sum fX = \sum X = 501.4$，$\sum fX^2 = \sum X^2 = 1691.3$，$\sum fX^3 = \sum X^3 = 5755.384$，$\sum fX^4 = \sum X^4 = 19752.606$，代入式（3-9）~式（3-12）计算得：

$$g_1 = \frac{150 \times 5755.384 - 3 \times 501.4 \times 1691.3 + 2 \times (501.4)^3/150}{(150-1) \times (150-2) \times \sqrt{\{[1691.3 - (501.4)^2/150]/(150-1)\}^3}} = -0.0551$$

$$g_2 = \frac{(150+1)[150 \times 19752.6062 - 4 \times 501.4 \times 5755.384 + 6 \times (501.4)^2 \times 1691.3/150 - 3 \times (501.4)^4/150^2]}{(150-1) \times (150-2) \times (150-3) \times \{[1691.3 - (501.4)^2/150]/(150-1)\}^2}$$

$$- \frac{3 \times (150-1)^2}{(150-2) \times (150-3)}$$

$$= -0.0576$$

$$\sigma_{g_1} = \sqrt{\frac{6 \times 150 \times (150-1)}{(150-2) \times (150+1) \times (150+3)}} = 0.1980$$

$$\sigma_{g_2} = \sqrt{\frac{24 \times 150 \times (150-1)^2}{(150-3) \times (150-2) \times (150+3) \times (150+5)}} = 0.3936$$

$$z_{g_1} = \frac{-0.0551}{0.1980} = -0.2784$$

$$z_{g_2} = \frac{-0.0576}{0.3936} = -0.1462$$

$g_1 = -0.0551$，$g_2 = -0.0576$，$\sigma_{g_1} = 0.1980$，$\sigma_{g_2} = 0.3936$；$z_{g_1} = -0.2784$，$P > 0.30$；$z_{g_2} = -0.1462$，$P > 0.50$。

对偏度和峰度的检验，按 $\alpha = 0.10$ 水准，均不拒绝 H_0，可认为男婴出生体重服从正态分布，结论和图示法相同。

（3）W 检验：数据经 SAS 软件分析，得：$W = 0.99025$，$P = 0.3874$，可认为男婴出生体重服从正态分布，结论与前相同。

第四节　医学参考值范围的制订及其应用

医学参考值范围（medical reference range）指同质总体中大多数个体某项指标（生理、生化、解剖学指标及组织代谢产物等）测量值的波动范围，常作为健康与疾病评价中判定正常与异常的参考标准，亦可作为某种指标动态变化分析的依据。如某地健康人发铅参考值范围可反映该地区铅环境污染状况，用来评价环保效果；不同性别各年龄段儿童生长发育标准等。由于生物个体存在变异，某指标的测量值会有所不同；即便是同一个体，某项指标也会随环境、时间等变化而有所变动。所以，医学参考值范围是按一定概率估算的某指标大多数同质个体测量值的波动范围，如成人白细胞计数一般以 $(4.0 \sim 10.0) \times 10^9/L$ 作为医学正常值范围。

一、制订医学参考值范围的注意事项

1. 选定足够量的同质个体作为研究对象

（1）研究对象必须同质：如确定某指标正常值范围，则"正常"人不是指机体任何器官、组织形态和功能都正常的人，而是指排除了对研究指标有影响的疾患或有关因素的人群。例如，制订血清谷丙转氨酶（serum glutamic-pyruvic transaminase，SGPT）参考值范围，"正常"人的条件是：①无肝、肾、心、脑、肌肉等疾患；②近期未服用对肝脏有损伤的药物（如氯丙嗪、异烟肼等）；③检测前未做剧烈运动。

（2）保证研究对象的同质性要根据研究对象的其他特征与该指标的关系进行合理分层：在划分同质对象时，常考虑性别、年龄间的差异，另外注意地区、民族、妊娠等因素对指标的影响，例如红细胞计数及血红蛋白含量，男女各异、成年人与儿童、高原与平原居民均不同，因此，需按性别、年龄、地区因素分层，分别计算医学参考值范围。原则上，不同特征间有差异并有实际意义，应分别制订医学参考值范围。考察不同特征间差别最简便有效的方法是依据频数分布表，直接比较各组的分布范围、高峰位置和分布趋势等是否相近，或做两样本均数的假设检验，专业上认为差别有实际意义时就应分层，差别无实际意义时则可考虑合并。

（3）要有足够的观察单位数：例数过少，代表性差；例数过多，增加成本且易加大其他误差，从而影响数据质量。一般认为每层同质的个体应在 100 例以上。实际工作中，可视研究问题的复杂程度、数据的变异度、所估计的分布范围以及选用的统计方法等来确定样本量。

2. 控制测量误差　测量过程中严格控制随机误差，避免系统误差和过失误差。对受主观因素影响的指标，其测定方法、仪器、试剂、操作等要尽可能做到标准化，测定的环境和条件要尽量与医学参考值范围实际应用时的方法一致。可通过人员培训、控制检测条件、重复测定等措施，严格控制测量误差。

3. 确定单、双侧范围　应依据专业知识确定是制订单侧或双侧参考值范围。例如，白细胞计数无论过高或过低均属异常，需确定下限和上限，即估计参考值范围双侧界值；有些指标仅以过高或过低为异常，如血铅越低越好，仅以过高为异常，只需确定上限，即可估计参考值范围的单侧界值。

4. 选择适当的百分界限　参考值范围是指绝大多数个体测量值的波动范围。应结合专业知识，根据研究目的、研究指标的性质、数据分布特征等综合考虑百分界限的选择，可以取80%、90%、95%或99%等，其中以95%最为常用。临床应用中最好结合"正常"个体和病患个体测量值的分布特点（图3-12和图3-13），权衡假阳性率和假阴性率，选择适当的百分比。若"正常"个体与病患个体实测数据分布重叠较多，为避免过大的假阳性和假阴性错误率，有时还需划出一定的可疑值范围。可疑值范围不宜过大，只要包括交叉重叠的主要部分即可，或根据研究目的以减小误诊率（假阳性率）或漏诊率（假阴性率）来选择，临床诊断试验中常用ROC曲线（见第14章）进行综合判定。若主要目的是减少假阳性（用于确诊患者）可取95%或99%；若主要是减少假阴性（用于初筛患者）可取80%或90%。

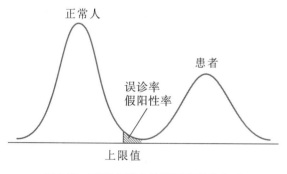

图3-12　两组人群个体测量数据分布无重叠示意图

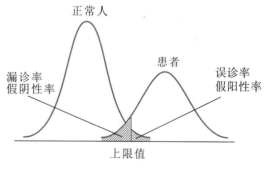

图3-13　两组人群个体测量数据分布有重叠示意图

5. 选择计算参考值范围的方法　根据资料的分布类型、样本量和研究目的等选用适当的统计方法。近似正态分布或经变量变换（取对数、倒数等）转换为正态分布的资料，可选用正态分布法，其优点是结果较稳定，在样本量不是很大的情况下仍能进行处理；百分位数法适合于不服从正态分布的资料，但由于参考值范围的上下限常常涉及两端波动较大的个体值，因此，需有较大的样本量，否则结果不稳定。

二、医学参考值范围的估计

表 3-1 为正态分布法和百分位数法 90%、95% 和 99% 参考值范围的计算公式。

表 3-1 医学参考值范围的正态分布法和百分位数法计算公式

百分范围(%)	正态分布法			百分位数法		
	双侧	单侧		双侧	单侧	
		下限	上限		下限	上限
90	$\overline{X} \pm 1.645S$	$\overline{X} - 1.282S$	$\overline{X} + 1.282S$	$P_5 \sim P_{95}$	P_{10}	P_{90}
95	$\overline{X} \pm 1.96S$	$\overline{X} - 1.645S$	$\overline{X} + 1.645S$	$P_{2.5} \sim P_{97.5}$	P_5	P_{95}
99	$\overline{X} \pm 2.58S$	$\overline{X} - 2.33S$	$\overline{X} + 2.33S$	$P_{0.5} \sim P_{99.5}$	P_1	P_{99}

1. 正态分布法 根据正态曲线下面积的分布规律计算参考值范围，计算步骤为：①对资料进行正态性检验；②若资料服从正态分布，需计算均数 $\overline{X}$ 与标准差 S；③按式 3-17 计算参考值范围。

$$\overline{X} \pm z_{\alpha/2}S（双侧）\qquad \overline{X} - z_\alpha S \text{ 或 } \overline{X} + z_\alpha S（单侧）\qquad (3-17)$$

例 3-4 依据例 2-2 资料估计某市男婴出生体重的 95% 参考值范围。

由例 3-3 可知，男婴出生体重服从正态分布 $\overline{X} = 3.34\text{kg}$，$S = 0.32\text{kg}$，因男婴出生体重过大或过小均为异常，故计算双侧 95% 参考值范围：

$$\overline{X} \pm z_{0.05/2}S = 3.34 \pm 1.96 \times 0.32 = (2.71, 3.97)$$

即该市男婴出生体重 95% 的参考值范围为 2.71~3.97kg。

2. 百分位数法 不满足正态分布要求时，也可用百分位数法估计参考值范围。

例 3-6 根据例 2-6 资料，试确定该地正常成人血铅含量的 95% 参考值范围。已知该地正常成人血铅含量为正偏态分布（$W = 0.915$，$P < 0.001$），故选用百分位数法估计参考值范围。依据专业知识，应计算 P_{95}。

$nx\% = 100 \times 95\% = 95$，按式（2-6）计算

$$P_{95} = (X_{95} + X_{96})/2 = (35 + 41)/2 = 38.0$$

该地正常成人血铅含量 95% 参考值范围为不超过 38.0μg/L。

该资料经对数变换后服从正态分布（$W = 0.988$，$P = 0.507$），因此，正常成人血铅含量呈对数正态分布，也可利用正态分布法计算 95% 参考值范围。

计算得：$\overline{X}_{\log} = 1.1827\mu g/L$，$S_{\log} = 0.2433\mu g/L$

以血铅含量过高为异常，故计算单侧95%上限值：

$$\lg^{-1}(\overline{X}_{\log} + 1.645S_{\log}) = \lg^{-1}(1.1827 + 1.645 \times 0.2433) = 38.2(\mu g/L)$$

即该地正常成人血铅含量95%参考值范围不超过38.2μg/L。

小　　结

1. 正态分布是许多统计分析方法的理论基础，是医学研究应用中重要的一种连续型分布。其概率密度曲线以观测值 X 为横轴，概率密度函数值 $f(X)$ 为纵轴，$f(X)$ 的大小反映了 X 附近的测量值的密集程度，$f(X)$ 值越大观测值 X 附近的个体值分布越密集。

2. 正态分布受两个参数 μ 和 σ 的影响　总体均数 μ 用以描述正态分布的集中位置，又称位置参数，决定着正态曲线在 X 轴上的位置；总体标准差 σ 用以描述正态分布的离散程度，又称为形状参数，决定着正态曲线的分布形状。因此，不同的 μ 与不同的 σ 对应不同的正态分布，记为 $X \sim N(\mu, \sigma^2)$。

3. $\mu = 0$、$\sigma = 1$ 的正态分布称作标准正态分布，即 $z \sim N(0, 1)$。对任意服从 $N(\mu, \sigma^2)$ 分布的随机变量 X，都可经 z 变换转化成标准正态分布，$z = (X-\mu)/\sigma$。正态曲线下的面积即为概率，其面积分布有一定的规律。

4. 正态性判定的方法有两类　一是图示法，二是计算法。图示法简单易行但比较主观，依据对频数表和直方图的目测或绘制正态性 P-P 图和 Q-Q 图，可粗略了解观察资料是否服从正态分布；计算法则是通过计算反映正态分布特征的指标对资料是否服从正态分布做出推断，常采用矩法、W 检验和 D 检验等正态性检验方法，检验效率较高，可利用统计软件获得计算结果。

5. 医学参考值范围是指同质总体中大多数个体某医学指标值的波动范围。估计参考值范围常用的方法有正态分布法和百分位数法，当资料服从正态分布或转换值服从正态分布，可用正态分布法；若资料不服从正态分布或未知分布型，可用百分位数法。

（刘　艳）

〰〰〰〰〰〰〰〰〰〰〰〰〰〰〰〰〰〰〰〰〰〰〰〰〰〰

作者简介　刘艳　教授，任职于哈尔滨医科大学卫生统计教研室。中国系统工程学会医药卫生系统工程专业委员会委员，主要研究方向为疾病的统计模型与数据分析方法研究，自 1996 年开始从事统计学的教学与科研工作，2011 年荣获哈尔滨医科大学首届教学新秀奖，参加编写了人民卫生出版社的《卫生管理信息》《医学信息分析》《医学统计学》《医学科研课题设计、申报与实施》等 7 部国家级规划教材。近 5 年获科研经费 120 余万元。

第四章　总体均数的估计与假设检验

> **重点掌握：**
>
> 1. 抽样误差、标准误、置信区间、假设检验、检验效能（把握度）、单侧检验与双侧检验、Ⅰ型错误与Ⅱ型错误的概念。
> 2. 标准差与标准误的区别、t 分布的特征、假设检验与区间估计的关系。
> 3. 均数标准误的计算、总体均数置信区间的计算及适用条件。
> 4. 假设检验的基本思想与步骤、t 检验及其应用条件。
> 5. 应用假设检验需要注意的问题。

第二章介绍了用于资料特征描述的各种统计量，如样本均数、样本标准差、样本率等。计算样本统计量的一个重要目的是要对总体特征（参数）进行统计推断（statistical inference），即利用样本所提供的信息来推断总体的特征。统计推断的基本内容主要介绍参数估计（parameter estimation）与假设检验（hypothesis test）。

第一节　均数的抽样误差与标准误

一、均数的抽样误差

当我们研究较庞大或无限总体的特征时，对所有的观察单位都进行测量不具可行性。医学实践中常采用抽样研究的方法，由于个体观察值间的变异，抽样研究的统计量与总体参数间不尽相同，我们将因抽样而产生的统计量与参数间的差异称作抽样误差。对于随机样本而言，抽样误差的分布有一定规律，其大小也可以度量。

下面以均数模拟抽样实验为例，研究样本均数的抽样误差、分布特征及其度量方法。假设从正态总体 $N(5.00, 0.43^2)$ 中随机抽取样本量 $n=10$ 的 100 个样本，计算每个样本的均数和标准差，结果见表 4-1。

由表 4-1 可见，从该总体中随机抽取 $n=10$ 的若干样本，各样本均数 $\overline{X}_i$ 并不等于其总体均数 5.00，且各样本均数 $\overline{X}_i$ 也不完全相同。这种因个体变异的存在，在随机抽样过程中出现的样本均数 $\overline{X}_i$ 间以及样本均数 $\overline{X}_i$ 与总体均数 5.00 间的差异，称之为均数的抽样误差。由于样本均数间参差不齐，存在着变异，我们可以编制频数表来研究其分布特征。

由样本均数的频数分布可知，大多数样本均数与总体均数 5.00 比较接近，集中分布在其周围，少数样本均数偏离总体均数 5.00 较远，且基本呈对称分布（表 4-2）。

表 4-1 100 个样本模拟抽样实验的均数、标准差和 95%置信区间 (μ =5.00 σ =0.43)

样本编号	均数	标准差	95%置信区间		样本编号	均数	标准差	95%置信区间	
			下限	上限				下限	上限
1	4.89	0.62	4.45	5.33	51	4.98	0.34	4.74	5.23
2	5.09	0.51	4.73	5.46	52	4.98	0.53	4.61	5.36
3	4.95	0.30	4.74	5.16	53 *	5.47	0.43	5.16	5.78
4 *	5.25	0.34	5.01	5.49	54	4.88	0.41	4.59	5.18
5	4.85	0.55	4.46	5.25	55	5.03	0.49	4.68	5.37
6	4.95	0.41	4.66	5.24	56	5.25	0.38	4.98	5.52
7	5.13	0.53	4.75	5.51	57	4.95	0.37	4.68	5.21
8	4.94	0.40	4.65	5.22	58	4.95	0.29	4.74	5.16
9	4.91	0.19	4.77	5.05	59	5.07	0.54	4.68	5.45
10	4.88	0.39	4.61	5.18	60	4.96	0.33	4.73	5.19
11	5.05	0.35	4.80	5.30	61	5.12	0.45	4.83	5.47
12	4.97	0.41	4.67	5.26	62	5.00	0.37	4.73	5.26
13	5.06	0.37	4.79	5.32	63	4.88	0.35	4.63	5.12
14	5.02	0.37	4.75	5.28	64 *	4.76	0.30	4.55	4.97
15	5.23	0.52	4.86	5.60	65	5.10	0.34	4.85	5.34
16	4.94	0.29	4.74	5.15	66	5.06	0.25	4.83	5.24
17	5.01	0.28	4.81	5.21	67	5.21	0.30	4.99	5.42
18	4.92	0.42	4.62	5.22	68	5.10	0.19	4.96	5.23
19	4.89	0.42	4.58	5.19	69	5.11	0.48	4.77	5.45
20	5.16	0.40	4.88	5.45	70	5.19	0.46	4.86	5.52
21	4.96	0.37	4.70	5.22	71	5.26	0.43	4.96	5.57
22	5.06	0.54	4.67	5.44	72	5.03	0.47	4.69	5.37
23	5.05	0.48	4.71	5.39	73	4.92	0.29	4.72	5.13
24	5.06	0.38	4.78	5.33	74	4.87	0.53	4.49	5.24
25	5.15	0.39	4.88	5.43	75	4.87	0.54	4.49	5.25
26	5.03	0.52	4.66	5.40	76	4.91	0.58	4.49	5.33
27	5.22	0.65	4.76	5.69	77	4.90	0.50	4.55	5.26
28	5.17	0.37	4.90	5.43	78	4.90	0.31	4.67	5.12
29	4.90	0.63	4.45	5.35	79	4.89	0.31	4.67	5.11
30	5.09	0.41	4.80	5.38	80	5.14	0.29	4.93	5.34
31	4.76	0.42	4.46	5.06	81	5.12	0.28	4.91	5.32
32	4.81	0.45	4.49	5.13	82	5.01	0.29	4.81	5.22
33	4.81	0.51	4.45	5.17	83	4.96	0.37	4.70	5.22

续 表

样本编号	均数	标准差	95%置信区间 下限	95%置信区间 上限	样本编号	均数	标准差	95%置信区间 下限	95%置信区间 上限
34	4.89	0.44	4.58	5.21	84	4.95	0.30	4.74	5.16
35	4.97	0.68	4.48	5.46	85	5.04	0.35	4.79	5.29
36	5.08	0.34	4.83	5.32	86*	4.65	0.26	4.47	4.84
37	5.03	0.46	4.70	5.35	87	4.86	0.49	4.52	5.21
38*	5.27	0.33	5.03	5.50	88	5.03	0.47	4.69	5.37
39	4.97	0.33	4.73	5.21	89	5.05	0.44	4.74	5.36
40	4.90	0.58	4.49	5.32	90	4.87	0.27	4.68	5.06
41	5.06	0.28	4.86	5.26	91	5.14	0.29	4.93	5.35
42	4.82	0.30	4.60	5.03	92	4.91	0.45	4.59	5.23
43	5.16	0.26	4.97	5.34	93	5.14	0.65	4.68	5.60
44	4.96	0.24	4.79	5.13	94	5.07	0.45	4.75	5.40
45	4.79	0.44	4.66	5.29	95	4.99	0.30	4.77	5.20
46	5.04	0.54	4.65	5.42	96	4.96	0.31	4.74	5.18
47	4.95	0.58	4.53	5.36	97	5.07	0.42	4.77	5.37
48	4.89	0.36	4.63	5.14	98	4.89	0.68	4.40	5.38
49	5.30	0.59	4.88	5.72	99	5.19	0.45	4.86	5.51
50	5.08	0.42	4.78	5.38	100	5.41	0.55	4.65	5.44

注：＊：表示该样本资料算得的置信区间未包含已知总体均数 5.00

表 4-2　抽样实验中 100 个样本均数的频数分布

样本均数组段	样本均数频数
4.60~	1
4.70~	3
4.80~	18
4.90~	28
5.00~	28
5.10~	13
5.20~	7
5.30~	1
5.40~5.50	1
合计	100

二、标准误

由中心极限定理可知，样本均数的分布具有如下特点：①从正态总体 $N(\mu, \sigma^2)$ 中随机抽取样本量为 n 的样本，其样本均数 $\overline{X}$ 服从正态分布 $\overline{X} \sim N(\mu, \sigma^2/n)$；②从非正态总体中抽样，当 n 足够大时，则 $\overline{X}$ 近似服从正态分布 $N(\mu, \sigma^2/n)$。

为了与反映个体值之间的变异指标标准差 σ 相区别，样本均数的标准差用 $\sigma_{\overline{X}}$ 表示，称为均数的标准误（standard error of mean），它表示样本均数间的离散程度，用以说明样本均数抽样误差的大小。式为

$$\sigma_{\overline{X}} = \sigma / \sqrt{n} \qquad\qquad (4-1)$$

如表 4-1 的模拟抽样，$\sigma = 0.43$，$\sigma_{\overline{X}} = 0.43 / \sqrt{10} = 0.136$。$\sigma = 0.43$ 表明总体中个体值间的变异程度，$\sigma_{\overline{X}} = 0.136$ 表示在该总体中按 $n = 10$ 抽样时，样本均数之间的变异程度，表明平均抽样误差的大小。

通常将统计量（如样本均数 $\overline{X}$、样本率 p 等）之间的标准差称为标准误（standard error, SE），它是反映样本统计量抽样误差大小的指标。由式 4-1 可见，样本均数 $\overline{X}$ 的标准误 $\sigma_{\overline{X}}$ 的大小与总体标准差成正比，与样本量的平方根成反比。即当样本量 n 一定时，σ 越大，即样本的个体变异越大，$\sigma_{\overline{X}}$ 就越大，样本均数的抽样误差也就越大；σ 越小，$\sigma_{\overline{X}}$ 就越小，即样本均数抽样误差就越小。当 σ 一定时，n 越大，$\sigma_{\overline{X}}$ 就越小；n 越小，$\sigma_{\overline{X}}$ 就越大。抽样研究中，常可通过适当增加样本量以减小抽样误差。

实际抽样研究中，总体特征是未知的，可用样本标准差 S 来作为总体标准差 σ 的估计值。因此，通过样本统计量估计标准误的计算式为

$$S_{\overline{X}} = S / \sqrt{n} \qquad\qquad (4-2)$$

模拟抽样中第一号样本的标准差 $S = 0.62$ 及例数 $n = 10$ 代入式（4-2），得

$$S_{\overline{X}} = \frac{0.62}{\sqrt{10}} = 0.196$$

三、标准误的应用

1. 标准误是表示样本统计量（如样本均数）变异程度的指标，常用来反映抽样误差的大小。样本均数的标准误大，反映样本均数抽样误差大，利用样本信息推断总体特征的可靠性较差；均数的标准误小，样本均数抽样误差小，样本均数与总体均数较接近，利用样本信息推断总体特征可靠性较高。

2. 均数的标准误不仅可用于计算总体均数的置信区间，而且也是进行样本均数比较——假设检验的重要统计量。

第二节　t　分　布

由前一章正态分布理论可知，若随机变量 X 服从正态分布 $N(\mu, \sigma^2)$，则通过 z 变换 $\left(z = \dfrac{X-\mu}{\sigma}\right)$，可将正态分布转换为 $\mu = 0$、$\sigma = 1$ 的标准正态分布，即 z 分布。同理，样本均数若服从正态分布也可以经 z 变换转化为标准正态分布。

$$z = \frac{\overline{X} - \mu}{\sigma_{\overline{X}}} \tag{4-3}$$

在实际工作中，由于 $\sigma_{\overline{X}}$ 未知，用 $S_{\overline{X}}$ 估计，此时则称 $\dfrac{\overline{X}-\mu}{S_{\overline{X}}}$ 称为 t 变换，服从 t 分布 （t-distribution）。即

$$t = \frac{\overline{X} - \mu}{S_{\overline{X}}} = \frac{\overline{X} - \mu}{S/\sqrt{n}}, \nu = n - 1 \tag{4-4}$$

式中 ν：为 t 分布的自由度。当一种分布（如 t 分布）与自由度有关时，每个自由度都对应一条分布曲线（如 t 分布曲线）（图 4-1）。

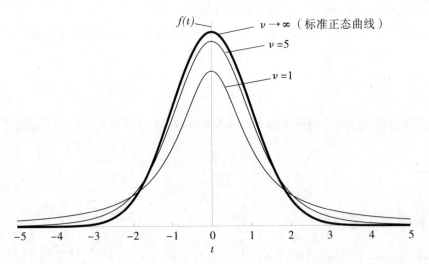

图 4-1　自由度分别为 1、5 和 ∞ 时对应的 t 分布曲线

t 分布最早由英国统计学家 W. S. Gosset 于 1908 年以"Student"笔名发表，故又称 Student t 分布 （Student's t-distribution），用于总体均数的区间估计和 t 检验等。至此，开创

了小样本统计推断的新纪元。

由图 4-1 可见，t 分布是一簇曲线，当自由度 ν 不同时，曲线的形状不同。t 分布与标准正态分布相比有以下特点：①二者都是单峰分布，以 0 为中心左右两侧对称；②t 分布曲线的峰值略低，而尾部略高，说明偏离 0 较远的 t 值的比例相对较多。自由度越小，抽样误差越大，这种情况越明显。③随着自由度的增大，$S \rightarrow \sigma$，$S_{\bar{X}} \rightarrow \sigma_{\bar{X}}$，$t$ 分布越来越接近于标准正态分布；当 $\nu = \infty$ 时，t 分布的极限分布是标准正态分布。

附表 2 是不同自由度 ν 下，t 分布曲线下的面积，即概率。双侧尾部面积为 α 时对应的 t 界值记作 $t_{\alpha/2,\nu}$，如，$t_{0.05/2,9} = 2.262$。单侧尾部面积为 α 时的界值记作 $t_{\alpha,\nu}$，如 $t_{0.05,9} = 1.833$。同一个界值对应的双侧 P 值为单侧 P 值的两倍，如 $t_{0.10/2,20} = t_{0.05,20} = 1.725$。当 $\nu = \infty$ 时，t 界值等于 z 界值，标准正态分布的界值也可以在 t 界值表中查到。

第三节　总体均数的估计

参数估计是指用样本统计量估计其参数的方法，常用点估计（point estimation）和区间估计（interval estimation）。点估计是指用随机样本的统计量直接作为其总体参数的估计值，是忽略抽样误差影响的一种估计方法。区间估计是指考虑了抽样误差的分布，按照一定的置信度（confidence level）$1-\alpha$，用样本统计量估计总体参数所在的范围，该区间称为总体参数的置信区间或可信区间（confidence interval，CI）。置信度（可信度）$1-\alpha$ 常取 95% 或 99%，如没有特别说明，一般取双侧为 95%。

（一）单总体均数的置信区间

1. σ 未知时　用样本标准差 S 作为 σ 的估计值计算标准误 $S_{\bar{X}}$，按 t 分布原理，有

$$P\left(-t_{\alpha/2,\nu} < \frac{\bar{X} - \mu}{S_{\bar{X}}} < t_{\alpha/2,\nu}\right) = 1 - \alpha \tag{4-5}$$

式中，$1-\alpha$：置信度，$t_{\alpha/2,\nu}$：附表 2 中 t 分布 $\nu = n-1$，双侧尾部面积为 α 的 t 界值。式（4-5）中，只有 μ 为未知参数，稍做变换即得满足式（4-5）的总体均数 μ 的置信区间。

$$\bar{X} - t_{\alpha/2,\nu}S_{\bar{X}} < \mu < \bar{X} + t_{\alpha/2,\nu}S_{\bar{X}} \tag{4-6}$$

也即总体均数 μ 的（$1-\alpha$）置信区间为：（$\bar{X} - t_{\alpha/2,\nu}S_{\bar{X}}$，或 $\bar{X} + t_{\alpha/2,\nu}S_{\bar{X}}$），缩写为 $\bar{X} \pm t_{\alpha/2,\nu}S_{\bar{X}}$。当 $\alpha = 0.05$，置信度为 95%；当 $\alpha = 0.01$，置信度为 99%。

例 4-1　试由模拟抽样中的第一个样本 $\bar{X} = 4.89$，$S = 0.62$，估计总体均数的 95% 的置信区间。

由 $n = 10$，$\nu = 10 - 1 = 9$，$\alpha = 0.05$（双侧），查 t 界值表得 $t_{0.05/2,9} = 2.262$，代入式（4-6）有：

$$4.89 - 2.262 \times \frac{0.62}{\sqrt{10}} < \mu < 4.89 + 2.262 \times \frac{0.62}{\sqrt{10}}$$

即总体均数的95%的置信区间为4.45~5.33。

2. σ 已知，或 σ 未知但 n 足够大时　如果 σ 已知时，按正态分布原理，有

$$P\left(-z_{\alpha/2} < \frac{\overline{X} - \mu}{\sigma/\sqrt{n}} < z_{\alpha/2}\right) = 1 - \alpha \tag{4-7}$$

满足式（4-7）的总体均数 μ 置信区间为

$$\overline{X} - z_{\alpha/2}\sigma/\sqrt{n} < \mu < \overline{X} + z_{\alpha/2}\sigma/\sqrt{n} \quad \text{或} \quad \overline{X} \pm z_{\alpha/2}\sigma/\sqrt{n} \tag{4-8}$$

如果 σ 未知但样本量 n 足够大时，上式中的 σ 用样本标准差 S 作为估计值。

例4-2　根据例2-2资料，试估计该地男婴出生体重的95%置信区间。

本例 $n = 150$，视为大样本，由式（4-8）计算：

$$3.34 \pm 1.96 \times \frac{0.32}{\sqrt{150}} = (3.29, 3.39)$$

该地男婴出生体重的95%置信区间为3.29~3.39kg。

（二）两总体均数之差的置信区间

从两个正态总体 $N(\mu_1, \sigma^2)$ 和 $N(\mu_2, \sigma^2)$ 中随机抽样，样本量分别为 n_1、n_2，样本均数和标准差分别为 $\overline{X}_1$、S_1 和 $\overline{X}_2$、S_2，则两总体均数之差（$\mu_1 - \mu_2$）的 $1-\alpha$ 置信区间为：

$$(\overline{X}_1 - \overline{X}_2) \pm t_{\alpha/2, \nu} S_{\overline{X}_1 - \overline{X}_2} \tag{4-9}$$

式中自由度 $\nu = n_1 + n_2 - 2$，$S_{\overline{X}_1 - \overline{X}_2}$ 为两均数差的标准误，由下式计算：

$$S_{\overline{X}_1 - \overline{X}_2} = \sqrt{S_c^2\left(\frac{1}{n_1} + \frac{1}{n_2}\right)}, \quad S_c^2 = \frac{(n_1 - 1)S_1^2 + (n_2 - 1)S_2^2}{n_1 + n_2 - 2} \tag{4-10}$$

大样本时两总体均数之差（$\mu_1 - \mu_2$）的95%置信区间为：

$$(\overline{X}_1 - \overline{X}_2) \pm 1.96 S_{\overline{X}_1 - \overline{X}_2} \tag{4-11}$$

其中

$$S_{\overline{X}_1 - \overline{X}_2} = \sqrt{\frac{S_1^2}{n_1} + \frac{S_2^2}{n_2}} = \sqrt{S_{\overline{X}_1}^2 + S_{\overline{X}_2}^2} \tag{4-12}$$

例4-3　某地抽查了部分健康成年人的红细胞数结果如表4-3。试估计该地健康成年男、女红细胞数的95%置信区间和男、女红细胞数差值的95%置信区间。

由于是大样本，所以该地健康成年男、女红细胞数的95%置信区间采用式（4-8）进行计算，男、女红细胞数差值的95%置信区间采用式（4-11）进行计算，则男性红细胞数95%的置信区间为

表 4-3 健康成年人的红细胞数测定值（×10^{12}/L）

性别	例数	$\overline{X}$	S	95%置信区间	
				下限	上限
男	360	4.66	0.57	4.60	4.72
女	255	4.18	0.29	4.14	4.22

$$\overline{X} \pm z_{\alpha/2}S/\sqrt{n} = 4.66 \pm 1.96 \times 0.57/\sqrt{360} = (4.60 \sim 4.72)(\times 10^{12}/L)$$

女性红细胞数 95%的置信区间为

$$\overline{X} \pm z_{\alpha/2}S/\sqrt{n} = 4.18 \pm 1.96 \times 0.29/\sqrt{255} = (4.14 \sim 4.22)(\times 10^{12}/L)$$

男、女红细胞数差值的 95%的置信区间为

$$(\overline{X}_1 - \overline{X}_2) \pm 1.96S_{\overline{X}_1-\overline{X}_2} = (4.66 - 4.18) \pm 1.96 \times \sqrt{\frac{0.57^2}{360} + \frac{0.29^2}{255}} = (0.41 \sim 0.55)(\times 10^{12}/L)$$

（三）置信区间的含义

由表 4-1 可以看出，从正态总体 N（5.00，0.43^2）中随机抽取 100 个样本，可算得 100 个样本均数和标准差，也可算得 100 个总体均数的 95%置信区间。从理论上讲，当 $1-\alpha=$ 95%时，在 100 个 95%置信区间中，平均约有 95 个置信区间包括了客观存在的总体均数。在表 4-1 中，包括总体均数 $\mu=5.00$ 的置信区间有 95 个，而最多有 5 个（表 4-1 中第 4 号、38 号、53 号、64 号和 86 号）未包括总体均数 $\mu=5.00$。

由此可见：置信区间的确切含义指的是，如果能够进行重复抽样试验，平均有 $1-\alpha$（如 95%）的置信区间包括了总体参数。在实际工作中，只能根据一次抽样结果估计一个置信区间，如例 4-2，95%的置信区间为 3.29~3.39kg。若该样本是来自其对应总体，我们即可根据置信度推测该区间包括了总体均数 μ。因为小概率事件不太可能在一次抽样中发生，该结论错误的概率理论上讲应小于或等于 0.05。

置信区间受两个要素影响：一是准确度，即置信区间包括 μ 的概率 $1-\alpha$ 的大小，一般而言概率越大越好。二是精度，反映区间的长度，区间的长度越窄，估计的精度越高，反之越差。在样本量一定的情况下，二者是相互矛盾的，若考虑提高准确度（即减小 α，增大 $t_{\alpha/2,\nu}$ 或 $z_{\alpha/2}$），则区间变宽，精度下降。因而在实际应用中不能笼统地认为 99%置信区间要好于 95%置信区间，而是需要兼顾两个要素。通常情况下，以 95%置信区间较为常用。在置信度一定的前提下，要提高精度的唯一方法是适当增大样本量。

还应注意的是，总体均数的置信区间与医学参考值范围不同，两者的意义和计算式均不同，参考值范围反映个体变量值的分布范围，而总体均数的置信区间则是按一定的置信度估计总体均数可能的范围。其不同见表 4-4。

表 4-4 总体均数的置信区间与医学参考值范围的区别

区别点	总体均数的置信区间	医学参考值范围
含义	按预先设定的概率，估计未知总体参数 μ（总体均数）所在的范围。实际上一次抽样算得的置信区间要么包含了总体均数，要么未包含。但可以说：当 $\alpha = 0.05$ 时，95%CI 估计正确的概率为 0.95，估计错误的概率小于或等于 0.05，表明一次抽样结果包括了未知总体均数的可能性为 95%	同质总体中绝大多数（95%）个体某项生理、生化等指标值的波动范围
	总体均数可能的范围	个体值的波动范围
计算式	σ 未知：$\bar{X} \pm t_{\alpha/2,\nu} S_{\bar{X}}$ σ 已知或 σ 未知但 n 足够大：$\bar{X} \pm z_{\alpha/2}\sigma_{\bar{X}}$ 或 $\bar{X} \pm z_{\alpha/2} S_{\bar{X}}$	正态分布：$\bar{X} \pm z_{\alpha/2} S$ 偏态分布：$P_x \sim P_{100-x}$
用途	总体均数的区间估计	某项指标的参考值范围，临床上用于医学诊断，判断个体某项指标正常与否的"正常值"范围

第四节 假设检验的基本思想与步骤

在统计推断中，除了利用样本均数估计总体均数外，还可能遇到样本均数 $\bar{X}$ 与已知总体均数 μ_0 或两样本均数 $\bar{X}_1$ 与 $\bar{X}_2$ 间的比较。根据抽样理论我们知道，$\bar{X}$ 与 μ_0 或 $\bar{X}_1$ 与 $\bar{X}_2$ 间的差异可能有两种原因造成：第一种可能是 $\bar{X}$ 确实来自 μ_0 的已知总体，或者两个样本均数 $\bar{X}_1$、$\bar{X}_2$ 来自相同总体（即 $\mu_1 = \mu_2$），存在的差异仅仅是抽样误差造成的；第二种可能是 $\bar{X}$ 不是来自 μ_0 的已知总体，或 $\bar{X}_1$、$\bar{X}_2$ 分别来自不同的总体（即 $\mu_1 \neq \mu_2$），即非抽样误差造成的差异，而是本质的差异，这就需要通过统计学的假设检验来判断。

假设检验也称显著性检验（significance test），是采用反证法的思维，先对比较组间总体的特征（参数或分布）作出假设（H_0），在假设成立的前提下，根据抽样理论，计算检验统计量，获得概率 P 值，与预先设定的小概率标准 α（检验水准）进行对比，根据大数极限定律，对原假设 H_0 是否成立做出统计推断的过程。常用的假设检验方法有 t 检验（t-test）、F 检验（方差分析）、χ^2 检验和秩和检验等。实际应用时，应注意各种检验方法的用途、适用条件和注意事项。

现以例 4-4 来介绍假设检验的基本思想、步骤以及检验假设、检验水准、P 值等基本概念。

一、假设检验的基本思想

例 4-4　通过以往大规模调查，已知某地正常成年男子脉搏均数为 72.1 次/分。为研究某山区正常成年男子的脉搏特征，某医生在该地某山区随机调查了 36 名正常成年男子，求得其脉搏均数为 74.3 次/分，标准差为 5.4 次/分，可否认为该山区正常成年男子的脉搏均数与一般成年男子的脉搏均数不同？

在例 4-4 中，36 名成年男子的脉搏测量值组成了一个样本，样本均数 $\overline{X} = 74.3$ 次/分与该地一般成年男子脉搏的总体均数 $\mu_0 = 72.1$ 次/分不同，这种差异的来源有两种可能性：①该地某山区的地理环境及生活条件并不影响成年男子的脉搏水平，本次调查该山区成年男子脉搏的总体均数（μ）与一般成年男子脉搏总体均数（μ_0）相同，样本均数与总体均数的差异仅仅是由于抽样误差造成的，这种差异在统计学上认为无意义（no significance）；②差异不仅仅由抽样误差引起，山区的地理环境及生活条件确实对成年男子的脉搏有影响，即山区成年男子脉搏的总体均数与一般成年男子脉搏总体均数不同。在两种可能性中如何抉择？这正是我们需要通过假设检验来解决的问题，下面再结合假设检验的步骤作进一步说明。

二、假设检验的步骤

1. 建立检验假设和确定检验水准　根据反证法原理，结合抽样理论，本例假设：该山区成年男子脉搏均数与一般成年男子的脉搏均数相同，此假设称为检验假设（hypothesis to be tested），亦称为无效假设（null hypothesis），记作 H_0，可表示为 $H_0: \mu = \mu_0$，或 $H_0: \mu = 72.1$ 次/分。该假设说明 36 名成年男子脉搏的样本均数（$\overline{X} = 74.3$）与一般成年男子脉搏的总体均数的差异是由抽样误差所致，也可以说山区成年男子与一般成年男子属于同一总体。同时也要确定对立的假设，即备择假设（alternative hypothesis），用 H_1 表示，H_1 有两种形式：①$H_1: \mu \neq \mu_0$；②$H_1: \mu > \mu_0$（或 $\mu < \mu_0$）。建立何种备择假设应结合相关专业知识和具体分析目的而确定。对于本例，若研究者分析目的是推断两总体均数有无差别，而不管是山区成年男子脉搏均数高于一般成年男子、还是低于一般的成年男子脉搏均数，两种可能性研究者都同等关心，备择假设应为 $H_1: \mu \neq \mu_0$，称为双侧检验（two-sided test）；若根据专业知识，已知山区的成年男子脉搏均数不会低（或高）于一般的成年男子，或者研究者只关心这一点，备择假设应为 $H_1: \mu > \mu_0$（或 $\mu < \mu_0$），称为单侧检验（one-sided test）。对同一资料单侧检验比双侧检验更容易获得拒绝 H_0 的结论，在实际工作中一般认为双侧检验较保守和稳妥，如无特殊说明，常采用双侧检验。根据例 4-4 的研究目的，备择假设应为 $H_1: \mu \neq \mu_0$ 或 $H_1: \mu \neq 72.1$ 次/分。

假设检验中 H_0 尤其重要，在 H_0 条件下，我们才能利用抽样理论，计算检验统计量和 P 值，以考察样本均数与总体均数的相差能否用抽样误差来解释。

另外，需根据不同研究目的预先确定一个小概率事件的判断标准，用 α 表示，称为检验水准（size of test），亦称为显著性水平（significance level）。α 是预先人为确定的概率，表示拒绝实际上成立的 H_0 时，推断错误的最大允许概率，即在拒绝 H_0 做出"有差别"结论时可能犯错误的最大允许概率。α 的取值可根据研究目的给予不同设置，一般取 $\alpha = 0.05$ 或 $\alpha = 0.01$。

2. 计算检验统计量　应根据资料类型、试验设计方法、分析目的和各种假设检验方法的应用条件选择恰当的检验方法。假设检验方法都是以各样本统计量的特定分布为基础，在 H_0 成立的条件下计算相应的检验统计量。如例 4-4 可用式（4-4）计算检验统计量 t 值，得

$$t = \frac{\bar{X} - \mu_0}{S/\sqrt{n}} = \frac{74.3 - 72.1}{5.4/\sqrt{36}} = 2.444, \nu = n - 1 = 36 - 1 = 35$$

本例的检验统计量 t 服从 $\nu = n - 1$（即 $\nu = 35$）的 t 分布。假设检验方法通常是以检验统计量来命名的，故本例的检验方法称为 t 检验。

3. 确定 P 值和做出推断结论　根据检验统计量及自由度可获得 P 值。假设检验中，P 值系指从 H_0 所规定的总体中进行随机抽样，获得以现有样本统计量为界限（如 $|t| = 2.444$）以及更为"极端"样本统计量 [等于及大于和（或）等于及小于现有样本统计量 t 值] 的概率总和。将 P 值与事先规定的检验水准 α 进行比较，若 $P \leqslant \alpha$ 时，说明在 H_0 的条件下，获得现有样本统计量及更"极端"样本统计量的概率的可能性属于小概率事件，因此，拒绝 H_0，接受 H_1，按 α 检验水准，得"差别有统计学意义"的结论；P 值越小，拒绝 H_0 的理由越充分，但并不能给出总体参数间的差别大小和方向。反之，$P > \alpha$ 时，说明在 H_0 的条件下，获得现有样本统计量及更"极端"样本统计量的概率的可能性不是小概率事件，因此，不拒绝 H_0（即，尚没有充足理由拒绝 H_0），按 α 检验水准，"尚不能认为其差别有统计学意义"的结论，但不能认为"无差别"，只能是"根据现有抽样结果，得出尚不能认为有差别"的结论，这是因为不拒绝 H_0 不等于接受 H_0。

一般来说，做出的推断结论应包含统计结论和专业结论两部分。统计结论是根据 P 值大小做出拒绝 H_0，接受 H_1，有统计学意义，或不拒绝 H_0，无统计学意义。专业结论是根据统计结论对实际问题中的总体特征是否不同以及差异的方向做出推断，并给出恰当的解释。如例 4-4 已得到 $t = 2.444$，查附表 2 双侧的 t 界值，得 $0.01 < P < 0.02$，按 $\alpha = 0.05$ 水准，拒绝 H_0，接受 H_1，差异有统计学意义（统计结论），可认为山区正常成年男子的脉搏均数与一般成年男子不同，平均比一般成年男子高 2.2 次/分（专业结论）。

需注意：H_0、H_1 和 α 的确定以及单侧、双侧检验的选择，都应在研究设计阶段做出规定，不应在算得检验统计量后再主观选定。

第五节　t 检 验

t 检验的应用条件：①当样本量较小时，理论上要求样本为来自正态分布总体的随机样本；②当两小样本均数比较时，要求两总体方差相等（方差齐性，即 $\sigma_1^2 = \sigma_2^2$）。

一、单样本均数比较

单样本均数比较是指样本均数 $\bar{X}$ 与已知总体均数 μ_0（一般为理论值、标准值或大量研

究获得的稳定值等）的比较，可用单样本 t 检验（one sample t-test）完成，其检验统计量用式（4-4）进行计算。

例4-5　大量研究显示，汉族足月正常产男婴的双顶径（BPD）均数为 9.3cm。某医生记录了某山区 12 名汉族足月正常产男婴的双顶径资料如下：

9.95　9.33　9.49　9.00　9.90　9.15　9.52　9.33　9.16　9.37　9.11　9.27

其正态性检验 $W = 0.901$，$P = 0.162$，试问该山区汉族足月正常产男婴的双顶径是否大于一般男婴的双顶径？

该山区汉族足月正常产男婴 BPD 的总体均数用 μ 表示，一般男婴 BPD 的总体均数用 μ_0 表示。经计算，该山区 12 名男婴 BPD 的样本均数 $\bar{X} = 9.3817$cm，标准差 $S = 0.2958$cm。假设检验的步骤如下：

1. 建立假设，确定检验水准 α。

$H_0 : \mu = \mu_0$（或 $\mu = 9.3$cm）

$H_1 : \mu > \mu_0$（或 $\mu > 9.3$cm）

$\alpha = 0.05$（单侧检验）

2. 计算检验统计量　本例 $n = 12$，$\bar{X} = 9.3817$cm，$S = 0.2958$cm，$\mu_0 = 9.3$cm。用式（4-4）计算检验统计量 t 值，得

$$t = \frac{\bar{X} - \mu_0}{S_{\bar{X}}} = \frac{9.3817 - 9.3}{0.2958/\sqrt{12}} = 0.956, \nu = 12 - 1 = 11$$

3. 确定 P 值和做出推断结论　查附表 2 的 t 界值，单侧界值 $t_{0.1, 11} = 1.363$、$t_{0.2, 11} = 0.876$，故 $0.1 < P < 0.2$，按 $\alpha = 0.05$ 水准，不拒绝 H_0，差别无统计学意义，还不能认为该山区汉族足月正常产男婴双顶径大于一般男婴。

二、配对样本均数比较

配对样本均数比较适用于配对设计的定量资料，可用配对 t 检验（paired/matched t-test）完成。配对设计是将受试对象按某些特征或条件配成一对，每对中的两个受试对象随机分配到实验组与对照组（或不同处理组）。这种设计能严格控制非处理因素对研究结果的影响，组间均衡性好，可比性强，提高了实验效率。受试对象配对的特征或条件，主要是指年龄、性别、体重、环境条件或疾病的严重程度等对研究结果有影响的非处理因素。在医学研究中，配对设计主要有以下情形：①两同质受试对象分别接受两种不同的处理；②同一受试对象分别接受两种不同处理；③同一受试对象处理前后（自身前后），并且在专业上有充分理由认为前后观察条件基本相同，如动物的急性实验或慢性病短期处理后的疗效评价试验等。否则，为了保证可比性，就需要设立平行对照（concurrent control）以显示处理的作用。

配对 t 检验的实质等同于单样本 t 检验，由于同对受试对象的测量值可以计算差值，进行差值的样本均数 $\bar{d}$ 与已知总体均数 $\mu_0 = 0$ 的比较，其检验统计量为

$$t = \frac{\bar{d} - \mu_d}{S_{\bar{d}}} = \frac{\bar{d} - 0}{S_d / \sqrt{n}} = \frac{\bar{d}}{S_d / \sqrt{n}}, \nu = n - 1 \qquad (4\text{-}13)$$

与式（4-4）所不同的是，d 为每对受试对象数据的差值，$\bar{d}$ 为差值的样本均数，S_d 为差值的标准差，$S_{\bar{d}}$ 为差值样本均数的标准误，n 为对子数。

例 4-6　某校药理教研室为探讨慢性支气管炎与血中胆碱酯酶活性的关系，将 16 只 Wister 大鼠按性别相同、月龄和体重相近的条件配成 8 对，每对大鼠再随机分入对照组和实验组，实验前两组大鼠血中胆碱酯酶活性的差异无统计学意义。对照组在洁净空气中饲养，实验组在含有 0.3mg/m^3 甲醛的空气环境中饲养，8 周后测量血中胆碱酯酶活性，结果见表 4-5。问实验组大鼠血中胆碱酯酶活性是否高于对照组？

该研究为配对设计，从理论上讲，如果污染空气对大鼠血中胆碱酯酶活性无影响，则每对大鼠胆碱酯酶差值 d 的总体均数 $\mu_d = 0$，将该理论值作为已知的总体均数，将两均数的比较转换为差值的样本均数 $\bar{d}$ 与总体均数 0 的比较，（差值正态性检验 $W = 0.955$，$P = 0.760$）。

表 4-5　两组大鼠血中胆碱酯酶活性（μmol/ml）

对子序号 （1）	实验组 （2）	对照组 （3）	差值（d） （4）=（2）-（3）
1	3.28	2.36	0.92
2	2.60	2.40	0.20
3	3.32	2.40	0.92
4	2.72	2.52	0.20
5	2.38	3.04	-0.66
6	3.64	2.64	1.00
7	2.98	2.56	0.42
8	4.40	2.40	2.00
合计	—	—	5.00

假设检验步骤如下：

1. 建立检验假设和确定检验水准

$H_0 : \mu_d = 0$

$H_1 : \mu_d > 0$

$\alpha = 0.05$（单侧检验）

2. 计算检验统计量　本例 $n = 8$，差值的平均值 $\bar{d}$、差值的标准差 S_d 和标准误 $S_{\bar{d}}$ 分别为

$$\bar{d} = \frac{\sum d}{n} = \frac{5}{8} = 0.625$$

$$S_d = \sqrt{\frac{\sum d^2 - \frac{\left(\sum d\right)^2}{n}}{n-1}} = \sqrt{\frac{7.3848 - \frac{5^2}{8}}{8-1}} = 0.780, S_{\bar{d}} = \frac{S_d}{\sqrt{n}} = \frac{0.780}{\sqrt{8}} = 0.276$$

采用式（4-13）计算检验统计量 t 值

$$t = \frac{\bar{d}}{S_d / \sqrt{n}} = \frac{0.625}{0.276} = 2.264, \nu = 8 - 1 = 7$$

3. 确定 P 值和做出推断结论　查附表 2 对应的单侧界值，得 $0.025 < P < 0.05$，按 $\alpha = 0.05$ 水准，拒绝 H_0，接受 H_1，差别有统计学意义，认为实验组 Wister 大鼠血中胆碱酯酶活性高于对照组，即污染环境导致大鼠血中胆碱酯酶活性升高。

例 4-7　为了验证肾上腺素有无降低呼吸道阻力的作用，以豚鼠 12 只进行支气管灌流实验，在注入定量肾上腺素前后，测定每分钟灌流滴数，结果见表 4-6，问用药后灌流速度有无变化（差值正态性检验 $W = 0.973$，$P = 0.938$）？

表 4-6　豚鼠注入肾上腺素前后每分钟灌流滴数

豚鼠号 (1)	用药前 (2)	用药后 (3)	差值 (d) (4) = (3)−(2)
1	30	46	16
2	38	50	12
3	48	52	4
4	48	52	4
5	60	58	−2
6	46	64	18
7	26	56	30
8	58	54	−4
9	46	54	8
10	48	58	10
11	44	36	−8
12	46	54	8
合计	−	−	96

假设检验步骤如下：

1. 建立检验假设和确定检验水准

$H_0 : \mu_d = 0$

$H_1 : \mu_d \neq 0$

$\alpha = 0.05$

2. 计算检验统计量 本例 $n = 12$，差值的平均值 $\bar{d}$、差值的标准差 S_d 和标准误 $S_{\bar{d}}$ 分别为

$$\bar{d} = \frac{\sum d}{n} = \frac{96}{12} = 8.00 \quad S_d = \sqrt{\frac{\sum d^2 - \frac{\left(\sum d \right)^2}{n}}{n-1}} = \sqrt{\frac{1968 - \frac{96^2}{12}}{12-1}} = 10.445 \quad S_{\bar{d}} = \frac{S_d}{\sqrt{n}} = \frac{10.445}{\sqrt{12}} = 3.015$$

采用式（4-13）计算检验统计量 t 值

$$t = \frac{\bar{d}}{S_d / \sqrt{n}} = \frac{8.00}{3.015} = 2.653, \nu = 12 - 1 = 11$$

3. 确定 P 值和做出推断结论 查附表 2 对应的双侧界值，得 $0.02 < P < 0.05$，按 $\alpha = 0.05$ 水准，拒绝 H_0，接受 H_1，差别有统计学意义。提示：注入肾上腺素前后豚鼠的灌流滴数不同，注入肾上腺素后每分钟灌流滴数平均增加 8 滴，表明肾上腺素具有降低呼吸道阻力的作用。

三、两独立样本均数比较

两独立样本均数比较适用于观察性研究中研究对象按某种属性、特征、类别分组，或实验研究中同质受试对象随机分组（完全随机设计）并接受不同的处理，进行两组定量资料的比较，旨在推论两样本均数所代表的两总体均数是否不等，可用两独立样本 t 检验（two-sample t-test）完成。

假设两样本是来自相同总体的随机样本，$H_0 : \mu_1 = \mu_2$，即 $\mu_1 - \mu_2 = 0$，两样本均数之差是抽样误差所致。如果两样本均数比较的 t 检验拒绝 H_0，则认为两组间效应不同。

当两样本量较小，且均来自正态总体时，要根据两总体方差是否相等而采用不同的检验方法。

（一）总体方差相等的 t 检验

当两总体方差相等，即 $\sigma_1^2 = \sigma_2^2$ 时，可将两样本方差合并为 S_c^2，S_c^2 称为合并方差（pooled variance）。两样本 t 检验的检验统计量可按式（4-14）进行计算。

$$t = \frac{\overline{X}_1 - \overline{X}_2}{S_{\overline{X}_1 - \overline{X}_2}} = \frac{\overline{X}_1 - \overline{X}_2}{\sqrt{S_c^2\left(\dfrac{1}{n_1} + \dfrac{1}{n_2}\right)}}, \nu = n_1 + n_2 - 2 \qquad (4-14)$$

$$S_c^2 = \frac{(n_1 - 1)S_1^2 + (n_2 - 1)S_2^2}{n_1 + n_2 - 2}$$

式中 $S_{\overline{X}_1 - \overline{X}_2}$ 表示两样本均数差值的标准误。

例 4-8 为研究外用中药搽剂骨肌康对小鼠琼脂肉芽肿的抑制作用，某医院医师选择接种琼脂形成肉芽肿的一级昆明种小鼠 20 只、雌雄各半，分别随机化分组。其中对照组 10 只，局部涂抹 0.5ml 65%乙醇；另 10 只局部涂抹大剂量骨肌康（0.2g 生药/0.5ml 65%乙醇）。实验结束后，剥离肉芽肿并称重（mg）结果如下。能否认为骨肌康搽剂抑制小鼠琼脂肉芽肿的作用与乙醇对照组不同？

骨肌康治疗组（X_1）： 108.0 74.8 31.2 132.0 147.6 98.5 82.2 93.3 85.5 110.4

乙醇对照组（X_2）： 94.8 122.5 144.1 151.2 189.3 204.2 155.6 160.3 178.3 165.4

1. 建立假设、确定检验水准 α。

$H_0: \mu_1 = \mu_2$

$H_1: \mu_1 \neq \mu_2$

$\alpha = 0.05$

2. 计算检验统计量。

表 4-7 两组肉芽肿均值与标准差（mg）

组别	例数（n）	$\overline{X} \pm S$
骨肌康搽剂	10	96.35±32.10
乙醇对照组	10	156.57±31.74

按式（4-14）$\qquad S_c^2 = \dfrac{(10-1)\times 32.10^2 + (10-1)\times 31.74^2}{10+10-2} = 1018.9188$

$$t = \frac{\overline{X}_1 - \overline{X}_2}{\sqrt{S_c^2\left(\dfrac{1}{n_1} + \dfrac{1}{n_2}\right)}} = \frac{96.35 - 156.57}{\sqrt{1018.9188 \times \left(\dfrac{1}{10} + \dfrac{1}{10}\right)}} = -4.22, \nu = 10 + 10 - 2 = 18$$

3. 查 t 界值表，确定 P 值，下结论。

查附表 2 双侧界值，得 $P<0.001$，按 $\alpha = 0.05$ 水准，拒绝 H_0，接受 H_1，两组均数的差别有统计学意义。可认为骨肌康治疗组小鼠琼脂肉芽肿平均重量与乙醇对照组不同，其对小

鼠琼脂肉芽肿生长的抑制作用强于乙醇对照。

（二）总体方差不等的近似 t 检验

在进行两样本 t 检验时，尤其是两个小样本均数的比较，若两总体方差不等，即 $\sigma_1^2 \neq \sigma_2^2$ 时，可考虑：①进行变量变换，使变换后的数据满足 t 检验条件，再进行 t 检验；②采用基于秩的非参数检验（见第 8 章）；③采用近似 t 检验（又称校正 t 检验或 t' 检验），常用的近似 t 检验方法为 Satterthwaite 法。

Satterthwaite 法的检验统计量 t 值采用式（4-15）进行计算，需要按式 4-16 校正自由度，以校正自由度查 t 界值表。

$$t = \frac{\overline{X}_1 - \overline{X}_2}{\sqrt{\dfrac{S_1^2}{n_1} + \dfrac{S_2^2}{n_2}}} \tag{4-15}$$

$$\nu = \frac{(S_{\overline{X}_1}^2 + S_{\overline{X}_2}^2)^2}{\dfrac{S_{\overline{X}_1}^4}{n_1 - 1} + \dfrac{S_{\overline{X}_2}^4}{n_2 - 1}} = \frac{\left(\dfrac{S_1^2}{n_1} + \dfrac{S_2^2}{n_2}\right)^2}{\dfrac{\left(\dfrac{S_1^2}{n_1}\right)^2}{n_1 - 1} + \dfrac{\left(\dfrac{S_2^2}{n_2}\right)^2}{n_2 - 1}} \tag{4-16}$$

例 4-9 某医师测试了 25 例正常人和 32 例喉癌患者的血清铁蛋白（SF）平均浓度（$\mu g/L$）结果见表 4-8。试问喉癌患者的血清铁蛋白浓度是否不同于正常人？

表 4-8　正常人与喉癌患者血清铁蛋白浓度（$\mu g/L$）比较

组别	例数	$\overline{X} \pm S$
正常人	25	64.0±24.40
喉癌患者	32	244.2±57.61

本例，正常人 SF 的样本方差 $S_1^2 = 24.40^2 = 595.3600$，喉癌患者 SF 的样本方差 $S_2^2 = 57.61^2 = 3318.9121$，后者是前者的 5.57 倍。经方差齐性检验（见后）可知，两组 SF 浓度的总体方差不等，即 $\sigma_1^2 \neq \sigma_2^2$，故本例应采用近似 t 检验（t' 检验）。

正常人血清 SF 的总体平均浓度用 μ_1 表示，喉癌患者血清 SF 的总体平均浓度用 μ_2 表示。假设检验步骤如下：

1. 建立检验假设和确定检验水准。

$H_0: \mu_1 = \mu_2$

$H_1: \mu_1 \neq \mu_2$

$\alpha = 0.05$

2. 计算检验统计量　按 Satterthwaite 法式（4-15）进行计算，得

$$t = \frac{64.0 - 244.2}{\sqrt{\dfrac{24.40^2}{25} + \dfrac{57.61^2}{32}}} = -15.9569$$

3. 确定 P 值和做出推断结论 按 Satterthwaite 法式（4-16）计算自由度，得

$$\nu = \frac{\left(\dfrac{24.40^2}{25} + \dfrac{57.61^2}{32}\right)^2}{\dfrac{\left(\dfrac{24.40^2}{25}\right)^2}{25-1} + \dfrac{\left(\dfrac{57.61^2}{32}\right)^2}{32-1}} = 43.88$$

以 $\nu = 43.88 \approx 44$ 查 t 界值表（表内没有 $\nu = 44$ 的界值，可查 $\nu = 40$ 的界值）双侧界值，得 $P < 0.001$，差别有统计学意义，可认为喉癌患者血清铁蛋白平均浓度与正常人不同，平均比正常人高 $180.2 \mu g/L$。

四、两样本方差比较的 F 检验

两小样本均数比较的 t 检验，除要求两组资料均应服从正态分布外，还要求两总体方差相等，即方差齐性（homoscedasticity）。但即使两总体方差相等，由于抽样误差，两样本方差间可能不等，故需进行方差齐性检验（homogeneity of variance test）。检验假设为 H_0：$\sigma_1^2 = \sigma_2^2$ 或 H_0：$\sigma_1^2/\sigma_2^2 = 1$，备择假设为 H_1：$\sigma_1^2 \neq \sigma_2^2$ 或 H_1：$\sigma_1^2/\sigma_2^2 \neq 1$，检验统计量 F 值按式（4-17）计算。

$$F = \frac{S_1^2(较大)}{S_2^2(较小)}, \nu_1 = n_1 - 1, \nu_2 = n_2 - 1 \qquad (4-17)$$

式中 S_1^2 为较大的样本方差，S_2^2 为较小的样本方差，分子的自由度为 ν_1，分母的自由度为 ν_2，相应的样本例数分别为 n_1 和 n_2。F 值是两个方差之比，服从 F 分布，F 分布是一种非对称分布，附表 3 是右侧尾部面积分别为 $P = 0.025$、$P = 0.05$ 和 $P = 0.01$ 的 F 分布的界值表。由于方差齐性检验是双侧检验，当 H_0：$\sigma_1^2/\sigma_2^2 = 1$ 成立时，无论 F 值远远大于 1，还是 F 值远远小于 1，都应拒绝 H_0。只是为了计算上的方便，式 4-17 中规定了必须 $S_1^2 \geq S_2^2$，即仅仅考虑到 F 值可能大于 1 的情形，并没有考虑 F 值可能小于 1 的情形。因此，在方差齐性检验时，附表 3 应作为双侧界值表使用，即附表 3 的双侧概率为 $2P = 0.05$、$2P = 0.10$ 和 $2P = 0.02$。

例 4-10 在例 4-8 中，骨肌康治疗组：$n_1 = 10$，$\overline{X}_1 = 96.35$，$S_1 = 32.10$；乙醇对照组：$n_2 = 10$，$\overline{X}_2 = 156.57$，$S_2 = 31.74$。检验两总体方差是否相等？

1. 建立检验假设、确定检验水准 α。

H_0：$\sigma_1^2 = \sigma_2^2$（两总体的方差相同）

H_1：$\sigma_1^2 \neq \sigma_2^2$（两总体的方差不同）

$\alpha = 0.10$（取稍大 α，以减少 II 型错误）

2. 计算检验统计量。

$$F = \frac{S_1^2}{S_2^2} = \frac{32.10^2}{31.74^2} = 1.023, \nu_1 = 10 - 1 = 9, \nu_2 = 10 - 1 = 9$$

3. 确定 P 值和做出推断结论　查附表 3 方差齐性检验的 F 界值表，得 $F_{0.10/2(9,9)} = 3.18$，$P>0.10$，按 $\alpha = 0.10$ 水准，不拒绝 H_0，两组方差的差别无统计学意义，尚不能认为两总体方差不等。故例 4-8 采用了方差相等情形的两样本 t 检验。

例 4-11　对例 4-9 资料，用 F 检验判断正常人与喉癌患者血清铁蛋白含量（μg/L）总体方差是否不同？

正常人血清铁蛋白含量总体方差用 σ_1^2 表示，喉癌病人血清铁蛋白含量总体方差用 σ_2^2 表示。

1. 建立检验假设、确定检验水准 α。

$H_0: \sigma_1^2 = \sigma_2^2$

$H_1: \sigma_1^2 \neq \sigma_2^2$

$\alpha = 0.10$

2. 计算检验统计量。

$$F = \frac{S_1^2}{S_2^2} = \frac{57.61^2}{24.40^2} = 5.57, \nu_1 = 32 - 1 = 31, \nu_2 = 25 - 1 = 24$$

3. 确定 P 值和做出推断结论　以 $\nu_1 = 31$、$\nu_2 = 24$ 查附表 3 方差齐性检验的 F 界值表（表内没有 $\nu_1 = 31$，可查 $\nu_1 = 30$）。$F_{0.10/2(30,24)} = 1.94$，故 $P<0.10$。按 $\alpha = 0.10$ 水准，拒绝 H_0，接受 H_1，差别有统计学意义。可认为正常人和喉癌病人血清铁蛋白的总体方差不等。故例 4-9 采用了方差不等的两样本近似 t 检验（即 t' 检验）。

注意：两样本方差比较的 F 检验要求资料服从正态分布。

五、正态性检验

两样本 t 检验（尤其是两小样本）要求两总体均服从正态分布（即满足正态性）且两总体方差相等（即方差齐性）；而单样本（尤其是小样本）t 检验则要求随机样本来自正态总体；配对 t 检验也要求每对数据差值服从正态分布。正态性检验见第 3 章。

第六节　假设检验的两型错误

假设检验是针对 H_0，利用小概率事件推断原理对总体特征做出统计推论。无论拒绝 H_0，还是不拒绝 H_0，都可能犯错误，见表 4-9 和图 4-2。

当 H_0 为真时，假设检验结论拒绝 H_0，接受 H_1，这类"弃真"的错误称为第一类错误或 I 型错误（type I error）。前面所讲的检验水准 α，就是预先规定的允许犯 I 型错误概率的最大值。α 可取单尾亦可取双尾。在假设检验时可根据不同研究目的预先确定 α。通常规定

$\alpha=0.05$，即在 H_0 为真的条件下试验重复 100 次试验，假设检验结果平均有 5 次拒绝 H_0，而推断正确的可能性为 $1-\alpha$，$1-\alpha$ 又称为置信度。

表 4-9　假设检验的两型错误

真实情况	假设检验结论	
	拒绝 H_0，接受 H_1	不拒绝 H_0
H_0 成立	Ⅰ型错误（α）	推断正确（$1-\alpha$）
H_0 不成立即 H_1 成立	推断正确（$1-\beta$）	Ⅱ型错误（β）

当真实情况为 H_0 不成立而 H_1 成立时，假设检验结论不拒绝 H_0，这类"存伪"的错误称为第二类错误或Ⅱ型错误（type Ⅱ error）。其概率大小用 β 表示。β 只取单尾，其取值大小一般未知，须在知道两总体参数差值 δ（如 $\mu_1-\mu_2$）、α 和 n 时，才能估算出。

为了更好地理解两类错误的意义，以样本均数与总体均数比较的 t 检验来说明（图 4-2）。设 $H_0:\mu=\mu_0$，$H_1:\mu>\mu_0$。若 μ 确实等于已知总体均数 μ_0，即 H_0 实际上是成立的，但由于抽样误差的存在，偶然抽得 $\overline{X}$ 值偏离 μ_0 较远，且 t 值偏离 0 的程度较大，使得 $t \geqslant t_{\alpha,\nu}$，$P \leqslant \alpha$，按检验水准 α，拒绝 H_0，接受 H_1，结论为 $\mu>\mu_0$，此时犯了Ⅰ型错误，其最大概率为 α。相反，若 μ 确实大于 μ_0，即 H_0 不成立，H_1 成立，由于抽样的偶然性，在 μ 的总体中抽的样本 $\overline{X}$ 值更靠近 μ_0，其 t 值偏离 0 也较小，使得 $t<t_{\alpha,\nu}$，$P>\alpha$，按检验水准 α，不拒绝 H_0，此时犯了Ⅱ型错误，其概率为 β。

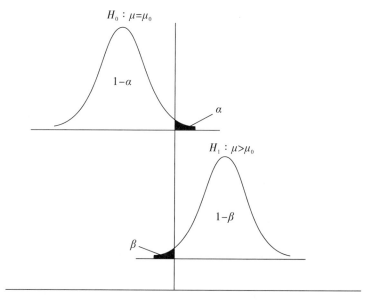

图 4-2　Ⅰ类错误与Ⅱ类错误示意图（以单侧 t 检验为例）

图 4-2 中，$1-\beta$ 称为检验效能（power of test），也称把握度。其意义为，当两总体确有差别，按检验水准 α，假设检验能发现其差别（拒绝 H_0）的能力。和 β 一样，$1-\beta$ 只取单尾。如 $1-\beta=0.90$，意味着若两总体确有差别，则理论上在 100 次抽样中，平均有 90 次能够得出差异有统计学意义的结论。从图 4-2 中可以发现，α 愈小，β 愈大；相反，α 愈大，β 愈小。若要同时减小 I 型错误 α 和 II 型错误 β，唯一的方法就是增加样本量 n。若重点减少 α（如一般的假设检验），一般取 $\alpha=0.05$ 或 0.01；若重点减少 β（如方差齐性检验，正态性检验等），一般取 $\alpha=0.10$ 甚至更高。注意：拒绝 H_0，只可能犯 I 型错误，不可能犯 II 型错误；不拒绝 H_0，只可能犯 II 型错误，不可能犯 I 型错误。

第七节 假设检验应注意的问题

一、严密的研究设计是假设检验结论正确的前提

进行假设检验时，样本应该是一个随机样本，必须能代表相应的总体，而且各对比组具有良好的组间均衡性，才能得出有意义的统计结论和有价值的专业结论。这就要求有严密的研究设计和抽样或随机化方法，如实验研究中，选择满足纳入标准、无排除特征、足够例数的研究对象，随机分组后给予不同的干预。同时，在研究实施过程中，要有良好的质量控制，使各类误差最小。

二、不同的假设检验方法适用条件不同

应根据研究目的、资料类型、设计方案的种类、样本量大小等选用适当的检验方法。如配对设计的计量资料均数比较采用配对 t 检验。而完全随机设计的两样本计量资料均数比较，若为小样本且方差齐性，则选用两样本 t 检验；若方差不齐，则选用近似 t' 检验（Satterthwaite 法）。

三、统计结论的正确表述

在假设检验中，不拒绝 H_0 时，认为比较的总体本质可能无差别，样本统计量的差异由抽样误差引起的可能性很大；拒绝 H_0 时，认为比较的总体本质有差别，样本统计量间的差异不仅仅是由抽样误差造成的。因此，统计结论应表述为"差异无统计学意义或差异有统计学意义"。以往常用"差异有无显著性"作为统计结论的表述方式，有些实际工作者将专业结论表述为"（总体间）有显著差别，或有极显著差别"，这显然是不妥当的，因为仅通过假设检验不能得到总体参数间的差别大小。

四、假设检验结论的正确性是以概率为保证的

当拒绝 H_0，接受 H_1，此时，推断错误的可能性最大不超过 α，而推断正确的可能性为 $1-\beta$，一般表述为"比较组间有差别"；当不拒绝 H_0 时，推断错误的可能性为 β，而推断正

确的可能性为 $1-\alpha$，一般可表述为"尚不能认为比较组间有差别"，可进一步进行研究。所以，假设检验的结论是概率性的，不能绝对化，在表述上应避免使用"肯定"、"一定"、"必定"等词。拒绝 H_0，接受 H_1，研究结果可能只有统计学意义，但并不一定有实际意义，假设检验的结果一定要结合研究问题的专业给出正确的解释。报告结论时，最好列出检验统计量的值，并尽量写出具体的 P 值或 P 值的确切范围，如写成 $P=0.040$ 或 $0.02<P<0.05$，而不简单写成 $P<0.05$，以便读者与同类研究进行比较或进行循证医学时采用 meta 分析。

五、假设检验与置信区间的区别与联系

置信区间用于推断总体均数的具体数量范围，而假设检验用于推断总体均数间是否不同。两者既有区别，又相互联系。一方面，置信区间亦可部分回答假设检验的问题，例如两总体均数之差的 $100(1-\alpha)\%$ 置信区间若包含了 0，则按 α 水准不拒绝 H_0。另一方面，置信区间不但能回答差别有无统计学意义，而且还能比假设检验提供更多的信息，即提示差别有无实际的专业意义（图4-3）。但置信区间并不能完全代替假设检验。置信区间只能在预先规定的检验水准下进行计算，而假设检验能够获得一个确切的概率值（P 值）。故将两者结合起来，互相补充，才是完整的统计分析。另外，有些复杂的假设检验方法无对应的置信区间估计方法可用。

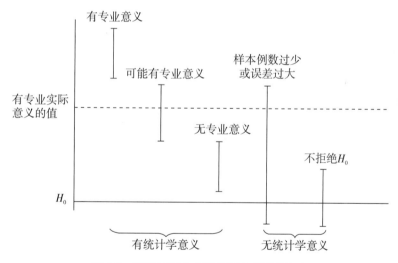

图 4-3　置信区间在统计推断上提供的信息

六、假设检验的实际意义

从本章 t 检验的所有计算式中可以看出，假设检验的结论与样本量有关。当样本量足够大时，标准误趋于 0，无论两样本均数相差多少，都能得到足以拒绝 H_0 的 t 值和 P 值。因此，P 值大小只能说明统计学意义的"显著"，不一定有实际意义。例如：研究新药 A 的降

压效果，以传统降压药 B 为对照，200 名同质的高血压患者随机分组，各 100 名，分别采用 A、B 两药治疗，疗程结束后计算两组患者服药后舒张压的下降值，得新药 A 的平均降压量比对照药高 0.83mmHg（0.11kPa）。做 t 检验得 $P<0.001$（统计"显著"），有统计学意义。但因新药 A 平均降压量仅比对照药高 0.83mmHg，未达到有临床意义的差值 10mmHg（1.33kPa），故最终结论没有实际意义。同理，当样本量很少时，即使两样本均数相差很大，而且有较好的临床价值，也可能获得较大的 P 值（统计"不显著"）。所以，统计学意义的所谓"显著"，不一定是实际意义上的"显著"。

对假设检验结果的实际意义或临床意义的判定，一定要结合专业知识。当专业上和统计学上都具有"显著性"时，试验结果才有实用价值。实际上，一项研究的实际意义或临床意义在研究设计阶段就应该解决，如在试验计划书中就应该明确，新旧两个降血压药的疗效比较，治疗后血压下降值平均相差多大（统计上称为处理效应的差别，记作 δ_0，如 $\delta_0 = 10$mmHg 或 $\delta_0 = 1.33$kPa），才说明新药有效。这里的 δ_0 说明一项研究的实际意义的大小。所以，对于有试验计划书指导的假设检验，检验结果的统计意义与实际意义是一致的，即拒绝 H_0 说明处理效应的差别达到 δ_0，不拒绝 H_0 说明处理效应的差别没有达到 δ_0。但对于没有试验计划书指导的假设检验，如观察性研究用反证法设立的检验假设，假设检验结果的实际意义就要依靠专业知识和逻辑推理去判定了。

小　　结

1. 由于生物个体的差异，在抽样研究中产生的样本统计量间、样本统计量与总体参数间的差异称为抽样误差。样本均数的抽样误差用均数的标准误 $S_{\bar{X}}$ 来度量，$S_{\bar{X}} = S/\sqrt{n}$，它可以反映均数抽样误差的大小，说明用样本均数推断总体均数的可靠性。

2. 参数估计是统计推断的重要内容之一，估计方法有两种：点估计和区间估计。点估计是直接把样本均数看作总体均数；区间估计是考虑了抽样误差，按照置信度（$1-\alpha$）来确定总体参数所在的范围。σ 未知且小样本时，总体均数（$1-\alpha$）置信区间用 $\bar{X} \pm t_{\alpha/2,\nu} S_{\bar{X}}$ 估计；σ 已知，或 σ 未知但 n 足够大时，总体均数（$1-\alpha$）置信区间用 $\bar{X} \pm z_{\alpha/2}\sigma/\sqrt{n}$ 或 $\bar{X} \pm z_{\alpha/2} \cdot S/\sqrt{n}$ 估计。

3. 假设检验是利用小概率反证法思想，先对总体的统计学特征（参数或分布）做出两种对立的假设（H_0 与 H_1），然后在 H_0 成立的条件下计算检验统计量，获得概率 P 值，并与预先规定的概率值 α（检验水准）相比较，做出拒绝 H_0 或不拒绝 H_0 的统计推断过程。假设检验的步骤：①建立检验假设，确定检验水准 α；②计算检验统计量；③确定 P 值做出推断结论。

4. 样本均数比较的 t 检验有单样本 t 检验、两独立样本 t 检验和配对 t 检验。两独立样本 t 检验（尤其是两小样本）要求对应的两总体为正态总体（即正态性）且两总体方差相等（即方差齐）；而单样本（尤其是小样本）t 检验则要求随机样本来自的正态总体（即正态性）；配对 t 检验也要求同对数据差值的总体为正态总体（即正态性）。

5. 拒绝实际上成立的 H_0 所犯的错误称 Ⅰ 型错误，其概率的最大值为 α；不拒绝实际上不成立的 H_0 所犯的错误称 Ⅱ 型错误，其概率为 β。有关 α、β 的具体取值，必须根据实际问题预先做出选择。一般情况下，样本量一定时，减小 α 会引起 β 增大，减小 β 会引起 α 增大。若要同时减小 α 和 β，只有在设计阶段增加样本量。

6. 本章的内容是各种假设检验方法的基础，应注意假设检验的统计意义与实际意义的区别与联系以及假设检验与置信区间的区别与联系。假设检验结论的正确性是以概率作为保证的，故统计结论不能绝对化，尤其是 $P > \alpha$ 时，下结论一定要慎重。对假设检验的结果，要结合实际情况做出合理的解释。

（陈长生）

作者简介　陈长生　博士，博士生导师。任职于空军军医大学军事预防医学系军队卫生统计学教研室。主要从事医学实验设计与数据分析、生物信息挖掘技术以及生物统计学理论方法的研究。主持 3 项国家自然科学基金课题；获陕西省科技进步二等奖 2 项以及军队院校育才奖银奖。2010 年以来以第一作者或通讯作者发表 SCI、EI 收录论文 15 篇，主编、副主编专著（教材）各 3 部。任中国卫生信息学会卫生统计学教育专业委员会常务理事、陕西省医学会卫生信息学分会副主任委员。

第五章 方差分析

重点掌握：

1. 方差分析的基本思想。

2. 完全随机设计、随机区组设计方差分析平方和划分的思想，合理解释方差分析和多重比较结果。

3. 析因设计方差分析中交互作用的意义与解释。

4. 重复测量数据的特点与分析。

方差分析（analysis of variance，ANOVA）又称变异数分析，1918 年由英国统计学家 Fisher 首先提出，为纪念 Fisher，亦称 F 检验，其检验统计量用 F 表示。本章介绍完全随机设计、随机区组设计、析因设计和重复测量设计均数比较的方差分析。

第一节 多个独立样本均数比较的方差分析

多个独立样本包括观察性研究中研究对象按某种属性、特征、类别分组，或实验研究中同质受试对象随机分组（完全随机设计）并接受不同的处理，如果进行多组定量资料的比较，旨在推论多个样本均数所代表的总体均数是否不等，可用独立样本均数比较的方差分析完成。

独立样本均数比较的方差分析又称单因素方差分析（one-way ANOVA），当样本量较小时，各组数据应服从正态分布，满足方差齐性和独立性要求。但在实际数据处理中，应用条件更多地依赖于专业知识和经验。

一、方差分析的基本思想

例 5-1 在大鼠湿热证模型研究中，将 32 只大鼠随机分为 4 组，每组 8 只，分别为正常对照组（甲组）、大肠杆菌模型组（乙组）、轮状病毒模型组（丙组）和大肠杆菌加轮状病毒混合模型组（丁组）。测得大鼠血清白细胞介素-2（IL-2）水平见表 5-1，试比较不同大鼠模型的血清 IL-2 水平是否有差别。

表 5-1 中，i 表示数据所在的列，$i=1$、$2\cdots k$，k 为比较组数，j 表示数据所在的行，$j=1$、2、$\cdots n_i$，n_i 为第 i 组的例数，$n=\sum\limits_{i=1}^{k} n_i$ 为总例数。

要推断 4 种模型组间 IL-2 水平总体均数有无差别，需要对数据的变异进行分析。

表 5-1 不同大鼠模型血清 IL-2 （ng/ml） 比较

	甲	乙	丙	丁	合计	
	0.08	0.83	1.16	2.65		
	0.38	1.16	2.65	2.07		
	0.40	1.55	2.07	2.13		
	0.50	0.56	2.13	2.92		
	0.60	0.36	2.92	2.12		
	0.15	1.57	2.12	1.47		
	0.10	1.04	2.09	2.09		
	0.12	1.09	2.05	2.67		
n_i	8	8	8	8	(n)	32
$\sum_{j=1}^{n_i} X_{ij}$	2.33	8.16	17.19	18.12	$(\sum X)$	45.80
$\overline{X}_i$	0.2913	1.0200	2.1488	2.2650	$(\overline{X})$	1.4313
$\sum_{j=1}^{n_i} X_{ij}^2$	0.9677	9.6148	38.7813	42.5230	$(\sum X^2)$	91.8868
S_i	0.2032	0.4296	0.5133	0.4600	(S)	0.92170

1. 总变异 表 5-1 中所有观测值大小参差不齐，将个体值与总均数间的差异称为总变异。用观察值 X_{ij} 与总均数 $\overline{X}$ 的离均差平方和表示，记作

$$SS_{总} = \sum_{i=1}^{k} \sum_{j=1}^{n_i} (X_{ij} - \overline{X})^2 , 总自由度 \nu_{总} = n - 1$$

2. 组内变异 同一水平处理组内，大鼠 IL-2 水平并不完全相等，该变异称为组内变异或误差变异，主要由小鼠个体差异和随机测量误差造成，统称随机误差。组内变异的大小用各组观察值 X_{ij} 与该组均数 $\overline{X}_i$ 的离均差平方和（sum of square, SS） 表示，记作 $SS_{组内} = \sum_{i=1}^{k} \sum_{j=1}^{n_i} (X_{ij} - \overline{X}_i)^2$，组内（误差）自由度 $\nu_{组内} = n-k$，对应的组内方差又称组内均方（within-groups mean square，MS） $MS_{组内} = SS_{组内}/(n-k)$。

3. 组间变异 不同处理组间，大鼠 IL-2 的平均水平不尽相同，该变异称组间变异，除随机误差作用外，还与各组施加的处理因素水平有关。组间变异的大小用各组均数 $\overline{X}_i$ 与总均数 $\overline{X}$ 的离均差平方和表示，以每组例数 n_i 为权重，记作 $SS_{组间} = \sum_{i=1}^{k} n_i (\overline{X}_i - \overline{X})^2$，组间自由度 $\nu_{组间} = k-1$，对应的组间均方（between-groups mean square） $MS_{组间} = SS_{组间}/(k-1)$。

方差分析的基本思想就是将总变异划分为组间变异（处理）和组内变异（误差），可以

证明：$SS_{总}=SS_{组间}+SS_{组内}$，$\nu_{总}=\nu_{组间}+\nu_{组内}$。

$$F=\frac{MS_{组间}}{MS_{组内}},\nu_{组间}=k-1,\nu_{组内}=n-k \qquad (5-1)$$

F 统计量服从自由度 $\nu_{组间}=k-1$，$\nu_{组内}=n-k$ 的 F 分布。假设处理因素不起作用，产生组间变异与组内变异的原因相同，即随机误差，则 $MS_{组间}$ 应与 $MS_{组内}$ 相等，从理论上讲，F 值等于 1，但由于抽样误差的影响，一般不一定恰好等于 1，但应接近于 1，当 $F<F_{\alpha(\nu_{组间},\nu_{组内})}$ 时，则 $P>\alpha$，按 α 水准，不拒绝 H_0，尚不能认为处理因素效应间差别有统计学意义，即可认为组间差异是由于抽样误差造成。若处理因素有作用，即不同模型对大鼠的 IL-2 水平有影响，则 $MS_{组间}$ 大于 $MS_{组内}$，F 值大于 1，当 $F\geqslant F_{\alpha(\nu_{组间},\nu_{组内})}$ 时，$P\leqslant\alpha$，按 α 检验水准，拒绝 H_0，接受 H_1，认为处理因素不同水平间的效应差别总的来讲有统计学意义。

对于设计类型不同的资料进行方差分析，总变异都可划分为组间变异与组内变异。不同之处在于组间变异和组内变异的进一步分解，详见后续内容。

二、方差分析步骤

1. 建立检验假设，确定检验水准

H_0：$\mu_1=\mu_2=\mu_3=\mu_4$，即四组 IL-2 水平总体均数相等。

H_1：μ_i 不全相等，即四组 IL-2 水平总体均数不全相等。

$\alpha=0.05$。

2. 根据表 5-2 公式计算统计量

表 5-2　完全随机设计资料的方差分析计算公式

变异来源	离均差平方和（SS）	自由度（ν）	均方（MS）	
组间（处理组间）	$\sum\limits_{i=1}^{k}\dfrac{\left(\sum\limits_{j=1}^{n_i}X_{ij}\right)^2}{n_i}-C$	$k-1$	$SS_{组间}/\nu_{组间}$	$MS_{组间}/MS_{组内}$
组内（误差）	$SS_{总}-SS_{组间}$	$n-k$	$SS_{组内}/\nu_{组内}$	
总变异	$\sum X^2-C$	$n-1$		

注：* $C=\left(\sum X\right)^2/n$

$C=45.8^2/32=65.5513$

$SS_{总}=91.8868-65.5513=26.3355$

$SS_{组间}=\dfrac{1}{8}\times(2.33^2+8.16^2+17.19^2+18.12^2)-65.5513=21.4294$

其他计算结果见方差分析表 5-3。

3. 确定 P 值，做出推断结论　根据 $\nu_1 = 3$，$\nu_2 = 28$，查方差分析用 F 界值表（附表 3），界值 $F_{0.01(3,28)} = 4.57$，得 $P<0.01$，按 $\alpha = 0.05$ 水准，拒绝 H_0，接受 H_1，四组均数间差别有统计学意义，可以认为四个模型组 IL-2 平均水平总的来讲有差别。

表 5-3　不同大鼠模型血清 IL-2 水平方差分析表

变异来源	SS	ν	MS	F	P
组间（处理组间）	21.4294	3	7.143	40.766	<0.01
组内（误差）	4.9061	28	0.175		
总变异	26.3355	31			

当方差分析组间效应有统计学意义时，表示至少有两组的总体均数不同，需采用多重比较（multiple comparisons），进一步了解组与组之间的差别。

三、基于样本统计量的方差分析

在文献阅读时只能获得样本统计量，如均数、标准差和样本含量，而没有原始数据，可按下列步骤对结果进行核实。

组间离均差平方和
$$SS_{组间} = \sum_{i=1}^{k} n_i \overline{X}_i^2 - \frac{\left(\sum_{i=1}^{k} n_i \overline{X}_i \right)^2}{n} \tag{5-2}$$

组内离均差平方和
$$SS_{组内} = \sum_{i=1}^{k} S_i^2 (n_i - 1) \tag{5-3}$$

例 5-2　若由文献得到例 5-1 结果：$\overline{X}_1 = 0.2913$，$S_1 = 0.2032$；$\overline{X}_2 = 1.0200$，$S_2 = 0.4296$；$\overline{X}_3 = 2.1488$，$S_3 = 0.5133$；$\overline{X}_4 = 2.2650$，$S_4 = 0.4600$。各组样本量均为 8 例，试比较不同大鼠模型组间血清 IL-2 水平是否有差别。

据样本统计量代入式（5-2）和式（5-3）

$$SS_{组间} = 8 \times (0.2913^2 + 1.0200^2 + 2.1488^2 + 2.2650^2) - \frac{[8 \times (0.2913 + 1.0200 + 2.1488 + 2.2650)]^2}{32} = 21.4290$$

$$SS_{组内} = (8 - 1) \times (0.2032^2 + 0.4296^2 + 0.5133^2 + 0.4600^2) = 4.9065$$

$$F = \frac{21.4290/3}{4.9065/28} = 40.763$$

其他步骤与结论同例 5-1。

四、多个样本均数间的多重比较

多个样本均数间多重比较（multiple comparison）又称两两比较（pairwise comparisons），

它是在方差分析有统计学意义基础上进一步深入的分析，故又称基于方差分析的后续检验（post hoc test），主要用于探索与证实多组均数中，哪两个总体均数间有差别，哪两个均数间没有差别。

如果 4 个样本均数比较采用两样本均数比较的 t 检验，需进行 $C_4^2 = 6$ 次比较，若 4 个样本完全独立，并规定检验水准 $\alpha = 0.05$，那么每一次检验推断正确的概率为 $1 - 0.05 = 0.95$，6 次检验推断正确的概率为 $0.95^6 = 0.735$，此时，犯 I 型错误的概率为 $1 - 0.735 = 0.265$。由此可见，多组均数的比较若多次采用两样本均数比较的 t 检验，会加大 I 型错误。

多重比较有数十种方法，本章只介绍常用的 LSD-t 检验和 SNK 检验。

（一）LSD-t 检验

又称最小显著差法（least significance difference test），常用于多个实验组与一个对照组的比较，若按设计要求，重点控制 II 型错误，多采用 LSD-t 检验。

$$LSD\text{-}t = \frac{|\overline{X}_A - \overline{X}_B|}{S_{\overline{X}_A - \overline{X}_B}}, \nu = \nu_{组内} \tag{5-4}$$

式中，$\overline{X}_A$、$\overline{X}_B$ 为任意两对比组样本均数，$S_{\overline{X}_A - \overline{X}_B} = \sqrt{MS_{组内}\left(\dfrac{1}{n_A} + \dfrac{1}{n_B}\right)}$ 为任意两比较组均数差的标准误，n_A、n_B 为两比较组样本例数。

例 5-3 在例 5-1 方差分析基础上，对不同大鼠模型的 IL-2 水平进行多重比较。

1. 建立检验假设，确定检验水准

$H_0 : \mu_A = \mu_B$

$H_1 : \mu_A \neq \mu_B$

$\alpha = 0.05$。

2. 计算检验统计量 LSD-t　由于 4 组例数相同，故任意两比较组标准误为 $S_{\overline{X}_A - \overline{X}_B} = \sqrt{0.175 \times \dfrac{2}{8}} = 0.2092$，多重比较结果见表 5-4。

表 5-4　LSD-t 检验多重比较计算表

比较组 (1)	$\|\overline{X}_A - \overline{X}_B\|$ (2)	t 值 (3)	P (4)
甲与乙	0.7287	3.4849	0.001 < P < 0.002
甲与丙	1.8575	8.8833	< 0.001
甲与丁	1.9737	9.4390	< 0.001
乙与丙	1.1288	5.3984	< 0.001
乙与丁	1.2450	5.9541	< 0.001
丙与丁	0.1162	0.5557	> 0.5

3. 确定 P 值，做出推断结论 按 $\nu = 28$，查 t 界值表，得出 P 值，见表 5-4 第（4）栏。由多重比较结果可知，除丙组和丁组间尚不能认为有差别外，其余 5 个比较组间均有统计学意义。与正常对照组相比，感染微生物的三组大鼠血中 IL-2 升高；轮状病毒模型组、大肠杆菌加轮状病毒混合模型组的 IL-2 升高幅度大于大肠杆菌模型组。

（二）SNK 检验

SNK 为 Student-Newman-Keuls 三个人姓氏的缩写，SNK 检验又称 Newman-Keuls 检验（Newman-Keuls test），适合于任意两组间均数的比较。

$$q = \frac{\mid \overline{X}_A - \overline{X}_B \mid}{S_{\overline{X}_A - \overline{X}_B}} \tag{5-5}$$

$$S_{\overline{X}_A - \overline{X}_B} = \sqrt{\frac{MS_{组内}}{2}\left(\frac{1}{n_A} + \frac{1}{n_B}\right)} \tag{5-6}$$

式中符号的含义同式（5-4）。q 分布随自由度（$\nu_{组内}$）和组数（a）不同而不同。a 指样本均数排序后两对比组间所包含的组数，如 1 组与 4 组比较，包含组数 $a = 4$。

由式（5-5）和式（5-6）可见，SNK 检验的标准误是 LSD-t 检验标准误的 $1/\sqrt{2}$ 倍。

以例 5-3 为例，进行 SNK 的多重比较。

将样本均数从小到大排序，对比组次从 1 到 4，即

处理组	甲	乙	丙	丁
$\overline{X}_i$	0.2913	1.0200	2.1488	2.2650
n_i	8	8	8	8
组次	1	2	3	4

各组例数相等，任意两比较组标准误为 $S_{\overline{X}_A - \overline{X}_B} = \sqrt{\dfrac{0.175}{2} \times \dfrac{2}{8}} = 0.1479$

按 $\nu_{组内} = 28$ 及 a，查 q 界值表，用内插值法计算对应的 q 界值，见表 5-5 第（5）列、第（6）列。多重比较的结论与 LSD-t 检验一致。

表 5-5　多重比较计算表（SNK 检验）

比较组（1）	$\overline{X}_A - \overline{X}_B$（2）	组数 a（3）	q 值（4）	$q_{0.05(a,28)}$（5）	$q_{0.01(a,28)}$（6）	P（7）
1 与 4	1.9737	4	13.3448	3.87	4.84	<0.01
1 与 3	1.8575	3	12.5592	3.51	4.49	<0.01
1 与 2	0.7287	2	4.9270	2.90	3.92	<0.01
2 与 4	1.2450	3	8.4178	3.51	4.49	<0.01
2 与 3	1.1288	2	7.6322	2.90	3.92	<0.01
3 与 4	0.1162	2	0.7857	2.90	3.92	>0.05

多重比较方法除了本章介绍的方法外，还有用于一个对照组与其他各组比较的 Dunnett 方法，任意两组比较的 Bonferroni 检验，可参阅其他参考书。

五、方差不齐时的扩展方差分析

方差分析时需满足方差齐性和正态性要求，但一般情况下方差分析方法的稳健性较好，即使上述前提条件稍有偏离，对结果的影响也不大，在应用中可以适当放宽要求，将方差齐性、正态性检验的水准设在 $\alpha = 0.05$。如果两个前提条件偏离太远，需要改用其他合适的方法，如变量变换、非参数检验或扩展方差分析方法。

（一）Levene 方差齐性检验

常用的多组方差齐性检验方法有 Bartlett 检验和 Levene 检验，Bartlett 检验效率不高，特别是对于非正态分布情形稳健性较差，故只介绍目前应用较广的 Levene 检验。

Levene 检验先将原始数据进行 Levene 转换，据公式（5-7）计算每个原始观察值组内离均差绝对值，然后将转换后数据 Y_{ij} 进行单因素方差分析，并做结论。

$$Y_{ij} = \mid X_{ij} - \overline{X}_i \mid \tag{5-7}$$

例 5-4 对例 5-1 大鼠模型的血清 IL-2 水平进行 Levene 方差齐性检验。

$H_0 : \sigma_1^2 = \sigma_2^2 = \sigma_3^2 = \sigma_4^2$

$H_1 : \sigma_1^2 、 \sigma_2^2 、 \sigma_3^2 、 \sigma_4^2$ 不全相等

$\alpha = 0.05$。

首先对例 5-1 的原始数据按公式（5-7）进行 Levene 转换，对转换后的数据进行单因素方差分析的结果见表 5-6。

由方差分析结果可知，按 $\alpha = 0.05$ 水准，不拒绝 H_0，尚不能认为 4 组总体方差不齐。

表 5-6 不同大鼠模型血清 IL-2 水平 Levene 转换后的方差分析表

变异来源	SS	ν	MS	F	P
组间	0.156	3	0.052	0.751	>0.05
组内（误差）	1.939	28	0.069		
总变异	2.095	31			

（二）方差不齐时扩展方差分析方法——Welch 检验

Welch 检验的 F' 统计量为

$$F' = \frac{\sum_{i=1}^{k} c_i (\overline{X}_i - \overline{X}_w)^2}{(k-1)\left(1 + \dfrac{2A(k-2)}{k^2 - 1}\right)} \tag{5-8}$$

其中，$c_i = \dfrac{n_i}{S_i^2}$，$C = \sum\limits_{i=1}^{k} c_i$，$\overline{X}_w = \dfrac{\sum\limits_{i=1}^{k} c_i \overline{X}_i}{C}$，$A = \sum\limits_{i=1}^{k} \dfrac{(1 - c_i/C)^2}{n_i - 1}$

自由度 ν_1、ν_2 为

$$\nu_1 = k - 1, \quad \nu_2 = \frac{k^2 - 1}{3A} \tag{5-9}$$

例 5-5 实验研究背景与例 5-1 相同，只是测量指标不同，测得血清白细胞介素-6（IL-6）的水平见表 5-7，试比较不同大鼠模型的 IL-6 浓度有无差异。

表 5-7 不同大鼠模型血清 IL-6（ng/ml）比较

	甲	乙	丙	丁
	82.25	80.75	81.65	194.97
	80.45	85.30	65.63	113.12
	117.44	101.36	86.84	223.92
	28.00	60.29	118.84	65.63
	35.25	68.65	96.72	86.84
	110.00	74.30	46.61	118.90
	42.30	113.12	59.77	478.22
	55.75	223.92	113.12	96.72
$\overline{X}_i$	68.9300	100.9613	83.6475	172.2900
S_i	33.8960	52.5488	25.5196	134.9676

$H_0 : \sigma_1^2 = \sigma_2^2 = \sigma_3^2 = \sigma_4^2$

$H_1 : \sigma_1^2$、σ_2^2、σ_3^2、σ_4^2 不全相等

$\alpha = 0.05$

经 Levene 方差齐性检验，得检验统计量 $F = 3.846$，$P = 0.020$，按 $\alpha = 0.05$ 水准，拒绝 H_0，接受 H_1，认为四个总体的方差不齐，故采用 Welch 检验。

$H_0 : \mu_1 = \mu_2 = \mu_3 = \mu_4$

$H_1 : \mu_i$ 不全相等

$\alpha = 0.05$

由原始数据计算样本统计量均数和标准差结果见表 5-7，按照式（5-8）、式（5-9）计算

$$c_1 = \frac{8}{33.8960^2}; c_2 = \frac{8}{52.5488^2}; c_3 = \frac{8}{25.5196^2}; c_4 = \frac{8}{134.9676^2}$$

$$C = \frac{8}{33.8960^2} + \frac{8}{52.5488^2} + \frac{8}{25.5196^2} + \frac{8}{134.9676^2} = 0.0226$$

$$\overline{X}_w = \frac{1}{0.0226} \times \left(\frac{8 \times 68.9300}{33.8960^2} + \frac{8 \times 100.9613}{52.5488^2} + \frac{8 \times 83.6475}{25.5196^2} + \frac{8 \times 172.29}{134.9676^2} \right) = 82.9912$$

$$A = \frac{\left(1 - \frac{8}{33.8960^2 \times 0.0226}\right)^2}{8-1} + \frac{\left(1 - \frac{8}{52.5488^2 \times 0.0226}\right)^2}{8-1}$$

$$+ \frac{\left(1 - \frac{8}{25.5196^2 \times 0.0226}\right)^2}{8-1} + \frac{\left(1 - \frac{8}{134.9676^2 \times 0.0226}\right)^2}{8-1} = 0.3441$$

$$F' = \frac{\dfrac{8 \times (68.9300 - 82.9912)^2}{33.8960^2} + \dfrac{8 \times (100.9613 - 82.9912)^2}{52.5488^2} + \dfrac{8 \times (83.6475 - 82.9912)^2}{25.5196^2} + \dfrac{8 \times (172.29 - 82.9912)^2}{134.9676^2}}{(4-1) \times \left(1 + \dfrac{2 \times 0.3441 \times (4-2)}{4^2 - 1}\right)}$$

$$= 1.7768$$

$$\nu_1 = k - 1 = 4 - 1 = 3 \qquad \nu_2 = \frac{k^2 - 1}{3A} = \frac{4^2 - 1}{3 \times 0.3441} = 14.5306$$

查 F 界值表，$F_{0.05(3,14)} = 3.34$，得 $P > 0.05$，按 $\alpha = 0.05$ 水准，不拒绝 H_0，尚不能认为四种大鼠模型的血清 IL-6 平均差别有统计学意义。

若差别有统计学意义，则需进一步进行多重比较，需要注意的是应该选择专门用于方差不齐的多重比较方法，如 SPSS 软件中可供选择的 4 种方法——Tambane's T2、Dunnett's T3、Games-Howell 和 Dunnett's C。

第二节 随机区组设计的方差分析

随机区组设计（randomized block design）又称配伍组设计，将处理因素分为 k 个水平（处理组），根据非处理因素将实验单位配成 b 个区组（block），每一区组中的 k 个观察单位随机分配到各处理组。区组因素为非处理因素，它不是研究关注的主要问题，而是为了增强组间可比性设置的控制因素，提高了实验效率。当 $k = 2$ 时，为配对设计，当 $k \geqslant 3$ 时，为随机区组设计。

例 5-6 为研究不同卡环对牙齿的固定效果，以 10 颗取自新鲜尸体的牙齿为观察单位。每颗牙齿分别采用 3 种普通卡环、RPI 卡环和 Y 型卡环进行固定，测试卡环抗拉强度，结果见表 5-8。试分析 3 种卡环的固定效果有无差异。

表 5-8 不同卡环的抗拉强度（N）

牙齿编号	普通卡环	RPI 卡环	Y 型卡环	$\sum\limits_{i=1}^{k} X_{ij}$
1	4.3	6.4	5.0	15.7
2	10.2	9.7	8.1	28.0
3	6.5	7.7	6.7	20.9
4	9.2	10.9	7.8	27.9
5	5.7	7.1	6.0	18.8
6	7.1	8.9	6.7	22.7
7	4.4	5.6	4.2	14.2
8	11.3	13.0	10.9	35.2
9	8.7	10.6	8.4	27.7
10	7.3	8.2	7.5	23.0
$\sum\limits_{j=1}^{n_i} X_{ij}$	74.7	88.1	71.3	234.1
$\overline{X_i}$	7.47	8.81	7.13	7.80
$\sum\limits_{j=1}^{n_i} X_{ij}^2$	608.35	822.73	540.49	1971.57

从表 5-8 可看出，不同区组牙齿的平均抗拉强度 $\overline{X_j}$ 间有一定差异，这一差异称为区组变异，它是由牙齿的个体差异造成的，在区组设计的方差分析中，将组内变异进一步分解为区组间变异和误差项变异。因此，总变异分解为处理组间（组间）变异、区组间变异和误差变异 3 个部分，即 $SS_{总}=SS_{处理}+SS_{区组}+SS_{误差}$，自由度划分为 $\nu_{总}=\nu_{处理}+\nu_{区组}+\nu_{误差}$。处理组间变异主要由处理因素和误差引起，区组间变异由区组（个体）和误差引起，误差项变异可归结于测量误差。由于误差项相对于完全随机设计组内变异而言有所减小，研究设计效率提高。

表 5-9 随机区组设计方差分析计算公式

变异来源	离均差平方和（SS）	自由度（ν）	均方（MS）	F
处理间	$\sum\limits_{i=1}^{k} \dfrac{\left(\sum\limits_{j=1}^{b} X_{ij}\right)^2}{b} - C$	$k-1$	$SS_{处理}/\nu_{处理}$	$MS_{处理}/MS_{误差}$
区组间	$\sum\limits_{j=1}^{b} \dfrac{\left(\sum\limits_{i=1}^{k} X_{ij}\right)^2}{k} - C$	$b-1$	$SS_{区组}/\nu_{区组}$	$MS_{区组}/MS_{误差}$
误差	$SS_{总}-SS_{处理}-SS_{区组}$	$\nu_{总}=\nu_{处理}-\nu_{区组}$	$SS_{误差}/\nu_{误差}$	
总变异	$\sum X^2 - C$	$n-1$		

$H_0: \mu_1 = \mu_2 = \mu_3$（3 种卡环抗拉强度的总体均数相同）

$H_1: \mu_i$ 不全相等

$\alpha = 0.05$

$H_0: \mu_1 = \mu_2 = \cdots = \mu_{10}$（各区组卡环抗拉强度的总体均数相同）

$H_1: \mu_j$ 不全相等

$\alpha = 0.05$

$C = (\sum X)^2 / n = 234.1^2 / 30 = 1826.76$

$SS_{总} = \sum X^2 - C = 1971.57 - 1826.76 = 144.81$

$SS_{处理} = \dfrac{1}{10} \times (74.7^2 + 88.1^2 + 71.3^3) - 1826.76 = 15.779$

$SS_{区组} = \dfrac{1}{3} \times (15.7^2 + 28.0^2 + \cdots + 23.0^2) - 1826.76 = 123.710$

其他结果见方差分析表 5-10。

表 5-10 不同卡环的抗拉强度方差分析表

变异来源	SS	ν	MS	F	P
处理组间	15.779	2	7.8895	26.690	<0.01
区组间	123.710	9	13.7456	46.501	<0.01
误差	5.321	18	0.2956		
总变异	144.810	29			

查 F 界值表，$F_{0.01(2,18)} = 6.01$，$F_{0.01(9,18)} = 3.60$，处理组间、区组间 $P<0.01$，3 个处理组及 10 个区组均数的差别均有统计学意义，可认为 3 种卡环的抗拉强度总的来说有差异，不同牙齿的抗拉强度总的来说有差异。在此基础上，需要进一步对 3 种卡环的抗拉强度做多重比较，但一般不对区组进行多重比较。

用 SNK 检验对 3 个处理组做多重比较，其中，$MS_{组内}$ 由 $MS_{误差}$ 代替。由表 5-11 可见，普通卡环与 Y 型卡环的抗拉强度差异无统计学意义，RPI 卡环的抗拉强度高于其他两种卡环。

表 5-11 3 种卡环抗拉强度比较（SNK 法）

卡环类型	n	抗拉强度（N, $\bar{X} \pm S$）
普通	10	$7.47^a \pm 2.37$
RPI	10	$8.81^b \pm 2.27$
Y 型	10	$7.13^a \pm 1.89$

注：字母不同的组间 SNK 多重比较，在 $\alpha = 0.05$ 水准上有显著性

第三节 析因设计资料的方差分析

本章提到的完全随机设计只能安排一个处理因素，虽然随机区组设计方差分析可以分析处理和区组因素的作用，但从设计的角度看，仍然只对受试对象施加一个处理因素，所以都属于单因素试验设计。

实际研究中，受试对象可能同时接受多个不同的处理因素，例如研究给药剂量与给药后时间对血药浓度的影响，不同药物在不同器官中的分布等。析因试验设计（factorial design）是多个实验因素不同水平完全交叉的多因素实验设计，不仅可以进行每个因素各个水平间的比较，还可以分析因素间交互作用。最简单的析因设计是两因素、两水平析因设计，也称 2×2 析因设计，本章以 2×2 析因设计为例进行介绍。

2×2 析因设计有两个处理因素，分别记作 A 因素和 B 因素；每个处理因素均有两个水平，即 A_1、A_2 和 B_1、B_2，全面交叉组合的处理组共有 4 组，即 A_1B_1、A_1B_2、A_2B_1 和 A_2B_2；每个处理组重复例数（样本含量）为 r（$r \geqslant 2$），例数相同为均衡设计，否则为非均衡设计，后者效率较低，也为分析带来不便。

一、析因设计中的基本概念

例 5-7 为研究药物治疗时附加磁场对体内磁性物质分布的影响，安排两个药物组：实验组为"丝裂霉素+高分子物质+磁性物质+磁场"，对照组为"丝裂霉素+高分子物质+磁性物质"。每组分别于给药后 15 分钟和 60 分钟处死实验动物小鼠，检测小鼠肝脏磁性物质铁的浓度（mg/g）。采用 2×2 平衡析因设计，A 因素为磁场，有两个水平，即实验组附加磁场（A_1）和对照组不附加磁场（A_2）；B 因素为给药后时间，亦有两个水平，即 15 分钟（B_1）和 60 分钟（B_2）。两个因素有 4 种组合，称为 4 个处理组，每个处理组样本例数为 6。将 24 只小鼠随机分配到 4 个组，实验结果见表 5-12，试分析附加磁场、药物作用时间分别对小鼠肝脏铁含量是否有影响？附加磁场与药物作用时间是否存在交互作用？

析因设计可分析各因素的单独效应、主效应和交互效应，为分别说明各效应的意义，现将表 5-12 中的 4 组均数整理成表 5-13 的形式。

1. **单独效应（simple effect）** 是指其他因素的水平固定时某一因素不同水平间的差别（表 5-13）。

2. **主效应（main effect）** 是指某一因素各水平间的平均差别。在本例 2×2 析因试验中，A 因素和 B 因素的主效应分别为

$$A = [(a_1b_1 - a_2b_1) + (a_1b_2 - a_2b_2)]/2 = (0.270 + 0.498)/2 = 0.384$$

$$B = [(a_1b_1 - a_1b_2) + (a_2b_1 - a_2b_2)]/2 = (0.462 + 0.234)/2 = 0.348$$

3. **交互效应（interaction effect）** 当某一因素的单独效应随另一因素水平的变化而变化，且相互间的差别超出随机波动范围时，则称这两个因素间存在交互效应或交互作用。本

例 A、B 两因素的交互效应可表示为

表 5-12　小鼠肝脏铁浓度（mg/g）

	实验组（A_1）		对照组（A_2）		
	15 分钟（B_1）	60 分钟（B_2）	15 分钟（B_1）	60 分钟（B_2）	
	0.554	1.015	0.337	0.503	
	0.550	1.005	0.276	0.612	
	0.578	1.071	0.313	0.593	
	0.706	1.106	0.387	0.604	
	0.686	1.155	0.431	0.640	
	0.651	1.145	0.362	0.560	
T_i	3.725	6.497	2.106	3.512	15.84（$\sum X$）
$\overline{X}_i$	0.621	1.083	0.351	0.585	0.495（$\overline{X}$）
$\sum\limits_{i=1}^{k} X_{ij}^2$	2.3363	7.0556	0.7543	2.0672	12.2134（$\sum X^2$）
是否附加磁场	$A_1 = 10.222$		$A_2 = 5.618$		
药物作用时间	$B_1 = 5.831$		$B_2 = 10.009$		

表 5-13　小鼠肝脏铁浓度均数及 A、B 因素的效应分析

A 因素	B 因素（药物作用时间）		B_1-B_2（B 的单独效应）
	15min（B_1）	60min（B_2）	
附加磁场（A_1）	0.621（a_1b_1）	1.083（a_1b_2）	0.462（固定 A_1）
不附加磁场（A_2）	0.351（a_2b_1）	0.585（a_2b_2）	0.234（固定 A_2）
A_1-A_2（A 的单独效应）	0.270（固定 B_1）	0.498（固定 B_2）	0.114（交互效应）

$$AB = [(a_1b_1-a_2b_1)-(a_1b_2-a_2b_2)]/2 = (0.270-0.498)/2 = 0.114$$

或

$$BA = [(a_1b_1-a_1b_2)-(a_2b_1-a_2b_2)]/2 = (0.462-0.234)/2 = 0.114$$

析因分析中，若交互效应存在，需分别分析各因素的单独效应；若交互效应不存在，则可认为两个因素间相互独立，分析某一因素的作用只需考察该因素的主效应。两因素的交互效应称为一级交互效应，当因素个数多于 2 时，也可计算二级交互效应、三级交互效应等。

二、析因设计平方和划分

对 2×2 析因试验，分别用 A_1、A_2 表示 A 因素两水平的合计，B_1、B_2 表示 B 因素两水平

合计，T_1、T_2、T_3、T_4为 4 个处理组合计，r 为每组例数，总例数为 n。所有观察值的总变异分解为处理组间变异和误差项变异，处理组间变异进一步分解为 A 因素和 B 因素主效应变异及 A 因素和 B 因素交互效应变异。

$$SS_{总} = SS_{处理} + SS_{误差} = SS_A + SS_B + SS_{A \times B} + SS_{误差} \tag{5-10}$$

表 5-14　2×2 析因试验的方差分析公式

变异来源	处理组间	ν	MS	F
处理组间	$SS_{处理} = \dfrac{1}{r}\sum T_j^2 - C$	3		
主效应 A	$SS_A = \dfrac{1}{2r}(A_1^2 + A_2^2) - C$	1	MS_A	$MS_A/MS_{误差}$
主效应 B	$SS_B = \dfrac{1}{2r}(B_1^2 + B_2^2) - C$	1	MS_B	$MS_B/MS_{误差}$
交互效应 A×B	$SS_{A \times B} = SS_{处理} - SS_A - SS_B$	1	$MS_{A \times B}$	$MS_{A \times B}/MS_{误差}$
误差	$SS_{误差} = SS_{总} - SS_{处理}$	$n-4$	$MS_{误差}$	
总变异	$SS_{总} = \sum X^2 - C$	$n-1$		

三、方差分析计算步骤

H_0：某因素 2 个水平的总体均数相同

H_1：某因素 2 个水平的总体均数不同

$\alpha = 0.05$

H_0：两因素间无交互效应

H_1：两因素间有交互效应

$\alpha = 0.05$

$$C = (\sum X)^2/n = 15.84^2/24 = 10.4544$$

$$SS_{总} = \sum X^2 - C = 12.2134 - 10.4544 = 1.7590$$

4 个处理组间效应

$$SS_{处理} = \frac{1}{6} \times (3.7252^2 + 2.106^2 + 6.497^2 + 3.512^2) - 10.4544 = 1.6883$$

误差变异　$SS_{误差} = SS_{总} - SS_{处理} = 1.7590 - 1.6883 = 0.0707$

A 因素主效应　$SS_A = \dfrac{1}{2 \times 6} \times (10.222^2 + 5.618^2) - 10.4544 = 0.8832$

B 因素主效应 $SS_B = \dfrac{1}{2\times6}\times(5.831^2+10.009^2)-10.4544=0.7273$

交互效应 $SS_{A\times B}=SS_{处理}-SS_A-SS_B=1.6883-0.8832-0.7273=0.0778$

其他计算结果见表 5-15。

表 5-15 小鼠肝脏铁浓度 2×2 析因试验方差分析表

变异来源	SS	ν	MS	F	P
附加磁场（A）	0.8832	1	0.8832	252.34	<0.01
作用时间（B）	0.7273	1	0.7273	207.80	<0.01
A×B	0.0778	1	0.0778	22.23	<0.01
误差	0.0707	20	0.0035		
总变异	1.7590	23			

由方差分析结果可知，A 因素、B 因素的主效应、两因素的交互效应均有显著性，即附加磁场（A 因素）对小鼠肝脏铁浓度有影响，附加磁场可使小鼠肝脏铁浓度增高；药物作用时间（B 因素）对小鼠肝脏铁浓度有影响，药物作用时间长，小鼠肝脏铁浓度高；A、B 两因素间交互效应反映随药物作用时间的延长，是否附加磁场对小鼠肝脏铁浓度的影响是不同的，即药物作用时间长、附加磁场组小鼠肝脏铁浓度增加幅度更大。

析因试验中的交互效应可以用轮廓图直观地反映，若以 B 因素（药物作用时间）为横轴，轮廓图见图 5-1。

若两线近乎平行，提示无交互效应，即 A 因素不同水平（是否附加磁场）的效应不受 B 因素（药物作用时间）的影响；若两线不平行，提示有交互效应。但以上分析结果都需在假设检验结果基础上进行深入分析。本例图 5-1 提示两线不平行，药物作用时间从 15 分钟到 60 分钟，实验组铁浓度增长的绝对量要大于对照组，即药物作用时间长，附加磁场组小鼠肝脏铁浓度增加幅度更大。

析因方差分析给出了主效应和交互效应的结果，当交互作用显著时，可采用两样本比较的 t 检

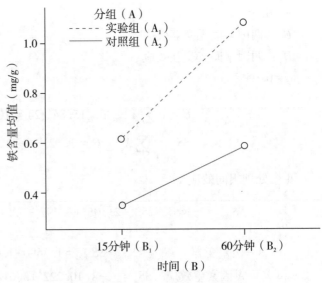

图 5-1 例 5-7 交互效应的轮廓图

验进行单独效应的分析。如本例须进行 4 次 t 检验，其标准误应该采用基于方差分析的整体标准误，即以方差分析误差项的均方计算标准误，以误差自由度查表，此法称为基于"整体标准误"的单独效应分析，其检验效能高，从理论上讲也较合理，关于这两种方法的深入讨论可参阅有关文献。

四、析因设计方差分析中有关的几个问题

1. 非均衡设计　在实际工作中，虽然采用均衡设计，但由于某些实验失败而产生非均衡数据，或者由于某些因素和水平组合的花费较昂贵，重复次数可能会少一些，若特别关注某些因素和水平组合，重复次数会多一些。对于非均衡的析因分析，仍然可采用本节所介绍的方法，只是要注意自由度的分解和计算。

2. I×J 析因设计与随机区组设计的区别　I×J 析因设计（A 因素有 I 个水平、B 因素有 J 个水平）施加给受试对象两种处理因素，属于多因素试验设计，利用方差分析可以研究各因素对试验效应的影响、交互作用是否存在；随机区组设计只施加给受试对象一个处理因素，而区组因素往往是受试对象本身的某种特征，是为提高组间均衡性而设置的非处理因素，是区组的条件，利用区组方差分析只能进行组间差异性比较。

3. 多重比较　如果需要进行全部因素和水平组合间的多重比较，标准误利用析因分析的误差项计算即可，其余过程参照本章第 1 节。

4. 析因设计的局限　当因素和水平较多时，可组合的处理组数多，所需的样本量会很大，试验不可行。例如，一个 5 因素 2 个水平、每组样本例数为 4 的析因设计，所需样本量为 $n = 2^5 \times 4 = 128$。此外，当因素较多时，因素间交互效应的分析和解释会变得越来越困难。因此，析因设计安排的处理因素一般不要超过 4 个，如果因素和水平数太多，可考虑正交设计或均匀设计等方法。

第四节　重复测量数据的方差分析

重复测量数据指对同一受试对象的某项观测指标进行多次测量所得到的数据。如对病人治疗（或手术）后 1 天、3 天、1 周、2 周等多个时间点进行连续观察，在重复测量中，由于同一个观察单位具有多个观测值，而这些观测值来自同一受试对象的不同时点（部位等），因此这类数据间往往有相关性存在，违背了方差分析数据独立性要求。此时，若使用一般的方差分析，将会增大犯 I 型错误的概率，所以，重复测量数据需采用专门的统计分析方法。

重复测量设计不同于随机区组设计，重复测量设计的每个观察单位按时间顺序至少在 3 个时点上对某指标进行重复测量；随机区组设计中每个区组内观察单位随机分配到不同处理组，只对每个观察单位的某项指标进行一次测量。

重复测量方差分析（repeated measures ANOVA）要求各时点间满足球对称（sphericity）的假设，通常用 Mauchly 方法检验是否满足 sphericity 条件，若检验结果 $P > 0.05$，认为满足 sphericity；若 $P \leqslant 0.05$，认为不满足 sphericity。

当资料不满足 sphericity 假设时，采用 ε 校正（epsilon correction），调整方差分析中重复测量因素主效应和重复测量因素与其处理因素交互效应的自由度，将原自由度乘以校正系数 ε 作为调整的自由度。ε 的取值在 0～1 之间，SPSS 软件给出 Greenhouse-Geisser、Huynh-Feldt 和 Lower-bound 3 种计算 ε 的方法。另外，也可采用多元方差分析方法进行重复测量方差分析，可参阅相关文献。

例 5-8 将 12 只杂种犬随机分为两组，一组海水灌注右肺（A_1 组），另一组海水灌注全肺（A_2 组），每组 6 只。每只动物分别于海水灌注前以及灌注后 5 分钟、30 分钟、60 分钟、120 分钟检测氧分压 PaO_2（kPa），结果见表 5-16，试分析之。

两处理组样本含量为 n_i，实验数据总数为 n，处理因素（A）的水平数为 I，重复测量次数为 m（$m \geqslant 3$），各组合计见表 5-16。

表 5-16 海水灌注前后两组杂种犬的 PaO_2（kPa）

A 因素	动物编号	海水灌注前后（B 因素）					
		灌前	灌后 5 分钟	灌后 30 分钟	灌后 60 分钟	灌后 120 分钟	合计（M_j）
灌注右肺 A_1	1	90.0	69.0	62.0	61.0	66.0	348.0
	2	90.0	68.0	62.0	50.0	66.0	336.0
	3	90.0	70.0	68.0	55.0	62.0	345.0
	4	89.0	80.0	50.0	60.0	50.0	329.0
	5	90.0	72.0	60.0	61.0	66.0	349.0
	6	89.0	69.0	62.0	50.0	61.0	331.0
	T_j	538.0 T_1	428.0 T_2	364.0 T_3	337.0 T_4	371.0 T_5	$A_1 = 2038.0$
灌注全肺 A_2	7	90.0	50.0	49.0	38.1	60.0	287.1
	8	90.0	50.0	37.0	38.0	39.0	254.0
	9	89.0	53.1	49.0	38.1	39.1	268.3
	10	90.0	50.0	41.0	42.0	38.0	261.0
	11	90.0	51.0	40.0	36.0	38.0	255.0
	12	90.0	50.0	38.0	30.0	36.0	244.0
	T_j	539.0 T_6	304.1 T_7	254.0 T_8	222.2 T_9	250.1 T_{10}	$A_2 = 1569.4$
	B_j	1077.0 B_1	732.1 B_2	618.0 B_3	559.2 B_4	621.1 B_5	$\sum X = 3607.4$

* $\sum X^2 = 237206.64$

（一）Mauchly 球对称检验

SPSS 软件进行 Mauchly 球对称检验结果见表 5-17，Mauchly 统计量 $W = 0.096$，$P =$

0.022。由于 $P<0.05$，认为资料不满足 sphericity 假设，需要对自由度进行 ε 校正。从三种方法计算的 ε 看，Huynh-Feldt 法最敏感，Lower-bound 法最保守，Greenhouse-Geisser 法居中。

表 5-17　灌注前后 Mauchly 球对称检验结果

Mauchly W	χ^2 值	自由度（ν）	P	epsilon		
				Greenhouse	Huynh-Feld	Lower-boun
0.096	19.750	9	0.022	0.477	0.645	0.250

（二）重复测量方差分析变异度划分

例 5-8 中灌注部位为处理因素（A），分别为右肺灌注（A_1）和全肺灌注（A_2）2 个水平，灌注后观察时间为重复测量因素（B），分别为灌注前（B_1）和灌注后 5 分钟（B_2）、30 分钟（B_3）、60 分钟（B_4）、120 分钟（B_5）共 5 个时间点。

1. 如果从观察单位角度进行平方和划分，总变异划分为观察单位间与观察单位内的变异，即 $SS_{总}=SS_{观察单位间}+SS_{观察单位内}$

观察单位间变异由处理因素和个体变异造成，故离均差平方和划分为 $SS_{观察单位间}=SS_{处理}+SS_{观察单位误差}$

观察单位内变异由重复测量时间、处理与时间的交互作用、重复测量误差导致，故离均差平方和划分为 $SS_{观察单位内}=SS_{时间}+SS_{处理×时间}+SS_{重复测量误差}$

2. 如果从析因分析的角度看，两因素完全交叉形成 10 个处理组，总变异划分为 10 组间与 10 组内的变异，即 $SS_{总}=SS_{组间}+SS_{组内}$

处理组间变异由处理因素、时间、处理与时间的交互作用引起，即 $SS_{组间}=SS_{处理}+SS_{时间}+SS_{处理×时间}$

处理组内变异由个体差异、重复测量误差引起，即 $SS_{组内}=SS_{观察单位误差}+SS_{重复测量误差}$

重复测量方差分析变异分解见图 5-2，方差分析表计算公式见表 5-18。

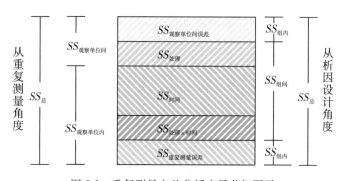

图 5-2　重复测量方差分析变异分解图示

表 5-18　单因素重复测量方差分析表

变异来源		SS	ν	MS	F
	观察单位间	$SS_{观察单位间} = \dfrac{1}{In_i}\sum M_j^2 - C$	$\sum n_i - 1$		
组间	处理因素（A）	$SS_A = \dfrac{1}{mn_i}\sum A_j^2 - C$	$I-1$	MS_A	$\dfrac{MS_A}{MS_{误1}}$
	观察单位误差	$SS_{误1} = SS_{观察单位间} - SS_A$	$\sum(n_i - 1)$	$MS_{误1}$	
	观察单位组内	$SS_{组内} = SS_{总} - SS_{组间}$	$(m-1)\sum n_i$		
组内	重复测量（B）	$SS_B = \dfrac{1}{\sum n_i}\sum B_j^2 - C$	$m-1$	MS_B	$\dfrac{MS_B}{MS_{误2}}$
	处理×重复测量	$SS_{A\times B} = \sum\dfrac{T_j^2}{n_i} - C - SS_A - SS_B$	$(I-1)(m-1)$	$MS_{A\times B}$	$\dfrac{MS_{A\times B}}{MS_{误2}}$
	重测误差	$SS_{误2} = SS_{组内} - SS_B - SS_{AB}$	$n - \sum n_i$	$MS_{误2}$	
总变异		$SS_{总} = \sum X^2 - \dfrac{(\sum X)^2}{n}$	$n-1$		

（三）方差分析计算步骤

H_0：不同灌注部位氧分压的总体均数相同

H_1：不同灌注部位氧分压的总体均数不同

H_0：不同时间氧分压的总体均数相同

H_1：不同时间氧分压的总体均数不全相同

H_0：两因素间无交互效应

H_1：两因素间有交互效应

$\alpha = 0.05$

1. 总变异分解计算

$$C = (\sum X)^2/n = 3607.4^2/60 = 216888.9127$$

$$SS_{总} = \sum X^2 - C = 237206.64 - 216888.9127 = 20317.7273$$

$$SS_{观察单位间} = \frac{1}{5}\times(348^2+336^2+\cdots+244^2) - 216888.9127 = 3958.5473$$

$$SS_{观察单位内} = SS_{总} - SS_{观察单位间} = 20317.7273 - 3958.5473 = 16359.1800$$

2. 观察单位间变异分解计算

$$SS_{处理} = \frac{1}{5 \times 6} \times (2038^2 + 1569.4^2) - 216888.9127 = 3659.7660$$

$$SS_{观察单位误差} = SS_{观察单位间} - SS_{处理} = 3958.5473 - 3659.7660 = 298.7813$$

3. 观察单位内变异分解计算

$$SS_{组间} = \sum_{i=1}^{10} T_i^2 - C = \frac{1}{6} \times (538^2 + 428^2 + 364^2 + 337^2 +$$

$$371^2 + 539^2 + 304.1^2 + 254^2 + 222.2^2 + 250.1^2) - 216888.9127 = 19064.5290$$

$$SS_{时间} = \frac{1}{12} \times (1077^2 + 732.1^2 + 618^2 + 559.2^2 + 621.1^2) - 216888.9127 = 14468.859$$

$$SS_{处理 \times 时间} = SS_{组间} - SS_{处理} - SS_{时间} = 19064.5290 - 3659.7660 - 14468.859 = 944.239$$

$$SS_{重复测量误差} = SS_{观察单位内} - SS_{时间} - SS_{处理 \times 时间} = 16359.1800 - 14468.859 - 944.239 = 946.082$$

其他计算结果见方差分析表 5-19 和表 5-20。

表 5-19 观察单位间效应的方差分析表 (1)

变异来源	SS	ν	MS	F	P
灌注部位（A）	3659.7660	1	3659.7660	122.49	<0.01
个体误差（E1）	298.7813	10	29.8781		
观察单位间	3958.5473	11			

表 5-20 观察单位内效应的方差分析表 (2)

变异来源	SS	ν	$\nu_{(\varepsilon)}{}^*$	MS	F	P
重复测量时间（B）	14468.8590	4	1.907	3617.2148	152.93	<0.01
交互效应（处理×时间）	944.2390	4	1.907	236.0598	9.98	<0.01
重复测量误差（E2）	946.0820	40	19.068	23.6521		
观察单位内	16359.1800	48				

注：*：$\nu_{(\varepsilon)}$：为经过 Greenhouse-Geisser ε 校正的自由度，本例 ε 为 0.477

由表 5-19 可知，灌注部位间差别有统计学意义，全肺灌注的氧分压低于单肺灌注的氧分压；由表 5-20 可知，灌注海水时间有影响，海水灌注后犬的氧分压逐渐下降，到灌注后60 分钟达到最低，之后有小幅回升；灌注部位和时间之间存在交互效应，随灌注时间的延长，单肺灌注与全肺灌注氧分压下降幅度不同，由图 5-3 交互效应轮廓图可见，以全肺灌注组的下降幅度更大。

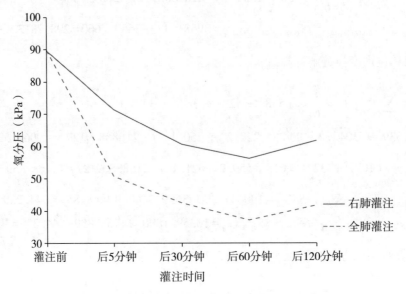

图 5-3　海水灌注氧分压重复测量方差分析轮廓图

上面 4 节重点介绍了完全随机设计、随机区组设计、两因素析因设计和重复测量设计方差分析，应用中尚应注意以下几个问题：

1. 多组均数比较，不能用 t 检验，否则会增大 I 型错误的概率。

2. 方差分析可用于两样本均数的比较，与 t 检验等价；区组设计的方差分析进行两相关样本均数的比较与配对 t 检验等价。

3. 方差分析差别无统计学意义，不宜做多重比较；多重比较的方法很多，其敏感程度各异，如本章介绍的 LSD 法最敏感（容易产生 $P<0.05$ 的结果），SNK 法次之。

小　　结

1. 完全随机设计（completely randomized design）　指只安排一种处理因素，该因素有 k 个处理水平，即 k 个处理组（如 k 种药物、k 种疗法、k 种浓度等），即将 n 个观察单位（experiment units）随机分配到 k 个处理组，分别接受不同水平的处理，观察其实验效应。如各处理组例数相同时称均衡设计（balanced design），设计效率较高；反之，为非均衡设计（unbalanced design）。

2. 方差分析　又称变异数分析或 F 检验，适用于多个样本均数的比较。方差分析的基本思想是将全部观察值之间的变异（总变异），根据离均差平方和划分的原理分解成两个或多个部分，并以组间均方与误差均方之比，做出相应的统计判断。本章介绍的几种方差分析总变异平方和表示如下：

设计类型	平方和划分
完全随机设计 （独立样本）	$SS_总 = SS_{组间} + SS_{组内}$
随机区组设计	$SS_总 = SS_{处理间} + SS_{区组间} + SS_{误差}$
两因素析因设计	$SS_总 = SS_A + SS_B + SS_{A \times B} + SS_{误差}$
重复测量设计	$SS_总 = SS_{处理} + SS_{观察单位误差} + SS_{时间} + SS_{处理 \times 时间} + SS_{重复测量误差}$

3. 经多个均数比较的方差分析，差别有统计学意义时需进一步进行均数之间的多重比较。

4. 方差分析前各样本应满足正态性、方差齐性和独立性要求，否则应选用变量变换、非参数检验等其他统计方法。方差分析的思路可用下图表示。

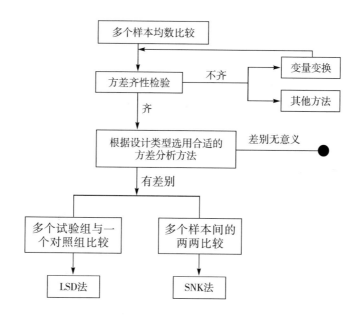

（陈平雁　阎玉霞）

作者简介　陈平雁　教授。1988 年毕业于第四军医大学卫生统计专业，获硕士学位（师从郭祖超教授和胡琳教授）。1988 年 8 月至 1990 年 5 月任职第四军医大学卫生统计教研室助教。1990 年 6 月至今在南方医科大学（原第一军医大学）生物统计学系任系主任。主讲课程有卫生统计学、医学统计学、生物统计学、SPSS 软件应用、循证医学等，始终从事一线教学工作。2001 年被评为总后勤部优秀教师，2002 年荣获全军院校育才奖银奖。主编出版的 SPSS 软件应用教程列为教育部和卫生部研究生规划教材，自 2000 年面世以来被颇多高校使用。

　　作者简介　阎玉霞　1972 年出生，2001 年第四军医大学博士毕业。任职于南方医科大学公共卫生学院生物统计系，研究方向是医院管理。发表论文十余篇。

第六章　离散型变量的分布与应用

> **重点掌握：**
>
> 1. 二项分布、负二项分布及 Poisson 分布的基本概念与适用条件。
> 2. 二项分布、负二项分布及 Poisson 分布资料分析的总体参数区间估计和假设检验。

前述 z 分布、t 分布、F 分布都是连续型分布。本章将介绍医学中较为常用的 3 种离散型分布，即二项分布、负二项分布和 Poisson 分布。

第一节　二项分布的概念及其应用

一、二项分布的概率

医疗卫生领域常常遇到诸如评价某药物对某种疾病的治疗作用，其疗效分为有效或无效；动物的急性毒性实验中，观测动物的死亡或存活等问题。这种每次试验只有两种对立的可能结果之一发生的试验，称为 Bernoulli 试验。若在 n 次 Bernoulli 试验中，每次试验发生某种结果（如"阳性"）的概率固定不变、且各次试验互相独立，即任何一次试验结果的发生不会影响其他试验结果发生的概率，则这 n 次 Bernoulli 试验就构成了一个 Bernoulli 试验序列，称为 n 重 Bernoulli 试验。

所谓二项分布（binomial distribution），是指在 n 重 Bernoulli 试验中发生某种结果（如"阳性"）次数的一种概率分布，恰好发生 X 个阳性的概率可由下式求出

$$P(X) = \frac{n!}{X!(n-X)!}\pi^{X}(1-\pi)^{n-X} \quad (X = 0, 1, 2 \cdots, n) \tag{6-1}$$

这里，$P(X)$ 实际上就是二项函数 $[\pi + (1-\pi)]^{n}$ 展开式中的通项，而式中的 $\dfrac{n!}{X!(n-X)!}$ 常称为二项系数。因此，总有：$\sum\limits_{X=0}^{n} P(X) = 1$

由式（6-1）可得递推公式

$$P(X+1) = \frac{\pi}{1-\pi} \cdot \frac{n-X}{X+1} P(X) \tag{6-2}$$

实际应用中，二项分布可在两种情况下产生：①实验，如下面的例 6-1；②抽样，若从

阳性率（如死亡率、有效率等）为 π 的总体中，随机抽取大小为 n 的样本（严格讲应是有返回随机抽样），出现阳性数为 X 的概率分布即呈二项分布，常记为 $X \sim B(n, \pi)$。这里样本量 n 和阳性率 π 为二项分布的两个参数，不同的 n 或 π 即对应于不同的二项分布。

例 6-1 在化学毒性的生物鉴定中，给 10 只同种属、同性别且体重相近的小白鼠注射规定剂量的某种化学制品。假定该化学制品对实验白鼠的致死率为 0.30。试分别计算这 10 只实验白鼠中有 2 只、3 只、4 只死亡的概率。

这里，对这 10 只同种属、同性别且体重相近的白鼠注射规定剂量的某种化学制品，观察其死亡情况，可看作是 10 次独立的重复试验，且每 1 只实验白鼠的死亡概率都为 0.30。这样，白鼠死亡数 X 的概率分布即服从二项分布。

此时，$n=10$，$\pi=0.30$，$X=2$，3，4，按式（6-1）计算相应的概率

$$P(2) = \frac{10!}{2! \times (10-2)!} \times 0.30^2 \times (1-0.30)^{10-2} = 0.23347$$

$$P(3) = \frac{10!}{3! \times (10-3)!} \times 0.30^3 \times (1-0.30)^{10-3} = 0.26683$$

$$P(4) = \frac{10!}{4! \times (10-4)!} \times 0.30^4 \times (1-0.30)^{10-4} = 0.20012$$

二、二项分布的适用条件

①每次试验只会发生两种对立的可能结果之一；②每次试验产生某种结果（如"阳性"）的概率固定不变；③重复试验是相互独立的。

三、二项分布的性质

1. 二项分布的均数与标准差　若 $X \sim B(n, \pi)$，则

X 的总体均数 $\qquad\qquad \mu = n\pi \qquad\qquad\qquad (6-3)$

X 的总体方差 $\qquad\qquad \sigma^2 = n\pi(1-\pi) \qquad\qquad (6-4)$

X 的总体标准差 $\qquad\qquad \sigma = \sqrt{n\pi(1-\pi)} \qquad\qquad (6-5)$

若以率表示，样本率 p 的总体均数 $\quad \mu_p = \pi \qquad\qquad\qquad (6-6)$

样本率 p 的总体方差 $\qquad\qquad \sigma_p^2 = \frac{\pi(1-\pi)}{n} \qquad\qquad (6-7)$

样本率 p 的总体标准差 $\qquad\qquad \sigma_p = \sqrt{\frac{\pi(1-\pi)}{n}} \qquad\qquad (6-8)$

样本率的标准差也称为率的标准误，常用来描述样本率的抽样误差，率的标准误越小，说明率的抽样误差越小。当总体率 π 未知时，以样本资料的 $p=X/n$ 作为 π 的估计值，则 σ_p 的估计值为

$$S_p = \sqrt{p(1-p)/n} \tag{6-9}$$

2. 二项分布的图形　当 π 接近于 0.5 时，二项分布图形是对称的（图6-1），当 π 偏离 0.5 越远，图形越偏，但随着 n 的增大，图形趋于对称。当 $n \rightarrow \infty$ 时，只要 π 不太靠近 0 或 1，二项分布近似正态分布（图6-2）。同时，当 $(n+1)\pi$ 为整数时，二项分布在 $X=(n+1)\pi$ 和 $X=(n+1)\pi-1$ 处达到最大值；当 $X=(n+1)\pi$ 为非整数时，二项分布在 $X=[(n+1)\pi]$ 处概率达到最大值。这里，$[X]$ 表示不超过 X 的最大整数。如 $n=9$，$\pi=0.6$，$X=5$、6 时概率 $P(X=5)$ 和 $P(X=6)$ 达到最大值。

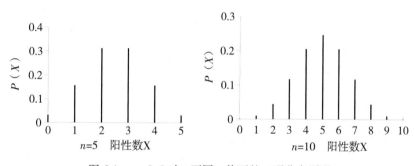

图6-1　$\pi=0.5$ 时，不同 n 值下的二项分布图形

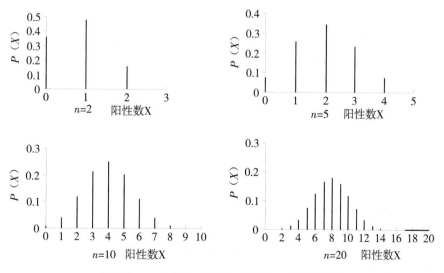

图6-2　$\pi=0.4$ 时，不同 n 值下的二项分布图形

四、二项分布的应用

（一）总体率的区间估计

对服从二项分布的样本资料，可估计其总体率的 $1-\alpha$ 置信区间。这里，α 一般取 0.05 或 0.01，估计方法如下。

1. **查表法** 对于小样本资料直接查二项分布参数 π 的置信区间表（附表 5），即可得到总体率的 $1-\alpha$ 置信区间。

例 6-2 在观测一种药物对某种非传染性疾病的治疗效果时，用该药治疗该种非传染性疾病患者 16 人，发现 7 人有效，试据此估计该药物治疗有效率的 95% 置信区间。

本例 $n=16$，$X=7$，取 $\alpha=0.05$，查二项分布参数 π 的置信区间表，在 $X=7$（横行）与 $(n-X)=9$（纵列）的交叉处数值为 0.198~0.701，即该药物治疗有效率的 95% 置信区间为 19.8%~70.1%。

2. **正态近似法** 当 n 较大，π 或 $(1-\pi)$ 不接近 0 或 1 时，二项分布 $B(n, \pi)$ 近似正态分布 $N(n\pi, n\pi(1-\pi))$，而对应的样本率 p 也近似正态分布 $N(\pi, \sigma_p^2)$。为此，当 n 较大、p 和 $1-p$ 均不太小，且 np 和 $n(1-p)$ 均大于 5 时，可利用样本率 p 近似正态分布来估计总体率的 $1-\alpha$ 置信区间。计算式

$$p \pm z_{\alpha/2} S_p \qquad\qquad (6\text{-}10)$$

例 6-3 某研究者对 100 名输卵管结扎的育龄妇女再行壶腹部-壶腹部吻合术后，观察其受孕情况，发现有 55 人受孕。试据此资料估计行壶腹部-壶腹部吻合术妇女受孕率的 95% 置信区间。

本例 $n=100$，$p=55/100=0.55$。代入式（6-9）

$$S_p = \sqrt{\frac{p(1-p)}{n}} = \sqrt{\frac{0.55 \times (1-0.55)}{100}} = 0.0497$$

代入式（6-10）

$$p - z_{\alpha/2} S_p = 0.55 - 1.96 \times 0.0497 = 0.4526$$

$$p + z_{\alpha/2} S_p = 0.55 + 1.96 \times 0.0497 = 0.6474$$

即行壶腹部-壶腹部吻合术育龄妇女受孕率 95% 置信区间为 45.26%~64.74%。

（二）单样本率的比较

在单纯随机抽样中获得的样本率与已知总体率比较，已知的总体率可以是标准值、理论值、大量研究的稳定值。

1. **直接法**

（1）单侧检验：对单侧检验，有下面两种情况：

1）若是回答"差"或"低"的问题，则计算出现"阳性"次数至多为 k 次的概率，即

$$P(X \leqslant k) = \sum_{X=0}^{k} P(X) = \sum_{X=0}^{k} \frac{n!}{X!(n-X)!} \pi^{X} (1-\pi)^{n-X} \qquad (6-11)$$

2）若是回答"优"或"高"的问题，则计算出现"阳性"次数至少为 k 次的概率，即

$$P(X \geqslant k) = \sum_{X=k}^{n} P(X) = \sum_{X=k}^{n} \frac{n!}{X!(n-X)!} \pi^{X} (1-\pi)^{(n-X)} \qquad (6-12)$$

显然，$P(X \leqslant k) + P(X \geqslant k) = 1 + P(X=k)$。

例 6-4 已知输卵管结扎的育龄妇女，实施壶腹部-壶腹部吻合术后受孕率为 0.55。今对 10 名输卵管结扎过的育龄妇女实施了峡部-峡部吻合术，结果有 9 人受孕。问施峡部-峡部吻合术的受孕率是否高于施壶腹部-壶腹部吻合术后的受孕率？

显然，这是单侧检验的问题，属上述第 2）种情况，记峡部-峡部吻合术后的受孕率为 π，其检验假设为

$H_0 : \pi = 0.55$

$H_1 : \pi > 0.55$

$\alpha = 0.05$（单侧）

本例，$n = 10$，$\pi = 0.55$，$k = 9$。按式（6-12）有

$$P(X \geqslant 9) = \sum_{X=9}^{10} P(X) = \sum_{X=9}^{10} \frac{10!}{X!(10-X)!} 0.55^{X} \times (1-0.55)^{10-X} = 0.023257$$

这里可看成从 $H_0 : \pi = 0.55$ 的总体，作 $n = 10$ 的随机抽样，得阳性数 X 至少为 9 的概率 $P(X \geqslant 9) = 0.023257$，小于 $\alpha = 0.05$ 的水准，可视为小概率事件，因而拒绝 H_0，接受 H_1，可认为施行峡部-峡部吻合术后的受孕率高于壶腹部-壶腹部吻合术者。

（2）双侧检验：对于双侧检验，由于要回答的是否"有差别"，即备择假设 $H_1 : \pi \neq \pi_0$，因此，所要计算的双侧检验概率 P 值应为实际样本出现的概率与更背离无效假设的事件出现的概率之和，即 $P = P(X=k) + \sum P(X=i)$，其中 i 满足 $P(X=i) < P(X=k)$。

例 6-5 已知某种非传染性疾病标准药物治疗的有效率为 0.60。今选用乙药治疗该疾病患者 10 人，其中 9 人有效。问乙药疗效是否与标准药物 $\pi_0 = 0.60$ 不同？

显然，这是双侧检验的问题。记乙药治疗该病有效率为 π，其检验步骤为：

$H_0 : \pi = 0.60$

$H_1 : \pi \neq 0.60$

$\alpha = 0.05$

本例 $n = 10$，按 $\pi = 0.60$，实际样本阳性数 $X = 9$ 出现的概率为

$$P(X=9)=\frac{10!}{9!\times(10-9)!}\times 0.60^9\times(1-0.60)^{10-9}=0.040311$$

比实际样本更背离无效假设的事件，即满足 $P(X=i)<0.040311$ 的事件 i 分别有：0、1、2、10。

因此，所要计算的双侧检验概率 P 值为

$$P=P(X=9)+P(X=0)+P(X=1)+P(X=2)+P(X=10)$$
$$=0.040311+0.000104858+0.001572864+0.010617+0.006046618=0.058652$$

这里，$P=0.058652$，按 $\alpha=0.05$ 水准，不拒绝 H_0，尚不能认为乙药物的疗效与标准药物有差别。

2. 正态近似法 当 n 较大，p 和 $1-p$ 均不太小，np 和 $n(1-p)$ 均大于 5 时，利用样本率的分布近似正态分布的原理，可做样本率 p 与已知总体率 π_0 的比较，检验统计量

$$z=\frac{p-\pi_0}{\sqrt{\pi_0(1-\pi_0)/n}} \tag{6-13}$$

例6-6 已知某病采用常规治疗的治愈率为 60%。某医生随机抽取 120 名该病患者，改用新疗法治愈 96 人。问新疗法是否优于常规疗法？

本例为单侧检验，记新疗法的治愈率为 π，已知 $\pi_0=0.60$，其检验假设为

$H_0:\pi=0.60$

$H_1:\pi>0.60$

$\alpha=0.05$（单侧）

本例 $n=120$，$p=96/120=0.8$，符合正态近似条件，按式（6-13）有

$$z=\frac{0.80-0.60}{\sqrt{0.60\times(1-0.60)/120}}=4.472$$

查附表 2，t 界值表中 ν 为 ∞ 的一行（单尾），得 $P<0.0005$，按 $\alpha=0.05$ 水准，拒绝 H_0，接受 H_1，可认为新疗法优于常规疗法。

（三）两独立样本率的比较

两独立样本率比较适用于观察性研究中研究对象按某种属性、特征、类别分组，或实验研究中同质受试对象随机分组（完全随机设计）并接受不同的处理，评价指标为二项分类，进行两组率的比较，目的在于对相应的两总体率的差别进行统计推断。设两样本量分别为 n_1 与 n_2，均较大；两样本率分别为 p_1 和 p_2，且 p_1、$1-p_1$ 及 p_2、$1-p_2$ 均不太小；如 n_1p_1、$n_1(1-p_1)$ 及 n_2p_2、$n_2(1-p_2)$ 均大于 5 时，采用正态近似法。检验统计量

$$z=\frac{p_1-p_2}{S_{p_1-p_2}} \tag{6-14}$$

式中
$$S_{p_1-p_2} = \sqrt{\frac{X_1+X_2}{n_1+n_2}\left(1-\frac{X_1+X_2}{n_1+n_2}\right)\left(\frac{1}{n_1}+\frac{1}{n_2}\right)} \tag{6-15}$$

例6-7　为研究某职业人群颈椎患病率的性别差异，随机调查了该职业人群男性 120 人和女性 110 人，检查出男性中有 36 人患有颈椎病，女性中有 22 人患有颈椎病。试做统计推断。

记该职业人群颈椎病患病率男性为 π_1，女性为 π_2，其检验假设为

$H_0: \pi_1 = \pi_2$

$H_1: \pi_1 \neq \pi_2$

$\alpha = 0.05$

本例 $n_1 = 120$，$X_1 = 36$，$p_1 = X_1/n_1 = 36/120 = 0.30$；

$\quad\quad n_2 = 110$，$X_2 = 22$，$p_2 = X_2/n_2 = 22/110 = 0.20$；

按式（6-15）　$S_{p_1-p_2} = \sqrt{\frac{36+22}{120+110}\times\left(1-\frac{36+22}{120+110}\right)\times\left(\frac{1}{120}+\frac{1}{110}\right)} = 0.0573$

代入式（6-14）　$\quad\quad z = \frac{0.30-0.20}{0.0573} = 1.745$

查 ν 为 ∞ 的 t 界值表，得 $0.05 < P < 0.10$，按 $\alpha = 0.05$ 水准，不拒绝 H_0，即尚不能认为该职业人群颈椎病患病率有性别差异。

第二节　负二项分布的概念及其应用

一、负二项分布概率

负二项分布（negative binomial distribution）是一种离散型分布，常用于描述生物的群聚性。医学上可用于描述传染性疾病的分布和致病生物的分布，在毒理学的显性致死试验或致癌试验中也都有应用。

在二项分布中，独立重复试验的次数 n 是固定的。但当 n 不固定，记 $n = X+k$，这里 X 取值是 0，1，2，$\cdots$，而 k 为大于零的常数时，若要求在 $X+k$ 次试验中，出现"阳性"的次数恰好为 X 次的概率分布即是负二项分布。其概率就是负二项式 $\left[\frac{1}{\pi}+\left(1-\frac{1}{\pi}\right)\right]^{-k}$ 的展开式中的一项，计算式用递推式子表示为

$$\begin{cases} P(0) = \pi^k & X=0 \\ P(X) = \dfrac{k+X-1}{X}(1-\pi)P(X-1) & X \geq 1 \end{cases} \tag{6-16}$$

式中 $k>0$，$0<\pi<1$；且有 $\sum P(X) = 1$。

如记负二项分布的均数为 μ，方差为 σ^2，则有

$$\mu = \frac{k(1-\pi)}{\pi} \tag{6-17}$$

$$\sigma^2 = \frac{k(1-\pi)}{\pi^2} = \frac{\mu}{\pi} \qquad (6\text{-}18)$$

若令

$$p = \frac{\mu}{k}, q = 1+p \qquad (6\text{-}19)$$

则式（6-16）等价为

$$\begin{cases} P(0) = q^{-k} & X=0 \\ P(X) = \frac{(k+X-1)p}{Xq}P(X-1) & X \geq 1 \end{cases} \qquad (6\text{-}20)$$

同时，式（6-17）和式（6-18）则变为

$$\mu = kp \qquad (6\text{-}21)$$

$$\sigma^2 = \mu + \frac{\mu^2}{k} \qquad (6\text{-}22)$$

二、负二项分布的参数估计

负二项分布有两个参数即 μ 和 k。由式（6-22）可知，k 值越大，分布的方差与均数的比值就越接近 1；而 k 值越小，分布的方差与均数的比值就越大。为此，可以用 k 值的大小来衡量分布的离散程度即聚集趋向的程度，常称 k 为聚集指数（cluster index）。

负二项分布的参数 μ 一般可用样本均数 $\overline{X}$ 作为其估计值，即 $\mu = \overline{X}$，但参数 k 的估计就复杂一些。关于 k 的估计方法常用的有矩法、零频数法和最大似然法等，这里只介绍矩法。

所谓矩法就是用样本的均数 $\overline{X}$ 和方差 S^2 分别作为负二项分布的均数 μ 和方差 σ^2 的估计值，由式（6-22）即有

$$\hat{k} = \frac{\overline{X}^2}{S^2 - \overline{X}} \qquad (6\text{-}23)$$

式中，$\overline{X} = \dfrac{\sum fX}{n}$，$S^2 = \dfrac{\sum fX^2 - (\sum fX)^2/n}{n-1}$；$f$ 为样本阳性数 X 所对应的频数，n 为观察单位总数。

例6-8　在研究某种毒物的致死作用时，对 60 只雌性小白鼠进行了显性致死实验，得到资料见表 6-1。若该样本计数服从负二项分布，试利用矩法估计其参数 μ 和 k。

表 6-1　不同胚胎死亡数的雌鼠数分布情况

胚胎死亡数（X）	0	1	2	3	4	5	6	合计
雌鼠数（f）	30	14	8	4	2	0	2	60

对于本例，$\sum fX = 30 \times 0 + 14 \times 1 + \cdots + 2 \times 6 = 62$

$$\sum fX^2 = 30 \times 0^2 + 14 \times 1^2 + \cdots + 2 \times 6^2 = 186$$

$$\overline{X} = \frac{62}{60} = 1.033，即 \hat{\mu} = 1.033，S^2 = \frac{186 - 62^2/60}{60 - 1} = 2.067$$

按式（6-23）有 $\hat{k} = \frac{1.033^2}{2.067 - 1.033} = 1.032$

雌鼠染毒后，胚胎平均死亡数为 1.033 只，聚集指数为 1.032。

三、负二项分布的应用

利用负二项分布可描述生物的群聚性，也可用于总体均数的差异比较。

1. 拟合优度检验 通过理论频数与实际频数的比较，对样本分布拟合负二项分布的适合情况进行检验，其思想详见第七章第五节。二项分布与负二项分布的拟合优度检验均可用于研究生物的群聚性。

例 6-9 对例 6-8 的资料，试用矩法进行负二项分布的拟合优度检验。

根据例 6-8 中矩估计法计算的结果，将 $\hat{\mu} = 1.033$，$\hat{k} = 1.032$ 代入式（6-19）有

$$\hat{p} = 1.033/1.032 = 1.001$$
$$\hat{q} = 1 + \hat{p} = 1 + 1.001 = 2.001$$

再将计算的 $\hat{k}$、$\hat{p}$ 及 $\hat{q}$ 值代入式（6-20）即可求得样本计数 X 的概率 $P(X)$，而 $nP(X)$ 就是相应的理论频数 T，利用第七章公式 7-1 进行拟合优度检验，这里的 f 相当于实际频数 A，有关拟合结果见表 6-2。

表 6-2 负二项分布的拟合优度检验结果

胚胎死亡数（X）	雌鼠数 （f）	理论概率 $P(X)$	理论频数 $T = nP(X)$	$\dfrac{(f-T)^2}{T}$
0	30	0.488780	29.32	0.01577
1	14	0.252337	15.14	0.08584
2	8	0.128251	7.70	0.01169
3	4 ⎫	0.064842	3.89 ⎫	
4	2 ⎪ 8	0.032697	1.96 ⎪	0.00082
5	0 ⎬	0.016461	0.99 ⎬	
6	2 ⎭	0.008279	0.50 ⎭	
合计	60	0.991647	59.50	0.11412

在这里，表中最后一项的理论概率实际上是计算的 $X \geq 6$ 所对应的概率，即 $P(X \geq 6) = 1 - \sum_{X=0}^{5} P(X) = 0.008279$。又由于 $X \geq 3$ 的各项所对应的理论频数都小于 5，这应将其合并，共得到比较组数为 4 组。利用 χ^2 检验对实际频数与理论频数进行比较，即对所得样本计数资料做负二项分布的拟合优度检验，其自由度 $\nu =$ （组数-3）。χ^2 值的计算见表 6-2 中的最后一栏。本例拟合优度检验的假设为

H_0：不同胚胎死亡数的雌鼠数分布服从负二项分布

H_1：不同胚胎死亡数的雌鼠数分布不服从负二项分布

$\alpha = 0.10$

$\chi^2 = 0.11412$，$\nu =$ 组数-3 = 4-3 = 1

查 χ^2 界值表得 $0.500 < P < 0.750$。按 $\alpha = 0.10$ 水准，不拒绝 H_0，尚不能认为不同胚胎死亡数的雌鼠数分布服从负二项分布。

2. 两独立样本均数的比较　对服从负二项分布的两个样本均数的比较，目的也是在于推断其所代表的两个总体均数有无差别。具体做法是先将两个样本的原始观察数据按式（6-24）进行转换。然后再利用转换值进行两独立样本均数比较的 t 检验。

$$Y_i = \ln(X_i + 0.5k_c) \tag{6-24}$$

式中 X_i 为每一独立试验的样本计数（即原始观察数据），k_c 为两样本所代表的两负二项分布的参数 k_1 和 k_2 的合并值，采用矩估计法，其计算式为

$$k_c = \frac{\overline{X}_1^2(S_1^2 - \overline{X}_1) + \overline{X}_2^2(S_2^2 - \overline{X}_2)}{(S_1^2 - \overline{X}_1)^2 + (S_2^2 - \overline{X}_2)^2} \tag{6-25}$$

式中，$\overline{X}_1$、S_1^2 是第一个样本计数的均数、方差；$\overline{X}_2$、S_2^2 是第二个样本计数的均数、方差。

例 6-10　在显性致死突变实验中，将同品系的雌鼠随机的分成实验组和对照组，每组各 10 只。实验组动物给予干预，于两组雌鼠受孕后检验各雌鼠的胚胎死亡情况，所得资料见表 6-3 的第（2）、（5）栏。试比较实验组和对照组的胚胎死亡数有无差别。

本例的假设检验为

H_0：实验组和对照组的胚胎死亡数相等

H_1：实验组和对照组的胚胎死亡数不等

$\alpha = 0.05$

对表 6-3 中的第（2）栏求均数、方差有：$\overline{X}_1 = 0.70$、$S_1^2 = 0.90$；而对第（5）栏求均数、方差有：$\overline{X}_2 = 0.40$、$S_2^2 = 0.49$。从而，将其代入式（6-25）计算得到 $k_c = 2.34$。

然后，利用式（6-24）可分别计算出两组的转换值，见表 6-3 中的第（3）栏和第（6）栏。最后，对第（3）栏和第（6）栏这两组数据进行 t 检验。

表 6-3　两组雌鼠的胚胎死亡数及其转换值

实验组			对照组		
雌鼠编号 （1）	胚胎死亡数（X_i） （2）	转换值（Y_i） （3）	雌鼠编号 （4）	胚胎死亡数（X_i） （5）	转换值（Y_i） （6）
1	0	0.1570	1	0	0.1570
2	0	0.1570	2	2	1.1537
3	1	0.7747	3	1	0.7747
4	0	0.1570	4	0	0.1570
5	0	0.1570	5	0	0.1570
6	1	0.7747	6	0	0.1570
7	3	1.4279	7	0	0.1570
8	0	0.1570	8	1	0.7747
9	1	0.7747	9	0	0.1570
10	1	0.7747	10	0	0.1570
合计	7	5.3117		4	3.8021

通过计算得到所求的 t 值（具体过程从略）为 $t = 0.827$。这里，自由度 $\nu = 20 - 2 = 18$，查 t 界值表得 $0.40 < P < 0.50$。按 $\alpha = 0.05$ 水准，不拒绝 H_0，尚不能认为实验组和对照组胚胎死亡数有差别。

第三节　Poisson 分布的概念及其应用

一、Poisson 分布概率

Poisson 分布（Poisson distribution）可看作是二项分布的一种极限情况，即在总体率 π 很小，而样本量（试验次数）n 趋向于无穷大时，二项分布近似于 Poisson 分布。服从 Poisson 分布的随机变量 X，其取值范围为 0，1，2，…，相应的概率

$$P(X) = \frac{e^{-\mu}\mu^X}{X!} \tag{6-26}$$

式中，$e = 2.71828$ 为自然对数的底，是常数；μ 为总体均数（$\mu > 0$），也称 Poisson 分布的参数。X 服从以 μ 为参数的 Poisson 分布，记作 $X \sim P(\mu)$。

Poisson 分布应用条件与二项分布相同。若 $X \sim P(\mu)$，则有 $\sum_{X=0}^{\infty} P(X) = 1$。由式（6-26）

得递推公式

$$\begin{cases} P(0) = e^{-\mu} \\ P(X+1) = \dfrac{\mu}{X+1}P(X) \qquad X = 0,1,2,\cdots \end{cases} \qquad (6-27)$$

Poisson 分布现已发展成为描述罕见事件发生规律性的一种重要分布。它可用来分析医学上诸如人群中遗传缺陷、癌症等非传染性疾病的发病程度，也可用于研究单位时间、单位空间、单位容积内某稀有事件发生次数的分布，如分析单位时间中放射性脉冲数、单位面积或容积内细菌数，单位空间中粉尘颗粒数、某种昆虫或野生动物数等的分布。

二、Poisson 分布的适用条件

假定在规定的观测单位内某事件（如"阳性"）平均发生次数为 μ，且该规定的观测单位可等分为充分多的 n 份，其样本计数为 X。则在满足下面 3 个条件时，有 $X \sim P(\mu)$。

1. 普通性　在充分小的观测单位上 X 的取值最多为 1。就是说在试验次数 n 足够大时，每次试验可看作是一个"充分小的观测单位"，且每次试验只会发生两种互斥的可能结果之一（阳性或阴性），这样阳性数 X 的取值最多为 1。

2. 独立增量性　在某个观测单位上 X 的取值与其他各观测单位上 X 的取值无关，即各次试验彼此独立。

3. 平稳性　X 的取值只与观测单位的大小有关，而与观测单位的位置无关。就是说每一次试验阳性事件发生的概率都应相同，为 $\pi = \mu/n$，这样阳性数 X 的取值只与重复试验的次数有关，合计的阳性数，可看作是大量独立试验的总结果。

医学研究中，一些不具传染性、无永久免疫、无遗传性且发病率 π 很低的疾病，在人群中的发病人数 X 往往近似满足上述 3 个条件。因为，若目标人群的人口数 n 很大，每个人相当于一个充分小的观测单位，观测每个人的发病情况可看作是一次"试验"，观测到的结果是发病或不发病，这样 X 的取值最多为 1，即满足"条件 1"；所研究的疾病无传染性、无遗传性，每个人发病与否互不影响，是相互独立的，即满足"条件 2"；所研究的疾病无永久性免疫，每个人发病的概率可看作相同，都是 π，n 个人的发病情况相当于 n 次独立的重复试验，这样 X 的取值只与观测人数的多少有关，为合计的阳性数，即满足"条件 3"。因此，发病人数 X 服从以 $\mu = n\pi$ 为参数的 Poisson 分布。

对于研究规定时间、空间或容积内某罕见事件（如放射性脉冲或细菌、粉尘颗粒等）发生数的分布，假定事件的发生分布均匀，此时，样本计数 X 也往往满足上述 3 个条件而服从 Poisson 分布。以研究空气中均匀分布的粉尘颗粒为例，将所规定的空间（如 1 立升）等分成 n 份，当 n 足够大时，可得到一系列充分小的观测单位。在每一个充分小的观测单位内或有粉尘颗粒或无粉尘颗粒，这样 X 的取值最多为 1，即满足"条件 1"；在不同小份的观测单位内粉尘颗粒出现与否互不影响彼此独立，即满足"条件 2"；由于空气中粉尘颗粒的分布是均匀的，每立升空气中的平均粉尘颗粒数为 μ，因此，在每一小份观测单位内粉尘颗

粒出现的概率都相同，均为小概率 μ/n，这样，X 的取值只与观测的空间大小有关，可看作是构成观测空间的各小份观测单位内粉尘颗粒的合计数，即满足"条件 3"。此时，规定空间内所实际观测到的空气中粉尘颗粒发生数 $X \sim P(\mu)$。

三、Poisson 分布的性质

1. 总体均数 μ 与总体方差 σ^2 相等是 Poisson 分布的重要特性。

2. 当 n 很大、而 π 很小，且 $n\pi = \mu$ 为常数时，二项分布近似 Poisson 分布。

3. 当 μ 增大时，Poisson 分布渐近正态分布。一般而言，$\mu \geqslant 20$ 时，Poisson 分布资料可按正态近似原理处理。

4. Poisson 分布观察结果具有可加性。即对于服从 Poisson 分布的 m 个相互独立的随机变量 X_1，X_2，$\cdots$，X_m，它们之和也服从 Poisson 分布，且其均数为这 m 个随机变量的均数之和。

5. Poisson 分布的图形　不同的 μ 对应不同的 Poisson 分布，μ 的大小决定了 Poisson 分布的图形特征（图 6-3）。

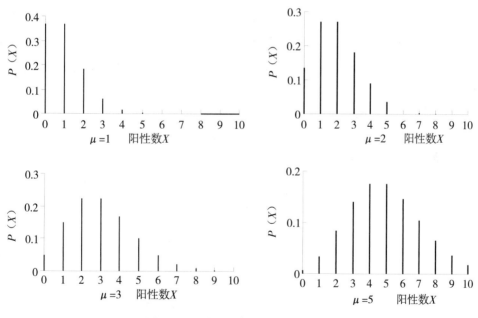

图 6-3　不同 μ 取值时的 Poisson 分布

μ 越小，分布越偏；μ 越大，Poisson 分布越渐近正态分布。当 $\mu \leqslant 1$ 时，随 X 取值增大，$P(X)$ 值反而变小；当 $\mu > 1$ 时，随 X 取值增大，$P(X)$ 值先增大而后变小。同时，若 μ 是整数，则 $P(X)$ 在 $X = \mu$ 和 $X = \mu - 1$ 处取得最大值；若 μ 是非整数，则 $P(X)$ 在 $X = [\mu]$ 处取得最大值。这里，$[\mu]$ 表示 μ 的取整函数。

四、Poisson 分布的应用

（一）总体均数的区间估计

对于服从 Poisson 分布的样本资料，估计其总体均数的 $1-\alpha$ 置信区间，方法有：

1. 查表法 样本计数 $X \leqslant 50$ 时，可直接查 Poisson 分布均数置信区间表（附表6）。

例 6-11 某工厂在环境监测中，对一实施了技术改造的生产车间做空气中粉尘浓度的检测，1 立升空气中测得粉尘粒子数为 21。假定车间空气中的粉尘分布均匀，试估计该车间平均每立升空气中所含粉尘颗粒数的 95% 置信区间和 99% 置信区间。

本例，$X=21$，查附表6，该车间平均每立升空气所含粉尘颗粒数的 95% 置信区间为 13.0~32.0；99% 置信区间为 11.0~35.9。

2. 正态近似法 当 $X>50$ 时，可采用正态近似法估计总体均数的 $1-\alpha$ 置信区间。

$$X \pm z_{\alpha/2}\sqrt{X} \tag{6-28}$$

例 6-12 某研究所对职业人群的健康调查，抽样调查得该职业人群胃癌的发病率为 80.0/万，试据此估计该职业人群胃癌发病率的 95% 和 99% 置信区间。

本例中以 1 万人为一观测单位，当 $X=80$、$\alpha=0.05$ 时，代入式（6-28）计算 95% 置信区间为 $80 \pm 1.96\sqrt{80}$，即该职业人群胃癌发病率的 95% 置信区间为 62.47/万~97.53/万；当 $X=80$、$\alpha=0.01$ 时，同理 99% 置信区间为 $80 \pm 2.58\sqrt{80}$，该职业人群胃癌发病率的 99% 置信区间为 56.92/万~103.08/万。

（二）单样本均数的比较

在单纯随机抽样中获得的样本均数与已知总体均数比较，已知的总体均数可以是标准值、理论值、大量研究的稳定值。

1. 直接法 当总体均数 $\mu<20$ 时，可采用直接计算概率的方式对样本均数与已知总体均数间的差别进行统计推断，即对以样本计数 X 为代表的总体率 π 与已知的总体率 π_0 进行比较。

例 6-13 一般人群先天性心脏病的发病率为 8‰，某研究者为探讨母亲吸烟是否会增加其子代先天性心脏病的发病危险，对一群 20~25 岁有吸烟嗜好的孕妇进行了生育监测，在生育的 120 名小孩中，经筛查有 4 人患先天性心脏病，试作统计推断。

对于这样一种低发病率的样本计数 X 可看作服从 Poisson 分布。

$H_0: \pi = 0.008$，即母亲吸烟不会增大子代先天性心脏病的发病危险

$H_1: \pi > 0.008$，即母亲吸烟会增大子代先天性心脏病的发病危险

$\alpha=0.05$（单侧）

本例，$n=120$，$\mu_0 = n\pi_0 = 120 \times 0.008 = 0.96$

$$P(X \geqslant 4) = 1 - \sum_{X=0}^{3} P(X) = 1 - \sum_{X=0}^{3} \frac{e^{-0.96} \times 0.96^X}{X!} = 0.016633$$

这里可看成从 $H_0: \pi = 0.008$ 的总体作 $n = 120$ 的随机抽样，得阳性数至少为 4 的概率 $P(X \geq 4) = 0.016633$，可视为小概率事件，即按 $\alpha = 0.05$ 水准，拒绝 H_0，接受 H_1，即认为母亲吸烟可能会增大其子代先天性心脏病发病的危险。

与二项分布类似，若样本阳性计数 $X = k$，已知总体率为 π_0（或者已知总体均数为 μ_0）。在应用 Poisson 分布的直接计算概率法进行单侧检验时，若是要回答"优"或"高"的问题，即备择假设 $H_1: \mu > \mu_0$（或者 $H_1: \pi > \pi_0$），则所要计算的单侧概率 $P = P(X \geq k)$；若是要回答"差"或"低"的问题，即备择假设 $H_1: \mu < \mu_0$（或者 $H_1: \pi < \pi_0$），则所要计算的单侧概率 $P = P(X \leq k)$。对于双侧检验，由于要回答的是"有无差别"，即备择假设 $H_1: \mu \neq \mu_0$（或者 $H_1: \pi \neq \pi_0$），因此，所要计算的双侧概率 $P = P(X = k) + \sum P(X = i)$，其中 i 满足 $P(X = i) < P(X = k)$。

2. 正态近似法　一般当 $\mu \geq 20$ 时，可用正态分布来近似。样本计数 X 与已知总体均数 μ_0 的比较，检验统计量

$$z = \frac{X - \mu_0}{\sqrt{\mu_0}} \qquad (6-29)$$

例 6-14　已知某种非传染性疾病在一般人群中的发生率为 $6.5\permil$。为评价污染地区该疾病发生率是否高于一般人群，某研究者随机调查了该污染地区 1 万人，有 95 人发病。试做统计推断。

可认为该地人群中此种非传染性疾病发生数服从 Poisson 分布，$n = 10000$，$X = 95$，$\pi_0 = 6.5\permil$，$\mu_0 = n\pi_0 = 10000 \times 6.5\permil = 65$。

$H_0: \pi = \pi_0$

$H_1: \pi > \pi_0$

$\alpha = 0.05$（单侧）

按式（6-19）

$$z = \frac{95 - 65}{\sqrt{65}} = 3.721$$

查 t 界值表，得 $P < 0.0005$，按 $\alpha = 0.05$ 水准，拒绝 H_0，接受 H_1，即可认为该污染区这种非传染性疾病的发生率比一般人群高。

（三）两独立样本 Poisson 分布均数的比较

服从 Poisson 分布的两个样本均数的比较，目的在于推断两样本所代表的两总体均数是否有差别。设两个样本计数分别为 X_1 和 X_2，当 X_1 和 X_2 均较大（一般要求 $X_1 + X_2 \geq 20$）时，可采用正态近似法进行比较。

1. 两个样本的观测单位数相等，即 $n_1 = n_2$。

$$z = \frac{X_1 - X_2}{\sqrt{X_1 + X_2}} \qquad (6-30)$$

2. 两个样本的观测单位数不相等，即 $n_1 \neq n_2$。

$$z = \frac{\overline{X_1} - \overline{X_2}}{\sqrt{\dfrac{X_1}{n_1^2} + \dfrac{X_2}{n_2^2}}} \tag{6-31}$$

式中，$\overline{X_1} = \dfrac{X_1}{n_1}$ 及 $\overline{X_2} = \dfrac{X_2}{n_2}$ 分别为两样本各观测单位内稀有事件的平均计数，检验统计量 z 近似服从标准正态分布。

例 6-15 今有甲乙两种溶液，经细菌学检测，发现平均每毫升含有细菌数甲溶液为 82 个，乙溶液为 62 个。试比较这两种溶液平均每毫升所含细菌数有无差别？

本例两种溶液中的细菌数可以认为服从 Poisson 分布，观测单位数相等。两样本计数分别记为 $X_1 = 82$ 和 $X_2 = 62$。代入式（6-30）计算检验统计量。

$H_0 : \mu_1 = \mu_2$，即甲乙两种溶液中平均每毫升所含细菌数相等

$H_1 : \mu_1 \neq \mu_2$，即甲乙两种溶液中平均每毫升所含细菌数不相等

$\alpha = 0.05$

$$z = \frac{82 - 62}{\sqrt{82 + 62}} = 1.667$$

查附表 2，得 $0.05 < P < 0.10$，按 $\alpha = 0.05$ 水准，不拒绝 H_0，即尚不能认为这两种溶液平均每毫升所含细菌数有差别。

例 6-16 某研究者为分析某罕见的非传染性疾病发病的地域差异，对甲地区连续观测了 4 年，发现有 32 人发病；对乙地区连续观测了 3 年，发现有 12 人发病。假定甲、乙两地区在观测期内的人口构成相同，人口基数相近且基本不变，试做统计推断。

例中疾病的发病人数可认为服从 Poisson 分布，但对甲地区连续观测了 4 年（$n_1 = 4$），而对乙地区只连续观测了 3 年（$n_2 = 3$），即两个样本的观测时间单位数不相等。甲、乙两地区在观测期内的发病人数分别记为 $X_1 = 32$ 和 $X_2 = 12$。代入式（6-31）计算检验统计量。

$H_0 : \mu_1 = \mu_2$，即甲乙两地该种疾病发生的总体均数相等

$H_1 : \mu_1 \neq \mu_2$，即甲乙两地该种疾病发生的总体均数不相等

$\alpha = 0.05$

$$z = \frac{\dfrac{32}{4} - \dfrac{12}{3}}{\sqrt{\dfrac{32}{4^2} + \dfrac{12}{3^2}}} = 2.191$$

查附表 2，得 $0.02 < P < 0.05$，按 $\alpha = 0.05$ 水准，拒绝 H_0，接受 H_1，可认为甲乙两地该种疾病年发生数不等，甲地高于乙地。

小　结

1. 二项分布、负二项分布和 Poisson 分布是医学研究中较为常用的 3 种离散型分布，二项分布可用于总体率的区间估计、样本率与总体率的比较，两独立样本率的比较等。负二项分布可描述生物的群聚性，也可用于总体均数的差异比较。Poisson 分布用于总体均数的区间估计、单样本均数的比较，两独立样本 Poisson 分布均数的比较等。

2. 当 n 较大，π 不接近 0 或 1 时，二项分布 $B(n, \pi)$ 近似正态分布 $N(n\pi, n\pi(1-\pi))$，而相应样本率 p 的分布也近似正态分布 $N(\pi, \sigma_p^2)$。当 n 很大，π 很小，且 $n\pi = \mu$ 为常数时，二项分布近似 Poisson 分布。当 Poisson 分布 $\mu \geq 20$ 时，Poisson 分布渐近正态分布。

（尹　平）

作者简介　**尹　平**　博士，华中科技大学公共卫生学院生物统计学教授、博士生导师。现为国家药品食品监督管理总局药品审评咨询专家、仿制药质量和疗效一致性评价专家委员会委员，中国卫生信息学会统计理论与方法专业委员会副主任委员、武汉市预防医学会卫生信息统计专业委员会主任委员、国际生物统计学会中国分会（IBS-CHINA）常务理事、中华预防医学会卫生统计专业委员会常务委员。长期从事生物统计学的教学与研究工作。主要研究方向：生物统计学方法及其应用、人群健康促进与评价。主编或副主编全国规划教材 4 部，主持自然基金面上项目及国家级课题 10 余项，发表 SCI 论文 30 余篇。担任《中国卫生统计》《中华小儿外科杂志》《医药导报》《中国临床药理学与治疗学》《中华物理医学与康复杂志》《微循环学杂志》的编委及 *Cancer Research Frontiers*、*Biostatistics & Epidemiology*、*Journal of Advanced Statistics*、*BMC Public Health* 等国际学术期刊的审稿人。

第七章　χ^2 检 验

> **重点掌握：**
> 1. χ^2 检验的基本思想。
> 2. 两独立样本和配对设计四格表资料 χ^2 检验的步骤及应用条件。
> 3. 行×列表资料的 χ^2 检验及应用中应注意的问题。

χ^2 检验（Chi-square test）由英国统计学家 K. Pearson（1857~1936）于 1900 年首次提出，是一种应用范围广泛的假设检验方法。本章主要介绍分类资料的假设检验，包括两个及两个以上独立样本率或构成比的比较，配对设计两样本率的比较，两分类变量间关联性分析，百分率线性趋势检验及频数分布的拟合优度 χ^2 检验等。

第一节　两独立样本率比较

两独立样本包括观察性研究中研究对象按某种属性、特征、类别分组，或实验研究中同质受试对象随机分组（完全随机设计）并接受不同处理的研究设计。如果比较的指标为二项分类变量，除可用上章二项分布假设检验的方法外，也可采用本章介绍的 χ^2 检验进行两组率的比较，旨在推论两样本率所代表的两总体率是否不等。两独立样本率的比较在医学研究中较为多见，下面以实例介绍 χ^2 检验的基本思想。

一、χ^2 检验的基本思想

例 7-1　某神经内科医师欲比较甲、乙两种药治疗脑血管栓塞病人的疗效，将病情、病程相近且满足试验入选标准的 156 例脑血管栓塞患者随机分为两组，结果见表 7-1。问两药治疗近期有效率是否有差别？

表 7-1　两药治疗脑血管病有效率比较

药物	有效	无效	合计	有效率（%）
甲	73（65.7）	9（16.3）	82	89.02
乙	52（59.3）	22（14.7）	74	70.27
合计	125	31	156	80.13

注：括号内为理论频数

两样本率比较资料，经整理有 4 个基本数据，可用表 7-1 来描述。本例中 a、b、c、d 4 个实际数分别为 73、9、52 和 22，其余数据均可由这 4 个数据推算出来，习惯上将这种资料形式称为四格表（fourfold table）。四格表资料一般用于两组处理结果的比较，且每组在接受处理后只产生相互对立的两种结果，如生存与死亡、有效与无效、患病与未患病、检出阳性与阴性等。

a	b
c	d

χ^2 检验遵循假设检验的基本思想，是指在建立零假设基础上计算统计量 χ^2 值，根据其统计量在其特定分布中的位置确定概率，并做出统计推断。χ^2 统计量记作式（7-1），服从自由度为 $\nu=(R-1)(C-1)$ 的 χ^2 分布。

$$\chi^2 = \sum \frac{(A - T)^2}{T} \tag{7-1}$$

式中，A：实际频数（actual frequency）；T：理论频数（theoretical frequency）。

$$T_{RC} = \frac{n_R n_C}{n} \tag{7-2}$$

式中，T_{RC}：第 R 行（row）第 C 列（column）格子的理论频数；n_R：第 R 行合计数；n_C：第 C 列合计数；n：总例数。

例 7-1 中，根据检验假设 H_0：$\pi_1 = \pi_2$，即假设两药近期有效率相同，则可推算出理论频数 T_{RC}，本例算得理论上的两药平均有效率估计值为 125/156 = 80.13%。甲药 82 人中理论上讲有效人数为 65.7 人（82×80.13% = 65.7），其他格的理论频数均可用式（7-2）求得，详见表 7-1 括号内数字。

若检验假设 H_0 成立，则实际频数与理论频数相差就不应该很大，因而算出的 χ^2 值也不会很大，即出现较大 χ^2 值的概率 P 很小。若 $P \leqslant \alpha$，则可认为 A 与 T 的差别已超出了抽样误差可以解释的范围，即有理由怀疑 H_0 的正确性，继而拒绝 H_0，接受其对立假设 H_1，即 $\pi_1 \neq \pi_2$。若 $P > \alpha$，则尚无充分理由拒绝 H_0。

可见 χ^2 值的大小反映了实际频数和理论频数吻合的程度。若 A 与 T 相差较大，且在相应的理论数中所占比重越大，χ^2 值就越大。

统计量 χ^2 值会随着格子数的增加而变大，即 χ^2 值的大小不仅与实际频数和理论频数的偏离程度有关，还与自由度有关。χ^2 检验的自由度是指在周边合计固定不变的条件下，表内全部格子数据中可以自由取值的格子数，自由度 $\nu=(R-1)(C-1)$。四格表自由度为 1。获得 χ^2 统计量后，按相应自由度查 χ^2 界值表确定 P 值范围，做出推断结论。

例 7-1 资料 χ^2 检验步骤：

H_0：两种药物的总体有效率相同，即 $\pi_1 = \pi_2$

H_1：两种药物的总体有效率不同，即 $\pi_1 \neq \pi_2$

$\alpha = 0.05$

将 A 与 T 值代入式（7-1），

$$\chi^2 = \frac{(73-65.7)^2}{65.7} + \frac{(9-16.3)^2}{16.3} + \frac{(52-59.3)^2}{59.3} + \frac{(22-14.7)^2}{14.7} = 8.59$$

$$\nu = (2-1)(2-1) = 1$$

查 χ^2 界值表（附表7），$\chi^2_{0.005,1} = 7.88$，得 $P < 0.005$，按 $\alpha = 0.05$ 水准，拒绝 H_0，接受 H_1，差别有统计学意义，可认为两药有效率有差别，甲药治疗脑血管栓塞近期有效率比乙药高 18.75%。

二、Pearson 专用公式

为了省去多个理论频数的计算，四格表资料还可代入专用公式（7-3）计算

$$\chi^2 = \frac{(ad-bc)^2 n}{(a+b)(c+d)(a+c)(b+d)} \tag{7-3}$$

式中，a、b、c、d：四格表基本数据。例7-1数据代入式（7-3）

$$\chi^2 = \frac{(73 \times 22 - 9 \times 52)^2 \times 156}{82 \times \times 74 \times 125 \times 31} = 8.59$$

计算结果和结论均同前。

三、Yates 连续性校正

统计学家 Yates F（1934）认为，χ^2 分布是一种连续型分布，而表中分类变量数据表现为离散型随机变量，由此所得 χ^2 值与 χ^2 统计量的连续型分布有偏离，为此 Yates 提出连续性校正（correction for continuity），也称 Yates 校正（Yates's correction）。在四格表资料分析时，当 $n \geqslant 40$，但有 $1 < T < 5$ 时，建议计算连续性校正 χ^2 值。校正 χ^2 值计算公式见（7-4）和（7-5）。

$$\chi_c^2 = \sum \frac{(|A-T|-0.5)^2}{T} \tag{7-4}$$

$$\chi_c^2 = \frac{(|ad-bc|-n/2)^2 n}{(a+b)(c+d)(a+c)(b+d)} \tag{7-5}$$

当 $n < 40$，或有 $T \leqslant 1$ 时，或当所得 P 接近于 α，最好改用 Fisher 确切概率法。

例7-2　某医师采用复方氨基酸胶囊治疗肝硬化病人，观察两组病人治疗前后谷丙转氨酶（ALT）的变化，数据见表7-2，试比较治疗后两组患者病情改善率是否有差别。

表 7-2 复方氨基酸胶囊对肝硬化病人病情改善效果分析

治 疗	改 善	未改善	合 计	改善率（%）
复方氨基酸胶囊组	23（20.24）	2（4.76）	25	92.00
普通氨基酸胶囊组	11（13.76）	6（3.24）	17	64.71
合 计	34	8	42	80.95

注：括号内为理论频数

H_0：两组病人的总体改善率相同，即 $\pi_1 = \pi_2$

H_1：两组病人的总体改善率不同，即 $\pi_1 \neq \pi_2$

$\alpha = 0.05$

例中，因为有 $1<T<5$ 情况，$n=42$ 大于 40，故应计算连续性校正 χ^2 值，

$$\chi_c^2 = \frac{\left(\mid 23\times6-2\times11 \mid - \frac{42}{2} \right)^2 \times 42}{25\times17\times34\times8} = 3.28$$

按 $\nu=1$ 查 χ^2 界值表，得 $0.05<P<0.1$，按 $\alpha=0.05$ 水准，不拒绝 H_0，尚不能认为复方氨基酸胶囊对肝硬化病人 ALT 的改善作用与普通氨基酸胶囊有差异。

若不采用校正公式计算，则 $\chi^2=4.89$，大于 $\chi_{0.05,1}^2=3.84$，$P<0.05$，所得结论恰好相反。关于 χ^2 检验 Yates 校正学术界一直有争议。有学者认为，校正可以使 χ^2 统计量抽样分布的连续性和平滑性得以改善；而另有学者认为 Yates 校正"过分保守"或"矫枉过正"；也有学者认为，Yates 校正的作用在于补上了超几何分布近似正态分布时被漏掉的近似概率，被误认为是"保守"的或被夸大了的。尽管如此，若遇到校正与不校正的结果相互矛盾时绝大多数学者更推崇，选用四格表资料的确切概率法较妥。

四、Fisher 确切概率法

四格表资料比较中，当 $n<40$ 或 $T\leqslant1$，或用其他检验方法所得的概率接近检验水准时，应改用 2×2 表的确切概率法（exact probabilities in 2×2 table）。本法非 χ^2 检验的范畴，但可作为四格表资料 χ^2 检验应用的补充，它是一种更稳健的统计方法，过去因手工计算难度大，难以对大样本数据进行计算，而当满足相应条件时，用 χ^2 或校正 χ^2 计算简便且结果近似。目前，计算机和统计软件的普及，使计算难题得以解决，所以，当不同方法结果不一致时，应优先考虑 Fisher 确切概率法的结果。

Fisher 确切概率法的基本思想是：在四格表周边合计频数固定不变的条件下，变动 4 个格子内的实际频数，列出所有可能组合的四格表。各组合四格表的概率服从超几何概率分布（hyper geometric distribution），可按式（7-6）计算任一组合四格表的概率。

$$P_{(i)} = \frac{(a+b)!(c+d)!(a+c)!(b+d)!}{a!b!c!d!n!} \tag{7-6}$$

式中，i：为不同组合四格表的序号；a、b、c、d：该组合四格表的实际频数；n：总例数。

假设检验时，超几何分布尾部累计概率的计算可遵循下述规则：首先计算所有组合四格表的超几何分布概率 P_i，实际样本四格表的超几何分布概率记为 P_0。若为单侧检验，取一侧 $P_i \leqslant P_0$ 的各组合四格表概率之和为假设检验单侧 P 值。若为双侧检验，则取两侧 $P_i \leqslant P_0$ 的所有组合四格表累积概率为双侧 P 值；最后依预先设定的检验水准，做出统计推断结论。

例 7-3 为了解某抗癌药的毒性，将 30 只大鼠随机分为两组，甲组 20 例，每天注射的剂量为 2ml；乙组 10 例，每天的注射剂量为 4ml。整理一个疗程后的试验结果见表 7-3。问不同剂量注射组大鼠死亡率是否有差别？

表 7-3 大鼠注射不同剂量某抗癌药死亡率的比较

剂量组	死亡	生存	合 计	死亡率（%）
2ml	3	17	20	15.0
4ml	6	4	10	60.0
合 计	9	21	30	30.0

本例 $n < 40$，宜选用四格表确切概率法，检验步骤为：

H_0：两剂量组大鼠死亡率相等，即 $\pi_1 = \pi_2$

H_1：两剂量组大鼠死亡率不等，即 $\pi_1 \neq \pi_2$

$\alpha = 0.05$

在样本四格表周边合计固定条件下，变动 a、b、c、d 4 个数据的数值，可以得到所有可能组合的四格表，四格表个数为"周边合计中最小数 +1"，本例可列出 $9 + 1 = 10$ 个四格表，依次为：

9	11		8	12		7	13		6	14		5	15
0	10		1	9		2	8		3	7		4	6

序号: （1） （2） （3） （4） （5）

P_i: 0.011740 0.088047 0.243822 0.325096 0.227567

4	16		3	17		2	18		1	19		0	20
5	5		6	4		7	3		8	2		9	1

序号: （6） （7） （8） （9） （10）

P_i: 0.085338 0.016733 0.001594 0.000063 0.000000

计算各组合四格表的超几何分布概率 P_i 值。序号为 7 为实际样本的四格表，按式 (7-6) 计算各组合四格表的概率 $P_{(i)}$。原四格表 (7) 的概率为：

$$P_0 = P_{(7)} = \frac{20! \times 10! \times 9! \times 21!}{3! \times 17! \times 6! \times 4! \times 30!} = 0.016733$$

依此类推，$P_{(1)}$、$P_{(2)}$、$P_{(3)}$、$P_{(4)}$、$P_{(5)}$、$P_{(6)}$、$P_{(8)}$、$P_{(9)}$、$P_{(10)}$ 的超几何分布概率见第 P_i 行。

本例满足 $P_i \leq P_0$ 的四格表包括 (1)、(7)、(8)、(9)、(10) 表，其概率总和

$$\begin{aligned} P &= P_{(1)} + P_{(7)} + P_{(8)} + P_{(9)} + P_{(10)} \\ &= 0.11740 + 0.016733 + 0.001594 + 0.000063 + 0.000000 \\ &= 0.03013 \end{aligned}$$

按 $\alpha = 0.05$ 水准，拒绝 H_0，接受 H_1，可认为两组死亡率有差异，4ml 注射量大鼠的死亡率较 2ml 注射量高 45%。

若该问题为"4ml 注射量大鼠的死亡率是否高于 2ml 注射量?"，则可进行单侧检验，满足 $P_i \leq P_0$ 单侧检验的四格表包括 (7)、(8)、(9)、(10) 表，其概率总和 $P = P_{(7)} + P_{(8)} + P_{(9)} + P_{(10)} = 0.01839$

第二节 配对设计四格表资料 χ^2 检验

一、配对设计资料特征

对同一观察单位采用两种方法检测，若检测结果为二项分类，可将两法结果交叉整理为配对四格表（表7-4）。

表7-4 配对设计四格表资料形式

甲	乙		合计
	+	−	
+	a	b	$a+b$
−	c	d	$c+d$
合计	$a+c$	$b+d$	n

例7-4 为了研究钼靶和超声对乳腺癌的检出能力，将病理确诊且术前均曾采用钼靶（甲法）和超声（乙法）检查的 257 例乳腺癌患者的资料。其中，钼靶检出率 79.8%、超声检出率 54.9%，结果整理见表7-5，问两种方法检出率是否有差别？

表 7-5 两种方法的检验结果

钼靶（甲法）	超声（乙法）		合计
	+	−	
+	130	75	205
−	11	41	52
合计	141	116	257

表 7-5 为单样本按两种处理交叉分类整理的配对设计四格表资料，每种处理的观察结果只有两种可能（阴性或阳性）。从检查结果来看，共有 4 种情形，即两种方法检测结果均为阳性（甲$_+$乙$_+$）、两种方法检测结果均为阴性（甲$_-$乙$_-$）、一种方法阳性另一种方法阴性（甲$_+$乙$_-$；甲$_-$乙$_+$）。其中 a，d 为两法检测结果一致的情况，我们只对检查结果不一致的格子进行检验，可采用 McNemar 检验（McNemar's test）。

二、McNemar 检验

配对设计四格表资料当 $b+c \geqslant 40$ 时，其检验假设 H_0 为总体 $B=C$，专用公式：

$$\chi^2 = \frac{(b-c)^2}{b+c} \qquad \nu=1 \tag{7-7}$$

H_0：两总体 $B=C$，即两种方法的总体检出率相同
H_1：两总体 $B \neq C$，即两种方法的总体检出率不同
$\alpha = 0.05$。
已知 $b=75$，$c=11$，$b+c=86$，代入式（7-7）

$$\chi^2 = \frac{(75-11)^2}{75+11} = 47.63$$

查 χ^2 界值表，得 $P<0.005$，按 $\alpha=0.05$ 水准，拒绝 H_0，接受 H_1，差别有统计学意义，故可认为两种方法的检出率不同，钼靶检出率较超声高 24.9%。

在缺乏（特设的或隐含的）金标准的情况下，要慎用配对设计的 McNemar 检验，因为两种检测方法都有较高的假阳性率和假阴性率。该法一般用于样本含量适中的资料，因本法仅考虑两法检测结果不一致的情况（b、c），而未考虑两法检测结果一致的情况（a、d）。所以当 n 很大，两法检测一致率较高，且 b 和 c 相对较小时，即使 McNemar 检验有统计学意义时，其实际意义往往也不大。

当 $25 \leqslant b+c<40$ 时，采用 McNemar 检验分析配对设计四格表资料，需做连续性校正。

$$\chi^2 = \frac{(|b-c|-1)^2}{b+c} \tag{7-8}$$

三、配对设计四格表资料确切概率计算

当 $b+c<25$ 时，应改用确切概率法（exact probabilities）。

例 7-5 将 39 例疑似呼吸系统支原体感染患者的血液，分别用冷凝集法及抗体检测法确定是否有支原体感染，实验结果见表 7-6。试分析两种方法的检测结果是否有差异。

表 7-6 两种方法检测结果

冷凝集法	抗体法		合计
	+	−	
+	16 (a)	12 (b)	28
−	3 (c)	8 (d)	11
合计	19	20	39

应用二项分布概率计算法，取 $k=\min\ (b,\ c)$。在 H_0：两总体 $B=C$，即两种方法检出不一致情况出现的概率相同（$\pi_{+-}=\pi_{-+}=\pi=0.5$）。对单侧检验 P 值为二项分布 $B\ (B+C,\ 0.5)$ 中 $X\leqslant k$ 的概率，即

$$P = P(X \leqslant k) = \sum_{i=0}^{k} C_{b+c}^{i} \times 0.5^{b+c} \qquad (7-9)$$

例中 $b+c=12+3=15$，$k=\min\ (b,\ c)\ =3$。所以本例 P 值应为：

$$
\begin{aligned}
P &= \sum_{i=0}^{k} C_{b+c}^{i} \times 0.5^{b+c} = \sum_{i=0}^{3} C_{15}^{i} \times 0.5^{15} \\
&= 0.5^{15} \times (C_{15}^{0} + C_{15}^{1} + C_{15}^{2} + C_{15}^{3}) \\
&= 3.05 \times 10^{-5} \times (1 + 15 + 105 + 455) \\
&\approx 0.0176
\end{aligned}
$$

因 $\pi=0.5$，二项分布双尾面积对称，因此，双侧检验的概率为单侧检验概率的 2 倍，即

$$P = 2 \sum_{i=0}^{k} C_{b+c}^{i} \times 0.5^{b+c} = 0.0352 \qquad (7-10)$$

第三节　行×列表资料 χ^2 检验

表 7-1 两个率的比较，是最简单的一种 $R×C$ 表。若分组和分类变量（分析变量）水平数大于 2 时，可能出现以下多种情况，如分组变量水平数为 R 行，分析变量水平数为 2（如例 7-6 多行两列表）的多组率比较；分组变量水平数为 2，分析变量水平数 C 列（如例 7-7

两行多列表）的两组构成分布比较；分组变量水平数及反应变量水平数均大于 2（如例 7-8 $R \times C$ 表），根据分组与分类变量是无序还是有序又分为双向无序、单向有序和双向有序三种情况，若为双向无序分类资料，可采用下面介绍的多行多列表（$R \times C$ 表）资料比较，其他两种情况分析方法见第八章和第九章。

$R \times C$ 表 χ^2 检验专用公式（7-11），同样适用于四格表资料。

$$\chi^2 = n \left(\sum \frac{A^2}{n_R n_C} - 1 \right) \qquad (7-11)$$

式中符号意义与式（7-1）和式（7-2）相同。

一、多个独立样本率比较

例 7-6 将 133 例尿路感染患者随机分为 3 组，甲法治疗 44 例，乙法治疗 45 例，丙法治疗 44 例。一个疗程后检测尿路感染阴转情况，结果整理见表 7-7，问三种疗法尿培养阴转率是否有差别？

表 7-7 三种疗法对尿路感染患者的治疗效果

疗法	阴转人数	阳性人数	合计	阴转率（%）
甲	30	14	44	68.2
乙	9	36	45	20.0
丙	32	12	44	72.7
合计	71	62	133	53.4

H_0：三种疗法的总体阴转率相同，即 $\pi_1 = \pi_2 = \pi_3$

H_1：三种疗法的总体阴转率不全相同，即 π_1、π_2、π_3 不全相同

$\alpha = 0.05$

本例 $n = 133$，$T_{min} = 20.5$，代入式（7-11）

$$\chi^2 = 133 \times \left(\frac{30^2}{44 \times 71} + \frac{14^2}{44 \times 62} + \frac{9^2}{45 \times 71} + \frac{36^2}{45 \times 62} + \frac{32^2}{44 \times 71} + \frac{12^2}{44 \times 62} - 1 \right) = 30.64$$

$$\nu = (3-1) \times (2-1) = 2$$

查 χ^2 界值表，得 $P < 0.005$，按 $\alpha = 0.05$ 水准，拒绝 H_0，接受 H_1，差别有统计学意义，故可认为三种疗法对尿路感染治疗效果总的来讲有差别。

二、独立样本构成分布比较

例 7-7 某院对胃十二指肠球部溃疡患者 239 例和健康输血员 187 例血型分布资料整理见表 7-8，问胃十二指肠球部溃疡患者与健康人血型分布是否不同？

表 7-8　胃十二指肠球部溃疡患者与健康人血型分布

分组	A 型	B 型	AB 型	O 型	合计
溃疡患者	47 (19.7)	66 (27.6)	20 (8.4)	106 (44.4)	239
健康对照	52 (27.8)	54 (28.9)	19 (10.2)	62 (33.2)	187
合计	99 (23.2)	120 (28.2)	39 (9.2)	168 (39.4)	426

注：括号内为构成比（%）

H_0：胃十二指肠疾病患者与健康人血型分布相同

H_1：胃十二指肠疾病患者与健康人血型分布不同

$\alpha = 0.05$

本例 $n = 426$，$T_{\min} = 17.1$ 代入式（7-11）

$$\chi^2 = 426 \times \left(\frac{47^2}{239 \times 99} + \frac{66^2}{239 \times 120} + \cdots + \frac{19^2}{187 \times 39} + \frac{62^2}{187 \times 168} - 1 \right) = 6.755$$

$$\nu = (2-1) \times (4-1) = 3$$

查 χ^2 界值表，得 $0.05 < P < 0.1$，按 $\alpha = 0.05$ 水准，不拒绝 H_0，尚不能认为胃十二指肠球部溃疡患者与健康人血型分布有差别。

三、两分类变量间的关联性分析

如果要推断一组观察对象的两种无序分类变量间是否有关联性存在，则可采用 $R \times C$ 表的 χ^2 检验。

例 7-8　对 1135 例绝经后异常出血妇女的子宫内膜进行病理分析，结果见表 7-9，试分析病变类型是否与血型有关？

表 7-9　绝经后异常出血妇女子宫内膜病变类型与血型的关联性分析

血型	功能性	恶性	良性	合计
A	60 (44.4)	16 (11.9)	59 (43.7)	135
B	66 (25.0)	79 (29.9)	119 (45.1)	264
O	208 (33.3)	111 (17.8)	306 (49.0)	625
AB	21 (18.9)	47 (42.3)	43 (38.7)	111
合计	355 (31.3)	253 (22.3)	527 (46.4)	1135

注：（　）内为构成比%

H_0：病变类型与血型无关

H_1：病变类型与血型有关

$\alpha = 0.05$

本例 $n = 1135$，$T_{\min} = 24.7$，代入式（7-11）

$$\chi^2 = 1135 \times \left(\frac{60^2}{135 \times 355} + \frac{16^2}{135 \times 253} + \cdots + \frac{47^2}{111 \times 253} + \frac{43^2}{111 \times 527} - 1 \right) = 58.90$$

$$\nu = (R-1) \times (C-1) = (4-1) \times (3-1) = 6$$

查 χ^2 界值表，得 $P < 0.005$，按 $\alpha = 0.05$ 水准，拒绝 H_0，接受 H_1，故认为绝经后异常出血妇女的子宫内膜病变类型与血型有关。

欲进一步说明两变量间关联程度的大小，可计算列联系数，常用的有：

Pearson 列联系数 $\qquad\qquad C_P = \sqrt{\dfrac{\chi^2}{n + \chi^2}}$ （7-12）

Cramér 列联系数（修正）$\quad C_C = \sqrt{\dfrac{\chi^2}{n \cdot \min(R-1, C-1)}}$ （7-13）

式中，χ^2：根据样本资料计算的 χ^2 值；n：样本含量；$\min(R-1, C-1)$：取 $(R-1)$ 和 $(C-1)$ 中的较小者。列联系数值界于 0~1 之间，列联系数为 0 表示尚不能认为两变量间有关联；列联系数为 1 表示两变量完全相关；列联系数愈接近于 1，可认为两变量间的关联程度越高。

$$本例 \quad C_P = \sqrt{\frac{58.90}{1135 + 58.90}} = 0.2221 \qquad C_C = \sqrt{\frac{58.90}{1135 \times (3-1)}} = 0.1611$$

由此看出绝经后异常出血的妇女，子宫内膜病变类型虽然与血型有关联性，但 C_p、C_C 数值较小，两变量间关联性并不强。

四、行×列表 χ^2 检验注意事项

1. 行×列表资料 χ^2 检验的结果分析与多个样本均数比较的方差分析类似，若拒绝 H_0 时，只能认为多个总体率不全相等或各组构成分布不全相同，但并不能说明组间分布彼此都有差别。如例 7-6，检验结果为拒绝 H_0，仅表明三种疗法的尿培养阴转率不全相同，并不能说明任两种疗法的尿培养阴转率皆有差别，要进一步推断哪两个总体率间有差别，还需采用率的多重比较方法做进一步分析。同理，对于多组构成比的比较，若结论为拒绝 H_0，则还应进行 χ^2 分割，具体方法可参见有关的统计学专著。

2. 行×列表资料 χ^2 检验中，一般认为不应有 1/5 以上的格子理论频数大于 1 小于 5，或不应有一个格子的理论频数小于 1，否则容易导致分析结果产生偏性。遇到这些情况可采取以下几种措施：① 适量增大样本含量，使理论频数增大；② 按专业知识考虑，将理论数太

小的行（或列）的实际频数与性质相近的邻行（或邻列）进行合理合并；③在无法实施前两条措施时，考虑删除理论频数太小的行或列，但这种做法会损失资料的部分信息；④ 采用确切概率法，一般多由 SAS、SPSS 软件实现。

3. 分类变量间的关联性分析仅适用于双向无序交叉分组的列联表资料，即行变量与列变量均为无序分类变量。而对单向有序资料，若目的是比较各处理的效应是否有差别，宜选用非参数检验等。

五、行×列表资料的确切概率法

当理论频数太小时，可采用 Fisher 确切概率法。在行×列表周边合计固定不变的条件下，变动实际频数，列出所有可能组合的行×列表。各组合行×列表的概率服从超几何概率分布，可按式（7-14）计算。

$$P_k = \frac{\prod_{i=1}^{R} n_{iC}! \times \prod_{j=1}^{C} n_{Rj}!}{n! \times \prod_{i=1}^{R}\prod_{j=1}^{C} n_{ij}!} \tag{7-14}$$

式中，i：为行号，$i = 1, 2, \cdots, R$，j：为列号，$j = 1, 2, \cdots, C$；n_{iC}：为行合计；n_{Rj}：为列合计；n_{ij}：为该组合行×列表的实际频数；n：为总例数。

假设检验时，超几何分布尾部累计概率的计算可遵循下述规则：首先计算所有组合超几何分布概率 P_k，原行×列表的超几何分布概率记为 P_0。若为单侧检验，取一侧 $P_k \leqslant P_0$ 的各组合行×列表概率之和为假设检验单侧 P 值。若为双侧检验，则取两侧 $P_k \leqslant P_0$ 的所有组合行×列表累积概率为双侧 P 值。最后依预先设定的检验水准，做出统计推断结论。

例 7-9 在对狗的放射病治疗实验研究中，将 18 只造模成功的狗随机分到甲、乙、丙三种治疗方案中，疗效如表 7-10，问三种方案的疗效是否有差别？

表 7-10 三种方案对狗放射病的治疗效果比较

疗法	生存	死亡	合计	生存率（%）
甲	1（2.5）	4（2.5）	5	20.0
乙	2（3.0）	4（3.0）	6	33.3
丙	6（3.5）	1（3.5）	7	85.7
合计	9	9	18	50.0

注：括号内为理论频数

本例 6 个格的理论频数均在 1~5 之间，宜选用 Fisher 确切概率法，检验步骤为：

H_0：三种方案的生存率相等，即 $\pi_1 = \pi_2 = \pi_3$

H_1：三种方案的生存率不全相等，即 π_1、π_2、π_3 不全相等

$\alpha = 0.05$

在样本行×列表周边合计固定条件下，变动 6 个数据的数值，可以得到所有可能组合的行×列表，本例可列出 36 个行×列表，依次为：

(1)	(2)	(3)	(4)	(5)
$\begin{array}{cc}5&0\\4&2\\0&7\end{array}$	$\begin{array}{cc}0&5\\2&4\\7&0\end{array}$	$\begin{array}{cc}5&0\\3&3\\1&6\end{array}$	$\begin{array}{cc}0&5\\3&3\\6&1\end{array}$	$\begin{array}{cc}5&0\\2&4\\2&5\end{array}$

序号：　(1)　(2)　(3)　(4)　(5)

P_k：3.085150×10^{-4}　3.085150×10^{-4}　2.879473×10^{-3}　2.879473×10^{-3}　6.478815×10^{-3}

(6)	(7)	(8)	(9)	(10)
$\begin{array}{cc}0&5\\4&2\\5&2\end{array}$	$\begin{array}{cc}5&0\\1&5\\3&4\end{array}$	$\begin{array}{cc}0&5\\5&1\\4&3\end{array}$	$\begin{array}{cc}5&0\\0&6\\4&3\end{array}$	$\begin{array}{cc}0&5\\6&0\\3&4\end{array}$

序号：　(6)　(7)　(8)　(9)　(10)

P_k：6.478815×10^{-3}　4.319210×10^{-3}　4.319210×10^{-3}　7.198684×10^{-4}　7.198684×10^{-4}

(11)	(12)	(13)	(14)	(15)
$\begin{array}{cc}4&1\\5&1\\0&7\end{array}$	$\begin{array}{cc}1&4\\1&5\\7&0\end{array}$	$\begin{array}{cc}4&1\\4&2\\1&6\end{array}$	$\begin{array}{cc}1&4\\2&4\\6&1\end{array}$	$\begin{array}{cc}4&1\\3&3\\2&5\end{array}$

序号：　(11)　(12)　(13)　**(14)**　(15)

P_k：6.170300×10^{-4}　6.170300×10^{-4}　1.079803×10^{-2}　**0.01079801**　4.319210×10^{-2}

(16)	(17)	(18)	(19)	(20)
$\begin{array}{cc}1&4\\3&3\\5&2\end{array}$	$\begin{array}{cc}4&1\\2&4\\3&4\end{array}$	$\begin{array}{cc}1&4\\4&2\\4&3\end{array}$	$\begin{array}{cc}4&1\\1&5\\4&3\end{array}$	$\begin{array}{cc}1&4\\5&1\\3&4\end{array}$

序号：　(16)　(17)　(18)　(19)　(20)

P_k：4.319210×10^{-2}　5.399013×10^{-2}　5.399013×10^{-2}　2.159605×10^{-2}　2.159605×10^{-2}

(21)	(22)	(23)	(24)	(25)
$\begin{array}{cc}4&1\\0&6\\5&2\end{array}$	$\begin{array}{cc}1&4\\6&0\\2&5\end{array}$	$\begin{array}{cc}3&2\\6&0\\0&7\end{array}$	$\begin{array}{cc}2&3\\0&6\\7&0\end{array}$	$\begin{array}{cc}3&2\\1&5\\1&6\end{array}$

序号：　(21)　(22)　(23)　(24)　(25)

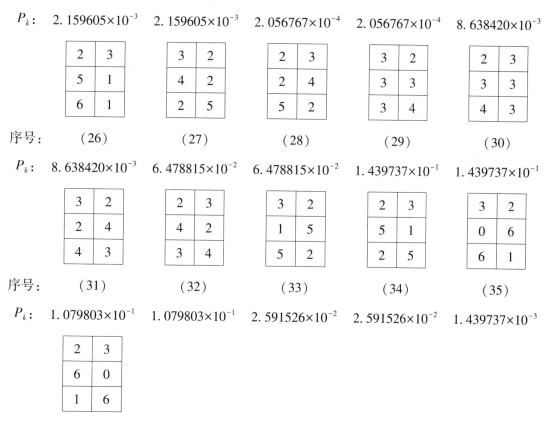

P_k: 2. 159605×10⁻³   2. 159605×10⁻³   2. 056767×10⁻⁴   2. 056767×10⁻⁴   8. 638420×10⁻³

序号：　　（26）　　　　（27）　　　　（28）　　　　（29）　　　　（30）

P_k: 8. 638420×10⁻³   6. 478815×10⁻²   6. 478815×10⁻²   1. 439737×10⁻¹   1. 439737×10⁻¹

序号：　　（31）　　　　（32）　　　　（33）　　　　（34）　　　　（35）

P_k: 1. 079803×10⁻¹   1. 079803×10⁻¹   2. 591526×10⁻²   2. 591526×10⁻²   1. 439737×10⁻³

序号：　　（36）

P_k: 1. 439737×10⁻³

按式（7-14）计算各组合行×列表的超几何分布概率 P_k。其中，实际样本（14）表的概率为：

$$P_0 = P_{14} = \frac{5! \times 6! \times 7! \times 9! \times 9!}{18! \times 1! \times 4! \times 2! \times 4! \times 6! \times 1!} = 0.01079807$$

依此类推，各组合行×列表概率见第 P_k 行。满足条件 $P_k \leqslant P_0$ 组合的行×列表包括：（1）~（14）、（21）~（26）、（35）、（36）表，将 22 个行×列表的概率求和即为假设检验的概率 P 值。

$$P = \sum_{i=1}^{14} P_i + \sum_{i=21}^{26} P_i + P_{35} + P_{36} = 1 - \left(\sum_{i=15}^{20} P_i + \sum_{i=27}^{34} P_i \right) = 0.077129$$

按 $\alpha = 0.05$ 水准，不拒绝 H_0，还不能认为三种疗法的疗效不同。

第四节 率的多重比较

经 $R \times C$ 表 χ^2 检验得出多个总体率总的来讲有差别时，欲知哪两个总体率有差别，应采用多个率两两比较方法。由于该类方法较多，这里主要介绍 Scheffe′可信区间法及 Bonferroni 检验水准调整法。

一、Scheffe′置信区间法

欲比较哪两组间有差异，可采用 Scheffe′法计算两率之差的置信区间，$100（1-\alpha）\%$ 置信区间为：

$$（p_i - p_j）\pm \sqrt{\chi^2_{\alpha,k-1}} \sqrt{\frac{p_i（1-p_i）}{n_i} + \frac{p_j（1-p_j）}{n_j}} \tag{7-15}$$

式中，p_i、p_j、n_i、n_j：分别表示比较组的样本率与样本量；$\chi^2_{\alpha,k-1}$：α 一定时，自由度 $\nu = k-1$ 的 χ^2 界值，k 为组数。

若计算的置信区间结果包含零，按 α 水准，不拒绝 H_0，尚不能认为两组率有差别；反之，即拒绝 H_0，接受 H_1，可认为两组率有差别。例 7-6 Scheffe′置信区间法两两比较结果见表 7-11。

表 7-11　3 种疗法治疗阴转率两两比较（Scheffe′法）

对比组	p_i	p_j	$p_i - p_j$	$\sqrt{\chi^2_{0.05,2}}\sqrt{\frac{p_i（1-p_i）}{n_i} + \frac{p_j（1-p_j）}{n_j}}$	95%置信区间
甲与乙	0.682	0.200	0.482	0.225	(0.257，0.707)
丙与乙	0.727	0.200	0.527	0.220	(0.307，0.747)
丙与甲	0.727	0.682	0.045	0.238	(−0.193，0.382)

结果可知，甲、丙疗法无统计学差异，与乙疗法有差异；可认为甲、丙疗法的阴转率高于乙疗法。

二、Bonferroni 检验水准调整法

按 Bonferroni 校正式 $\alpha' = \dfrac{\alpha}{C_k^2}$ 对检验水准 α 做调整。若取检验水准 $\alpha = 0.05$，k 为组数，调整后检验水准记作 α'。用此法对例 7-6 进行两两比较。

H_0：任两对比组的阴转率相等，即 $\pi_A = \pi_B$

H_1：任两对比组的阴转率不等，即 $\pi_A \neq \pi_B$

$\alpha = 0.05$

调整后检验水准 $\alpha' = 0.05/3 = 0.0167$。按 α' 水准推断，结果见表 7-12，结论与 Scheffe' 置信区间法一致。

表 7-12 三种疗法治疗尿路感染阴转率两两比较（Bonferroni 法）

对比组	χ^2 值	P 值
甲与乙	20.979	<0.005
乙与丙	24.894	<0.005
甲与丙	0.218	$0.5 < P < 0.75$

需要指出的是，Bonferroni 法是两两比较方法中最保守的，当组数不多、比较次数较少时，效果较好；但若比较次数较多时（如大于 10 次），则调整后检验水准偏低，会增大 Ⅱ 型错误结论，偏于保守。同理该法也适用于所有的两两比较，如方差分析或 K-W 秩检验后多组间的两两比较。另外，可以选用 Holm-Bonferroni 法（Holm-Bonferroni Method）或 Sidak 校正（Sidak correction）来进行两两比较，它们在一定程度上解决了 Bonferroni 法偏于保守的问题，但计算较为复杂，可以查阅相关资料来学习。

第五节 频数分布拟合优度的 χ^2 检验

广义上讲，拟合优度检验的思想体现在许多统计学方法中，如分布判定（正态性检验）模型评价和生存曲线比较（Log-rank 检验）等，频数分布拟合优度检验（goodness of fit test）只是其中的一部分。实际应用中，判断样本是否来自理论分布一定的总体，往往是许多经典统计方法的要求。频数分布拟合优度检验就是判断样本观察值的频数分布与理论分布之间的相差是否由于抽样的偶然性造成的。前面介绍的 χ^2 检验都是假设各样本来自分布相同的总体，并在此基础上推算理论频数进行比较，式（7-1）就是依据观察频数与理论频数的吻合程度大小做出统计推断结论的。

进行拟合优度检验必须满足以下条件：第一，样本含量 n 应足够大，且理论频数不能小于 5。若出现理论频数小于 5，则需通过相邻组合并，增大理论频数；第二，当自由度 $\nu = 1$ 时，应该作连续性校正。

例 7-10 N-乙酰基转移酶 2（NAT2）是含氮外源性化合物在体内代谢转化的重要酶系，分为快反应和慢反应两种类型，其活性可影响机体对芳香胺类化合物致癌的敏感性，且具有种族和地区差异。某研究者检测了某地 106 例健康汉族人的 NAT2 基因型，发现基因型 rr 为 24 例、Rr 为 52 例、RR 为 30 例，已知等位基因 r（慢型点突变基因）的频率 $p = 0.4276$，等位基因 R（快型点突变基因）的频率 $q = 0.5724$。根据该检测结果，问该地健康汉族人 NAT2 基因型分布是否服从 Hardy-Weinberg 法则？

Hardy-Weinberg 法则是群体遗传中最重要的原理, 它解释了繁殖如何影响群体的基因和基因型频率。该法则是以英国数学家 Hardy, G. H 和德国医生 Weinberg, W. 两位学者的姓命名的, 他们各自于 1908 年提出了这一法则。他们认为在一个不发生突变、迁移和选择的无限大的相互交配的群体中, 基因频率和基因型频率将逐代保持不变。

Hardy-Weinberg 定律分为三部分: ①假设在一个无穷大的随机交配的群体中, 没有进化的压力 (突变、迁移和自然选择); ②基因频率逐代不变; ③随机交配一代以后基因型频率将保持平衡: p^2 表示 AA 基因型的频率, $2pq$ 表示 Aa 基因型的频率, q^2 表示 aa 基因型的频率, 其中 p 是 A 基因的频率; q 是 a 基因的频率。基因型频率之和等于 1, 即 $p^2 + 2pq + q^2 = 1$。简而言之, 该定律是指在没有进化影响下基因一代一代传递时, 群体的基因频率和基因型频率将保持不变。

表 7-13 NAT2 基因的拟合优度 χ^2 检验

基因型 (1)	概 率 (2)	理论频数 (T) (3)	观察频数 (A) (4)	$\frac{(A-T)^2}{T}$ (5)
rr	$p^2 = 0.4276^2 = 0.1828$	19.38	24	1.1014
Rr	$2pq = 2 \times 0.4276 \times 0.5724 = 0.4895$	51.89	52	0.0002
RR	$q^2 = 0.5724^2 = 0.3276$	34.73	30	0.6442
合计	—	106.00	106	1.7458

H_0: 该地健康汉族人 NAT2 基因型分布服从 Hardy-Weinberg 法则

H_1: 该地健康汉族人 NAT2 基因型分布不服从 Hardy-Weinberg 法则

$\alpha = 0.10$

计算 NAT2 各基因型的分布概率:

rr: $p^2 = 0.4276^2 = 0.1828$

Rr: $2pq = 2 \times 0.4276 \times 0.5724 = 0.4895$

RR: $q^2 = 0.5724^2 = 0.3277$

推算理论频数, 计算 χ^2 值。将总频数 n 与各基因型的分布概率相乘, 得按 Hardy-Weinberg 法则推算的理论频数, 见表 7-13 第 (3) 栏。代入式 (7-1) 计算 χ^2 值, 本例 $\chi^2 = 1.7458$。

$$自由度 \ \nu = 基因型的自由度 - 等位基因的自由度$$
$$= (基因型数 - 1) - (等位基因数 - 1)$$
$$= 基因型数 - 等位基因数$$

本例, $\nu = 3 - 2 = 1$, 查 χ^2 界值表, 得 $0.10 < P < 0.25$, 按 $\alpha = 0.10$ 水准, 不拒绝 H_0, 故可

认为该地健康汉族人 NAT2 基因型分布服从 Hardy-Weinberg 法则。

第六节　百分率的线性趋势检验

当多个百分率是按自然顺序的等级分层或者是按数量分组的连续性资料等级化分层时，为分析多个百分率与等级分层变量间是否存在线性变化趋势时，宜用本节介绍的百分率线性趋势检验。

1. 分别为分组变量和指标变量赋值（1，2，3，…，m）
2. 按公式（7-16）计算 χ^2 值

$$\chi^2 = \frac{b^2}{S_b^2}, \nu = 1 \qquad\qquad (7\text{-}16)$$

式中，$b = \dfrac{l_{XY}}{l_{XX}}$；$S_b^2 = \dfrac{l_{YY}}{n \cdot l_{XX}}$；$l_{XX}$ 和 l_{YY} 分别为 X、Y 变量的离均差平方和；l_{XY}：X、Y 变量的离均差积和；其计算见第九章；n：样本含量。

例 7-11　为了解某市中学生的吸烟状况，抽样调查了 891 名中学生，得表 7-14 中资料，问该市中学生吸烟率是否有随年级增加而增高的趋势？

表 7-14　某市中学生吸烟情况的抽样调查

年级	调查人数（f）	吸烟人数（t）	吸烟率（%）
初一	144	17	11.81
初二	148	19	12.84
初三	135	25	18.52
高一	157	41	26.11
高二	168	55	32.74
高三	139	72	51.80
合计	891	229	-

H_0：该市中学生吸烟率不随年级增高而增加

H_1：该市中学生吸烟率随年级增高而增加

$\alpha = 0.05$

对年级变量 X 赋值为 1，2，3，4，5，6，指标变量 Y 不吸烟赋值为 1，吸烟赋值为 2。若对变量 X 赋值为 -2，-1，-0.5，0.5，1，2，计算量更小，结论相同。

按式（7-16）计算 χ^2 值：

$$\sum X = 1 \times 144 + 2 \times 148 + \cdots + 6 \times 139 = 3147$$

$$\sum X^2 = 1^2 \times 144 + 2^2 \times 148 + \cdots + 6^2 \times 139 = 13667$$

$$l_{XX} = 13667 - \frac{3147^2}{891} = 2551.838$$

$$l_{YY} = 1^2 \times 662 + 2^2 \times 229 - \frac{(1 \times 662 + 2 \times 229)^2}{891} = 170.144, l_{XY} = 192.175$$

$$b = \frac{l_{XY}}{l_{XX}} = 0.07531 \qquad S_b^2 = \frac{l_{YY}}{n \cdot l_{XX}} = 7.483 \times 10^{-5}$$

$$\chi^2 = \frac{b^2}{S_b^2} = 75.791, \nu = 1$$

查 χ^2 界值表，得 $P<0.005$，按 $\alpha=0.05$ 水准，拒绝 H_0，接受 H_1，故可以认为该市中学生吸烟率随年级增高而增加的趋势，年级每增高一级，吸烟率平均增加 7.5%。

小　结

1. χ^2 检验可用于推断两个及多个总体率或总体构成比之间有无差别，两种属性或两个变量之间有无关联性，频数分布的拟合优度检验及百分率线性趋势检验等。

2. χ^2 检验统计量的基本公式：$\chi^2 = \sum \dfrac{(A-T)^2}{T}$，反映了实际频数与理论频数吻合的程度。在检验假设成立的条件下，因抽样误差，实际数与理论数的差别不会很大，出现大的 χ^2 值的概率 P 很小，若 $P \leqslant \alpha$，拒绝 H_0，接受备择假设；若 $P>\alpha$，则不拒绝 H_0，其自由度 $\nu = (R-1)(C-1)$。

3. χ^2 检验应用中需注意：①两独立样本四格表资料分析，若 $n \geqslant 40$ 但有 $1<T<5$，应计算校正 χ^2 值；②配对设计四格表分析资料分析，若 $25 \leqslant b+c<40$，应求校正 χ^2 值；③ $R \times C$ 表资料分析中，若出现 $T<1$ 或 $1<T<5$ 的格子数大于总格子数的 $1/5$ 时，可采取以下方法：a. 适当增大样本含量；b. 按专业知识合理归并相邻行或列；c. 删除理论频数较小的行或列等措施；d. 采用确切概率法。

4. 两独立样本四格表资料，在 $n<40$ 或 $T \leqslant 1$ 或其他检验方法所得概率接近检验水准时，可采用 Fisher 确切概率法；配对设计四格表资料，$b+c<25$ 以及在 $R \times C$ 表资料中出现 $T<1$ 或 $1<T<5$ 的格子数大于总格子数的 $1/5$ 时，均可用确切概率法。虽然计算方法复杂，但是在计算机软件上实现较为方便。当确切概率法与其他方法结果不同时，应优先考虑确切概率法的结果。

5. χ^2 检验还可用于判定样本频数分布是否服从某一理论分布。这里的理论频数 T 是按某理论分布的概率函数计算的，自由度与理论数个数及拟合理论分布参数个数有关，$\nu = n-m-1$，式中 n 表示理论数的个数，m 表示所拟合理论分布对应的参数个数。

（王立芹）

~~~~~~

作者简介 **王立芹** 博士，河北医科大学公共卫生学院流行病学与卫生统计学教授，硕士研究生导师。1990 年天津医科大学卫生系获学士学位，2004 年获河北医科大学流行病学与卫生统计学硕士学位，2010 年获河北医科大学流行病学与卫生统计学博士毕业。长期从事医学统计学与卫生统计学的教学与科研工作。承担参与多项国家级省级课题。近几年发表论文 50 余篇。参编多部统计学教材。

第八章　基于秩的非参数检验

重点掌握：

1. 非参数统计的概念及其应用范围。
2. 不同设计类型的秩和检验的实施方法及其应用条件。
3. 基于秩假设检验的思想及解释中应注意问题。

参数检验（parametric test）是假定随机样本依赖于某已知分布（如正态分布）的总体，推断两个或两个以上总体参数是否相同的方法。前面介绍的 t 检验、方差分析都属于参数检验。但在实际问题研究中，很多资料不满足参数统计要求，则常会用到一类对总体分布不做严格限制，即任意分布（distribution free）型资料的统计方法。非参数检验（nonparametric test）就是不对总体分布做明确限定，仅对两个及两个以上样本是否来自同一分布总体进行假设检验的一种方法。该类方法：①适用范围广：除可应用于总体分布不明确的定量资料外，也可用于等级资料，或含有不确定界限（如>40U 或 0.5mg 以下等）的超限值资料。②受限条件少：它不像参数统计方法对总体分布等有特殊限定和应用条件，适合处理更多种分布的情况。③具有稳健性：参数检验是建立在严格的假设条件之上的，一旦不满足假设条件，其推断结论的正确性将受到怀疑；而非参数检验一般带有最弱的假定，所受的限制条件少，稳健性好，近年应用较广。但对符合参数检验条件的资料，若采用非参数检验，则会损失资料的部分信息，导致检验效能下降。

非参数统计方法很多，本章主要介绍常用的、理论相对完善的非参数秩检验（rank test）。在总体分布型未知情况下，以实测数据的位次即秩（rank）及其统计量的分布对所比较总体的分布做出统计推断。

第一节　配对设计 Wilcoxon 符号秩检验

配对设计符号秩检验由 Wilcoxon 提出，又称 Wilcoxon 符号秩检验（Wilcoxon signed-rank test），当配对设计资料不满足正态分布假设时，可对差值的总体中位数是否等于零进行假设检验。

一、方法步骤

例 8-1　用过硫酸铵分光光度法和示波极谱法测定开放河流水中锰元素含量（mg/L），结果见表 8-1 第（2）、（3）栏，问两法检测结果是否有差别？

经对两方法检测结果差值进行 Shapiro-Wilk 正态性检验，$W = 0.827$、$P = 0.031$，可认为水中锰元素含量差值不服从正态分布。

1. 建立检验假设，确定检验水准

H_0：两种方法检测结果相同，即差值总体中位数等于零

H_1：两种方法检测结果不同，即差值总体中位数不等于零

$\alpha = 0.05$

2. 计算检验统计量 T

（1）求差值并编秩：每对测量值求差值，见表 8-1 第（4）栏；按差值绝对值从小到大编秩，再根据差值的符号将秩次列于表 8-1 第（5）、（6）栏。编秩时若差值为零则弃去不计，并从样本量中减去差值为零的个数。若遇差值绝对值相等，符号相同，仍顺序编秩；符号不同，应取其平均秩。如表 8-1 第（4）栏中有 2 个 0.01，其符号不同，顺序秩次分别为 1 和 2，其平均秩次为（1+2）/2 = 1.5。

表 8-1　两种方法测定水中锰含量（mg/L）

样品号	极普法	分光光度法	差值	秩次	
				差值为正	差值为负
（1）	（2）	（3）	（4）=（2）−（3）	（5）	（6）
1	0.49	0.52	−0.03		4
2	0.33	0.32	0.01	1.5	
3	0.34	0.32	0.02	3	
4	0.32	0.33	−0.01		1.5
5	0.16	0.21	−0.05		5
6	0.16	0.07	0.09	7	
7	0.09	0.03	0.06	6	
8	0.24	0.37	−0.13		8
9	0.67	0.40	0.27	9	
10	0.69	0.18	0.51	10	
				$T_+ = 36.5$	$T_- = 18.5$

（2）求秩和：T_+ 表示差值为正的秩和，T_- 表示差值为负的秩和，T_+ 与 T_- 之和等于 $n(n+1)/2$。本例 $T_+ = 36.5$，$T_- = 18.5$，其和为 55，即，$n(n+1)/2 = 10(10+1)/2 = 55$。任取 T_+ 或 T_- 作为检验统计量 T，本例取 $T = 18.5$。

3. 确定 P 值，做出推断结论　当 $n \leqslant 50$ 时，查 T 界值表（附表 8），若 T 在 $T_{\alpha/2, n}$ 界值范围外，则 $P < \alpha$；若 T 在 $T_{\alpha/2, n}$ 界值范围内，则 $P > \alpha$。注意：当统计量 T 值恰等于界值时，其

确切概率值常小于界值表中相应的概率值，即 $P<\alpha$。

本例 $n=10$，$T=18.5$，查 T 界值表，$T_{0.1/2,10}=$（10~45），$P>0.1$，按 $\alpha=0.05$ 水准，不拒绝 H_0，故尚不认为两种方法测定水中锰含量有差别。

当 $n>50$，可用正态近似法做 z 检验，按式（8-1）计算

$$z=\frac{\left|\,T-n(n+1)/4\,\right|-0.5}{\sqrt{n(n+1)(2n+1)/24}} \tag{8-1}$$

分子中 0.5 是连续性校正数，这种校正一般影响甚微，常可省去。

差值的绝对值相同，具有相同的秩次，称为相持现象。若超过差值总数的 25% 时，认为相持较多，用式（8-1）求得的 z 值偏小，应按式（8-2）进行校正

$$z=\frac{\left|\,T-n(n+1)/4\,\right|-0.5}{\sqrt{\dfrac{n(n+1)(2n+1)}{24}-\dfrac{\sum(t_j^3-t_j)}{48}}} \tag{8-2}$$

式中，t_j：第 j（$j=1,2,\cdots,k$）次相持的个数，假定差值绝对值中有 2 个 4，5 个 6，3 个 7，则 $t_1=2$，$t_2=5$，$t_3=3$，$\sum(t_j^3-t_j)=(2^3-2)+(5^3-5)+(3^3-3)=150$。

二、基本思想

假定两处理效应相同，则差值的总体中位数为 0，且差值为正或为负的秩和理论上应该是相等的，以其平均秩和为中心呈对称分布；由于抽样误差的影响，差值为正或为负的秩和不一定恰好相等，但其偏离平均秩和较远的可能性也应比较小。假设检验中，若 T_+ 或 T_- 偏离平均秩和较远，超出抽样误差允许的范围，即 $P\leqslant\alpha$，则可按 $\alpha=0.05$ 水准，拒绝 H_0，接受 H_1，认为差值的总体中位数不为零，即两种方法处理的效应不同。

第二节 两独立样本比较的 Wilcoxon 秩和检验

两独立样本的 Wilcoxon 秩和检验（Wilcoxon rank sum test）是由 Mann、Whitney 和 Wilcoxon 3 人共同提出的。常用于不满足两独立样本 t 检验要求资料的比较。

一、方法步骤

例 8-2 为比较两个城市某期间空气质量，各城市均在同期连续检测了 10 天大气中 PM2.5［$\mu g/(m^3\cdot h)$］浓度，问两城市该时段空气质量是否有差别？

表 8-2 两城市大气中 PM 2.5 浓度 [μg/ (m³·h)]

A 城市		B 城市	
PM 2.5	秩次	PM 2.5	秩次
35	9	18	1
37	10.5	19	2
69	13	25	3
92	14	28	4
113	15	29	5
126	16	32	6
127	17	33	7
130	18	34	8
131	19	37	10.5
135	20	52	12
$n_1 = 10$	$T_1 = 151.5$	$n_2 = 10$	$T_2 = 58.5$

经 Shapiro-Wilk 正态性检验，A 城市大气 PM 2.5 浓度服从正态分布（$W = 0.926$、$P = 0.410$），B 城市大气 PM 2.5 浓度不服从正态分布（$W = 0.813$、$P = 0.021$）。

1. 建立检验假设，确定检验水准

H_0：两城市大气中 PM 2.5 浓度总体中位数相同

H_1：两城市大气中 PM 2.5 浓度总体中位数不同

$\alpha = 0.05$

2. 计算检验统计量 T

（1）将各组观察值由小到大排列，统一编秩：相同的观察值位于不同组应取平均秩次，如两城市 PM 2.5 浓度各有一个 $37\mu g/(m^3·h)$，其秩次分别为 10、11，平均秩次为 10.5。

（2）分别求各组秩和 T_1 与 T_2：当 $n_1 \neq n_2$ 时，以样本量较小者为 n_1，其秩和 T_1 作为统计量 T。当 $n_1 = n_2$ 时，可任选取一组的秩和作为统计量 T。

本例 $n_1 = 10$，$n_2 = 10$，选择 A 城市的秩和 $T = 151.5$ 作为检验统计量。

3. 确定 P 值，做出推断结论

（1）查表法：$n_1 \leqslant 10$，且 $n_2 - n_1 \leqslant 10$ 时，可查两样本比较 T 界值表，若 T 在 $T_{\alpha/2(n_1, n_2-n_1)}$ 界值范围外，或恰好等于其界值，则 $P < \alpha$；若 T 在界值 $T_{\alpha/2(n_1, n_2-n_1)}$ 界值范围内，则 $P > \alpha$。

本例 $n_1 = n_2 = 10$，$T = 151.5$，查附表 9，$T_{0.01/2, (10,0)} = $（71~139），得 $P < 0.01$，按 $\alpha = 0.05$ 水准，拒绝 H_0，接受 H_1，可认为两城市大气中 PM 2.5 浓度有差别，A 城市 PM2.5 污染程度高于 B 城市。

（2）正态近似法：若 n_1 或 $n_2 - n_1$ 超出 T 界值表所列范围，可采用正态近似 z 检验，按下式计算 z 值

$$z = \frac{\mid T - n_1(n+1)/2 \mid - 0.5}{\sqrt{n_1 n_2 (n+1)/12}} \qquad (8\text{-}3)$$

式中，$n = n_1 + n_2$，0.5 为连续性校正数。式（8-3）可在无相持情况下使用；在相持较少时，可求得近似值；若相持较多时（超过 25%），尤其是在等级资料分析中，式（8-3）计算的 z 值偏小，须按式（8-4）校正。

$$z_c = \frac{z}{\sqrt{c}} \qquad (8\text{-}4)$$

式中，$c = 1 - \dfrac{\sum (t_j^3 - t_j)}{n^3 - n}$；$t_j$ 为第 j 次相持的个数。

例 8-3 某医院使用舒利迭治疗老年性慢性支气管炎患者 216 例，疗效见表 8-3 第（1）、（2）、（3）栏。问该药对两型支气管炎治疗效果是否不同？

表 8-3 舒利迭治疗两型老年性慢性支气管炎疗效比较

疗效	人数		合计	秩次范围	平均秩次	秩和	
	单纯型	喘息型				单纯型	喘息型
(1)	(2)	(3)	(4)	(5)	(6)	(7)=(2)×(6)	(8)=(3)×(6)
控制	62	20	82	1~82	41.5	2573.0	830.0
显效	41	37	78	83~160	121.5	4981.5	4495.5
好转	14	16	30	161~190	175.5	2457.0	2808.0
无效	11	15	26	191~216	203.5	2238.5	3052.5
合计	128	88	216	-	-	$T_2 = 12250$	$T_1 = 11186$

1. 建立检验假设和确定检验水准

H_0：舒利迭治疗老年性两型慢支疗效的总体中位数相同

H_1：舒利迭治疗老年性两型慢支疗效的总体中位数不同

$\alpha = 0.05$

2. 计算检验统计量

（1）编秩：本例为等级资料，先计算不同疗效等级两型患者总数，见第（4）栏。再确定秩次范围，计算平均秩次，如"控制"等级共 82 例，其秩次范围 1~82，平均秩次为 $(1+82)/2 = 41.5$。

（2）求秩和：用第（6）栏分别乘以（2）、（3）栏人数，相加即得两组的秩和，见第（7）、（8）栏。$n_1 = 88$，$n_2 = 128$，检验统计量 $T = 11186$。由于 $n_1 = 88$，超过界值表所列范围，代入式（8-3）求 z 值。因观察值中相同秩次较多，按式（8-4）作校正。

$$z = \frac{\left| 11186 - 88 \times (216+1)/2 \right| - 0.5}{\sqrt{128 \times 88 \times (216+1)/12}} = 3.628$$

$$c = 1 - \frac{(82^3 - 82) + (78^3 - 78) + (30^3 - 30) + (26^3 - 26)}{216^3 - 216} = 0.8938$$

$$z_c = \frac{3.628}{\sqrt{0.8938}} = 3.837$$

3. 确定 P 值做出推断结论　查 z 界值表知，$z_{0.001/2} = 3.2905$，得 $P < 0.001$，按 $\alpha = 0.05$ 水准，拒绝 H_0，接受 H_1，可认为舒利迭治疗两型老年慢支的疗效不同，单纯型疗效好于喘息型（疗效由好到差排序，平均秩越小疗效越好）。

本例若采用 $R \times C$ 表 χ^2 检验，可以反映两组疗效构成分布的差别，但没有利用疗效等级所提供的信息；而秩和检验充分利用了等级顺序的信息，更适合单向有序资料的比较。

二、基本思想

如果 H_0 成立，则两样本来自分布相同的总体，当 n_1 与 n_2 确定后，样本含量为 n_1 样本的秩和 T，与其平均秩和 $n_1(n+1)/2$ 不应该相差很大；若相差悬殊，超出了抽样误差可能的范围，可认为随机抽得现有样本统计量 T 值的概率 P 小于检验水准 α，因而按 $\alpha = 0.05$ 水准，拒绝 H_0，接受 H_1，可认为两总体分布不同，或两总体中位数不相等。

第三节　多个独立样本比较的秩和检验

如果多个独立样本定量资料不满足方差分析条件或为等级资料，可选用 Kruskal-Wallis H 检验（Kruskal-Wallis H test），利用多个样本的秩和来推断其总体位置是否有差别。

一、方法步骤

例 8-4　为了比较 3 种抗肿瘤药物的效果，将 15 只移植性肿瘤的裸鼠随机分为 3 组，分别给予不同的抗肿瘤药物、饲养条件相同，观察药物干预后移植性肿瘤裸鼠的生存天数。观察期为 30 天，观察结果见表 8-4 第（1）、（3）、（5）栏，问 3 种抗肿瘤药物的效果是否有差别？

本例中有 2 只移植性肿瘤裸鼠 30 天时仍生存，属于超限值资料。

1. 建立检验假设，确定检验水准

H_0：3 种抗肿瘤药物干预移植性肿瘤裸鼠生存天数总体中位数相同

H_1：3 种抗肿瘤药物干预移植性肿瘤裸鼠生存天数总体中位数不全相同

$\alpha = 0.05$

2. 计算检验统计量 H 值

1) 编秩：将各组观察值由小到大排列，统一编秩，不同组的相同观察值取平均秩次，如第（1）、（5）栏中的 12 天，应取平均秩 2.5；第（1）、（5）栏中的 16 天，应取平均秩 7.5；第（1）、（5）栏中的 17 天，应取平均秩 10。

表8-4 3种抗肿瘤药物干预后移植性肿瘤裸鼠生存天数

甲 药		乙 药		丙 药	
生存天数 （1）	秩次 （2）	生存天数 （3）	秩次 （4）	生存天数 （5）	秩次 （6）
12	2.5	15	6	11	1
13	4	28	12	12	2.5
16	7.5	29	13	14	5
17	10	>30	14	16	7.5
17	10	>30	15	17	10
R_i	34		60		26
n_i	5		5		5
$\bar{R}_i$	6.8		12		5.2

2）求秩和：将各组秩次相加，得各组秩和 R_i，代入式（8-5）计算 H 值。

$$H = \frac{12}{n(n+1)} \sum \frac{R_i^2}{n_i} - 3(n+1) \qquad (8-5)$$

式中，R_i：各组秩和，n_i：各组例数，总例数：$n = \sum n_i$。

本例 $H = \frac{12}{15 \times (15+1)} \times \left(\frac{34^2 + 60^2 + 26^2}{5} \right) - 3 \times (15+1) = 6.32$

当各样本相持较多时，由式（8-5）计算所得的 H 值偏小，此时应按式（8-6）作 H 值的校正。

$$H_c = \frac{H}{c} \qquad (8-6)$$

式中，$c = 1 - \frac{\sum (t_j^3 - t_j)}{n^3 - n}$

本例中有3处需要计算平均秩次，分别是2个12的平均秩次为2.5，2个16的平均秩次为7.5，3个17的平均秩次为10，故需要进行较正，其中 $t_1 = 2$、$t_2 = 2$、$t_3 = 3$。

$$H_c = \frac{6.32}{1 - \frac{(2^3-2) + (2^3-2) + (3^3-3)}{15^3 - 15}} = 6.39$$

3. 确定 P 值，做出推断结论 若组数 $k=3$，每组例数 $n_i \leq 5$，查 H 界值表（附表10），确定 P 值。若组数 $k=3$ 至少有一组例数大于5，或 $k>3$ 时，H 统计量近似服从 $\nu = k-1$ 的 χ^2 分布。

本例 $k=3$, $n_i=5$, $\nu=k-1=3-1=2$, 查 H 界值表,得 $0.01<P<0.05$,按 $\alpha=0.05$ 水准,拒绝 H_0 ,接受 H_1 ,总的来说 3 种抗肿瘤药物干预后,移植性肿瘤裸鼠平均生存天数不全相同,应进一步进行多重比较。

例 8-5 某医院用 3 种复方制剂治疗慢性胃炎,数据见表 8-5 第(1)~(4)栏,试问 3 种复方制剂治疗慢性胃炎的疗效是否有差异?

表 8-5 3 种复方制剂治疗慢性胃炎的疗效比较

疗效	例 数			合计	秩次范围	平均秩次	秩 和		
	复方 I (1)	复方 II (2)	复方 III (3)	(4)	(5)	(6)	复方 I (7)=(1)×(6)	复方 II (8)=(2)×(6)	复方 III (9)=(3)×(6)
痊愈	42	5	6	53	1~53	27	1134	135	162
显效	186	17	20	223	54~276	165	30690	2805	3300
有效	75	36	26	137	277~413	345	25875	12420	8970
无效	50	42	31	123	414~536	475	23750	19950	14725
合计	353	100	83	536	–	–	81449	35310	27157

1. 建立检验假设,确立检验水准

H_0 : 3 种复方制剂治疗慢性胃炎疗效的总体中位数相同

H_1 : 3 种复方制剂治疗慢性胃炎疗效总体中位数不全相同

$\alpha=0.05$

2. 计算检验统计量 H 值

①编秩:编秩方法同例 8-3。先计算各疗效等级 3 种复方制剂治疗的患者数,见第(4)栏。再确定秩次范围,计算平均秩次。结果见表第(5)、(6)栏;②求秩和 R_i :各组秩和见第(7)、(8)、(9)栏合计;代入式(8-5)计算 H 值

$$H=\frac{12}{536\times(536+1)}\times\left(\frac{81449^2}{353}+\frac{35310^2}{100}+\frac{27157^2}{83}\right)-3\times(536+1)=62.750$$

由于此资料相持较多,代入式(8-6)进行校正

$$c=1-\frac{\sum(t_j^3-t_j)}{n^3-n}$$

$$=1-\frac{(53^3-53)+(223^3-223)+(137^3-137)+(123^3-123)}{536^3-536}=0.8982$$

$$H_c=\frac{H}{c}=\frac{62.750}{0.8982}=69.862$$

3. 确定 P 值，做出推断结论　本例 $k=3$，但 n_i 均大于 5，按 $\nu=k-1=2$，查 χ^2 界值表，得 $P<0.005$。按 $\alpha=0.05$ 水准，拒绝 H_0，接受 H_1，总的来说 3 种复方制剂治疗慢性胃炎疗效不相同，应进一步进行多重比较。

二、多个独立样本的两两比较

多个独立样本比较，经 Kruskal-Wallis 检验拒绝 H_0，认为多组效应不同或不全相同，则需进一步进行两两比较，也称多重比较，判断哪些组间的差别具有显著性。这里介绍扩展的 t 检验法。

例 8-6　对例 8-4 资料做多重比较。

1. 建立检验假设，确定检验水准

H_0：任两种抗肿瘤药物干预后，移植性肿瘤裸鼠生存天数总体中位数相同

H_1：任两种抗肿瘤药物干预后，移植性肿瘤裸鼠生存天数总体中位数不同

$\alpha=0.05$

2. 计算检验统计量

$$\text{扩展}\,t = \frac{\mid \bar{R}_A - \bar{R}_B \mid}{\sqrt{\dfrac{n(n+1)(n-1-H)}{12(n-k)}\left(\dfrac{1}{n_A}+\dfrac{1}{n_B}\right)}} \qquad \nu = n-k \qquad (8-8)$$

式中，n_A、n_B 为对比组的样本量；$\bar{R}_A$、$\bar{R}_B$ 为任两个对比组的平均秩和；k：处理组数，n：总样本量，H：检验统计量。

表 8-6　3 种抗肿瘤药物干预后移植性肿瘤裸鼠生存天数多重比较

| 对比组 | n_A | n_B | $\bar{R}_A$ | $\bar{R}_B$ | 扩展 t | P |
(1)	(2)	(3)	(4)	(5)	(6)	(7)
甲与乙	5	5	6.8	12.0	2.309	0.02<P<0.05
甲与丙	5	5	6.8	5.2	0.711	0.40<P<0.50
乙与丙	5	5	12.0	5.2	3.020	0.01<P<0.02

如，对比组甲药与乙药，代入式 (8-8)

$$\text{扩展}\,t = \frac{\mid 6.8 - 12 \mid}{\sqrt{\dfrac{15\times(15+1)\times(15-1-6.39)}{12\times(15-3)}\left(\dfrac{1}{5}+\dfrac{1}{5}\right)}} = 2.309$$

余类推，见第 (6) 栏。

3. 确定 P 值，做出推断结论　按 $\nu=n-k=12$，据表 8-7 第 (6) 栏扩展 t 值，查 t 界

值表，得 P 值见表第（7）栏。按 $\alpha=0.05$ 水准，甲、丙两药比较，不拒绝 H_0，尚不认为甲药、丙药干预后移植性肿瘤裸鼠的生存天数有差别；而乙药与甲药、乙药与丙药比较，均拒绝 H_0，接受 H_1，可认为乙药干预后移植性肿瘤裸鼠的生存期与甲药、丙药有差别，乙药干预后的生存期长。

第四节 随机区组设计资料比较的秩和检验

随机区组设计也称配伍组设计，如果观察值不满足方差分析条件，可采用随机区组设计的秩和检验，即 Friedman M 检验（Friedman's M test）。

一、方法步骤

例 8-7 为了研究 3 种饲料对小鼠肝中铁含量的影响，将同一窝的 3 只小鼠配成一个区组，共 8 个区组，每个区组的 3 只小鼠随机分配到 3 种不同的饲料组，喂养一定时间后测得小鼠肝脏铁含量（$\mu g/g$），结果见表 8-7，问不同饲料喂养的小鼠肝脏铁含量是否有差别？

表 8-7 不同饲料组小鼠肝脏中铁的含量（$\mu g/g$）

窝别（区组）	甲	乙	丙
1	1.00（2）	0.96（1）	2.07（3）
2	1.01（1）	1.23（2）	3.72（3）
3	1.13（1）	1.54（2）	4.50（3）
4	1.14（1）	1.96（2）	4.90（3）
5	1.70（1）	2.94（2）	6.00（3）
6	2.01（1）	3.68（2）	6.84（3）
7	2.23（1）	5.59（2）	8.23（3）
8	2.63（1）	6.96（2）	10.33（3）
R_i	9	15	24

1. 建立检验假设，确定检验水准

H_0：3 种饲料喂养的小鼠肝脏铁含量总体中位数相同

H_1：3 种饲料喂养的小鼠肝脏铁含量总体中位数不全相同

$\alpha=0.05$

2. 计算检验统计量 M

将同一区组内观察值从小到大编秩（见括号内数字），如观察值相同，取平均秩次；再求各处理组秩和 R_i，见表 8-7，代入（8-7）计算 M 值。

$$M = \frac{12}{bk(k+1)} \sum R_i^2 - 3b(k+1) \qquad (8-7)$$

式中 b：区组数；k：处理组数。本例 $b=8$，$k=3$，$R_1=9$，$R_2=15$，$R_3=24$，代入式（8-7）

$$M = \frac{12}{8 \times 3 \times (3+1)} \times (9^2 + 15^2 + 24^2) - 3 \times 8 \times (3+1) = 14.25$$

3. 确定 P 值，做出推断结论 根据区组数 b 与处理组数 k，查 Friedman 检验 M 界值表（附表 11），$M_{0.01(8,3)} = 9.00$，得 $P<0.01$，按 $\alpha=0.05$ 水准，拒绝 H_0，接受 H_1，总的来说 3 种不同饲料喂养的小鼠肝脏铁含量有差异。

若区组数超出 M 界值表时，M 统计量近似服从 $\nu=k-1$ 的 χ^2 分布。

二、随机区组设计资料的两两比较

随机区组设计资料经 Friedman 检验拒绝 H_0，可进一步作两两组间比较的 q 检验，方法步骤如下。

例 8-8 对例 8-7 资料作两两比较。

1. 建立检验假设，确定检验水准

H_0：任两种饲料喂养的小鼠肝脏铁含量的总体中位数相同

H_1：任两种饲料喂养的小鼠肝脏铁含量的总体中位数不同

$\alpha=0.05$

根据各组的秩和由小到大排位次，并注明原组别及秩和。

位次号	1	2	3
组 别	甲	乙	丙
秩 和	9	15	24

由此确定任两个对比组范围内包含的组数 a，求各对比组秩和之差 $R_A - R_B$，列入表 8-8 第（2）、（3）栏。

表 8-8 不同饲料小鼠肝中铁含量均数间多重比较

对比组 (1)	组数 a (2)	$R_A - R_B$ (3)	q 值 (4)	P (5)
1 与 3	3	15	5.3034	<0.01
1 与 2	2	6	2.1213	>0.05
2 与 3	2	9	3.1820	0.01<P<0.05

2. 计算检验统计量 q 值

$$q = \frac{R_A - R_B}{\sqrt{\dfrac{bk(k+1)}{12}}} \qquad (8\text{-}9)$$

式中，$R_A - R_B$：两对比组的秩和之差；分母为其标准误；计算 q 值见第（4）栏。

3. 确定 P 值，做出推断结论 以 a 和 $\nu = \infty$，查 q 界值表，得 P 值见第（5）栏。按 $\alpha = 0.05$ 水准，甲、乙两种饲料不拒绝 H_0，可认为甲、乙两种饲料喂养的小鼠肝脏铁含量没有统计学差异；其他组间均拒绝 H_0，接受 H_1，可认为丙饲料与甲、乙饲料不同，其喂养的小鼠肝脏铁含量高于甲、乙两种饲料。

小 结

1. 非参数检验不依赖总体分布形式，并不涉及样本来自何种特定分布的总体，因而适用范围广；在检验过程中并非参数之间的比较，而是平均位置间的比较。

2. 秩和检验不仅可用于等级资料的比较与分析，且可用于极度偏态、小样本总体方差不齐，总体分布型未知的定量资料的探索性研究以及不确定值资料分析等。由于对原始数据进行了编秩，缩小了数据的变异度，常会损失部分信息，使得检验效率降低，犯第二类错误的可能性大于参数检验，所以在进行分析时要优先考虑参数检验，当条件不符才选用非参数统计方法。

3. 秩和检验常用于推论两个及两个以上总体分布位置（中位数）是否相同。据设计类型不同，有配对设计符号秩检验，两独立样本与多个独立样本比较的秩和检验，随机区组设计资料比较的秩和检验等。编秩、求和略有不同，检验统计量各异。对多个样本资料比较，得到差别有统计学意义结论时，尚应进行两两比较。

（师先锋）

作者简介 师先锋 流行病与卫生统计学硕士。2010 年毕业于山西医科大学，现为山西医科大学汾阳学院卫生信息管理系统计教研室讲师。主要从事实验研究设计、临床数据挖掘及数据分析研究，承担学院本科医学统计学教学工作，参与多项省级课题的研究及多项大学生创新课题项目的指导工作，参编专著（教材）3 部。

第九章　简单线性回归与相关

> **重点掌握:**
> 1. 简单线性回归与相关分析的基本概念与医学应用。
> 2. 简单线性回归方程、回归系数与相关系数的假设检验。
> 3. Spearman 秩相关分析的意义与适用范围。
> 4. 简单线性回归与相关分析中应注意的问题。

研究变量之间的关系是健康促进与医学领域经常遇到的问题,如健康人群的血压与年龄、13 岁以下儿童的体重与身高、患者再住院次数与个体不良生活行为方式、离污染源的距离与污染物浓度、基因表达与疾病的关系等。通常采用回归与相关分析来阐明变量之间的非确定性关系。本章介绍最基础的简单线性回归与相关分析。

第一节　直线回归分析

简单线性回归(simple linear regression)是回归分析的基础,在统计分析方法中地位显赫,起到承前启后的作用。承前是指对影响因素或相关因素的分析采用了前面第五章方差分析的基本思想;启后则指后续多种统计方法,如多重线性回归分析、Logistic 回归模型及大数据背景下的众多模型,都是在直线回归基础上衍生发展而来。

一、简单线性回归分析的统计描述

回归分析常用来研究一个变量和另外一个或一些变量间线性或非线性数量依存的关系,如在青少年生长发育研究中身高随着年龄的增长而增长,但即便是同龄儿童,不同个体的身高有高有低,围绕其平均水平上下波动,其趋势向该平均身高"回归",一般不会偏离太远。回归分析中,最简单的模型仅包含一个应变量和一个自变量。若两变量间的变化呈线性趋势,则选用直线回归方程来描述其变化规律,称之为简单线性回归或直线回归。当模型包含一个应变量与多个自变量的线性回归分析,称为多重线性回归(multiple linear regression)。

例 9-1　某研究小组随机抽查了 20 名 15 岁健康男生,测量其身高(cm)与体重(kg),数据见表 9-1,拟研究体重随身高增加而变化的规律。

表 9-1　15 岁健康男生身高（cm）与体重（kg）数据

编号 (*no*)	身高 (*X*)	体重 (*Y*)	编号 (*no*)	身高 (*X*)	体重 (*Y*)	编号 (*no*)	身高 (*X*)	体重 (*Y*)
1	145	42	8	155	53	15	163	61
2	147	50	9	157	55	16	168	58
3	152	45	10	160	58	17	170	61
4	150	50	11	157	61	18	168	67
5	155	52	12	163	53	19	173	64
6	152	55	13	160	56	20	175	70
7	157	50	14	165	59			

　　描述两个变量间的数量变化关系，按专业知识宜将体重作为应变量（dependent variable），又称为因变量或反应变量（response variable），记作 *Y*；身高作为自变量（independent variable），又称为解释变量（explanatory variable），记作 *X*。采用线性回归分析（linear regression analysis）可解决以下几个问题：

　　探讨体重是否随身高的增长而增加？

　　体重与身高的关系呈直线还是曲线关系？

　　如何采用回归方程定量地描述两变量间的关系？

　　所建回归方程是否成立？即两变量间线性依存关系是否存在？

　　该地 15 岁男生身高每增加 1cm，体重平均增加多少 kg？

　　如何由身高预测该地 15 岁健康男生的体重？

（一）散点图

　　散点图（scatter plot）是考察两变量间变化趋势最简单、最直观的手段，但无法予以定量的描述。通常回归分析前，首先应绘制散点图，其意义在于：①考察两变量间是直线还是曲线趋势；②判断资料是否存在异常点（outlier）。如例 9-1，以自变量身高为横轴、应变量体重为纵轴，绘制散点图（图 9-1）。

　　由图 9-1 可见，体重随身高的增加而递增，并呈现线性趋势。但身高相同者未必有相同的体重，说明体重除了受身高的影响之外，还

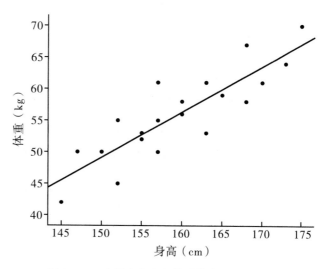

图 9-1　15 岁男生身高与体重散点图与回归线

可能受到一些未知因素影响，诸如营养、生活方式、遗传等因素的影响。因此，回归分析所描述的两个变量间的关系不是一一对应的函数关系，称之为回归关系。

（二）简单线性回归方程拟合

简单线性回归模型（simple linear regression model）常用来定量描述应变量与自变量之间的数量关系，总体线性回归方程记作

$$\begin{cases} Y=\alpha+\beta X+\varepsilon \\ \varepsilon \sim N(0,\sigma^2) \end{cases} \tag{9-1}$$

式中，ε 为随机误差，β 为总体回归系数（regression coefficient），即直线的斜率，其统计学意义是 X 每增加（或减少）一个单位，Y 平均改变 β 个单位。β 表示 Y 随 X 改变的平均变化量，$\beta>0$，表明 Y 随 X 的增加而增加；$\beta<0$，表明 Y 随 X 的增加而减少；$\beta=0$，表明 Y 与 X 无线性回归关系，但并不一定能排除其他关系的存在。

α 为回归直线在 Y 轴上的截距（intercept），其统计学意义为 X 取值为 0 时 Y 的平均水平。截距的解释一定要符合专业实际，例如有人研究了婴幼儿身高随年龄变化的回归方程，其截距即表示出生婴儿（年龄为 0 岁）的平均身高；但若研究的是体重对身高的回归分析，我们就不能把截距解释为身高为 0 时的平均体重，此时的截距超出了 Y 的取值范围，且不符合专业解释，也没有实际意义。

由于在线性回归模型中 α 和 β 均未知，实际资料分析中需要根据样本数据来进行估计，设 a 和 b 是 α 和 β 的估计值，则可拟合得到样本资料的直线回归方程

$$\hat{Y} = a + bX \tag{9-2}$$

式中，$\hat{Y}$ 表示 X 取某定值时相应 Y 总体均数的点估计值；b 称为样本回归系。其回归方程满足 3 个基本性质：① $\sum (Y-\hat{Y})^2$ 为最小；② $\sum (Y-\hat{Y})=0$；③回归直线必过中心点 $(\bar{X}, \bar{Y})$。其中 $(Y-\hat{Y})$ 称为残差（residual）。

（三）回归方程的估计

1. 最小二乘估计　依据最小二乘法（least square method）原理，求解 a、b 两个系数。最小二乘法是一种数学优化技术，它通过最小化残差平方和，找到一组数据的最佳函数拟合值，即可保证各实测点至直线的纵向距离 $(Y-\hat{Y})$ 的平方和最小，即残差平方和 $\sum (Y-\hat{Y})^2$ 最小，故按最小二乘方法估计的线性回归又称最小二乘回归。由此得到估计值 a、b 的计算公式

$$b=\frac{\sum (X-\bar{X})(Y-\bar{Y})}{\sum (X-\bar{X})^2}=\frac{l_{XY}}{l_{XX}} \tag{9-3}$$

$$l_{XY}=\sum (X-\bar{X})(Y-\bar{Y})=\sum XY-\frac{(\sum X)(\sum Y)}{n} \tag{9-4}$$

$$a = \bar{Y} - b\bar{X} \qquad\qquad (9-5)$$

式中，l_{XX}：X 的离均差平方和；l_{XY}：X 与 Y 的离均差乘积和。

2. 计算回归系数与截距

本例 $l_{XX} = 1360.8$ $l_{YY} = 934$ $l_{XY} = 974$

$$b = l_{XY}/l_{XX} = 974/1360.8 = 0.7158(\text{kg/cm})$$
$$a = 56 - 0.7158 \times 159.6 = -58.235(\text{kg})$$

3. 列出回归方程，绘制回归直线

$$\hat{Y} = -58.235 + 0.7158X$$

依拟合得到的直线回归方程，在 X 的取值范围内取两个相距较远的点，如取 145 和 175，代入直线回归方程 $\hat{Y} = -58.235 + 0.7158X$，计算 $\hat{Y}$ 值，得点（145.00，45.56）和（175.00，67.03），从而绘制出回归直线。散点图上，回归直线必然通过（$\bar{X}$，$\bar{Y}$）即（159.60，56.00），所绘回归直线见图 9-1。

二、回归分析的统计推断

上述直线回归方程以及所绘回归直线，只是对样本中两个变量间关系的描述性分析，这种关系是否有统计学意义，还需要进一步估计总体回归系数的置信区间，并进行假设检验。假设检验包括两个方面，即检验总体回归方程是否成立和总体回归系数 β 是否不为零。

（一）Y 变异的分解

为阐明统计推断的意义，类似于方差分析，首先对 Y 变异进行分解。如图 9-2 所示，Y 的离均差反映了个体变异的大小，任意一点 P 的离均差（$Y - \bar{Y}$）由回归直线（$\hat{Y}$）分解成两个部分，即 $Y - \bar{Y} = (\hat{Y} - \bar{Y}) + (Y - \hat{Y})$，如图 9-2。

将全部数据点的离均差分解后，等式两端平方后求和，可以证明：

$$\sum (Y - \bar{Y})^2 = \sum (\hat{Y} - \bar{Y})^2 + \sum (Y - \hat{Y})^2 \qquad\qquad (9-6)$$

记作
$$SS_{\text{总}} = SS_{\text{回归}} + SS_{\text{残差}} \qquad\qquad (9-7)$$

$SS_{\text{总}}$：$\sum (Y - \bar{Y})^2$ 为 Y 的离均差平方和，表示应变量 Y 的总变异。

$SS_{\text{回归}}$：$\sum (\hat{Y} - \bar{Y})^2$ 为回归平方和（sum of squares for regression），表示由于自变量 X 引入模型后所引起的变化，反映了在 Y 的总变异中可以用 Y 与 X 的线性关系解释的变异。回归平方和越大，说明回归效果越好。

$SS_{\text{残差}}$：$\sum (Y - \hat{Y})^2$：为残差平方和（sum of squares for residuals），反映除自变量 X 外其他因素对 Y 变异的影响，也就是指在总变异中无法用 X 与 Y 的回归关系所解释的变异，

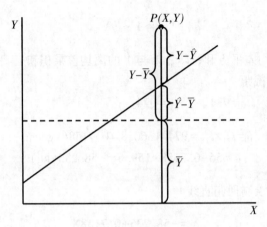

图 9-2 Y 变异分解示意图

表示考虑回归之后 Y 的随机误差。如在最小二乘法中所述,散点图中各实测点离回归直线(纵向距离)越近,$SS_{残差}$也就越小,回归的效果就越好。

上述 3 个平方和相应的自由度及关系为

$$\nu_{总} = \nu_{回} + \nu_{残}, \nu_{总} = n-1, \nu_{回} = 1, \nu_{残} = n-2$$

本例,$SS_{总} = l_{YY} = 934$,$SS_{回归} = l_{XY}^2/l_{XX} = 697.15$

$$SS_{残差} = SS_{总} - SS_{回归} = 934 - 697.15 = 236.85$$

(二)回归方程的假设检验——方差分析

如前所述,所建回归方程是否反映了总体的特征或规律,即所求直线回归方程在总体中是否成立,是回归分析要考虑的首要问题。通常采用方差分析法进行检验。

若总体中自变量 X 对应变量 Y 没有贡献,即 $\beta = 0$,由样本所获得的 $SS_{回归}$ 较小,$SS_{残差}$ 较大;反之,如果总体中自变量 X 对应变量 Y 有贡献,即 $\beta \neq 0$,则回归的贡献应大于随机误差,大到何种程度才可认为其影响具有统计学意义呢?可依据 F 统计量做出推断结论。

$$F = \frac{SS_{回归}/\nu_{回归}}{SS_{残差}/\nu_{残差}} = \frac{MS_{回归}}{MS_{残差}} \tag{9-8}$$

式中,$MS_{回归}$ 为回归均方,$MS_{回归} = SS_{回归}/\nu_{回归}$,$MS_{残差}$ 为残差均方,$MS_{残差} = SS_{残差}/\nu_{残差}$。可以证明,在 H_0 成立条件下,统计量 F 服从自由度为 $(\nu_{回归}, \nu_{残差})$ 的 F 分布。求得 F 值后,按检验水准(α)即可做出推断结论。

方差分析步骤:

H_0:总体回归方程不成立或总体中自变量 X 对应变量 Y 没有贡献

H_1:总体回归方程成立或总体中自变量 X 对应变量 Y 有贡献

$\alpha = 0.05$

表 9-2　方差分析表

变异来源	SS	ν	MS	F	P
回　归	697.1460	1	697.1460	52.9800	<0.001
残　差	236.8540	18	13.1590		
总变异	934.0000	19	49.1579		

由表 9-2 软件分析结果可见，$P<0.001$，按 $\alpha=0.05$ 的水准，拒绝 H_0，接受 H_1，可认为体重与身高之间的回归关系存在。体重变异的均方为 $934/19=49.1579$，在考虑了身高的影响后，Y 变异减小，即扣除身高的影响后，体重剩余变异的均方变为 13.1590，即残差均方。

（三）回归系数的假设检验——t 检验

$$t_b = \frac{b-0}{S_b}, \nu_{残} = n-2 \tag{9-9}$$

$$S_b = \frac{S_{Y.X}}{\sqrt{l_{XX}}} \tag{9-10}$$

$$S_{Y.X} = \sqrt{\frac{SS_{残差}}{n-2}} = \sqrt{MS_{残差}} \tag{9-11}$$

式中，$S_{Y.X}$：回归的剩余标准差（standard deviation of residuals）；S_b：样本回归系数标准误。

回归系数 t 检验步骤：

$H_0: \beta=0$

$H_1: \beta \neq 0$

$\alpha=0.05$

$$S_{Y.X} = \sqrt{\frac{236.854}{18}} = 3.6275, \qquad S_b = 3.6275 / \sqrt{1360.8} = 0.0983$$

$$t_b = 0.7158/0.0983 = 7.28 \qquad \nu = n-2 = 18$$

查 t 界值表得，$P<0.001$，按 $\alpha=0.05$ 水准，拒绝 H_0，接受 H_1，可认为健康男生体重随身高增长而增重的回归关系存在，身高每增加 1cm 体重平均增加 0.7158kg。

注意：在简单线性回归模型中，由于只有一个自变量，回归模型的方差分析等价于对回归系数的 t 检验，且 $t=\sqrt{F}$。

（四）拟合优度检验与决定系数

回归系数大小和 X、Y 两个变量的单位及大小有关，回归系数越大，说明 Y 随 X 的变化越快，但并不完全表明影响越大。为描述这种影响的大小以及拟合效果的好坏，引入决定系数（coefficient of determination）的概念。决定系数是简单线性回归与多重线性回归分析中一个重要的统计量，通常用 R^2 表示。

$$R^2 = \frac{SS_{回归}}{SS_{总}} = \frac{l^2_{XY}/l_{XX}}{l_{YY}} \tag{9-12}$$

因 $SS_{回归} \leq SS_{总}$，所以 R^2 取值在 0 到 1 之间。它的大小反映了自变量对回归的贡献，说明在 Y 的总变异中用 X、Y 间回归关系所能解释的比例。决定系数越趋近于 1，回归方程的拟合效果越好，因此，常把它作为评价回归方程效果、反映拟合优度（goodness of fit）的指标。

本例，$R^2 = SS_{回归}/SS_{总} = 697.15/934 = 0.7464$

$R^2 = 0.7464$，表明 15 岁男生体重有 74.64% 的变异与身高有关。决定系数是否有统计学意义，还需进一步做假设检验——拟合优度检验。检验方法等价于上述对总体回归方程进行假设检验的方差分析，如表 9-2。

（五）总体回归系数的置信区间

求得样本回归系数估计值后，尚需进一步估计总体回归系数 β 的置信区间。总体回归系数 β 的双侧（$1-\alpha$）置信区间记作：

$$b \pm t_{\alpha/2,\nu} S_b \tag{9-13}$$

例中，样本回归系数 $b = 0.7158$，$S_b = 0.0983$，$\nu = 18$，$t_{0.05/2,18} = 2.101$，其总体回归系数的 95% 置信区间为 $0.7158 \pm 2.101 \times 0.0983 = (0.5093, 0.9223)$（kg/cm）。

置信区间也可回答假设检验问题。当总体回归系数 β 的（$1-\alpha$）置信区间未包括 0 时，即可认为在 α 检验水准上，总体回归系数 β 不等于 0，即两变量间线性依存关系存在。

三、回归分析的前提条件

线性回归分析要求数据满足线性、独立、正态、等方差的前提假设。

1. 线性（linear） 指应变量 Y 与自变量 X 呈线性变化趋势。当 X 增加或减少一个单位时，Y 的平均改变量保持不变，可认为应变量 Y 与自变量 X 呈线性趋势。反之，随 X 的增加，Y 的平均改变量加大或减小，则可认为应变量 Y 与自变量 X 间需拟合曲线方程。一般可通过散点图来考察两变量是否呈线性趋势。

2. 独立性（independence） 指某个体的取值不受其他个体的影响。在医学研究中，诸如纵向数据、重复测量资料及家系研究资料等，常有非独立数据（non-independent data）存在，非独立数据统计分析相对复杂。是否满足独立假设一般可通过专业知识和经验判断，也可依据独立性检验推断。

3. 正态性（normality）包括给定 X 值时，应变量 Y 服从正态分布，残差服从正态分布等。可通过残差图或正态概率图来考察残差是否服从正态分布。

4. 等方差（equal variance）是指对应于不同的 X 值，Y 值的总体变异相同。判断数据是否满足等方差性也可以通过残差图实现。

为便于叙述，简单线性回归模型的线性、独立性、正态性与等方差性假设可用它们的英文缩写简记为 LINE。其前提条件的示意图见图 9-3。

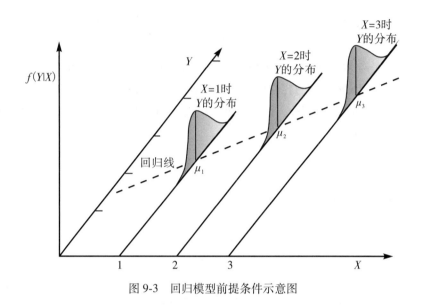

图 9-3　回归模型前提条件示意图

四、简单线性回归分析应用

（一）利用回归方程进行预测预报

统计预测（forecast）是直线回归方程的重要应用之一。所谓预测就是把预报因子（如身高）代入回归方程对预报量（如体重）进行估计。如果我们的分析目的是预测身高为 150cm 的个体体重是多少千克，需计算个体 Y 值的容许区间；如果是由样本来估计不同身高条件下总体的平均体重，则需计算总体条件均数（conditional mean）的 $(1-\alpha)$ 置信区间。

1. 个体值容许区间　医学上常用在给定预报因子（X 值）时计算个体 Y 值的容许区间。所谓个体 Y 值的容许区间是指总体中 X 为某定值 X_i 时个体 Y 值的波动范围。个体 Y 值的 $(1-\alpha)$ 容许区间按式（9-14）计算

$$\hat{Y} \pm t_{\alpha/2,(n-2)}S_Y \tag{9-14}$$

式中，S_Y：按式（9-15）计算的标准差。

$$S_Y = S_{Y.X}\sqrt{1 + \frac{1}{n} + \frac{(X_i - \bar{X})^2}{\sum(X - \bar{X})^2}} \tag{9-15}$$

当 n 足够大，X_i 离 $\overline{X}$ 非常接近时，$S_Y \approx S_{Y.X}$。

例如，当身高为 150cm 时，$\hat{Y} = -58.235 + 0.7158 \times 150 = 49.135$，相应体重的 95% 容许区间为

$$49.135 \pm 2.101 \times 3.6275 \times \sqrt{1 + \frac{1}{20} + \frac{(150-159.6)^2}{1360.8}} = (41.1 \sim 57.2)$$

身高 150cm 的 15 岁健康男生，95% 的个体体重分布在 41.1 ~ 57.2kg。

一般情况下，个体预测值的容许区间可由统计软件计算得到。

2. 总体条件均数的置信区间 对于给定置信度 $1-\alpha$，X 为某定值 X_i 时，预测值 Y 总体均数的 $(1-\alpha)$ 置信区间：

$$\hat{Y} \pm t_{\alpha/2,(n-2)} S_{\hat{Y}} \tag{9-16}$$

式中，$S_{\hat{Y}}$：$\hat{Y}$ 的标准误，按式（9-17）计算。

$$S_{\hat{Y}} = S_{Y.X} \sqrt{\frac{1}{n} + \frac{(X_i - \overline{X})^2}{\sum (X - \overline{X})^2}} \tag{9-17}$$

例如，当身高为 150cm 时，$\hat{Y} = -58.235 + 0.7158 \times 150 = 49.135$，相应体重总体均数 95% 置信区间为

$$49.135 \pm 2.101 \times 3.6275 \times \sqrt{\frac{1}{20} + \frac{(150-159.6)^2}{1360.8}} = (46.5 \sim 51.8)$$

身高 150cm 的 15 岁健康男生，平均体重有 95% 的可能性在 46.5 ~ 51.8kg。

注意：总体条件均数的置信区间与个体值容许区间的意义不同，均数的置信区间表示在置信度一定情况下，X 取某定值时，用样本估计值推断总体均数可能的范围；个体值容许区间表示 X 取某定值时个体预测值的分布范围，实际工作中常用于确定考虑协变量影响的医学参考值范围。图 9-4 显示了回归线（实线）、均数的 95% 置信区间带（短虚线）与个体容许区间带（长虚线），由图可见，个体容许区间带要宽于均数的置信区间带。

（二）利用回归方程进行统计控制

统计控制是利用回归方程进行逆估计。如要求应变量 Y 在一定范围内波动，可以通过控制自变量 X 的取值来实现。例如通过抽样测得某地空气中二氧化氮含量（Y）与单位时间内汽车流量（X）有关，并建立线性回归方程

$$\hat{Y} = -0.275 + 0.00025X$$

根据空气污染指数分级，欲保证空气质量状况不超过 II 级（要求空气中 NO_2 含量不超过 0.120mg/m³），拟对车流量做适当控制以降低 NO_2 的含量。依据前已构建的直线回归方程和

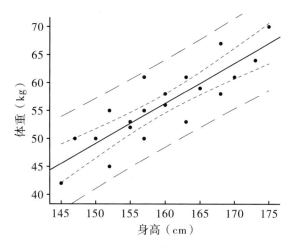

图 9-4　回归方程、均数的置信区间与个体容许区间图

空气质量标准要求，计算得：

$$Y = 0.120\text{mg/m}^3\text{时}, X = (0.120 + 0.275)/0.00025 = 1580(\text{辆})$$

则该地要保证空气质量状况不超过 Ⅱ 级，该监测点单位时间内车流量应控制在 1580 辆以内。

第二节　双变量线性相关分析

简单线性回归分析可以阐明应变量 Y 随自变量 X 变化而变化的情况，但并未描述出两变量间关系的密切程度。若要了解两随机变量间线性关系的密切程度，需进行简单相关分析，也称直线相关分析；对多个变量间关系进行相关分析，研究某个变量与多个变量之间的线性相关性及其程度称为复相关分析。相关分析中两变量间无自变量和应变量之分，它只研究任两个变量之间相关的密切程度和方向，或一个变量与多个变量间相关的密切程度。相关分析不能像回归分析那样，可用一个或多个变量去预测、估计或控制另一个变量的变化，这是回归分析与相关分析应用中主要的不同点，但二者之间又有着紧密的联系。

一、直线相关分析的统计描述

（一）相关的概念与种类

直线相关（linear correlation）又称简相关（simple correlation），用于双变量均服从正态分布（bivariate normal distribution）的随机变量间的相关关系分析。相关系数（correlation coefficient）作为说明具有线性关系的两个随机变量间相关方向和密切程度的统计指标。

两变量之间的相关关系可以分为正相关、负相关、零相关以及非线性相关。判断两个变量间是否具有相关关系，最直观的方法就是绘制散点图。

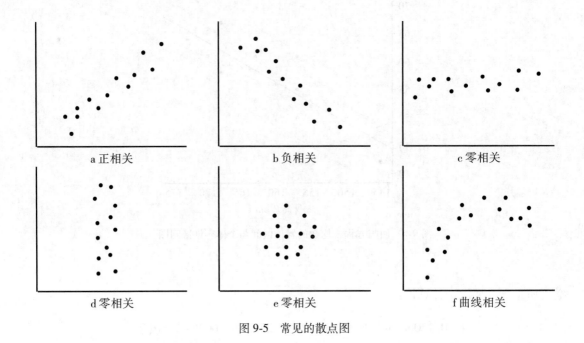

图 9-5　常见的散点图

1. 正相关（positive correlation）　若 Y 值大，X 值也大，两者呈同向变化趋势，称为正相关（图 9-5a），相关系数大于零。

2. 负相关（negative correlation）　若 Y 值大，X 值小，两者呈反向变化的趋势，称为负相关（图 9-5b），相关系数小于零。

3. 零相关（zero correlation）　若 X 值由小到大，Y 值变化没有规律（图 9-5c～e），则称零相关，相关系数等于零。

4. 非线性相关（nonlinear correlation）　若 X 值由小到大，Y 值呈曲线变化趋势（图 9-5f），则变量间可能有曲线关系存在，不宜做直线相关分析。

（二）相关系数的计算

若两变量 X 与 Y 均是随机变量，均呈正态分布，散点图有线性趋势存在，且各观察单位之间相互独立，则两变量之间的相关关系可采用 Pearson 积差相关系数（Pearson product-moment correlation coefficient）表示，简称简相关系数。总体相关系数用 ρ 表示，样本相关系用 r 表示，其取值范围 $-1 \leqslant r \leqslant 1$。一般地，$r$ 接近 1 表示两变量间正向线性关联程度较高；r 接近 -1 表示两变量间负向线性关联程度较高；r 接近 0 表示两变量间线性关联极弱或无线性关联存在。

样本相关系数 r 计算公式

$$r = \frac{\sum (X - \overline{X})(Y - \overline{Y})}{\sqrt{\sum (X - \overline{X})^2 \sum (Y - \overline{Y})^2}} = \frac{l_{XY}}{\sqrt{l_{XX} l_{YY}}} \tag{9-18}$$

例 9-2　在例 9-1 的基础上，问体重与身高间的线性相关关系如何？

分析步骤：

1. 绘制散点图，见图 9-1。

2. 计算基本统计量。参考例 9-1 的基本统计量。

3. 代入公式（9-18），求出 r 值。

$$r = \frac{l_{XY}}{\sqrt{l_{XX} l_{YY}}} = \frac{974}{\sqrt{1360.8 \times 934}} = 0.8639$$

二、相关系数的统计推断

（一）相关系数的假设检验

由于抽样误差的存在，即使从相关系数 $\rho = 0$ 的总体中进行随机抽样，所得的样本相关系数 r 也不一定全为零。因此，求得样本相关系数 r 值后，要回答它是否来自相关系数 ρ 为零的总体，仍需对样本相关系数进行假设检验。

相关系数的假设检验方法有两种：

1. t 检验法

$$t_r = \frac{r - 0}{S_r} = \frac{r}{\sqrt{\dfrac{1 - r^2}{n - 2}}} \quad \nu = n - 2 \tag{9-19}$$

式中，S_r：样本相关系数 r 的标准误。

例 9-2 中求得 $r = 0.8639$，试进行相关系数假设检验。

相关系数假设检验步骤：

$H_0: \rho = 0$

$H_1: \rho \neq 0$

$\alpha = 0.05$

$$t_r = \frac{r - 0}{\sqrt{\dfrac{1 - r^2}{n - 2}}} = \frac{0.8639}{\sqrt{\dfrac{1 - 0.8639^2}{20 - 2}}} = 7.28 \quad \nu = 20 - 2 = 18$$

查 t 界值表，得 $P < 0.001$，按 $\alpha = 0.05$ 水准，拒绝 H_0，接受 H_1，故可认为体重与身高之间存在直线相关关系；由相关系数可知体重与身高呈正相关。

2. 查相关系数界值表法　如例 9-2，根据计算的样本相关系数 $r = 0.8639$，按 $\nu = 18$，查 r 界值表（附表 12），得 $P < 0.001$，按 $\alpha = 0.05$ 检验水准，拒绝 H_0，接受 H_1，统计推断结论与 t 检验相同。

（二）总体相关系数的区间估计

样本相关系数的抽样分布、样本量均与 ρ 的大小有关。当 $\rho = 0$ 时，r 的分布为对称分布；当 $\rho \neq 0$ 且 n 不太大时，r 的分布呈偏态，ρ 越接近于 1（或 -1），r 分布的偏度越大。因此，ρ 的置信区间不能简单地按 t 分布去估计，需将其进行变量变换，使变换后的变量服从正态分布，再估计其置信区间。

R. A. Fisher 提出采用式（9-20）进行 z 变换。

$$z = \frac{1}{2}\ln\left(\frac{1+r}{1-r}\right) \tag{9-20}$$

当 n 较大（如当样本例数 $n \geq 20$ 时），z 近似服从均数为 $\frac{1}{2}\ln\left(\frac{1+r}{1-r}\right)$，方差为 $\frac{1}{n-3}$ 的正态分布。根据正态近似原理按式（9-21）计算 z 的（$1-\alpha$）置信区间

$$z \pm z_{\alpha/2}/\sqrt{n-3} \tag{9-21}$$

对式（9-21）计算的区间上下限再作反变换

$$r = \frac{e^{2z}-1}{e^{2z}+1} \tag{9-22}$$

即可得到总体相关系数 ρ 的（$1-\alpha$）置信区间。

例 9-2 中已求得健康男生体重与身高相关系数 $r = 0.8639$，按 R. A. Fisher z 变换法求总体相关系数的 95% 置信区间，结果如下：

$$z = \frac{1}{2}\ln\left(\frac{1+0.8639}{1-0.8639}\right) = 1.3085$$

z 的 95% 置信区间为 $1.3085 \pm 1.96/\sqrt{20-3} = $（0.8331，1.7839）

将 z 的 95% 置信区间的上下限按式（9-22）做反变换，得到健康男生体重与身高的总体相关系数 95% 置信区间为（0.6822，0.9451）。

第三节　Spearman 秩相关分析

两无序分类变量间的关联分析可采用第七章介绍的 χ^2 检验。两定量变量若服从正态分布，可采用上节介绍的线性相关分析；当两变量不服从正态分布，或者分布型未知，或为有序分类变量时，宜采用等级相关分析，也称秩相关分析。Spearman 秩相关系数（Spearman's rank correlation coefficient）表示两变量间相关关系的密切程度和相关方向。总体 Spearman 相关系数用符号 ρ_s 表示，样本 Spearman 相关系数用 r_s 表示。

一、Spearman 相关系数的计算

先将双变量 X、Y 的观察值分别按其大小排序，并由 1 到 n 编秩；将两个变量的秩次变

量命名为 R_X 和 R_Y。然后计算两秩次变量 R_X 和 R_Y 的 Pearson 积差相关系数，即为两个原始变量 X、Y 的 Spearman 相关系数 r_s。

$$r_s = \frac{\sum (R_X - \bar{R}_X)(R_Y - \bar{R}_Y)}{\sqrt{\sum (R_X - \bar{R}_X)^2 \sum (R_Y - \bar{R}_Y)^2}} = \frac{l_{R_X R_Y}}{\sqrt{l_{R_X R_X} l_{R_Y R_Y}}} \tag{9-23}$$

式中，$\bar{R}_X$、$\bar{R}_Y$ 分别是 R_X、R_Y 的平均秩。$\bar{R}_X = \bar{R}_Y = (n+1)/2$。

Spearman 相关系数与 Pearson 积差相关系数一样，取值范围为 $[-1, 1]$。当变量 X 与变量 Y 的秩次顺序完全一致时，r_s 等于 1，即两变量呈完全正相关；当变量 X 与变量 Y 的秩次顺序完全相反时，r_s 等于 -1，即两变量呈完全负相关；当两变量的秩次顺序关联性很小时，r_s 接近 0。

例 9-3 某实验室检测 12 名脑膜瘤病人瘤周脑组织血流量（PTBF）和同侧大脑半球血流量（hCBF）结果见表 9-3。经正态性检验，PTBF 和 hCBF 均不服从正态分布，试对 PTBF 和 hCBF 进行 Spearman 秩相关分析。

表 9-3　脑膜瘤病人 PTBF 与 hCBF 测定结果 [10ml/(100g·min)]

病人编号 (1)	PTBF (X) (2)	秩次 (R_X) (3)	hCBF (Y) (4)	秩次 (R_Y) (5)
1	49	12	49	8
2	46	10.5	49	8
3	18	3	25	1.5
4	43	8.5	42	4
5	42	6.5	54	10.5
6	42	6.5	54	10.5
7	15	2	31	3
8	46	10.5	58	12
9	40	5	47	5.5
10	43	8.5	49	8
11	9	1	25	1.5
12	20	4	47	5.5

1. 将 X 和 Y 实测值按大小顺序编秩，若遇相同观察值取平均秩（ties），秩次 R_X 和 R_Y 见表 9-3 第（3）、（5）列。

2. 以表 9-3 第（3）和（5）列对应秩计算 r_s

$$r_s = 0.705$$

二、Spearman 相关系数的假设检验

样本秩相关系数的假设检验，可采用查 r_s 界值表法。如例 9-3，$r_s = 0.705$，假设检验步骤如下。

$H_0: \rho_s = 0$

$H_1: \rho_s \neq 0$

$\alpha = 0.05$

按 $n = 12$，查 r_s 界值表（附表 13），得 $0.01 < P < 0.02$，按 $\alpha = 0.05$ 水准，拒绝 H_0，接受 H_1，可认为瘤周脑组织血流量与同侧大脑半球血流量之间呈正相关关系，即 PTBF 与同侧的 hCBF 呈同向变化。

当 n 较大时，如 $n \geq 20$ 时，也可采用式（9-24）进行 t 检验。

$$t = \frac{r_s}{\sqrt{\dfrac{1 - r_s^2}{n - 2}}} \tag{9-24}$$

$$\nu = n - 2$$

第四节　回归与相关分析应注意的问题

一、直线回归与相关的区别和联系

1. 区别　①资料要求不同：直线回归分析中，若 X 为可精确测量和严格控制的变量，则对应于每个 X 的 Y 值要求服从正态分布；若 X、Y 都是随机变量，则要求 X、Y 服从双变量正态分布。直线相关分析要求服从双变量正态分布；②应用目的不同：说明两变量间相关关系用相关，此时两变量的关系是平等的；说明两变量间的数量变化关系用回归，用以说明 Y 如何依赖于 X 的变化而变化；③指标意义不同：r 说明具有直线关系的两变量间相关关系的方向与密切程度；b 表示 X 变化一个单位时 Y 的平均变化量；④计算不同：$r = l_{XY} / \sqrt{l_{XX} l_{YY}}$，$b = l_{XY} / l_{XX}$；⑤取值范围不同：$-1 \leq r \leq 1$，$-\infty < b < \infty$；⑥单位不同：$r$ 没有单位，b 有单位。

2. 联系　①对同一双变量资料，回归系数 b 与相关系数 r 的正负号一致。$b > 0$ 与 $r > 0$，均表示两变量 X、Y 呈同向变化；同理，$b < 0$ 与 $r < 0$，表示变化的趋势相反。②回归系数 b 与相关系数 r 的假设检验等价。即对同一双变量资料，$t_b = t_r$。由于相关系数较回归系数的假设检验简单，在实际应用中，常以相关系数的假设检验代替回归系数的假设检验。③用回归解释相关。由于决定系数 $R^2 = SS_{回归} / SS_{总}$，当总平方和固定时，回归平方和的大小决定了相关的密切程度，回归平方和越接近总平方和，则 R^2 越接近 1，说明引入相关的效果越好。

例如，当 $r = 0.20$，$n = 100$ 时，按检验水准 0.05 拒绝 H_0，接受 H_1，认为两变量有相关关系。但 $R^2 = r^2 = 0.20^2 = 0.04$，表示回归平方和在总平方和中仅占 4%，说明两变量间的相关关系实际意义不大。

二、直线回归与两样本均数比较的 t 检验的关系

两独立样本均数比较的 t 检验，可以看作是分组变量（X）对连续变量（Y）的线性回归分析。第四章 t 检验中的例 4-8，研究骨肌康搽剂与对照组的小鼠琼脂肉芽肿重量是否不同，可转化为研究肉芽肿重量（Y）是否随着药物（X，对照组 = 0，骨肌康搽剂 = 1）不同而变化，进行线性回归分析。

直线回归方程方差分析的 $F = 17.80$，$P < 0.001$，提示直线回归方程成立，肉芽肿重量与药物有关；两独立样本 t 检验与线性回归方差分析结论一致，$t^2 = F$；参数估计及 t 检验见表 9-4，截距 $a = 156.57 \text{mg}$，为 $X = 0$ 时对照组肉芽肿的平均重量，回归系数 $b = -60.22 \text{mg}$，为骨肌康搽剂组肉芽肿重量平均比对照组低 60.22mg，即 $b = \overline{Y}_1 - \overline{Y}_0 = 96.35 - 156.57 = -60.22 \text{mg}$；两均数之差标准误 14.27 与回归系数标准误相等、P 值相同。

表 9-4　例 4-8 回归分析及 t 检验结果

简单线性回归分析					两独立样本均数比较 t 检验				
变量	参数估计	标准误	t	P	组别	$\overline{Y}$	S	t	P
截距	156.57	10.09	15.51	<0.001	乙醇对照	156.57	31.74	-4.22	<0.001
药物	-60.22	14.27	-4.22	<0.001	骨肌康搽剂	96.35	32.10		

三、直线回归与相关分析注意事项

（一）进行相关与回归分析前应首先绘制散点图

无论进行回归或相关分析，首先要绘制散点图，它可直观地提示两变量是否存在线性或非线性趋势，以及是否有异常点的存在。这里特别应注意的是直线相关分析要求 X 与 Y 服从双变量正态分布，相关分析中若某个变量不是来自正态总体的随机变量，样本相关系数则会因其取值范围不同而偏离总体相关系数真值。

（二）正确识别与处理异常点

科研工作中，鉴别数据的异常点是进行统计分析前首要完成的工作，否则会因错误而前功尽弃，得不偿失。有些"统计谎言"正是由于分析者疏忽异常点的存在，夸大或弱化实际效应而造成的。异常点数据的识别可以通过简单、直观、有效的散点图发现，也可通过相关统计量（如广义平方距离）或残差图发现（图 9-6b）。

一旦发现有异常数据点，不宜草率地删除，应该仔细审查这些异常数据的获得过程。若由实验获得，应该在该点重复几次实验验证。只有当异常数据是由于操作失误、记录错误等人为因素造成的，才考虑删除或以重新测量的正确数据来替代。如果通过仔细审核发现数据

的异常值是因数据本身性质所产生的，对这样的数据应该引起研究者足够的重视，对其开展进一步研究有可能获得意外的发现。

（三）两变量为非线性关系时的曲线回归

在复杂的生物医学现象中，很多情况下两个变量间的关系呈非线性变化趋势，如血药浓度与时间效应曲线、生长曲线、剂量反应关系等。对于非线性的问题，仍一味采用简单的线性回归分析，必然歪曲实际的变化规律。实际工作中，应采用曲线拟合的方法（表9-5），常用的曲线类型有：

1. 指数曲线　又称指数生长曲线，双变量资料中，当自变量 X 增加时，应变量 Y 随之增加（或减少）的更快，这时可采用指数曲线方程来分析两变量之间的关系。

2. 多项式曲线　多项式曲线方程为抛物线形，一次则为简单线性模型，模型中加入 b_2X^2、b_3X^3，则为二次、三次多项式曲线。多项式曲线适合于标准曲线的绘制。

3. Logistic 曲线　又称 Pearl-Reed 曲线，呈拉长的 S 形曲线，多用于发育、动态率、剂量反应关系等方面的研究。

4. 双曲线　与指数曲线类似，但适用于弯曲程度更大的资料，如肌肉张力、神经生理方面强度间期数据的分析。

表 9-5　常见非线性回归模型

曲线类型	回归方程	变量变换	变换后的线性表达式
指数函数	$Y = \alpha e^{\beta X}$	$y' = \ln y$	$y' = \ln\alpha + \beta x$
对数函数	$Y = \alpha + \beta \ln X$	$x' = \ln x$	$y = \alpha + \beta x'$
S 形曲线	$Y = 1/(\alpha + \beta e^{-X})$	$y' = 1/y, \ x' = e^{-x}$	$y' = \alpha + \beta x'$
双曲线	$Y = X/(\alpha X + \beta)$	$y' = 1/y, \ x' = 1/x$	$y' = \alpha + \beta x'$
幂函数	$Y = \alpha X^{\beta}$	$y' = \ln y, \ x' = \ln x$	$y' = \ln\alpha + \beta x'$
指数函数	$Y = \alpha e^{\beta/X}$	$y' = \ln y, \ x' = 1/x,$	$y' = \ln\alpha + \beta x'$

统计软件分析中，一般根据散点图尝试拟合多种曲线，可参见第二十二章。如何确定最终的曲线类型，要据以下原则判断并作出抉择：①R^2 越大，拟合效果相对越好。有时也不必过度地追求好的拟合优度，如拟合多项式模型时，虽幂次越高，R^2 越大，但会给实际问题的解释带来更多麻烦；②主要考虑曲线类型是否符合专业解释；③在拟合优度相近的情况下，一般选择容易解释、易于表达的曲线模型。

（四）残差与残差图

残差是指实际观察值 Y_i 和回归估计值 $\hat{Y}_i$ 之差，$e_i = Y_i - \hat{Y}_i$，对每个残差值减去所有残差值的均数，再除以残差标准差得到标准化残差 $e'_i = \dfrac{e_i}{\sqrt{MS_{残差}}}$。残差图（residual plot）以残差（$Y - \hat{Y}$）或标准化残差为纵坐标，以其他适宜的变量为横坐标画散点图，横坐标可以是拟

合值 $\hat{Y}$ 、X 、观测时间或序号等。残差是线性回归方程中用来描述误差 ε 分布的，当分析资料满足回归模型的假设前提条件即满足 LINE（线性、独立、正态、等方差）时，残差应是以零为中心均匀分布，看不出有某种分布规律或趋势，如图 9-6a。当残差呈现某种特殊分布趋势或规律时，则提示分析资料有不满足模型假定或前提条件的征兆。因此，可通过残差图来判定实际资料是否存在违背回归模型前提假设的问题。

残差图中若某个点的残差明显偏离其他点如图 9-6b，则提示需要再进一步核查数据，来判定是否可以考虑删除或改用其他可减小异常点影响的回归分析方法；图 9-6c 中的残差与回归预测值存在曲线趋势，提示可能存在非线性关系；图 9-6d 中的残差呈喇叭口形状，表明随回归预测值的增大，残差绝对值也增大，反映误差的方差不齐，应考虑对方差进行稳健化处理；图 9-6e 表示残差值之间非独立，可以看出残差与各观测值的测量时间存在较强的相关性，不满足直线回归的独立性假设。

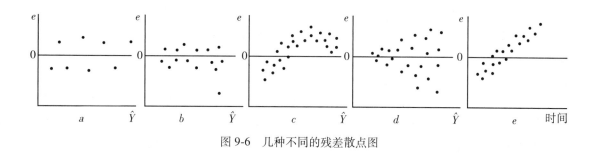

图 9-6　几种不同的残差散点图

例 9-4　在例 9-1 的基础上，求出回归估计值 $\hat{Y}$，残差以及标准化残差列于表 9-6 中。

表 9-6　男童体重依身高数据回归的残差分析

编号	Y	$\hat{Y}$	e	e'	编号	Y	$\hat{Y}$	e	e'	编号	Y	$\hat{Y}$	e	e'
1	42	45.55	-3.55	-0.98	8	53	52.71	0.29	0.08	15	61	58.43	2.57	0.71
2	50	46.98	3.02	0.83	9	55	54.14	0.86	0.24	16	58	62.01	-4.01	-1.11
3	45	50.56	-5.56	-1.53	10	58	56.29	1.71	0.47	17	61	63.44	-2.44	-0.67
4	50	49.13	0.87	0.24	11	61	54.14	6.86	1.89	18	67	62.01	4.99	1.37
5	52	52.71	-0.71	-0.20	12	53	58.43	-5.43	-1.50	19	64	65.59	-1.59	-0.44
6	55	50.56	4.44	1.22	13	56	56.29	-0.29	-0.08	20	70	67.02	2.98	0.82
7	50	54.14	-4.14	-1.14	14	59	59.87	-0.87	-0.24					

利用表 9-6 中的数据做 e' 与 $\hat{Y}$ 的残差图（图 9-7），散点均匀地分布在 $e'=\pm2$ 的带状区域内，可以认为回归方程与数据拟合较好。

当分析资料不满足模型假定时，常用的处理方法有：修剪模型，采用曲线拟合；对数据的自变量或应变量进行变量变换；采用其他更为稳健的模型估计方法，如加权最小二乘回归、岭回归等。通过残差考察回归模型分析是否正确，称为"回归诊断"，它是回归分析应用中非常重要的一个内容，感兴趣的读者可进一步查阅相关资料。

（五）分层资料合并后做回归或相关分析要慎重

实际工作中，X 与 Y 变量有可能来自分层有差别的总体，所以，统计分析中不能轻易将分层数据合并后进行回归或相关分析，所分析样本资料应保证来自同一个总体（即满足同质性要求）。如果分层

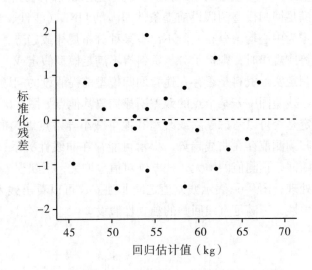

图 9-7 男童体重依身高数据回归的标准化残差图

来自两个不同的子群，有可能得出不符合客观事实的结论。如图 9-8 所示，实点与虚点分别代表两批数据，图 9-8a 表明实际不存在回归或相关关系，合并后被误认为有关系；图 9-8b 有可能存在回归或相关关系，合并后会被误认为无回归或相关关系。因此，子群间差别有可能成为影响回归或相关分析的混淆因素。

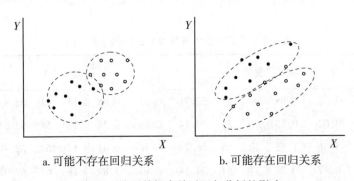

a. 可能不存在回归关系　　b. 可能存在回归关系

图 9-8　分层数据合并对回归分析的影响

（六）要正确理解相关分析的意义与作用

相关分析是以相关系数来描述两变量间相互关系的密切程度和方向，回归系数用来描述应变量随自变量改变而变化的速率，切不可单纯依据相关系数或回归系数有统计学意义来解释因果关系。医学研究中，除一部分因果关系外，更多见的、更重要的是伴随关系。要证明两事物间的因果关系，必须依据专业知识从理论上加以阐明。但是，当事物现象间因果关系

未被认识前，相关分析也可为后续的理论证实提供线索。

小　结

1. 简单线性回归是指包含一个自变量，且呈线性变化趋势的直线回归模型，用于描述应变量随自变量变化而变化的线性依存关系。直线相关可以反映有线性关系的两变量间相关方向及相关的程度，两个变量间的关系是平等的。实际应用中，两变量间的关系应有实际意义，不应将毫无关联的两种现象作回归与相关分析。

2. 简单线性回归方程包括截距与回归系数两个参数。线性回归方程是否成立需进行回归方程与回归系数的假设检验。其基本思想是将 Y 的总离均差平方和（$SS_\text{总}$）分解为回归平方和（$SS_\text{回归}$）与残差平方和（$SS_\text{残差}$）。通常用决定系数描述回归方程的拟合优度，$SS_\text{回归}$ 在 $SS_\text{总}$ 中可解释的比重越大，回归效果越好。

3. 简单线性回归分析主要用于描述两变量之间的线性变化的数量关系，可用于实际问题的预测预报与控制。应用中，要注意避免回归方程的随意外延，除非有充分理由证明在自变量取值范围外其关系依然存在且有效，否则预测预报或控制均不宜超出此限。

4. 当两变量间呈非线性变化趋势时，可考虑拟合非线性回归，常用的曲线类型包括指数曲线、多项式曲线、Logistic 曲线及双曲线等。

5. 两个连续型随机变量间的相关分析方法主要有 Pearson 积差相关和 Spearman 秩相关。前者要求两随机变量服从双变量正态分布，样本间独立，变量间有线性趋势；当资料不满足正态分布条件或为等级资料时，宜采用基于秩的 Spearman 秩相关分析。

（曹红艳）

〰〰〰〰〰〰〰〰〰〰〰〰〰〰〰〰〰〰〰〰〰〰〰〰

作者简介　曹红艳　流行病与卫生统计学博士，副教授，任职于山西医科大学数学教研室，美国密西根州立大学访问学者。主持国家自然科学青年基金项目 1 项，省回国留学人员科研项目 1 项，参与国家自然科学基金项目 4 项，近年发表学术论文 20 余篇。

第十章 多重线性回归

重点掌握：

1. 多重线性回归模型及其相关概念，多重线性回归分析的意义及应用条件。

2. 回归平方和与偏回归平方和的意义及其在构建回归模型、筛选变量过程中的作用。

3. 变量筛选的思路及主要筛选方法。

4. 多重线性回归应用的注意事项、影响分析及共线性诊断。

人类健康与疾病的发生、发展和变化是多种因素在一定条件下相互影响、相互制约产生的结果。例如，影响血压水平的因素有年龄、性别、精神紧张、劳动强度、吸烟状况等，这些因素中，哪些是主要因素，各因素的作用大小如何，往往是健康促进与医疗服务研究中关注的中心问题。多重线性回归分析就是研究多个自变量与一个应变量间关系的一种统计分析方法，是简单线性回归分析的推广。它可以从一组实际数据出发，确定某些变量间是否存在线性关系，若存在也可拟合适当的定量关系式，并对其进行参数估计和假设检验；在多个自变量或协变量的影响因素研究中，判断哪些协变量对应变量的影响是主要的，哪些是次要的，哪些是没有意义的；并利用回归方程对研究事物现象进行预测与控制。

第一节 多重线性回归分析

一、模型概述

上一章学习了描述某应变量与一个自变量间数量依存关系的简单线性回归模型。假定应变量 Y 对自变量 X 满足

$$\begin{cases} Y = \alpha + \beta X + \varepsilon \\ \varepsilon \sim N(0, \sigma^2) \end{cases}$$

ε 为随机误差。则将 $\hat{Y} = a + bX$ 称为 Y 关于 X 的直线回归方程，其中 a、b 分别是 α、β 的最小二乘估计量。

当一个定量的应变量与多个因素存在数量依存关系时，则可将直线回归模型扩展到多个自变量的情形，即可用多重线性回归（multiple linear regression）模型来描述一个定量的应变量 Y 与多个自变量 X_1, X_2, $\cdots$, X_m 之间的线性回归关系。多重线性回归模型记作：

$$Y = \beta_0 + \beta_1 X_1 + \cdots + \beta_m X_m + \varepsilon \qquad \varepsilon \sim N(0, \sigma^2) \qquad (10\text{-}1)$$

式中，Y 为应变量或响应变量，其中 $\mu_Y = \beta_0 + \beta_1 X_1 + \cdots + \beta_m X_m$ 为应变量 Y 的总体均数；X_1，X_2，$\cdots$，X_m 为自变量或解释变量；β_0 为常数项，亦称截距（intercept）；β_1，$\cdots$，β_m 为偏回归系数（partial regression coefficient），β_j（$j = 1$，2，$\cdots$，m）表示在其他自变量固定不变的情况下，自变量 X_j 每改变一个单位时，应变量 Y 的平均改变量。ε 为随机误差，又称残差（residual）。

依最小二乘准则，在残差平方和最小的条件下，由样本资料拟合得多重线性回归方程：

$$\hat{Y} = b_0 + b_1 X_1 + b_2 X_2 + \cdots + b_m X_m \tag{10-2}$$

式中，b_0，b_1，$\cdots$，b_m 分别为 β_0，β_1，$\cdots$，β_m 的最小二乘估计量。b_0 为截距估计值；b_1，$\cdots$，b_m 为偏回归系数估计值。$\hat{Y}$ 为自变量 X_1，X_2，$\cdots$，X_m 取某一组定值时，应变量 Y 总体均值的估计值。

二、多重线性回归方程的建立

医学研究中，收集 n 例观察对象的 m 个自变量 X_1，X_2，$\cdots$，X_m 和应变量 Y 的测量值，格式见表 10-1。

表 10-1 多重线性回归分析数据格式

观测单位序号	观测指标				
	X_1	X_2	$\cdots$	X_m	Y
1	x_{11}	x_{12}	$\cdots$	x_{1m}	y_1
2	x_{21}	x_{22}	$\cdots$	x_{2m}	y_2
$\vdots$	$\vdots$	$\vdots$	$\vdots$	$\vdots$	$\vdots$
i	x_{i1}	x_{i2}	$\cdots$	x_{im}	y_i
$\vdots$	$\vdots$	$\vdots$	$\vdots$	$\vdots$	$\vdots$
n	x_{n1}	x_{n2}	$\cdots$	x_{nm}	y_n

根据最小二乘准则，即 $\sum (Y - \hat{Y})^2$ 最小，可以证明，由正规方程组

$$\begin{cases} l_{11} b_1 + l_{12} b_2 + \cdots + l_{1m} b_m = l_{1Y} \\ l_{21} b_1 + l_{22} b_2 + \cdots + l_{2m} b_m = l_{2Y} \\ \cdots \\ l_{m1} b_1 + l_{m2} b_2 + \cdots + l_{mm} b_m = l_{mY} \end{cases} \tag{10-3}$$

及式

$$b_0 = \overline{Y} - (b_1 \overline{X_1} + b_2 \overline{X_2} + \cdots + b_m \overline{X_m}) \tag{10-4}$$

即可求得满足最小二乘准则的估计量 b_0, b_1, $\cdots$, b_m。

其中, $l_{jk} = \sum_{i=1}^{n} (X_j - \overline{X}_j)(X_k - \overline{X}_k)$ $\quad j, k = 1, 2, \cdots, m; i = 1, 2, \cdots, n$

$$(10-5)$$

$$l_{jY} = \sum_{i=1}^{n} (X_j - \overline{X}_j)(Y - \overline{Y}) \quad j = 1, 2, \cdots, m \quad i = 1, 2, \cdots, n$$

$$(10-6)$$

式中, $l_{jk} = l_{kj}$ ($j \neq k$) 表示任意两变量离均差乘积和。

例 10-1 某研究组收集了 33 名 5~8 岁正常男童体重（kg）、心脏纵径（cm）、胸腔横径（cm）及心脏面积（cm²）等指标实测值见表 10-2。试构建以体重（X_1）、心脏纵径（X_2）、胸腔横径（X_3）推算少年儿童心脏面积（Y）的线性回归方程。

表 10-2　33 名 5~8 岁正常男童生长发育指标实测值

| 序号 | 自变量 | | | 应变量 | 序号 | 自变量 | | | 应变量 |
	X_1 (kg)	X_2 (cm)	X_3 (cm)	Y (cm²)		X_1 (kg)	X_2 (cm)	X_3 (cm)	Y (cm²)
1	20.5	8.8	18.4	48.28	18	30.0	11.1	22.4	70.95
2	27.5	10.3	21.6	66.89	19	23.5	10.2	20.4	63.19
3	21.0	9.7	19.8	54.73	20	26.5	10.7	21.0	64.10
4	23.0	10.4	21.3	63.85	21	22.0	10.8	21.5	71.72
5	20.0	8.3	18.9	40.29	22	24.0	9.8	20.4	54.66
6	18.5	10.0	19.3	53.79	23	27.0	10.5	21.7	64.10
7	25.5	10.4	20.6	58.73	24	21.5	9.7	19.8	52.27
8	20.0	10.4	21.5	60.61	25	25.0	10.2	20.9	49.09
9	19.5	7.9	18.6	37.76	26	29.0	10.7	22.5	66.16
10	20.0	9.6	20.2	52.49	27	24.5	10.5	21.7	64.71
11	24.0	10.0	21.0	54.30	28	22.0	9.6	20.5	54.63
12	20.5	9.2	20.5	48.47	29	22.0	9.2	20.9	53.41
13	25.5	9.1	20.7	48.50	30	21.0	9.3	20.2	49.74
14	22.0	9.3	18.5	51.37	31	22.5	10.0	20.0	56.08
15	21.5	9.4	19.7	54.05	32	24.5	10.9	22.1	68.61
16	23.5	10.1	20.4	61.56	33	24.0	9.9	20.8	57.00
17	30.0	10.2	21.9	60.10					

1. 数据准备与描述 数据准备见表 10-2，各变量水平见表 10-3。

表 10-3 33 名正常男童生长发育水平

变量	均数	标准差
Y（cm^2）	56.842	8.182
X_1（kg）	23.379	3.016
X_2（cm）	9.885	0.731
X_3（cm）	20.597	1.084

2. 求解正规方程组，由式（10-5）和式（10-6）计算得，

$$l_{11} = 291.0152 \quad l_{12} = 43.5394 \quad l_{13} = 76.8379 \quad l_{1Y} = 475.2585$$
$$l_{22} = 17.1224 \quad l_{23} = 20.4185 \quad l_{2Y} = 177.4261$$
$$l_{33} = 37.6097 \quad l_{3Y} = 233.8262$$
$$l_{YY} = 2142.2726$$

得总体偏回归系数 β_j 的估计值为 $b_1 = 0.00812$，$b_2 = 9.25852$，$b_3 = 0.90820$
常数项（截距）$b_0 = -53.57299$

3. 列出多重线性回归方程

$$\hat{Y} = -53.57299 + 0.00812X_1 + 9.25852X_2 + 0.90820X_3$$

由于求解多重线性回归模型参数计算量较大，一般采用 SAS 或 SPSS 或 STATA 等统计软件完成。

三、多重线性回归方程的假设检验

用样本所建立的多重线性回归方程存在抽样误差，需要对多重线性回归方程和各偏回归系数进行假设检验，判断总体的变化规律。

（一）多重线性回归方程的检验

1. 建立检验假设，确定检验水准

$H_0 : \beta_1 = \beta_2 = \cdots = \beta_m = 0$

$H_1 : \beta_1，\beta_2 \cdots，\beta_m$ 不全为 0

$\alpha = 0.05$

2. 计算 F 统计量 多重线性回归分析中，应变量变异分解为：$SS_{总} = SS_{回归} + SS_{残差}$，其中，总变异：$SS_{总} = \sum_{i=1}^{n}(Y_i - \bar{Y})^2 = l_{YY}$，回归变异：$SS_{回归} = \sum_{i=1}^{n}(\hat{Y}_i - \bar{Y})^2 = \sum_{j=1}^{m} b_j l_{jY}$，残差平方

和：$SS_{残差} = SS_{总} - SS_{回归} = \sum_{i=1}^{n} (Y_i - \hat{Y}_i)^2$。$SS_{回归}$ 反映 Y 的总变异中可以用 m 个自变量与应变量的线性关系解释的变异，用以说明自变量对回归模型的贡献，其值越大，表明可用回归解释的变异越大，回归效果就越好。$SS_{残差}$ 反映了除自变量外，其他随机因素对应变量 Y 的影响，即总变异中除可用回归变异解释之外的其他变异。$SS_{残差}$ 越大，表明实测值与预测值间的误差越大，估计效果也就越差。

自由度依次为：$\nu_{总} = n - 1$，$\nu_{回归} = m$，$\nu_{残差} = n - m - 1$。

$$F = \frac{SS_{回归}/m}{SS_{残差}/(n-m-1)} = \frac{MS_{回归}}{MS_{残差}} \tag{10-7}$$

式中，$MS_{回归}$ 为回归均方；$MS_{残差}$ 为残差（剩余）均方。例 10-1 SAS 软件输出结果见表 10-4。

表 10-4　方差分析表

变异来源	自由度	平方和	均方	F 值	P 值
回归	3	1849.842	616.614	61.149	<0.001
残差	29	292.430	10.084		
总	32	2142.273			

3. 确定 P 值，做出统计推断结论　由回归方程假设检验的方差分析结果可知，$F = 61.149$，$P<0.001$，按 $\alpha = 0.05$ 水准，拒绝 H_0，接受 H_1，多重线性回归方程成立，可认为正常男童心脏面积与体重、心脏纵径和胸腔横径总的来说存在线性关系。

（二）偏回归系数的假设检验

多重线性回归方程有统计学意义，只能说明包含 m 个自变量的回归方程整体是有意义的。那么，方程中的每个自变量是否与应变量 Y 都有线性关系呢？就需要对每个偏回归系数是否等于零进行检验。

方程中各偏回归系数的假设检验，常用的方法有方差分析和 t 检验法，与直线回归系数的假设检验一样，不同的软件中所用方法各有不同，但检验结果完全相同。

1. 方差分析

$H_0: \beta_j = 0$ $(j=1, 2, \cdots, m)$

$H_1: \beta_j \neq 0$ $(j=1, 2, \cdots, m)$

$\alpha = 0.05$

偏回归系数的检验主要根据偏回归平方和（sum of squares for partial regression）来进行。$SS_{回归}$ 是方程中所有自变量对应变量 Y 的贡献，方程中所含自变量个数越多，则回归平方和就越大。若在方程中去掉一个自变量 X_j，重新建立含 $m-1$ 个自变量的回归方程，X_j 的偏回归平方和为

$$SS_{偏回归(j)} = SS_{回归(m)} - SS_{回归(m-1)} \tag{10-8}$$

式中，$SS_{回归(m)}$：含 m 个自变量的回归平方和；$SS_{回归(m-1)}$：去掉自变量 X_j 后，剩余 $(m-1)$ 个自变量的回归平方和；$SS_{偏回归(j)}$：X_j 单独引起的回归平方和的改变量，称其为偏回归平方和，其自由度为1；偏回归平方和越大，说明该变量 X_j 对应变量的贡献越大。偏回归系数假设检验统计量

$$F_j = \frac{SS_{偏回归(j)}/1}{SS_{残差}/(n-m-1)} \tag{10-9}$$

X_1 的偏回归系数检验统计量 $F_1 = \dfrac{0.00881/1}{292.43021/(33-3-1)} = 0.00087$，余类推，见表 10-5 第（5）栏。

表 10-5　偏回归平方和及偏回归系数检验

方程内包含的变量 （1）	方程内不包含的变量 $X_{(j)}$ （2）	$SS_{回归}$ （3）	$SS_{偏回归(j)}$ （4）	F （5）	P （6）
X_1、X_2、X_3		1849.84234			
X_2、X_3	X_1	1849.83353	0.00881	0.00087	>0.05
X_1、X_3	X_2	1334.46503	515.37731	51.10943	<0.01
X_1、X_2	X_3	1841.74493	8.09741	0.80301	>0.05

注：包含 3 个自变量方程的 $SS_{残差} = 292.43021$

根据 $\nu_1 = 1$，$\nu_2 = 29$ 查 F 界值表确定概率，见表 10-5 第（6）栏。按 $\alpha = 0.05$ 水准，X_1、X_3 的偏回归系数检验均不拒绝 H_0，可认为体重、胸腔横径与心脏面积不存在线性回归关系；而 X_2 的偏回归系数检验拒绝 H_0，接受 H_1，可认为心脏纵径与心脏面积存在线性回归关系。

2. t 检验

偏回归系数 t 检验统计量为

$$t_{b_j} = \frac{\sqrt{SS_{偏回归(j)}}}{\sqrt{SS_{残差(m)}/(n-m-1)}} = \frac{b_j}{S_{b_j}} \tag{10-10}$$

式中，S_{b_j} 为偏回归系数 b_j 的标准误。H_0 成立时，统计量 t_{b_j} 服从自由度为 $n-m-1$ 的 t 分布。例 10-1 SAS 软件分析结果见表 10-6。

表 10-6　偏回归系数估计与 t 检验

变量	偏回归系数	标准误	t 值	P 值	标准化偏回归系数	偏回归系数的95%置信区间	
						下限	上限
截距	−53.573	11.924	−4.493	<0.001	−	−77.961	−29.185
体重 X_1	0.008	0.275	0.030	0.977	0.003	−0.554	0.570
心脏纵径 X_2	9.259	1.295	7.149	<0.001	0.828	6.610	11.907
胸腔横径 X_3	0.908	1.013	0.896	0.378	0.120	−1.165	2.981

t 检验结论与方差分析一致。

四、偏回归系数的参数估计及标准化

（一）偏回归系数的参数估计

区间估计法计算偏回归系数的（$1-\alpha$）置信区间为

$$b_j \pm t_{\alpha/2, n-m-1} S_{b_j} \tag{10-11}$$

由表 10-6 可知，X_2 偏回归系数的 95% 置信区间为（6.610，11.907），未包含 0，在 $\alpha=0.05$ 水准上，认为心脏纵径与心脏面积有关，心脏纵径每增加 1cm，心脏面积平均增加 9.259cm^2；体重和胸腔横径偏回归系数的 95% 置信区间均包含 0，尚不认为心脏面积与体重和胸腔横径存在线性回归关系。

（二）偏回归系数标准化

前已提及偏回归系数 b_j 的意义是当其余自变量固定时，X_j 每改变一个单位时 Y 的平均变化量。这就意味着，b_j 的绝对值大小，反映了该自变量对 Y 的影响程度。但由于各自变量的测量单位不同，回归方程中欲对比两个自变量 X_i 与 X_j 对应变量 Y 的影响程度时，不能直接比较其大小，而需要消除量纲的影响，将各偏回归系数进行标准化后再作对比。消除量纲影响后的偏回归系数称为标准化偏回归系数 b'_j（standardized partial regression coefficient），记作

$$b'_j = \frac{S_j}{S_Y} b_j = \frac{\sqrt{l_{jj}}}{\sqrt{l_{YY}}} b_j \tag{10-12}$$

式中，S_j：自变量 X_j 的标准差；S_Y：应变量 Y 的标准差。

当 b_j 有统计学意义时，可根据标准化偏回归系数绝对值 $|b'_j|$ 的大小，来分析哪一个自变量对 Y 贡献大，并以其作用的大小排序。由表 10-6 标准化偏回归系数可见，心脏纵径

（X_2）对心脏面积（Y）的影响最大。

将原始变量标准化，可建立标准化多重线性回归方程。

第二节 多重线性相关分析

多变量间线性关系的分析中，除可构建多重线性回归模型外，也可分析多个变量间的相关性。包括描述某一变量与其余变量间线性关系的密切程度和所有变量中任两变量间线性关系的密切程度与方向。

（一）复相关系数

复相关系数（multiple correlation coefficient）是描述某变量与一组变量间线性关系密切程度的指标，设有 $m+1$ 个正态随机变量 X_1，X_2，$\cdots$，X_m，X_{m+1}，分析 X_{m+1} 与 X_1，X_2，$\cdots$，X_m 的线性相关性，可视 X_{m+1} 为应变量 Y，X_1，X_2，$\cdots$，X_m 为自变量进行多重线性回归分析，复相关系数定义为

$$R=\sqrt{\frac{SS_{回归}}{SS_{总}}}=\sqrt{1-\frac{SS_{残差}}{SS_{总}}} \qquad (10-13)$$

复相关系数 R 反映变量 Y 与 m 个变量 X_j 之间线性关系的密切程度，因此，R 也可看作变量 Y 的实测值与其线性估计值 $\hat{Y}$ 之间的简单相关系数。R 的取值范围为 $0 \leqslant R \leqslant 1$。若 $R=0$，则 $SS_{回归}=0$ 或 $SS_{残差}=SS_{总}$，即 Y 的总变异 $SS_{总}$ 全是由随机误差 $SS_{残差}$ 所产生的，与各自变量无关；若 $R=1$，则 $SS_{回归}=SS_{总}$ 或 $SS_{残差}=0$，则意味着 Y 与全体自变量呈最为理想的线性关系。当 R 值愈接近于 1，则 Y 与所有自变量的线性关系愈密切，但到何种程度才能认为该线性关系具有统计学意义呢？这就需要进行复相关系数的假设检验。

关于复相关系数的假设检验，等同于回归方程的假设检验。统计量

$$F=\frac{R^2/m}{(1-R^2)/(n-m-1)}, \nu_1=m \quad \nu_2=n-m-1 \qquad (10-14)$$

根据例 10-1 资料，求心脏面积与体重、心脏纵径、胸腔横径间的复相关系数，并进行假设检验。

$H_0: \rho=0$

$H_1: \rho \neq 0$

$\alpha=0.05$

$$R=\sqrt{\frac{1849.842}{2142.273}}=0.92924$$

$$F = \frac{0.92924^2/3}{(1 - 0.92924^2)/(33 - 3 - 1)} = 61.151, \nu_1 = 3 \quad \nu_1 = 29$$

查 F 界值表，得 P<0.01，在 $\alpha = 0.05$ 水准上，拒绝 H_0，接受 H_1，可认为总体复相关系数不为 0，即体重、心脏纵径、胸腔横径与心脏面积之间存在线性相关关系，相关程度为 0.92924。

该检验方法与表 10-4 多重线性回归方程的假设检验等价，结论一致。

（二）偏相关系数

在直线相关分析中，X 与 Y 两个变量的直线相关系数为 $r_{XY} = l_{XY}/\sqrt{l_{XX}l_{YY}}$，反映了有线性关系的 X 与 Y 两变量间线性相关的方向与密切程度。在医学研究中，多个随机变量间往往都具有联系，当我们研究 X_j 与 Y 的相关关系时，并不能用简单相关系数来描述，需要消除其余变量的影响。偏相关系数（partial correlation coefficient）反映平衡了其余变量的影响后，X_j 与应变量 Y 间的相关程度。其计算公式为

$$r_{jY.} = \pm\sqrt{SS_{偏回归(j)}/SS_{残差(m-1)}} \qquad m \geqslant 2 \qquad (10\text{-}15)$$

式中，$SS_{偏回归(j)}$：X_j 的偏回归平方和；$SS_{残差(m-1)}$：去掉 X_j 后，Y 对其余 $m-1$ 个自变量作线性回归时的残差平方和。该式与 SPSS 软件对偏相关系数的定义一致，$r_{jY.}$ 的符号与偏回归系数 b_j 的符号一致。

可以证明，当 $SS_{残差(m-1)} \neq 0$ 时，$r_{jY.}$ 有如下性质：①X_j 与 Y 的偏相关系数的取值范围是 $[-1，1]$；②X_j 与 Y 的偏相关系数 $r_{jY.}$ 为零，等价于 X_j 的偏回归平方和为零；③X_j 与 Y 的偏相关系数 $r_{jY.}$ 取值为 ±1，等价于残差平方和 $SS_{残差}$ 为零。即表明，当 $|r_{jY.}| = 1$ 时，X_j 与 Y 间呈理想的线性关系。$|r_{jY.}|$ 愈接近于 1，则 X_j 与 Y 的线性关系密切程度越高，但究竟接近到什么程度才能认为这种线性关系有统计学意义呢？需要进行总体偏相关系数 $\rho_{jY.}$ 是否为零的假设检验。其检验统计量

$$F_j = \frac{r_{jY.}^2/1}{(1 - r_{jY.}^2)/(n - m - 1)} \qquad \nu_1 = 1, \nu_2 = n - m - 1 \qquad (10\text{-}16)$$

或

$$t_j = \frac{r_{jY.}}{\sqrt{(1 - r_{jY.}^2)/(n - m - 1)}} \qquad \nu = n - m - 1 \qquad (10\text{-}17)$$

根据例 10-1 资料计算心脏面积分别与体重、心脏纵径、胸腔横径的偏相关系数，由 SAS 软件计算结果如下：

$r_{1Y.} = 0.00549$，$P_{1Y.} = 0.9766$；$\qquad$ $r_{2Y.} = 0.79875$，$P_{2Y.} < 0.001$；

$r_{3Y.} = 0.16415$，$P_{3Y.} = 0.3776$

由于多个变量间的相互关系错综复杂，偏相关系数与简单相关系数结果不同，有时符号

甚至可能相反。偏相关系数 $r_{jY·}$ 和偏回归系数 b_j 的符号一致，假设检验等价。

第三节 回归变量的筛选

实际应用中，首先遇到的是如何确定自变量的问题。一般情况下，根据所研究问题与目的，结合专业理论和经验，可列出与应变量有关系的可能因素。如果遗漏了某些重要的自变量，一定会对变量筛选的效果有影响，但设计人员有专业背景时，这种情况一般不会发生。另外，若备选自变量过多，则有可能将与应变量关系很小或根本没有关系的自变量列入，自变量间重叠程度加大，出现多重共线性问题。这样不仅加大计算量，且也会使回归方程的参数估计和预测精度降低。因此，自变量的选择具有重要的实际意义。

变量筛选方法主要分为：以回归模型拟合优劣准则判断的全局择优法和基于统计检验准则的局部择优法。

一、全局择优法

对于有 m 个自变量的情形，所有可能的自变量的组合有 $2^m - 1$ 个，在这些自变量的组合中如何选择一个"最优"组合？就要按"最优"标准来选择，下面介绍三种从全部组合中挑选"最优"回归方程的准则。

1. 决定系数（R^2） 复相关系数 R 的平方，反映回归模型的拟合效果。R^2 愈大，回归效果愈好。随着回归模型中所含自变量个数的增加，即使无显著性的变量引入方程，R^2 也会增大。若根据 R^2 的大小判断方程的优劣，结论总是变量最多的方程 R^2 最大，被推论为"拟合效果最好"，显然存在缺陷。

2. 调整决定系数 R_a^2（adjusted coefficient of determination） 计算式为

$$R_a^2 = 1 - \frac{n-1}{n-p-1}(1 - R^2) = 1 - \frac{MS_{误差}}{MS_{总}} \tag{10-18}$$

式中，n：样本量；p（$1 \leq p \leq m$）：引入回归模型的自变量个数。R_a^2 实质上是增加了对方程中自变量个数的"惩罚"。当有统计学意义的变量进入方程，可使 R_a^2 增加，而当没有显著性的变量添加到方程中时，R_a^2 反而会减少，即用 R_a^2 作为衡量方程优劣的标准，就可以使方程中尽可能多地包含有意义的变量，而尽可能少地包含没有统计显著性的变量。仅从拟合角度分析，R_a^2 的值愈大，所对应的自变量组合愈优，即所有自变量组合中 R_a^2 最大者所对应的回归方程拟筛选为"最优"回归方程。

3. 赤池信息准则（Akaike's information criterion，AIC） 日本学者赤池于 1973 年提出，AIC 的定义为

$$AIC = n\ln\frac{SS_{残差}}{n} + 2p \qquad (10\text{-}19)$$

式中，p 是回归方程中包含的自变量个数，n 为样本量。AIC 由两部分组成，第一项反映了回归方程的拟合优度，其值越小越好；第二项反映了回归方程中变量数的多少，实际上是对自变量个数或模型参数个数的"惩罚"。因此，AIC 值愈小，所对应的自变量组合愈优，即所有自变量组合中 AIC 最小者所对应的回归方程可作为"最优"回归方程。

4. C_p 统计量（C_p-statistics）由 C. L. Mallows 于 1964 年提出，定义如下

$$C_p = (n-p-1)\left(\frac{MS_{残,p}}{MS_{残,m}} - 1\right) + (p+1) \qquad (10\text{-}20)$$

式中，$MS_{残,p}$：包含 p（$p<m$）个自变量的残差均方；$MS_{残,m}$：包含全部 m 个自变量的残差均方。

C_p 统计量由两部分组成，当入选自变量增多即 p 增大时，上式中第一项变小，第二项变大；而 p 减小时，上式中第一项变大，第二项变小。当由 p 个自变量拟合的回归模型根据专业知识认为有意义时，C_p 的期望值是 $p+1$，因此，应选择 C_p 统计量最小，且接近未知参数个数 $p+1$ 的组合模型作为"最优"回归方程。这样，不仅可控制入选变量不要太多，以使模型便于理解与解释；也可控制入选变量不至于太少，以保证所建模型有足够的估计和预测精度。因此，C_p 统计量最小是近年医学统计界推崇的模型筛选准则。

二、局部择优法

由于自变量个数 m 较大时，全局择优法计算量很大，直接影响了方法的应用。如当 $m=10$ 时，需要考虑的方程个数就达到 $2^{10}-1=1023$ 个。因此，实际工作中更多的是采用局部择优法。

局部择优法筛选变量时常用的方法有后退法、前进法和逐步法等。

1. 后退法（backward）事先给定一个剔除自变量的标准，首先建立包含全部自变量的回归方程，然后按偏回归平方和从小到大的顺序，对各自变量的偏回归系数逐个进行假设检验，一旦发现不具有统计学意义的自变量，便将其从方程中剔除，每剔除一个变量，都对未被剔除的自变量进行重新计算，重复上述过程，直到方程中的所有自变量都具有统计学意义，没有变量被剔除为止。该法只考虑变量剔除，自变量一旦被剔除，则不再考虑进入模型。

2. 前进法（forward）与后退法相反，事先给定一个选入自变量的标准。然后按偏回归平方和从大到小的顺序，把对应变量贡献最大且具有统计学意义的自变量引入方程，直到方程外的自变量不能再引入为止。

前进法的缺点是当自变量之间存在多重共线性时，先引入的具有统计学意义的自变量保留在模型中，随着其他自变量的引入，因共线关系有可能使得先引入的自变量失去其统计学

意义（即原来某自变量的作用被后来引入的一些自变量的共同作用所代替）。因此，在最终所得的方程中仍可能含有不具有统计学意义的自变量。

3. 逐步法（stepwise）在前两种方法的基础上对全部自变量按偏回归平方和的大小进行双向筛选，即按偏回归平方和从大到小地依次把方程外自变量逐个引入方程。每引入一个自变量，都要对它进行假设检验，有统计学意义的变量才引入。当新的自变量进入方程后，仍要对方程内所含的全部自变量进行检验，一旦发现由于引入新变量而使其他变量退化为不具有统计学意义时，再按偏回归平方和从小到大顺序，剔除出方程。引入一个新自变量或从方程中剔除一个自变量，都称为一步，逐步法的每一步都要做检验，以保证每次引入新自变量前，方程中只含有具有统计学意义的自变量。如此反复选入、剔除，直至再没有无统计学意义的变量剔出方程，也没有有统计学意义的变量引入方程为止。

需要指出的是，在用局部择优法筛选自变量时，重点在于选出与应变量有重要关系的自变量。因此，对假设检验水准不必过于苛刻，可依据具体情况来调衡检验水准，如 $\alpha = 0.05$，0.10，0.15 等。选入水准 α 值越小，选取自变量的标准越严，入选自变量的个数相对较少；反之，选入水准 α 值越大，选取自变量的标准越宽，入选自变量的个数相对较多。有关引入和剔除检验水准的设置，可根据情况选择，引入水准可稍低于或等于剔除水准。

例 10-2 为研究与糖尿病患者糖化血红蛋白相关的主要因素，某研究组调查了某医院内分泌科就诊的 400 例糖尿病患者的糖化血红蛋白、年龄、体质指数、总胆固醇、舒张压、饮食、运动等情况。为便于阐述，随机抽取 30 例，仅取自变量为年龄（X_1，岁）、体质指数（X_2，kg/m^2）、总胆固醇（X_3，mmol/L）、收缩压（X_4，mmHg）、舒张压（X_5，mmHg），应变量为糖化血红蛋白含量（Y,%），资料见表 10-7，进行逐步回归分析。

本例采用逐步法筛选，$\alpha_{纳入} = 0.10$，$\alpha_{剔除} = 0.15$，SAS 软件编程运行，结果见表 10-8 ~ 表 10-10。

逐步法筛选第一步在 $\alpha = 0.10$ 水准上，引入偏回归平方和最大的变量 X_3，因为是方程中刚引入且唯一的变量，不可能被剔除；第二步再引入方程外偏回归平方和最大且有统计学意义的变量 X_2，并对已进入方程的两个变量 X_3 和 X_2 进行假设检验，在 $\alpha = 0.15$ 水准上均有统计学意义，方程中没有变量被剔除；第三步计算方程外变量的偏回归平方和并检验，没有符合纳入标准的变量被引入。此时方程外没有具有统计学意义的变量可被引入，方程内也没有变量被剔除，逐步筛选过程结束。

筛选的"最优"回归方程，$F = 18.75$，$P < 0.0001$，包含 2 个变量的方程有显著性；体质指数 X_2 和总胆固醇 X_3 与糖化血红蛋白有关，体质指数增加 1 个单位，糖化血红蛋白含量平均升高 0.146%；总胆固醇每升高 1mmol/L，糖化血红蛋白含量平均升高 0.602%；由标准化偏回归系数可知，总胆固醇与糖化血红蛋白的关系比体质指数略大；调整 R^2 为 0.5503，体质指数和总胆固醇解释了糖化血红蛋白变异的 55.03%；建立的多重线性回归方程为：
$$\hat{Y} = 3.039 + 0.146X_2 + 0.602X_3。$$

表 10-7 糖尿病患者相关因素（部分）

编号	年龄 X_1	体质指数 X_2	总胆固醇 X_3	收缩压 X_4	舒张压 X_5	糖化血红蛋白 Y
1	54	25.3	4.53	110	75	10.2
2	45	26.8	5.71	130	80	10.5
3	51	22.8	5.08	125	80	9.9
4	52	26.6	5.15	130	80	11.3
5	47	24.9	4.82	90	60	10.5
6	60	26.0	5.29	120	80	10.7
7	54	23.0	5.06	120	80	9.1
8	53	26.6	5.18	120	70	9.4
9	63	25.2	4.94	118	65	9.8
10	60	23.2	3.14	120	65	8.4
11	43	27.8	5.09	120	85	9.7
12	61	26.5	5.90	150	70	9.8
13	58	21.2	3.71	130	70	7.9
14	56	29.8	6.30	150	90	11.3
15	57	24.0	4.40	115	70	8.2
16	65	22.3	5.63	138	80	9.6
17	44	23.1	3.76	110	78	9.4
18	54	25.0	4.35	136	79	8.8
19	48	20.7	3.78	110	70	8.8
20	62	23.8	5.23	140	80	9.3
21	59	23.0	4.54	140	80	9.3
22	65	26.4	4.75	140	80	9.5
23	64	24.9	5.70	140	80	11.2
24	60	23.0	4.58	124	78	8.9
25	61	23.4	4.92	112	66	9.0
26	48	25.7	5.55	120	70	9.2
27	53	31.6	4.99	150	80	10.7
28	58	24.8	5.30	135	70	9.8
29	63	24.0	3.66	122	67	8.4
30	56	26.3	4.83	120	80	9.6

表 10-8 逐步回归分析过程（逐步法）

	变量	偏回归系数	标准误	SS	F 值	P
第一步	常数	5.45558	0.82945	18.96972	43.26	<0.0001
	X_3	0.85372	0.16877	11.22094	25.59	<0.0001
第二步	常数	3.03913	1.20150	2.33119	6.40	0.0176
	X_2	0.14601	0.05642	2.44005	6.70	0.0154
	X_3	0.60230	0.18195	3.99252	10.96	0.0027

表 10-9 多重线性回归方程（终选）方差分析表

变异来源	自由度	平方和	均方	F 值	P 值
回归	2	13.66099	6.83050	18.75	<0.0001
残差	27	9.83767	0.36436		
总	29	23.49867			

表 10-10 "最优"多重线性回归方程参数估计

变量	偏回归系数估计值	标准误	t 值	P 值	标准化偏回归系数	偏回归系数95%置信区间	
						下限	上限
截距	3.03913	1.20150	2.53	0.0176	–	0.57385	5.50441
X_2	0.14601	0.05642	2.59	0.0154	0.38112	0.03024	0.26177
X_3	0.60230	0.18195	3.31	0.0027	0.48751	0.22897	0.97563

第四节 多重线性回归应用及注意的问题

一、多重线性回归的应用

基于大数据平台和软件技术的发展，多重线性回归在健康促进与医学中的应用越来越广泛和重要，其主要应用概括为：

1. 影响因素分析 医学研究中，许多现象的发生都是多因素相互影响，相互制约，综合作用的结果。要想确切地了解该现象发生的相关因素，就需要去伪存真、由表及里地在众多因素中把真正起作用的因素找出来，这就需要多变量分析方法。如欲探讨急性冠脉综合征可能的危险因素，可收集到患者年龄、职业、血压、血清胆固醇含量、吸烟量、饮酒年限、不良生活习惯等。那么在众多的因素中，哪些是主要因素，各个因素的作用大小如何，就需要对可能的因素进行分析，找出一些真正起作用的因素进行控制，以达到疾病预防、促进康复、提高临床治疗效果等目的。需特别注意：统计模型仅能回答 X_i 变量与 Y 变量是否有关系，至于是因果或伴随关系，则取决于研究设计的类型，而非统计模型能回答。

2. 控制混杂　由于某医学现象与多种因素有关，而且这些因素相互影响，当我们研究某一因素与现象的关系时，必须考虑其他因素的混杂效应。多重线性回归方法本身就可以解决该问题，其偏回归系数就是在其他自变量固定不变的条件下，某一自变量每变动一个单位应变量平均变化的量，达到控制混杂的目的，也弥补了分层分析因样本量少的不足。

3. 预测预报　是利用一些预报因子构建多重线性回归模型即预报方程来进行预测和估计的一种方法。根据健康促进与医疗服务大数据，阐明应变量随自（协）变量变化的规律，为指导健康管理，引领个性化医疗卫生服务提供依据。基于多协变量影响条件下，预报更精准的医学参考值范围，并可对总体条件均数进行置信区间估计。例如根据胃癌手术患者的年龄、病理癌组织学类型、浸润深度、是否有淋巴结转移、病程、血清 TNF-α 水平等，建立估算患者存活时间的多重线性回归方程，以采用预报方程，推测控制或平衡了临床及个体多种混杂因素后胃癌患者术后存活时间，为临床医师提供群体及个体预测预报的依据。

此外，多重线性回归模型还可用于统计控制，由于协变量越多，问题越复杂，建议遇到实际问题时参阅有关文献。

二、多重线性回归应用中需注意的问题

多重线性回归分析与应用涉及面广，实际问题也多，这里主要提以下几点。

1. 应满足多重线性回归模型假定 LINE 条件　多重线性回归分析的前提条件与简单线性回归一样，即线性（linear）、独立性（independence）、正态性（normality）和方差齐性（equal variance）。要求各观测值之间以及自变量之间是相互独立的，自变量之间不存在多重共线性（参见本章第五节的共线性诊断）；残差 ε 服从均数为 0，方差为 σ^2 的正态分布（参见第九章中的残差分析）。若实际资料与上述条件偏离较大，则需对资料作适当的数据转换，或选择其他的最适分析模型，使之尽可能满足以上条件，方可进行多重线性回归分析。

2. 样本量应足够大　多重线性回归既可用于大样本也可用于小样本资料分析，但当方程中包含的自变量个数较多，而样本量相对较小时，建立的方程会很不稳定，常会出现某些假象。因此，在进行多重线性回归分析时，一般要求样本量不少于变量数的 5~10 倍。

3. 哑变量的设置　多重线性回归分析中，自变量可以是定量变量（如收缩压、舒张压、空腹血糖、抗体效价等），也可以是分类变量，但需对其进行数量化。二分类变量可 0、1 赋值，例如，自变量为性别，则可以设

$$X = \begin{cases} 1 & 男性 \\ 0 & 女性 \end{cases} \quad 或 \quad X = \begin{cases} 1 & 女性 \\ 0 & 男性 \end{cases}$$

对于无序多分类变量，则可引入哑变量（dummy variable）设置的方法将其数量化，比如分 k 类，则用 $k-1$ 个哑变量来表示 k 个类别。如血型 A、B、O 和 AB 型，不能直接以 A 型为 1、B 型为 2、O 型为 3 和 AB 型为 4 引入回归模型，可采用下面的方法将其数量化

$$X_1 = \begin{cases} 1 & \text{A 型} \\ 0 & \text{其他} \end{cases} \qquad X_2 = \begin{cases} 1 & \text{B 型} \\ 0 & \text{其他} \end{cases} \qquad X_3 = \begin{cases} 1 & \text{O 型} \\ 0 & \text{其他} \end{cases}$$

表 10-11 可清楚地表明无序多分类变量与哑变量的对应关系。由于哑变量的引入，扩大了多重回归分析的应用范围，但当 $k>2$ 时，筛选变量的时候要注意，应将 $k-1$ 个变量作为一个整体来考虑是否引入方程。

表 10-11 无序多分类变量与哑变量的对应关系

血型	X_1	X_2	X_3
A	1	0	0
B	0	1	0
O	0	0	1
AB	0	0	0

对有序多分类变量，则可以顺序进行数量化后建立回归模型，在样本量较大时，也可将其转化为哑变量引入模型，并对比分析两种转化方式的差异。

4. "最优"回归方程的意义 从方法学上看，无论全局择优法还是局部择优法的"最优"回归方程，都只是一种相对的局部"最优"解；从应用角度看，对自变量的选择，除了考虑选用恰当的方法外，更重要的是应结合专业实际问题进行判定，不加分析地把筛选变量的结果绝对化，难以取得好的应用效果。

5. 变量间交互作用 当某自变量对应变量作用的大小随另一自变量取值不同而变化时，则可考虑是否有交互作用存在。回归方程中考虑交互作用主要取决于专业知识，在多重线性回归分析中估计交互作用，最直接的方法是引入一个新变量，最简单的一阶交互效应就是在方程中加入两自变量乘积项。如探讨糖尿病患者糖化血红蛋白 Y 相关因素中，建立甘油三酯（X_1）、胰岛素（X_2）、空腹血糖（X_3）、胰岛素与空腹血糖的乘积（$X_4 = X_2 X_3$）作为交互效应项的多重线性回归方程

$$\hat{Y} = 0.028 + 0.317X_1 + 1.220X_2 + 0.782X_3 + 0.669X_4$$

经 X_4 的偏回归系数假设检验，$P<0.05$，拒绝 H_0，接受 H_1 时，可认为交互效应存在，即空腹血糖与胰岛素的交互作用与糖尿病患者糖化血红蛋白有关，说明胰岛素对糖化血红蛋白的影响还依赖于空腹血糖的变化。但要注意，方程中交互作用项有意义时，解释应慎重，

除考虑回归系数协变量的假设检验外，更应注重专业意义的解释。

第五节 回归诊断

m 个自变量 X_1，X_2，$\cdots$，X_m 与应变量 Y 的多重线性回归模型有

$$\begin{cases} Y=\beta_0+\beta_1X_1+\cdots+\beta_mX_m+\varepsilon \\ \varepsilon \sim N(0,\sigma^2) \end{cases}$$

式中，ε 是随机误差。若样本数据与模型假定偏离较大，会导致参数估计错误，假设检验失败，预测功能减弱。实际问题中如何判断样本数据是否满足模型假定呢？样本数据中是否存在对回归模型影响较大的异常点？如何检测异常点？回归诊断是非常必要的，一般而言，回归诊断包括残差分析（详见第九章）、影响点识别和共线性诊断，本节重点介绍后两个内容。

一、影响点识别

线性回归的影响分析包括两个方面：一是数据点的影响分析，主要研究某一数据点对回归参数估计或预测的影响；二是广义影响分析，主要研究当模型的某一个或某几个因素有微小改变时对统计结论的影响。本节只讨论数据点对回归模型推断的影响。下面以实例介绍影响分析的几个基本概念。

1. 高杠杆点（high leverage case） 将自变量 X_1，X_2，$\cdots$，X_m 的每一组观测值 $X_i=(x_{i1}$，x_{i2}，$\cdots$，x_{im}）视为自变量空间中的一个点，若某一个点 X_k 远离数据中心 $\overline{X}=(\overline{X}_1$，$\overline{X}_2$，$\cdots$，$\overline{X}_m$），则称 X_k 为高杠杆点。帽子矩阵 $H=X(X'X)^{-1}X'$ 中，对角线上较大元素所对应的那一组数据即为高杠杆点，即若 h_{ii} 相对较大，则（x_{i1}，x_{i2}，$\cdots$，x_{im}，y_i）称为高杠杆点。高杠杆点可将回归直线拉向自己，故而得名。

2. 异常点（outlier） 残差较大的点称为异常点。在线性回归分析中，若一个数据点（x_{i1}，x_{i2}，$\cdots$，x_{im}，y_i）的残差 $\hat{\varepsilon}_i$ 比其他数据点的残差大得多，则称该点为异常点。由于普通残差 $\hat{\varepsilon}_i$ 的度量衡单位不同，引入学生化残差 r_i，认为 $|r_i|>2$ 的数据点为异常点。

3. 强影响点（influence case） 对统计推断影响较大的点称为强影响点。在回归分析中，对参数估计或预测等影响较大的点即为强影响点。探查强影响点的方法很多，需要根据分析目的及测量影响大小的尺度来确定，常用库克距离表示。

4. 库克距离（Cook distance） 在线性回归分析中，库克距离定义为：

$$D_i = \frac{(b(-i)-b)'(X'X)(b(-i)-b)}{S^2p} = r_i^2 \frac{h_{ii}}{(1-h_{ii})p} \qquad (10-21)$$

式中，$b(-i)$：去掉第 i 个观测后，用余下的 $n-1$ 个观测值拟合的参数 β 的最小二乘估

计值；p：模型中自变量的个数；r_i：学生化残差。

由式（10-21）可知，D_i 的大小取决于学生化残差 r_i 与帽子矩阵对角线元素 h_{ii} 的大小，前者度量第 i 个数据点拟合模型的优劣，后者刻画第 i 个数据点距离数据中心的程度，一般认为 $D_i > 1$ 时为异常点，若 D_i 值很大，则称其对应的数据点为强影响点。异常点和高杠杆点都有可能形成强影响点。

例 10-3 某课题组在研究婴儿血压时，测定了 16 名婴儿的舒张压 Y（mmHg）、出生体重 X_1（盎司）及测量血压时的出生天数 X_2（天），数据见表 10-12，试构建出生体重 X_1 及出生天数 X_2 对舒张压 Y 的多重线性回归方程，并做影响分析。

表 10-12 16 例婴儿的血压、年龄及出生体重数据

编号	出生体重 X_1（盎司）	出生天数 X_2（d）	舒张压 Y（mmHg）
1	135	3	89
2	120	4	90
3	100	3	83
4	105	2	77
5	130	4	92
6	125	5	98
7	125	2	82
8	105	3	85
9	120	5	96
10	90	4	95
11	120	2	80
12	95	3	79
13	120	3	86
14	150	4	97
15	160	3	92
16	125	3	88

注：数据来源于：［美］伯纳德·罗斯纳著，孙尚拱译. 生物统计学基础. 北京：科学出版社，2004，446

建立多重线性回归方程　$\hat{Y} = 53.45019 + 0.12558X_1 + 5.88772X_2$；经多重线性回归方程假设检验，$F = 48.08$，$P < 0.0001$，$R^2 = 0.8809$；再对偏回归系数进行假设检验，$t_1 = 3.66$，

$P_1 = 0.0029$；$t_2 = 8.66$，$P_2 < 0.0001$，可认为各偏回归系数有统计学意义，多重线性回归方程成立。

为了考察样本测量值中是否存在异常点，进一步做影响分析，软件分析得预测值 $\hat{Y}_i$、残差 e_i、学生化残差 r_i、库克距离 D_i 以及杠杆率 h_{ii}，见表 10-13。

表 10-13　16 例婴儿数据影响分析表

编号	X_1	X_2	Y	$\hat{Y}$	e	r	D	h
1	135	3	89	88.0671	0.93291	0.39999	0.00693	0.11496
2	120	4	90	92.0711	-2.07106	-0.87973	0.02812	0.09827
3	100	3	83	83.6717	-0.67168	-0.29280	0.00480	0.14384
4	105	2	77	78.4119	-1.41187	-0.64517	0.03933	0.22084
5	130	4	92	93.3269	-1.32689	-0.56754	0.01336	0.11067
6	125	5	98	98.5867	-0.58670	-0.27787	0.00975	0.27466
7	125	2	82	80.9235	1.07646	0.48587	0.01984	0.20139
8	105	3	85	84.2996	0.70041	0.29963	0.00373	0.11094
9	120	5	96	97.9588	-1.95878	-0.92940	0.11049	0.27731
10	90	4	95	88.3036	6.69644	3.20842	1.41006	0.29125
11	120	2	80	80.2956	-0.29562	-0.13264	0.00139	0.19186
12	95	3	79	83.0438	-4.04376	-1.80824	0.24959	0.18633
13	120	3	86	86.1833	-0.18334	-0.07668	0.00015	0.06979
14	150	4	97	95.8386	1.16144	0.54116	0.03264	0.25057
15	160	3	92	91.2067	0.79333	0.40707	0.03415	0.38205
16	125	3	88	86.8113	1.18874	0.49862	0.00674	0.07526

可见，第 10 号对应的残差 e、学生化残差 r 和库克距离 D 分别为 $e_{10} = 6.69644$，$r_{10} = 3.20842$，$D_{10} = 1.41006$，明显大于其余观测点相应的统计量值。残差偏大，可认为该点为异常点；库克距离偏大，也表明该点是强影响点；但该点的杠杆率 $h_{10,10} = 0.29125$，不算很大，故没有理由认为是高杠杆点。

将第 10 号数据去掉，利用其余 15 例测量值重新计算，回归方程如下

$$\hat{Y} = 47.93769 + 0.18316X_1 + 5.28248X_2$$

假设检验 $F = 217.52$，$P < 0.0001$，$R^2 = 0.9732$，$t_1 = 9.96$，$P_1 < 0.0001$，$t_2 = 15.76$，

$P_2 < 0.0001$，结论同上，但拟合效果明显改善。去掉第 10 号数据后，回归影响分析未见异常点或强影响点（表 10-14）。

表 10-14　去掉第 10 号后 15 例婴儿数据的影响分析表

编号	X_1	X_2	Y	$\hat{Y}$	e	r	D	h
1	135	3	89	88.0671	0.93291	0.39999	0.00693	0.11496
2	120	4	90	92.0711	-2.07106	-0.87973	0.02812	0.09827
3	100	3	83	83.6717	-0.67168	-0.29280	0.00480	0.14384
4	105	2	77	78.4119	-1.41187	-0.64517	0.03933	0.22084
5	130	4	92	93.3269	-1.32689	-0.56754	0.01336	0.11067
6	125	5	98	98.5867	-0.58670	-0.27787	0.00975	0.27466
7	125	2	82	80.9235	1.07646	0.48587	0.01984	0.20139
8	105	3	85	84.2996	0.70041	0.29963	0.00373	0.11094
9	120	5	96	97.9588	-1.95878	-0.92940	0.11049	0.27731
……	……	……	……	……	……	……	……	……
11	120	2	80	80.2956	-0.29562	-0.13264	0.00139	0.19186
12	95	3	79	83.0438	-4.04376	-1.80824	0.24959	0.18633
13	120	3	86	86.1833	-0.18334	-0.07668	0.00015	0.06979
14	150	4	97	95.8386	1.16144	0.54116	0.03264	0.25057
15	160	3	92	91.2067	0.79333	0.40707	0.03415	0.38205
16	125	3	88	86.8113	1.18874	0.49862	0.00674	0.07526

二、共线性诊断

（一）多重共线性的含义及其影响

多重共线性（multicollinearity）指两个或多个自变量间存在线性关系，即某个自变量能近似地用其他自变量的线性函数来表示。这是医学问题的一个普遍现象，因此，回归分析要求自变量间相互独立是不易的，较弱程度的相关不会对回归分析结果造成严重影响，但严重的多重共线性会对回归模型预测等带来不良影响。

多因素分析中，出现以下情况宜特别注意考虑变量间多重共线性的影响。①偏回归系数的大小、甚至方向明显与专业或常识解释不符；②无法将专业上认为与应变量极有关系的因素选入方程；③删除个别记录或变量，方程回归系数值发生剧烈波动，极不稳定；④整个模型检验有显著性，而各偏回归系数均无显著性。

（二）多重共线性的诊断

诊断协变量间的共线性是回归分析的重要环节，常用指标主要有简相关系数、容忍度、方差膨胀因子和条件指数等。

1. 简单相关系数（r_{ij}） 绘制自变量间的散点图，计算简单相关系数 r_{ij}，当简相关系数大于 0.8 时，提示有较严重的共线性存在。但 r_{ij} 仅能做初步判断，较低的相关性有时也可能存在严重的共线性。

2. 容忍度（tolerance） 是以某个自变量对其他自变量进行回归分析，残差平方和在总平方和中所占的比重，记作

$$TOL_j = 1 - R_j^2 \qquad\qquad (10-22)$$

式中，TOL_j 为第 j 个自变量的容忍度，R_j^2 是其他自变量对第 j 个自变量回归分析的决定系数。显然，$0 < TOL_j < 1$，当 X_j 与其他自变量高度相关时，TOL_j 趋于 0，一般当 $TOL_j < 0.1$ 时，可认为模型有严重的多重共线性存在。

3. 方差膨胀因子（variance inflation factor，VIF） 即容忍度的倒数。

$$VIF_j = (1 - R_j^2)^{-1} = \frac{1}{TOL_j} \qquad\qquad (10-23)$$

当 $VIF_j > 10$ 时，可认为模型自变量间有多重共线性存在，当 VIF 在 10~30 时，为中度共线性，>30 时为严重共线性。

4. 特征根判定法 对自变量进行主成分分析，如果特征根接近于 0 或小于 0.05，提示有共线性存在。条件指数（condition index）就是利用特征根判断多重共线性的方法，记作：

$$k_j = \sqrt{\frac{\lambda_{\max}}{\lambda_j}} \qquad\qquad (10-24)$$

式中，$\lambda_{\max}$ 表示最大特征根，λ_j 代表第 j 个特征根，若最大条件指数 k 大于 10，提示有共线性存在，若 k 在 30~100，有中度共线性，若 k 大于 100，提示有严重的共线性存在。

例 10-1 资料的共线性诊断分析见表 10-15。由特征根分析可见，最小特征根等于 0.1699，不接近于 0；条件指数均小于 10，故可以认为该资料不存在自变量的多重共线性。

表 10-15 例 10-1 多重共线性诊断

个数	特征根值	条件指数	方差比例		
			X_1	X_2	X_3
1	2.43998	1.00000	0.05761	0.04744	0.03892
2	0.39012	2.50087	0.71742	0.33392	0.01258
3	0.16990	3.78967	0.22497	0.61863	0.94849

（三）多重共线性处理方法

不进行多重共线性诊断，直接建立多重线性回归模型是不可取的。经诊断有共线性存在的情况下，处理的方法主要有：

1. 适当增加样本含量　在健康促进与医疗服务大数据分析时，共线性问题可能会迎刃而解，但在小样本研究中，为尽量避免源于抽样的偶然性，可通过适当增加样本量来减小共线性影响。

2. 适当减少备选分析变量　在分析变量太多的情况下，可先由专家从专业角度进行判断，剔除具有关联的变量或专业上认为是次要的变量或进行主成分分析，提取公因子作为新分析变量进行回归分析。

3. 采用岭回归分析等惩罚方法可有效解决共线性问题，参见相关文献。

小　　结

1. 多重线性回归方程 $\hat{Y} = b_0 + b_1 X_1 + b_2 X_2 + \cdots + b_m X_m$ 中 b_0 称为回归截距或常数项，b_1，b_2，$\cdots$，b_m 分别是参数 β_1，β_2，$\cdots$，β_m 的最小二乘估计量，称为 Y 对自变量 X_j 的偏回归系数，其统计学意义为：在其他自变量固定的条件下，X_j 变动一个单位 Y 的平均改变量。回归方程是否能反映应变量与自变量的线性依存关系，需要：①对回归方程进行假设检验；②对各偏回归系数进行检验。由于自变量的度量衡单位不同，采用标准化偏回归系数比较自变量对应变量的贡献程度。

2. 多个变量间相关性的度量采用复相关系数和偏相关系数　复相关系数 R 反映了应变量与全体自变量间线性关系的密切程度，$0 \leq R \leq 1$。偏相关系数反映其他变量不变时任两变量间线性关系的密切程度和方向，取值范围是 $[-1, 1]$。

3. 多重线性回归分析中自变量选择方法分为两类：一类是以回归模型拟合优劣为准则的全局择优法；另一类是基于统计检验准则的局部择优法。全局择优法常用的准则有：①决定系数 R^2 达到最大；②调整后的决定系数 R_a^2 达到最大；③赤池信息量 AIC 达到最小；④C_p 统计量达到最小。局部择优法指从自变量对应变量影响的角度出发，根据自变量的作用大小来决定是否将其引入方程，一般有后退法、前进法和逐步法。

4. 多重线性回归在医学研究中应用广泛，进行医学现象的相关因素分析，在众多因素中找出起主要作用的因素，同时可控制混杂；利用预报因子建立预报方程，进行预测预报；统计控制。建立多重线性回归模型，要求样本量应至少是自变量数的 5～10 倍；要求满足线性、独立、正态、方差齐性的条件；当自变量为无序多分类变量时应设置哑变量。无论全局择优法还是局部择优法，所得的"最优"回归方程都只是一种相对的"最优"，还应结合实际问题、专业知识及实践经验来综合考虑。

5. 回归模型影响分析目的是判断样本数据中是否存在对回归模型影响很大的强影响点。判断强影响点的指标主要用库克距离 D，D 的大小取决于学生化残差 r_i 与帽子矩阵对角线元素 h_{ii} 的大小。若 D 值很大，则其对应的数据点可推断为对回归模型影响很大的强影响点。残差较大的异常点和远离数据中心的高杠杆点都有可能形成强影响点。

6. 多重共线性是指两个或多个自变量存在线性关系，即某个自变量能近似地用其他自变量的线性函数来表示。当共线性趋势较强时，会对模型的拟合带来严重影响。共线性的诊断主要通过容忍度、方差膨胀因子、特征根和条件指数等进行判断。一般来说，容忍度小于0.1、方差膨胀因子大于30、特征根趋于0、条件指数大于100，可能存在严重的共线性。可以通过增大样本含量、筛选变量、主成分分析、岭回归分析等方法减少或消除共线性。

（张　燕）

作者简介　张　燕　博士，副教授，硕士生导师，任职于重庆医科大学公共卫生与管理学院卫生统计学教研室。中华预防医学会生物统计分会青年委员会常务委员，重庆市医学会灾难医学专业委员会委员。2011年赴瑞典梅拉达伦大学交流访问，2012年获美国NIH AITRP项目资助作为博士后研究员赴范德堡大学工作学习。从事教学工作15年，参编国家规划教材、专著2部，主持和参加教改课题共7项，获教学成果一等奖1项；主持WHO、省部级、全球基金等科研项目10余项；作为主要研究人员，参与国家科技部"十一五"和"十二五"传染病重大专项；发表中英文学术论文30余篇。

第十一章　Logistic 回归

重点掌握：

1. Logistic 回归的基本概念。
2. Logistic 回归系数的解释和 *OR* 的意义。
3. Logistic 回归假设检验方法。
4. 非条件与 1:1 条件 Logistic 回归的应用。

在健康促进与医疗服务过程中，探索服从正态分布的应变量 Y 与 m 个自变量间的关系，可采用前一章介绍的多重线性回归分析。若应变量为分类变量时，如疾病发生与否（发生、不发生）、治疗的效果（有效、无效）、化验检测结果（阳性、阴性）、临床疗效评估（治愈、好转、无效、死亡）、分娩方式（自然分娩、胎吸助产、剖宫产）、尿失禁的类别（压力性尿失禁、急迫性尿失禁、混合型尿失禁）等，欲探讨分类变量与 m 个自变量间的关系时，可采用本章介绍的 Logistic 回归分析。

第一节　Logistic 回归模型的基本概念

本节以二分类效应变量的非条件 Logistic 回归（non-conditional binary Logistic regression）为例，介绍 Logistic 回归模型的基本概念。适合于病例-对照研究、队列研究、横断面研究或实验研究的二分类效应变量与多个因素间关系的研究。

一、Logistic 回归模型的概念

在 Logistic 回归分析时，二项分类的应变量 Y 常赋值为 0 和 1，如

$$Y = \begin{cases} 1 & \text{发病} \quad \text{患病} \quad \text{有效} \quad \text{阳性} \quad \text{痊愈} \quad \text{病例} \\ 0 & \text{不发病} \quad \text{未患病} \quad \text{无效} \quad \text{阴性} \quad \text{未痊愈} \quad \text{对照} \end{cases}$$

设 $P = P\{Y = 1 \mid X_1, X_2, \cdots, X_m\}$ 为在 m 个自变量 $X_1, X_2, \cdots, X_m$ 的作用下，个体发病（$Y = 1$）的概率。其中，$0 \leq P \leq 1$，不满足多重线性回归模型的应用条件，因此，对 P 做 logit 变换（logit transformation），即

$$\text{logit } P = \ln\left(\frac{P}{1 - P}\right) \tag{11-1}$$

式中，发病概率 P 与未发病概率 $1-P$ 之比称为优势（odds），其自然对数转换称为 logit 变

换，其取值范围在（$-\infty$，$+\infty$）。将 logit$P$ 作为应变量，logit$P$ 与 m 个自变量 X_1，X_2，$\cdots$，X_m 呈线性关系，Logistic 回归模型（Logistic regression model）记作

$$\text{logit } P = \ln\left(\frac{P}{1-P}\right) = \beta_0 + \beta_1 X_1 + \beta_2 X_2 + \cdots + \beta_m X_m \tag{11-2}$$

整理后可以得到 Logistic 回归模型的其他几种表达形式：

$$P = P(Y=1 \mid X_1, X_2, \cdots, X_m) = \frac{e^{\beta_0 + \beta_1 X_1 + \beta_2 X_2 + \cdots + \beta_m X_m}}{1 + e^{\beta_0 + \beta_1 X_1 + \beta_2 X_2 + \cdots + \beta_m X_m}} \tag{11-3}$$

或

$$P = P(Y=1 \mid X_1, X_2, \cdots, X_m) = \frac{1}{1 + e^{-(\beta_0 + \beta_1 X_1 + \beta_2 X_2 + \cdots + \beta_m X_m)}} \tag{11-4}$$

式中，X_1，X_2，$\cdots$，X_m 取任意值，P 取值在 $[0, 1]$ 之内。模型参数 β_1，β_2，$\cdots$，β_m（$j=1$、2，$\cdots$，m）称为 Logistic 偏回归系数（Logistic partial regression coefficient）。

二、Logistic 回归模型的建立

建立 Logistic 回归模型首先要通过原始数据估计方程中的各个偏回归系数 β_j，并对模型及各个偏回归系数做假设检验。应变量 Y 是二分类的非连续型变量，服从二项分布，偏回归系数 β_j 的估计一般可采用最大似然估计法（maximum likelihood estimation，MLE）。通过构建似然函数和对数似然函数，使似然函数和对数似然函数达到最大值时求解相应的参数估计值 b_j，即为参数的最大似然估计值。

根据概率的乘法法则和二项分布概率密度函数，对 n 例观测单位构建似然函数（likelihood function）

$$L = \prod_{i=1}^{n} P_i^{Y_i}(1 - P_i)^{1-Y_i}, i = 1, 2\cdots, n \tag{11-5}$$

将似然函数 L 两边取自然对数，得

$$\ln L = \sum_{i}^{n} \left[Y_i \ln P_i + (1 - Y_i) \ln(1 - P_i) \right], i = 1, 2\cdots, n \tag{11-6}$$

式中，P_i：第 i 例观察单位在暴露条件下阳性结果的发生概率；Y_i：阳性取 $Y_i = 1$，否则取 $Y_i = 0$。

通常采用 Newton-Raphson 迭代法使得似然函数和对数似然函数达到最大，以估计偏回归系数。该过程均可由统计软件实现，过程繁琐，在此不赘述。

三、Logistic 回归参数及区间估计

（一）Logistic 偏回归系数的意义

流行病学的前瞻性研究中，采用相对危险度（relative risk，RR）来说明某个因素致病的风险。相对危险度是指暴露组的阳性发生率 P_1 与非暴露组阳性发生率 P_0 的比值，反映暴露组阳性发生风险是非暴露组的倍数，以度量该暴露因素风险强度。

病例-对照研究中，因无法计算暴露组和非暴露组的发病率，不能计算 RR，所以常采用优势比或比值比（odds ratio，OR）来反映疾病与风险因素之间的关系。设 P_1 为暴露史（+）人群中病例的比例，P_0 为暴露史（-）人群中病例的比例。则暴露史（+）人群的优势 $P_1 / (1 - P_1)$ 与暴露史（-）人群的优势 $P_0 / (1 - P_0)$ 之比值称为优势比或比值比，反映某因素与疾病间的风险强度。当某疾病的发病率很低时，优势比也常作为相对危险度的估计值。

Logistic 回归分析中估计的一个重要指标就是 OR 值，用以定量描述因素与疾病的关联强度。如某研究组采用病例-对照的流行病学研究方法，探讨吸烟（X）与肺癌（Y）的关系，吸烟 $X = 1$，不吸烟 $X = 0$；肺癌 $Y = 1$，对照 $Y = 0$；建立 Logistic 回归模型：$\text{logit } P = \beta_0 + \beta X$。

吸烟与不吸烟的优势比为：$OR = \dfrac{P_1 / (1 - P_1)}{P_0 / (1 - P_0)}$

两边取对数：$\ln(OR) = \ln\left(\dfrac{P_1 / (1 - P_1)}{P_0 / (1 - P_0)}\right) = \text{logit } P_1 - \text{logit } P_0 = \beta$

再取反对数：
$$OR = e^{\beta} = \exp(\beta) \tag{11-7}$$

式（11-7）显示，Logistic 回归模型中回归系数与优势比 OR 值有着极为密切的联系，偏回归系数 β 为暴露与非暴露优势比的对数值，即 $\beta = \ln(OR)$；如果暴露因素 X 为等级变量，$X = 0, 1, 2, \cdots, k$，一般根据专业解释以最小等级或最大等级作为参照水平，此时，$OR = e^{k\beta} = \exp(k\beta)$，$e^{\beta}$ 表示 X 增加一个等级的优势比，$e^{k\beta}$ 表示 X 增加 k 个等级的优势比；如果 X 为连续型数值变量，e^{β} 表示 X 增加一个单位的优势比。

多因素 Logistic 回归模型中，$\beta_j = \ln(OR_j)$，参数 β_j 称为偏回归系数，表示当其他自变量固定不变时，X_j 每改变一个单位或等级，应变量 Y 发生与不发生某事件概率之比的对数值，即 OR_j 值的对数值；β_0 表示在所有 X_j 均为 0，即不接触任何危险因素的条件下，应变量 Y 发生与不发生某事件概率之比的对数值。

当 $\beta_j = 0$ 时，$OR_j = 1$，表示该自变量与应变量的发生没有关系，即该因素既不是危险因素，也非保护因素。

当 $\beta_j > 0$，$OR_j > 1$，且有统计学意义时，说明随 X_j 的增加应变量 Y 发生阳性事件的概率增加，那么，$OR_j - 1$ 表示由于 X_j 的增加而使应变量 Y 发生阳性事件概率增加的部分。

当 $\beta_j < 0$，$OR_j < 1$，且有统计学意义时，说明随 X_j 的增加应变量 Y 发生阳性事件的概率降低。

（二）Logistic 偏回归系数的区间估计

按最大似然估计法计算偏回归系数 β_j 的近似标准误 S_{b_j}，当样本量较大时，也可根据正态近似法原理估计总体偏回归系数 β_j 的（$1 - \alpha$）置信区间，计算公式为：

$$b_j \pm z_{\alpha/2} S_{b_j} \tag{11-8}$$

OR_j 值的（$1 - \alpha$）置信区间为

$$e^{b_j \pm z_{\alpha/2} S_{b_j}} = \exp(b_j \pm z_{\alpha/2} S_{b_j}) \tag{11-9}$$

（三）标准化偏回归系数

偏回归系数的大小可以反映自变量对模型的贡献，但受到变量的度量衡单位的影响，同样需要用标准化回归系数（standardized regression coefficient）β'_j 的估计值 b'_j 来度量不同变量对模型贡献的大小。其 b'_j 计算式记作

$$b'_j = \frac{b_j S_j}{S} = \frac{b_j S_j}{\pi/\sqrt{3}} = 0.5513 b_j S_j \tag{11-10}$$

式中，S_j：协变量 X_j 的标准差；S：Logistic 随机变量分布函数的标准差，$S = \dfrac{\pi}{\sqrt{3}}$ = 1.8138。

四、Logistic 回归模型的假设检验

Logistic 回归模型的假设检验包括三个方面，即对拟合模型的偏回归系数做假设检验、对模型拟合优度的假设检验和 Logistic 回归模型的预测准确度分析。

（一）拟合模型偏回归系数的假设检验

对拟合模型偏回归系数的假设检验，主要是检验模型协变量对拟合 Logistic 回归模型的贡献大小。其检验方法主要介绍似然比 χ^2 检验、比分 χ^2 检验和 Wald χ^2 检验，三种检验方法均以卡方分布原理为基础，但其各自的统计量推导公式并不相同，所以其应用也不尽相同。三种检验都是对模型总体回归系数是否为 0 进行检验，大样本情况下三种方法得到的检验结果基本一致。

1. 似然比检验　设有 j 个协变量的模型 1 的最大似然估计值为 L_1，有 k 个自变量的模型 2 的最大似然估计值为 L_2，$j<k$。似然比检验（likelihood ratio test）统计量是两个模型的 -2 倍最大对数似然估计值（$-2\ln L$）之差，即偏差（deviance，D），其统计量表示为：

$$\chi^2_D = -2(\ln L_1 - \ln L_2) \tag{11-11}$$

样本量较大情况下，该统计量服从自由度为（$k-j$）的卡方分布。当模型中引入一个新的协变量或现有的协变量的二次项或交互项时，通常用似然比检验判断新引入变量是否对模型有贡献。

另外，似然比检验还能对模型回归系数进行整体检验，即检验模型的整体拟合情况，如果得到拒绝的结论，可以认为模型中至少有一个协变量是有统计学意义的。

2. Wald χ^2 检验（Wald chi-square test）　检验各协变量 X_j 的总体偏回归系数是否为 0，即 $H_0:\beta_j=0$。前已提及可用最大似然估计法计算偏回归系数 β_j 的近似标准误 S_{b_j}，Wald χ^2 检验计算公式：

$$\text{Wald}\,\chi^2=\left(\frac{b_j}{S_{b_j}}\right)^2 \tag{11-12}$$

当样本量较大时，Wald χ^2 值服从自由度为 1 的卡方分布，而且在零假设条件下，$z=\dfrac{b_j}{S_{b_j}}$ 服从标准正态分布。

3. 比分检验（score test）　主要用于协变量的筛选，基本原理是以未包含任何待检验参数的模型为基础，求出参数的最大似然估计值，并以待检验的参数为 0，计算对数似然函数的一阶偏导数和协方差矩阵，两者的乘积记作比分检验的统计量 S，当样本量足够大时，S 也服从卡方分布。

（二）Logistic 回归模型的拟合优度检验

拟合优度检验是推断实际观测的发生频数分布是否符合 Logistic 回归模型预测的理论频数分布的，无效假设 H_0：实际频数分布与理论频数分布相符合，即模型的拟合优度好。常用的拟合优度检验方法主要有偏差检验（Deviation test）、Pearson 检验（Pearson test）和 Hosmer-Lemeshow 检验（Hosmer-Lemeshow test），此外，AIC 和 BIC 也可用于推断统计模型的拟合优度。

1. 偏差检验和 Pearson 检验　两法原理比较接近，均对样本量和理论频数的要求比较严格，即要求各协变量分层水平的每一组合样本例数不得少于 10，理论频数小于 5 的协变量分层水平组合数不能超过 20%，且所有的理论频数都要大于 2。当样本量过少时两种检验的统计量对卡方统计量的近似程度都较差，两种检验的结果可能差别较大。

2. Hosmer-Lemeshow 检验　常用于检验 Logistic 回归模型的拟合优度，尤其在协变量个数较多且有连续型协变量引入模型时，检验效果更佳。它是根据模型预测概率的大小，将所有观察单位等分为 k 组，然后按照卡方检验的基本原理判断实际分布与模型预测的频数分布是否吻合，自由度为 $k-2$，当协变量个数较多情况下，一般将观察单位等分为 10 组，故 Hosmer-Lemeshow 检验的自由度常为 8，而 Pearson 检验和偏差检验的自由度可能很大，所以 Hosmer-Lemeshow 检验对模型拟合优度的检验效果更佳。

3. AIC 与 BIC 准则　AIC 准则（Akaike Information Criterion，AIC）由 Akaike 于 1974 年提出，可用于模型的定阶与选择，以估计统计模型构建的相对拟合优度。但 AIC 易受到参数个数增加的影响而产生过度拟合。为减少 AIC 准则的不收敛性，Gideon E. Schwarz 提出了 BIC 准则。贝叶斯信息准则（Bayesian information criterion，BIC），同样是用于估计统计模型建立的相对拟合优度，BIC 可以很好地适应模型参数的可变性。BIC 与 AIC 的意义相同，对于同一组数据，进行变量筛选时，AIC 和 BIC 值越小，表明模型的拟合效果越好。

（三）模型的预测准确率分析

软件分析常根据所拟合 Logistic 回归模型，对各观察单位的应变量进行预测分类，预测分类正确者占总数的百分比即称为模型预测准确率。模型应变量各水平的预测概率和样本中实测频率的符合程度越高，表明该模型的拟合效果越好。预测准确率通常以 50% 作为分界点，当然在应用中可根据实际情况进行修正。

第二节　二分类反应变量的非条件 Logistic 回归

最常见的二分类反应变量，又称为 0、1 变量。不论是病例-对照研究、队列研究、横断面研究还是实验研究，二分类反应变量的非条件 Logistic 回归极为多用。

例 11-1　为评价某新降糖药的治疗效果，某研究机构在两所医院进行了临床试验，整理结果见表 11-1。试对疗效进行 Logistic 回归分析。

表 11-1　两所医院新旧两种降糖药对糖尿病患者的治疗效果

研究中心	降糖药	例数	治疗效果		有效率（%）
			有效	无效	
甲医院	新药	44	36	8	81.82
	旧药	53	27	26	50.94
乙医院	新药	62	50	12	80.65
	旧药	53	20	33	37.74

治疗效果为应变量 Y，研究中心 X_1 和降糖药 X_2 为两个协变量，变量赋值见表 11-2。采用 SPSS 软件中的 Binary Logistic 过程（该过程变量的参照水平可自定义），拟合二分类反应变量的非条件 Logistic 回归，选择 Method = Enter 建立全模型。

表 11-2　变量赋值表

变量	变量名	赋值说明
研究中心	X_1	甲医院 $X_1 = 1$，乙医院 $X_1 = 2^*$
降糖药	X_2	新药 $X_2 = 1$，旧药 $X_2 = 2^*$
疗效	Y	无效 $Y = 0^*$，有效 $Y = 1$

注：*为参照水平

对模型整体检验，$\chi^2 = 33.118$，$P < 0.001$，表明包括 2 个变量的模型有显著性；Hosmer-Lemeshow 拟合优度检验，$\chi^2 = 0.519$，$P = 0.772$，可认为模型拟合效果良好。

表 11-3 二分类反应变量非条件 Logistic 回归模型分析

模型	$\hat{\beta}_j$	S_{b_j}	Wald χ^2	P	OR	OR 95% 置信区间	
						下限	上限
研究中心	0.367	0.313	1.374	0.241	1.443	0.781	2.666
降糖药	1.729	0.320	29.119	<0.001	5.636	3.008	10.562
常数项	-0.413	0.253	2.659	0.103	0.662		

由表 11-3 可见，在 $\alpha = 0.05$ 水准上，降糖药（X_2）有显著性，偏回归系数 $\beta = 1.729$，$OR = 5.636$，表明新药治疗糖尿病有效率高于旧药，新药有效的可能性是旧药的 5.636 倍，比旧药高 4.636 倍，其 OR 值 95% 置信区间为（3.008，10.562）倍。研究中心（X_1）没有显著性，两个医院治疗糖尿病的疗效无统计学差异。由表 11-4 可见，模型对治疗无效预测的准确率为 74.7%，对治疗有效预测的准确率为 64.7%，平均准确率为 68.4%。

表 11-4 预测准确度分析

实测疗效	预测疗效		预测准确率（%）
	无效	有效	
无效	59	20	74.7
有效	47	86	64.7
合计（%）	-	-	68.4

第三节　多分类反应变量的 Logistic 回归分析

应用中若遇到多项分类的反应变量，包括无序和有序多分类。如果将多分类变量合并为二分类变量后，进行二分类 Logistic 回归分析显然不妥，因为人为合并分类不仅会损失有用的信息，而且若不考虑专业知识的盲目合并，会混淆类别间质的差异，结果很难从专业角度进行合理解释，影响实际应用价值。因而，遵循反应变量的特征，采用本节介绍的无序多分类、有序多分类的 Logistic 回归分析更为合理。

一、无序多分类 Logistic 回归

医学研究中无序多分类变量较为复杂，如分娩方式有自然分娩、胎吸助产分娩和剖宫分娩；肺癌分型有腺癌、鳞癌和小细胞癌等不同亚型，病毒性肝炎可分为甲型、乙型、丙型、丁型和戊型等，当反应变量有多种特征，且各分级特征间不存在量级关系时，可以拟合广义 logit 模型（Generalized logit model），进行无序多分类的 Logistic 回归分析。

（一）广义 logit 模型的建立

无序多分类 Logistic 回归分析的基本原理是以反应变量中的任一类别作为参照，其他各类分别与参照比较，如果应变量有 k 个类别，则可以拟合 $k-1$ 个广义 logit 模型。本节以四分类反应变量为例，假设应变量 Y 的四个类别分别用 A、B、C、D 表示，以 $Y=D$ 作为参照，拟合 3 个广义 logit 模型。

$Y=A$ 与 $Y=D$ 比较：

$$\text{logit } P_{a/d} = \ln\left[\frac{P(Y=A \mid X)}{P(Y=D \mid X)}\right] = \beta_{a0} + \beta_{a1}X_1 + \beta_{a2}X_2 + \cdots + \beta_{am}X_m$$

$$= \beta_{a0} + \sum \beta_{aj}X_j \tag{11-13}$$

$Y=B$ 与 $Y=D$ 比较：

$$\text{logit } P_{b/d} = \ln\left[\frac{P(Y=B \mid X)}{P(Y=D \mid X)}\right] = \beta_{b0} + \beta_{b1}X_1 + \beta_{b2}X_2 + \cdots + \beta_{bm}X_m$$

$$= \beta_{b0} + \sum \beta_{bj}X_j \tag{11-14}$$

$Y=C$ 与 $Y=D$ 比较：

$$\text{logit } P_{c/d} = \ln\left[\frac{P(Y=C \mid X)}{P(Y=D \mid X)}\right] = \beta_{c0} + \beta_{c1}X_1 + \beta_{c2}X_2 + \cdots + \beta_{cm}X_m$$

$$= \beta_{c0} + \sum \beta_{cj}X_j \tag{11-15}$$

当然，可以通过三个模型相减得到 A 与 B，A 与 C 及 B 与 C 比较的模型，如 A 与 B 相比，有：

$$\text{logit } P_{a/b} = \ln\left[\frac{P(Y=A \mid X)}{P(Y=D \mid X)}\right] - \ln\left[\frac{P(Y=B \mid X)}{P(Y=D \mid X)}\right] = \ln\left[\frac{P(Y=A \mid X)}{P(Y=B \mid X)}\right]$$

$$= (\beta_{a0} - \beta_{b0}) + \sum (\beta_{aj} - \beta_{bj})X_j \tag{11-16}$$

当应变量只有两个水平时，则只拟合一个 logit 模型，即为前面介绍的二分类 Logistic 回归模型，通常应用最大似然估计法拟合广义 logit 模型。在该模型中反应变量为无序多分类变量，自变量可以是连续型数值变量，也可以是无序分类变量或有序分类变量。模型拟合过程可以通过 SPSS 软件多项 Logistic 回归过程（Multinominal Logistic）实现。

（二）回归系数的假设检验和回归模型的拟合优度检验

在广义 logit 模型中，偏回归系数 β_j 的意义与二分类 Logistic 回归模型相似，表示当其他协变量固定不变时，协变量 X_j 改变一个单位或等级，应变量 Y 的某类别与参照的概率之比的对数值，即 OR 的对数值。

对偏回归系数的假设检验仍然采用似然比检验、比分检验和 Wald χ^2 检验。Wald χ^2 检验常用于检验每个广义 logit 模型中各个偏回归系数是否显著；比分检验常用于自变量的筛选；似然比检验既可检验各变量对模型的贡献，还可检验整个模型的拟合优度。偏回归系数的近似标准误通过最大似然估计法计算，用于 Wald χ^2 检验和回归系数的区间估计，所以 Wald χ^2 检验和回归系数区间估计的结果完全相同。

除似然比检验外，Pearson 检验和偏差检验也用于模型的拟合优度检验，其统计量均近似服从卡方分布，自由度为 $k-1$ 个广义 logit 模型自由度总和，若检验统计量小于卡方界值，则 $P>\alpha$，可认为模型拟合良好。多数情况下 Pearson 检验、偏差检验和似然比检验的结果是一致的。

例 11-2 某医院研究新生儿出生体重、产妇妊娠期疾病对分娩方式的影响，资料整理见表 11-5，试对分娩方式的影响因素进行 Logistic 回归分析。

表 11-5 影响因素与分娩方式基本数据

产妇妊娠期疾病	新生儿出生体重	分娩方式			合计
		自然分娩	胎吸助产	剖宫产	
有	低体重	5	0	36	41
	巨大	1	0	8	9
	正常体重	38	5	83	126
	合计	44	5	127	176
无	低体重	72	2	149	223
	巨大	47	14	171	232
	正常体重	1220	77	1343	2640
	合计	1339	93	1663	3095

本例自然分娩、胎吸助产和剖腹产分别占 42.3%、3.0% 和 54.7%；产妇妊娠期疾病患病率为 5.4%；低体重儿占 8.1%，巨大儿占 7.4%。以产妇妊娠期疾病（X_1）、新生儿出生体重分类（X_2）为自变量，分娩方式为应变量，变量水平及赋值见表 11-6。以自然分娩作为参照水平，拟合两个广义 logit 模型，用 SPSS 软件的 Multinominal Logistic 过程进行无序多分类 Logistic 回归分析，该过程默认自变量赋值最大者为参照水平，应变量的参照水平可自定义。

表 11-6 变量赋值表

变量	变量名	分级说明
分娩方式	Y	自然分娩 = 1*，胎吸助产 = 2，剖宫产 = 3
产妇妊娠期疾病	X_1	有 = 1，无 = 2*
新生儿出生体重	X_2	低体重 = 1，巨大 = 2，正常体重 = 3*

注：* 为参照水平

由于单个模型中两个自变量的参数个数为 3，故两个广义 logit 模型总自由度为 6，整体模型的似然比检验，$\chi^2 = 116.422$，$P<0.001$，说明包含两个自变量的回归模型有显著性，拟合效果良好。模型拟合优度 Pearson 检验 $\chi^2 = 2.216$，$P = 0.696$；偏差检验 $\chi^2 = 3.083$，$P = 0.544$，也显示模型拟合优度较好；不同检验方法结果一致。

表 11-7　模型中偏回归系数似然比检验

效应	$-2\ln L$	χ^2	ν	P
截距	49.519	<0.001		–
X_1	69.769	20.251	2	<0.001
X_2	141.198	91.680	4	<0.001

对模型各协变量进行似然比检验结果见表 11-7，由于产妇妊娠期疾病（X_1）为 2 水平，拟合两个模型共估计 2 个参数，故其自由度为 2，似然比 $\chi^2 = 20.251$，$P<0.001$；出生体重（X_2）为 3 水平，拟合的两个模型共估计 4 个参数，故其自由度为 4，似然比 $\chi^2 = 91.680$，$P<0.001$；说明模型中的两个自变量均有显著性。

按胎吸助产和剖宫产分别拟合以自然分娩为参照的两个广义 logit 模型，SPSS 软件中默认自变量赋值最大为参照水平，故从专业角度设置产妇无妊娠期疾病（$X_1 = 2$）和正常出生体重（$X_2 = 3$）作为参照，其参数估计值默认为 0，结果见表 11-8。

表 11-8　无序多分类 Logistic 回归分析结果

分娩方式	模型	$\hat{\beta}_j$	S_{b_j}	Wald χ^2	ν	P	OR	OR 95%置信区间 下限	OR 95%置信区间 上限
胎吸助产	截距	-2.754	0.116	559.144	1	<0.001			
	[$X_1 = 1$]	0.604	0.486	1.543	1	0.214	1.830	0.705	4.747
	[$X_1 = 2$]	0	–	–	0	–	–	–	–
	[$X_2 = 1$]	-0.971	0.727	1.782	1	0.182	0.379	0.091	1.575
	[$X_2 = 2$]	1.506	0.325	21.517	1	<0.001	4.507	2.385	8.514
	[$X_2 = 3$]	0	–	–	0	–	–	–	–
剖宫产	截距	0.092	0.039	5.478	1	0.019			
	[$X_1 = 1$]	0.779	0.181	18.466	1	<0.001	2.179	1.527	3.108
	[$X_1 = 2$]	0	–	–	0	–	–	–	–
	[$X_2 = 1$]	0.681	0.142	22.847	1	<0.001	1.976	1.494	2.612
	[$X_2 = 2$]	1.201	0.167	51.521	1	<0.001	3.323	2.394	4.613
	[$X_2 = 3$]	0	–	–	0	–	–	–	–

由第一个广义 logit 模型参数估计可知：在 $\alpha = 0.05$ 水准上，仅 $X_2 = 2$ 有显著性，$\chi^2 = 21.517$，$P < 0.001$，即出生体重超过 4000g 的巨大儿采用胎吸助产而非自然分娩的可能性是正常体重儿的 4.507 倍；而产妇在妊娠期患病在该模型中无统计学意义。模型 1 记作：

$$\text{logit } P = \ln\left(\frac{P(Y = 胎吸) \mid X_j}{P(Y = 自然) \mid X_j}\right) = -2.754 + 0.604 X_{1(1)} - 0.971 X_{2(1)} + 1.506 X_{2(2)}$$

由第二个广义 logit 模型的参数估计知：在 $\alpha = 0.05$ 水准上，两个因素均有显著性，出生体重低于 2500g 的低体重儿和 4000g 以上的巨大儿，进行剖宫产而非自然分娩的可能性分别是正常体重儿的 1.976 倍和 3.323 倍；妊娠期患病的产妇选择剖宫产而非自然分娩的可能性是未患病者的 2.179 倍。模型 2 记作：

$$\text{logit } P = \ln\left(\frac{P(Y = 剖宫产) \mid X_j}{P(Y = 自然) \mid X_j}\right) = 0.092 + 0.779 X_{1(1)} + 0.681 X_{2(1)} + 1.201 X_{2(2)}$$

二、有序多分类 Logistic 回归

医学研究中若反应变量为有序多分类，如疗效：治愈、显效、好转、无效，人群血压状态：高血压、临界高血压、正常血压等，若不考虑反应变量的等级顺序信息，仍将其看作无序多分类变量，拟合广义 logit 模型，进行无序多分类 Logistic 回归分析，必然会损失部分信息，建议拟合累积 logit 模型（cumulative logit model），进行有序多分类 Logistic 回归分析。

（一）累积 logit 模型的建立

累积 logit 模型的拟合过程充分考虑了有序变量的顺序性，将反应变量划分为多个二分类变量，拟合 $k-1$ 个累积 logit 模型。将小于分割点的各水平累积为一类，而大于及等于该分割点的水平累积为另一类，依此类推，k 个水平的有序分类变量可以根据 $k-1$ 个分割点，拟合 $k-1$ 个累积 logit 模型，这是与广义 logit 模型的主要区别。

如以疗效的 4 个水平作为反应变量（治愈、显效、好转、无效），各水平发生概率分别记作 π_1、π_2、π_3 和 π_4，$\pi_1 + \pi_2 + \pi_3 + \pi_4 = 100\%$，若以第 4 个水平为参照，可拟合 3 个累积 logit 模型：

$$\text{logit } P1 = \ln\left[\frac{\pi_1}{1 - \pi_1}\right] = \ln\left[\frac{\pi_1}{\pi_2 + \pi_3 + \pi_4}\right]$$

$$= \beta_{10} + \beta_1 X_1 + \beta_2 X_2 + \cdots + \beta_m X_m = \beta_{10} + \sum \beta_j X_j \quad (11\text{-}17)$$

$$\text{logit } P2 = \ln\left[\frac{\pi_1 + \pi_2}{1 - \pi_1 - \pi_2}\right] = \ln\left[\frac{\pi_1 + \pi_2}{\pi_3 + \pi_4}\right]$$

$$= \beta_{20} + \beta_1 X_1 + \beta_2 X_2 + \cdots + \beta_m X_m = \beta_{20} + \sum \beta_j X_j \quad (11-18)$$

$$\text{logit } P3 = \ln\left[\frac{\pi_1 + \pi_2 + \pi_3}{1 - \pi_1 - \pi_2 - \pi_3}\right] = \ln\left[\frac{\pi_1 + \pi_2 + \pi_3}{\pi_4}\right]$$

$$= \beta_{30} + \beta_1 X_1 + \beta_2 X_2 + \cdots + \beta_m X_m = \beta_{30} + \sum \beta_j X_j \quad (11-19)$$

累积 logit 模型实际上也是拟合了多个二分类 Logistic 模型，累积 logit 模型的拟合可以通过 SPSS 软件中 ordinal 过程（有序回归）实现。该模型对于协变量的类型没有特殊要求，可以是数值变量、分类变量或顺序变量，但分类协变量在拟合之前需要设置哑变量（dummy variable）。

（二）偏回归系数的假设检验和回归模型的拟合优度检验

累积 logit 模型偏回归系数 β_j 表示当其他变量固定不变时，X_j 每改变一个单位或等级，应变量 Y 平均改变一个或一个以上等级的累积概率优势比的对数值，即 OR 的对数值。

与广义 logit 模型不同的是，所拟合的各累积 logit 模型中，同一协变量的偏回归系数是不变的，各累积 logit 模型只有常数项不同。也就是说，如果根据拟合的累积 logit 模型，绘制反应变量累积概率与协变量所对应的曲线，各 logit 模型所对应的曲线是平行的，只有截距不同。

累积 logit 模型偏回归系数假设检验常采用 Wald χ^2 检验；偏回归系数的区间估计基于正态近似分布原理，所以，偏回归系数的区间估计与 Wald χ^2 检验结果完全一致。

用似然比检验、Pearson 检验和偏差检验可进行模型拟合优度检验，均以卡方检验基本思想为基础，一般情况下分析结果相近。若检验统计量小于相应自由度的卡方界值，$P > \alpha$，可认为该模型拟合较好。

例 11-3 某医院欲研究出生体重与成人期血压的关系，将调查对象血压分为 3 个等级：高血压、临界高血压和正常，同时收集年龄、性别和出生体重 3 个因素。变量赋值见表 11-9，试采用有序分类变量 Logistic 回归分析出生体重对成人期血压的影响。

表 11-9　变量赋值表

变量	变量名	赋值说明
血压状态	Y	血压正常 = 1*，临界高血压 = 2，高血压 = 3
出生体重	X_1	<2500g = 1，2500~<3000g = 2，3000~<3500g = 3，≥3500g = 4*
年龄	X_2	>70 岁 = 1，61~70 岁 = 2，≤60 岁 = 3*
性别	X_3	男 = 1，女 = 2*
高血压家族史	X_4	有 = 1，无 = 2*

注：* 为参照水平

表 11-10　1216 例调查对象不同特征的血压状态

变量		例数	血压状态（Y）			构成比（%）		
			正常	临界	高血压	正常	临界	高血压
出生体重	<2500	83	16	25	42	19.3	30.1	50.6
（X_1, g）	2500~	377	90	112	175	23.9	29.7	46.4
	3000~	487	124	139	224	25.5	28.5	46.0
	3500~	269	82	87	100	30.5	32.3	37.2
年龄	≤60	688	212	209	267	30.8	30.4	38.8
（X_2, 岁）	61~	280	61	92	127	21.8	32.9	45.4
	70~	248	39	62	147	15.7	25.0	59.3
性别	男	576	131	172	273	22.7	29.9	47.4
（X_3）	女	640	181	191	268	28.3	29.8	41.9
高血压家族史	有	686	153	192	341	22.3	28.0	49.7
（X_4）	无	530	159	171	200	30.0	32.3	37.7
	合计	1216	312	363	541	25.7	29.9	44.5

　　1216 名调查对象中血压正常者、临界高血压和高血压患者分别占 25.7%、29.9% 和 44.5%；出生体重<2500g 成年期高血压比例最大、为 50.6%；70 岁以上者高血压比例最大、为 59.3%；男性高血压比例较大、为 47.4%；有家族史者高血压比例较大、为 49.7%（表 11-10）。

　　应变量血压状态 Y 为 3 水平有序分类变量，本例将高血压与临界高血压统称为血压异常，将临界高血压与血压正常统称为非高血压。采用 SPSS 软件的 Ordinal 过程拟合两个累积 logit 模型，进行有序分类 Logistic 回归分析，该过程默认应变量赋值低者为参照水平，自变量赋值高者为参照水平。

　　总模型似然比检验是将只含有常数项的初始模型和最终模型相比，$-2\ln L$ 从 438.193 降为 363.852，似然比检验统计量 $\chi^2 = 74.341$，$P<0.001$，表明至少有 1 个协变量的总体回归系数不为 0，模型整体拟合良好。拟合优度检验显示，Pearson $\chi^2 = 92.091$，$P = 0.334$；偏差检验 $\chi^2 = 91.176$，$P = 0.359$，结果也表明模型拟合效果良好。

　　模型参数估计结果见表 11-11，两个模型的截距分别为 -0.133 和 1.216。由参数估计可知：出生体重、年龄、性别和高血压家族史等 4 个协变量都与成人期血压状态有关。出生体重以 ≥3500g 作为参照水平，其他 3 个水平与其相比与成人期血压状态均有关，优势比分别为 $OR_1 = e^{0.687} = 1.988$，$OR_2 = e^{0.395} = 1.484$，$OR_3 = e^{0.309} = 1.362$；其中，出生体重<2500g 与 ≥3500g 相比，患高血压或血压异常的风险高 98.8%。年龄以 ≤60 岁作为参照水平，其他 2 个水平与其相比都与成人期血压状态有关，优势比分别为 $OR_1 = e^{0.882} = 2.416$，$OR_2 = e^{0.355} = 1.426$，其中，70 岁以上与 60 岁及以下的相比，患高血压或血压异常的风险高 1.416 倍。男性患高血压或血压异常的风险是女性的 1.358 倍。有高血压家族史患高血压或

血压异常的风险是无家族史的 1.657。总之，60 岁以上男性、有高血压家族史且出生体重低于 3500g 的人，成人期患高血压或血压异常的风险更大。

表 11-11　有序多分类 Logistic 回归模型参数估计

		$\hat{\beta}_j$	S_{b_j}	Wald χ^2	df	P	OR	OR 95%置信区间	
								下限	上限
阈值	$[Y=1]$	−0.133	0.152	0.764	1	0.382	0.875	0.649	1.179
	$[Y=2]$	1.216	0.156	60.422	1	<0.001	3.374	2.482	4.581
位置	$[X_1=1]$	0.687	0.241	8.108	1	0.004	1.988	1.239	3.190
	$[X_1=2]$	0.395	0.151	6.817	1	0.009	1.484	1.104	2.000
	$[X_1=3]$	0.309	0.143	4.704	1	0.030	1.362	1.030	1.802
	$[X_1=4]$	0			0				
	$[X_2=1]$	0.882	0.146	36.484	1	<0.001	2.416	1.815	3.219
	$[X_2=2]$	0.355	0.134	7.062	1	0.008	1.426	1.097	1.853
	$[X_2=3]$	0			0				
	$[X_3=1]$	0.306	0.110	7.709	1	0.005	1.358	1.094	1.685
	$[X_3=2]$	0			0				
	$[X_4=1]$	0.505	0.110	21.179	1	<0.001	1.657	1.336	2.054
	$[X_4=2]$	0			0				

根据参数估计结果，拟合的 2 个累积 logit 模型分别为

$$\mathrm{log}it\,P1 = \ln\left(\frac{P(\text{高血压} \mid X_j)}{P(\text{非高血压} \mid X_j)}\right)$$
$$= -0.133 + 0.687X_{1(1)} + 0.395X_{1(2)} + 0.309X_{1(3)} + 0.882X_{2(1)} + 0.355X_{2(2)}$$
$$+ 0.306X_{3(1)} + 0.505X_{4(1)}$$

$$\mathrm{log}it\,P2 = \ln\left(\frac{P(\text{血压异常} \mid X_j)}{P(\text{正常} \mid X_j)}\right)$$
$$= 1.216 + 0.687X_{1(1)} + 0.395X_{1(2)} + 0.309X_{1(3)} + 0.882X_{2(1)} + 0.355X_{2(2)}$$
$$+ 0.306X_{3(1)} + 0.505X_{4(1)}$$

第四节　1:1 配比二分类条件 Logistic 回归

流行病学研究中，为更好地控制混杂因素的干扰和影响，常常按照一定的匹配条件进行

病例与对照的 1:1 或 1:M 的配比设计，统计分析应采用条件 Logistic 回归。

匹配组中的病例和对照通常有三种情况：1:1、1:M 和 M:N。1:1 匹配最简单、也最常见，其条件 Logistic 回归分析的基本原理如下。

设 Y 为二分类反应变量，病例 $Y = 1$、对照 $Y = 0$，m 个协变量为 X_1，X_2，$\cdots$，X_m，条件 Logistic 回归分析时，将每一个匹配组假定为 1 层，用 $P_i(Y=1|X)$ 表示第 i 个匹配组在 m 个协变量作用下发生阳性事件的概率，条件 Logistic 回归模型记作

$$P_i = \frac{1}{1 + \exp[-(\beta_{i0} + \beta_1 X_1 + \beta_2 X_2 + \cdots + \beta_m X_m)]} \tag{11-20}$$

或

$$logit\ P_i = \beta_{i0} + \beta_1 X_1 + \beta_2 X_2 + \cdots + \beta_m X_m \tag{11-21}$$

β_1，β_2，$\cdots$，β_m 分别为 m 个协变量的偏回归系数，协变量与反应变量的关系不随匹配组的不同而变化；β_{i0} 在不同的匹配组是不同的，它反映了各匹配组的效应，即混杂因素的作用强度。实际应用中，我们并不关心它们的作用大小，因此在拟合条件 Logistic 回归模型时用条件似然函数取代了非条件 Logistic 回归模型中的似然函数，从而在模型的拟合过程中自动消去了参数 β_{i0}。条件 Logistic 回归模型也是采用最大似然估计法拟合方程，并用 Newton-Raphson 迭代法求解各偏回归系数估计值。

回归系数的假设检验和回归模型的拟合优度检验，与非条件 Logistic 回归相同，仍然采用 Wald χ^2 检验、计分检验和似然比检验，在此不再赘述。

例 11-4 欲研究糖尿病与高血压、高血脂的关系，采用 1:1 匹配的病例-对照研究。按照性别相同、年龄相近、婚姻状况相同选取病例与对照进行匹配，对 120 例研究对象进行了调查，收集了血压、血脂、体质指数、糖尿病家族史和职业，变量赋值见表 11-12，试进行条件二分类 Logistic 回归分析。

表 11-12 变量赋值表

因素	变量名	赋值说明
糖尿病	Y	非患者 = 0*，患者 = 1
高血压	X_1	无 = 0*，有 = 1
高血脂	X_2	无 = 0*，有 = 1
糖尿病家族史	X_3	无 = 0*，有 = 1
体质指数	X_4	正常 = 0*，超重 = 1
职业	X_5	脑力劳动 = 1*，体力劳动 = 2

注：＊表示参照水平

采用 SPSS 软件生存分析中 COX 回归过程实现条件 Logistic 回归分析，各变量均选择赋值低者为参照水平，建立 5 个因素与糖尿病的全模型，模型似然比检验 $\chi^2 = 92.294$，$P<0.001$，说明模型整体有显著性，至少有一个协变量的总体回归系数不为零；计分检验的 $\chi^2 = 66.657$，$P<0.001$，与似然比检验的结果一致，均说明模型整体拟合效果良好。

偏回归系数估计值、优势比及其 95% 置信区间等见表 11-13。在平衡性别、年龄、婚姻等可控因素后，高血压、糖尿病家族史、体质指数和职业 4 个协变量的偏回归系数均有显著性；结合参照水平和优势比分析，可以认为在其他协变量固定不变时，高血压患者患糖尿病的风险比正常人高 5.781 倍，有糖尿病家族史患糖尿病的风险增高 6.181 倍，超重者患糖尿病风险是体重正常的 5.1 倍，体力劳动患糖尿病风险比脑力劳动高 1.708 倍；本研究未提示高血脂与糖尿病有关。

表 11-13 1:1 二分类条件 Logistic 回归模型拟合结果

变量	$\hat{\beta}_j$	S_{b_j}	Wald χ^2	P	OR	OR 95% 置信区间 下限	上限
高血压	1.914	0.477	16.112	<0.001	6.781	2.663	17.266
高血脂	0.578	0.554	1.091	0.296	1.783	0.602	5.277
家族史	1.971	0.502	15.418	<0.001	7.181	2.684	19.211
体质指数	1.629	0.616	6.995	0.008	5.100	1.525	17.056
职业	0.996	0.447	4.962	0.026	2.708	1.127	6.506

第五节 剂量反应关系及半数效量估计

剂量反应关系（dose-response relationship）指不同剂量的外源性化学物质与机体质反应率间的关系。常以动物实验来鉴定其危害程度。质反应是指在一定剂量下动物发生某种特定的反应，如死亡、肌肉收缩等。当剂量低于该剂量时动物没有反应，只有当药物达到该剂量时，动物即发生反应。化学物剂量越大，引起的质反应发生率应该越高。在毒理学研究中，剂量反应关系的存在被视为受试物与机体损伤之间具有因果关系的重要证据。

一、剂量反应曲线

动物实验中，以剂量为横坐标，发生反应的百分率或比值为纵坐标绘制散点图，即可获得剂量反应率曲线。不同化学物在不同接触条件下的反应类型有所差异，但常见的类型为 S 形曲线，反映了实验动物或人体对外源化学物毒作用易感性的分布。其特点为低剂量范围内，反应率增加较慢；当剂量继续增加时，反应率开始迅速增加；当剂量达到某一较高水平时，反应率的增加又趋缓慢（图 11-1）。

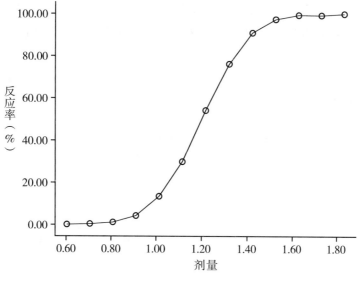

图 11-1 剂量反应曲线示意图

二、半数效量及其估计方法

用质反应标定一种化学物时，常以动物的最大耐受量的均数来评价半数效量（median effective dose，ED_{50}），半数效量就是实验物质引起 50% 的实验动物发生某种反应所需的剂量，它只限于质反应的资料。因为动物反应的标志不同，半数效量的名称也不同，若以死亡作为质反应标志则称为半数致死量（median lethal dose，LD_{50}）；如以半数动物有效时间作为标志则称为半数有效时间（median effective time，ET_{50}）等。半数效量分析方法有多种，如 Probit 回归法、图算法、寇氏法和瑞孟氏法等，本教材仅介绍 Probit 回归法。

Probit 回归也即概率单位回归，是常用的半数效量分析方法。通过 Probit 转换（Probit transformation）使呈长尾 S 形的剂量反应曲线变换近似为线性趋势，然后拟合 Probit 回归模型，求解半数效量。

$$\text{Pr obit}\hat{P} = \alpha + \beta \ln X \qquad (11-22)$$

式中，$\ln X$：剂量的对数值；$\text{Pr obit}\hat{P}$：各剂量的反应率所对应的概率单位；α 和 β 通过最大似然估计法估计 Probit 回归模型的两个参数。通过 Probit 回归模型可以得到半数效量及其（$1-\alpha$）置信区间等。

例 11-5 欲评价某种植物毒素对小白鼠的毒性，观察皮下注射该植物毒素 30 分钟后小白鼠的死亡情况，毒素剂量以 1.2 倍递增，实验结果见表 11-14（1）、（2）、（3）栏，试建立概率单位回归方程并计算该植物毒素的半数致死量（LD_{50}）及其 95% 置信区间。

Probit 回归分析模型迭代结果，截距 $\hat{\alpha} = -17.982$，标准误 $S_{\hat{\alpha}} = 2.242$，α 的 95% 置信区

间为$-20.225 \sim -15.740$；回归系数$\hat{\beta} = 3.872$，标准误$S_{\hat{\beta}} = 0.485$，β的95%置信区间为$2.922 \sim 4.822$；经 Wald 检验，$\chi^2 = 65.859$，$P < 0.001$，有显著性，表明随植物毒素剂量的增加小白鼠死亡率增加，即可认为二者间剂量反应关系存在。

由模型 Pearson 拟合优度检验，$\chi^2 = 1.139$，$P = 0.888$，表明该模型拟合良好。模型的预测结果见表 11-14（4）~（6）栏。

表 11-14　小白鼠皮下注射植物毒素死亡数及 Probit 回归分析

毒素剂量 （mg/kg） （1）	例数 （2）	实际 死亡数 （3）	预测 死亡数 （4）	残差 （5）	预测 死亡概率 （6）
60.00	30	0	0.498	−0.498	0.017
72.00	30	3	2.317	0.683	0.077
86.40	30	8	7.092	0.908	0.236
103.68	30	14	14.856	−0.856	0.495
124.42	30	22	22.685	−0.685	0.756
149.30	30	28	27.577	0.423	0.919

表 11-15　半数效量及 95%置信区间估计结果

死亡概率	剂量	95%置信区间	
		下限	上限
0.01	57.029	46.729	64.652
0.02	61.189	51.221	68.517
0.03	63.985	54.280	71.103
0.04	66.171	56.694	73.123
0.05	68.005	58.730	74.816
…	…	…	…
0.45	100.681	94.634	107.021
0.50	104.002	97.926	110.819
0.55	107.433	101.217	114.883
…	…	…	…
0.96	163.462	146.657	193.700
0.97	169.048	150.797	202.348
0.98	176.771	156.459	214.476
0.99	189.665	165.776	235.144

由表 11-15 估计结果可见，半数致死量（LD_{50}）为 104.0mg/kg，LD_{50} 的 95% 置信区间为（97.9，110.8）mg/kg。

第六节　Logistic 回归模型分析应强调的几个问题

一、应有足够的样本量

当只有一个自变量时，通过 OR 值来估算所需的样本量，或者根据自变量的分类水平，采用率的比较的样本量估计方法。但在多因素 Logistic 回归分析中，随自变量个数的增多，自变量间的交叉分层也增多，目前虽没有公认的精确估算公式，但一般认为应变量各水平的样本量都要在自变量个数的 10~20 倍以上，这样回归模型的参数估计才可能更加稳健。

需要特别注意的是，Logistic 回归的反应变量是二分类或多分类变量，其对样本量的要求比线性回归模型更高，Logistic 回归要求反应变量的每个水平都要有足够的样本量，同时为了保证每个交叉分层都有足够多的观察单位，应尽量控制自变量的数目和各自变量的分层数，避免因为自变量数目过多或分层过多而导致模型拟合不理想。有时尽管总样本量数千甚至数万，但反应变量的某一水平可能仅有几例，存在罕见现象，此时，采用 Logistic 回归进行多因素分析时，就会出现某个或某些偏回归系数的标准误过大或者 OR 值的置信区间过宽，甚至标准误或 OR 值的置信区间上限出现无穷大的现象。所以，在 Logistic 回归分析中，应保证反应变量每个水平都要有足够的样本量。

二、选择合适的 Logistic 回归模型

根据研究设计类型，Logistic 回归可分为独立样本的非条件 Logistic 回归和配对设计的条件 Logistic 回归。在非条件 Logistic 回归分析中，若应变量为二分类变量，如肺癌发病和不发病、HIV 阳性和阴性、疾病疗效为有效和无效等，可选用二分类 Logistic 回归模型。若应变量为无序多分类变量，如不同的分娩方式，ABO 血型等，则可采用无序多分类 Logistic 回归模型。若应变量为有序多分类变量，如疾病的疗效为治愈、显效、好转、无效，人群血压状况为高血压、临界高血压、正常等，可选择有序多分类 Logistic 回归分析。

三、自变量的预处理

Logistic 回归要求应变量是分类变量，但和线性回归一样适合于任何类型的自变量，连续型的定量变量、二分类变量、无序多分类或有序多分类变量均可。

二分类变量可以直接进入模型，所对应的偏回归系数表示当其他自变量固定不变时，某变量的一个类别和另一类别比值比的对数值。

无序多分类变量各水平间是相互独立的，没有量的差别，因此，与 $logitP$ 之间不存在线性关系，需要对自变量设置哑变量。当自变量有 k 个水平时，可选择某一水平作为参照，设置 $k-1$ 个哑变量来代替该无序分类变量，每一哑变量对应一个偏回归系数，这时的偏回归系数表示当其他自变量固定不变时，该变量某一类别和参照水平比值比的对数值。

一般在统计软件中（如 SPSS、SAS）都可以指定某些变量为分类变量而自动设置哑变量，哑变量的设置方法有多种，常用 1、0 变量设置哑变量的方法，详见第十章第四节。

若为有序多分类变量，且各等级间的程度相近，可按照顺序将其各等级依次定义为 1、2、3、4、……，然后以连续型变量的形式进入模型，其偏回归系数的解释则与连续型变量的解释相同。当然，若变量各等级间的程度相差较大，或可按专业解释需要设置哑变量，以类似于无序多分类变量的形式处理。

若为定量变量，则可以直接纳入模型，偏回归系数表示当其他自变量固定不变时，该变量每改变一个单位，应变量 Y 发生与不发生概率之比的对数值。当定量变量与 $logitP$ 之间不呈线性关系时，可将该变量按一定的标准分类，按分类变量来处理。如产妇年龄转换为 3 水平的分类变量，<20 岁（低龄）、20～35 岁（适龄）和>35 岁（高龄），然后设置哑变量进行分析。当然，将定量变量离散化过程中，会损失部分信息，但它可能更切合 Logistic 回归模型的结果解释。所以，应尽量根据专业解释需要，确定定量变量是否进行离散化处理。

四、自变量的筛选

在 Logistic 回归分析中，有时需要对自变量进行筛选。通常是先根据专业知识和单因素分析结果，采用较为宽松的标准（比如取 $\alpha = 0.10$ 或 $\alpha = 0.20$），尽可能选择较多的自变量纳入多因素分析模型。某些自（协）变量虽然在单因素分析中无显著性，但以往研究已经证实为影响因素，也可纳入多因素分析模型中。当进行多种影响因素的探索性研究时，可能有许多自变量需要进行筛选，此时自变量越多，筛选过程越复杂，可以选用前进法、后退法或逐步法对自变量进行筛选，并获得"最优"的 Logistic 回归模型。在筛选过程中，一般用比分检验对自变量是否有统计学意义进行判断。

不同的筛选思路和方法有时可能得到不同的回归模型，尽管用各种筛选方法获得的回归模型不尽相同，但多数情况下多个模型的参数结果基本是一致的。如果各模型的偏回归系数或其他诊断模型统计量差异较大，应进一步探讨差异产生的具体原因，结合专业知识，从可解释性、专业意义和统计学意义等多方面的实际情况进行探索，寻找最稳健的回归模型。

五、交互作用及模型选择

进行影响因素分析时，会遇到两个甚至多个因素间存在交互作用的现象，当某一因素的单独效应随另一因素水平的变化而变化，且相互间的差别超出随机波动范围时，则称两个因素间存在交互效应或交互作用。探讨因素间交互作用有倍乘风险模型、相加风险模型和相加相对风险模型等。

倍乘风险模型中，用于测定风险的效应指标是比值比 OR 或相对危险度 RR，如果 A、B 两因素在 Logistic 回归模型中有交互作用，则两者交互作用可表示为 $OR_{AB} = OR_A \times OR_B \times OR_{A \times B} = e^{\beta_A} e^{\beta_B} e^{r_{A \times B}}$。

相加风险模型中，用于测定风险的效应指标常为归因危险度 AR，A、B 两因素的交互作用表示为 $AR_{AB} = AR_A \times AR_B \times AR_{A \times B} = \beta_A + \beta_B + r_{A \times B}$。

相加相对风险模型测定风险效应指标是比值比 OR 或相对危险度 RR，A、B 两因素交互

作用表示为 $(OR_{AB} - 1) = (OR_A - 1) + (OR_B - 1) + (OR_{A \times B} - 1) = \beta_A + \beta_B + r_{A \times B}$。

多因素 Logistic 回归模型中，交互作用的分析和专业知识有密切关系，通常只在模型中加入那些可能有实际意义的交互项，以提高模型的可解释性和实际应用价值。如果加入交互项而模型参数变化很大，则说明该交互项对模型拟合有较大影响，应对交互作用项进行深入分析。

六、多水平 Logistic 回归模型

在健康促进与医疗服务的观察性研究，经常采用多阶段分层抽样，实际获取的调查数据往往具有明显的层次结构，每层内的数据并非一定完全独立。如采用多阶段分层整群抽样，进行人群抑郁症的入户调查，若每户中有多个人作为研究对象参与了调查，他们的生活习惯、生活方式、经济水平、文化背景、对社会的认知等方面都可能有一定程度的相似性，甚至同一个社区或同一个城市的研究对象都有可能都存在一定的聚集性。传统的分析方法就可能会低估率的标准误，从而加大犯 I 型错误的概率。多水平 Logistic 回归模型可以克服这些方面的问题，是解决复杂问题的实用方法。多水平模型中的参数估计常采用"迭代广义最小二乘法"或"限制性迭代广义最小二乘法"等。根据反应变量的类型，多水平 Logistic 回归模型也分为多水平二分类 Logistic 回归模型、多水平多分类 Logistic 回归模型和多水平有序分类 Logistic 回归模型。关于多水平 Logistic 回归模型的原理可参阅相关专业书籍。

七、Logistic 回归用于诊断效果的评价

Logistic 回归可以用于评价多个指标的联合诊断效果，但又不同于疾病筛查的"串联"或"并联"方法。Logistic 回归模型评价诊断效果的基本原理是利用回归模型得到反应变量的每一类的预测概率，然后根据确定的截断点（cut-off）将此概率进行划分，二分类 Logistic 回归模型的预测概率一般采用 0.5 作为截断点，即将预测概率大于 0.5 的归为阳性组，预测概率低于 0.5 的归为阴性组，并与实际的分类进行比较，再用灵敏度、特异度和 ROC 曲线下面积等指标综合评价其诊断效果。实际应用中，也可根据 ROC 曲线的结果选择更优的预测概率值作为截断点，提高预测准确度。对于灵敏度、特异度和 ROC 曲线下面积等指标的计算和应用方法见第十四章。

小　　结

1. Logistic 回归可以广泛地应用于队列研究、病例-对照研究、横断面研究和实验性研究，以探讨分类反应变量与协变量间的关系。根据应变量的类型不同，分为二分类 Logistic 回归、无序多分类 Logistic 回归和有序多分类 Logistic 回归等。根据研究设计类型不同，又分为非条件 Logistic 回归和条件 Logistic 回归。在数据分析中，应根据研究设计和反应变量类型选择相应的 Logistic 回归分析模型。

2. Logistic 模型回归系数估计采用最大似然法，其估计系数 β_j 称为偏回归系数，表示当其他自变量固定不变时，自变量 X_j 每改变一个单位或等级，应变量 Y 发生与不发生概率之

比的对数值，即 OR 值的对数值。

3. Logistic 模型回归拟合中，回归系数的假设检验方法主要有 Wald χ^2 检验、比分 χ^2 检验和似然比 χ^2 检验。

（徐　涛）

作者简介　徐　涛　博士，副教授。现就职于北京协和医学院基础学院/中国医学科学院基础医学研究所流行病及统计学系。现为中华预防医学会健康风险评估与控制专业委员会青委会委员，中国医师协会青春期医学专业委员会青春期医学临床验证学组委员，中国医疗器械行业协会数据分析专业委员会委员，北京医学会临床流行病学和循证医学分会青年委员会委员，任《基础医学与临床》杂志和《中华临床免疫和变态反应杂志》编委。以副主编参编研究生教材《医学实用多元统计学》。在中外期刊发表论著100余篇，以第一作者在SCI收录期刊和中文核心期刊发表专业论著20篇。

第十二章　医学随访资料的分析方法

> **重点掌握：**
>
> 1. 生存分析的基本概念，如生存时间、中位生存期、生存率、风险函数、生存曲线等。
>
> 2. 生存曲线估计的 Kaplan-Meier 法和生存曲线比较的 Log-rank 检验的基本原理。
>
> 3. Cox 比例风险回归模型偏回归系数与风险比（HR）的关系。
>
> 4. Cox 回归模型比例风险假定（PH 假定）的判定方法及不满足 PH 假定时常用的处理方法。
>
> 5. 生存分析常见的参数回归模型，如指数回归模型、Weibull 回归模型等。
>
> 6. 生存分析样本含量的估计及影响因素。

医学随访研究是临床实践中及基于大数据的数据挖掘中常用的一种研究类型。经常涉及评价某个或某些研究因素对结局变量（如治疗效果、生存结局等）影响的效应。若仅考虑结局变量（如有效和无效、生存和死亡等），多采用第十一章介绍的 Logistic 回归分析。但对于健康人群或一些慢性疾病的随访研究，除考虑结局或终点事件（如死亡、复发）出现与否外，出现该结局或终点事件所经历的时间也是评价预后的重要指标。生存分析（survival analysis）就是将结局变量和出现该结局所经历的时间（又称时间依赖型变量，time-to-event variable）结合起来进行分析的一类统计分析方法，现已成为现代统计学的一个重要分支。它不仅考虑了终点事件（terminal event）的出现与否，同时结合了出现该终点事件所经历的时间跨度。生存分析源于古老的寿命表，现已被广泛地用于社会科学和自然科学研究领域，它除用于"死亡"终点事件分析外，设备失效、疾病发生、肿瘤复发或转移等都属于生存分析的内容。有的学科也称其为可靠性分析（reliability analysis）或失效时间分析（failure time analysis）。

第一节　生存分析基本概念与主要分析指标

例 12-1　某临床研究组搜集了 1984~1989 年经手术治疗的某种妇科肿瘤患者 80 例，并定期随访观察患者术后的生存情况，同时记录了影响术后生存的可能因素，包括患者手术时的年龄、绝经状态、是否接受激素治疗、肿瘤大小、肿瘤分级、雌激素受体数量等，随访截止时间为 1992 年 3 月 31 日。研究因素及变量编码见表 12-1，随访数据见表 12-2。

表 12-1 某种妇科肿瘤患者生存资料变量赋值表

变量	因素	分组及赋值
ID	患者编号	
opdate	手术日期	月/日/年
deathdate	死亡日期	月/日/年
age	手术年龄	岁
menop	绝经	1=否，2=是
horm	激素治疗	1=否，2=是
size	肿瘤大小	mm
grade	肿瘤分级	1=Ⅰ级，2=Ⅱ级，3=Ⅲ级
estrgre	雌激素受体数	实测值
time	生存时间	月
status	结局	0=存活，1=死亡

表 12-2 某种妇科肿瘤患者术后生存随访资料

ID (1)	opdate (2)	deathdate (3)	age (4)	menop (5)	horm (6)	size (7)	grade (8)	estrgre (10)	time (11)	status (12)
1	08/17/84	04/15/88	38	1	1	18	3	105	43	1
2	04/25/85	03/15/89	52	1	1	20	1	14	46	1
3	10/11/84	04/12/88	47	1	1	30	2	89	42	1
4	06/29/84	11/24/84	40	1	1	24	1	11	4	0
5	07/03/84	08/09/89	64	2	2	19	2	9	61	0
6	07/24/84	11/08/89	49	2	2	56	1	64	63	0
7	06/26/85	06/19/86	53	2	2	52	2	29	11	1
8	09/10/84	03/10/91	61	2	2	22	2	173	78	1
9	03/05/85	03/31/92	43	1	1	30	2	0	84	0
10	06/14/85	12/12/91	74	2	2	20	2	240	77	0
…	…	…	…	…	…	…	…	…	…	…
80	11/28/85	04/13/88	51	2	1	40	2	64	28	1

一、终点事件

终点事件（又称结局，terminal event）是研究者根据研究目的定义的随访观察的终点特征。研究目的不同，终点事件有别。如果研究目的是观察患者的生存状态，终点事件即为死亡；如果研究目的是观察某疾病的复发状态，终点事件即为疾病的复发；若欲分析某种治疗方法的治疗效果，终点事件即为有效或疗效指标达到某阈值。终点事件应明确定义在研究方案中。例 12-1 研究主要关注的是该种妇科肿瘤患者术后生存情况，因此，该研究的终点事件定义为术后因该肿瘤导致的死亡。

二、生存时间

生存时间（survival time）被广泛地定义为研究对象从规定的观察起点到出现终点事件所经历的时间，其三要素为观察起点、终点事件和时间的度量单位。观察起点和终点事件可根据具体情况和研究目的来确定。随机对照临床试验的观察起点通常是研究对象被随机分组后施加干预的时间；观察性研究中的观察起点可以是症状出现时间、疾病第一次被确诊时间或接受治疗的时间（如手术日）等，需要根据实际情况选择一个合适的观察起点。如前所述，终点事件可以是某种疾病的发生、某种处理（治疗）的反应、疾病的复发或死亡等。生存时间的度量单位可以是年、月、日、小时等。例如，从疾病"确诊"到"死亡"的时间；从"治疗结束"到"疾病复发"的时间等。这里的生存时间是广义的，可以是患者实际的"存活时间"，也可以是"无病或无瘤存活时间"或"无复发生存时间"等。图 12-1 给出了某两年随访研究中生存时间的记录。有文献也将终点事件称为失效（failure），生存时间又称失效时间（failure time）。

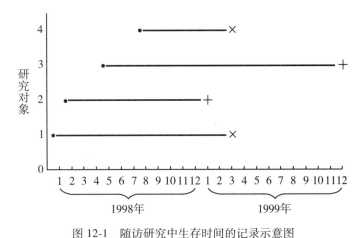

图 12-1 随访研究中生存时间的记录示意图

注："+"表示未出现研究定义的终点事件，"×"表示出现研究定义的终点事件

1. 完全数据 在随访研究规定的观察期内，对某些观察对象如果出现研究规定的终点事件，从观察起点到发生终点事件（如果死亡为终点事件，观察对象须死于所研究疾病）所经历的时间，称为生存时间的完全数据（complete data）。完全数据提供了观察对象确切的生存时间，是生存分析的主要依据。如表 12-2 中 1 号、2 号和 3 号患者均在随访期内出现

规定的终点事件（术后死亡），属于生存时间的完全数据。

2. 截尾数据　在随访研究规定的观察期内，某些观察对象因某些原因未能被观察到终点事件出现，对于这些研究对象，由于研究者无法获得其确切的生存时间，称为生存时间的截尾数据（censored data），又称删失数据。因截尾数据提供的信息不完全，也称为不完全数据（incomplete data）。通常在生存时间的截尾数据右上角标记"+"，表示确切的生存时间未知，仅知道比已随访记录的时间长。如表 12-2 中 4 号患者为截尾数据，其生存时间可标记为"4^+"。本章假定产生截尾的原因与终点事件的发生无关，即截尾观测与非截尾观测终点事件发生的概率相同。

产生截尾数据的原因大致有：①研究结束时终点事件尚未发生，如表 12-2 中 9 号患者；②由于患者未继续就诊、拒绝访问或因患者搬迁等原因造成失访，随访期内未能观察到其终点事件，如表 12-2 中 4 号患者；③患者因死于其他原因等被迫终止观察，如表 12-2 中 5 号患者。不论何种原因产生截尾数据，截尾生存时间的计算均为规定的观察起点至截尾点所经历的时间。

生存资料特点主要概括为：①结局变量包括生存时间和终点事件（死亡、疾病复发等）两个变量；②由于失访等原因，可能存在生存时间的截尾数据；③生存时间分布更为复杂，如指数分布、Weibull 分布、对数正态分布、对数 Logistic 分布、Gamma 分布或更为复杂的分布；④生存资料因随访观察时间长且难以控制混杂因素等，其分布常呈偏态，多为正偏态。因此，生存资料需要采用专门的统计分析方法。

三、死亡概率与生存概率

死亡概率（probability of death）表示某单位时段开始时存活的个体，在该时段内死亡的可能性。如年死亡概率表示年初尚存活人口在后续 1 年内死亡的可能性。

$$q = \frac{某年内死亡人数}{某年年初人口数} \tag{12-1}$$

生存概率（probability of survival）表示某单位时段开始时存活的个体，到该时段结束时仍存活的可能性。如年生存概率表示年初尚存活人口后续存活满 1 年的可能性。

$$p = \frac{某年活满 1 年人数}{某年年初人口数} \tag{12-2}$$

显然，$p = 1 - q$。

四、生存函数

生存函数（survival function）又称生存率（survival rate），是指观察对象经历 t_k 个单位时段后仍存活的可能性。生存函数 $S(t)$ 是非增长函数，$0 \leqslant S(t) \leqslant 1$。如果资料中无截尾数据，直接法计算生存率的公式为：

$$S(t_k) = P(T > t_k) = \frac{t_k \text{ 时刻仍存活的例数}}{\text{观察总例数}} \quad (12\text{-}3)$$

若含有截尾数据，需分时段计算生存概率。假定观察对象在各个时段的生存事件独立，应用概率乘法定理将分时段的生存概率相乘即得到生存率：

$$S(t_k) = P(T > t_k) = p_1 \cdot p_2 \cdots p_k = S(t_{k-1}) \cdot p_k \quad (12\text{-}4a)$$

或者

$$S(t_k) = \prod_{i=1}^{k} \left(1 - \frac{d_k}{n_k}\right) \quad (12\text{-}4b)$$

式中，$p_i(i = 1, 2, \cdots, k)$ 为各分时段的生存概率，故生存率又称累积生存概率（cumulative probability of survival），如图 12-2 所示。生存率反映了疾病对生命的危害程度，可用于评价某些病程较长疾病的远期疗效，在某些慢性病、恶性肿瘤、心血管疾病等的研究中常常被用到。

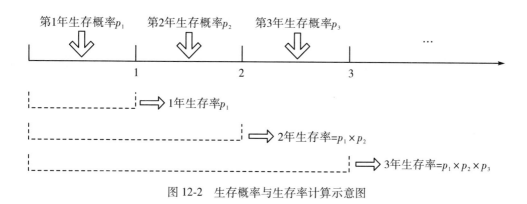

图 12-2　生存概率与生存率计算示意图

五、风险函数

风险函数（hazard function）表示已生存到时间 t 的观察对象，每个观察对象从生存时间 t 到 $t + \Delta t$ 这一非常小的区间内死亡的概率极限。即生存时间已达到 t 的被观察对象在 t 时刻的瞬时死亡率。

$$h(t) = \lim_{\Delta t \to 0} \frac{P(t < T < t + \Delta t \mid T > t)}{\Delta t} \quad (12\text{-}5)$$

六、生存曲线与中位生存期

生存曲线（survival curve）是以生存时间为横轴，生存率为纵轴，将各个时间点所对应的生存率连接起来的线图。如图 12-3 是 10 例某种妇科肿瘤患者术后的生存曲线。

中位生存期（median survival time）又称半数生存期，表示被观察对象从随访开始至恰有 50% 的个体仍存活的时间。由于生存时间多呈偏态分布，故常用中位生存期描述生存时间的平均水平。中位生存期越长，表示疾病的预后越好；反之，中位生存期越短，预后越差。估计中位生存期常用图解法或线性内插法。

七、生存分析在医学随访研究中的应用

1. 描述性分析　根据随访资料计算生存率及其他统计指标，描述生存时间分布特点及生存曲线的变化趋势等。如采用 Kaplan-Meier 法或寿命表法，计算该肿瘤患者术后不同时点生存率、生存曲线以及中位生存期等。

2. 比较分析　对两组或多组生存曲线（率）进行比较。如比较绝经与非绝经肿瘤患者术后生存曲线的差异，以了解妇女绝经与否对其术后生存的影响。本章介绍非参数的 log-rank 检验和 Breslow 检验等。

3. 影响因素分析　探索影响患者生存过程与生存时间的因素，或校正某些混杂因素的影响后，量化某个或某些因素对生存状况的影响。例如从年龄、肿瘤分级、肿瘤大小等因素中筛选影响肿瘤患者术后死亡的危险因素，或者校正患者的年龄、肿瘤分级、肿瘤大小等因素后，评价不同治疗方式对患者预后的影响。本章主要介绍 Cox 比例风险回归模型。

4. 个性化预测预报　利用建立的生存分析模型（如 Cox 比例风险回归模型等），在考虑个体特征、结合临床影响因素等，对个体进行生存预测。如根据肿瘤患者的年龄、肿瘤分级、肿瘤大小等因素预测该患者 t 年（月）后的生存率等。

第二节　生存曲线的估计

非参数法估计生存率主要有 Kaplan-Meier 法和寿命表法，前者适用于小样本或大样本且有精确生存时间的资料，后者适用于大样本或生存时间整理后的频数表资料，两种方法均可根据定群寿命表的基本原理，计算各时段的生存概率，再按照概率乘法定理估计生存率。在直角坐标系中，绘制生存率关于生存时间 t 的曲线即为生存曲线。

一、Kaplan-Meier 法

Kaplan-Meier 法由 Kaplan 和 Meier 于 1958 年首先提出，用概率乘法定理估计生存率，故又称乘积极限法（product limit method）。

例 12-2　10 例某种妇科肿瘤患者术后的生存时间（月）如下（参见例 12-1 中前 10 例），试采用 Kaplan-Meier 法估计生存曲线并分析。

43　46　42　4^+　61^+　63^+　11　78　84^+　77^+

Kaplan-Meier 法估计生存率步骤如下：

1. 将生存时间（t_i）由小到大排序，完全数据与截尾数据相同者，截尾数据排在完

数据的后面，见表 12-3 第（2）列。

2. 依据相邻两个生存时间点定义时间区间 $[t_i, t_{i+1})$，并列出时间区间内的死亡数 d_i 和截尾数 c_i，见表 12-3 第（3）、（4）、（5）列。

3. 计算恰在每一时刻 t_i 之前的生存人数，即期初例数 n_i。计算时应减去小于 t_i 的死亡数和截尾数，即 $n_i = n_{i-1} - d_{i-1} - c_{i-1}$，见表 12-3 第（6）列。

4. 计算各时间区间内的死亡概率 q_i 和生存概率 p_i，见表 12-3 第（7）、（8）列。

$$q_i = \frac{d_i}{n_i}$$

$$p_i = \frac{n_i - d_i}{n_i} = 1 - q_i \tag{12-6}$$

5. 按式（12-4a）或式（12-4b）计算累积生存率 $\hat{S}(t_i)$，见表 12-3 第（9）列。从计算结果可见，该种妇科肿瘤患者术后 11 个月的生存率为 88.9%，42 个月的生存率为 77.8%，以此类推。

6. 绘制生存率曲线　以生存时间为横轴，对应的生存率为纵轴，绘出各时间点的散点 $[$包括散点 $t = 0$，$\hat{S}(0) = 1.0]$；然后连接散点成阶梯形曲线，即得 Kaplan-Meier 法估计的生存曲线（图 12-3）。

表 12-3　10 例某种妇科肿瘤患者术后生存率计算表

序号 i (1)	生存时间 t_i (2)	时间区间 Interval (3)	死亡数 d_i (4)	截尾数 c_i (5)	期初例数 n_i (6)	死亡概率 q_i (7)	生存概率 p_i (8)	生存率 $\hat{S}(t_i)$ (9)	生存率标准误 $SE_{[S(t_i)]}$ (10)
1	4^+	$[4, 11)$	0	1	10	0	1	1.0	—
2	11	$[11, 42)$	1	0	9	0.111	0.889	1.0×0.889 = 0.889	0.105
3	42	$[42, 43)$	1	0	8	0.125	0.875	0.889×0.875 = 0.778	0.139
4	43	$[43, 46)$	1	0	7	0.143	0.857	0.778×0.857 = 0.667	0.157
5	46	$[46, 61)$	1	0	6	0.167	0.833	0.667×0.833 = 0.556	0.166
6	61^+	$[61, 63)$	0	1	5	0	1	0.556×1.0 = 0.556	0.166
7	63^+	$[63, 67)$	0	1	4	0	1	0.556×1.0 = 0.556	0.166
8	77^+	$[67, 77)$	0	1	3	0	1	0.556×1.0 = 0.556	0.166
9	78	$[77, 78)$	1	0	2	0.500	0.500	0.556×0.500 = 0.278	0.213
10	84^+	$[78, 84)$	0	1	1	0	1	0.278×1.0 = 0.278	0.213

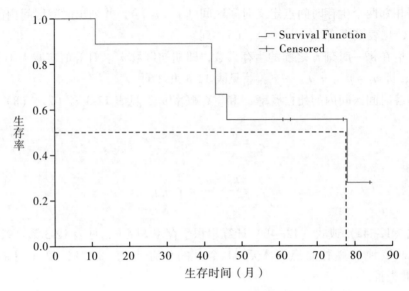

图 12-3 Kaplan-Meier 法估计的生存曲线及中位生存期

Kaplan-Meier 法根据生存时点分段，逐段估计时点生存率，其图形为左连续阶梯形曲线。当样本量较大及死亡时点较多时，生存曲线的阶梯形就不明显了。分析时应注意曲线的高度和下降的坡度，曲线高、下降平缓表示高生存率或生存期较长；曲线低、下降陡峭表示低生存率或生存期较短。

生存曲线上，纵轴生存率为 50% 时所对应横轴生存时间即为中位生存期。从图 12-3 中可以直观地看出 10 例该种妇科肿瘤患者术后的中位生存期约为 78 个月，即 6.5 年。利用线性内插法可获得更精确的中位生存期的估计值，其方法是找到与生存率 50% 相邻的上下两个生存率及其生存时间，利用线性比例关系求解中位生存期。若各时点生存率均在 50% 以上时，则无法估计中位生存期。某些随访研究中，删失数据比例大于 50% 时，也无法估计中位生存期。

二、寿命表法

例 12-3 20 世纪 80 年代某研究小组对经核素[131]碘治疗有效的 374 例地方性甲状腺肿患者进行了随访，研究核素治疗后甲状腺功能减退的发生情况，取时间区间为 1 年，整理数据结果见表 12-4 的（1）~（4）列。试按寿命表法估计甲减发生率。

本例的起点事件是核素[131]碘治疗，研究对象为治疗有效者，终点事件甲状腺功能减退，为广义的"失效"概念，从临床研究关注的角度看需要计算甲减发生率，相当于生存分析中死亡率的概念，而生存时间则与未发生甲减的生存时间相对应。本例样本量较大，生存时间长且含有截尾数据。若截尾例数较多，由于不能充分利用期内截尾数据信息，用直接法计算生存率误差较大，有时甚至会出现后 1 年生存率比前 1 年生存率高的不合理现象。采用寿命表法估计生存率可充分利用期内截尾数据信息，而且可回避计算结果不合理的现象。故本例宜采用寿命表法估计生存率，步骤如下：

1. 计算期初校正例数 n_i，假定截尾可发生在区间内任一时间，按出现截尾数据的随访对象平均每人观察了该区间宽度的一半计算，则期初校正例数 $n_i = n'_i - c_i/2$，见表 12-4 第（5）列。

2. 利用式（12-6）计算各区间死亡概率 q_i（甲减发生概率）和生存概率 p_i（甲减未发生概率），见表 12-4 第（6）、（7）列。

3. 按式（12-4a）或（12-4b）计算累积生存率（甲减未发生率），见表 12-4 第（8）列，并计算甲减发生率，见表 12-4 第（10）列。

表 12-4　寿命表法估计生存率（即甲减未发生率）计算表

治疗后年数 t_i (1)	期内甲减发生数 d_i (2)	期内截尾数 c_i (3)	期初病例数 n'_i (4)	期初校正例数 n_i (5)	甲减发生概率 q_i (6)	甲减未发生概率 p_i (7)	t_i+1 年甲减未发生率 $\hat{S}(t_i)$ (8)	甲减未发生率标准误 $SE_{[\hat{S}(t_i)]}$ (9)	t_i+1 年甲减发生率 (10)
0~	90	0	374	374.0	0.241	0.759	0.759	0.022	0.241
1~	76	0	284	284.0	0.268	0.732	0.759×0.732 = 0.556	0.026	0.444
2~	51	0	208	208.0	0.245	0.755	0.556×0.755 = 0.420	0.026	0.580
3~	25	12	157	151.0	0.166	0.834	0.420×0.834 = 0.350	0.025	0.650
4~	20	5	120	117.5	0.170	0.830	0.350×0.830 = 0.291	0.024	0.709
5~	7	9	95	90.5	0.077	0.923	0.291×0.923 = 0.268	0.024	0.732
6~	4	9	79	74.5	0.054	0.946	0.268×0.946 = 0.254	0.023	0.746
7~	1	3	66	64.5	0.016	0.984	0.254×0.985 = 0.250	0.023	0.750
8~	3	5	62	59.5	0.050	0.950	0.250×0.950 = 0.237	0.023	0.763
9~10	2	5	54	51.5	0.039	0.961	0.237×0.961 = 0.228	0.023	0.772

注：大于 10 年没有发生甲减者 47 例

分析结果可见，核素[131]碘治疗有效的地方性甲状腺肿患者，1 年不发生甲减的可能性为 0.759，发生甲减的可能性为 0.241；2 年不发生甲减的可能性为 0.556，发生甲减的可能性为 0.444；以此类推。图 12-4（a）为甲减未发生的生存率曲线，由图 12-4（b）甲减发生率曲线可知，治疗后 5 年内甲减发生率迅速上升，5 年后趋缓，表明治疗后 5 年内对患者甲状腺组织的损毁程度较大。

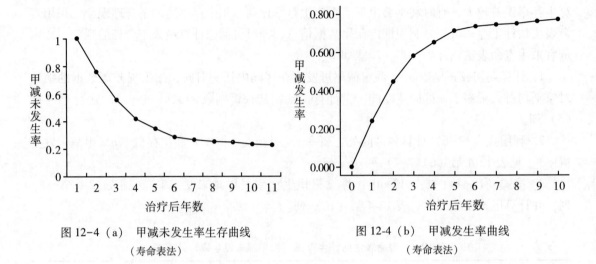

图 12-4 (a) 甲减未发生率生存曲线   图 12-4 (b) 甲减发生率曲线
（寿命表法） （寿命表法）

三、生存率的区间估计

从样本资料计算出的生存率 $\hat{S}(t_i)$ 是总体生存率的点估计，在实际应用中常需要进行总体生存率的区间估计。Greenwood 生存率标准误近似计算公式为：

$$SE_{[\hat{s}(t_i)]} = \hat{S}(t_i) \sqrt{\sum_{j=1}^{i} \frac{q_j}{p_j n_j}} = \hat{S}(t_i) \sqrt{\sum_{j=1}^{i} \frac{d_j}{n_j(n_j - d_j)}} \tag{12-7}$$

假定生存率近似服从正态分布，则总体生存率的 $(1-\alpha)$ 置信区间为：

$$\hat{S}(t_i) \pm z_{\alpha/2} \times SE_{[\hat{s}(t_i)]} \tag{12-8}$$

式中，$z_{\alpha/2}$ 取双尾 α 对应的 z 值，当 $\alpha = 0.05$ 时，$z_{0.05/2} = 1.96$。表 12-3 中 $\hat{S}(t_4)$ 的标准误为：

$$SE_{[\hat{s}(t_4)]} = 0.667 \times \sqrt{\frac{0}{10 \times 10} + \frac{1}{9 \times 8} + \frac{1}{8 \times 7} + \frac{1}{7 \times 6}} = 0.157$$

其总体生存率 95% 置信区间为 $0.667 \pm 1.96 \times 0.157 = (0.359, 0.975)$。

采用式（12-8）计算总体生存率置信区间时，生存时间末端值的置信区间可能会出现超出 [0，1] 范围的不合理情况。此外，正态分布的假设在小样本资料中不一定成立。为避免这种情况的发生，可采用渐近正态分布对 $\hat{S}(t_i)$ 作变换：

$$\hat{v}(t_i) = \ln[-\ln \hat{S}(t_i)] \tag{12-9}$$

$$SE_{[\hat{v}(t_i)]} = \frac{1}{|\ln \hat{S}(t_i)|} \cdot \sqrt{\sum_{j=1}^{i} \frac{d_j}{n_j(n_j - d_j)}} \tag{12-10}$$

则 $\hat{v}(t_i)$ 的 95% 置信区间为：

$$\hat{v}(t_i) \pm z_{\alpha/2} \times SE_{[\hat{v}(t_i)]} \tag{12-11}$$

进一步转换，可得总体生存率 $\hat{S}(t_i)$ 的 95% 置信区间为：

$$\hat{S}(t_i)^{\exp[\pm 1.96 \, SE_{[\hat{v}(t_i)]}]} \tag{12-12}$$

第三节 生存曲线的比较

医学随访研究中，两条或多条生存曲线比较是生存分析的主要内容之一。若不考虑观察对象出现终点事件所经历的时间，笼统地以终点事件发生与否采用两组或多组率比较的 χ^2 检验，必然会损失随访资料信息。本节介绍专用于生存曲线比较的 Log-rank 检验和 Breslow 检验（又称 Wilcoxon 检验），与普通 χ^2 检验相比，它们不仅能充分利用生存时间（包括截尾数据）信息，而且能对各组的生存曲线作整体比较，因此实际工作中应用较多。

例 12-4 未绝经 32 例、绝经 48 例某种妇科肿瘤患者术后生存时间见表 12-5，试对绝经与否患者术后的生存率进行 Log-rank 检验。

图 12-5 为患者术后的生存曲线，绝经与未绝经患者随生存时间的延长，生存率均呈下降趋势，但绝经患者生存曲线始终位于未绝经患者的下方，表明绝经患者在随访期间死亡的可能性较大，生存率偏低。但两组生存率差别是否有统计学意义，需要经过专门的假设检验回答。

表 12-5 绝经与否患者的生存时间

未绝经（$g=$no）		绝经（$g=$yes）		
43	60+	61+	9	24+
46	77+	63+	43	20
42	68	11	39	2
4+	61+	78	22	13
84+	16	77+	14	60+
19	63	65	18	80+
73+	84+	34	83+	75
75+	57	66+	24	14
11	31	17	42	65
56+	17	57	23	64+
64+	20	29	37	81+
26	66	17	60+	28
21+	83+	77+	7	13
10+	70+	8	60+	17
14	72+	62+	81+	26
76+	9+	11	29	28

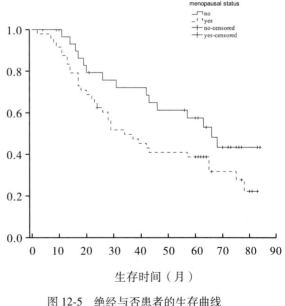

图 12-5 绝经与否患者的生存曲线
（Kaplan-Meier 法）

一、Log-rank 检验

Log-rank 检验是两组或多组生存曲线比较的非参数方法之一，其基本思想是当 H_0 成立时，根据 t_i 时点的死亡率计算各组的理论死亡数，则检验统计量：

$$\chi^2 = \frac{\left[\sum (d_{gi} - T_{gi})\right]^2}{V_g} \qquad (12-13)$$

$$V_g = \sum \frac{n_{gi}}{n_i}\left(1 - \frac{n_{gi}}{n_i}\right)\left(\frac{(n_i - d_i)}{n_i - 1}\right)d_i \qquad (12-14)$$

式中，d_{gi} 和 T_{gi} 为各组在时间 t_i 上的实际死亡频数和理论死亡频数，V_g 为 T_g 的方差估计值。H_0 为真时，各组实际死亡频数和理论死亡频数应该比较接近，χ^2 值比较小。当各组实际死亡频数和理论死亡频数相差较大，χ^2 值比较大。可以证明，Log-rank 检验统计量近似服从自由度为（组数-1）的 χ^2 分布，通过查 χ^2 界值表或统计软件计算可得 P 值，做出推断结论。

两条生存曲线比较的 Log-rank 检验步骤：

1. 建立检验假设，确定检验水准。

$H_0: S_1(t) = S_2(t)$，即两组总体生存曲线相同

$H_1: S_1(t) \neq S_2(t)$，即两组总体生存曲线不同

$\alpha = 0.05$

2. 将两组非截尾的生存时间（t_i）混合排序，见表 12-6 第（2）列，每个时间点均为一个四格表，所以表 12-6 由多个四格表组成。

3. 分别列出两组在时间 t_i 上的期初例数 n_{gi}、死亡数 d_{gi} 和存活数 s_{gi}，见表 12-6 第（4）、（5）、（6）列。两组合计的期初例数、死亡例数和存活例数分别记为 n_i、d_i 和 s_i，见表 12-6 中各时间点处四格表的小计。

4. 计算各组在时间 t_i 上的理论死亡数 T_{gi}：

$$T_{gi} = n_{gi}\frac{d_i}{n_i} \qquad (12-15)$$

以第 1 个时间点 2 个月为例，四格表见表 12-7。

则未绝经组理论死亡数 = 32×1/80 = 0.400；绝经组理论死亡数 = 48×1/80 = 0.600。各组在时间 t_i 上的理论死亡数计算结果见表 12-6 第（7）列。

5. 计算两组合计的实际死亡数与理论死亡数 非绝经组合计的实际死亡数 $\sum d_{1i} = 15$，理论死亡数 $\sum T_{1i} = 21.002$；绝经组的实际死亡数 $\sum d_{2i} = 33$，理论死亡数 $\sum T_{2i} = 26.998$。注意：$\sum d_{1i} + \sum d_{2i} = \sum T_{1i} + \sum T_{2i} = 48$，可用来核对计算。方差估计 V_{gi} 见表 12-6 第（8）

列，合计的 $V_1 = V_2 = 11.532$。

表 12-6　绝经和未绝经患者生存曲线比较的 Log-rank 检验计算表

序号 i (1)	生存时间 t_i (2)	绝经 g (3)	期初例数 n_{gi} (4)	死亡数 d_{gi} (5)	存活数 s_{gi} (6)	理论死亡数 T_{gi} (7)	理论死亡数的方差 V_{gi} (8)
1	2	否	32	0	32	0.400	0.240
		是	48	1	47	0.600	
		小计	80 (n_i)	1 (d_i)	79 (s_i)		
2	7	否	31	0	31	0.397	0.239
		是	47	1	46	0.603	
		小计	78	1	77		
3	8	否	31	0	31	0.403	0.241
		是	46	1	45	0.597	
		小计	77	1	76		
…	…	…	…	…	…	…	…
合计		否		$\sum d_{gi} = 15$		$\sum T_{gi} = 21.002$	$V_g = 11.532$
		是		$\sum d_{gi} = 33$		$\sum T_{gi} = 26.998$	

表 12-7　理论死亡数计算表（以第 1 个时间点 2 个月为例）

组别	死亡数	未死亡数	合计
未绝经	0	32	32
绝经	1	47	48
合计	1	79	80

6. 代入式（12 - 13）计算 Log-rank 检验的 χ^2 统计量。按非绝经组计算，$\chi^2 = \dfrac{(15 - 21.002)^2}{11.532} = 3.124$，或按绝经组计算，$\chi^2 = \dfrac{(33 - 26.998)^2}{11.532} = 3.124$。自由度 $\nu = 1$，$P = 0.077$，按 $\alpha = 0.05$ 水准，不拒绝 H_0，即尚不能认为绝经与未绝经患者的生存曲线有差别。

二、Breslow 检验

如果随机变量 d_j 以四格表的总例数为权重，便可获得 Breslow 统计量：

$$\chi_B^2 = \frac{\left[\ \sum w_i(d_{gi} - T_{gi})\ \right]^2}{V_g} \tag{12-16}$$

式中，d_{gi} 和 T_{gi} 意义同 Log-rank 检验公式，$V_g = \sum w_i^2 \dfrac{n_{gi}}{n_i}\left(1 - \dfrac{n_{gi}}{n_i}\right)\left(\dfrac{n_i - d_i}{n_i - 1}\right)d_i$。$w_i$ 为权重，Breslow 检验取 $w_i = n_i$，Log-rank 检验取 $w_i = 1$。在 H_0 成立的条件下，Breslow 统计量服从自由度为（组数-1）的 χ^2 分布。

在随访研究中，随着随访时间的延长，实际例数 n_i 一般会逐渐减少，Breslow 检验以四格表总例数为权重，给组间的近期差别以更大的权重，对近期差异较敏感，也即相对重视了近期效应；而 Log-rank 检验对所有四格表一视同仁，因随时间延长，样本量会减少，相对加重了对组间远期差异的重视。在医学实际应用中，可根据对近期效应或远期效应的考量来选择比较方法。

例 12-4 中采用 Breslow 检验，$\chi_B^2 = 3.621$，$P = 0.057$。按 $\alpha = 0.05$ 水准，不拒绝 H_0，结论同 Log-rank 检验。

1. Log-rank 检验和 Breslow 检验也适用于寿命表法生存率的比较，属单因素分析方法。应用条件是除比较因素外，影响生存率的各混杂因素应满足组间均衡可比性要求，否则，应采用第四节的多因素分析方法（如 Cox 回归模型）校正各混杂因素的影响，或者将生存时间分段，各段分别进行生存分析。

2. 经假设检验，两组或多组生存曲线的差别有统计学意义时，尚可从生存曲线目测判断、中位生存期、相对危险度比较等多方面来描述和评价效果。

3. Log-rank 检验用于整条生存曲线的比较，若比较两（组）条生存曲线某时间点的生存率是否有差别，如 2 年生存率或 3 年生存率，需按式（12-17）计算：

$$z = \frac{\hat{S}_1(t) - \hat{S}_2(t)}{\sqrt{SE_{[\hat{S}_1(t)]}^2 + SE_{[\hat{S}_2(t)]}^2}} \tag{12-17}$$

例 12-4 中绝经和未绝经的妇科肿瘤患者术后 2 年生存率分别为 49.6% 和 72.1%，标准误分别为 0.073 和 0.084，$z = \dfrac{0.721 - 0.496}{\sqrt{0.084^2 + 0.073^2}} = 2.022$，$P = 0.155$，可认为绝经和未绝经患者 2 年生存率差别无统计学意义。若比较多个时间点处生存率的差别，应根据 Bonferroni 法校正检验水准，即 $\alpha' = \alpha/k$，其中 k 为比较的次数，以保证总的 I 型错误不超过事先规定的 α。

第四节　医学随访研究中常用的生存分析模型

生存资料同时考虑生存结局和生存时间，生存时间呈非正态分布且可能含有截尾时间的特点，是传统多因素分析方法不能解决的。Logistic 回归以生存结局作为因变量，但仅考虑了终点事件的发生与否（死亡或生存），未能考虑出现该终点事件所经历的时间效应，无论终点事件发生在随访的任何阶段（3 个月或 3 年，甚至 30 年），在后续分析中均被同样对待。多重线性回归虽然能以生存时间为因变量，但生存时间一般不满足正态分布，且不能有效利用截尾数据信息。如果截尾数据比例较大，采用剔除截尾数据再分析，会导致较大的偏差；若不考虑剔除，将未满 1 年的生存时间截尾数据看作 1 年纳入分析，也会明显低估实际生存时间，同样会造成较大的偏差。多因素生存分析就是针对性地解决这些问题的现代统计分析方法。

多因素生存分析方法是 20 世纪 70 年代发展起来的现代统计方法。最初是生存分析的参数回归模型（如指数分布、Weibull 分布、对数正态分布等），它可以估计协变量对风险函数的影响及各时间段的生存率。由于医学随访研究中，生存时间的精确分布类型往往无法获得，但参数回归模型又要求生存时间必须服从某特定的分布类型，因此，大多情况下无法拟合生存时间的参数回归模型。英国统计学家 Cox DR 于 1972 年提出了半参数 Cox 比例风险回归模型（Cox proportional hazards regression model，简称 Cox 回归模型）。它不仅可以充分利用截尾生存资料的信息，综合分析众多因素对生存时间的影响，并且不要求确切的生存资料分布类型。基于上述优良性质，Cox 回归模型已成为近代医学随访资料多因素分析模型中最常用的统计分析方法。

一、Cox 回归模型

（一）模型结构

Cox 回归模型构建风险函数与协变量之间的关系，把风险函数构造为协变量的对数线性表达式，具体的模型表达式为：

$$h(t) = h_0(t)\exp(\beta_1 X_1 + \beta_2 X_2 + \cdots + \beta_m X_m) \qquad (12-18)$$

式中，X_1，X_2，$\cdots$，X_m 为协变量或分析因素，可以是随访开始时个体年龄、性别、临床及生化检测指标等；$h(t)$ 为具有协变量 X_1，X_2，$\cdots$，X_m 的个体在时刻 t 的风险函数（hazard function），表示 t 时刻存活的个体在 t 时刻的瞬时死亡率；$h_0(t)$ 为协变量 X_1，X_2，$\cdots$，X_m 全部为 0 的情况下 t 时刻的风险函数，称为基准风险函数（baseline hazardfunction）；β_1，β_2，$\cdots$，β_m 为各协变量所对应的偏回归系数，需由样本资料做出估计。

由于个体在 t 时刻的风险函数为两个因子的乘积，第一个因子为基准风险函数 $h_0(t)$，Cox 回归模型对 $h_0(t)$ 的内容不做任何假定；第二个因子为以 m 个协变量与相应偏回归系数线性组合为指数的指数函数，其中协变量效应具有参数模型的形式，使得它在解决问题时具有很大的灵活性，所以 Cox 回归模型实为半参数模型（semi-parametric model）。

将式（12-18）右边的 $h_0(t)$ 移到等式左边即得到风险比（hazard ratio，HR）：

$$HR = \frac{h(t)}{h_0(t)} = \exp(\beta_1 X_1 + \beta_2 X_2 + \cdots + \beta_m X_m) \tag{12-19}$$

（二）模型假定

Cox 回归模型的一个关键假定是比例风险假定（proportional hazard），简称 PH 假定。任两个观察对象的风险函数之比，即风险比（hazard ratio，HR）可表示为：

$$HR = \frac{h_i(t)}{h_j(t)} = \frac{h_0(t)\exp(\beta_1 X_{i1} + \beta_2 X_{i2} + \cdots + \beta_m X_{im})}{h_0(t)\exp(\beta_1 X_{j1} + \beta_2 X_{j2} + \cdots + \beta_m X_{jm})}$$

$$= \exp[\beta_1(X_{i1} - X_{j1}) + \beta_2(X_{i2} - X_{j2}) + \cdots + \beta_m(X_{im} - X_{jm})] \quad i,j = 1,2,\cdots,n \tag{12-20}$$

该比值与基准风险函数 $h_0(t)$ 无关，且在时间 t 上为常数，即模型中协变量的效应不随时间而改变，称为比例风险假定，比例风险模型即由此得名。

对式（12-20）两边取自然对数可得：

$$\ln h_i(t) - \ln h_j(t) = \beta_1(X_{i1} - X_{j1}) + \beta_2(X_{i2} - X_{j2}) + \cdots + \beta_m(X_{im} - X_{jm}) \tag{12-21}$$

绘制 $\ln h_i(t) - \ln h_j(t)$ 对时间的图形（图 12-6），两观察对象风险函数的对数值平行。

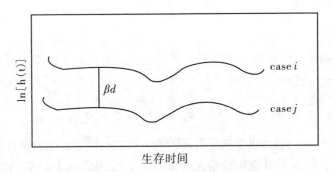

图 12-6　Cox 回归模型比例风险假定示意图（$d = X_i - X_j$）

（三）参数解释

式 12-21 中，等号左侧为风险比的自然对数，右侧为协变量的变化量与相应偏回归系数的线性组合。故偏回归系数 β_j（$j = 1$，2，$\cdots$，m）的统计意义是：在其他协变量保持不变的条件下，协变量 X_j 每改变一个单位所引起的风险比的自然对数，即

$$HR = \exp(\beta_j) \qquad (12-22)$$

HR 的 $(1-\alpha)$ 置信区间估计式为：

$$\exp\left[\hat{\beta}_j \pm z_{\alpha/2}S_{\hat{\beta}_j}\right] \qquad (12-23)$$

当 $\beta_j > 0$ 时，$HR_j > 1$，说明 X_j 增加时，风险函数值增加；

当 $\beta_j < 0$ 时，$HR_j < 1$，说明 X_j 增加时，风险函数值下降；

当 $\beta_j = 0$ 时，$HR_j = 1$，说明 X_j 增加时，风险函数值不变，即 X_j 为无关因素。

如果协变量的度量衡单位不同，可通过标准化偏回归系数对比各协变量的作用大小。标准化偏回归系数的计算公式为：

$$b'_j = b_j \cdot S_j \qquad j = 1, 2, \cdots, m \qquad (12-24)$$

式中，S_j 为协变量 X_j 的标准差。

（四）参数估计与假设检验

偏回归系数 β_1、β_2、$\cdots$、β_m 的估计需借助偏似然（partial likelihood）理论，用极大似然估计得到。偏似然估计的最大优势是不需要确定基准风险函数 $h_0(t)$ 的形式，就能估计偏回归系数 β_1、β_2、$\cdots$、β_m；偏似然估计的另一特性是仅与生存时间的排序有关，与生存时间的数值大小无关，这意味着生存时间的单调变换，如对生存时间加一个常数、乘以一个常数或取对数，都不会改变回归系数的估计值。

假设检验方法类似 Logistic 回归，有似然比检验、Score 检验和 Wald χ^2 检验。三种检验统计量均服从 χ^2 分布，自由度为模型中待检验的参数个数。三种方法均可用于对总模型的检验，单个回归系数的假设检验常采用 Wald χ^2 检验。

（五）协变量筛选与应用

Cox 回归模型的变量筛选方法类似于多重线性回归和 Logistic 回归，主要有向前（forward）选择法、后退（backward）剔除法和逐步（stepwise）筛选法，检验水准 α 可取 0.10 或 0.15（变量数较少或探索性研究）、0.05 或 0.01（变量数较多或证实性研究）等。Cox 回归模型分析可用于探索影响生存时间与结局的主要因素，量化这些因素的作用大小。常用于影响因素筛选、校正混杂因素影响后的组间比较，以及基于多个有意义协变量影响下个体的生存预测预报。

例 12-5 根据例 12-1 资料，影响患者术后的生存结局及生存时间可能的因素：患者年龄、绝经与否、是否激素治疗、肿瘤大小、肿瘤分级、雌激素受体数等 6 个协变量，变量赋值及数据见表 12-1 和表 12-2。试采用 SPSS 软件对其进行 Cox 回归模型分析。

设 $\alpha_{引入} = 0.05$，$\alpha_{剔除} = 0.10$，向前选择法（forward：LR）筛选结果见表 12-8。经分析可知，患者绝经与否（menop）、是否接受激素治疗（horm）、肿瘤分级（grade）和雌激素受体数量（estrgre）是影响患者术后生存的因素，而年龄和肿瘤大小未进入 Cox 回归模型，表示这两个因素对患者术后生存的影响无统计学意义。其中，绝经与否、肿瘤分级的回归系数为正值，其 *HR*>1，表明在其他因素保持不变时，绝经患者术后死亡的风险是未绝经患者的 3.07 倍（*HR* = 3.070）；肿瘤分级每增加 1 级，死亡风险增加 1.056 倍（*HR* = 2.056）；而是否接受激素治疗和雌激素受体数量的回归系数为负值，其 *HR*<1，表明接受激素治疗的患者术后死亡风险较未接受激素治疗的患者降低 59.2%（*HR* = 0.408）；雌激素受体数量每增加 1 个单位，术后死亡风险降低 0.4%（*HR* = 0.996）。

表 12-8　80 例某种妇科肿瘤患者术后生存的多因素 Cox 回归分析结果

协变量 （1）	b （2）	S_b （3）	Wald χ^2 （4）	P （5）	*HR*（95% CI） （6）
menop	1.122	0.335	11.213	0.001	3.070（1.592，5.920）
horm	−0.897	0.324	7.650	0.006	0.408（0.216，0.770）
grade	0.721	0.272	7.025	0.008	2.056（1.207，3.503）
estrgre	−0.004	0.002	4.410	0.036	0.996（0.992，1.000）

由 Cox 回归分析可得风险函数表达式为：

$$h(t) = h_0(t)\exp(1.122\text{menop} - 0.897\text{horm} + 0.721\ \text{grade} - 0.004\text{estrgre})$$

式中，等号右侧指数部分称为预后指数（prognostic index，PI），PI 值越大，则风险函数 $h(t)$ 越大，即患者的预后越差。本例中患者预后指数为：

$$PI = 1.122\text{menop} - 0.897\text{horm} + 0.721\ \text{grade} - 0.004\text{estrgre}$$

表 12-2 中，1 号患者 menop = 1（未绝经），horm = 1（未接收激素治疗），grade = 3 级，estrgre = 105，对应的预后指数 PI = 1.122×1−0.897×1+0.721×3−0.004×105 = 1.968，以此类推。可按适当的预后指数分位数将观察对象分成若干组（2～5 组），如低危组、中危组和高危组。SPSS 软件可给出每个患者的预后指数，对不同患者的预后做出评价，为制订精准的个体化治疗方案，正确指导患者的治疗，提高生存率提供参考。

具有协变量 X_1，X_2，…，X_m 的个体 t 时刻的生存率（又称生存函数）估计：

$$\hat{S}(t) = \left[\hat{S}_0(t)\right]^{\exp(\beta_1 X_1 + \beta_2 X_2 + \cdots + \beta_m X_m)} \tag{12-25}$$

式中，$\hat{S}_0(t)$ 为基准生存率，可采用 Breslow 估计：

$$\hat{S}_0(t) = \prod_{t(i) \leq t}\left[\exp\frac{-d_i}{\sum_{s \in R_i}\exp\left(\sum \beta_j X_j\right)}\right] \tag{12-26}$$

式中，$\prod$ 为连乘积符号，$t_{(i)}$ 为排序后的完全生存时间，d_i 为 t_i 时刻死亡数，R_i 为 t_i 处的风险集。

二、常用的参数回归模型

如果可通过图示法、统计检验法或以往研究判断生存时间服从某特定的参数分布类型，可采用生存分析的参数模型建立协变量与生存时间的回归关系。对符合参数回归模型条件的生存资料，若按半参数 Cox 回归模型或非参数方法（如 Log-rank 检验）进行生存数据分析，不仅不能有效利用随访监测数据信息，而且同样条件下对样本量的要求也会高于参数回归模型。常见的参数回归模型有指数回归模型、Weibull 回归模型、对数 Logistic 回归模型等。表 12-9 列出了常见生存时间分布的概率密度函数 $f(t)$、生存函数 $S(t)$ 和风险函数 $h(t)$。在这些参数分布的基础上引入协变量即可获得对应分布的参数回归模型。本节简单介绍指数回归模型和 Weibull 回归模型。其他分布的回归模型可参阅相关专业参考书。

表 12-9　常见生存时间分布的概率密度函数 $f(t)$、生存函数 $S(t)$ 及风险函数 $h(t)$

分布	$f(t)$	$S(t)$	$h(t)$
指数分布	$\lambda\exp(-\lambda t)$	$\exp(-\lambda t)$	λ
Weibull 分布	$-\lambda\gamma(\lambda t)^{\gamma-1}\exp[-(\lambda t)^{\gamma}]$	$\exp[-(\lambda t)^{\gamma}]$	$\lambda\gamma(\lambda t)^{\gamma-1}$
对数正态分布	$\dfrac{\exp\left[-\dfrac{1}{2}\left(\dfrac{\ln t-\mu}{\sigma}\right)^2\right]}{\sigma t\sqrt{2\pi}}$	$1-\Phi\left[\dfrac{\ln t-\mu}{\sigma}\right]$	$\dfrac{f(t)}{S(t)}$
对数 Logistic 分布	$\dfrac{(t\gamma)^{\gamma-1}\lambda}{[1+(\lambda t)^{\gamma}]^2}$	$\dfrac{1}{1+(\lambda t)^{\gamma}}$	$\dfrac{(t\gamma)^{\gamma-1}\lambda}{1+(\lambda t)^{\gamma}}$
Gamma 分布	$\dfrac{\lambda^{\gamma}t^{\gamma-1}\exp(-\lambda t)}{\Gamma(\gamma)}$	$1-\mathrm{I}(\lambda t,\gamma)$	$\dfrac{f(t)}{S(t)}$

对式（12-18）的 Cox 回归模型两边取自然对数，可得如下表达式：

$$\ln[h(t)] = \ln[h_0(t)] + \beta_1 X_1 + \beta_2 X_2 + \cdots + \beta_m X_m \qquad (12-27)$$

根据基准风险函数 $h_0(t)$ 的不同分布类型，可得到对应的参数回归模型。

（一）指数回归模型

假定式（12-27）中 $\ln[h_0(t)]=\beta_0$（常数），可进一步表示为：

$$\ln(\lambda) = \beta_0 + \beta_1 X_1 + \beta_2 X_2 + \cdots + \beta_m X_m \qquad (12-28)$$

进一步对式（12-28）两边取自然指数，即得指数回归模型的风险函数：

$$h(t) = \lambda = \exp(\beta_0 + \beta_1 X_1 + \beta_2 X_2 + \cdots + \beta_m X_m) \qquad (12-29)$$

相应 t 时刻的生存函数为：

$$S(t) = \exp[-t\exp(\beta_0 + \beta_1 X_1 + \beta_2 X_2 + \cdots + \beta_m X_m)] \tag{12-30}$$

式中，β_0 为常数项，表示无任何协变量存在时的基准风险的自然对数，基准风险函数 $h_0(t) = \lambda_0 = \exp(\beta_0)$；$\beta_j$ 表示控制其他影响因素不变的情形下，协变量 X_j 每改变一个单位所引起的风险比的自然对数。

指数回归模型是生存时间服从指数函数分布的一类模型。λ 是指数分布中唯一的参数。其基本思想是任意时间点上的风险函数呈常数 λ，它与时间 t 无关，即风险函数的大小不受生存时间长短的影响。实际分析中，也可利用指数分布这一特点来识别生存时间是否服从指数分布。

（二）Weibull 回归模型

Weibull 回归模型是指数分布的推广模型。Weibull 分布是连续性型随机变量分布的一种，它假定风险函数不一定是指数分布时指定的常数，具有更广的适用性。Weibull 分布受形状参数 γ 和尺度参数 λ 的影响。γ 值决定分布曲线的形状，λ 值决定分布的尺度。当 $\gamma=1$ 时，风险函数为常数，即为前面提到的指数分布情形；当 $\gamma>1$，风险函数随时间增加而增大；$\gamma<1$ 时风险函数随时间增加而减小。所以 Weibull 分布可用于描述随时间改变，风险函数有增大、减小或不变等生存时间分布的情况。

若生存时间服从 Weibull 分布，则可用 Weibull 回归模型进行影响因素分析，相应的风险函数记作：

$$h(t) = \gamma t^{\gamma-1}\exp(\beta_0 + \beta_1 X_1 + \beta_2 X_2 + \cdots + \beta_m X_m) \tag{12-31}$$

式中，回归系数 β_j 的意义同指数回归模型，基准风险函数 $h_0(t) = \gamma t^{\gamma-1}\exp(\beta_0)$。

相应 t 时刻的生存函数为：

$$S(t) = \exp[-t^\gamma\exp(\beta_0 + \beta_1 X_1 + \beta_2 X_2 + \cdots + \beta_m X_m)] \tag{12-32}$$

例 12-6 某课题组 17 年内追踪调查了 149 例糖尿病患者，资料如表 12-10 第（1）~（7）列。欲了解影响糖尿病患者生存的因素，并进行死亡风险预测。变量赋值：生存结局（status=1 表示死亡，0 表示截尾）；生存时间（t，年）；随访开始时患者的年龄（age，岁）；收缩压（SBP，mmHg），舒张压（DBP，mmHg）；心电图表现（ECG：0 表示正常，1 表示可疑，2 表示异常）。

考虑到收缩压和舒张压有一定的相关性，数据分析时取平均血压（MBP），MBP = SBP×（1/3）+DBP×（2/3）。ECG 为分类变量，分析时设置为哑变量，以 ECG = 2（异常）为参照水平。采用 SAS9.2 LIFEREG 过程进行分析，定义 status = 0，SAS 输出为患者生存的可能性，指数回归模型和 Weibull 回归模型分析结果见表 12-11。结果表明：随访开始时患者的年龄、平均血压 MBP 和 ECG 异常对患者生存结局及时间均有影响。患者年龄越大、平均血压值越高，生存时间越短，死亡的风险越大；心电图正常较心电图异常者的生存时间长，死亡的风险越小，而心电图可疑尚未发现与异常者有差别。

表 12-10　149 例糖尿病患者随访资料

Id (1)	status (2)	t (3)	age (4)	SBP (5)	DBP (6)	ECG (7)	中位生存期 (8)	15 年生存率 (9)
1	0	12.4	44	132	96	0	29.53	0.896
2	0	12.4	49	130	72	0	33.57	0.925
3	0	9.6	49	108	58	0	44.18	0.964
4	0	7.2	47	128	76	1	23.28	0.810
5	0	14.1	43	142	80	0	34.41	0.930
6	0	14.1	47	156	94	0	23.73	0.819
7	0	12.4	50	140	86	1	17.47	0.632
8	0	14.2	36	144	88	0	39.05	0.950
9	0	12.4	50	134	78	0	29.30	0.894
10	0	14.5	49	102	68	0	41.25	0.957
…	…	…	…	…	…	…	…	…
149	0	10.5	49	146	86	0	25.94	0.855

表 12-11　糖尿病患者指数回归模型与 Weibull 回归模型分析结果

变量	指数回归模型				Weibull 回归模型			
	b	S_b	χ^2	P	b	S_b	χ^2	P
age	−0.070	0.018	15.24	<0.001	−0.033	0.008	15.10	<0.001
MBP	−0.039	0.017	4.99	0.026	−0.017	0.007	5.33	0.021
ECG（正常）*	1.383	0.524	6.96	0.008	0.755	0.208	13.20	<0.001
ECG（可疑）*	0.895	0.619	2.09	0.149	0.358	0.245	2.13	0.144
−2Log Likelihood	116.066				90.452			

注：＊：ECG＝2（异常）为参照水平

（三）模型的拟合优度检验

任意一份生存资料均可拟合多种参数回归模型，哪种参数回归模型更适合所分析的生存资料，可根据拟合优度检验判断。模型拟合优度检验是判定某样本资料的频数分布是否符合某特定总体的理论分布，常用的方法有图示法和假设检验法。

1. 图示法　模型拟合图示法是鉴别不同概率分布常用的方法。它通过简单的几何图形对分布模型参数进行估计。例如判断是否存在线性关系时，可采用 Kaplan-Meier 法绘制生存函数关系图，通过观察图形是否呈线性来判定所选参数模型是否合理。

对于指数分布，可绘制 $-\ln[\hat{S}(t)]$ 对生存时间 t 的图形。该图形应是通过原点的一条直线，斜率的负数为 λ 的初估值。对 Weibull 分布，可绘制 $\ln[-\ln[\hat{S}(t)]]$ 对 $\ln(t)$ 的图形，如果资料服从 Weibull 分布，该图形应为线性，斜率为 λ。

图示法是基于样本来自同质总体假设来分析的，即假定协变量与生存时间无关。这意味着从图上看起来拟合很好的模型，当引入协变量的影响时，拟合效果有可能并不一定都好。同样，从图上看起来拟合不好的模型，当引入协变量的影响时，有可能会拟合很好。因此，为考虑协变量的影响，可利用参数回归模型的残差图来判定模型的拟合效果，Cox-Snell 残差定义为：

$$e_i = \ln\hat{S}(t_i|X_i) \tag{12-33}$$

式中，t_i 为个体 i 的生存时间（或截尾时间），X_i 为个体 i 的协变量向量，$\hat{S}(t)$ 是基于拟合模型估计的时间 t 的生存概率。

e_i 不同于线性回归模型计算的普通残差，其特点：①残差总是正数；②若拟合模型正确，e_i 近似服从参数 $\lambda=1$ 的指数分布（如果 t_i 是生存时间截尾数据，e_i 也应按截尾数据处理）。含有截尾数据的指数分布的图示法是利用 Kaplan-Meier 法估计生存函数，取生存函数对数的负数，然后利用生存函数对数的负数对时间 t 作图（此例中 t 实际为 e）。图形应该是始于 0、斜率为 1 的直线。

例 12-6 糖尿病患者资料模型拟合图示法见图 12-7，由（a）图 $-\ln[\hat{S}(t)]$ 对生存时间 t 可知，形状轻微向上弯曲；（b）图 $\ln[-\ln\hat{S}(t)]$ 对 $\ln(t)$ 可以看出，图形近似线性分布；（c）和（d）为指数回归模型和 Weibull 回归模型的残差图。综合判定，$-\ln[\hat{S}(t)]$ 对生存时间 t 的图示和 Weibull 回归模型的残差图更接近线性，提示本资料拟合 Weibull 回归模型更佳。

2. 似然比假设检验法（Likelihood ratio test） 常用于比较嵌套模型的拟合优度检验，其统计量：

$$\chi^2_\nu = -2\ln L_q - (-2\ln L_{q+\nu}) \tag{12-34}$$

式中，统计量 χ^2_ν 服从自由度为 ν 的 χ^2 分布，$-2\ln L_q$ 和 $-2\ln L_{q+\nu}$ 分别为 q 和（$q+\nu$）个参数的模型的对数似然函数值。

例 12-6 中，指数回归模型和 Weibull 回归模型的 -2Log Likelihood 值分别为 116.066 和 90.452，$\chi^2_\nu = 116.066 - 90.452 = 25.614$，自由度 $\nu=1$，$P<0.001$，可以认为相对于指数回归模型，本资料拟合 Weibull 回归模型效果更好。

参数回归模型的基础风险函数已知，实际应用中可直接利用参数回归模型建立生存函数，对患者的预后做出估计，如中位生存时间、生存率和生成风险函数等，这是非参数分析方法和半参数模型无法直接实现的。例 12-6 数据，根据建立的 Weibull 回归模型预测糖尿病患者的中位生存时间和 15 年生存率见表 12-10 第（8）、（9）列。

三、长期生存者随访资料的分析模型

在肿瘤临床试验及心血管病等慢性病的随访研究中，随着医学诊疗技术的发展，有些随

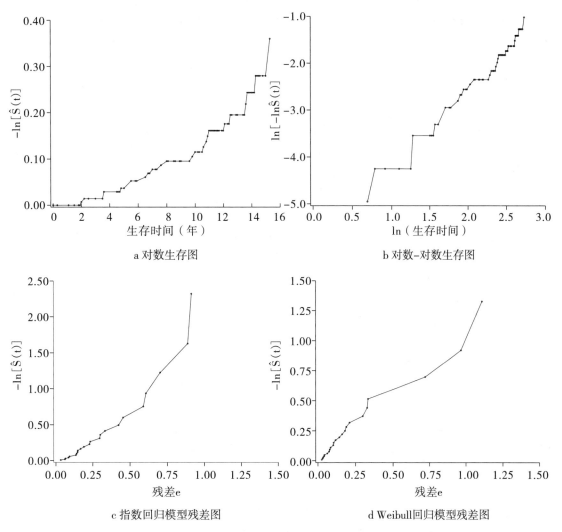

图 12-7　糖尿病患者的生存曲线及模型的残差图

访对象在有限的研究期内不会发生终点事件，这部分随访对象被称为长期生存者（long term survivors）或治愈者（cured individuals）。例如，以宫颈癌手术日为随访观察起点，以"复发"作为随访观察终点事件，在 5 年观察期内，可能有很大比例的患者经手术加巩固治疗后不会复发（因为早期诊断的宫颈癌患者的中位生存期在 15 年以上），这部分观察对象在研究期内不会发生研究者规定的终点事件，通常具有较长的截尾时间。也即意味着直到研究结束，长期生存者也不会或根本不会发生终点事件。若对含有长期生存者的随访资料，盲目采用传统的生存分析方法，将其都作为截尾数据来处理，有可能造成较大偏倚，无法获得正确的参数估计值，甚至得出违背临床意义的结论。有关长期生存者随访资料生存分析方法的研究近年逐渐受到研究者的关注。

（一）参数混合模型

参数混合模型是对长期生存者和非长期生存者分别拟合不同分布的模型。常用于拟合非长期生存者的分布函数有指数分布、Weibull 分布、对数正态分布等；常用于拟合长期生存者分布的有均匀分布和指数分布。

假定 Y 为结局变量［$Y=1$ 表示发生终点事件（死亡、复发等）；$Y=0$ 表示未发生终点事件（生存、未复发等）］。第 i 个观察对象的"真实"生存时间为 t_i^*，μ_i 为该观察对象的生存时间截尾数据。只有当 $t_i^* < \mu_i$，t_i^* 才能被观测到终点事件；否则只能看到 μ_i。观察到的生存时间或截尾时间 t_i 可用 $t_i = \min(t_i^*, \mu_i)$ 表示，其中 $1 \leqslant i \leqslant n$。$\delta_i$ 为截尾指示变量，当 $t_i^* \leqslant \mu_i$（即 t_i 未截尾），$\delta_i = 1$，表示出现终点事件；当 $t_i^* > \mu_i$（即 t_i 截尾），$\delta_i = 0$，表示未出现终点事件。

指数混合模型的对数似然函数记作：

$$L_E(\lambda, p) = \sum_{i=1}^{n} \delta_i \ln(p\lambda e^{-\lambda t_i}) + \sum_{i=1}^{n} (1 - \delta_i)\ln(1 - p + pe^{-\lambda t_i}) \qquad (12-35)$$

式中，p 为总体中非长期生存者的比例；λ 为指数分布的参数。模型中的参数可采用极大似然法（maximum likelihood）估计。

Weibull 混合模型的对数似然函数为：

$$L_W(\lambda, \gamma, p) = \sum_{i=1}^{n} \delta_i \ln(p\gamma\lambda^\gamma t_i^{\gamma-1} e^{-(\lambda t_i)^\gamma}) + \sum_{i=1}^{n} (1 - \delta_i)\ln(1 - p + pe^{-(\lambda t_i)^\gamma})$$

$$(12-36)$$

式中，p 为总体中非长期生存者的比例；λ 和 γ 为 Weibull 分布的参数。当 $\gamma = 1$ 时，式（12-36）即为指数混合模型的对数似然函数。Weibull 混合模型的参数估计方法同指数混合模型。

（二）半参数治愈模型

半参数治愈模型也是对长期生存者和非长期生存者分别进行分析的一种方法，由固定系数为 1 的 Cox 回归模型和 Logistic 回归模型组合而成的混合模型。若以 t 表示疾病开始治疗到死亡（或复发）的时间，μ 表示截尾指示变量（未治愈病人 $\mu = 1$，治愈病人 $\mu = 0$），则半参数治愈模型为：

$$S(t|X) = \pi(X)S_\mu(t|X) + 1 - \pi(X) \qquad (12-37)$$

式中，$S(t|X)$ 为总体生存时间 t 的非条件生存函数；$S_\mu(t|X)$ 为给定协变量 $X = (X_1, X_2, \cdots, X_m)$ 条件下未治愈患者的生存函数，即 $P(T > t | \mu = 1, X)$；$\pi(X)$ 为给定协变量 $X = (X_1, X_2, \cdots, X_m)$ 条件下未治愈的概率，即 $P(\mu = 1 | X)$。

π 与 X 的关系用 Logistic 回归模型表示：

$$\text{logit}(\pi) = \eta \quad \eta = (1, X')\gamma \qquad (12-38)$$

Cox 回归模型中生存函数为：

$$S(t|X) = S_{\mu_0}(t)\exp(\beta_j X_j) \qquad (12-39)$$

则半参数治愈模型记作：

$$S(t|X) = \pi(X)S_{\mu_0}(t)\exp(\beta_j X_j) + 1 - \pi(X) \qquad (12\text{-}40)$$

式中，$S_{\mu_0}(t)$ 为基准生存函数；β_j、γ 为模型的未知参数，可以利用样本资料通过期望最大化（expectation maximization）算法来估计。常用的统计软件（如 SPSS，SAS 等）可以拟合 logistic 回归模型和 Cox 回归模型，在此基础上拟合半参数治愈模型。

（三）长期生存者及随访是否充足的判定

长期生存者随访资料分析时，首先需要判定资料中是否有长期生存者存在？若有证据证实随访时间充足、资料中有长期生存者存在，就可采用适用于长期生存者资料分析的模型。判定资料中是否有长期生存者存在的方法主要是图示法。

以观察时间为横轴，累积风险率为纵轴做 Kaplan-Meier 生存曲线图，若 Kaplan-Meier 曲线累积风险率在某一处趋于稳定，即可判定资料中有长期生存者存在，详见图 12-8，（a）中曲线逐渐上升，累积风险率虽都低于 1，但末端非常接近 1，可以认为随访充足，研究总体中不存在长期生存者。（b）中累积风险率有一段显著低于 1 的平台，可以认为随访充足，且研究总体中有长期生存者存在。（c）和（d）中，累积风险率仍有一段显著低于 1 的平台，有长期生存者存在，但平台后突然猛增，提示可能存在异常点，需要进一步核实原始数据。

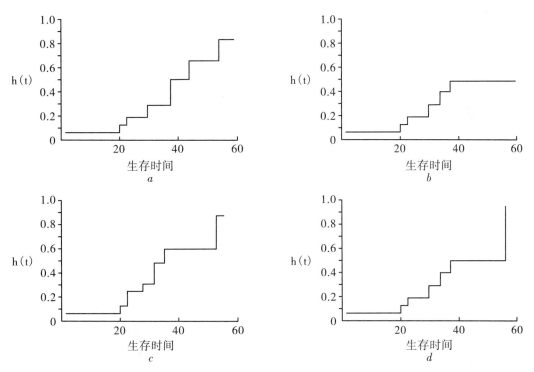

图 12-8　判断长期生存者存在的示意图

图示法直观、简单，但略显粗浅，也可用非参数检验法。非参数法对资料生存时间或截尾数据分布类型或形状不做任何假定，可利用 Kaplan-Meier 大样本特性，根据比较界值与相应的统计量做出推断，来判定资料中是否有长期生存者存在及随访时间是否充足。

第五节　Cox 回归模型 PH 假定的判定方法

Cox 回归模型属于比例风险模型，其基本假定之一是比例风险假定（PH 假定）。只有满足 PH 假定的前提下，基于此模型的分析预测才是可靠有效的。正如我们熟知的正态分布假定一样，使用比例风险模型时，PH 假定也是一个基本前提。如果各协变量均满足或近似满足 PH 假定，即可直接采用基本 Cox 回归模型。

一、比例风险假定的判定方法

判断某协变量是否满足 PH 假定，最简单的方法是观察按该协变量分组的 Kaplan-Meier 生存曲线，若生存曲线出现明显交叉，提示不满足 PH 假定。另一种图示法是绘制按该协变量分组的 $\ln[-\ln\hat{S}(t)]$ 对生存时间 t 的图，曲线应大致平行或等距。

以例 12-5 中是否接受激素治疗、肿瘤分级两个变量为例，是否接受激素治疗、肿瘤分级的生存曲线和 $\ln[-\ln\hat{S}(t)]$ 对生存时间 t 的曲线见图 12-9 和图 12-10。除了图 12-9（b）中肿瘤分级 I 级和 II 级的生存曲线在 65 个月附近略有交叉外，各图中曲线均大致平行，故可以认为是否接受激素治疗和肿瘤分级两个协变量基本符合 Cox 回归模型分析的 PH 假定。

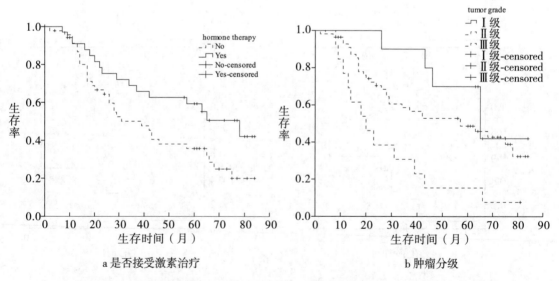

a 是否接受激素治疗　　　　　　　　　b 肿瘤分级

图 12-9　某种妇科肿瘤患者是否接受激素治疗、肿瘤分级两变量的生存曲线

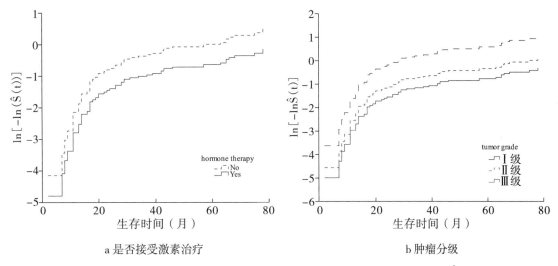

a 是否接受激素治疗　　　　　　　　b 肿瘤分级

图 12-10　某种妇科肿瘤患者是否接受激素治疗、肿瘤分级两变量的 $\ln[-\ln\hat{S}(t)]$ 值

二、不满足 PH 假定的情况下生存分析资料处理

由上述方法判定资料中某些协变量确不满足 Cox 回归模型的 PH 假定，首先需要排查资料中是否有异常值存在，再分析这种非比例风险性质是否具有实际意义。若需要拟合非比例风险模型，一般可采用时依系数法、分段拟合法和分层分析。

1. 时依系数法　在非比例风险情况下，具有某种因素的患者的风险与不具有该因素的患者的风险比较，有随时间变化的特点。此时可以在式（12-18）的 Cox 回归模型基础上加入该因素与时间的交互作用项"因素×时间（或因素×时间的平方）"，来考核该因素的非比例风险性质。

2. 分段拟合法　若比例风险假定在整个观察时间轴上不成立，但是在一个较短的时间段内却基本成立。根据这一特点，可以把整个时间轴分解为多个时间段，分别对每一段拟合一个 Cox 回归模型。

3. 分层分析法　当存在混杂因素，且该混杂因素是一个取值较少的分类变量时，可用分层分析法控制该混杂因素。将全部资料按该混杂因素的分类水平分为若干层，在每一层内满足 PH 假定，而在各层之间为非比例风险。由于分层分析中，分层因素的作用已不复存在，所以对风险函数的影响也随之消失，因此分层因素的作用不能得到统计学检验。

第六节　生存分析中样本量估计及应用中需注意的问题

生存分析既要利用生存时间信息还要考虑终点事件，又常会出现生存时间截尾数据，其分布特点与常见的统计分布不同，因此，有关生存分析时样本量估计应考虑的问题就更为复杂。

一、Log-rank 检验样本量的估计

估计 Log-rank 检验所需样本量的方法主要有 Freedman 法、Lachin-Foulkes 法和 Lakatos 法。三种样本量估计方法一般可借助 PASS 软件或 SAS 编程实现。

（一）Freedman 法

Freedman 法样本量估计的计算公式为：

$$n = \frac{2}{(\pi_t + \pi_c)}\left(\frac{\theta + 1}{\theta - 1}\right)^2 (z_{\alpha/2} + z_\beta)^2 \qquad (12\text{-}41)$$

式中，n 为两组总的样本量，π_t、π_c 分别为试验组与对照组终点事件的总体发生率；$\theta = \dfrac{\ln(1-\pi_t)}{\ln(1-\pi_c)}$ 为风险比；$z_{\alpha/2}$、z_β 为标准正态分布的界值。

为了达到所要求的检验效能，两组终点事件发生的总例数应不小于 E。E 仅与检验水准、检验效能和风险比 θ 有关，其计算公式为：

$$E = \left(\frac{\theta + 1}{\theta - 1}\right)^2 (z_{\alpha/2} + z_\beta)^2 \qquad (12\text{-}42)$$

Freedman 法是其他两种方法的基础。此法对数据的要求较严格。它假定随访对象进入研究后都具有良好的依从性，都能被顺利随访直到研究结束，并要求生存时间服从指数分布。但是，实际的临床研究中，有些条件未必能完全吻合。因此，使用 Freedman 法估计样本量仅适用于已知条件比较有限的情况下，且仅是一种粗略的估计。此外，该方法也没有考虑截尾数据和时间因素对样本量的影响，所估计的样本量偏差较大。

例 12-7 欲比较 TIPS 手术与脊髓改道手术延长出血性食管曲张患者的生存时间的差别，某研究组以 TIPS 手术组为试验组，脊髓改道手术组为对照组，随访期至少为 1 年。根据既往研究，对照组 1 年生存率为 45%，预期试验组 1 年生存率将达到 65%，采用 Log-rank 检验比较两组生存率，采用双侧检验，$\alpha = 0.05$，$1-\beta = 0.85$，试估计样本量。

对照组生存率为 45%，试验组生存率为 65%，可得对照组和试验组的终点事件（死亡）发生率分别为：$\pi_c = 1 - 0.45 = 0.55$，$\pi_t = 1 - 0.65 = 0.35$。

$$\theta = \frac{\ln(1 - \pi_t)}{\ln(1 - \pi_c)} = \frac{\ln(0.65)}{\ln(0.45)} = 0.539$$

$$E = \left(\frac{\theta + 1}{\theta - 1}\right)^2 (z_{\alpha/2} + z_\beta)^2 = \left(\frac{0.539 + 1}{0.539 - 1}\right)^2 \times (1.96 + 1.04)^2 \approx 100.3$$

$$n = \frac{2}{(\pi_t + \pi_c)}\left(\frac{\theta + 1}{\theta - 1}\right)^2 (z_{\alpha/2} + z_\beta)^2 = \frac{2}{(0.35 + 0.55)} \times 100.3 \approx 223$$

即两组终点事件发生总数不小于 101 例；两组所需总的样本含量为 223 例。读者可用 PASS（version 11.0）软件中 Survival →Logrank Tests（Freedman）对计算结果进行验证。

（二）Lachin-Foulkes 法

Lachin 和 Foulkes 于 1986 年提出了 Lachin-Foulkes 法，其计算公式为：

$$n = \frac{\left[z_{\alpha/2}\sqrt{\phi(\bar{\lambda},\bar{\eta},\bar{\gamma})\left(\dfrac{1}{Q_C}+\dfrac{1}{Q_T}\right)} + z_{\beta}\sqrt{\dfrac{\phi(\lambda_C,\eta_C,\gamma_C)}{Q_C}+\dfrac{\phi(\lambda_T,\eta_T,\gamma_T)}{Q_T}}\right]}{|\lambda_C - \lambda_T|^2}$$

$$(12-43)$$

$$\bar{\lambda} = Q_C\lambda_C + Q_T\lambda_T \qquad (12-44)$$

$$\phi(\lambda,\eta,\gamma) = \lambda^2\left(\frac{\lambda}{\lambda+\eta} + \frac{\lambda\gamma e^{-(\lambda+\eta)T}\left[1-e^{(\lambda+\eta+\gamma)R}\right]}{(1-e^{-\gamma R})(\lambda+\eta)(\lambda+\eta+\gamma)}\right)^{-1} \qquad (12-45)$$

式中，$z_{\alpha/2}$、z_β 为标准正态分布的界值；λ_C、λ_T 为对照组和试验组的风险率；η_C、η_T 表示两组的删失率；γ_C、γ_T 表示两组的形状参数；Q_C、Q_T 表示两组样本量比例；R 表示观察对象招募时间；T 表示整个研究时间。这个方法假设病人在 R 时间段内进入到研究，再随访一段时间到达总时间 T。因此，首位进入研究的患者随访时长为 T，最后一位进入研究的患者随访时长为 $T-R$。

Lachin-Foulkes 法较为简单灵活，既可考虑观察对象进入研究的时间、终点事件发生的时间以及依从性等的不同，也能考虑删失问题，更接近生存数据分析的现实情况。但由于该法设定的风险率、删失率是一个相对固定的值，而实际问题中不同时间点上患者所经历的风险率、删失率等是变化的，所以估计的样本量仍会有一定的偏差。

例 12-8　欲考察某新方法对某疾病的治疗效果，采用 1∶1 平行对照设计。文献报道，传统方法 2 年生存率为 50%，新方法 2 年生存率预计能达到 75%，计划对第 1 年收集的患者，再随访 2 年。假设两组删失率都为 15%，采用双侧检验，$\alpha=0.05$，$1-\beta=0.85$，问需要随访观察多少例？

本研究随访时长（T）为 3 年，病例收集时间（R）为 1 年。通过 PASS（version 11.0）软件中 Survival→Logrank Tests（Lachin and Foulkes）计算，每组需要 64 例，两组共需要 128 例。

（三）Lakatos 法

Lakatos 法可以考虑较多的不确定因素，如患者入组时间、随访时间、生存时间的分布特性、患者依从性好坏以及是否满足比例风险假定等，利用 Markov 模型来拟合样本的生存过程，并将研究期分成 K 个相等的时间区间，每一个区间对应一个概率分配向量，一旦进入下一个区间就进行一次状态间的转移。转移矩阵与本区间的概率分配向量相乘，便得到下一区间的概率分配向量，如此循环就构成了一个离散 Markov 链。Lakatos 法拟合了一个独特的生存过程，能更好地适应实际生存资料分析的复杂性和多样性，是一种更为科学和合理的样本量估计方法。

Lakatos 法估计两组生存资料 Log-rank 检验的样本量时，除设定检验水准、检验效能及单双侧检验外，还需考虑假设检验类型、两组样本量比值、风险比、生存率年数、病例采集时间、随访时长、删失率、病人转移率等指标。这些指标对样本量的影响表现为：①其他参数不变，两组样本量相等时所需样本量最少；风险比在（0，1）区间内值越大，所需样本量越多；越靠近 1，所需样本量增速越快；②其他参数不变，研究总时长一定，病例采集时间越长，随访时间越短，所需样本量越大；病例采集时间一定，随访时间越长，所需样本量越少；③其他参数不变，患者无论从对照组转移到试验组还是从试验组转移到对照组，研究所需样本量都会随转移率的增加而加大，且样本量的增加值与转移率间基本呈线性增长关系。

例 12-9　为考察某新方法对某疾病的治疗效果，采用 1:1 平行对照设计。已知现有方法 1 年生存率为 50%，新方法 1 年生存率为 70%，试验计划收集病例 1 年，之后再随访 2 年。假设患者在第 1 年按计划全部进入试验，并且试验组和对照组的脱失率都为 5%，该试验需要收集多少例（采用双侧检验，检验水准 $\alpha = 0.05$，$1-\beta = 0.80$）？

若不考虑病例转移的情况，通过 PASS（version 11.0）软件中 Survival→Logrank Tests（Lakatos）[Proportion Surviving] 计算，两组共需要 108 例，其中对照组 54 例，试验组 54 例。

概括起来，在 Log-rank 检验的三种样本量估计方法中，Freedman 法是基础，考虑因素少，适合简单粗略估计。Lachin-Foulkes 法较接近现实数据的实际情况，但仍有一定的偏差。在条件允许的情况下，选用 Lakatos 方法估计样本量比较科学合理。三种方法的特点见表 12-12。

表 12-12　Freedman、Lachin-Foulkes 和 Lakatos 三种方法的比较

	Freedman 法	Lachin-Foulkes 法	Lakatos 法
检验统计方法	Log-rank 检验	Log-rank 检验	Log-rank 检验
风险比	常数	常数	可随时间变化
生存时间分布类型	指数分布	指数分布	任何分布
考虑删失率	是	是	是
考虑观察对象收集时间	否	是	是
考虑随访时间	否	是	是
考虑观察对象的依从性	否	否	是
考虑不同时间段入组人数变化	否	否	是

二、Cox 回归模型样本量估计方法

（一）基本原理

Hsieh 和 Lavori 于 2000 年提出了估计 Cox 回归分析中样本量的公式：

$$n = \frac{(z_{\alpha/2} + z_{\beta})^2}{\pi(1 - R^2)\sigma^2 B^2} \qquad (12\text{-}46)$$

式中，n 为样本量；$z_{\alpha/2}$、z_{β} 为标准正态分布界值，当 $\alpha = 0.05$（双侧），$\beta = 0.1$ 时，$z_{0.05/2} = 1.96$、$z_{0.1} = 1.28$；π 为发生阳性事件者所占比例；σ^2 为协变量的方差。该式引入了"方差膨胀因子"，即 $1/(1 - R^2)$，R^2 回归分析的决定系数；B 表示自变量的对数风险比。

对二分类变量可用发生率 π（$1 - \pi$）来代替方差 σ^2。对于单自变量的研究 R^2 取 0 即可；当自变量为多个时，则需要通过回归分析来估算 R^2。

例 12-10　欲研究多发性骨髓瘤患者预后的影响因素，总共有 9 个自变量，主要自变量为 X_1（lnBUN），对数风险比 $B = 1$，预计终点事件发生率 $\pi = 48/65 = 73.8\%$，按单侧 0.05 的检验水准和 80% 的检验效能，从已有研究中得知 X_1 的标准差为 0.3126，在多重线性回归分析中得知 $R^2 = 0.1839$，试估计所需的样本含量。

将上述参数代入式（12-46）计算得：

$$n = \frac{(z_{\alpha} + z_{\beta})^2}{\pi(1 - R^2)\sigma^2 B^2} = \frac{(1.645 + 0.842)^2}{0.738 \times (1 - 0.1839) \times 0.3126^2 \times 1^2} \approx 106$$

即需要样本量为 106 例。

（二）估计 Cox 回归分析样本量估计时应考虑的问题

在估计 Cox 回归分析样本量时，影响因素除检验水准、检验效能、单双侧检验外，还包括发生阳性事件者所占比例 π、对数风险比 B、决定系数 R^2 和主要协变量的标准差 S。其中，在其他参数不变的条件下，发生阳性事件者所占比例 P 越大，所需样本量越少；主要协变量的标准差越大、所需样本量越多。

小　　结

1. 生存分析是将终点事件的出现与否和出现终点事件所经历的时间这两个方面的信息均纳入考虑的一种统计分析方法。终点事件不限于死亡，可以是疾病的发生、疾病的复发、一种处理（治疗）的效果等。生存分析可用于生存率估计、生存曲线比较、影响因素分析和生存预测。

2. 生存曲线的非参数估计方法有 Kaplan-Meier 法和寿命表法，Kaplan-Meier 法适用于小样本或大样本未分组资料，寿命表法适用于观察例数较多的分组资料，二者均利用概率乘法定理计算生存率。

3. Log-rank 检验是两条或多条生存曲线比较的非参数方法之一，由于该检验能对各组的生存曲线作整体比较，实际工作中应用较多。

4. Cox 回归模型属于比例风险模型簇，是一种半参数回归模型。模型中偏回归系数 β_j 的统计学意义是：其他变量不变的条件下，变量 X_j 每改变一个单位所引起的风险比的自然对数，或使风险函数增至 $\exp(\beta_j)$ 倍。HR 与偏回归系数的关系：$HR = \exp(\beta_j)$。Cox 回归模型可用于影响因素分析、校正混杂因素后的组间比较以及多变量生存预测。

5. 当已知生存时间服从特定的分布类型时，可采用参数回归模型拟合协变量与生存时间的回归关系，如指数回归模型、Weibull 回归模型等。由于参数模型中基础风险函数已知，可直接利用参数回归模型估计患者的预后，如中位生存时间、生存率和风险函数等。

6. 对于含有长期生存者的医学随访资料，采用传统的非参数分析方法（如 Log-rank 检验）和半参数 Cox 回归模型都不合适，需要采用参数混合模型、半参数治愈模型等分析方法对有长期生存者的医学随访资料进行分析。

7. 在生存分析随访研究中，样本量的估计有很多不确定影响因素。生存分析中样本量的估计除了要考虑检验水准、检验功效、组间差异等因素外，还需要考虑随访研究中病例入组时间、研究时长、风险比、删失率等生存分析特有的因素。Lakatos 法是 Log-rank 检验中常用的样本量估计方法。

（李济宾　张晋昕）

作者简介　李济宾　博士，助理研究员。现任职于中山大学肿瘤防治中心临床研究部。分别于 2012 年和 2016 年获中山大学公共卫生学院流行病与卫生统计学硕士学位和香港中文大学公共卫生哲学博士学位。研究领域包括临床研究中的方法学、统计学方法及其医学应用、心理行为健康等。目前兼任广东省药学会药物临床试验专业委员会统计学专业组秘书，《肿瘤预防与治疗》杂志编辑委员会青年委员等。参与国家"十一五"科技支撑计划课题、国家自然科学基金、中山大学 5010 项目等多项课题，参编著作多部，发表论文 10 余篇。

作者简介　张晋昕　博士，副教授。现任中山大学公共卫生学院医学统计与流行病学系主任。先后于 1997 年和 2000 年获山西医科大学和第四军医大学流行病与卫生统计学硕士学位和博士学位。于 2013 年 7 月在美国约翰·霍普金斯大学医学院做访问学者。研究领域包括医学科研设计与数据分析技术、时间序列分析与统计预测等。目前兼任中国卫生信息学会医学统计教育专业委员会委员，中国中西医结合学会时间医学专业委员会委员，广东省医学会肿瘤流行病学专业委员会常务委员，广东省突发事件应急管理专家，广东省生产安全事故应急预案评审专家，《中国卫生统计》、《中国医院统计》等期刊编委。主持和参与国家自然科学基金、省部级基金等项目 30 多项。主编/参编著作 20 余部，发表论文 200 余篇。

第十三章　计数数据的统计分析模型

> **重点掌握：**
> 1. 计数数据的意义与特征。
> 2. 常用的计数数据分析模型。
> 3. 零膨胀计数模型及主要解决的问题。

单位时间、单位容积或单位空间内某事件发生次数为 0, 1, 2, 3, …等非负整数的离散型随机变量资料, 如环境污染监测中某市区每月 PM2.5 超标天数、近两周内居民去医院就诊的次数、临床试验安全性评价中不良反应发生次数、冠心病患者支架术后年重复住院的次数等, 常称为计数数据 (count data)。它是健康促进与医疗服务、生物医学、伤害及社会科学等领域研究中常见的一种类型。

第六章提及当非负整数的离散型随机变量服从 Poisson 分布时, 事件发生次数的条件均数等于方差。因此, 在探索应变量 (计数数据) 与多个自变量间的关系时, 不能简单地采用前面章节介绍的常规回归分析方法, 要根据计数数据特征合理选择统计分析模型。本章主要介绍几种常用的计数数据模型, 包括 Poisson 回归模型、负二项回归模型及零膨胀模型。

第一节　Poisson 回归模型及其应用

一、模型原理概述

泊松回归模型 (Poisson regression model) 常用于单位时间、单位面积或单位空间内某罕见事件发生次数 (服从 Poisson 分布) 或罕见疾病纵向研究等的影响因素分析。以阐述估计率或事件发生次数均数与其他众多解释变量间的关系。

假定随机变量 Y 服从参数为 μ 的泊松分布, 其概率密度函数为:

$$P(Y) = \frac{e^{-\mu}\mu^{Y}}{Y!} \qquad Y = 0,1,2\cdots$$

式中, Y 为非负整数, 表示事件发生的次数; μ 是 Y 的数学期望, 表示在一定空间中或给定时间间隔内事件发生的平均次数。此分布要求 $\mathrm{E}[Y] = \mathrm{Var}[Y] = \mu$。建立应变量 Y 与解释变量 X_j 关系的 Poisson 回归模型记作:

$$Y = E(Y) + \varepsilon = \mu + \varepsilon \tag{13-1}$$

因 μ 是非负整数，因此需借助一个连接函数构建与自变量间的线性关系：

$$g(\mu) = \beta_0 + \beta_1 X_1 + \cdots + \beta_m X_m$$

g （·） 为连接函数，通常可取 $\ln$ 函数，得到对数线性模型，即 Poisson 回归模型：

$$\ln(\mu) = \beta_0 + \beta_1 X_1 + \cdots + \beta_m X_m$$

或 $$\mu = \exp(\beta_0 + \beta_1 X_1 + \cdots + \beta_m X_m) \tag{13-2}$$

式中，偏回归系数 β_j （$j = 1, 2, \cdots, m$） 的统计学意义为：在其他自变量保持不变的条件下，自变量 X_j 每改变一个单位，事件发生次数平均改变量的对数值；β_0 是常数项，表示在所有自变量均为 0 时，事件发生次数平均改变量的对数值；将回归系数转化为相对危险度或者发病率比 （incident rate ratio, IRR），可解释为：在其他自变量保持不变的条件下，自变量 X_j 每改变一个单位，事件发生次数平均改变了 e^{β_j} （即 RR） 倍。

$$RR = IRR = e^{\beta_j} = \frac{\mu_{j1}}{\mu_{j0}} \tag{13-3}$$

基于 Wald 原理的 RR 的 $1-\alpha$ 置信区间为 $\exp\ (\hat{\beta}_j \pm z_{\alpha/2} S_{b_j})$。

模型式 （13-2） 是将应变量局限在一个固定单位长度中进行测量的 （单位时间或单位空间内某事件发生次数），实际数据分析中有时可能会遇到时间段不一致的泊松回归模型，此时应变量是一个率，如低发病率或死亡率，因此应变量记作 $\dfrac{Y}{n}$，n 为时间或空间单位。单位比率的 Poisson 回归模型可记作：

$$\ln\left(\frac{\mu}{n}\right) = \beta_0 + \beta_1 X_1 + \cdots + \beta_m X_m$$

或 $$\ln(\mu) = \ln(n) + \beta_0 + \beta_1 X_1 + \cdots + \beta_m X_m$$

或 $$\mu = n \cdot \exp(\beta_0 + \beta_1 X_1 + \cdots + \beta_m X_m) \tag{13-4}$$

式中，n 称作偏移 （offset），$\ln(n)$ 被用作偏移量。偏回归系数的统计学意义与模型 （13-2） 相似。

二、Poisson 回归模型的建立

构建 Poisson 回归模型也是要通过变量值计算方程中各偏回归系数 β_j 的估计值，并对模型及各偏回归系数进行假设检验。因应变量 Y 服从 Poisson 分布，其误差分布也呈 Poisson 分布，连接函数为对数函数，故采用最大似然估计法 （MLE） 估计偏回归系数 β_j。通过构建似然函数和对数似然函数，使似然函数和对数似然函数达到最大值时求解，相应的参数估计值 b_j 即为参数的最大似然估计值。根据概率的乘法定理和 Poisson 分布概率函数原理，构建独立观察 Poisson 个体似然函数 （likelihood function），

$$L = \prod_{i=1}^{n} \frac{e^{-\mu} \mu^{Y}}{Y!} \qquad i = 1, 2, \cdots, n \qquad (13-5)$$

将似然函数两边取对数，得到对数似然函数

$$\ln L = \sum_{i=1}^{n} \left[-\mu_i + Y_i \beta' X_j - \ln Y_i! \right] \qquad (13-6)$$

通常采用 Newton-Raphson 迭代法使得似然函数和对数似然函数达到极值，以估计各偏回归系数。Poisson 回归模型属于广义线性模型（Generalized Linear Model，GLM），可用 SAS 等统计软件方便实现。

三、Poisson 回归模型的假设检验

Poisson 回归模型的假设检验包括对拟合模型回归系数的假设检验和对模型拟合优度的假设检验。

（一）模型回归系数的检验

对模型回归系数的检验是检验模型中的自变量对拟合的 Poisson 回归模型贡献的大小。检验方法主要有似然比检验和 Wald χ^2 检验，两种检验均可对模型中总体偏回归系数是否为零进行检验，它们都是以卡方分布的基本原理来进行的。

1. 似然比检验（likelihood ratio test） 似然比检验的统计量实际上是偏差（deviance，D），它是饱和模型和拟合模型对数似然值差的两倍，即比较两个嵌套模型的对数似然值。在样本量较大的情况下，该统计量服从自由度为待检验参数个数的卡方分布。对于 Poisson 回归，计算偏差的公式为：

$$\chi_D^2 = -2(\ln L_1 - \ln L_2) = 2 \sum_i^n \left(Y_i \ln \frac{Y_i}{\hat{Y}_i} - (Y_i - \hat{Y}_i) \right) \qquad (13-7)$$

2. Wald χ^2 检验（Wald chi-square test） 其零假设 $H_0 : \beta_j = 0$，即自变量 X_j 的总体偏回归系数为 0。根据最大似然估计法计算偏回归系数 β_j 的近似标准误 S_{b_j}，得到 Wald χ^2 检验的计算公式为：

$$\text{Wald}\,\chi^2 = \left(\frac{b_j}{S_{b_j}} \right)^2 \qquad (13-8)$$

当样本量较大时，Wald χ^2 值服从自由度为 1 的卡方分布，而且在零假设条件下，$z = \dfrac{b_j}{S_{b_j}}$ 服从标准正态分布。

（二）模型拟合优度检验

拟合优度检验是判断实际观测值与 Poisson 回归模型预测值是否相符，检验的无效假设 H_0 为实际值与理论值相符合，即模型的拟合优度较好。常用的拟合优度检验的方法有偏差

检验（deviation test）、Pearson 卡方检验（Pearson Chi-Square test）、AIC、BIC 等。

例 13-1 SPSS 软件自带数据，英国男医生冠心病死亡与吸烟关系研究的资料，试问男医生冠心病死亡是否与吸烟和年龄有关？

表 13-1　变量赋值表

变量	因素	赋值说明
Y	冠心病死亡人数	实测值
n	男医生调查人数	实测值
age	年龄（岁）	$35\sim44=4^*$，$45\sim54=3$，$55\sim64=2$，$65\sim74=1$
smoke	吸烟	吸烟＝1，不吸烟＝2*

注：* 为参照水平

表 13-2　英国男医生冠心病死亡影响因素分析

Id	Y	n	age	smoke
1	32	52307	4	1
2	104	43248	3	1
3	206	28612	2	1
4	186	12663	1	1
5	2	18790	4	2
6	12	10673	3	2
7	28	5710	2	2
8	28	2585	1	2

本例中，Y 是男医生冠心病死亡人数，n 是男医生的调查人数，因调查人数 n 数量不等，需将 $\ln(n)$ 作为偏移量引入模型，年龄、吸烟为协变量，各变量的赋值说明见表 13-1。男医生中冠心病死亡人数很少，而调查人数 n 较大，每 10 万调查者中的死亡人数服从 Poisson 分布，即可运用 SAS9.2 GENMOD 过程对该资料拟合 Poisson 回归模型进行分析。主要结果如下：

由模型拟合信息可知，模型离差（deviance）统计量为 6.2740，比值（Value/DF）为 2.0913，与自由度为 3 的渐进卡方分布比较，得 $P=0.550$；模型拟合 Pearson $\chi^2=1.7786$，$P>0.50$，按 $\alpha=0.05$ 检验水准，不拒绝零假设（H_0：资料服从 Poisson 分布），两法均可以认为本资料 Poisson 回归模型拟合良好。

由表 13-3 回归模型似然比检验结果可知，年龄（age）的似然比统计量 χ^2 值为 684.01，它表示拟合一个只有截距项的模型与包括一个截距项和年龄的模型之间对数似然差值的两倍, 即 707.79-23.78=684.01, 可以同具有自由度为 3 的卡方分布做比较, $P<0.0001$, 表明年龄有统计学意义; 同理, 吸烟 (smoke) χ^2 值为 17.51, 它表示拟合一个截距项和年龄的模型与一个截距项、年龄和吸烟的模型之间对数似然差值的两倍, 即 23.78-6.27 = 17.51, $P<0.0001$, 表明吸烟有统计学意义。

表 13-3　Poisson 回归模型似然比检验

变异来源	离差	df	χ^2	P
截距	707.7943			
age	23.7821	3	684.01	<0.0001
smoke	6.2740	1	17.51	<0.0001

表 13-4　Poisson 回归模型的参数估计

变量		b	S_b	$Wald\,\chi^2$	P	RR	RR95%置信区间	
常数项		-8.036	0.201	1600.29	<0.001			
age	1	3.338	0.185	326.25	<0.001	28.174	19.612	40.474
age	2	2.615	0.184	202.53	<0.001	13.668	9.535	19.594
age	3	1.475	0.195	57.15	<0.001	4.371	2.982	6.407
age	4	–	–	–	–	–	–	–
smoke	1	0.501	0.127	15.44	<0.001	1.650	1.285	2.117
smoke	2	–	–	–	–	–	–	–
Scale		1.000	–	–	–	–	–	–

表 13-4 Poisson 回归模型估计结果显示, 年龄是影响死亡风险的一个重要因素, 以低年龄组段 [35~45) 岁为参照, [65~75) 岁的男医生偏回归系数为 3.338, $RR=28.174$, 表明 [65~75) 岁年龄段的男医生因冠心病死亡的风险是 [35~45) 岁组段的 28.174 倍; 余类推, [55~65) 岁年龄段的男医生因冠心病死亡的风险是 [35~45) 岁组段的 13.668 倍; [45~55) 岁年龄段的男医生因冠心病死亡的风险是 [35~45) 岁组段的 4.371 倍, 可见, 随年龄增长, 男医生因冠心病死亡的相对危险性越来越大。吸烟也对男医生冠心病死亡有影响, 其偏回归系数为 0.501, $RR=1.650$, 表明吸烟的男医生因冠心病死亡的风险是不吸烟者的 1.650 倍。

由此可建立男医生冠心病死亡人数与调查人数比率的 Poisson 回归方程:

$$\ln\left(\frac{\hat{\mu}}{n}\right) = -8.036 + 3.338\,age_1 + 2.615\,age_2 + 1.475\,age_3 + 0.501\,smoke$$

第二节 负二项回归模型及医学应用

一、模型概述

Poisson 分布的特性要求应变量的条件均数和条件方差相等，即等离散（equal-dispersion），但实际资料分析中往往会出现方差大于均数的情况，即过离散（over-dispersion）；方差有时会小于均数，即欠离散（under-dispersion），前者比较多见。针对过离散计数数据，本节介绍负二项回归。负二项分布是泊松分布与伽马分布的组合，即假定 Y 服从 Poisson（μ）分布，参数 μ 是随机变量且服从 Γ 分布（gamma 分布）所得到的复合分布。负二项分布（negative binomial distribution）的概率密度函数为：

$$P(Y \mid \mu,\alpha) = \frac{\Gamma(Y+\alpha^{-1})}{Y!\Gamma(\alpha^{-1})}\left(\frac{\alpha^{-1}}{\alpha^{-1}+\mu}\right)^{\alpha^{-1}}\left(\frac{\mu}{\alpha^{-1}+\mu}\right)^{Y} \qquad (13-9)$$

式中，$\Gamma(\cdot)$ 为伽马函数，负二项分布有两个参数：μ 为泊松分布的均数，α 为离散参数（dispersion parameter），为伽马分布的方差，取值的大小反映发生次数 Y 的变异程度，$\alpha=k^{-1}$（k 为聚集指数）。

负二项分布性质：均数为 $E[Y|X]=\mu$，方差为 $V[Y|X]=\mu(1+\alpha\mu)$，当 $\alpha=0$ 时，负二项分布退化为 Poisson 分布，α 越大表示事件发生次数的变异越大；当 $\alpha>0$ 时，负二项分布的方差大于均数，数据过离散，表明负二项分布能够容纳比 Poisson 分布更大的变异；当 $\alpha<0$ 时，负二项分布的方差小于均数，数据欠离散。当方差为均数 μ 的二次函数时，称为 2 型负二项模型（negbin 2），即常见的负二项回归模型；Cameron & Trivedi（1986）还讨论了一大类被其称之为 k 型的负二项模型（negbin k）。

与 Poisson 回归模型类似，将负二项分布的均数 μ 与解释变量联系起来，得到负二项回归模型（negative binomial regression model，NBRM）：

$$\mu = \exp(\beta_0 + \beta_1 X_1 + \cdots + \beta_j X_j + \cdots + \beta_m X_m) \qquad (13-10)$$

式中，β_0 是常数项，偏回归系数 β_j（$j=1, 2, \cdots, m$）其统计学意义为：在其他自变量保持不变的条件下，X_j 每改变一个单位，事件发生数平均改变 e^{β_j}。

二、负二项回归模型的建立

与 Poisson 回归模型相似，基于样本来估计负二项回归模型中的偏回归系数 β_j，然后对模型及其各个偏回归系数做假设检验。首先，通过构建似然函数和对数似然函数，使似然函数和对数似然函数达到最大值时求解相应的参数估计值 b_j，即为参数的最大似然估计值。负二项回归对数似然函数为

$$\ln L(\alpha,\beta) = \sum_{i=1}^{n}\left\{\left(\sum_{j=0}^{Y_i-1}\ln(j+\alpha^{-1})\right) - \ln Y_i! - (Y_i + \alpha^{-1})\ln(1 + \alpha \cdot \exp(X'_i\beta))\right. \\ \left. + Y_i\ln\alpha + Y_iX'_i\beta\right\}$$

$$(13-11)$$

通常采用 Newton-Raphson 迭代法使得似然函数和对数似然函数达到极值，以估计各偏回归系数。此部分可由统计软件实现。

假设检验的方法类似 Poisson 回归，有似然比检验和 Wald 检验。两种检验统计量均服从卡方分布，自由度为模型中待检验的参数个数。常用的拟合优度检验的方法有偏差检验、Pearson 检验、AIC 或 BIC 等。

三、过度离散检验方法

事件的条件方差大于条件均数时称过离散。Poisson 回归常常会低估参数估计值的标准误，导致出现较大的统计量，从而增加Ⅰ型错误，夸大解释变量效应。直观对比样本均数和样本方差大小是一种粗略判断计数资料是否存在过离散的方法，进一步可用判断是否存在过离散的假设检验方法来完成。过离散检验方法主要有：

（一）残差的离差与其自由度之比值

如果比值 $\phi = \dfrac{残差的离差}{残差的自由度}$ 接近于1，可以认为不存在过度离散，如果比值远大于1，可以认为资料存在过度离散；利用 R 软件的 qcc 包进行过离散检验，零假设 $H_0 : \phi = 1$，备择假设 $H_1 : \phi \neq 1$。

（二）似然比检验

当离散参数 $\alpha = 0$ 时，负二项分布等价于 Poisson 分布，因此 Poisson 回归和负二项回归属于嵌套模型，可以用似然比 $LR = 2(\ln L_{NB} - \ln L_{Pio}) \sim \chi^2_{(1)}$ 来检验。零假设 $H_0 : \alpha = 0$、备择假设 $H_1 : \alpha > 1$，$\ln(\cdot)$ 为对数似然值，如果拒绝 H_0，那么有理由认为负二项回归优于 Poisson 回归。

（三）O 检验

O 统计量

$$O = \sqrt{(n-1)/2}(S^2 - \overline{X})/\overline{X} \qquad (13-12)$$

n 为样本量，S^2、$\overline{X}$ 分别为样本事件发生数的方差和均数，在原假设 $H_0 : \mu = \sigma^2$ 成立的条件下，统计量 O 近似服从标准正态 z 分布。

（四）得分检验

在 Poisson 回归的前提下，得分检验（score test）的统计量 T 记作

$$T = \sum_{i=1}^{n}\left[(Y_i - \hat{\mu}_i)^2 - Y_i\right]/\sqrt{2\sum_{i=1}^{n}\hat{\mu}_i^2} \qquad (13-13)$$

在均数和方差相等的条件下 T 统计量服从标准正态 z 分布。

例 13-2 某机构为探讨卫生服务改革前后调查对象 3 个月内访问医生次数的主要影响因素，收集某地 1000 名调查对象的年龄、健康状况、婚姻状况、教育情况、家庭收入等多项指标。部分数据和变量赋值见表 13-5 和表 13-6，试构建负二项回归模型（数据来自德国社会经济数据的一个随机样本）。

表 13-5　变量赋值表

变量	变量名	赋值说明
age	年龄	（岁）
married	婚姻状况	0＝未婚；1＝已婚*
health	健康状况	0＝欠佳；1＝健康*
edu	教育情况	（年）
loginc	家庭收入	年收入自然对数值
reform	改革前后	0＝改革前；1＝改革后*
Y	3 个月内访问医生的次数	实测值

注：＊参照水平

表 13-6　患者 3 个月内访问医生次数的影响因素分析

id	age	married	health	edu	loginc	reform	Y
1	45	0	0	10.5	7.64	0	1
2	53	1	1	9.0	7.70	0	9
3	52	0	0	18.0	7.69	1	0
4	40	0	0	10.5	7.54	0	1
5	57	0	1	10.5	7.43	0	0
6	23	0	0	8.5	7.10	1	0
7	55	1	0	10.0	7.85	0	3
…	…	…	…	…	…	…	…

3 个月内调查对象访问医生次数的频数分布见表 13-7；自变量的统计描述见表 13-8 和表 13-9。

表 13-7 3 个月内调查对象访问医生次数的频数表

访问次数	例数	频率（%）	访问次数	例数	频率（%）
0	290	29.0	13	4	0.4
1	195	19.5	14	2	0.2
2	189	18.9	15	9	0.9
3	109	10.9	16	1	0.1
4	56	5.6	20	3	0.3
5	43	4.3	25	3	0.3
6	37	3.7	30	2	0.2
7	12	1.2	36	1	0.1
8	11	1.1	40	1	0.1
9	5	0.5	50	1	0.1
10	23	2.3	合计	1000	100.0
12	3	0.3			

表 13-8 1000 例调查对象不同特征的频数分布

变量	分组	例数	构成比（%）
改革	前	490	49.0
	后	510	51.0
健康状况	欠佳	887	88.7
	健康	113	11.3
婚姻状况	未婚	536	53.6
	已婚	464	46.4

表 13-9 1000 例调查对象不同特征的水平

变量	中位数	P_{25}	P_{75}	最小值	最大值
年龄（岁）	34.0	27.0	45.0	20.0	60.0
受教育程度	11.5	10.5	12.0	7.0	18.0
家庭收入	7.7	7.5	8.0	6.1	9.3

　　假定本例访问次数服从 Poisson 分布，采用 Poisson 回归进行影响因素分析，离差统计量和自由度的比值为 3.4577，远大于 1，初步判断拟合 Poisson 回归模型不合适。调查对象访问医生的次数取值在 0~50 之间，均值为 2.60，方差为 16.561，方差是均值的 6.37 倍，提

示方差远大于均值，可能存在过离散；进而选择构建负二项回归模型，其离差统计量和自由度的比值为 1.0886，接近 1，提示拟合负二项回归模型较合适；其他拟合优度指标 AIC、AICC 和 BIC 值越小，表明模型越优，也显示负二项回归模型的拟合优于 Poisson 回归模型（表 13-10）。

表 13-10　Poisson 与负二项回归模型拟合优度比较

	Poisson 回归模型	负二项回归模型
AIC	5472.604	4143.657
AICC	5472.717	4143.802
BIC	5506.958	4182.919

经 SAS 9.2 统计软件 GENMOD 模块拟合负二项回归模型，其参数估计及假设检验结果见表 13-11。

表 13-11　负二项回归模型参数估计

因素	b	S_b	χ^2	P	95%CI 下限	95%CI 上限
常数	1.648	0.788	4.370	0.038	0.103	3.193
年龄	0.009	0.004	5.150	0.023	0.001	0.016
受教育程度	0.007	0.018	0.130	0.719	−0.029	0.042
婚姻状况	−0.105	0.081	1.680	0.195	−0.264	0.054
健康状况	−0.999	0.113	78.780	<0.0001	−1.220	−0.779
家庭收入	−0.035	0.104	0.110	0.736	−0.239	0.169
改革前后	0.104	0.076	1.850	0.174	−0.046	0.253

离散度指标估计值为 1.009，标准误是 0.070，可以认为该变量存在过离散（$t = 14.37$，$P < 0.001$），可见拟合负二项回归模型是合适的。模型拟合结果显示：受教育程度、婚姻状况、家庭收入以及改革前后对调查对象访问医生次数的影响无统计学意义；而年龄、健康状况对调查对象 3 个月内访问医生次数的影响有显著性，年龄的估计值为正值，表明年龄越大 3 个月内访问医生的次数越多（$\chi^2 = 5.150$，$P = 0.023$）。健康状况的偏回归系数估计值为负值，说明健康状况差的患者访问医生的次数多（$\chi^2 = 78.780$，$P < 0.0001$）。

分析显示：影响调查对象 3 个月内访问医生次数的因素主要是年龄与健康状况，而进行的改革并未见对访问次数有影响。

负二项回归模型表达式为：$\hat{\mu} = \exp\ (1.648 + 0.009\text{age} - 0.999\text{health})$

第三节 零过多计数数据的扩展模型

实际问题研究中，Poisson 回归常作为计数数据分析的基础模型，除应考虑事件发生数是否存在过离散问题外，常常会遇到事件发生数中含有较多的零，即许多观察个体在观测期内未被观察到相应事件的发生。若资料中零的比例超过了 Poisson 回归对零事件的预测能力时，Poisson 回归会低估事件中零发生的概率。Lambert（1992）首次在电子制造业的质量控制中应用了含协变量的零膨胀 Poisson（zero-inflated Poisson，ZIP）回归模型，并探讨了极大似然估计 EM 算法及估计值的性质。Greene（1994）在 Lambert 的思想下将 ZIP 扩展到零膨胀负二项（zero-inflated binomial negative，ZIBN）回归模型应用到消费者银行信用卡不良记录的研究中，提出采用 BHHH 法估计模型的参数。

一、零膨胀模型

零膨胀模型（zero-inflated model，ZIM）是把事件的发生看成两种可能的过程即零过程和计数过程。零过程中个体取值只可能为零，假定服从二项概率分布，其概率为 P_i。零过程主要用以解释可能存在过多零的原因。计数过程是假定事件的发生数服从 Poisson 分布或负二项分布，个体的取值为非负整数，概率为 $1-P_i$，用 $g(Y_i)$ 表示，零膨胀模型就是对零计数和非零计数建立混合概率分布模型：

$$P(Y \mid X) = \begin{cases} P_i + (1-P_i)g(0), Y = 0 \\ (1-P_i)g(Y), Y > 0 \end{cases} \tag{13-14}$$

若 P_i 的取值受个体自身协变量的影响，可记作 $P_i = F(w'_i \gamma)$，w' 为 $1 \times q$ 零膨胀协变量向量，ω 与 X 可能相同，也可能不同或是 X 的一部分，γ 为 $q \times 1$ 零膨胀参数估计值，$F(\cdot)$ 称为零膨胀连接函数（zero-inflated link function），可选用 logit 或 probit 函数。

当 $g(Y_i) = \dfrac{e^{-\mu_i}\mu_i^{Y_i}}{Y_i!}$，即服从 Poisson 分布时，称为零膨胀 Poisson（zero-inflated Poisson，ZIP）回归模型：

$$\begin{cases} P(Y_i = 0 \mid X_i, w_i) = P_i + (1-P_i)\dfrac{e^{(-\mu_i)}\mu_i^{Y_i}}{Y_i!} = P_i + (1-P_i)e^{-\mu_i} \\ P(Y_i \mid X_i) = (1-P_i)\dfrac{e^{(-\mu_i)}\mu_i^{Y_i}}{Y_i!}, Y_i > 0 \end{cases} \tag{13-15}$$

式中，$\mu_i = e^{X'\beta}$，X' 为协变量向量。当 ZIP 模型第一个过程中个体事件发生数取值为零的概率并不受个体自身因素影响，即零膨胀协变量 w' 只包含常数项时，ZIP 模型比 Poisson 回归多估计一个参数；当影响两个过程的协变量向量 X' 和 w' 相同时，整个 ZIP 模型需要估计的参数系数是 Poisson 回归模型的两倍。ZIP 模型下 Y_i 的条件期望和方差分别为

$E(Y) = \mu(1-P)$ 和 $Var(Y) = E(Y)(1+\mu P)$。

Greene（1994）将零膨胀 Poisson 回归模型扩展到零膨胀负二项回归模型，当 $g(Y_i) = \dfrac{\Gamma(Y_i+\alpha^{-1})}{Y_i!\ \Gamma(\alpha^{-1})}\left(\dfrac{\alpha^{-1}}{\alpha^{-1}+\mu_i}\right)^{\alpha^{-1}}\left(\dfrac{\mu_i}{\alpha^{-1}+\mu_i}\right)^{Y_i}$，即服从负二项分布时，称零膨胀负二项（zero-inflated binomial negative，ZIBN）回归模型：

$$\begin{cases} P(Y_i = 0 \mid X_i, w_i) = P_i + (1 - P_i)(1 + \alpha\mu_i)^{\alpha^{-1}} \\ P(Y_i \mid X_i) = (1 - P_i)\dfrac{\Gamma(Y_i + \alpha^{-1})}{Y_i!\Gamma(\alpha^{-1})}\left(\dfrac{\alpha^{-1}}{\alpha^{-1} + \mu_i}\right)\left(\dfrac{\mu_i}{\alpha^{-1} + \mu_i}\right), Y_i > 0 \end{cases}$$

$$(13-16)$$

在 ZINB 回归模型里，事件发生数 Y_i 的条件期望和方差分别为 $E(Y)=\mu(1-P)$ 和 $Var(Y)=E(Y)[1+\mu(P+\alpha)]$。当 $\alpha=0$ 时，ZINB 模型退化为 ZIP 模型，因此 ZINB 和 ZIP 为嵌套模型。

由上可见，零膨胀模型实际上是构建一个混合概率分布模型，它是对资料的零部分和非零部分分别建立模型，来处理资料中过多零的问题。由于零膨胀模型的条件方差大于条件期望，表明它可以比 Poisson 回归容纳更大的变异，能够处理 Poisson 回归中经常遇到的由于零过多引起的过度离散问题。

二、建立零膨胀回归模型

假定零膨胀连接函数为 logit 时，ZIP 模型可以表示为 Logistic 回归和 Poisson 回归的联合模型：

$$\begin{cases} \ln(\mu_i) = X'_i\beta \\ \text{logit}(P_i) = \ln\dfrac{P_i}{(1 - P_i)} = w'_i\gamma \end{cases}$$

$$(13-17)$$

ZIP 模型对数似然函数中的指数形式给对数似然函数值的最大化造成了一定困难，Lambert 建议采用期望最大化（expectation maximization，EM）算法进行极大似然估计，可以在 SAS9.2 NLMIXED 过程实现；SAS9.2 COUNTREG 过程采用 Newton-Raphson 最大化 ZIP 模型对数似然函数，多数情况下 Newton-Raphson 的收敛速度相对 EM 算法更快，程序编写简单，但 EM 算法的编程更灵活。作为一种补充和替代，Greene（1994）提出了零膨胀计数模型参数渐近方差的 BHHH（Berndt-Hall-Hall-Hausman）估计量，基于期望二阶导数矩阵是一阶导数的协方差矩阵定理，BHHH 估计量用一阶导数的乘积取代了二阶导数，因其节省了求解似然方程的计算过程，所以大多情况下该估计量实现极为方便。

零膨胀回归模型中 β 的统计学意义和 Poisson 回归模型中偏回归系数的解释一样，对 γ 的解释和 Logistic 回归中的偏回归系数一样。但零膨胀计数模型中 Logistic 回归部分是对零过程中取值为 0 的观察单位建立概率估计，因此要更多地注意结果的解释。

三、零膨胀回归模型的假设检验

由零膨胀模型概率密度函数可见，当 $P_i = 0$ 时，ZIP 模型就退化为 Poisson 回归模型。因此 Poisson 和 ZIP 之间的模型比较，等价于检验 $H_0 : P = 0$，$H_1 : P > 0$；它们不属于嵌套模型，因 $\gamma = 0$ 时，logit 零膨胀连接函数并不能使 $P_i = 0$ 得到对应的限制模型，而是 $P_i = 1/2$。此时也不能采用似然比检验或 Wald 检验，需采用 Score 检验或 Vuong 检验。

（一）Score 检验

依 ZIP 对数似然函数建立 Score 向量，Score 检验统计量（van den Broek，1995）记作：

$$S = \left\{ \frac{\left[\sum_{i=1}^{n} (I(Y_i = 0) - \exp(-\hat{\mu}_i)) / \exp(-\hat{\mu}_i) \right]^2}{\left[\sum_{i=1}^{n} (I(Y_i = 0) - \exp(-\hat{\mu}_i)) / \exp(-\hat{\mu}_i) \right] - k} \right\} \tag{13-18}$$

式中，$k = \hat{\mu}'_i X \left[X'diag (\hat{\mu}_i) X \right]^{-1} X' \hat{\mu}_i$。在 $H_0 : P = 0$ 的条件下，得分检验的统计量 $S \sim \chi^2_{(1)}$。

（二）Vuong 检验

Vuong 检验是由 Vuong（1989）提出的非嵌套模型检验（non-nested models test）方法，可对 Poisson 回归和 ZIP，负二项回归和 ZINB 的非嵌套关系进行拟合优度检验。假定 $\hat{P}(\cdot)$ 表示随机变量 $Y = Y_i$ 的预测概率，设 $m_i = \ln \left[\frac{\hat{P}_{ZIP}(Y_i | X_i, w_i)}{\hat{P}_{Poisson}(Y_i | X_i)} \right]$ 或 $m_i = \ln \left[\frac{\hat{P}_{ZINB}(Y_i | X_i, w_i)}{\hat{P}_{NegBin}(Y_i | X_i)} \right]$，模型 1（如：ZIP 或 ZINB）相对于模型 2（如：Poisson 或 NegBin）的非嵌套模型 Vuong 检验统计量为：

$$V = \frac{\sqrt{n}\, \overline{m}}{S_m} \tag{13-19}$$

式中，$\overline{m}$、S_m 分别为 m_i 的均数和标准差，n 为总例数。事实上，V 就是一个零假设 $H_0 : E(m) = 0$ 的 t 统计量。计数数据的 Vuong 检验主要是检验模型 1 中相对于模型 2 中零的比例是否存在差异，如果两个模型没有差别，则估计的预测概率就应该很接近，否则，估计的预测概率就有差别。Vuong 统计量 V 服从标准正态分布，当 $|V| \geq 1.96$，则可认为选择 ZIP 或 ZINB 模型更合适；若 $|V| < 1.96$ 时，表明 Vuong 检验不支持其中的任何一个模型，需要借助其他的拟合优度检验指标，如 AIC、AICC 和 BIC，指标值越小认为模型越优。

例 13-3 资料源于某医院核医学科和放射科确诊的 600 例冠心病患者，运动试验完成后 30~45 分钟进行心肌灌注显像，记录每位患者左室心肌缺损节段数、年龄、性别、冠心病家族史、糖尿病史、左室收缩末容积和心率极限进行研究，试分析与冠心病患者心肌缺损节段数相关的因素。变量赋值见表 13-12，数据格式见表 13-13，统计描述见表 13-14、表 13-15 和图 13-1。

表 13-12　变量赋值表

变量	变量名	赋值说明
Y	心肌缺损节段数	实测值
gender	性别	男 = 1，女 = 2*
age	年龄	（岁）
chd	冠心病家族史	无 = 1*，有 = 0
diabetes	糖尿病史	无 = 1*，有 = 0
mhr	心率极限	（次/分）
esv	左室收缩末容积	（ml）

注：* 为参照水平

表 13-13　心肌缺损节段数的研究

id	gender	age	chd	diabetes	mhr	esv	Y
1	1	48	0	0	85	36	3
2	1	68	0	0	76	22	1
3	1	46	0	0	84	33	0
4	1	60	1	0	84	25	1
5	1	48	0	0	94	23	0
6	1	50	0	1	88	31	6
7	1	38	0	0	86	35	0
8	1	45	0	0	86	43	0
…	…	…	…	…	…	…	…

表 13-14　心肌缺损节段数的频数分布表

心肌缺损节段数	频数	频率（%）
0	462	77.0
1	83	13.8
2	35	5.8
3	13	2.2
4	3	0.5
5	2	0.3
7	1	0.2
8	1	0.2
合计	600	100.0

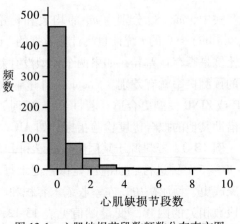

图 13-1　心肌缺损节段数频数分布直方图

600 例冠心病患者中男性 396 例, 占 66.0%; 女性 204 例, 占 34.0%。有冠心病家族史的患者是 71 例, 占 11.8%; 无冠心病家族史的患者占 88.2%。有糖尿病史的患者 117 例, 占 19.5%; 无糖尿病史的患者占 80.5%。定量变量的水平见表 13-15。

表 13-15　600 例冠心病患者不同特征的水平

变量	$\bar{X} \pm S$
年龄 (岁)	52.73±11.40
心率极限 (次/分)	83.90± 8.81
左室收缩末容积 (ml)	28.71±18.33

由表 13-14 冠心病患者心肌缺损节段数频数分布表和直方图 13-1 可见, 应变量心肌缺损节段数计数为 0 的患者占 77%, 提示可能存在零膨胀现象, 其心肌缺损节段数的均数为 0.38, 方差为 $0.88^2 = 0.77$, 方差接近均数的 2 倍, 可能存在过离散。构建零膨胀 Poisson 回归模型 (ZIP)、零膨胀负二项回归模型 (ZINB) 并与 Poisson 回归模型 (Poisson) 及负二项回归模型 (NegBin) 进行对比, 采用 SAS 9.2 Countreg 过程分析, 该过程默认协变量以赋值高者为参照水平, 检验水准 $\alpha = 0.05$。主要结果如下:

表 13-16　模型拟合优度信息

准则	Poisson	NegBin	ZIP	ZINB
Log Likelihood	−495.34879	−455.10889	−449.21452	−445.71556
AIC	1005	926.21778	926.42904	921.43113

由表 13-16 模型拟合优度的似然比检验可见, Poisson 回归模型与负二项回归模型相比, $LR = -2 \times (-495.34879 + 455.10889) = 80.480$, $P < 0.001$, 可以认为负二项回归模型的拟合效果优于 Poisson 回归模型; ZIP 与 ZINB 相比, $LR = -2 \times (-449.21452 + 445.71556) = 6.998$, $P < 0.01$, 可认为 ZINB 模型拟合优于 ZIP。本计数数据除存在过离散外, 零的比例也很大。零膨胀负二项回归模型不仅可以处理零过多资料, 也可以处理过离散的问题; ZINB 和 NegBin 相比, 结合拟合优度检验 AIC 值越小模型越优, 可知 ZINB 模型是该实例数据分析的最适模型 (Vuong 检验或 Score 检验需借助其他软件或复杂编程来实现, 感兴趣者可参考相关文献)。

本例零膨胀负二项回归模型分析结果见表 13-17, 其中, 零过程中构建的是 Y 取值为 0 即无心肌灌注缺损现象的概率模型。

由表 13-17 零膨胀负二项回归 (ZINB) 模型参数估计结果可知, 在计数过程中糖尿病史是影响患者心肌缺损节段数的因素, 有糖尿病史患者的心肌缺损节段数是无糖尿病史患者的 2.392 倍。在零过程中，年龄和心率极限对患者是否存在心肌灌注缺损有统计学意义，年龄越小和心率极限越大，无心肌灌注缺损的可能性越大，而存在心肌灌注缺损的风险越小；患者年龄每增加 1 岁，无心肌灌注缺损的可能性降低 6%，而存在心肌灌注缺损的风险升高 6.4%；患者的心率极限每增加 1 次/分，无心肌灌注缺损的可能性增加 17.6%，存在心肌灌注缺损的风险降低 15%。

表 13-17　零膨胀负二项回归模型的参数估计和检验

	变量	偏回归系数	标准误	t	P	RR
计数过程	截距	−0.556	1.089	−0.51	0.610	0.573
	性别	0.010	0.266	0.04	0.971	1.010
	年龄	−0.001	0.009	−0.15	0.885	0.999
	冠心病家族史	0.021	0.318	0.07	0.947	1.021
	糖尿病史	0.872	0.260	3.35	0.001	2.392
	心率极限	−0.006	0.011	−0.50	0.614	0.994
	左室收缩末容积	0.011	0.006	1.83	0.067	1.011
零过程	截距	−10.759	7.152	−1.50	0.133	0.001
	性别	−0.016	0.720	−0.02	0.982	0.984
	年龄	−0.062	0.029	−2.15	0.032	0.940
	冠心病家族史	−0.042	1.042	−0.04	0.968	0.958
	糖尿病史	1.418	0.802	1.77	0.077	4.128
	心率极限	0.162	0.078	2.08	0.037	1.176
	左室收缩末容积	−0.026	0.023	−1.12	0.261	0.975
	alpha	0.778	0.423	1.84	0.066	2.178

小　结

1. 当某随机事件发生数为 $Y=0，1，2，3\cdots$，其取值为非负整数的资料，称为计数资料。当效应变量是计数数据，解释变量是分类变量，可以构建对数线性模型；当效应变量是计数数据，解释变量包含定量变量和定性变量时，可以构建 Poisson 回归模型，它是计数数据统计分析的基础模型。Poisson 回归模型要求事件的发生相互独立，而且其条件均数等于方差。

2. 当效应变量是计数数据，且条件方差远大于均数，即可认为存在过离散，欲描述应变量与解释变量 [定量变量和（或）定性变量]，选择计数数据负二项回归模型较 Poisson 回归模型更适用。当效应变量是计数数据，不仅存在过度离散，而且尚有大量的零计数，表现零膨胀现象时，最宜采用零膨胀 Poisson 模型或零膨胀负二项回归模型。

3. 实际数据分析中，要根据计数数据特点进行过离散分析，并判定是否有零频数过多问题。根据判定分析结果选择合适的统计分析模型，以免得出错误的分析结论。

（罗天娥）

〜〜〜〜〜〜〜〜〜〜〜〜〜〜〜〜〜〜〜〜〜〜〜〜〜〜〜〜〜〜〜〜〜

作者简介　罗天娥　博士，副教授，硕士生导师。就职于山西医科大学公共卫生学院卫生统计教研室。2014～2015 年在美国密歇根州立大学概率与统计系访问学习。长期从事卫生统计学的教学、统计学理论及应用研究，目前致力于临床复发数据统计模型的研究。主持国家青年科学基金 1 项，校级课题 2 项，参与多项国家和省级自然科学基金。国内外公开发表论著 10 余篇，参编教材及学习指导 5 部。

第十四章 诊断试验评价

重点掌握：

1. 评价诊断试验准确度的常用指标及其意义和计算方法。
2. ROC 曲线及曲线下面积的意义及软件实现方法。
3. 比较两诊断试验准确度的检验方法。
4. 诊断试验研究设计与评价中需注意的问题。

临床工作中，医生常借助一些检测手段，如生物化学检验、影像学、病理学等检查的检测结果对疾病做出诊断，这些检测手段统称为诊断试验（diagnostic test）。诊断试验不仅可以提供患者疾病和健康状况的信息，而且影响医生的治疗决策，进而影响患者结局及医疗资源的合理使用，因此诊断试验在临床应用中必须经过科学评价。诊断试验评价涉及很多统计学问题，本章主要介绍评价诊断试验准确度的常用指标、评价诊断试验准确度指标的估计和检验、诊断试验设计的样本量估计，以及诊断试验设计和评价中应注意的问题。

第一节 评价诊断试验的常用指标

一项好的诊断试验应该具备疾病存在时能发现疾病、疾病不存在时能排除疾病的能力，即具有较高的诊断准确度（diagnostic accuracy）。反映诊断准确度的常用指标主要有灵敏度、特异度、符合率、Youden 指数、似然比等。

一、灵敏度和特异度

灵敏度（sensitivity，Se）和特异度（specificity，Sp）是反映诊断试验准确度的两个基本指标。在评价诊断试验准确度时，需要已知研究对象疾病的真实情况。疾病真实情况可由"金标准"诊断。所谓的"金标准"是指医学界公认的诊断疾病最准确的方法，如外科手术、病理学检查、影像学检查、病原体分离培养鉴定、长期随访所得的结论等。研究对象疾病的真实情况和诊断结果可以整理成四格表（表 14-1）的形式。

表 14-1 研究对象的真实情况和诊断试验结果

金标准	诊断结果		合计
	阳性	阴性	
患者	a	b	a+b
非患者	c	d	c+d
合计	a+c	b+d	a+b+c+d

灵敏度反映疾病存在时发现疾病的能力，即患者中诊断结果为阳性的概率，也称为真阳性率（true-positive rate，TPR），表示为

$$Se = \frac{a}{a+b} \times 100\% \qquad (14-1)$$

患者中诊断结果为阴性的概率称为假阴性率（false-negative rate，FNR），也称为漏诊率，表示为

$$FNR = 1 - Se = \frac{b}{a+b} \times 100\% \qquad (14-2)$$

特异度反映疾病不存在时排除疾病的能力，即非患者中诊断结果为阴性的概率，也称为真阴性率（true-negative rate，TNR），表示为

$$Sp = \frac{d}{c+d} \times 100\% \qquad (14-3)$$

非患者中诊断结果阳性的概率称为假阳性率（false-positive rate，FPR），也称为误诊率，表示为

$$FPR = 1 - Sp = \frac{c}{c+d} \times 100\% \qquad (14-4)$$

因此一项好的诊断试验应该同时具有较高的灵敏度和特异度，或者说较低的漏诊率和误诊率。

显然，灵敏度、特异度的标准误实际上就是相应概率的标准误，灵敏度的标准误表示为

$$SE(Se) = \sqrt{\frac{Se(1-Se)}{a+b}} = \sqrt{\frac{ab}{(a+b)^3}} \times 100\% \qquad (14-5)$$

特异度的标准误表示为

$$SE(Sp) = \sqrt{\frac{Sp(1-Sp)}{c+d}} = \sqrt{\frac{cd}{(c+d)^3}} \times 100\% \qquad (14-6)$$

因此，（1-α）置信区间实际上就是相应概率的置信区间。

当样本量较小，或灵敏度、特异度接近 1 时，正态近似法估计的置信区间有时会超过 1，此时宜采用 Wilson 计分法（Wilson score method）估计其置信区间，计算式如下：

$$\frac{(Se + z_{\alpha/2}^2/2(a+b)) \pm z_{\alpha/2}\sqrt{[Se(1-Se) + z_{\alpha/2}^2/4(a+b)]/(a+b)}}{1 + z_{\alpha/2}^2/(a+b)}$$

$$(14-7)$$

$$\frac{(Sp + z_{\alpha/2}^2/2(c+d)) \pm z_{\alpha/2}\sqrt{[Sp(1-Sp) + z_{\alpha/2}^2/4(c+d)]/(c+d)}}{1 + z_{\alpha/2}^2/(c+d)}$$

$$(14-8)$$

当样本量较大、灵敏度和特异度不接近 0 或 1，可采用正态近似法估计灵敏度和特异度的置信区间。

例 14-1 某研究对 370 例糖尿病患者及 510 例非患者在口服葡萄糖 2 小时后进行血糖试验，若以血糖≥6.7mmol/L 为阳性标准，检测结果见表 14-2。试估计该血糖试验的灵敏度和特异度。

表 14-2　血糖试验的诊断结果

糖尿病临床诊断标准	餐后 2 小时血糖试验诊断结果		合计
	阳性	阴性	
患者	328	42	370
非患者	162	348	510
合计	490	390	880

已知：$a=328$，$b=42$，$c=162$ 和 $d=348$，代入式（14-1）、式（14-5）计算灵敏度及其标准误为：

$$Se = \frac{a}{a+b} \times 100\% = \frac{328}{370} \times 100\% = 88.65\%$$

$$SE(Se) = \sqrt{\frac{Se(1-Se)}{a+b}} = \sqrt{\frac{ab}{(a+b)^3}} \times 100\% = \sqrt{\frac{328 \times 42}{370^3}} \times 100\% = 1.65\%$$

代入式（14-3）、式（14-6）计算特异度及其标准误为：

$$Sp = \frac{d}{c+d} \times 100\% = \frac{348}{510} \times 100\% = 68.24\%$$

$$SE(Sp) = \sqrt{\frac{Sp(1-Sp)}{c+d}} = \sqrt{\frac{cd}{(c+d)^3}} \times 100\% = \sqrt{\frac{162 \times 348}{510^3}} \times 100\% = 2.06\%$$

灵敏度和特异度的 95% 置信区间为

$$Se \pm z_{\alpha/2}SE(Se) = 0.8865 \pm 1.96 \times 0.0165 = (0.8542, 0.9188)$$

$$Sp \pm z_{\alpha/2}SE(Sp) = 0.6824 \pm 1.96 \times 0.0206 = (0.6420, 0.7228)$$

血糖试验的灵敏度为 88.65%，95% 置信区间为 85.42%～91.88%；特异度为 68.24%，

95%置信区间为 64.20%~72.28%。

可以看出，灵敏度只与糖尿病患者的检测结果有关，特异度只与正常人的检测结果有关，因此，研究对象中患者与正常人的比例对灵敏度和特异度没有影响。换句话说，如果研究对象分别为病例和对照的随机样本，灵敏度、特异度与病例组和对照组的样本量比例无关；如果研究对象为人群中的随机样本，灵敏度、特异度与患病率无关。

表 14-2 中血糖试验的诊断结果依据血糖值是否≥6.7mmol/L 定义为阳性和阴性，为二分类资料。事实上，血糖值属于定量变量。如果取不同的血糖值作为诊断界值（cut-off point），也称截断点，则血糖试验具有不同的灵敏度和特异度。图 14-1 表示了灵敏度、特异度和诊断界值的关系。可以看到，随着诊断界值提高，灵敏度降低，漏诊率提高，但特异度提高，误诊率降低。表 14-3 显示选择不同诊断界值时血糖试验的灵敏度和特异度。灵敏度、特异度的关系类似于假设检验中Ⅰ、Ⅱ型错误的关系。

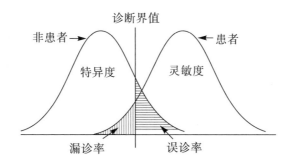

图 14-1　灵敏度、特异度和诊断界值的关系

表 14-3　不同血糖值作诊断界值时血糖试验的灵敏度和特异度

血糖值（mmol/L）	灵敏度（%）	特异度（%）	血糖值（mmol/L）	灵敏度（%）	特异度（%）
4.40	100.0	1.2	8.25	64.3	96.1
4.95	98.6	7.3	8.80	55.7	98.6
5.50	97.1	25.3	9.35	52.9	99.6
6.05	92.9	48.4	9.90	50.0	99.8
6.60	88.6	68.2	10.45	44.3	99.8
7.15	81.4	82.4	11.00	37.1	100.0
7.70	74.3	91.2			

某些诊断试验的诊断结果为有序分类变量，如乳腺超声诊断良性或恶性乳腺肿瘤时，诊断结果为良性、可能良性、可能恶性、恶性四种（表 14-4），如果取不同结果作为区分阳性

或阴性的诊断界值时，试验也具有不同的灵敏度和特异度（表 14-5）。

表 14-4　乳腺超声诊断乳腺肿瘤结果

病理诊断	乳腺超声				合计
	良性 1	可能良性 2	可能恶性 3	恶性 4	
良性	381	36	32	42	491
恶性	71	8	15	876	970
合计	452	44	47	918	1461

表 14-5　不同诊断界值时乳腺超声试验的灵敏度和特异度

诊断界值	灵敏度（%）	特异度（%）
≥1 为阳性	100. 0	0. 0
≥2 为阳性	92. 7	77. 6
≥3 为阳性	91. 9	84. 9
≥4 为阳性	90. 3	91. 4
>4 为阳性	0. 0	100. 0

　　综上所述，灵敏度、特异度和诊断界值有关。因此，在报告一项诊断试验准确度时，应同时报告灵敏度、特异度以及相应的诊断界值。

二、符合率、Youden 指数、似然比

　　在比较两个试验的诊断准确度时，需要同时考虑灵敏度和特异度。当两个试验的灵敏度和特异度都不相同时，很难得出综合结论。符合率、Youden 指数和似然比是将灵敏度和特异度相结合的综合指标，具有更好的概括性。

　　1. 符合率（efficiency）指研究对象中诊断正确的例数占总例数的比例。表 14-1 中，诊断正确是指患者中检测结果为阳性和非患者中检测结果为阴性。符合率表示为

$$符合率 = \frac{a+d}{a+b+c+d} = \frac{Se(a+b)}{a+b+c+d} + \frac{Sp(c+d)}{a+b+c+d} \tag{14-9}$$

　　2. Youden 指数（Youden's index）定义为真阳性率（灵敏度）与假阳性率之差，用 J 表示

$$J = Se - (1 - Sp) = Se + Sp - 1 \tag{14-10}$$

标准误为

$$SE(J) = \sqrt{\frac{Se(1-Se)}{(a+b)} + \frac{Sp(1-Sp)}{(c+d)}} = \sqrt{\frac{ab}{(a+b)^3} + \frac{cd}{(c+d)^3}} \quad (14-11)$$

Youden 指数在 0~1 之间。Youden 指数越大，反映诊断准确度越高。

3. 似然比（likelihood ratio，LR）指两个概率之比，包括阳性似然比（$LR_{(+)}$）和阴性似然比（$LR_{(-)}$）。阳性似然比表示患者诊断结果阳性的概率是非患者的多少倍；阴性似然比表示患者诊断结果阴性的概率是非患者的多少倍，表示为

$$LR_{(+)} = \frac{Se}{1-Sp} = \frac{a(c+d)}{(a+b)c} \quad (14-12)$$

$$LR_{(-)} = \frac{1-Se}{Sp} = \frac{b(c+d)}{(a+b)d} \quad (14-13)$$

可见，阳性似然比为真阳性率与假阳性率之比，阴性似然比为假阴性率与真阴性率之比。似然比等于 1，表示患者和非患者诊断为阳性或阴性的概率相同。阳性似然比越大，诊断准确度越高；阴性似然比越小，诊断准确度越高。

似然比的对数近似正态分布，阳性似然比对数的标准误为

$$SE(\ln(LR_{(+)})) = \sqrt{\frac{1-Se}{a} + \frac{Sp}{c}} = \sqrt{\frac{b}{(a+b)a} + \frac{d}{(c+d)c}} \quad (14-14)$$

阳性似然比的（1-α）置信区间为

$$\exp\left(\ln\left(\frac{Se}{1-Sp}\right) + z_{\alpha/2}\sqrt{\left(\frac{1-Se}{a} + \frac{Sp}{c}\right)}\right) \quad (14-15)$$

阴性似然比对数的标准误为

$$SE(\ln(LR_{(-)})) = \sqrt{\frac{Se}{b} + \frac{1-Sp}{d}} = \sqrt{\frac{a}{(a+b)b} + \frac{c}{(c+d)d}} \quad (14-16)$$

类似地可计算阴性似然比的（1-α）置信区间。

由上可见，符合率受灵敏度、特异度的影响，且与人群患病率有关；Youden 指数、似然比也受试验灵敏度、特异度的影响，但与人群患病率无关。此外，这 3 个指标都仅用到一个诊断界值，当诊断结果为定量、有序资料时，选取不同的诊断界值，得到的符合率、Youden 指数和似然比可能不同。

例 14-2 根据例 14-1 资料，试估计餐后 2 小时血糖诊断试验的符合率、Youden 指数及其标准误、阳性似然比及 95% 置信区间。

已知：$a=328$，$b=42$，$c=162$ 和 $d=348$，代入式（14-9）得

$$符合率 = \frac{328 + 348}{328 + 42 + 162 + 348} = 76.28\%$$

代入式（14-10）、式（14-11）计算 Youden 指数及其标准误为：

$$J = 0.8865 + 0.6824 - 1 = 0.5689 = 56.89\%$$

$$SE(J) = \sqrt{\frac{328 \times 42}{(328 + 42)^3} + \frac{162 \times 348}{(162 + 348)^3}} = 0.0264 = 2.64\%$$

代入式（14-12）、式（14-14）计算阳性似然比及其对数标准误为：

$$LR_{(+)} = \frac{0.8865}{1 - 0.6824} = 2.79$$

$$SE(\ln(LR_{(+)})) = \sqrt{\frac{42}{(328 + 42) \times 328} + \frac{348}{(162 + 348) \times 162}} = 0.0675$$

代入式（14-15）计算阳性似然比的 95% 置信区间为：

$$\exp(\ln 2.79 \pm 1.96 \times 0.0675) = (2.444, 3.1846)$$

三、阳性预测值和阴性预测值

灵敏度表示患者中诊断结果阳性的概率，特异度表示非患者中诊断结果阴性的概率。在实际工作中，临床医生常常会问，如果诊断结果为阳性，那么研究对象是患者的概率有多大？如果诊断结果为阴性，那么研究对象不是患者的概率有多大？这两个概率可用阳性预测值（positive predictive value）和阴性预测值（negative predictive value）表示。

阳性预测值是指诊断结果为阳性者中，实际为患者的概率，用 $PV_{(+)}$ 表示。

$$PV_{(+)} = \frac{P_0 Se}{P_0 Se + (1 - P_0)(1 - Sp)} \tag{14-17}$$

阴性预测值是指诊断结果为阴性者中，实际为非患者的概率，用 $PV_{(-)}$ 表示。

$$PV_{(-)} = \frac{(1 - P_0) Sp}{(1 - P_0) Sp + P_0(1 - Se)} \tag{14-18}$$

P_0 为人群患病率。当研究样本为人群的随机样本时，即样本患病率是人群总体患病率的估计时，上两式可简化为

$$PV_{(+)} = \frac{a}{a + c} \tag{14-19}$$

$$PV_{(-)} = \frac{d}{b + d} \tag{14-20}$$

可见，阳性预测值和阴性预测值与灵敏度、特异度有关，与人群患病率也有关。即使灵敏度、特异度都很高的试验，当人群患病率很低时，其阳性预测值也可能很低。

例 14-3　已知某地糖尿病的人群患病率为 2.6%，计算例 14-1 血糖试验的阳性预测值和阴性预测值。

已知：人群患病率 P_0 为 = 0.026，餐后 2 小时血糖诊断试验的灵敏度、特异度分别为 88.65% 和 68.24%，代入式（14-17）、（14-18）计算阳性预测值、阴性预测值分别为：

$$PV_{(+)} = \frac{0.026 \times 0.8865}{0.026 \times 0.8865 + (1 - 0.026) \times (1 - 0.6824)} = 0.0693$$

$$PV_{(-)} = \frac{(1 - 0.026) \times 0.6824}{(1 - 0.026) \times 0.6824 + 0.026 \times (1 - 0.8865)} = 0.9956$$

因此，将餐后 2 小时血糖诊断试验应用到该地人群中，诊断为阳性者患糖尿病的概率为 0.0693；诊断为阴性者未患糖尿病的概率为 0.9956。

第二节　ROC 曲线及其面积估计和检验

第一节中各指标的共同点是在一个诊断界值下的灵敏度和特异度，当诊断界值发生变化时，灵敏度和特异度会发生改变，Youden 指数、似然比等综合性指标也发生变化。本节介绍的 ROC（receiver operating characteristic，ROC）曲线可以描述多个诊断界值时的诊断准确度。

一、ROC 曲线

ROC 曲线（ROC curve）也称诊断特征曲线，是对诊断试验在各诊断界值下灵敏度和特异度的综合评价。对定量资料，任意诊断界值均可计算相应的灵敏度和特异度。以（1-特异度）为横坐标，灵敏度为纵坐标，用线段连接每个诊断界值时的（（1-Sp），Se）点，则形成一条向左上凸起的曲线，该曲线就称为 ROC 曲线。如前述的血糖试验，其 ROC 曲线见图 14-2。ROC 曲线反映了随着诊断界值的增大，试验的灵敏度降低，特异度增高的关系。取较大的诊断界值时，曲线上的点在左下方，这时试验的灵敏度较低，而特异度较高；取较小的诊断界值时，曲线上的点在右上方，这时试验的灵敏度较高，而特异度较低。因此，ROC 曲线综合反映了试验的灵敏度、特异度随诊断界值变化的关系，且不受患病率的影响。

对于有序分类资料，如表 14-4 乳腺超声诊断试验，由不同的诊断结果作为诊断界值时，对应于不同的灵敏度和特异度，将每种诊断结果对应的（（1-Sp），Se）绘制散点图，用线段连接各相邻两点，即为有序分类资料的 ROC 曲线。

二、ROC 曲线下面积

当比较两项试验的诊断准确度时，除非一项试验的灵敏度和特异度均大于另一项试验，

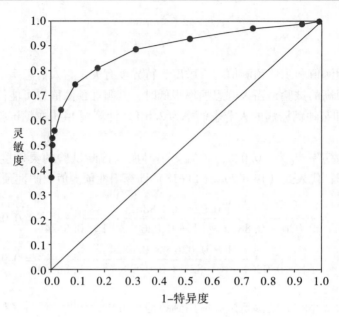

图 14-2　餐后 2 小时血糖试验的 ROC 曲线

否则只能比较相同灵敏度时的特异度，或相同特异度时的灵敏度。当灵敏度和特异度均不相同时，很难判断哪一项试验准确度更好。Youden 指数，似然比等指标可以直接比较，但没有考虑诊断界值的影响。ROC 曲线包含多对灵敏度和特异度，直接比较又不够概括，这时可计算 ROC 曲线下面积（area under the ROC curve，记为 A）。

　　ROC 曲线的横坐标为（1−特异度），纵坐标为灵敏度，因此，ROC 曲线下面积表示所有灵敏度时诊断试验的平均特异度，或所有特异度时诊断试验的平均灵敏度。通常，ROC 曲线下面积在 0.5～1 之间。如图 14-2 所示，曲线下从左下到右上的对角线称为机会线（chance diagonal），它表示无论取何诊断界值，灵敏度＝1−特异度，即真阳性率＝假阳性率，这意味着无论患者和非患者都有同样的"机会"被诊断为阳性。ROC 曲线越接近机会线，即曲线下面积越接近 0.5，表明试验区分患者和非患者的能力越弱；越接近 1，表明试验的诊断准确度越强。最理想诊断试验的 ROC 曲线是从坐标原点出发，沿 Y 轴到（0，1）点，再沿 X 轴的水平线到（1，1）点。可以证明，ROC 曲线下面积的意义是患者比非患者检测到更高得分的概率，也就是，两个受试者中哪个更有可能患病，诊断试验能正确排序的概率。例如空腹血糖诊断试验中，ROC 曲线下面积表示糖尿病患者比非患者检测到更高血糖值的概率。

　　在比较 ROC 曲线下面积时，还应考虑实际临床应用情况。例如某项试验主要用于排除疾病，因而需要较高的特异度，这时仅对左侧 ROC 曲线（即高特异度的 ROC 曲线部分）下的面积感兴趣。

三、ROC 曲线下面积的估计和检验

　　ROC 曲线下面积（A）及其标准误可以通过参数法（如双正态模型等）或非参数法计

算。目前 SPSS 软件采用非参数法中的 Hanley and McNeil（1982）法，采用 z 检验对曲线下面积进行假设检验。

$H_0: A = 0.5$

$H_1: A \neq 0.5$

$\alpha = 0.05$

计算检验统计量

$$z = \frac{A - 0.5}{SE(A)} \tag{14-21}$$

z 服从标准正态分布。

例 14-4　为考察空腹血糖（FPG，mmol/L）诊断糖尿病的准确度，共收集了 269 例糖尿病患者与 366 名正常人的空腹血糖（表 14-6）。试进行空腹血糖试验的 ROC 曲线分析。

表 14-6　空腹血糖诊断试验结果（mmol/L）

糖尿病患者（$n_1 = 269$）	10.7	9.1	11.2	13.6	9.1	...	6.6
正常人（$n_0 = 366$）	4.7	5.7	5.3	4.4	5.1	...	8.0

SPSS 软件采用 Graphs 中的 ROC curve 过程，空腹血糖试验 ROC 曲线见图 14-3、ROC 曲线下面积为 0.932、标准误为 0.013，在 $H_0: A = 0.5$ 成立条件下，$z = 33.2$，$P < 0.0001$，ROC 曲线下面积的 95% 置信区间为（0.907~0.957）。不同诊断界值的灵敏度和 1-特异度（略）。

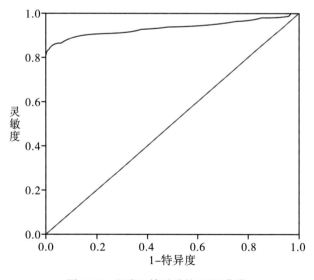

图 14-3　空腹血糖试验的 ROC 曲线

第三节 两样本资料诊断准确度比较

两个诊断试验比较时，需要对诊断准确度的指标进行假设检验。本节介绍两样本灵敏度、特异度的比较以及两样本 ROC 曲线下面积的比较。

一、两样本灵敏度和特异度的比较

二项分类的诊断试验，可分别比较两诊断试验的灵敏度和特异度。若为非配对设计，采用两独立样本率比较的 χ^2 检验，当样本量较大时，也可采用 z 检验。若为配对设计，则采用配对 χ^2 检验，即 McNemar 检验。注意各公式的适用条件。

二、两样本 ROC 曲线下面积的比较

有序或定量变量的诊断试验需比较 ROC 曲线下的面积，也可采用 z 检验。

H_0：两总体 $A_1 = A_2$，即两诊断试验 ROC 曲线下面积相等

H_1：两总体 $A_1 \neq A_2$，即两诊断试验 ROC 曲线下面积不等

$\alpha = 0.05$

非配对设计时，采用 z 检验比较两样本 ROC 曲线下的面积，检验统计量为

$$z = \frac{A_1 - A_2}{\sqrt{Var(A_1) + Var(A_2)}} \tag{14-22}$$

$Var(A_1)$ 和 $Var(A_2)$ 是两样本 ROC 曲线下面积的方差。

配对设计时，z 检验统计量为

$$z = \frac{A_1 - A_2}{\sqrt{Var(A_1) + Var(A_2) - 2Cov(A_1, A_2)}} \tag{14-23}$$

$Cov(A_1, A_2)$ 是两样本 ROC 曲线下面积的协方差。$Cov(A_1, A_2)$ 的估计比较复杂，可用 R 软件中的 pROC 包，采用 DeLong 检验（1988）的方法。

例 14-5 如同时测得例 14-4 中 269 例糖尿病患者和 366 例正常人的空腹胰岛素（mU/L），试比较空腹胰岛素和空腹血糖试验诊断糖尿病的准确度有无差异。

表 14-7 空腹胰岛素（mU/L）诊断试验结果

糖尿病患者（$n_1 = 269$）	7.4	9.2	15.3	7.9	9.9	...	18.5
正常人（$n_0 = 366$）	8.2	5.0	6.6	5.4	9.8	...	6.8

对同一患者或正常人同时检测空腹血糖和空腹胰岛素，本例属于配对设计。采用 R 软件的 pROC 包，指定 paired = TRUE，可得空腹血糖试验 ROC 曲线下面积 $A_1 = 0.932$，方差

Var（A_1）= 0.000163；空腹胰岛素试验 ROC 曲线下面积 A_2 = 0.841，方差 *Var*（A_2）= 0.00033；两试验 ROC 曲线下面积的协方差 $Cov(A_1, A_2)$ = 4.59e-6；进一步计算检验统计量 z = 4.1135，$P<0.0001$，可认为两诊断试验 ROC 曲线下面积不等，空腹血糖诊断试验的诊断性能优于空腹胰岛素诊断试验。两种试验的 ROC 曲线图见图 14-4。

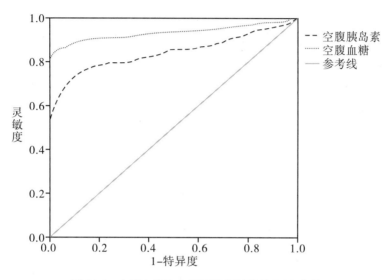

图 14-4　空腹血糖和空腹胰岛素试验的 ROC 曲线

第四节　诊断试验评价的样本量估计

与其他研究一样，诊断试验设计时也需要估计样本量。诊断试验准确度评价时，样本量太小会增加估算的灵敏度、特异度等指标的不确定性；两诊断试验比较时，样本量不足也会导致统计把握度过低无法识别效应差异；但过大的样本量会造成时间、人力和物力等资源的浪费。根据诊断试验的目的和研究设计不同，样本量估计方法也不同。

一、单个灵敏度与特异度样本量估计

如前所述，灵敏度反映诊断试验识别"真"患者的能力，特异度反映诊断试验排除"假"患者的能力。因此，研究诊断试验灵敏度时，需估计经金标准确诊的患者的样本量；同理，研究诊断试验特异度时，需估计经金标准确定的非患者的样本量。如果采用前瞻性研究设计，还要根据该病的人群患病率来调整已估计的患者或非患者数。

实际应用中，对单个灵敏度或特异度样本量的估计采用抽样调查中率的样本量估计方法，定义为

$$n_1 = \frac{z_{\alpha/2}^2 Se(1-Se)}{\delta^2} \quad (14-24)$$

$$n_0 = \frac{z_{\alpha/2}^2 Sp(1-Sp)}{\delta^2} \quad (14-25)$$

式中，n_1 和 n_0 分别是经金标准确诊的患者和非患者样本量，$z_{\alpha/2}$ 是置信度为 $1-\alpha$ 时标准正态分布双侧临界值，单侧时改为 z_α。Se 和 Sp 为预估的灵敏度和特异度，可由预试验或文献获得。δ 为容许误差，一般取总体率置信区间的一半。

例 14-6 根据文献查得某诊断试验的灵敏度和特异度分别为 0.85 和 0.70，若取 $\alpha = 0.05$，容许误差为 0.05，需要多少样本量？

已知：$Se = 0.85$，$Sp = 0.70$，$\delta = 0.05$，$z_{0.05/2} = 1.96$，

代入式（14-24）计算患者数为 $\quad n_1 = \dfrac{1.96^2 \times 0.85 \times (1-0.85)}{0.05^2} \approx 196$

代入式（14-25）计算非患者数为 $\quad n_0 = \dfrac{1.96^2 \times 0.70 \times (1-0.70)}{0.05^2} \approx 323$

按照设计要求，至少需要调查 196 例患者和 323 例非患者。

二、单个 ROC 曲线下面积样本量估计

欲检验单个诊断试验 ROC 曲线下面积 A 是否等于已知的 A_0（如 0.5），可先估计患者的样本量，再根据非患者与患者的样本量比值 k 估计非患者样本量。患者的样本量为

$$n_1 = \left(\frac{z_{\alpha/2}\sqrt{Var(A_0)} + z_\beta\sqrt{Var(A)}}{A_0 - A} \right)^2 \quad (14-26)$$

式中，$z_{\alpha/2}$ 和 z_β 为标准正态分布的临界值，α 和 β 为第一类错误和第二类错误水平。A 为预期的 ROC 曲线下面积，可通过预实验或文献获得。$Var(A)$ 为 A 的方差，具体计算可参考相关文献。实际应用时，可使用 PASS 等软件，指定 α、$1-\beta$、A、A_0、k、单侧或双侧检验等参数。

例 14-7 既往研究某诊断试验的 ROC 曲线下面积为 0.75，当前需要对该诊断试验 ROC 曲线下面积重新进行验证，假定非患者和患者比值 $k = 1.0$，试估计需要的样本量。

在 PASS 软件中指定双侧检验 $\alpha = 0.05$，把握度 $1-\beta = 0.80$，$A_0 = 0.5$，$A = 0.75$，估计的患者和非患者样本量均为 19 例。

三、两诊断试验灵敏度、特异度比较的样本量估计

两诊断试验灵敏度或特异度比较时样本量估计方法类似于两样本率比较的样本量估计，配对设计和非配对设计时样本量估计方法不同。

配对设计比较灵敏度时，所需患者的样本量计算式为：

$$n_1 = \left(\frac{z_{\alpha/2}\sqrt{2\bar{p}} + z_\beta\sqrt{2(Se_1 - p)(Se_2 - p)/\bar{p}}}{Se_1 - Se_2} \right)^2 \qquad (14-27)$$

式中，$z_{\alpha/2}$ 和 z_β 含义同上；Se_1 和 Se_2 分别为两诊断试验预估的灵敏度，p 为两诊断试验结果一致的阳性率；$\bar{p} = (Se_1 + Se_2 - 2p)/2$。类似地，比较特异度时需将预估的 Sp 代替 Se，将两诊断试验结果一致的阴性率 p 代替一致的阳性率，计算 $\bar{p} = (Sp_1 + Sp_2 - 2p)/2$，再代入式（14-27）估计所需非患者的样本量。

非配对设计时，总患者的样本量需要分为两组，分别应用两种诊断试验，此时需要考虑患者在两组中的分配比例 P 和 Q（$P + Q = 1$）。总患者样本量为：

$$n_1 = \left(\frac{z_{\alpha/2}\sqrt{(PSe_1 + QSe_2)(1 - PSe_1 - QSe_2)(1/P + 1/Q)} + z_\beta\sqrt{Se_1(1 - Se_1)/P + Se_2(1 - Se_2)/Q}}{Se_1 - Se_2} \right)^2$$

$$(14-28)$$

式中各符号含义同上。

例 14-8 欲比较两诊断试验的准确度，对同一研究对象采用两种诊断试验方法，经预试验估计的两法灵敏度分别为 0.80 和 0.70，两法均为阳性的概率估计值为 0.45，若取双侧 $\alpha = 0.05$，把握度 $1 - \beta = 0.90$，试估计所需患者的样本量；如采用非配对设计，且两组患者样本量相同，则至少需要多少例患者？

（1）按配对设计估计样本量

已知：$Se_1 = 0.80$，$Se_2 = 0.70$，$p = 0.45$，$z_{0.05/2} = 1.96$，$z_{0.1} = 1.282$，

$\bar{p} = (Se_1 + Se_2 - 2p)/2 = (0.80 + 0.70 - 2 \times 0.45)/2 = 0.30$，代入式（14-27）得

$$n_1 = \left(\frac{1.96 \times \sqrt{2 \times 0.30} + 1.282 \times \sqrt{2 \times (0.80 - 0.45) \times (0.70 - 0.45)/0.30}}{0.80 - 0.70} \right)^2 \approx 624$$

（2）按非配对设计估计两组患者总样本量

假定两组患者例数相同，即 $P = Q = 0.5$，代入式（14-28）得

$$n_1 = \left(\frac{\begin{aligned}&1.96 \times \sqrt{(0.5 \times 0.80 + 0.5 \times 0.70)(1 - 0.5 \times 0.80 - 0.5 \times 0.70) \times \left(\frac{1}{0.5} + \frac{1}{0.5}\right)} + \\ &1.282 \times \sqrt{\frac{0.80 \times (1 - 0.80)}{0.5} + \frac{0.70 \times (1 - 0.70)}{0.5}}\end{aligned}}{0.80 - 0.70} \right)^2$$

$$\approx 784$$

因此，本例如采用配对设计，至少需要 624 例患者；如采用非配对设计，两组至少需要 784 例患者。

如果同时比较特异度，可以用相同的方法估计非患者的样本量。如采用前瞻性研究设

计，还要根据人群患率进行调整。

四、两诊断试验 ROC 曲线下面积比较的样本量

两诊断试验 ROC 曲线下面积 A_1 和 A_2 比较的样本量估计时，先估计患者的样本量 n_1，再根据非患者和患者数量比值 k 来估计非患者样本量 n_0。

$$n_1 = \left(\frac{z_{\alpha/2}\sqrt{Var_0(A_1 - A_2)} + z_\beta\sqrt{Var_1(A_1 - A_2)}}{A_1 - A_2} \right)^2 \qquad (14-29)$$

式中，$Var_0\ (A_1 - A_2)$ 和 $Var_1\ (A_1 - A_2)$ 分别为 H_0 和 H_1 时两 ROC 曲线下面积差值的方差，一般地，$Var\ (A_1 - A_2) = Var\ (A_1) + Var\ (A_2) - 2Cov\ (A_1, A_2)$，$Var\ (A_1)$、$Var\ (A_2)$ 和 $Cov\ (A_1, A_2)$ 分别是两个诊断试验 ROC 曲线下面积的方差和协方差。非配对设计时，$Cov\ (A_1, A_2) = 0$。其余参数意义同上。配对设计时可使用 PASS 软件估计样本量，指定 α、$1-\beta$、A_1、A_2、k，患者和非患者两诊断试验得分的相关系数，单侧或双侧检验等参数。

例 14-9 如两个诊断试验的预试验 ROC 曲线下面积分别为 0.82 和 0.73，患者和非患者两诊断试验得分的相关系数 ρ 均为 0.4，双侧 $\alpha = 0.05$，把握度 $1-\beta = 0.90$ 时，试按配对设计估计样本量。

本例，指定双侧 $\alpha = 0.05$，$1-\beta = 0.90$，$A_1 = 0.82$，$A_2 = 0.73$，患者和非患者两试验得分相关系数 ρ 均为 0.4，若患者和非患者样本量相同，PASS 软件估计的患者和非患者样本量均为 163。

非配对设计时，需要的总样本量为 $2n_1\ (1+k)$，n_1 为单组患者样本量，也可由式 (14-29) 得出，此时 $Cov\ (A_1, A_2) = 0$。k 为非患者和患者样本量比值。

第五节　诊断试验设计与评价中应注意问题

为科学合理的评价诊断试验，在研究设计和评价时需要注意以下几个常见问题。

1. 金标准的选择　诊断试验准确度的评价必须以金标准作为参照，理论上金标准应该具备正确区分研究对象是患者还是非患者的能力。如病理作为肿瘤诊断的金标准，冠状动脉造影作为冠心病诊断的金标准。如果金标准选择不当，会导致分类错误，进而影响诊断试验准确度的评价。但需要注意的是，金标准是医学发展的产物，目前公认的最佳诊断方法并不一定永远是最好的方法。对某些疾病而言，目前仍没有公认的最佳诊断方法。因此在进行诊断试验评价时，首先要考虑诊断该疾病是否存在所谓的"金标准"，如果采用不完善参照试验作为"金标准"，评价诊断试验时需要考虑其影响。

2. 研究对象的选择　在评价诊断试验的设计中，研究对象应对总体具有代表性。当样本受某些因素影响不能代表总体时，例如为了方便患者选择典型的病人、非患者选择健康志愿者，这时会产生选择偏倚（selection bias）。因此，在研究对象选择时，要注意样本的基本特征是否能代表总体的基本特征，如患者的疾病分期，病情的严重程度分布是否和总体一

致；非患者是否包括易与研究疾病相混淆的其他病例等。诊断研究中研究对象可能在不同时点招募，通常的设计是持续纳入怀疑有目标疾病的病例并进行诊断试验和金标准试验；也有可能是经诊断试验后的病例才纳入研究，再进行金标准诊断；或经金标准诊断后的病例纳入研究，再进行诊断试验；还有采用回顾性方式由病历中收集资料。因此研究对象招募的不同时点可能会影响病例的疾病谱以及非病例的其他健康状态等，在研究偏倚的评价中需加以考虑。

3. 诊断结果的判断　如果研究人员事先知道金标准的诊断结果，将会影响诊断试验结果的判断；如果研究人员在判断金标准结果时，事先知道诊断试验的结果，也会产生偏倚，这些统称为评阅偏倚（review bias）。避免评阅偏倚的方法是在判断诊断试验或金标准结果时尽量使用盲法，避免研究者主观因素对结果的干扰。

4. 配对设计和非配对设计　两个或多个诊断试验比较时，需要考虑采用非配对设计还是配对（或配伍）设计。尽管配对设计比非配对设计节约样本量，但配对设计中所有研究对象都接受所有诊断试验，有时会受某些试验条件的限制。而在非配对设计中，要注意接受不同试验的研究对象（包括患者和非患者）在各项特征上要接近，以保证诊断试验间的可比性。

5. 诊断试验准确度报告规范　为提高诊断准确性研究报告的质量，诊断准确性报告规范（standards for reporting diagnostic accuracy studies，STARD）指导委员会于 2003 年发表了STARD，并于 2015 年更新版本，对报告规范清单和流程图进行了修订增补。STARD 2015 版清单条目按照科学论文结构，分别从标题、摘要、引言、方法、结果、讨论和其他信息等方面列出 30 个条目，帮助作者对研究设计、实施、试验方法和结果等重要内容进行完整、准确的描述。诊断准确性研究流程图展示了研究对象抽样和选择的过程及研究各个阶段的病例数量。STARD 清单和流程图的应用，便于读者对研究的潜在偏倚及诊断试验的可能性和推广性做出客观评价，更好地指导诊断试验在临床工作中的应用实践，从而形成更科学可靠的临床决策。

小　　结

1. 灵敏度和特异度是评价诊断试验准确度的最基本指标　灵敏度反映患者中诊断试验结果阳性的概率，特异度反映非患者中诊断试验结果阴性的概率。灵敏度和特异度不受研究对象患病率的影响，但对定量和有序资料，灵敏度和特异度受诊断界值的影响。符合率、Youden 指数和似然比是综合灵敏度和特异度的指标。符合率受人群患病率的影响，Youden指数和似然比则不受人群患病率的影响。对定量和有序资料，符合率、Youden 指数和似然比与诊断界值有关。阳性预测值和阴性预测值与灵敏度、特异度有关，与人群患病率也有关，当人群患病率很低时，阳性预测值也可能很低。

2. 对定量和有序资料，不同诊断界值的灵敏度和特异度不同　以(1−特异度)为横坐标，灵敏度为纵坐标，绘制散点图，用线段连接各相邻点形成的曲线，称为 ROC 曲线。ROC 曲线可以描述不同诊断界值试验的灵敏度和特异度，且不受人群患病率的影响。ROC

曲线下面积表示所有灵敏度时诊断试验的平均特异度，或所有特异度时诊断试验的平均灵敏度，也表示患者观察值大于非患者观察值的概率。作为一个综合多对灵敏度和特异度的概括指标，不同诊断试验的 ROC 曲线下面积可以直接比较。

3. 当诊断结果为二分类资料时，可选择灵敏度、特异度、符合率、Youden 指数、似然比等指标。可依据公式计算各指标的标准误，估计各指标的置信区间。当诊断结果为定量或有序资料时，可选择 ROC 曲线、ROC 曲线下面积等指标，可利用统计软件绘制 ROC 曲线，计算 ROC 曲线下面积、标准误、置信区间以及进行假设检验。

4. 两样本灵敏度和特异度的比较，根据非配对设计或配对设计，可采用两独立样本率的 χ^2 检验或配对四格表的 χ^2 检验。两样本 ROC 曲线下面积的比较，根据非配对设计或配对设计，可采用两独立样本均数比较的 z 检验或两相关样本均数比较的 z 检验。

5. 样本量的估计 根据诊断试验的目的和研究设计不同，样本量估计方法也不同。单个灵敏度（特异度）置信区间的样本量估计类似单个率的样本量估计方法；两个诊断试验灵敏度（特异度）比较的样本量估计也类似于两个率比较的样本量估计方法，配对设计和非配对设计时不同。单个 ROC 曲线下面积和两个 ROC 曲线下面积比较时样本量估计方法计算复杂，常用 PASS 软件来实现。

（郜艳晖）

作者简介 郜艳晖 教授，硕士生导师，广东药科大学卫生统计学课程负责人。1998 年获山西医科大学公共卫生学院卫生统计学硕士学位。2004 年获复旦大学公共卫生学院流行病与卫生统计学博士学位。研究方向为遗传统计方法及应用，医疗数据统计方法及应用。主持国家自然科学基金、广东省自然科学基金、广东省科技计划项目等 10 余项。国内外公开发表论文 50 余篇，参编各类《卫生统计学》教材 15 余部。

第十五章 观察性研究设计

> **重点掌握：**
> 1. 大数据背景下观察性研究设计意义与内容。
> 2. 常见的观察性研究方法及其特点。
> 3. 观察性研究中常用的抽样方法。

观察性研究（observational study）又称调查研究（survey study），指在没有对研究对象施加任何干预措施的情况下，客观地观察、描述、解释与探索研究事物状况的一类研究方法。随着健康与医学数据平台的逐步完善，可充分利用注册登记或已积累的调查数据和公开发表的资料进行分析，观察性研究也是健康促进与医疗服务科学研究中必不可少的一种方法。为提高观察性研究的质量，获得更为准确可靠的科学结论，更需要对研究全过程进行周密的计划和安排，即进行观察性研究设计。

第一节 观察性研究在医学大数据分析中的意义

医学大数据以其容量大、类型多、存取速度快、应用价值高为主要特征，广泛存在于生物信息、公共卫生与医疗服务、健康管理和健康促进、卫生保健决策与评价、药品开发与供应等领域。医学大数据的发展和应用将有利于提升健康医疗服务效率与质量，提升公共卫生服务及突发公共卫生事件应急处置能力，提高居民生活质量和健康素质。

医学大数据处理的核心技术主要包含数据采集、存储与管理、数据分析与挖掘、模型预测、机器学习、建模仿真等，其中数据采集是大数据处理流程中最基础的一步。观察性研究涵盖了医学领域的各个方面，主要包括掌握人群健康水平、研究人群疾病与健康问题的分布特征、阐明疾患的自然史、探讨疾患发生的原因及流行特征、评价健康促进与医疗服务效率，加强社区卫生服务利用及防治措施效果评价等。这些蕴藏巨量信息的原始数据，既有健康信息，又有疾患危险因素；可以是群体个案信息，也可以是管理、实验室、社会化活动信息，为数据挖掘与精准医疗大数据分析提供了支撑条件。同时，如何充分提升大数据信息利用效率和效果，也为观察性研究设计提出了新问题。

第二节 观察性研究的特点与常用方法

观察性研究在健康促进与医疗服务领域可用于：①描述某客观事物现象发生的水平及其分布规律；②进行事物现象间关系探索与分析；③预测预报健康与医学事件的发生发展及其

变动趋势。

一、观察性研究的特点

1. 研究过程中未进行有目的地施加干预措施，研究事物的特征与影响因素一般都是客观存在的，研究者主要是对客观情况进行调查与分析。

2. 研究过程中可能存在多种混杂，不能用随机分配方法平衡混杂因素的影响，只能用限制、配比、分层分析、多元统计、倾向得分匹配等方法来尽可能地平衡混杂因素的作用。

二、观察性研究的分类

观察性研究分类主要有：

（一）按研究范围分为全面调查（overall survey）和非全面调查（un-overall survey），这里主要介绍抽样调查。

1. 全面调查　亦称普查（census），指对同质总体中所有观察单位都进行的调查。普查可获得总体参数，不存在抽样误差，也是健康促进与医疗服务大数据分析的主要方式。但由于普查的涉及面广，收集时间长，数据量巨大、数据储存维护耗资较多，同时也会存在其他多种误差。因此，为保证调查质量，需要制订严密的组织计划，组织专家，统一设计，统一规定，明确标准、调查内容、指标及要求等，一旦确定后不得随意改动。

2. 抽样调查　指从研究总体中抽取部分观察单位进行调查的方法。虽然比普查节省人力、物力和时间，容易获得深入细致的资料，但前提是样本要有代表性。

3. 典型调查　对总体中具有特殊意义的部分观察单位进行调查的方法，如暴发调查中，对病例进行病因的调查。

（二）按样本抽取方式分类

将抽样调查分为概率抽样（probability sampling）调查和非概率抽样（non-probability sampling）调查。

1. 概率抽样调查　指研究者根据研究目的，从同质总体中随机抽取（random sampling）部分观察单位进行的调查。对于每一个被调查的观察单位，事先均赋予一个被抽取的概率，可以是等概率的，也可以是非等概率的，通过与被抽取概率相一致的随机抽样的方法来进行。概率抽样常用方法见第四节。

概率随机抽样调查与其他方法相比，可节省大量的人力、物力、财力和时间，便于实施，可估计抽样误差大小，便于进行统计推断，可达到事先给定的精度要求，保证样本的代表性。

2. 非概率抽样调查　指研究者据不同条件与目的，抽取部分观察单位进行调查的方法。样本有时虽然是随机抽取的，但事先并不知道每个观察单位被抽中的概率，无法进行统计推断。常见的非概率抽样有：

（1）碰巧抽取（accidental sampling）：即方便抽样（convenience sampling），抽中的对象都是偶然的机会碰到的或以某种方便的方式抽取的，虽然简单易行，但不反映其对总体的代表性，不能用来推论总体。

（2）配额抽样（quota sampling）：指研究者按某些特征在总体中的个体构成比，规定样本配额抽取的观察单位数，至于选哪个个体作为观察单位，由调查员自己决定。配额分配抽样一般依赖于研究目的与已掌握的实际情况，省钱快速，但容易产生选择偏倚。

（3）滚雪球抽样（snowball sampling）：研究者先以随机或规定方式，选出容易辨识的少量观察单位，并由他们辐射状地介绍更多的符合条件的对象作为观察单位，如此再推荐或扩大样本，直到调查单位数目满足要求为止。由于该法常常缺乏抽样框架，目标总体不明确。

（三）按研究时间分类

分为横断面研究和纵向研究。

1. 横断面研究（cross-section study）　是应用普查或抽样调查方法获得特定时间和特定范围内某人群在某个时点的信息，因为调查的是健康与疾病或事件在特定时间的现状，也称现况调查，特定时间多指一个相当短的时期（如1周、3个月或1年）。横断面研究不可能得出有关因果关系的推论，常作为进一步研究的线索。

2. 纵向研究（longitudinal study）　指对某事物现象观察时期内，从始至终进行动态变化过程的研究，随研究方向不同，分为回顾性研究和前瞻性研究。

（1）回顾性研究：指由果推因的纵向研究，是通过询问、检查或复查病史等方式获取某时点前与研究内容有关的暴露史，计算各组暴露于某种因素的比例，经分析做出推论，如病因研究、病历总结、报表分析等，多用于探索事物现象之间的关系，常用的方法有病例-对照研究。

（2）前瞻性研究：指由因到果的研究，是根据已掌握的与研究内容有关的信息，对某因素不同暴露状态作用于研究对象后所产生的效应进行分析比较，常用的方法有队列研究、时空监测和临床随访等。

队列研究按研究起始时间不同可分为：①前瞻性队列研究（prospective cohort study）：指从现在开始的暴露状态分组收集队列，随访一段时间，以将来某一时点的结局下结论；②历史性队列研究（historical cohort study）：指在研究开始前观察对象就已经进入队列。其研究对象的确定和分组是根据进入队列时的暴露状态进行的，疾病的结局在研究开始时已经从历史资料中获得。暴露与结局虽然时间相差较长，但资料收集和分析却可以在短时间内完成，尽管暴露资料的收集与结局的判断是同时完成，但资料性质仍属于前瞻性的；③历史-前瞻性队列研究（historical and prospective cohort study）：又称之为双向队列研究，指从过去某时点开始直到现在，又从现在时点开始作同期随访，到将来某个时点为止。

三、观察性研究计划涉及范围

观察性研究广泛应用于健康促进与医疗服务各个领域，例如：

1. 医学大数据分析　居民健康期望寿命研究、残疾保障与保险现状、居民健康风险预测、医疗卫生服务需求趋向研究等。

2. 流行病学调查　生态学研究、横断面研究、病例-对照研究、队列研究、突发事件调查、健康体检、疾病筛查等。

3. 社会医学研究　人群健康评价、健康风险评估、生存质量评价、健康促进与教育评价等。

4. 公共卫生监测　环境监测、传染病监测、慢性病监测、围生期监测、出生缺陷监测、行为危险因素监测、食品安全风险监测、计划免疫监测、学校卫生监测、计划生育药具不良反应监测等。

5. 卫生服务决策与评价 医疗服务满意度调查、卫生经济学评价、基本医疗服务绩效评价、卫生人力资源研究、人均卫生费用分析等。

6. 临床研究 医疗服务环境评价、医生或患者满意度调查、临床路径与决策研究、临床疗效与经济学评价、医疗服务质量评价、某疾患疗效系统评价及个案报道、药品、医疗器械不良事件监测等。

第三节 观察性研究设计的内容

观察性研究设计内容分为调查计划和资料清理分析计划两部分。

一、调查计划

(一) 明确研究目的和指标

医疗卫生服务研究中要依照先进性、科学性、实用性和可行性原则，明确研究的主题。多数情况下，一次研究主要针对某一个明确具体的研究目的。有时，一些重大课题研究也可兼顾几个方面的研究目的，但应将研究总目标细化为具体的研究分析目标。例如，"××地区乳腺癌患者康复问题研究"的目的是：乳腺癌患者的器官功能障碍情况分析、康复期乳腺癌患者抑郁与焦虑现状分析、康复期乳腺癌患者的营养状况及影响因素研究、乳腺癌患者的直接与间接负担分析、乳腺癌患者康复服务满意度评价、社会支持在乳腺癌患者康复中的作用研究等。

设计时统计工作者应与健康促进与医疗服务专业人员密切配合，将研究目的转化为具体的研究指标，包括定量指标、定性指标和等级指标，各种类型的研究，无论是针对描述性，还是分析性问题，指标都要精选，重点要突出，尽量选择客观性强、灵敏度高、精确性好的定量指标作为研究的主要指标。指标的灵敏度（sensitivity）指在以"金标准"诊断的患者与非患者群体中，采用该指标检测仍能正确区分或判断出患者的可能性。指标的精确性包括准确度与精密度两方面的内容，准确度（accuracy）指样本观察值符合总体"真值"的程度，常作为辨别指标正确程度的依据；精密度（precision）指重复观测时，样本观测值与其均值的接近程度。准确是精密的前提，指标不准确，再精密的结果也无实际价值，研究工作中应在保证准确的前提下求精密，尽力追求两者的统一。

(二) 确定调查对象和观察单位

确定调查对象就是要划清同质总体的范围，在抽样调查中，总体可分为目标总体（target population）和被抽样总体（sampling population）。目标总体是我们的研究对象，例如，"××地区乳腺癌患者康复问题研究"的目标总体为全市首次治疗后带病生存在 1 年以上的乳腺癌患者；被抽样总体是从中抽取样本的总体，例如乳腺癌患者康复问题研究的被抽样总体是全市各个医院中治疗后带病生存且随访 1 年以上的乳腺癌患者，并注册在癌症康复协会成员登记名单中。对目标总体进行推断要依靠被抽样总体的信息，被抽样总体与目标总体一致性越好，则代表性越好。

一旦研究目的确定之后，均应按照不同的研究内容提出相应的纳入标准（inclusion criteria）和排除标准（exclusion criteria）。明确的纳入标准是选择研究对象的首要条件，为防止社会地位、环境条件、心理状态等方面的影响，尚应制订具体的、操作性强的排除标准，以提高研究结果的可靠性。例如，"××地区乳腺癌患者康复问题研究"的纳入标准是乳腺癌住院患者中完成治疗处于康复期随访的患者和癌症康复协会登记的会员，患者及家属签署知情同意书；排除标准是无法配合完成康复随访过程中调查与检查项目内容登记者、既往有精神病史或近1个月内使用过精神类药物的患者。

确定观察单位的质与量是研究设计计划必不可少的内容，研究目的不同其定义就有所不同。如乳腺癌患者康复问题研究中，康复期乳腺癌患者是观察对象，一位患者就是一个观察单位；而在某地农村住户卫生环境状况调查中，该地的农户是观察对象，而每个农户家庭是一个观察单位。

除保证调查对象满足同质性要求外，尚应保证研究有足够的观察单位数，即样本量（sample size）。当然，盲目追求大样本，会增加实际工作的难度，造成不必要的浪费；但样本量过小，又难以获得正确的研究结果，结论缺乏充分的依据。所以，研究设计中就要做好样本量的估计，即按精度要求，保证随机抽样获得的参数估计误差控制在一定范围内所必需的最小样本量（necessary sample size）。观察性研究设计中，样本量估计所需信息可通过文献查阅、预调查等了解和掌握。有关分析目的、资料类型、抽样方法等不同样本量估计的方法详见第四节。

（三）明确调查方法和调查方式

根据不同的调查目的与内容，考虑经济、环境等实施条件，可采用不同的调查方法（见第二节），无论采用哪种方法调查，获取原始数据的方式都可归为直接观察方式和采访方式两种。

1. 直接观察方式 是由调查员直接对观察对象进行检查、测量、计数和记录某观察指标而获取原始资料。如健康促进与医疗服务平台数据，大都是由医院社区或健康体检中心的医务人员现场体检、收集标本、辅助检查及化验等收集的。该方式获取的资料相对准确，但所需人、财、物力较多。

2. 采访方式 是通过询问等由调查对象提供信息而获取的原始资料，根据不同实施条件，采访方式分为：

（1）面对面访问（face-to-face interview）：调查员直接与被调查者见面，一一询问做答，由调查员填写调查表而获取资料。该方式便于交流、解释，可得到与设计要求相近的问题答案，应答率较高。访问对象集中或较多且调查项目简单时，也可采用开调查会方式获取资料。

（2）自填问卷（self-administered questionnaires）：由调查员将调查表发放给被调查者，在被调查者自己填写调查表后收回，适用于项目简单、观察对象又便于作答的调查。这种非面对面调查方式成本低，保密性好。但由于各人理解程度不同，得到的结果有可能与设计人员的理解不一致，若组织不好，应答率较低。

（3）电话采访（telephone interview）：是由调查员通过电话询问被调查者后填写调查表，

其优点是可缩短路途距离，调查速度快，抽样快捷，缺点是样本代表性可能存在一定缺陷，而且调查内容难以深入。目前已发展了一种电脑辅助电话访问（CATI），可进行自动随机拨号、访问管理、自动录入数据和进行简单统计等。

（4）信访：将调查表邮寄给被调查者，由被调查者填写后寄回，优点是方便、简单，缺点是回收率可能较低、难于控制调查质量、调查表内容受被调查者文化程度影响。

此外，对一些涉及个人隐私、违反社会道德规范、影响个人利益和人际关系等方面的敏感问题，已提出专门的调查方法，例如可采用随机应答技术等，以求获取真实的信息。

（四）确定调查项目和拟定调查表

1. 调查项目设计　调查项目可分为分析项目和备考项目，分析项目包括整理、计算、分析调查指标所需的项目和为排除混杂因素所设立的项目，它们是调查项目中最重要的内容。设计时尚应包括备考项目，以备核查、补漏，备考项目分为：调查者备考项目（调查者签名、调查时间等）和被调查者备考项目（姓名、住址、单位、联系电话等）。

调查项目的选择是决定调查研究工作质量的关键，因此，项目要精选，以保证必要的分析项目一个也不漏，不必要的项目一个也不添。尽量做到项目定义简明、通俗、易懂，准确无误，标准统一，切忌冗长。根据研究内容不同，调查项目可以归结为特征、行为和态度三方面的问题。特征问题即指那些用来测量被调查者基本情况的项目，如年龄、性别、职业、文化程度等，分析时常作为分组、分类的基础；行为问题指用来测量观察对象过去或现在进行的某些实际行为或研究事件的项目，特征问题和行为问题合称为事实问题。态度问题则指调查对象对某事物现象的看法、认识、意愿及相关指标的检测结果与反应等，由于这些问题往往涉及调查对象深层次的内容，调查中要比了解事实困难得多，因而设计和实施调查时应予以特别注意。

根据调查问题的侧重点与深度，调查项目可选用开放式、封闭式和半封闭式选择 3 种类型设问。

（1）开放式选择：指对问题答案不作限定，由调查对象自由作答，适用于较深层次问题的探讨，有利于调动调查对象的主动性，便于获取更丰富的建设性的信息。但这类问题答案无法预估，种类繁多，容易离题，拒绝回答率较高，费时、费力，所收集数据不易整理和分析，难以进行相互比较。例如某次癌症患者情况调查中，"您有什么烦恼？"这一问题就得到了 67 种不同的答案。

（2）封闭式选择：是设计者根据可能的情况提出两个及两个以上固定答案，供调查对象选择填写，即调查对象的回答限定在所列答案中。这类问题答案统一、标准、易回答，节约时间，拒绝回答率较低，汇总归纳方便，但答案受设计者相关知识范围所限，可能导致回答问题的方式和内容出现遗漏或重叠。常见的答案格式有：

1）填空式：常用于一些有定量表述的问题，如出生日期、就诊时间或参加工作时间。

2）是非题：如

近两周来，您有过疼痛吗？　　①没有　　　　②有

3）选择式：其问题的答案在两个及两个以上，一般不宜超过 10 个，可以设单选项，也可以设多选项。如：

当您出现感冒发烧时选择就诊的地点是下列哪项？（单选）

A. 三级甲等医院　　B. 二级甲等医院　　C. 镇中心卫生院

D. 个体小诊所　　　E. 自己设法解决　　F. 其他

对于您的各种烦恼，您的倾诉的对象是：（多选）

①家人　②朋友　③熟人　④亲戚　⑤同事　⑥病友　⑦其他

4）线性填空式：有些问题调查对象可以图表方式表示自己的意见，如：

您对自己现在的健康状况的评分是：

极好 |_____|_____|_____|_____| 极差

　　　10　　　　　　　　　　　　　　　　　　0

5）排序式：为了解调查对象对某问题重要性的看法，可列出答案排序，如：

请您指出下列问题对心理障碍影响程度的看法，按影响程度从①（最重要）排列到⑤（最不重要）。

环境问题_____工作问题_____身体状况_____社会问题_____经济问题_____

（3）半封闭式选择：是研究者根据可能情况提出固定答案备选，做出回答后，进一步表述调查对象的看法与认识，如：

您是否已经戒烟？①否　　②是

如选②，戒烟的原因是：_____。

（4）注意事项：设计调查项目应文字简洁，通俗易懂，尽可能准确，应注意以下问题：

1）避免问题具有双重或多重含义，如：

你是否吸烟饮酒？　　　　　　　　　　①是　　　②否

这属双重设问，正确的提问应该是：

你是否吸烟？　　　　　　　　　　　　①是　　　②否

你是否饮酒？　　　　　　　　　　　　①是　　　②否

2）避免包含隐含的限制条件，如：

近两周内你是否进行运动以避免肥胖？　①是　　　②否

这类问题只对部分被调查者适用。

3）避免诱导、强制等设问，如：

大多数医生认为被动吸烟会导致肺癌，你同意吗？①是　　　②否

这属诱导设问，被调查者可能因为相信医生的权威性而选择同意，如将问题改为：

有人认为被动吸烟会导致肺癌，你同意吗？　　①是　　　②否

则被调查者的回答模式就可能改变。

4）避免使用过于专业的术语和生僻词句，如：

你的家庭属于：

①单亲家庭　②核心家庭　③主干家庭　④隔代家庭　⑤联合家庭　⑥其他

2. 调查表设计　调查表是收集原始数据的工具，其形式是精心设计的问题表。根据调查项目和内容的多少，可将调查表设计为单一表（问卷）（只填一个观察单位）或一览表（可填若干个观察单位）；根据调查方法，又可分为自填式调查表和代填式调查表。

（1）调查表的结构：一般包括：

1）封面信：是一封致被调查者的短信，一般应简明扼要，中心突出，要说明调查的意义和保护被调查者利益的措施。

2）指导语：用于填答问题时的各种解释和说明，其内容根据调查项目的难易程度而异，简单的项目可是一句话，如"请根据自己的实际情况在合适的答案号码上画圈"，对内容较多、调查项目复杂、专业化程度较高的调查表需附加填表说明，

3）调查项目：是调查表的主体，包括分析项目和备考项目（如调查表编号、调查员、审核员编号、调查日期）等。

（2）调查表设计的基本要求：①调查表中每一个问题都要有明确的目标；②要简明扼要，在保证基本资料的前提下，避免调查表冗长，通常以被调查时间在 20 分钟内完成为宜，最多不超过 30 分钟；③调查项目的层次和排列顺序要有逻辑性，一般应把客观性的问题放在前面，把主观性表示态度的问题放在后面；把封闭式问题放在前面，把开放式问题放在后面；把容易回答并能引起调查者兴趣的问题放在前面，把需要多加思考才能回答的问题放在后面，还可以按调查项目涉及的范围来分块排列。如果调查内容不涉及敏感问题且在封面信中做出了说明，个人背景资料可放在调查表开头，否则应放在调查表的结尾；④对某些敏感性问题注意提问的方式及措辞。

表 15-1　××地区乳腺癌患者康复情况调查表（节选）

××地区乳腺癌患者康复情况调查表

姓名 _____　　　　　　　　　　编号 ID □□□□□

医疗保险编号：　　　　　　　　　　　　　联系电话：

A 治疗经历和社会支持：

1. 您康复前患病的名称是（　　　　　　　　　　　）　　　　　　A1 □□

2. 出生日期　　　　　　　　　　　　　A2 □□□□年□□月□□日

3. 婚姻状况　　（1）未婚　（2）在婚　（3）离婚　（4）丧偶　A3 □

4. 您康复前住的医院是　（1）区医院　（2）市级医院　（3）省级医院　A5 □

⋮

B　经济负担和医疗服务满意度：

1. 您首次住院费用大约是多少？

（1）0.5 万元以下　（2）0.5 万~1.0 万元　（3）1.0 万~1.5 万元　（4）1.5 万~2.0 万元

（5）2.0 万~3 万元　（6）3.0 万~5.0 万元　（7）5.0 万~8.0 万元　（8）8.0 万~10.0 万元

（9）10.0 万及以上　　　　　　　　　　　　　　　　　　　B1 □

⋮

9. 您认为医院总的来说（包括服务、设备、疗效等方面）能打几分？

| 1 | 2 | 3 | 4 | 5 | 6 | 7 | 8 | 9 | 10 | B9 □□ |

⋮

C　身体状况和营养状况：

1. 您目前的生活状况是：

（1）没有特别的症状，可以参加社会活动，可以和患病前同样进行活动。

（2）有轻微的症状，体力劳动受限制，但是可以行走和从事轻松的工作或家务。

（3）有时需要别人少量的帮助，不能从事轻松的工作，但一天有一半以上的时间在活动。

（4）时常需要别人帮助，一天有一半以上的时间卧床。

（5）始终需要别人帮助，整天卧床。　　　　　　　　　　　　　　　　C1 □

⋮

D　心理健康状况筛查（Symptom Checklist90，SCL-90）

根据最近 1 星期以内下述情况影响您的实际感觉，在五个括号中选一个划勾"√"。

	没 有	很 轻	中 等	偏 重	严 重	
1. 头痛	（　）	（　）	（　）	（　）	（　）	D1 □
2. 神经过敏，心中不踏实	（　）	（　）	（　）	（　）	（　）	D2 □
3. 头脑中有不必要的想法或字句盘旋	（　）	（　）	（　）	（　）	（　）	D3 □

⋮

| 90. 感到自己的脑子有毛病 | （　） | （　） | （　） | （　） | （　） | D90 □ |

　　调查日期　　　年　　月　　　日　　　　　　调查员签名 ＿＿＿＿＿＿＿

　　核查日期　　　年　　月　　　日　　　　　　核查人员签名 ＿＿＿＿＿＿

对设计的调查表，应广泛征求同行专家意见，并在正式调查前，先进行预调查，以考察问题的内容、顺序、格式、逻辑及说明等是否具有可行性，必要时可对调查表再做改进，这一步非常关键，对于信访，尤为重要。

3. 调查表的评价　调查表设计是否合理，应进行分析评价，包括：

（1）可行性：主要反映调查表的可接受程度。常用指标主要有①接受率：指调查表实际发放数中回收的百分数，一般要求达到85%以上；它既可用作预调查的调查表评价，也可用作最终结果分析；②完成率即应答率：指收回调查表中合格的百分数，通常也要求在85%以上。过低表明调查表项目太复杂，不易被调查对象所接受；③每份调查表完成时间：一般应控制在半小时以内，过长不利于实施调查。

（2）信度（reliability）：是测量结果的一致性和稳定性程度。

（3）效度（validity）即观察结果与预定目的相吻合的程度和反应度等，信度和效度的评价方法详见第十八章。

（五）拟定调查组织计划

调查研究常需要借助社会力量来实施，这对调查工作能否顺利进行起着非常重要的作用。必须制订调查组织计划，内容包括组织领导、宣传动员、时间进程、区域划分、调查人员培训、分工协调、经费预算、运作管理、调查现场技术指导、调查员自查、调查员之间互相核查及专业人员检查、原始数据核查以及发现问题时及时补查与修正等，都应该在计划中周密考虑安排。

二、资料清理分析计划

资料清理分析计划涉及较多的统计问题，尤其在医学大数据利用与分析中，必须按设计要求通盘考虑，否则，大数据就没有任何价值。其内容大体分三个方面：

（一）资料审核和复查

包括资料收集、资料提取、数据转换和归纳汇总阶段的全面核查。在大数据背景下，源自数据源的资料，首先要围绕研究目的进行文件分割，并对资料进行审查和核实，校正错填、误填的答案，对不合逻辑的项目组织专人进行核对，并签字确认，在全面认真核实基础上将不合要求的内容进行恰当的处理或剔除。为了确保调查资料的真实性、准确性，还应组织复查。一般由复查人员从所调查分析样本中，随机抽取5%～15%的对象进行回访，以检查调查的质量，复查内容主要包括确认调查员是否按规定访问了调查对象和复查对象对调查员态度的评价，并应从原调查表中挑选一些较难回答的或事实性的问题让复查对象回答，以检验调查员操作行为的真实性。

（二）资料汇总

主要采用计算机汇总。应考虑数据结构设计、数据库建立及录入前、录入中和录入后的资料整理与分析等。

1. 资料编码和库结构设计　为方便处理和分析调查资料，应考虑数据分割、任务分解与结果汇总。将调查表中的文字答案转换成计算机能够识别代码的过程。编码过程可在设计调查表时确定，称为预编码，也可在调查表回收或各反应被评判后进行，称为后编码，但都应注意整体考虑、逻辑合理。例如，"××地区乳腺癌患者康复情况调查表"中的大部分项目是预编码，每个项目所有可能的回答事先都给予一个代码，编码时只需要逐一记录被调查者回答的选项代码，调查表中的部分项目需要后编码，如"康复前患病的名称"需要根据被调查者所回答的癌症名称查预先规定的癌症编码表来编码。

由于观察性研究的样本量较大，调查表中包括许多问题，编码的任务往往十分繁重，需要不同学科多人共同完成。为了减少编码中的误差，保证编码数据的质量，研究者需要先编制一份编码表（也称编码手册），将需要编码的项目和问题一一列出来，逐一规定它们的简要名称、代码、宽度、答案赋值及其他特殊要求。整个编码表的格式要规范统一，指示要明确，且容易理解，便于操作，每个编码人员均应按编码表的要求，统一进行编码。

为了更好地进行数据的录入、存储、管理、分割、建库分析等，应做好数据结构设计，结合专业知识与分析目的，全面考虑，便于创建与生成分析子集，以及统计分析软件的需要。例如"××地区乳腺癌患者康复情况调查表"的数据库文件形式如下。

这个二维表的每一横行是一个被调查对象（称为记录），每一纵列是一个数据项（称为字段）。要建立一个数据库文件，必须对它的所有字段加以说明，包括规定字段的名字、类型（数字型、字符型、日期型、逻辑型等）、宽度（字段最多可包含的字符个数）、小数位等。这种关于字段名、类型、宽度和小数位的规定决定了数据的组织和储存方式，称为数据结构。

ID	A1	A2	A3	A4	A5	⋯	B1	B2	⋯	C1	C2	⋯	D1	D2	⋯	D90
00001																
⋮	⋮	⋮	⋮	⋮	⋮	⋮	⋮	⋮	⋮	⋮	⋮	⋮	⋮	⋮	⋮	⋮

2. 数据录入　即从调查表上将编码的数据（边缘编码）输入计算机，为提高录入质量，一般选用专用的录入软件（如 EpiData），这些软件有较强的值域控制功能，一旦录入出错，可以给出提示并拒绝接受，减少录入错误；并应采用双录检验，选派两名责任心强的计算机数据录入员，采用相同的库结构分别独立进行输入，经专人采用录入软件（如 EpiData）的校验功能进行双份校对，查验两者录入不一致的地方，然后查对调查表来加以判定和修正，消除录入误差，并应做好数据备份。双录检验也可通过统计软件（如 SAS、SPSS）或数据库软件编程实现。

3. 数据清理　一般采用计算机软件编程进行，主要是进行有效范围清理和逻辑一致性处理。调查表中变量的有效编码值往往都有限定范围，当数据超过了规定的范围，可以肯定该数字是错误的。比如，在数据文件中的"性别"这一变量的赋值是 1 = 男、2 = 女，凡是超过范围的其他的编码值，都肯定是错误的，必须进行检查、核对、纠正。条件容许时，也可进行探索性分析，了解资料的缺失、最大、最小值及分布特征等，做统计图检查，必要时可进行定量、定性资料的指标描述，发现异常值。依据调查表中指标之间所存在的某种内在逻辑联系，来检查前后数据之间的合理性。

（三）设计统计分析提纲

首先应根据分析目的、专业实际、统计分析方法的适用条件等，提出统计分析的提纲及预期分析结果，并根据统计分析的目的（统计描述、统计推断）、资料的类型、样本量、不同的抽样方案选用适当的统计分析方法。其次，需要设计统计分析使用的表格，包括整理表和统计分析表。观察性研究收集到的大量资料，需要进行分组整理，简化数据并使之系统化、条理化，才能显示出资料蕴涵的信息和特点，以符合分析的需要。分组整理就是根据研究的目的，将数据按照某种标准划分成不同的组别，其目的是把性质相同的观察单位合在一起，把性质不同的观察单位分开，将组内共性和组与组之间的差异性显示出来。质量分组是按研究事物的分类特征进行归组，例如某种疾病不同血型病人分布情况，就是以血型 A、B、O、AB 型作为分组标志来整理的。数量分组是将观察单位按观测值大小进行分组，分组数的多少主要取决于研究目的、资料性质、观察单位多少及习惯用法等。分组过多，各组观察单位数减少，可能无法表述研究事物现象的规律性，失去分组的意义；分组过少，可能掩盖不同的特征。原则上讲，分组应按先细后粗的方式进行，必要时可进行合理归并。对数量分组情况，分组界限应清楚，既不互相包含，又不留有空隙。一般采用等距分组，为方便资料的相互比较，可根据不同专业要求，考虑习惯用法，例如，进行人群疾病研究的年龄分组，由于生命的每 1 个月、年对于婴儿、儿童和成年人的意义是不一样的，因此可采用不等距分组，如 1 岁以下按月分组，1~9 岁按每岁分组，10 岁以后按每 5 岁或 10 岁分组等；居民寿命研究中，简略寿命表分组常用0岁~、1岁~、5岁~，5岁以上每5岁分一组等。多变量分析时可方便地将多个标志结合起来进行归纳分组。

（四）整理分析组织计划

整理分析组织计划包括资料整理、分析的全过程，原则上也应详尽，规划好具体的分析目标、参与人员、时间进度安排、经费预算、预期结果及组织实施细则等内容。

第四节　几种常用的抽样方法及样本量估计

概率随机抽样调查时，首先需确定抽样单位与抽样框。抽样单位（sampling unit）指将总体划分成互不重叠且有限的多个部分，每个部分称为一个抽样单位，它不一定是组成总体的最小单位（基本单位），可能包含一个或一些基本单位。例如，在急性心肌梗死发病相关因素研究中，每一个人是一个抽样单位；在两周患病率调查中，抽样单位是家庭，每个家庭可包含几个人，每个人是一个基本单位；空气污染程度综合评价中，抽样单位可以是行政区域图上划分的、边长一定的正方形小块地域。抽样框（sampling frame）是包含全部抽样单位的目录性清单，根据不同的调查和不同的内容，划分抽样单位并将它们编号的过程就是构成抽样框的过程。抽样框中每个抽样单位都被编上适当的号码，有对应的名称和地址信息等。抽样框在实际调查中是制订或实施一个抽样方案所必需的，一旦某一个抽样单位被抽取，根据抽样框便可找到这个单位，从而进行实地调查。抽样框可以是名录框，由抽样单位的名称或代号构成，例如学生名单、住户名单、街道名单、乡镇或村的名单、企业名单等；可以是区域框，由地图的分块或地域面积构成，例如把一个城市划分成若干个人口数为3万人的区域或将一个地区划分成许多面积相等的区域；也可以是时间框，由多个划分很小的时间单位构成，例如将1天（或1周、1个月）时间划分为许多抽样时间单位并按顺序排列。一个具体的抽样方案，可采用下面几种常用的抽样方法来进行。

一、单纯随机抽样

（一）抽样方法

单纯随机抽样（simple random sampling）又称简单随机抽样，是指对被抽样总体中全部观察单位按照某种特征编号，组成抽样框，然后用随机化方法抽取部分观察单位组成样本，总体中的每个个体被抽入样本的可能性相等，抽样的工具可采用随机数字表或计算机软件（如SAS、SPSS、Excel等）。

例如，欲了解某医学院新生心理健康的情况，在该校2016级3356名新生中，按单纯随机抽样方法，随机抽取10%的新生，进行SCL-90的测定。

先将全体学生按学号建立数据库（可用Excel电子表或SPSS数据文件），作为抽样框。运行SPSS软件，点击Data→Select Case，在Select Case对话框中选择Random sample of cases和Deleted，然后设置抽取10%的比例，即可抽取336名学生，作为本研究的随机样本。

（二）样本量估计

样本量估计的理论基础是参数的置信区间估计，本章样本量估计方法适用于总体特征的研究。

1. 影响样本量估计的因素

（1）容许误差（δ）又称抽样极限误差（limit error），指以样本统计量估计总体参数时所容许的最大误差范围或限度。随观察分析指标类型不同，可用 $\delta = \overline{X} - \mu$ 或 $\delta = p - \pi$ 来估计。容许误差要求越小，所需样本量就越大。

（2）第一类错误 α 的大小：一般取 $\alpha = 0.05$，视实际情况 α 也可取 0.10 或 0.01。α 要求越小，所需样本量越多。

（3）总体的变异程度：总体的变异程度一般用 σ 表示。σ 越大，总体中变异越大，所需样本量越多。

2. 估计总体均数时的样本量　无限总体抽样，样本量估计公式为：

$$n = \left(\frac{z_{\alpha/2}\sigma}{\delta} \right)^2 \tag{15-1}$$

式中 $z_{\alpha/2}$ 根据置信水平 $1-\alpha$ 查表得到，σ 的估计值可以从以前的研究工作中得到，也可以做预调查获得。

有限总体抽样时，尚需计算校正例数：

$$n_c = \frac{n}{1 + n/N} \tag{15-2}$$

例 15-1　某地欲了解成年男性血清高密度脂蛋白胆固醇水平，在 10874 名成年男性中，采用单纯随机抽样方法抽取观察样本。要求容许误差不超过 0.1mmol/L。查文献可知，成年男性血清高密度脂蛋白胆固醇的标准差为 0.82mmol/L，若取 $\alpha = 0.05$，需调查多少人？

令 $z_{0.05/2} = 1.96$，$\sigma = 0.82$mmol/L，$\delta = 0.1$mmol/L，代入式（15-1）

$n = (1.96 \times 0.82/0.1)^2 = 258.3 \approx 259$

代入式（15-2），计算校正例数 $n_c = 259/(1 + 259/10874) = 253$

本次调查需检查 253 人。

3. 估计总体率的样本量　如果研究事件服从二项分布，且总体发生率在 0.2~0.8 之间时，则样本量估计公式为：

$$n = z_{\alpha/2}^2 \pi(1-\pi)/\delta^2 \tag{15-3}$$

式中容许误差 $\delta = p - \pi$；π 为预估的总体率，若对 π 一无所知，应取 π 为 0.5，因为此时算得的 n 为最大，是一种相对保险的方法。

当总体率 $\pi < 0.2$ 或 $\pi > 0.8$ 时，可采用率的平方根反正弦变换，则样本量估计公式为

$$n = \left[\frac{z_{\alpha/2}}{2(\sin^{-1}\sqrt{p} - \sin^{-1}\sqrt{\pi})} \right] \tag{15-4}$$

式中反正弦函数变换以"弧度"为单位，有限总体抽样时，$n_c = n/(1+n/N)$。

例 15-2 欲调查某市儿童近视患病率，若对总体患病率一无所知，令 δ 为 5%，取 $\alpha = 0.05$，问本次需要调查多少人？

今 $z_{0.05/2} = 1.96$，患病率 $\pi = 0.5$ 估计，$\delta = 0.05$ 代入式（15-3）

$n = 1.96^2 \times 0.5 \times (1-0.5)/0.05^2 = 384.2 \approx 385$

本次研究需调查 385 人。

单纯随机抽样符合随机原则，其抽样误差容易得到理论上的论证，是最基本的抽样方法，也是理解应用其他方法的基础。但在实际使用时受到以下限制：①如总体很大，编制抽样框的工作十分繁重，且有时进行编号是不可能的；②如总体很大，抽到的观察单位会很分散，有时会给调查工作带来困难；③没有有效利用关于总体的一些信息，而利用这些信息可以设计出更有效的抽样方案。在大型调查中，单纯随机抽样的应用有一定的局限性。

二、分层抽样

（一）抽样方法

分层抽样（stratified sampling）又称为类型抽样或分类抽样。是将总体中的观察单位根据某种特征分成 k 个层（类型），一般根据与研究目标变量最相关的辅助变量如性别、年龄、职业、教育程度、收入、地域等进行分层，分层原则是使层内差异尽可能小，层间差异尽可能大，从而达到提高调查精度的目的。将彼此相似的观察单位归入一层，各层可看作一个子总体，然后再对每个子总体分别进行随机抽样，所得的样本称为分层随机样本。

（二）样本量估计

分层抽样的样本量计算较为复杂，一般用近似方法来估计。各种抽样方法的样本量估计公式可以归纳为：

$$n = n_0 \times deff \qquad (15-5)$$

式中 n_0 为按单纯随机抽样计算的样本量，$deff$ 为设计效应（design effect），定义为各种抽样方法的方差与同等样本量的单纯随机抽样方差之比，设计效应越大，所需样本量越多。一般情况下，单纯随机抽样的 $deff = 1$，分层抽样的 $deff < 1$，整群抽样的 $deff > 1$，系统抽样的 $deff \approx 1$，通常我们可以查阅文献得到类似调查的 $deff$，据以估计样本量，例如在计划免疫和碘缺乏病控制的抽样调查中，$deff$ 均定为 2；行为危险因素监测的抽样调查中，$deff$ 定为 1.5；1‰人口生育率抽样调查中，$deff$ 定为 2.5，也可以通过预调查来估计 $deff$ 的大小。此外，在经费允许的前提下，样本量的取值可以适当大一些（例如可将分层抽样的 $deff$ 定为 1）。

估计了样本量后，分层抽样下各层样本量的分配方法有按比例分配和最优分配两种。其计算公式是：

按比例分配，即每层的样本量 n_i 都与层的大小 N_i 成比例：

$$n_i = n \frac{N_i}{N} \qquad (15-6)$$

最优分配，即使得估计量的方差为最小的样本量的分配：

均数抽样
$$n_i = n \frac{N_i \sigma_i}{\sum N_i \sigma_i} \qquad (15-7)$$

率抽样
$$n_i = n \frac{N_i \sqrt{\pi_i(1-\pi_i)}}{\sum N_i \sqrt{\pi_i(1-\pi_i)}} \qquad (15-8)$$

例 15-3 某市欲进行老年聋（老年人中与年龄有关而无其他原因的进行性感觉神经性耳聋）患病情况调查，为提高调查精度拟采用分层抽样，经查阅资料得知，全国城市老年聋患病率为 33.8%，又知该市以往老年聋患病率为 30.7%，并已知老年人群年龄分布及以往的患病率。①若取 $\alpha = 0.05$，问本次需要调查多少人？②按比例分配，每层各抽取多少人？③按最优分配估计各层应抽取多少人？

今 $z_{0.05/2} = 1.96$，$\pi = 0.338$，$p = 0.307$，$\delta = 0.338 - 0.307 = 0.031$ 代入式（15-3）

$n_0 = 1.96^2 \times 0.338 \times (1-0.338)/0.031^2 = 894.4 \approx 895$

再按式（15-5）估计样本量 n（将分层抽样的 $deff$ 定为 1），应调查 895 人，用式（15-6）计算按比例分配分层抽样结果见表 15-2 第（5）栏，用式（15-8）计算最优分配分层结果见表 15-2 第（7）栏。

表 15-2　分层抽样样本量分配表

年龄组（岁）(1)	N_i (2)	π_i (3)	N_i/N (4)	按比例分配 n_i (5)	$N_i\sqrt{\pi_i(1-\pi_i)}$ (6)	最优分配 n_i (7)
60~	4418	0.257	0.535	479	1930.6	464
70~	2926	0.302	0.355	318	1343.4	323
80~	908	0.564	0.110	98	450.3	108
合计	8252	0.307	1.000	895	3724.3	895

分层抽样的特点：①可大幅度提高调查精度。由于分层提高了层内同质性，观察值之间的变异相对减小，使各层内抽样误差减小，若分层合理，各种抽样方法中，该法抽样误差最小；②可使抽样方法应用更灵活。各层内可据实际情况，方便地采用不同的抽样方法，如分层整群抽样、分层系统抽样等，并进行层内分析；③可使分析结果信息量增加。它除可提供各层内独立分析结果外，尚可得出各层分析的总信息。

三、整群抽样

（一）抽样方法

整群抽样（cluster sampling）又称集团抽样，它是先将总体分成 k 个组（群），从 k 个群中随机抽取 k 个群，每个群中包含若干个观察单位，被抽中群的所有观察单位构成样本。一般情况下，经常用到自然群（例如省市、村镇、学校、企业），群也可以是人为划分的（如将大块区域划分成面积较小的区域），要求每个群内差异尽可能大，而群间差异尽可能小（这一点与分层抽样要求相反），以避免同一群内观察对象提供重复信息。大多数整群抽样是不等规模整群抽样（各群内个体数不相等），少数情况是等规模整群抽样（各群内个体数相等）。

（二）样本量估计

整群抽样的样本量按式（15-5）计算，取设计效应 $deff>1$，一般来说其所需样本量大于单纯随机抽样。

例 15-4　某市中年知识分子健康情况调查，采用整群抽样方法进行抽样，用 SCL-90 自评量表进行心理健康筛查，因为对 π 一无所知，假定 π 为 0.5，要求容许误差 $\delta = 0.03$，按公式（15-3）计算单纯随机抽样的样本量

$$n_0 = 1.96^2 \times 0.5 \times (1 - 0.5)/0.03^2 = 1067.1 \approx 1068$$

取 $deff = 1.5$，按式（15-5）计算整群抽样的样本量

$$n = n_0 \times 1.5 = 1068 \times 1.5 = 1602$$

故可将样本量定为 1602 人，假定每个群的中年知识分子平均有 200 人，约需调查 8 个群。

整群抽样的最大优点是便于组织实施。因调查单位相对比较集中，可大大减少调查费用。但在抽样结果中可能会重复出现相同或相近的观察结果，从而降低估计精度。有时可在总经费不变的情况下，通过抽取充分多的群或观察单位进行弥补，以获得更高的精度。

四、系统抽样

（一）抽样方法

系统抽样（systematic sampling）又称等距抽样或机械抽样，它是将研究总体中的 N 个观察单位按某一顺序排列，先随机抽取一个观察单位作为起始单位，再按照相等间隔的规则抽取其他 $n-1$ 个观察单位，共 n 个观察单位组成研究样本。常用的系统抽样方法有整数等距和非整数等距两种，二者的区别在于抽样间距 $k = N/n$ 是否整数。

当 k 为整数时，先在 $1 \sim k$ 范围内抽取一个随机数作为起点，然后每隔 k 个单位抽出一个单位，直到满 n 个单位。

例 15-5　某食品卫生监督所到各大、中型饭店检查餐具消毒效果，欲从某饭店 500 件餐具中抽取 50 件进行采样检查。$k = 500/50 = 10$，在 $1 \sim 10$ 中产生随机数得到起点 $r = 4$，依餐具叠放次序，按相同间隔 $k = 10$ 分别取编号为 4，14，24，34，…，494 号的餐具作为抽检餐具。

当 k 不为整数时，先将非整数的 k 的小数点后移，使之成为整数 $[k]$，然后在 $1 \sim [k]$

范围内抽取一个随机数［r］作为起点，再将［r］的小数点移回来，成为非整数的随机起点 r，每隔 k 个单位抽出一个单位，直到满 n 个单位，此时的抽样仍然是等概率的。

例 15-6 欲从某饭店 258 件餐具中抽取 30 件进行采样检查。$k = 258/30 = 8.6$，先将小数点右移，在 10~86 中产生随机数得到起点［r］= 27，再将［r］的小数点移回来，成为非整数的随机起点 $r = 2.7$，依餐具叠放次序，按相同间隔 $k = 8.6$ 分别取编号为 2.7，11.3，19.9，28.5，……，252.1，将小数部分去除，即得到 2，11，19，28，……，252 号的餐具作为抽检餐具。

系统抽样的设计效应 $deff \approx 1$，故可以用单纯随机样本量计算公式来近似估计所需样本量。

系统抽样的优点是实施方便，不需要对每个单位编号便可进行随机抽取。若对研究总体排序标志有所了解时，可利用某些规律，达到较好的抽样效果。当排序是随机序列且均匀分布时，系统抽样与完全随机抽样效果相当，但若总体的观察单位按顺序有周期性或单调增（或减）趋势时，系统抽样易产生偏性，如研究室内环境空气质量与居民呼吸系统健康状况的关系，按门牌号排列在居民住宅楼中作系统抽样时，可能由于楼层、朝向、通风等因素的某种趋势，得到偏性较大的样本。在这些情况下，可将总体按抽样间隔分成若干段，在每段中随机确定抽样的起始单位，还可以采用首尾校正法、中位样本法、对称系统抽样法等一些改进方法。

五、多阶段抽样

多阶段抽样（multi-stage sampling）又称多级抽样，它是将调查分成两个及两个以上的阶段进行的抽样，一般先将总体分成若干群，作为抽样框，然后用单纯随机抽样方法或分层抽样、系统抽样方法从中抽出部分群作为"一级单位"，以被抽中的一级单位包含的若干较小单位的全体作为抽样框，可以抽出"二级单位"，从被抽中的二级单位中又可以抽出"三级单位"……，直到从最后一级单位中抽到所要调查的基本单位。

例如广西医科大学和广西壮族自治区卫生厅进行的"完善广西农村卫生服务体系建设研究调查"村级机构抽样，将广西分成桂东、桂南沿海、桂西、桂北、桂中以及沿边经济区六大经济区，同一经济区内的城市中抽取一个市（一级单位）；被抽到的市则再抽取 3 个县区（二级单位）；在被抽到的县区中，抽取 3 个乡镇（三级单位）；被抽到的乡镇的村卫生室（基本单位）全部调查。这就形成了一个多阶段分层整群抽样过程。

多阶段抽样在实施管理上极为方便，不需要对每级抽样单位编制完全的抽样框，尤其对大型的调查具有很大的实用性。但是多阶段的抽样例数估计公式复杂，计算需一级一级地滚动进行，详见有关专著。

六、二重抽样

二重抽样（double sampling）也称二相抽样，指先抽取一个容量比较大的初始样本，其样本量为 n'。用初始样本估计参数或获取某些必要的信息，然后再从初始样本 n' 中，随机抽取一个样本量为 n（$n \leq n'$）的样本，进行比较详尽的调查。其中的初始样本可看作"总

体"。二重抽样有以下用途:

1. 从总体中筛选主要调查的对象 例如,欲调查的总体是老年痴呆患者的全体,它只是老年人群中的一部分(子总体),故可以先从老年人群中抽取初始样本,然后对其中的老年痴呆患者再进行抽样调查。

2. 获取辅助信息 当为了提高抽样效率,打算使用某些抽样方法(如分层)或估计方法(如回归估计),但又缺乏必要的辅助信息,可对初始样本先做粗查,获取有关信息后再对较小的样本进行实际调查,这样有利于提高调查质量。

3. 节约调查费用 对个体指标值差异大精度要求高的指标,调查一个较大的样本,对个体指标值差异小精度要求较低的指标,仅调查一个较小的样本,从而既保证精度,又节约经费。

第五节 调查质量的控制

调查研究的目的在于获得高质量的数据资料,用以描述或研究总体的某些特征。任何研究总是期望对总体做出客观、可靠、真实的评价,但在实施的全过程中,调查结果随时都可能受到各种因素的影响,偏离真实情况。调查研究中,调查结果与总体事实之间的差异,即观察值与真值(在某一时刻或状态下,某种指标量的客观存在的实际大小)之差称为调查误差(survey error),就其产生的原因分为抽样误差(sampling error)和非抽样误差(non-sampling error)两类。调查误差越小,则调查质量越高。

一、调查研究中抽样误差的控制

抽样误差是由于抽选样本的随机性而产生的,是随机出现的,分布是有规律的,其值可正可负、可大可小,以零为中心呈正态分布。调查研究中抽样误差的大小主要受下述因素影响:

1. 总体的离散程度 一般用总体方差或总体标准差来描述总体的离散程度,离散程度越大,抽样误差就会越大。

2. 样本量的大小 是影响抽样误差大小的决定性因素,而增加样本量是减少抽样误差最有效的途径,同时也应注意,样本量的增大,使调查费用和工作量也相应增加,还可能增大非抽样误差,如何设计最佳的样本量,是抽样调查中十分重要的问题,观察性研究中,有时会涉及多个指标,同一研究中检测指标不同,样本量的估计也不尽相等。若经费充足时,应尽可能满足最大样本量或主要指标所要求的样本量,从而缩小抽样误差。

3. 抽样方法 采用不同的抽样方法,抽样误差大小也不同。不同抽样方法包含的实际信息量不同,对样本的代表性不同,单纯随机抽样、分层抽样、系统抽样、整群抽样、多阶段抽样等的抽样误差都有所差别,不同抽样方法的抽样误差大小依次为整群抽样≥单纯随机抽样≥系统抽样≥分层抽样。因此,如何针对抽样对象的实际情况,选择最合理的抽样方法对控制抽样误差非常重要,尤其是在调查费用固定又不能依靠增加样本量来减少抽样误差时,可通过选择最佳的抽样方法或几种抽样方法的结合运用(如分层整群抽样、多阶段分层随机抽样、分层多阶段整群系统抽样等）来控制抽样误差。

二、调查研究中的非抽样误差及其控制

非抽样误差指抽样误差以外的各种原因引起的误差，即偏倚（bias）。在调查研究的每一个阶段，如调查方案设计、调查表的设计、样本的抽选、调查资料的收集、数据记录、储存、转换与分析等，都可能产生非抽样误差。非抽样误差不仅贯穿调查研究的全过程，且种类繁多，形式多样，无规律可循，给分析带来困难。非抽样误差的大小直接影响抽样调查结果的可靠性，只要非抽样误差存在，样本均数就不是总体均数的无偏估计，而且除非各单项误差为常数，否则计算所得的抽样方差也不是真正意义上的抽样方差，对抽样结果也就不能做出正确的解释，因此，不可低估非抽样误差的潜在影响。一般来说，抽样误差可以事先计算并加以控制，非抽样误差的计量和控制则相对比较困难。非抽样误差不能用公式来估计大小，而且由于其产生原因的复杂性，也不存在一个简单的控制方法，必须从观察性研究设计和实施的全过程加以预防和控制。

非抽样误差主要包括：

（一）抽样框误差

抽样框应该保证被抽样总体与目标总体一致，若由于研究设计或资料收集、储存及分析等多方面的原因，引致抽样总体与目标总体不同，就无法保证样本的代表性，这样对总体的估计和预测会产生偏差，因其是由不完善的抽样框造成的，称为抽样框误差，它属于选择偏倚（selection bias）的一种。抽样框误差产生的原因主要有：

1. 丢失目标总体单位　又称涵盖不足（non-coverage），即抽样框没有覆盖目标总体的全体观察单位，或有些抽样单位根本没有在抽样框中出现，因此也不可能有机会被抽入样本，引致估计偏差，这些丢失的抽样单位简称丢失单位。

例如，某省欲进行小学生营养状况研究，抽样框设定为省内各小学就读学生名录，研究设计在上一学期完成，调查时由于各种原因转学学生人数增加，在被抽中的学校中新转学来的学生就不在调查名单内，成为丢失单位。如对人口流动性较大的某城市进行心脑血管病患病率调查，若设计中将抽样框确定为该地常住人口户籍名录，由于"人户分离"，那些户口虽不在该地但长期居留在该地的人就成为丢失单位，这样都可能产生较大的抽样框误差。

2. 包含非目标单位　又称为抽样框过涵盖（over coverage）。是指抽样框中包含了一些不属于目标总体的观察单位（异质单位），而引致的估计偏差。例如，某城市欲进行心脑血管疾病的影响因素调查，设计中将抽样框确定为行政划分的社区名录，进行整群抽样。由于城市化进程中，城郊接合部的农业行政村规划成了城市社区，这些"城市中的农村"社区居民的居住、工作和生活状态与以往城市居民略有不同，但实际调查抽出的样本却包含了这一部分对象，他们属于非目标观察单位，实际上并不能客观反映城市居民的情况。

3. 抽样框的复合联接　是指抽样单位与目标单位的对应关系中违背了一对一联接的原则，而可能引致估计偏差。如多个抽样单位均与一个目标单位联接称为多对一联接。例如若以全市脑血管疾患住院病历作为抽样框，对脑血管病患者进行抽样调查，由于部分患者在几所不同的医院住过院，这些患者被抽入样本的概率比那些只在一个医院住过院的患者就要

大。如果一个抽样单位分别与一些目标单位联接称为一对多联接，如城市居民卫生服务需求调查设计中将门牌号确定为抽样框，每个门牌号就是一个抽样单位，对两户家庭合住一个单元房或几个家庭合住一个小院而只有一个门牌号的情况，都属于一对多联接，对每个家庭被抽中的概率就不同。

抽样框误差的控制重在预防，调查设计时要尽可能通过各种形式或渠道了解情况，收集信息和资料来精心编制抽样框，对于现成的抽样框一定要复核，尽量根据现实情况预见可能的抽样框不完善情况，在设计方案中留有补救措施。

调查设计时使用了不完善的抽样框，实施调查中应设法补救。对于丢失单位可以采用辅助抽样框。如某城市心血管病患病率调查，因"人户分离"造成的丢失单位，可通过社区或街道相关部门将遗漏的人员另列一份清单，作为对原有抽样框的补充。当然也可通过复查来发现丢失单位。对包含非目标单位问题，要在调查过程中适时适地核查，早发现，早剔除，也可利用其他信息来校正。对于复合联接形式多样，则要在确定抽样框时保证唯一的联接规则，例如以全市脑血管病患者住院病历为抽样框，可以细则规定，对在不同医院住过院的部分患者，有两份以上住院病历者，以最近的住院病历作为观察单位组成抽样框。

（二）无应答误差

无应答（non-response）是指由于各种原因导致不能获得某被调查对象的信息或某些调查项目资料。无应答误差是指未能获取调查对象或调查表项目问题回答结果或数据而造成的误差，又称无应答偏倚（non-response bias）。无应答不仅会减少分析的有效样本量，降低估计精度，也可带来更大的系统误差。无应答可以是观察单位无应答（抽中的调查对象没有接受调查，未提供资料）和项目无应答（调查对象虽接受了调查，但对某些关键问题没有做答，调查资料出现了空项）；据产生的原因又把它分为有意识不回答和无意识不回答两种，造成不回答的原因主要有：①无法找到被调查对象，如地址不详、人不在家、房屋无人居住、未返回问卷等；②拒访，对调查或调查员反感、维护个人或单位利益、或因安全原因、调查时间不恰当或被调查者住所偏僻等拒绝访问；③由于客观原因不能回答，如聋哑人、弱智、文盲、病重、痴呆或调查当时极为紧张等；④调查内容表达不明确，大多被调查者不能正确理解调查表的某些项目，无法回答；⑤调查项目涉及个人隐私，或使被调查者感到回答该项目有可能带来不利影响；⑥忘记回答或填写遗漏答案；⑦失访，追踪随访的观察对象暴露情况记录不全或不易获得，或拒绝合作等均可产生失访偏倚，则可造成研究结果的内部真实性受到影响。

科学设计抽样方案，准确定位调查对象的具体位置，精心选择合适的访问时间（如白天、晚上甚至具体时段），周密安排组织调查，选派高素质有经验的调查员，为消除调查对象的疑虑，耐心细致地做好说服工作等是控制无应答误差的关键内容。敏感性问题调查，可以采用随机化应答技术进行，如 Warner 的随机化回答模型、Simmons 的无关问题随机化回答模型、Greenberg 的双样本模型等。当首次调查结束出现无应答时，要先查清无应答原因，适当进行后续的复调查，以提高应答率。当经过努力仍然存在无应答时，为保证样本量充足，也可采用样本替换，即对总体中未被抽取的研究对象来替换，但原则是替代者与被替代者应属于同类条件相近者，替换规则应在实施调查前就先确定，不能随意替换。当无应答不可避免时，可采用无应答调整技术，如复制估算法、加权调整法等，也可以采用二重抽样，若首次调查是有应答，续次时出现无应答，则可从最初无回答的对象中随机抽样，获得无回答子样本数据，作为无回答层的代表值，最后将第一次调查和第二次调查的数据结合起来估计总体参数。追踪观察要尽量减少失访，一般失访率要控制在10%以下。

（三）测量误差

测量误差（measurement bias）或测量偏倚也称信息偏倚（information bias），对调查质量的影响极大，其成因主要有：

1. 设计方案不完善　①抽样程序有偏差，使得样本结构与总体结构不吻合（非随机性），例如，欲了解成年人群对医疗服务的满意度，采用白天入户调查方式，结果接受调查者大多为老年人，加大调查样本偏性；②调查表设计不完善，如调查指标含义不清楚、计量单位不准确、问题具有倾向性或诱导性、项目排列顺序不当、问题未留有足够的应答余地、调查内容不完整（缺少重要的项目）、调查表冗长等；③估计量选择不当，如整群抽样时群的大小不等，采用等概率抽样时，均数估计未加权等，加大了估计偏差。或在多阶段抽样中，没有采用自加权设计，直接根据样本数据作为总体指标，有时也可能引致估计有偏。

2. 调查员的原因　①有意欺骗，如调查员弄虚作假，伪造数据；或调查时不按规定操作，用其他数据来填充，入户调查时随意用邻居资料替代；②操作失误，调查过程中，调查者询问技术不当，或者为取得阳性结果，诱导调查对象做某一倾向性回答，使调查结果偏离真实情况；或因责任心不强，在结果登记、填写、计算时发生差错；或因仪器不准确，试剂批号不一，测量尺度不同，操作人员技术不规范等，引致测量值偏离真值，产生测量偏倚。

3. 被调查者的原因　①理解误差，调查对象对调查内容及项目含义理解出现偏差，给出错误信息，但并没有意识到；②记忆误差，因研究对象的记忆失真或回忆不完整，使其准确性或完整性与真实情况不符；③环境干扰，如调查对象接受调查时身体不适、心情不佳，或有急事及意外等都可能影响调查质量；④厌倦心理，特别是经常接受调查的调查对象因对调查活动失去兴趣，敷衍了事；⑤有意隐瞒，调查对象因为社会经济等原因不愿提供实情，有意夸大（如文化程度、职务、职称、工作业绩等）或缩小（如收入、工作失误、吸烟量、饮酒量等）。

为了尽可能减少测量误差，要设计统一的调查表、调查项目及调查用语，问题的答案要具体明确，易于理解。调查指标要尽量选用客观性强、灵敏度高和精确性好的定量指标，少用定性指标，做到少而精，重点突出，一份调查表的完成时间最好不超过30分钟，以免被调查者产生厌倦心理而影响调查质量。努力选拔与培训思想素质、工作作风、业务能力综合考察较强的调查员，加强业务培训，熟练掌握调查与检查技术，增强责任心，尽力排除主观因素的影响，合理安排调查工作量，避免因负担过重而忽视调查质量。也可以编制周密的逻辑与计算检查提纲，由专人进行现场督察。要统一调查方法和调查时间，采用适当的调查技巧做好后续复查等。标定仪器试剂，使用过程中要经常性检查。在实施调查中不断总结经验，发现问题及时改进。

（四）混杂偏倚

混杂偏倚（confounding bias）指由于一个或多个既与研究指标有制约关系，又与暴露因素密切相关的外部因素影响，掩盖或夸大了暴露与疾病的联系所引致的误差，常发生在病例-对照研究和队列研究中。

混杂偏倚产生的原因可能是：①非随机分组；②虽采用了随机分组，但由于 n 不够大，仍难以平衡非处理因素影响；③即便采用分层随机化，一般也只能控制少量非处理因素，有时其他尚未平衡的非处理因素，也可能构成"混杂"。例如在探讨维生素 E 能否降低发生心肌梗死危险的队列研究中，如果服用维生素 E 组的吸烟者比例与不服用维生素 E 组相差较大，则吸烟的作用可能会干扰维生素 E 能否降低发生心肌梗死危险的效果评价；又如在探讨吸烟与肺癌关系的病例-对照研究中，如果病例组和对照组的年龄分布不均衡，由于年龄作用的"混杂"，就可能导致对吸烟与肺癌关系的错误分析。

在研究设计阶段采用限制（restriction）、配比、随机化等方法，有选择地控制混杂因素在人群中的分布，以消除或减小混杂因素对结局的作用。限制指针对某些潜在的混杂因素，对研究对象的纳入标准加以限制；配比是指在选择对照时使其在某些重要的混杂变量上与研究对象相同或相近，配比可分为个体配比和成组配比；随机化指把混杂因素限定在研究人群的一个狭窄的范围内，再进行随机抽样，即先分层后随机抽样。在统计分析阶段可采用分层分析技术、多元统计分析及倾向得分等方法来控制混杂因素的作用。

小　　结

1. 观察性研究指对一些客观存在的事物现象或因素进行探索、了解的研究工作，包括推论总体特征与事物现象间关系探索与分析等内容。

2. 根据研究范围，观察性研究可分为普查和非全面调查　普查即对同质总体中所有观察单位都进行的调查。非全面调查指研究者根据研究目的从同质总体中抽取部分观察单位进行的调查。包括：①抽样调查指从总体中抽取部分观察单位所进行的调查，它又分为概率抽样调查和非概率抽样调查。概率抽样调查指研究者据研究目的，从同质总体中随机抽取部分观察单位进行的调查，所得结果可用于推论总体。②典型调查指研究者在对调查对象全面分析的基础上，有意识地选择部分观察单位进行的调查。

根据研究时间，观察性研究也可分为：①横断面调查：也称现况调查，指在某一时点或相当短的时期内对某群体有关事件发生的状况及其影响因素进行的调查；②纵向研究：指对某事物现象在一段时期内，自始至终动态变化过程的研究。

3. 观察性研究的特点　①研究/分析因素是客观存在的；②不能用随机分配方法平衡混杂因素的影响。

4. 观察性研究设计的内容中，调查计划主要考虑　①明确具体的调查目的，选择客观、准确、可行的研究指标；②根据研究目的确定调查对象和观察单位，并在规定的总体中，确定抽样获得的参数估计误差控制在一定范围内所必需的最适样本量；③明确本次调查使用的方法，选择适当的调查方式和抽样方法；④设计调查项目与调查表，并对调查表的可行性及信效度等进行评价；⑤制订调查的组织计划，内容包括组织领导、宣传动员、时间进程、区域划分、调查人员培训、分工协调、经费预算、运作管理、调查现场技术指导等方面的质量控制措施等。整理分析计划主要考虑：资料审核和复查、数据储存、文件分割资料编码、数据库设计、分析数据数量化、资料汇总和清理、资料分组、设计分析表格和统计分析提纲、参与人员、时间进度安排、经费预算、预期结果及组织实施细则等。

5. 常用的抽样方法包括单纯随机抽样、系统抽样、整群抽样、分层抽样、多阶段抽样、二重抽样。

6. 控制调查质量是观察性研究中非常重要的内容，如何针对具体问题，作好抽样误差和非抽样误差的控制，是提升科学研究质量的关键。

（李新华 张丽荣）

~~~~~~

作者简介 李新华 教授，硕士生导师，贵州医科大学公共卫生学院卫生统计学教师。中国卫生信息学会统计理论与方法专业委员会委员、卫生统计教育专业委员会委员。参编"十一五"和"十二五"普通高等教育本科国家级《医学统计学》教材4部。

作者简介 张丽荣 副教授，贵州医科大学公共卫生学院卫生统计学教师，现任贵州医科大学神奇民族医药学院副院长兼教务处长。多年从事《卫生统计学》《医学统计学》教学，经验丰富，主持并参加多项课题合作。

第十六章　实验研究设计

> **重点掌握:**
> 1. 实验研究的三个基本要素。
> 2. 实验设计的基本原则。
> 3. 常用的实验研究设计要点与方法。
> 4. 常见的样本量估计方法及应用注意事项。

上一章提及根据是否施加干预,将健康促进与医疗服务研究分为实验性研究(experiment studies)与观察性研究。实验研究是指研究者根据研究目的人为地对受试对象施加干预措施,按照对照、随机化原则控制非处理因素的影响,对比不同干预的实验效应,评价干预措施效果的研究方法。任何一项实验研究工作,首先应做好实验研究设计,也就是对实验研究目的、方法、实施方案及步骤等制订详尽的计划,使受试对象的选择、处理因素的随机安排、分析指标的测量与筛选均有据可循,以保证研究结果能科学、客观地解释真实的医学现象。实验研究设计包括专业设计和统计设计两个内容。专业设计主要用来考虑该研究选题或假设,而统计设计是从技术角度保证研究全过程能顺利进行,并科学准确地回答研究选题与假设提出的问题。统计设计主要包括明确具体的研究目的;随机分配受试对象,并做好样本量估计;合理设置对照组;精心选择研究指标,周密安排资料的获取、储存与利用;采用哪些统计分析方法和模型,软件编程及其分析结果有哪些等,都是要在实验研究工作开始之前,做好周密的设想与安排。

第一节　实验研究的基本要素

医学实验研究的基本要素主要有受试对象、处理因素和实验效应。例如欲验证某降脂药物的治疗效果,高血脂患者为受试对象,服用某降脂药物是处理因素,治疗后血脂下降量为实验效应,任何一项实验研究中3个基本要素必须明确具体。

一、处理因素

处理因素(study factor or treatment)或实验因素是根据实验研究目的而确定的施加于受试对象的某个或某些干预,并能引起受试对象直接或间接反应的因素。人为地施加干预是实验研究的特点之一。处理因素可以是生物学因素,有细菌、病毒、寄生虫、生物制品等,如接种乙肝疫苗;也可以是化学因素,有药物、激素、食品添加剂、食品防腐剂、毒物等;或物理因素有声、光、电、热、磁等；还可以是心理因素或社会因素等。实验研究设计安排处理因素时首先要区分处理因素（factor）和水平（level）。据安排处理因素的数量将实验分为单因素实验和多因素（$T \geq 2$）实验；水平主要指实验分组数，如欲比较某新降脂药 2.4g、4.8g、7.2g 与安慰剂治疗 120 名高血脂患者的研究，处理因素就有 4 个水平，即 3 个药物剂量和 1 个安慰剂组，该实验可称为单因素 4 水平实验。如某研究组为了解 A 药和 B 药联合用药对急性冠脉综合征的治疗效果，处理因素分别为服用 A 药和服用 B 药两个因素，每个因素分为大、中、小 3 个剂量水平，该实验研究即为双因素三水平实验，记作 3×3 实验，"×"前表示服用 A 药有 3 个剂量组，"×"后表示服用 B 药有 3 个剂量组。若再加安慰剂 C 药，就可称为三因素三水平实验（3×3×3），以此类推。多因素实验无论设计还是数据分析，均可运用统计软件（SAS、SPSS、Stata 及 R 软件）方便实现。

与处理因素并存，并对实验效应有影响的其他因素统称为非处理因素。例如：在比较某新降脂药 2.4g、4.8g、7.2g 与安慰剂治疗 120 名高血脂患者的研究中，四组高血脂患者的年龄、保健意识、生活行为方式治疗前的血脂水平等也可能对血脂下降量有影响，这些影响因素称为该实验研究中的非处理因素。

合理安排处理因素时尚需注意：

1. 抓住主要的处理因素并标准化　处理因素是研究的主要因素，一次实验中处理因素有多个，但处理因素数一般不宜过多，应抓住反映本研究重要的处理因素；处理因素在整个实验过程中应始终保持不变，如一项新药临床试验，药品应尽量选择同一厂家、同一批号、保存方法应相同；在手术疗效评价中，手术操作者及其熟练程度自始至终应保持相对恒定，否则将可能对实验结果产生影响。

2. 找出非处理因素　非处理因素有些可按入选要求控制齐同，如性别；有些因素虽然无法用设计控制到齐同，但要尽量满足对比组间的均衡性要求，找准重要的非处理因素并加以控制好；还有一些无法控制均衡的因素，如进食量等，也可采用协方差等多元统计方法来分析。总之，排除非处理因素的混杂干扰作用，突出处理因素的实验效应，才能保证研究结果的科学性与可比性。

二、受试对象

受试对象（study subjects）是处理因素作用的客体，准确地选择受试对象，将有利于正确反映处理因素作用于受试对象的实验效应。受试对象可以是人、动物、植物，土壤、水或大气，也可以是某个器官、组织、细胞、亚细胞或血清及代谢产物等。实验通常分为：①动物实验（animal experiment）：受试对象是动物，在基础医学实验中（如分子生物学、免疫学、毒理学、环境卫生学、分子流行病学、遗传学、生理学）广泛应用；②临床试验（clinical trial）：受试对象是人，可以是患者或志愿者（详见第十七章）；③现场试验（field trial）：受试对象是群体或个体，也可以是社区；④实验室研究（laboratory experiment）：受试对象是来自人、动物及植物，土壤、水或大气中采集的受检样品。

实验研究中作为受试对象的前提必须同时满足两个基本条件：①对处理因素敏感；②产生的实验效应必须稳定。例如，动物的选择应注意种系、品系、年龄、性别、体重、窝别和营养状况等。临床试验受试对象若是患者，应注意诊断、入选与排除标准的正确性及依从性问题，是否有合并症，还要注意其他可能的混杂因素，如性别、年龄和病情、病程等方面的一致性。

有关受试对象的样本量估计详见第四节。

三、实验效应

处理因素作用于受试对象后的反应称作实验效应（experimental effect）。实验效应是研究结果的最终体现，也是实验研究的核心内容，效应主要通过主客观指标来体现，因此要想使处理因素的作用得到准确反映，必须选择恰当的研究分析指标，即变量。客观指标可以是定量指标、定性指标及等级变量（见第一章），主观指标是体现受试者的感觉或研究者的主观判断结果的，临床研究中常用来表示患者对症状、心理状况及治疗效果的反应，也称作软指标（见第十八章）。研究指标的选择应考虑指标的客观、特异、灵敏和精确性等。

1. 客观　在主观指标和客观指标的选择中尽可能选用客观指标，慎用主观指标，如在某药对胃溃疡的疗效评价中，用胃镜检查恢复效果作为分析指标就要比用患者对是否有效的主观判断更准确。随着医学心理模式的转变，有关主观指标的应用越来越受到重视，如生存质量的评价指标就受到广大医务工作者的青睐。

2. 灵敏度和特异性　应尽量选择灵敏、特异的指标作为研究的主要指标。灵敏度高，表明发现或检出患者的能力强，这样可减少漏诊（假阴性率），例如在某药治疗儿童缺铁性贫血的疗效评价中，血清铁蛋白含量就是一项客观且灵敏度较高的研究指标。指标选择时，也要尽可能选择有较高的鉴别与区分真阴性能力（即特异度高）的研究指标，以降低误诊（假阳性率）的发生，例如甲胎蛋白（AFP）对于原发性肝癌的诊断就是特异性较高的指标。

3. 精确性　指标的精确性包括准确度和精密度两层含义。准确度指观察值与真值的接近程度，反映被测指标的效度；精密度指重复观察时，观察值与其均数的接近程度，其差值属于随机误差，反映的是被测指标的信度。选择指标时，尽可能选择准确度与精密度皆优的指标，若两者不能同时满足，则应在准确的前提下考虑精密性。

此外，对指标的观察或测量应尽可能避免偏性，指标的偏性将会影响后续结果的比较和分析，常需在设计时采用盲法（blind method）设计。

第二节　实验设计的基本原则及误差控制

正确评价处理因素的效应，就必须要控制和排除非处理因素的干扰作用，这是实验设计的基本内容。实验研究设计的基本原则即对照、重复和随机化原则，它是提高对比组间均衡可比性的重要手段。

一、实验设计的基本原则

（一）对照

有比较才有鉴别，而对照是比较的基础，因此，在确定接受处理因素的实验组（experimental group）时，应同时设立对照组（control group）。设立对照也是实验研究中消除与控制非处理因素作用的主要方法。由实验研究的基本原理可知，实验研究中只有合理设置对照组，尽可能消除或平衡非处理因素产生的效应，才能使处理因素的效应有一个科学的对比，才能体现研究结论的科学性，否则任何干预结论都不能成立。临床有很多疾病，如感冒、慢性气管炎、腰背扭伤、关节酸痛和早期高血压等疾病，不经药物治疗也会自愈或随着季节变化而缓解。只有设立对照组的条件下，才能进而证实考虑了自愈等因素影响下的药物治疗效果。不能合理选择和设置对照的研究都是没有科学价值的。实验研究中常用的对照形式分为同期平行对照与非平行对照两类。

1. 同期平行对照　实验组与对照组同期进行干预，组间非处理因素均衡性好，常见的形式有：

（1）空白对照（blank control）：是对照组不接受任何"干预"或处理因素。这在实验室研究中最常见，可用来测评测量方法的准确度等。例如，在某种可疑致癌物的诱癌动物实验中，对照组与实验组均可选择动物种属、窝别和性别相同，体重相近的动物，实验组接受定量的致癌物，但对照组接受与实验组等量的生理盐水，以排除除实验因素外其他非处理因素（动物本身自发肿瘤）的影响。由于临床试验涉及伦理道德问题，一般情况下均不可采用空白对照。

（2）安慰剂对照（placebo control）：安慰剂（placebo）是一种外观不易辨认，无任何干预作用的相似物，例如，临床试验中的安慰剂是无药理作用的"假药"或称伪药物（dummy medication），其外观如剂型、大小、颜色、重量、气味及口味等与试验药物一致，它不含试验药物的有效成分，不能为受试对象所识别。设置安慰剂对照的目的在于克服研究者、受试对象、评价者等由于心理因素所形成的偏倚，起控制安慰作用。安慰剂对照还可消除疾病自然进程的影响，分离出由于试验药物所引起的真正反应，从而直接度量试验药物和安慰剂之间的不同。安慰剂对照的使用要慎重，应以不损害病人健康为前提。

（3）实验对照（experimental control）：是对照组不施加处理因素，但施加某种与处理因素有关的实验因素。例如，赖氨酸添加效果实验中，试验组学生的课间餐食用添加一定量赖氨酸的面包，而对照组学生食用除不加赖氨酸外其他均与实验组相同的面包。其中面包也是有营养价值且是与处理因素施加赖氨酸有关的实验因素，两组儿童除是否添加赖氨酸外，其他条件均相同。

（4）标准对照（standard control）：是指对照组采用现有的标准疗法或同行一致公认的常规方法，或不专门设立对照组，而以现行的标准值或正常参考值作为参照。例如，在某新抗生素药物治疗大叶型肺炎的临床试验中，对照组采用目前疗效明确的获得公认的阿莫西林（有疗效的广谱抗生素）作对照药物，试验组患者服用该新抗生素药来进行疗效比较。

（5）相互对照（mutual control）：是不专门设立对照组，实验组之间互为对照。例如，对三种药物或同一药物的不同剂量组间进行比较，甲药设为对照组，乙和丙药就是实验组；若同一药物的低剂量组为对照组，中、高剂量用药组就是实验组。相互对照可以比较不同药物的治疗效果，或同一药物不同剂量组间的疗效是否有差别。

（6）自身相互对照（self control）：对照与实验在同一受试对象身上进行且与实验同期进行。如身体对称部位一个为对照，一个为实验，比较其差异。例如，研究某治疗烧伤新药的疗效，就可选用有对称部位被烧伤（如双上肢或双下肢等）的受试对象，一部位用烧伤新药，另一部位用其他公认有效药物。自身相互对照组间可比性好。

2. 非平行对照 实验组与对照组不在同一时期进行，采用非平行对照的干预实验也被称作类实验性研究。常见的对照形式有：

（1）自身前后对照（self control）：同一受试对象实验前后的比较，以干预前的水平作为对照。例如，研究缬沙坦对原发高血压病人的降压效果，以病人用药前后的血压值做对比。自身对照简单易行，使用广泛。若实验前后某些环境因素或自身因素发生了改变，则需要另外设立一个对照组，用处理前后效应的差值来比较实验组与对照组。

（2）历史对照（historical control）：又称文献对照或称潜在对照，它是不专门设立对照组，而是以过去的研究结果作为对照，如以某恶性肿瘤过去几十年无一例可生存 2 年以上，现研制出某新药，临床医生用该药治疗了该恶性肿瘤患者 10 例，其中 6 例均带病生存 3 年以上，尽管此药物临床试验中未专门设立对照组，但可以过去所谓的"潜在的"或"铁的事实"作为对照。一般情况除公认的难以治疗的疾病外，一般不宜采用历史对照。因为随医学科学技术的进步，过去认为不可治愈的疾病也会变化，历史与现今资料在多个方面也可能存在不可对比的问题。

（二）随机化分组

随机化（randomization）分组是保证实验组和对照组间不可控的非处理因素分布尽可能一致的一种技术。可以保证各受试对象接受干预、分组及接受处理的顺序等都有相同的概率或机会均等，是实验研究特点之一。除前面提到的随机抽样外，受试对象的分组，哪组接受何种处理（对照还是实验），及实验中哪个受试对象先接受处理，哪个受试对象后接受处理的顺序，也要满足概率分配的要求。随机化方法，由最初的抽签法、掷硬币和抓阄等方法发展到随机数字表、随机排列表法，目前多采用计算机软件进行随机化分配。实验研究中，随机分组是指每一受试对象（个体）分配到各处理组的机会均等，虽然不能保证分配到各处理组受试对象完全均衡，但它仍是提高组间均衡可比的主要手段；实验顺序的随机化，指每个个体接受处理先后的机会也应均等，它是保证实验结果具有科学性的前提。有关随机分组步骤见第三节。

（三）重复（replication）

本节重复主要指实验组和对照组要有一定的样本量，即对适量的受试对象进行重复观测。广义讲，重复可以是：①整个实验的重现性，以提高实验的真实性；②受试对象的适量重复：它可避免把个别情况误以为普遍常识，把偶然性或巧合现象当成必然规律等，以防止偏性结果掩盖事实问题。样本量的估计是实验设计重复原则的具体体现，将在第四节中继续讨论。

二、误差来源及控制

误差（error）是指测量值与真值之差。根据其产生原因分为随机误差（random error）与非随机误差（nonrandom error）。随机误差主要表现为随机测量误差和抽样误差，非随机误差中，主要是系统误差。

1. 随机测量误差（random error of measurement）　是指在相同实验条件下对同一份样品的多份平行样品检测，其测量结果也不尽相同。消除系统误差影响，每次测量结果仍会有一些微小变化，没有固定的方向，但其测量误差呈以零为中心的正态分布，是科学研究中不可避免的，其误差可控制在±0.01或±0.001范围内，随检测仪器方法技术的改进，误差会越来越小。

2. 抽样误差（sampling error）　是随机误差中最重要的一种形式。它是指存在生物个体变异的总体中，由于从总体中进行随机抽样所引起的样本统计量与总体参数之间的不同，及不同样本统计量之间的相差。抽样误差概念与分布特点见第四章，它是抽样研究中统计推断的理论基础。抽样误差的大小，不仅与个体变异程度有关，也受样本量大小的影响，同一总体的随机抽样研究，适当增大样本量，可以减少抽样误差。

3. 系统误差（systematic error）　其产生原因复杂，可出现在实验过程的任一环节，其值或恒定不变或带有一定倾向性。可来源于未校准的仪器或试剂、未随机分组的受试对象、测量者的态度不端正、操作技术不规范、安排的实验顺序单一且固定、检测结果主观臆测等。因此要设法消除系统误差的影响，只有通过严谨的研究设计、认真的科研态度，规范的操作技术和严格的管理措施。

4. 过失误差（gross error）　是因研究者错误而造成的误差。常见有记录错误如：抄错数字、点错小数字、写错单位。记录错误要通过数据录入、储存、数据文件分割过程中，根据专业知识仔细核查加以纠正，否则会影响结果的准确性。

第三节　常见的实验设计类型和随机分组

常用实验设计类型按处理因素多少分为单因素设计和多因素设计。单因素设计是按某一分组变量特征来分析某效应变量差异的方法，本节介绍完全随机设计、配对设计、随机区组设计和交叉设计；多因素设计是考察两个及以上分组因素的某个或某些效应变量间差异的方法，本节主要介绍析因设计和重复测量设计。

一、完全随机设计

完全随机设计（completely random design）又称简单随机分组设计，是最为常见的一种单因素两水平或多水平的实验设计方法。它是将随机抽取的受试对象再随机分配到两个或多个处理组中进行实验效应的比较与分析。各组样本量可以相等（平衡设计）也可以不相等（非平衡设计），样本量相等时检验效率较高。

优点：①设计原理简单；②易于理解与实施；③出现缺失值时，仍可进行统计分析。缺点：①小样本组间非均衡时，检验效率相对较低；②对医学研究中受多个因素影响的效能指标比较，只能解决较为简单的问题，无法综合多因素多水平对效应变量的影响。

例 16-1 将同种系同性别体重相近的 16 只昆明种小鼠随机分配到两组。

先将 16 只小鼠按体重大小编号为 1，2，……，16，选中随机数字表（附表 14）中任一行，再选定任一列作为起点，连续读取 16 个两位随机数字组成的随机数。本例从随机数字表中第 6 行第 1 列开始，向右连续读取 16 个随机数记录下来，并将随机数从小到大顺序编序号 R，且规定 R=1~8 者为 A 组，R=9~16 者为 B 组。分组结果见表 16-1。

表 16-1　16 只昆明种小鼠完全随机设计分组结果

动物编号	1	2	3	4	5	6	7	8	9	10	11	12	13	14	15	16
随机数字	93	22	53	64	39	07	10	63	76	35	87	03	04	79	88	08
序号（R）	16	6	9	11	8	3	5	10	12	7	14	1	2	13	15	4
分组结果	B	A	B	B	A	A	A	B	B	A	B	A	A	B	B	A

两组小鼠分组编号如下：

A 组：2、5、6、7、10、12、13、16

B 组：1、3、4、8、9、11、14、15

以上是单因素两水平完全随机设计分组，若是单因素多水平，其随机化分组方法与前者相同，只是在排序后规定分组略有不同。但分组后是 A 组还是 B 组为实验组，还应该进行处理因素的随机化分配。

二、配对设计

配对设计（paired design）是将不同受试对象按一定条件配成对子，再将每对中的两个受试对象随机分配到不同处理组。该设计与完全随机设计相比，可适当控制非处理因素（混杂因素）对实验结果的影响，使受试对象组间的均衡性更好，非处理因素控制的有意义时，可提高实验效率。动物实验中，常将窝别、种属、品系、性别和体重等作为配伍因素；临床试验中，常将患者病情程度、性别和职业等作为配伍因素。

配对设计与完全随机设计相比，抽样误差较小，所需样本量也较小。但若选择的非处理因素对效应变量没有影响时，配对设计欠佳，反而会降低效率；尤其是实验动物有意外死亡等，对子中另一只动物检测结果也无法参与分析，可能会丢失更多的信息。

例 16-2 某研究组欲进行降压疗效试验，首先按有影响的非处理因素病情（轻重）、性别（男女）和年龄（60 岁以下和 60 岁及以上）将受试对象配成 10 对，试将其随机分配到甲乙两组。

将按病情轻重、性别和年龄配对的 10 对高血压患者，按受试对象接受处理的顺序编号，如第 1 对编号为 1.1 和 1.2，以此类推。在附表 15 的随机排列表中（$n=10$）任一行顺序摘录"0~9"10 个随机数。事先规定遇奇数先进入甲组后进入乙组，遇偶数则先乙后甲，"0"按偶数对待。任意指定随机排列表第 8 行，将 10 个随机数依次摘录在受试者对子号下。结果见表 16-2。

表 16-2 10 对高血压患者配对设计分组结果

对子号	1	2	3	4	5	6	7	8	9	10
受试者	1.1	2.1	3.1	4.1	5.1	6.1	7.1	8.1	9.1	10.1
编 号	1.2	2.2	3.2	4.2	5.2	6.2	7.2	8.2	9.2	10.2
随机排列数	3	2	6	1	8	0	9	5	4	7
分组结果	甲	乙	乙	甲	乙	乙	甲	甲	乙	甲
	乙	甲	甲	乙	甲	甲	乙	乙	甲	乙

两组患者编号如下：
甲组：1.1、2.2、3.2、4.1、5.2、6.2、7.1、8.1、9.2、10.1
乙组：1.2、2.1、3.1、4.2、5.1、6.1、7.2、8.2、9.1、10.2

三、随机区组设计

随机区组设计（randomized block design）也称配伍组设计，是配对设计的扩展。它是将受试对象按有影响的某个或某些因素配成一个区组后，进行区组内随机分组，再随机分配各组分别接受不同的处理。

该法可把非处理因素相近的研究对象安排在同一区组，随机分配到各处理组中，以使处理组间的非处理因素分布均衡性更好，处理间误差相对较小，实验效率较高。但区组内随机分组属受限随机化；要求区组内受试对象数与处理数相同，若同一区组内有实验数据缺失，该区组的其他数据就无法利用。

例 16-3 为比较 4 种抗癌药物（A、B、C、D）对不同年龄段小鼠的治疗效果，先将 36 只昆明种小鼠按窝别与出生天数配为 9 个区组，再将区组内 4 只小鼠随机分到四种不同的处理组。

从随机数字表中第 10 行第 5 列开始，从左至右依次读取两位随机数字作为一个随机数录于编号下，第 10 行随机数用完，接转第 11 行第一列，见表 16-3 第三行，各区组内顺序排队，序号为 1 的为 A 组，序号为 2 的为 B 组，序号为 3 的为 C 组，序号为 4 的为 D 组。

表 16-3 36 只小鼠随机区组设计随机化的结果

区组编号	I				II				III			
受试者编号	1	2	3	4	5	6	7	8	9	10	11	12
随机数字	96	30	24	18	46	23	34	27	85	13	99	24
随机数字排序	4	3	2	1	4	1	3	2	3	1	4	2
分组结果	D	C	B	A	D	A	C	B	C	A	D	B
区组编号	IV				V				VI			
受试者编号	13	14	15	16	17	18	19	20	21	22	23	24
随机数字	44	49	18	09	79	49	74	16	32	23	02	57
随机数字排序	3	4	2	1	4	2	3	1	3	2	1	4
分组结果	C	D	B	A	D	B	C	A	C	B	A	D
区组编号	VII				VIII				IX			
受试者编号	25	26	27	28	29	30	31	32	33	34	35	36
随机数字	35	27	33	72	24	53	63	94	09	41	10	76
随机数字排序	3	1	2	4	1	2	3	4	1	3	2	4
分组结果	C	A	B	D	A	B	C	D	A	C	B	D

随机区组设计分组结果如下：

A 组： 4、6、10、16、20、23、26、29、33

B 组： 3、8、12、15、18、22、27、30、35

C 组： 2、7、9、13、19、21、25、31、34

D 组： 1、5、11、14、17、24、28、32、36

四、交叉设计

交叉设计（cross-over design）是一种特殊的自身对照设计，是按事先设计好的试验次序（sequence），在各个阶段（period）对研究对象（subject）逐步实施各种处理，以比较各处理组间的差异。欲安排单因素两水平（处理 A 和 B）两阶段交叉实验，先将受试对象按某因素相近条件配成对子，再随机分入两组，一组在第 I 阶段接受 A 处理，第 II 阶段接受 B 处理，试验顺序为 AB；另一组受试对象在第 I 阶段接受 B 处理，第 II 阶段接受A 处理，试验顺序为 BA，这是最简单的 2×2 交叉设计。例如，为研究试验药佐米曲普坦（A）治疗偏头痛的疗效，以舒马普坦（B）为对照药。将 60 名偏头痛患者随机等分为两组，一组先给佐米曲普坦 A，第 II 阶段再给舒马普坦 B；另一组第 I 阶段先给舒马普坦 B，第 II 阶段再给佐米曲普坦 A。观察服药后 2 周内症状改善情况。单因素两水平两阶段交叉设计示意如下：

表 16-4　2×2 交叉设计模式

实验对象	阶段 I		洗脱阶段 （wash out）		阶段 II
1	处理 A	→	无处理	→	处理 B
2	…		…		…
⋮	⋮		⋮		⋮
n_1	处理 A	→	无处理	→	处理 B
1	处理 B	→	无处理	→	处理 A
2	…		…		…
⋮	⋮		⋮		⋮
n_2	处理 B	→	无处理	→	处理 A

采用单因素两水平两阶段交叉设计，每个受试对象都可以接受 A、B 两种处理，I 和 II 两个时间段每个受试对象都接受实验，这样保证了受试对象参与实验接受处理的机会均等。

交叉设计：①可节省样本量；②控制个体差异和实验时间对处理因素的影响，故效率较高；③临床研究中每个受试对象都同等地接受了试验和对照处理，均等地考虑了每个患者的利益，减小了伦理与不良心理因素的影响。但要注意：①安排处理的时间不宜过长，否则会加长实验周期，增加受试对象的失访；②由于实施处理时间过长，受试对象的状态可能有改变（如死亡、痊愈），导致后一阶段无法再进行试验；③受试对象退出试验，将会造成该阶段和后续阶段数据缺失，增加统计分析的难度。

同时交叉设计要保证：①各种处理方式不能相互影响，前一种处理不能留有残余效应（carry-out effects）；两阶段处理间应有一个洗脱期（washout period）；②要采用盲法试验，尽量提高受试者的依从性。一般来讲，有自愈倾向或病程较短的疾病不应采用该设计，它更适于解决目前无特殊治疗而病情进展缓慢的慢性病患者（如稳定型高血压、支气管哮喘、良性心律失常）等。

五、析因设计

析因设计（factorial design）是一种多因素多水平交叉分组的全组合实验设计，它是将两个或多个实验因素的各水平完全组合，并对所有组合都安排实验，从而比较各实验因素不同水平间的差异（主效应 main effect），同时可以检验各因素的交互效应（interaction effect）是否存在。析因设计考虑各因素所有水平的全面组合，故又称完全交叉分组试验设计。交互效应是指两因素或多因素间效应互不独立的情况，即当某一因素在各水平间变化时，另一（多）因素各水平的效应也相应地发生变化。两因素间的交互作用为一级交互作用，三因素间的交互作用为二级交互作用，依此类推。

通常将 k 个实验因素，每个因素有 m 个水平的析因设计用符号 m^k 表示，如 2×2（或 2^2）析因设计表示有 2 个因素，每个因素有 2 个水平，2×2 析因设计是最常用、最简单的析因设计见表 16-5。

表 16-5　2×2 析因设计模式

处理因素 A	处理因素 B	
	b_1	b_2
a_1	a_1b_1	a_1b_2
a_2	a_2b_1	a_2b_2

2×2 析因设计的随机分组与单因素四水平完全随机设计分组完全相同，但它不仅可回答完全随机设计四组间差别是否有意义，而且可对因素的交互作用进行分析，更好地体现了多因素设计的高效性，以其全面组合的最小实验次数探讨各因素不同水平的效应，寻求各种实验条件的最佳组合。但随因素数与水平数增加，工作量剧增，如 4 因素 3 水平析因设计，处理组合有 81 种（3^4），其统计分析结果的解释也复杂，甚至有些交互效应的分析会失去实际意义。因此，若确实需要考虑 3 个以上因素与水平的研究时，尤其在交互作用项不需要全面组合情况下，选择正交设计比析因设计更好。

六、重复测量设计

重复测量设计（repeated measurement design）指在受试对象接受某种或某些干预后，同一观察单位在不同时点（部位等）对同一指标进行多次测量的实验设计方法。该设计不仅可以大大节省样本量，而且在慢性病或稀有疾病临床监测随访及近远期疗效评价中，有重要的应用意义。

多因素重复测量设计中最简单的是一个处理因素和一个重复测量因素（重测水平数 $m \geq 3$）设计，处理因素的安排与完全随机等随机分组方法相同，关键是重复测量因素各水平间获取的观测值之间非独立。该设计除可解决非独立数据结构问题，获取资料具有优势外，在资料分析时也有特点，它不仅可进行多个处理因素的效应和时间因素效应间的比较，也可进行处理因素和时间因素的交互作用分析，还可综合比较不同处理因素分组随重测时间的变动趋势。通常均可在 SAS、SPSS、Stata 或 R 软件实施统计分析。

第四节　样本量估计

样本量（sample size）估计是实验研究设计的一个主要任务，也是重复原则的一个内容。在抽样研究向大数据分析行进过程中，健康促进与医疗服务研究的最适样本量估计仍然是必不可少的一个内容，更是实验研究设计必须解决的一个问题。样本量较大，得到的结果更为可靠，但数据积累的标准要严，操作管理要规范，专业性要强，时间需更长，人力和财力资源要求高，尤其是健康促进与医疗服务真研数据尚很不完善。样本量不足时，又很容易把偶然或巧合的现象当作必然的规律，因此，实验研究设计中，适量观察单位数的估计甚为重要。

目前，片面追求增大样本量问题，不仅会加大实际工作的困难，不易严格控制质量，还会造成人力、物力等不必要的浪费，有时，也可能会带来更多的混杂，给研究造成不良影响。若忽视样本量的估计，例数过少，抽样误差大，结论不可靠，经常带来假阴性（false negative）问题。最适样本量估计就是要在保证研究结论具有一定可靠性的条件下，确定最少的观察单位数，以保证研究结果的准确、可靠。

一、影响样本量的因素

1. 检验水准（α）　事先规定的容许犯 I 型错误的最大的可能性，一般取 $\alpha = 0.05$，视研究问题的性质和研究目的，α 还可取 0.10 或其他值。α 值越小，所需样本量愈多，对于相同 α，双侧比单侧检验所需样本量更多。

2. 检验功效（$1 - \beta$）　即把握度（power），β 为事先规定的容许犯 II 型错误的概率，检验功效（$1 - \beta$）愈高，II 型错误 β 越小，所需样本量也越大，一般要求检验效能不低于 0.80。β 一般只取单侧。

3. 容许误差（δ）　指样本统计量与研究或客观存在总体参数间的差值。容许误差既可以用绝对误差来表示（$|\bar{X} - \mu|$，$|p - \pi|$），也可用相对误差来表示（$|\bar{X} - \mu| / \mu$，$|p - \pi| / \pi$），容许误差值越小，所需样本量越大。

4. 指标的变异度　比较指标的总体方差越大，所需样本量愈大。总体概率 π 愈越近于 0.50，所需样本量也越大。σ 和 π 可据预实验或查阅既往研究结果获取。

5. 变量或指标的类型　同等情况下，定量变量所需样本量可小于分类变量。

二、样本量估计的方法

本章介绍的样本量估计方法适用于实验研究组间效应比较，同样也适用于观察性研究组间效应比较。

1. 单样本均数与总体均数（配对设计差值均数）比较　单样本均数与已知总体均数比较（或配对设计均数比较）所需的样本量：

$$n = \left[\frac{z_{\alpha/2} + z_\beta}{\delta / \sigma} \right]^2 + \frac{1}{2} z_{\alpha/2}^2 \qquad (16-1)$$

式中，n 为所需样本量（对子数），σ 为总体标准差，通常用样本标准差 S 来代替，δ 为容许误差（差值）$\delta = \mu_1 - \mu_0$，$z_{\alpha/2}$ 和 z_β 分别为检验水准 α 和第二类错误 β 相对应的 z 界值。α 分单侧和双侧，β 只取单侧。

例 16-4　某药物研究所研究某新药治疗高血压的疗效，若规定要求用药后舒张压下降 1.6kPa，才能说明该药有实际疗效。预试验结果：治疗后舒张压下降量的标准差为 3.0kPa。若设定 $\alpha = 0.05$，检验效能 $1 - \beta = 0.8$，试估计需要多少例患者？

本例已知，$\alpha=0.05$，$\beta=0.2$，$S=3.0\text{kPa}$，$\delta=1.60\text{kPa}$，$z_{0.05}=1.645$，$z_{0.2}=0.842$，代入式（16-1）得 $n=\left[\dfrac{(1.645+0.842)}{1.6/3}\right]^2+\dfrac{1}{2}\times1.645^2=23.09$，取24

故可认为需要24例病人进行临床试验。

2. 独立样本均数比较

（1）两样本均数比较的样本量估计

$$两样本例数相等：n_1=n_2=2\left[\frac{(z_{\alpha/2}+z_\beta)\sigma}{\delta}\right]^2+\frac{1}{4}z_{\alpha/2}^2 \qquad (16-2)$$

$$两样本例数不等：n=\left[\frac{(z_{\alpha/2}+z_\beta)\sigma}{\delta}\right]^2(Q_1^{-1}+Q_2^{-1}) \qquad (16-3)$$

式中，σ 为两总体合并标准差，$\delta=\mu_1-\mu_2$ 为两总体均数之差，n_1 和 n_2 分别为两样本所需含量，n：两样本量总和，Q_1 和 Q_2 为两组样本比例（sample fraction），$z_{\alpha/2}$ 和 z_β 的意义同上。α 分单侧和双侧，β 只取单侧。

例 16-5 据文献报道：用磷酸咯萘啶肌内注射治疗间日疟，观察疟原虫消失时间，2mg/kg 肌注组，平均消失时间为 48.5 小时；4mg/kg 肌注组，平均消失时间为 43.3 小时。两组平均时间的标准差估计为 13 小时。欲得出两剂量的疟原虫消失时间不同的结论，在 $\alpha=0.05$，$\beta=0.2$ 的条件下，至少需要多少例患者。

本例用双侧检验，$\alpha=0.05$，$\beta=0.2$，$z_{0.05/2}=1.96$，$z_{0.2}=0.842$，$\delta=48.5-43.3=5.2$（小时），样本标准差 $S=13$ 小时，代入式（16-2）得每组样本量

$$n_1=n_2=2\times\left[\frac{(1.96+0.842)\times13}{5.2}\right]^2+\frac{1}{4}\times1.96^2=99.10，取100$$

该研究在 $\alpha=0.05$，$\beta=0.2$ 的条件下，每组至少需 100 例，可得出两剂量的疟原虫消失时间不同的结论。

若 2mg/kg 肌注组占整个样本量的 n 的 60%，即 $Q_1=0.60$，$Q_2=0.40$，$n=\left[\dfrac{(1.96+0.842)\times13}{5.2}\right]^2\times(0.6^{-1}+0.4^{-1})=204.46$，取 205

因此，2mg/kg 肌注组需要 $n_1=0.6\times205=123$ 例，4mg/kg 肌注组要 $n_2=0.4\times205=82$ 例。

（2）多个独立样本均数比较的样本量估计

$$n=\frac{\psi^2\sum S_i^2/k}{\sum(\overline{X_i}-\overline{X})^2/(k-1)} \qquad (16-4)$$

式中，n 为各组需要的样本例数，k 为处理组数，$\overline{X_i}$ 和 S_i 分别为第 i 个样本均数和标准差的估计值，$\overline{X}$ 是 k 个 X_i 的均值，$\overline{X}=\sum\limits_{i=1}^{k}\overline{X_i}/k$，$\psi$ 值可查 ψ 界值表，见附表 16。采用尝试

法计算样本量，先以 α、β、$\nu_1 = k-1$，$\nu_2 = \infty$，查得 ψ 值，代入式（16-4），求得 $n_{(1)}$，再以 $\nu_1 = k-1$，$\nu_2 = k(n_{(1)}-1)$ 查 ψ 值，重新代入式（16-4），求得 $n_{(2)}$，直至前后两次所求的结果十分接近为止。

例 16-6 某综合性医院用 3 种方法治疗营养不良性贫血，预试验结果显示：3 种疗法治疗后血红蛋白（g/L）增量分别为 18、14、16，标准差（g/L）分别为 9、8、7，设 $\alpha = 0.05$，$\beta = 0.10$ 问按完全随机设计方案得出有差别的结论，每组需多少例患者？

本例 $\overline{X}_1 = 18$，$\overline{X}_2 = 14$，$\overline{X}_3 = 16$；$S_1 = 9$，$S_2 = 8$，$S_3 = 7$

$$\overline{X} = (18 + 14 + 16)/3 = 16,\ \sum_i^k (\overline{X}_i - \overline{X})^2 = (18-16)^2 + (14-16)^2 + (16-16)^2 = 8$$

$$\sum_{i=1}^k S_i^2 = 9^2 + 8^2 + 7^2 = 81 + 64 + 49 = 194$$

第一次，以 $\alpha = 0.05$，$\beta = 0.1$，$\nu_1 = 3-1$，$\nu_2 = \infty$，查 ψ 值表，得 $\psi = 2.52$，代入式（16-4）得

$$n_{(1)} = \frac{2.52^2 \times 194/3}{8/(3-1)} = 102.66,\ 取\ 103$$

第二次，以 $\alpha = 0.05$、$\beta = 0.10$、$\nu_1 = 2$、$\nu_2 = 3 \times (103-1) = 306$，查 ψ 界值表，由于表中无 306，故取 $\nu_2 = 240$，得 $\psi = 2.53$

代入式（16-4）得 $\qquad n_{(2)} = \frac{2.53^2 \times 194/3}{8/(3-1)} = 103.48,\ 取\ 104$

两次的结果接近，可终止计算。故可认为每组需要 104 例患者。

3. 样本率与总体率比较

$$n = \left(\frac{z_{\alpha/2} \sqrt{\pi_0(1-\pi_0)} + z_\beta \sqrt{\pi(1-\pi)}}{\delta} \right)^2 \qquad (16-5)$$

式中，n 为样本量，π_0 为已知总体率，π 为预期试验的总体率，$z_{\alpha/2}$ 和 z_β 的意义同上。α 可取单侧，也可双侧，在没有特殊情况下常采用双侧，β 只取单侧。

例 16-7 已知某常规药治疗高血压的有效率为 85%，某药厂发明的一种新药估计有效率为 95%，在 $\alpha = 0.05$、$\beta = 0.10$ 的条件下，至少需要多少病例？

本例 $\pi_0 = 0.85$，$\pi = 0.95$，$z_{0.05/2} = 1.96$，$z_{0.1} = 1.282$，代入式（16-5）得

$$n = \frac{[1.96 \times \sqrt{0.85 \times (1-0.85)} + 1.282 \times \sqrt{0.95 \times (1-0.95)}]^2}{(0.85-0.95)^2} = 95.9,\ 取\ 96$$

故至少需观察 96 个病例。

4. 配对设计两个率的比较

$$n = \left[\frac{z_{\alpha/2}\sqrt{2\bar{\pi}} + z_{\beta}\sqrt{2(\pi_1 - \pi)(\pi_2 - \pi)/\bar{\pi}}}{\pi_1 - \pi_2} \right]^2 \qquad (16-6)$$

$z_{\alpha/2}$ 和 z_{β} 的意义同上。α 可取单侧，也可双侧，β 只取单侧。π_1 和 π_2 为两总体的阳性概率，π 为两不同方法一致的总体阳性率，$\bar{\pi} = (\pi_1 + \pi_2 - 2\pi)/2$。

例 16-8 欲比较甲、乙两种检测方法对乳腺癌的检出率的差别，预试验可知，甲法的阳性检出率为75%，乙法的阳性检出率为60%，两法一致的阳性检出率为40%，若取 $\alpha = 0.05$，$\beta = 0.10$，需要观察多少病例？

本例 $\pi_1 = 0.75$，$\pi_2 = 0.6$，$\pi = 0.4$，$\bar{\pi} = (0.75 + 0.6 - 2 \times 0.4)/2 = 0.275$，$z_{0.05/2} = 1.96$，$z_{0.1} = 1.282$，代入式（16-6）得

$$n = \left[\frac{1.96 \times \sqrt{2 \times 0.275} + 1.282 \times \sqrt{2 \times (0.75 - 0.4) \times (0.6 - 0.4)/0.275}}{0.75 - 0.6} \right]^2 = 249.28, \ \text{取 } 250$$

因此，至少需要检测250例乳腺癌患者。

5. 独立样本率的比较

（1）两独立样本率的比较

$$n_1 = n_2 = \frac{1}{2} \left[\frac{z_{\alpha/2} + z_{\beta}}{\arcsin\sqrt{p_1} - \arcsin\sqrt{p_2}} \right]^2 \qquad (16-7)$$

式中，n_1 和 n_2 分别为两样本所需的样本量，p_1 和 p_2 分别为两总体率的估计值，$z_{\alpha/2}$ 和 z_{β} 的意义同上。

例 16-9 欲了解某地菜农钩虫感染率是否高于粮农，估计两总体率约为20%及10%，设 $\alpha = 0.05$，$\beta = 0.10$，问至少需要调查多少人？

本例 $z_{0.05} = 1.645$，$z_{0.1} = 1.282$，$p_1 = 0.2$，$p_2 = 0.1$，代入式（16-7）得 $n_1 = n_2 = \frac{1}{2} \times$

$$\left[\frac{1.645 + 1.282}{\arcsin\sqrt{0.2} - \arcsin\sqrt{0.1}} \right]^2 = 261.01, \ \text{取 } 262$$

故菜农、粮农至少各需要调查262名，共需调查524名。

（2）多个独立样本率的比较

$$n = \frac{\lambda}{2(\arcsin\sqrt{p_{max}} - \arcsin\sqrt{p_{min}})^2} \qquad (16-8)$$

式中，n 为各样本所需的样本量，p_{max} 和 p_{min} 分别最大估计率和最小估计率，当仅知最大估计率和最小估计值的差值 p_d 时，则取 $p_{max} = 0.5 + p_d/2$，$p_{min} = 0.5 - p_d/2$，λ 可根据 α、β、$\nu = k-1$，查附表17得到，反正弦变化为"弧度"制。

例 16-10 某医生欲研究3种疗法治疗胃溃疡的效果，预试验可知：甲法有效率为

65%，乙法有效率为 50%，丙法有效率为 45%，设 $\alpha = 0.05$，$\beta = 0.10$，试估计所需样本量？

本例 $\alpha = 0.05$，$\beta = 0.1$，$\nu = k-1 = 2$，查附表 17，得 $\lambda = 12.65$，代入式（16-8）得：

$$n = \frac{12.65}{2\,(\arcsin\sqrt{0.65} - \arcsin\sqrt{0.45})^2} = 154.35，取 155$$

故每组至少需 155 例患者，三组共需要观察 465 例。

第五节　检验效能的估计

检验效能（power of test）$(1-\beta)$ 是指所研究总体确有差别时，按检验水准 α 能够发现它有差别（拒绝 H_0）的概率。国内学者也称它为把握度，即假设检验能得出拒绝实际上不成立的 H_0 结论的把握程度。如果，$1-\beta = 0.90$，则意味着当 H_0 不成立时，理论上在 100 次抽样实验中，在 α 检验水准上平均有 90 次能拒绝 H_0。

一、影响检验效能的主要因素

1. 总体参数间相差越大，检验效能越大　设 $\delta = \mu_1 - \mu_2$，$|\delta|$ 越大，越有可能在抽样中获得较大差别的两样本均数差值（$\overline{X}_1 - \overline{X}_2$），其他条件相同时，$|\delta|$ 越大，就越有可能拒绝 H_0，越容易获得两总体有差别的结论。从图 16-1 也可看出，按决策规则，$\overline{X} = \mu_0 + z_{\alpha/2} \cdot \sigma/\sqrt{n}$ 或 $\overline{X} = \mu_0 + t_{\alpha/2,\nu} \cdot s/\sqrt{n}$ 是决策的分界线，图 16-1 的①和②不同之处在于 δ 的大小，$\delta_1 < \delta_2$，检验

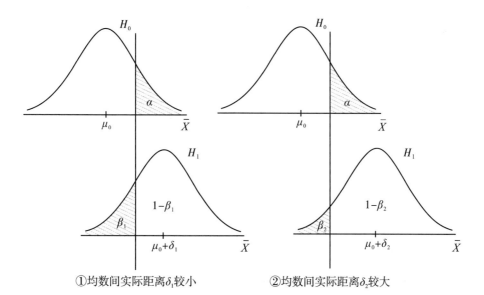

①均数间实际距离 δ_1 较小　　　　②均数间实际距离 δ_2 较大

图 16-1　均数间差异越大，检验效能越高

效能 $1-\beta_1 < 1-\beta_2$，因此，直观可见，在其他因素不变时，总体均数间相差越大，假设检验发现有差别的机会也越多。

2. 各总体个体值分散程度越小，检验效能越高 若比较的两总体中，总体标准差相等，且两总体内的个体变异相对都较小，也即各自围绕总体均值分布越集中，两样本均数之差的标准误 $S_{\bar{X}_1-\bar{X}_2}$ 也就越小，在同一检验水准的条件下，越有可能拒绝 H_0，接受 H_1，得出两总体间有差别的结论。图 16-2 的①和②不同之处在于标准差的大小不同，$\sigma_1 > \sigma_2$，检验效能 $1-\beta_1 < 1-\beta_2$，直观可见，在其他条件不变，各总体中个体变异（标准差）越小，检验效能越大，发现有差别的机会也越多。

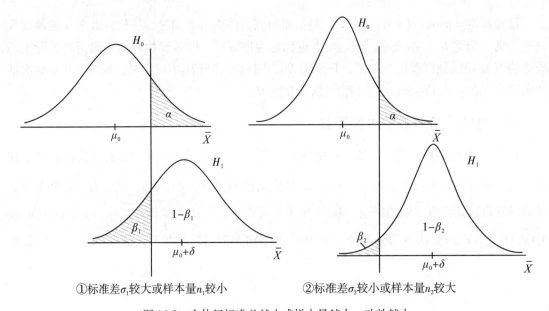

①标准差 σ_1 较大或样本量 n_1 较小   ②标准差 σ_2 较小或样本量 n_2 较大

图 16-2   个体间标准差越小或样本量越大，功效越大

3. 样本量越大，检验效能越高 在两均数比较的 t 检验中，样本量 n_1 和 n_2 与 $S_{\bar{X}_1-\bar{X}_2}$ 大小呈反比。其他条件相同的前提下，n_1 和 n_2 越大，则 $S_{\bar{X}_1-\bar{X}_2}$ 越小，在同一检验水准越有可能拒绝 H_0，接受 H_1，得出两总体有差别的结论（图 16-2）。

4. 设定的检验水准越高，检验效能越低 $\alpha = 0.05$ 和 $\alpha = 0.01$ 相比，前者 β 值越小，$1-\beta$ 值越大（图 16-3）。也就是说，两总体分布一定，α 值越大，检验水准越低，则检验出两总体有差别的结论的机会就越多。α 可为双侧，也可为单侧，但 β 为单侧。

二、检验效能的评价

（一）单样本均数与已知总体均数比较的检验效能

由图 16-3 知，若拒绝 H_0，则 $t \geq t_{\alpha/2,\nu}$，等价于 $\dfrac{\bar{X}-\mu_0}{S/\sqrt{n}} \geq t_{\alpha/2,\nu}$，可导出 $\bar{X} \geq \mu_0 + t_{\alpha/2,\nu} \cdot S/\sqrt{n}$，

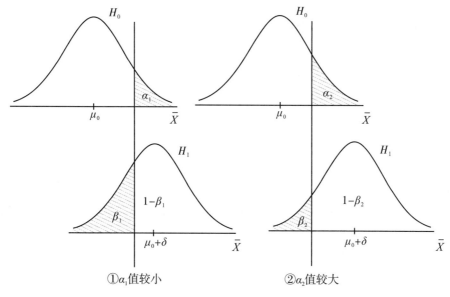

①α_1值较小　　　　　　②α_2值较大

图 16-3 α 值越大，检验效能越高

也就是$\mu_0 + t_{\alpha/2,\nu} \cdot S/\sqrt{n}$为判断两总体有差异的决策分界点，图 16-3 中下图左侧尾部面积即为

β，其临界值为$-t_\beta$，根据 t 分布则有：$\dfrac{(\mu_0 + t_{\alpha/2,\nu} \cdot S/\sqrt{n}) - (\mu_0 + \delta)}{S/\sqrt{n}} = -t_\beta$，化简后得

$$t_\beta = \frac{\mid \delta \mid}{S/\sqrt{n}} - t_{\alpha/2,\nu} \tag{16-9}$$

式中，n、δ 同前，α 为检验水准，有单双侧之分；β 为第二类错误，仅取单侧。计算出 t_β 后，计算 $(-\infty, -t_\beta)$ 所对应的 t 分布左侧尾部面积为 β，可通过 SPSS 软件中的 CDF.T 函数实现，也就是 $\beta = $ CDF.T $(-t_\beta)$，计算 t 分布左侧累计面积，进而得出检验效能，用 SPSS 的 CDF.T 函数可以省去查统计表的麻烦。

例 16-11 已知健康妇女血清胆固醇均数 $\mu_0 = 4.6$mmol/L，欲研究服用类固醇避孕药是否可改变血清胆固醇水平，共调查了 9 例，$\overline{X} = 5.0$mmol/L，$S = 0.9$mmol/L，样本均数与已

知总体均数比较，$t = \dfrac{\overline{X} - \mu_0}{S/\sqrt{n}} = \dfrac{5.0 - 4.6}{0.9/\sqrt{9}} = 1.333$，以 $\nu = 8$，查 t 界值表，双侧 $0.2 < P < 0.4$，按

$\alpha = 0.05$，尚不能认为血清胆固醇有变化。假设 $\delta = 1.0$mmol/L，试估算此假设检验效能。

本例 $\delta = 1.0$，$\alpha = 0.05$，$t_{0.05/2,8} = 2.306$，$n = 9$，$S = 0.9$，代入式（16-9）得

$t_\beta = \dfrac{1}{0.9/\sqrt{9}} - 2.306 = 1.027$，SPSS 计算 $(-\infty, -t_\beta)$ 所对应的尾部面积为 β，$\beta = $ CDF.T

$(-1.027, 8) = 0.167$，$1-\beta = 1 - 0.167 = 0.833$，即发现 $\delta = 1.0\text{mmol/L}$ 差别的可能性为 83.3%。

（二）两独立样本均数比较时假设检验的效能

$$t_\beta = \frac{|\delta|}{\sqrt{S_c^2\left(\dfrac{1}{n_1} + \dfrac{1}{n_2}\right)}} - t_{\alpha/2,v} \tag{16-10}$$

$$S_c^2 = \frac{(n_1 - 1)S_1^2 + (n_2 - 1)S_2^2}{n_1 + n_2 - 2} \tag{16-11}$$

式中，δ、S、α、n_1 和 n_2 意义同前。

例 16-12 某口腔科测得长春市 13～16 岁男性居民 20 人的恒牙初期腭弓深度均值为 17.15mm，标准差为 1.59mm；女性 34 人的均值为 16.92mm，标准差为 1.42mm，经 t 检验，双侧 $P>0.5$，不拒绝 H_0，试估算其检验效能。

采用 SPSS 的 IDF.T 函数求得界值 $t_{0.05/2,52} = \text{IDF.T}(0.975, 52) = 2.0066$，$\delta = |\mu_1-\mu_2| \approx |\overline{X}_1-\overline{X}_2| = |17.5-16.92| = 0.23$

$$S_c^2 = \frac{(20-1) \times 1.59^2 + (34-1) \times 1.42^2}{20+34-2} = 2.20，代入式（16-10）得：$$

$$t_\beta = \frac{0.23}{\sqrt{2.20 \times \left(\dfrac{1}{20} + \dfrac{1}{34}\right)}} - 2.0066 = -1.91046$$

先计算 $(-\infty, -t_\beta)$ 所对应的尾部面积为 β，$\beta = \text{CDF.T}(1.91046, 52) = 0.969$，$1-\beta = 1-0.969 = 0.031$，即该假设检验的检验效能仅为 3.1%。显然，两组间的比较均需要增加样本量。

（三）两独立样本率比较时假设检验的效能

$$z_\beta = \frac{|\delta| - z_{\alpha/2}\sqrt{\pi(1-\pi)\left(\dfrac{1}{n_1} + \dfrac{1}{n_2}\right)}}{\sqrt{\dfrac{\pi_1(1-\pi_1)}{n_1} + \dfrac{\pi_2(1-\pi_2)}{n_2}}} \tag{16-12}$$

式中，n_1 和 n_2 分别为两样本量，$\delta = \pi_1-\pi_2$ 为欲发现的最小差异或容许误差，π_1 和 π_2 分别为两个被推断的总体概率，π 为两组平均的总体概率，z_α 为假设检验的临界值，在用公式（16-12）计算出 z_β 后，先计算 $(-\infty, -z_\beta)$ 所对应的尾部面积为 β，可使用 SPSS 的 Cdf.norm 函数实现，从而得出检验效能 $1-\beta$。

例 16-13 某医科大学附属医院对 164 例曾用过洋地黄药与 51 例未用过洋地黄药的肺心病患者进行心电图检查，曾用过洋地黄药组有 81 例发生心律失常，未用洋地黄药组有 19 例发生心律失常，进行两独立样本率比较的 χ^2 检验得：$\chi^2 = 2.3028$，$0.1 < P < 0.25$，两组心律失常率差别无统计学意义，试估计该假设检验的效能。

本例 $n_1 = 164$，$n_2 = 51$，$\pi_1 = 0.4939$，$\pi_2 = 0.3725$，$\delta = 0.4939 - 0.3725 = 0.1214$，$\pi = 0.4651$，$z_{0.05/2} = 1.96$，代入式（16-12）得

$$z_\beta = \frac{|0.4939 - 0.3725| - 1.96\sqrt{0.4651(1 - 0.4651)\left(\frac{1}{164} + \frac{1}{51}\right)}}{\sqrt{\frac{0.4939(1 - 0.4939)}{164} + \frac{0.3725(1 - 0.3725)}{51}}} = -0.4522$$

$\beta = \text{Cdf. norm}(-z_\beta) = 0.6744$，$1 - \beta = 1 - 0.6744 = 0.3256$，即该假设检验的检验效能为 32.56%。

（四）直线相关分析的检验效能

$$z_\beta = \frac{\sqrt{n - 3}}{2}\ln\left(\frac{1 + r}{1 - r}\right) - z_{\alpha/2} \tag{16-13}$$

式中 α 为第一类错误，α 可取单侧或双侧，n 为样本例数，r 为样本相关系数。

例 16-14　已知 $n = 8$，样本相关系数，$r = 0.70$，规定，$\alpha = 0.05$，试估计假设检验的检验效能。

本例 $n = 8$，$r = 0.70$，$z_{0.05/2} = 1.96$，代入式（16-13）得

$$z_\beta = \frac{\sqrt{8 - 3}}{2}\ln\left(\frac{1 + 0.70}{1 - 0.70}\right) - 1.96 = -0.02066$$

$\beta = \text{Cdf. norm}(-z_\beta) = 0.5082$，$1 - \beta = 1 - 0.5082 = 0.4918$，即该假设检验的检验效能为 49.18%。

检验效能至少受 4 个因素的影响：事物间差异的大小、个体间变异的大小、样本量和第一类错误 α 的水平。事物间差异越大，检验效能越大；个体间标准差越小，检验效能越大；样本量越大，检验效能越大；α 值越大，检验效能越大。

小　结

1. 实验性研究与观察性研究的主要区别是研究者是否人为对研究对象施加干预措施和对研究对象进行随机化分组。

2. 实验设计的三个基本要素是受试对象、处理因素和实验效应。研究中要突出处理因素的主导作用，尽可能保持在整个实验过程中处理因素的恒定不变，受试对象应对处理因素敏感，明确地规定纳入标准和排除标准。体现实验效应的指标要考虑客观性、精确性、灵敏性和特异性及可操作性等问题，对指标的观察或测量应客观，采用盲法可避免观察员和受试

对象对结果带来偏倚。

3. 实验设计的基本原则 对照原则、随机化原则及重复原则。设立对照和贯彻随机化是使各组均衡可比的重要手段。根据研究目的和内容选择对照，常见的对照有：空白对照、实验对照、标准对照、自身对照、相互对照和历史对照等。通过对照鉴别处理因素与非处理因素的差异。随机化是在大量未知或不可控制的非处理因素存在的情况下，保证实验组与对照组均衡性的统计学手段。各种统计分析方法均建立在随机化的基础上。随机化通常借助计算机的随机函数或用随机数字表实现。随机化分组主要包括：处理因素的随机分组和实验顺序的随机化。重复是指在相同实验条件下，不同的研究对象对同一观测指标进行多次重复观测，以降低实验误差，提高实验的可靠性和科学性。

4. 实验设计包括单因素实验设计和多因素实验设计，常用的实验设计方案有完全随机设计、配对设计、配伍组设计、交叉设计、析因设计、重复测量设计。研究者根据研究目的、处理因素的多少或水平数来合理选择。

5. 样本量的估计充分反映了实验设计中的重复原则，其含义为在保证结论具有一定精度和检验效能的前提下，估计最少的样本例数。影响样本量估计的因素有：①Ⅰ型错误 α 的大小；②Ⅱ型错误 β 的大小；③比较的均数（率）之差 δ 的大小；④指标的变异（标准差 σ）或发生率的大小。

6. 检验效能的大小可以看出，当你的研究结论是阴性结果，是否是真正的样本量过少造成的，现有的统计学软件：PASS、SAS、Stata 等软件的菜单或程序可进行检验效能的计算。

（艾自胜）

〰〰〰〰〰〰〰〰〰〰〰〰〰〰〰〰〰〰〰〰〰〰〰〰〰〰〰

作者简介 艾自胜 博士，教授，硕士研究生导师。现任同济大学医学院医学统计学教研室副主任（主持工作）。从事教学工作 18 年。任国际生物统计学会中国分会理事、中国卫生信息学会卫生统计学教育专业委员会委员、中国医药教育协会医药统计专业委员会委员、上海市预防医学会卫生统计学学会委员、上海市中西医结合学会灾害医学委员。主持省部级课题 2 项，校级教改项目 3 项，横向合作课题 2 项，发表中英文论文 80 余篇，获教学科研获奖 5 项。

第十七章 临床试验设计与分析

> **重点掌握：**
> 1. 临床试验的概念和药物临床试验的分期。
> 2. 药物临床试验的统计学管理规范及其对试验统计学专业人员的要求。
> 3. 临床试验设计要素的特殊性、临床试验的设计类型和比较类型。
> 4. 临床试验偏倚的控制技术、双盲临床试验的注意事项。
> 5. 意向性分析原则及统计分析集，统计分析报告的主要内容。
> 6. 非劣效性/等效性试验中样本量估计的要素及计算方法。
> 7. 非劣效性/等效性试验中的统计推断方法。
> 8. 等效性/非劣效性/优效性之间的转换。

在探讨病因、发病机制与治疗效果的研究过程中，经常采用动物实验和实验室研究，其条件容易控制，研究结果可靠。但毕竟动物实验和实验室研究的结果不可直接推广应用于人体，人类的问题最终还必须靠人类自身来验证。因此有必要进行以人为受试对象的科学研究。

第一节 临床试验概述

一、临床试验的概念和特点

临床试验（clinical trial）是指对任何在人体（病人或健康志愿者）中进行的各种治疗方法或预防措施的干预性研究，以证实或揭示该方法或措施的疗效和安全性，从而综合评价它们的效果和价值。若研究的目的是为了治疗、缓解或改善疾病的症状或体征，改进预后，提高生存率或生存质量等，而采取某种干预措施，则此类临床试验称为治疗型试验（therapeutical trial）。若研究的目的是为了预防某种疾病的发生和发展，对可能的危险因素进行干预，则称为预防型试验（prevention trial）。干预的措施可以是药物、器械、设施、方法、技术等。此外，以人为研究对象，目的在于回答诊断疾病相关特定问题的诊断试验，从广义上讲也属于临床试验。鉴于药物在临床试验领域的普遍性和代表性，本章将重点围绕药物临床试验进行相关介绍。

临床试验具有以下几个特点：

1. 必须符合医学伦理的要求 世界医学大会《赫尔辛基宣言》和国际医学科学组织委员会颁布的《人体生物医学研究国际道德指南》的道德原则，要求做到公正、尊重人格、力求使受试者最大程度受益和尽可能避免伤害，是国际上开展临床试验普遍遵循的伦理准则。用于临床试验的任何药物或措施，应有充分的科学依据认为对患者安全有效，或预期的受益应超过可能出现的损害。临床试验必须得到所在研究单位伦理委员会的批准，招募受试者必须让受试者知情并自愿参加，研究者和受试者双方必须签署书面的知情同意书。通常认为，临床试验对伦理的要求高于对科学的考虑。

2. 需经历从探索到确证的递进性过程 人们对临床干预措施的认识总是从无到有、从少到多的过程。在试验的开始阶段，往往先进行少数人参加的探索性临床试验，具有安全性和有效性的初步证据后，再进行确证性临床试验，为评价药物的有效性和安全性提供有力证据。即使完成了确证性的临床试验，从疗效上给予认可，但这样的试验对于发现少数的不良反应可能还嫌不够。另外，由于当前试验目标人群的局限性，在更广泛的人群范围内是否仍然保持效果，也需要进一步考察。因此，经常还需要后续性的临床试验以求对有效性和安全性的充分认知。

3. 必须全程加强对临床试验偏倚的控制 偏倚（Bias）又称偏性，是指在设计临床试验方案、执行临床试验、分析评价临床试验结果的全过程中，有关影响因素所致的系统误差，使疗效或安全性评价偏离真值。临床试验的整个过程影响因素错综复杂，偏倚随处可在。选择性偏倚通常由选择的试验对象或观察指标不恰当而引起。例如，不按入选标准纳入受试者、组间不具可比性等可导致选择性偏倚。观察性偏倚可来自临床试验观察的全过程，是指在临床信息收集、整理过程中因各种原因的影响而出现的误差。例如，研究者之间掌握标准不一，测试仪器、试剂没有标准化，受试者脱落、失访、依从性不够等都会引起观察性偏倚。混杂偏倚是指当研究某一处理因素与疾病的疗效关系时，另一种伴随的非处理因素产生的效应，干扰着处理因素所产生的效应，这一伴随因素又称为混杂因素。如果只注意药物与疾病之间的联系而忽略了其他因素在各对比组中的均衡问题，则可能会发生混杂偏倚。只有凭借科学的试验设计、优良的实施过程、合理的分析总结，才能减少试验结果的偏倚。最大限度地防范和控制偏倚是临床试验的关键任务。

4. 属于对干预措施进行的前瞻性追踪研究 临床试验具有明确的起点和终点，系给予一定的干预措施后，前瞻性地考察试验效应，是前瞻性研究的一个特例，具有前瞻性研究的一般特点，例如需要较多的人员参与、花费的时间较长、投入的经费较大等。

二、药物临床试验

药物临床试验是临床试验中最常见的一种，也是新药开发中必不可少的内容，具有很强的政策性要求。若目的在于注册申请的药物临床试验（包括生物等效性试验），则需要经过国家食品药品监督管理总局（CFDA）批准，必须执行《药物临床试验质量管理规范》（good clinical practice，又称 GCP）等。GCP 是药物临床试验全过程的标准规定，包括方案设计、组织实施、监察、稽查、记录、分析总结和报告。GCP 作为指导和规范药物临床试验过程的法规文件，可以有效地保证临床试验过程的规范和结果的科学可靠，保护受试者的权益和安全，既要符合伦理要求，又要达到科学的技术标准。

（一）药物临床试验的一般规律

药物研发的本质在于提出有效性、安全性相关的问题，然后通过研究进行回答。通常采用两类方法对临床试验进行描述。按研究目的分类，将临床试验分为临床药理学研究、探索性临床试验、确证性临床试验、上市后研究。按研发阶段分类，将临床试验分为Ⅰ期临床试验、Ⅱ期临床试验、Ⅲ期临床试验和Ⅳ期临床试验。两个分类系统都有一定的局限性，但两个分类系统互补形成一个动态的有实用价值的临床试验网络（图17-1）。

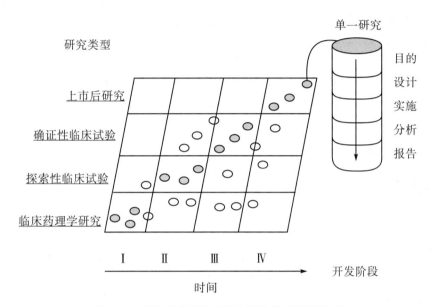

图 17-1 药物临床研发阶段与研究类型间的关系

注：实心圆代表在某一研发阶段最常进行的研究类型，空心圆代表某些可能但较少进行的研究类型

采用以研究目的分类为主线对临床试验进行描述。临床药理学研究的目的是评价耐受性，明确并描述药代动力学及药效学特征，探索药物代谢和药物相互作用，以及评估药物活性。探索性临床试验的研究目的是探索目标适应证后续研究的给药方案，为有效性和安全性确证的研究设计、研究终点、方法学等提供基础。确证性临床试验的研究目的是确证有效性和安全性，为支持注册提供获益/风险关系评价基础，同时确定剂量与效应的关系。上市后研究的目的是改进对药物在普通人群、特殊人群和（或）环境中的获益/风险关系的认识，发现少见不良反应，并为完善给药方案提供临床依据。

（二）药物临床试验分期

采用按研发阶段分类为主线对临床试验进行描述，可将药物临床试验分为四期。

1. Ⅰ期临床试验　系初步的临床药理学及人体安全性评价试验。观察人体对新药的耐受程度和药代动力学，为制订给药方案提供依据，是新药人体试验的起始期。研究对象可选用20~30例健康志愿者或病人。研究目的主要是了解药物在人体内的代谢规律，初步进行毒性和安全性评价，获得药物在人体中的毒性和人体的耐受性、药物代谢动力学参数、人体的最大耐受剂量等指标，为指导Ⅱ期临床试验、制订给药方案提供依据。Ⅰ期临床试验的特点是小样本、非随机、非双盲、有干预、无对照。

2. Ⅱ期临床试验　研究对象主要是病人，是治疗作用初步评价阶段。其目的是初步评价药物对目标适应证患者的治疗作用和安全性，也包括为Ⅲ期临床试验研究设计并为给药剂量方案的确定提供依据。此阶段的研究设计通常采用随机盲法对照临床试验。试验组至少应观察 100 例以上。Ⅱ期临床试验为不同目的可进行多次。早期的Ⅱ期临床试验又称为预试验或Ⅱa试验。Ⅱ期临床试验的特点是要随机、有对照、可双盲、有干预、小样本。

3. Ⅲ期临床试验　是扩大的多中心临床试验，是治疗作用的确证阶段。其目的是进一步验证药物对目标适应证患者的治疗作用和安全性，评价利益与风险关系，最终为药物注册申请的审查提供充分的依据。试验一般应为具有足够样本量的随机盲法对照试验。试验组一般不少于 300 例。Ⅲ期临床试验的特点是随机化、多中心、大样本、有对照、可双盲。

4. Ⅳ期临床试验　新药上市后由申请人进行的应用研究阶段。其目的是考察在广泛使用条件下的药物疗效和不良反应，评价在普通或者特殊人群中使用的利益与风险关系以及改进给药剂量等，旨在保护病人的安全及发现长期使用后的毒性反应。考虑到Ⅰ～Ⅲ期临床试验中受试者样本有很大的局限性，往往不能观测到某些较少发生却很重要的药物毒性反应（如心、肝、肾衰竭，中风等），必须经过长期、大样本的观察与监测才能发现。本期试验例数要求不少于 2000 人。

创新药物的临床研发一般由Ⅰ期临床试验开始，进入Ⅱ期概念验证试验（proof-of-concept，POC）和剂量探索（dose finding）试验，然后是Ⅲ期确证试验，每期试验由于研究目的的不同，可能包含着多个试验项目。POC 是指验证候选药物的药理效应可以转化成临床获益，一般在早期临床研究阶段进行，用以探索安全耐受剂量下有效性的信号，降低临床开发风险。新药在批准上市前，应当进行Ⅰ、Ⅱ、Ⅲ期临床试验。经批准后，有些情况下可仅进行Ⅱ期和Ⅲ期临床试验或者仅进行Ⅲ期临床试验。申请已有国家标准的药品注册，一般不需要进行临床试验；需要进行临床试验的化学药品一般进行生物等效性试验。生物等效性试验是指用生物利用度研究的方法，以药代动力学参数为指标，比较同一种药物的相同或者不同剂型的制剂，在相同的试验条件下其活性成分吸收程度和速度是否等效的人体试验。

（三）多中心临床试验

多中心临床试验简称多中心试验（multicenter trial），系指由一个单位的主要研究者总负责、多个单位的研究者合作，按同一个试验方案同时进行的临床试验。多中心试验可以在较短的时间内入选所需的病例数，且入选的病例范围广，临床试验的结果更具代表性。但其影响因素亦随之更趋复杂。通常，Ⅱ期以上的临床试验应采用多中心临床试验。

多中心试验必须遵循同一个试验方案在统一的组织领导下完成整个试验。各中心试验组和对照组病例数的比例应与总样本的比例大致相同。多中心试验要求试验前对人员统一培训，试验过程要有良好的质控措施。当主要指标易受主观影响时，需进行统一培训并进行一致性评估。当主要指标在各中心的实验室的检验结果有较大差异或参考值范围不同时，应采取相应的措施进行校正或标化以保证其可比性，或采用中心实验室检验等。如预期多中心间检验结果有较大差异，应在临床试验方案中预先规定可能采用的差异性的检验及校正方法。

在多中心临床试验中，可按中心分层随机；当中心数较多且每个中心的病例数较少时，可不按中心分层。

国际多中心试验（multi-regional clinical trial）可视为一种特殊形式的多中心试验，在不同国家或地区所观察的试验结果可能作为相应国家或地区药品注册申请的重要依据。在这种特殊的需求下，国家或地区间的临床实践差异有可能对临床结果的解读产生较大的影响。在临床试验设计时应提前对这种差异进行预估，并在临床试验方案中对将采用的分析不同国家地区结果差异性/一致性的统计方法做预先规定。常用的一致性的评价方法有（但不限于）以国家或地区为预设亚组的亚组分析，或采用适当的统计分析模型等。当单独以某特定国家或地区试验数据作为主要注册申请依据时，应说明样本量能够合理地支持相对应的安全性及有效性的评价。

三、药物临床试验的统计学质量管理规范

如同国际上药物研发中的其他质量管理规范——药物非临床研究质量管理规范（good laboratory practice，GLP）、药物临床试验质量管理规范（good clinical practice，GCP）、药品生产质量管理规范（good manufacturing practice，GMP），随着一系列与统计学相关的药物临床试验政策、法规、指南、指导原则、专家共识等的不断建立，临床试验统计学质量管理规范（good statistics practice，GSP）的理念已经逐步形成。

（一）统计学质量管理规范概念

GSP 是指贯穿于临床试验各个阶段的一系列试验设计、实施和分析的统计学原则和程序。其目的是确保试验的科学性，对研究的药物给出合理而客观的评价，用以保证达到理想的试验质量。药物研究的不同阶段需要制订不同的 GSP。由国际协调委员会（international conference on harmonization，ICH）1997 年签发的"临床试验中的统计学原则"（即 ICH-E9），以及我国药监局 2005 年公布的"化学药物和生物制品临床试验的生物统计学技术指导原则"（2016 年 8 月 CFDA 更新为《药物临床试验的生物统计学指导原则》），堪称临床试验 GSP 的典范。贯彻执行这些原则，才能保证研究结论的科学可靠，达到研究的有效性和完整性。另外，在其他的一些官方文件，例如 ICH-E3"临床研究报告的结构和内容"、我国 2005 年颁布的"化学药物临床试验报告的结构与内容技术指导原则"等也融合了大量的统计学要求。2016 年 7 月 CFDA 发布《临床试验数据管理工作技术指南》《临床试验的电子数据采集（EDC）技术指导原则》和《药物临床试验数据管理和统计分析的计划和报告指导原则》。这些指南和指导原则，既有政策层面的要求，也从技术层面上为指导临床试验的生物统计学规范应用建立了路径，不但能为某项临床试验的设计、实施、分析和报告提供指导，更重要的是能让临床试验各方在科学性、规范性方面达成共识并共同遵循。当然，当涉及临床试验具体执行时，如何来贯彻这些要求，还需要有与之配套的在操作层面上更加具体的步骤和过程，这就是说，应该在临床试验中建立有关统计学的标准操作规程（standard operating procedure，SOP），以切实增加统计学应用的实践可操作性。

（二）统计学质量管理规范对统计学专业人员的要求

临床试验所涉及的统计学工作，需由试验统计学专业人员（trial statistician）来完成。

试验统计学专业人员除了要具有统计学的专业知识和技能外，还必须有临床试验方面的经验等。因此，他（她）们应接受专业统计学和临床知识培训，掌握临床试验的有关规范要求，贯彻执行有关临床试验中的统计学指导原则，能与临床试验研究者合作，并对试验结果统计学问题负责。

试验统计学专业人员必须自始至终地参与整个临床试验。从临床试验的提出到完成，甚至到后续的进一步研究中，都离不开统计学专业人员的参与。归纳起来，统计学专业人员在临床试验各阶段的主要工作见表 17-1。

表 17-1　统计学专业人员在临床试验各阶段的主要工作

阶段	统计学相关工作
设计阶段	参与起草试验方案，拟定统计设计方法 估计样本量 指导病例报告表（CRF）设计和（或）数据库设计 制订统计分析计划 制订与统计分析工作相关的 SOP
实施阶段	随机分组及盲法设置 指导数据的逻辑核查与清理 安全性监测、期中分析（按需） 参与试验方案的调整、样本量的再估计等（按需）
分析阶段	研究的描述与质量评估 分析数据集的定义 指导程序员编写分析程序并按计划进行统计分析 撰写统计分析报告
总结阶段	参与撰写总结报告，确保所有表述符合统计学要求 为进一步研究提出建议

参与研究的试验统计学专业人员必须保证临床试验方案、病例报告表、临床试验总结报告中所涉及的统计学方法、分析结果、结果解释以及有关术语的准确性。临床试验统计学是统计学应用的一个分支，它结合临床试验实践融会了经典统计学的思想和原理而衍变出许多新的概念、方法和技术。临床试验统计学专业人员是一支与临床工作者紧密结合并充分发挥统计学作用的特殊队伍。

当然，统计学质量管理规范的实施绝不仅仅是统计专业人员的事，而是统计学人员与相关的药学人员、临床人员乃至监督管理机构相互沟通、共同合作的系统工程，实施的成功与否取决于多方面的因素。

第二节　临床试验设计与偏倚控制

一、临床试验设计要素及对照组的设置

临床试验中的基本要素和实验研究设计类似，仍是处理因素、受试对象和试验效应三个要素，但这里应充分考虑受试对象为人的特殊性。

（一）临床试验设计要素的特殊性

1. 处理因素　根据临床试验的目的，通常一项临床试验至少要验证一种处理因素的有效性或安全性，它们可以是用于预防、治疗、诊断的药物、器械、临床装置，或手术、康复手段、医学咨询（建议），或饮食、锻炼、生活习惯改变等。在临床试验设计中既要明确处理因素，又要特别注意控制非处理因素的影响，因为人的非处理因素尤为错综复杂。虽然非处理因素不是本次试验所研究的因素，但处理不好很容易影响甚至歪曲临床试验结果。不能指望在一次临床试验中解决很多问题，通常只设一个处理因素，可以设 2 个水平，安排两组试验；也可设几个水平，安排多组试验，如不同的药物、不同的剂量等。两个处理因素时可考虑用析因设计，但两个以上处理因素的临床试验将大大增加研究的复杂性。

2. 受试对象　受试对象的选择必须根据临床试验目的确定，应具有合理的、界定明确的入选标准和排除标准，使入选的对象保持较好的同质性。一般从入选对象对目标人群的代表性、临床试验的伦理学要求和病人参加试验的安全性等考虑制订标准。例如某药物临床试验方案设计时，入选标准的确定不仅要考虑所研究的适应证，还需确定受试者的年龄范围，签署知情同意书情况等；排除标准主要考虑病人的依从性、试验过程中可能影响有效性和安全性评价的合并疾病等情况。

3. 试验效应　是指处理因素作用于受试对象而产生的各种效应。在药物临床试验中，试验效应既有药物治疗作用，也可能包括不良反应。为客观地评价试验药物的效应就需在临床试验方案中定义临床试验的各种观测指标，既要有有效性指标，也要有安全性指标。在研究的设计阶段，首先需要根据研究目的，严格定义与区分主要指标和次要指标；其次是根据主要指标的性质（定量或定性）和特征（一个或多个、单一指标或复合指标、临床获益或替代指标、客观/主观指标或全局评价指标等），调整研究的统计设计策略，以达到研究的预期目的。

（1）主要指标与次要指标：主要指标又称主要终点（primary endpoint），是与试验主要研究目的有本质联系的，能确切反映药物有效性或安全性的观测指标。主要指标应根据试验目的选择易于量化、客观性强、重复性高，并在相关研究领域已有公认标准的指标。一般情况下，主要指标仅为一个，若一个主要指标不足以说明药物效应时，可采用两个或多个主要指标。方案中应详细描述所关注的主要指标的设计参数及其假设、总 I 类错误率和 II 类错误率的控制策略。主要指标将用于临床试验的样本量估计，多个主要指标的情况下，如为多重指标（multiple endpoint），需考虑总 I 类错误概率的控制；如为共同指标（co-primary endpoint），应保证研究有足够的全局把握度。方案中主要指标在试验进行过程中不得修改，若

须做修改则应在充分论证的基础上谨慎行事，并在揭盲前完成，不允许揭盲后对主要指标进行任何修改。次要指标又称次要终点（secondary endpoint），是与次要研究目的相关的效应指标或与试验主要目的相关的支持性指标。在试验方案中，也需明确次要指标的定义，并对这些指标在解释试验结果时的作用以及相对重要性加以说明。一个临床试验可以设计多个次要指标，但不宜过多，足以达到试验目的即可。

（2）复合指标（composite variable）：当难以确定单一的主要指标时，可按预先确定的计算方法，将多个指标组合构成一个复合指标。例如，在评价治疗男性性功能障碍效果的临床试验中采用的国际通用 IEFF 量表；在心血管疾病预后研究中经常采用的二联（死亡或心肌梗死）或三联指标（死亡、心肌梗死或需要血运重建），则均属于复合指标。将多个指标综合成单一复合指标的方法需在试验方案中详细说明。主要指标为复合指标时，可以对复合指标中有临床意义的单个指标进行单独的分析。当采用量表进行疗效评价（如精神类药物、中药、民族药等），应该采用国际或领域内公认的量表。采用国外量表作为主要疗效指标时，由于可能存在语言、文化、生活习俗、宗教信仰等多方面的差异，需提供跨文化调适、翻译对等性的研究结果；采用自制量表时，需提供效度、信度和反应度（对疾病严重程度及其变化的区分程度）的研究结果。没有对效度、信度和反应度进行过研究，或者效度、信度和反应度都很低的量表不建议作为临床试验的主要疗效指标。

（3）全局评价指标（global assessment variable）：是将客观指标和研究者对受试者疗效的总印象有机结合的综合指标，它通常是等级指标，其判断等级的依据和理由应在试验方案中明确。全局评价指标可以评价某个治疗的总体有效性或安全性，带有一定的主观成分，因此，其中的客观指标常被作为重要的指标进行单独分析。以全局评价指标为主要指标时，应该在方案中考虑该全局评价指标与主要研究目的临床相关性、信度和效度、等级评价标准和单项缺失时的估计方法。不建议将"综合疗效和安全性"的全局评价指标作为临床试验的主要指标，因为这样会掩盖药物之间在疗效和安全性方面的重要差异，从而导致决策失误。

（4）替代指标（surrogate variable）：是指在直接评价临床获益不可行时，用于间接反映临床获益的观测指标。例如降压药物的临床获益，常被认为是降低或延迟"终点事件"（心脑血管事件）的发生，但若要评价"终点事件"发生率，需要长时间的观察。在实际中，降压药的临床试验，采用替代指标"血压降低值/血压达标"来评价药物的疗效，因为临床研究和流行病学业已证实，将"血压"控制在正常范围内，可以降低"终点事件"的发生。一个指标能否成为临床获益的替代指标，需要考察：①指标与临床获益的关联性和生物学合理性；②在流行病学研究中该指标对临床结局的预测价值；③临床试验的证据显示药物对该指标的影响程度与药物对临床结局的影响程度一致。选择替代指标为主要指标，可以缩短临床试验期限，但也存在一定的风险，尤其是"新"替代指标。药物在替代指标上的优良表现并不一定代表药物对受试者具有长期的临床获益，药物在替代指标上的不良表现也不一定表示没有临床获益。例如，在抗肿瘤药物早期临床试验中，"无进展生存时间"等指标被作为"总生存时间"的替代指标被广泛使用，但其与总生存时间的关联性在不同的肿瘤临床试验中程度不一，因此仍需强调Ⅲ期临床研究中，采用临床终点的重要性。

（5）定性指标（qualitative variable）：在某些临床试验中，有时需要将定量指标根据一定的标准转换为等级指标或将等级指标转化为定性指标，如用药后血压降低到"140/90mmHg"以下、糖化血红蛋白降低到7.0%以下的受试者比例（达标率）。定量或等级指标转换定性指标的标准，应该具有临床意义、为相关领域公认，并在试验方案中明确规定。由于将定量指标转换为定性指标会损失部分信息导致检验效能的降低，在样本量计算时需加以考虑。如方案定义主要指标为定量指标转化的定性指标时，则研究结论应主要依据该定性指标，而不是其所源于的定量指标。

（二）临床试验对照组的设置

根据受试者所接受的处理情况，临床试验常用的对照形式有以下几种：

1. 空白对照（no-treatment control） 临床试验中对照组并未给予任何处理称为空白对照。在空白对照试验中，由于治疗分配对受试者和研究者都是公开的，无法克服研究者、受试者、参与评价疗效和安全性的工作人员等心理因素形成的偏倚，从而可能影响到试验结果的正确评价，因此在临床试验中很少采用。但可用于下列情况：①由于处理手段非常特殊，安慰剂盲法试验无法执行，或者执行起来极为困难。例如试验组为放射治疗、外科手术等；②试验组的不良反应非常特殊，以至于无法使研究者处于盲态。当使用这种设计时，最好安排一个不知道具体治疗分配的研究者对受试者的合格性、终点测定或者管理中的改变做出主要决定，数据管理与统计分析也应在盲态下进行。

2. 安慰剂对照（placebo control） 在药物临床试验中，如果对照组所用的是不含试验药物的有效成分且无药理作用的"药物"，则称为安慰剂对照，若这种"药物"在特征上能够模拟做到剂型、大小、形状、颜色、重量甚至气味、口味等与试验药物完全相同，可称为安慰剂模拟对照。安慰剂对照设计的优势是，通过采用双盲和随机化，可排除试验药物药理作用之外的所有潜在的非处理因素的影响。这些影响包括自发性改变（疾病的自然变化）、受试者或研究者的期望、使用其他处理以及诊断或评估中的主观因素等。使用安慰剂对照必须注意伦理学方面的问题。应确保使用安慰剂对照不会延误病情和治疗。当所研究的适应证尚无有效药物治疗时，使用安慰剂对照并不存在伦理问题。但是，如果研究的疾病已经有了有效的治疗方法而仍使用安慰剂对照则被认为是不道德的。这也是2000年第52届世界医学大会通过的《赫尔辛基宣言》在伦理学上提出的新要求。

3. 剂量-反应对照（dose-response control） 将试验药物设计成几个不同的剂量，受试者被随机分配到各剂量组，观察不同剂量的效应，这样的临床研究称为剂量-反应对照。该研究可包括一个安慰剂（零剂量）组，也可以不包括。不同剂量对照主要用于研究剂量和疗效、不良反应的关系，或者仅用于说明疗效。由于剂量-效应关系一般呈S形曲线关系，选用的剂量最好是从曲线之拐点向两侧展开，因拐点处斜率较大，剂量的改变会使疗效和安全性反应更加灵敏，易于获得合适的结论。

4. 阳性对照（positive control 或 active control） 在临床试验中采用已知的有效药物或标准的治疗方案作为对照组，称为阳性对照。阳性对照药需是已广泛应用的、对相应适应证的疗效和用量已被证实，使用它可以有把握地期望在目前试验中表现出相似的效果；阳性对照药原有的用法与用量不得任意改动。在三种比较类型的试验（后面介绍）中均可能选择阳性对照药，对非劣效性试验和等效性试验的阳性对照药选择尤其要慎重，应考虑以下两个方面：①阳性对照有效性的既有证据：阳性对照效应来源于文献报道的有良好试验设计的试验结果，这些历史试验已明确显示本次非劣效试验中采用的阳性对照或与其类似的药物优于安慰剂，且随时间迁移，阳性对照的疗效基本维持稳定。根据这些试验结果可以可靠地估计出阳性对照的效应大小。阳性对照的效应量是非劣效试验的关键设计参数（用以确定非劣效界值），既不能用历史研究中最好的疗效作为其效应量的估计，也不能仅用 meta 分析的点估计作为效应量的估计，效应量估计时要充分考虑历史研究间的变异。②阳性对照药物效应的稳定性：阳性对照效应的估计来源于历史研究，虽然考虑了历史研究间的变异，但仍有历史局限性，受到很多因素诸如当时的受试人群、合并用药、疗效指标的定义与判定、阳性对照的剂量、耐药性以及统计分析方法等的影响。因此，采用非劣效试验设计时要尽可能地确保本次临床试验在以上提及的诸多因素方面与历史研究一致。另外非劣效/等效性设计，良好的偏倚控制和质量控制是此类设计的关键。因此，在试验设计和实施阶段都应该提高试验质量要求，只有高质量的临床试验才能保证非劣效/等效临床试验的检定灵敏度。

二、临床试验设计类型及比较类型

（一）设计类型

临床试验常用下列三种设计类型，即平行组设计、交叉设计和析因设计。

1. 平行组设计（parallel group design）是最常用的临床试验设计类型，可为试验药设置一个或多个对照组，试验药也可设多个剂量组。对照组可分为阳性或阴性对照。阳性对照一般采用按所选适应证的当前公认的有效药物，阴性对照一般采用安慰剂，但必须符合伦理学要求。试验药设一个或多个剂量组完全取决于试验的目的。

2. 交叉设计（crossover design）是按事先设计好的试验次序（sequence），在各个时期（period）对受试者逐一实施各种处理，以比较各处理组间的差异。交叉设计是将自身比较和组间比较设计思路综合应用的一种设计方法，可以较好地控制个体间的差异，以减少受试者人数。最简单的交叉设计是 2 种药物 2 个阶段的形式，又称 2×2 交叉设计，对每个受试者安排两个试验阶段，分别接受 A、B 两种试验用药物，而第一阶段接受何种试验用药物是随机确定的，第二阶段必须接受与第一阶段不同的另一种试验用药物。因此，每个受试者接受的药物可能是先 A 后 B（AB 顺序），也可能是先 B 后 A（BA 顺序），故这种试验又简记为 AB/BA 交叉试验。两阶段交叉试验中，每个受试者需经历准备阶段、第一试验阶段、洗脱期和第二试验阶段。每个试验阶段的用药对后一阶段可能存在延滞效应。前个试验阶段后需安排足够长的洗脱期或有效的洗脱手段，以消除其延滞效应。采用交叉设计时应考虑延滞效应对试验数据分析评价的影响。2×2 交叉设计难以区分延滞效应与时期-药物的交互作用。如需进一步分析和评价延滞效应，则可考虑采用 2 个处理多个阶段的交叉设计（例如：2×4 的 ABBA/BAAB 交叉设计）。多种药物多个阶段的交叉设计也是经常用到的，例如：3×3 交叉设计，即 3 种处理（A、B、C）、3 个阶段、6 种顺序（ABC/BCA/CAB/ACB/CBA/BAC）的交叉设计。由于每个受试者接受了所有处理组的治疗，提供了多个处理的效应，因此交叉试验中应尽量避免受试者的失访。

3. 析因设计（factorial design）　是通过试验用药物剂量的不同组合，对两个或多个试验用药物同时进行评价，不仅可检验每个试验用药物各剂量间的差异，而且可以检验各试验用药物间是否存在交互作用，或探索两种药物不同剂量的适当组合，常用于复方研究。析因设计时需考虑两种药物高剂量组合可能带来的毒副反应。如果试验的样本量是基于检验主效应的目的而计算的，关于交互作用的假设检验，其检验效能往往是不足的。

（二）比较类型

临床试验中比较的类型，按统计学中的假设检验可分为优效性试验、等效性试验和非劣效性试验三种。在临床试验方案中，需要明确试验的目的和比较的类型。

1. 优效性试验（superiority trial）　目的是显示试验药的治疗效果优于对照药，包括试验药是否优于安慰剂、试验药是否优于阳性对照药、或剂量间效应的比较。如果以零假设为基础，则获得的优效性称为统计学优效性，如果以非零假设为基础，则获得的优效性称为临床优效性。

2. 等效性试验（equivalence trial）　目的是确认两种或多种治疗的效果差别大小在临床上并无重要意义，即试验药与阳性对照药在疗效上相当。严格地讲，等效性系指试验药既不比对照药差（非劣于），也不比对照药好（不好于）。仿制药的一致性评价通常采用生物等效性试验。

3. 非劣效性试验（non-inferiority trial）　目的是确证试验药的疗效如果在临床上低于阳性对照药，其差异也是在临床可接受范围内。即若试验药疗效没有差到临床上不能接受，则可认为试验药非劣效于阳性对照药。

在等效性试验和非劣效性试验中，所选阳性对照药应符合前面提出的条件。试验中所选择的比较类型应从临床角度考虑，并在制订试验方案时确定下来。通常以阳性为对照的临床试验多倾向于得出非劣效性的判断。等效性试验或非劣效性试验时，需要预先确定等效界值（上限和下限）或非劣效界值（上限或下限），后面予以介绍。

（三）适应性设计

适应性设计（adaptive design）是指事先在方案中计划的在临床试验进行过程中利用累积到的数据，在不影响试验的完整性和合理性的前提下，对试验的一个或多个方面进行修改的一种设计。

好的适应性设计可以加快药物研发的速度，或更有效地利用研发资源。但适应性设计要特别考虑：①试验的修改是否会引起 I 类错误增大；②试验的修改是否导致试验结果难于解释。因此，无论对试验进行何种修改，其修改计划和分析策略必须在试验数据揭盲之前在试验方案中进行明确严谨的表述。在适应性设计计划的期中分析中，保持申办者和研究者的盲态非常重要，通常需要一个独立的数据监查委员会（independent data monitoring committee，IDMC）来通知申办者是否按照事先拟定的方案修改进一步进行试验。

适应性设计有多种可能，包括：①试验组和对照组入组分配方式的改变，如由固定区组分配变更为动态随机入组分配；②入组人数的改变，如样本量的重新计算；③试验终止条件的改变，如根据期中分析结果提示有效或无效性而提前终止试验；④其他设计方法（如临床终点、统计方法）的改变。目前应用的适应性设计中，成组序贯试验和盲态下样本量的重新计算被认为是在理论和实践中比较广泛被接受的。而其他的诸多设计对于深入认识试验结果的影响因素或提高研究效率（如富集设计）是有帮助的，但对于非盲态下改变临床终点或受试人群等适应性设计，由于可能引入偏倚而影响对结论的判断，故不宜应用于确证性试验中，可在早期探索性试验中使用。

1. 成组序贯设计（group sequential design） 常用于有期中分析的临床试验中。适用于下列 3 种情况：①怀疑试验药物有较高的不良反应发生率，采用成组序贯设计可以较早终止试验；②试验药疗效较差，采用成组序贯设计可因无效而较早终止试验；③试验药与对照药的疗效相差较大，但病例稀少，或临床观察时间过长。可见，成组序贯设计一般用于创新药物的临床试验，而不用于仿制药的临床试验。

成组序贯设计是把整个试验分成若干个连贯的分析段，每个分析段病例数可以相等也可以不等，但试验组与对照组的病例数比例与总样本中的比例相同。每完成一个分析段，即对主要指标（包括有效性和/或安全性）进行分析，一旦可以做出结论即停止试验，否则继续进行。如果到最后一个分析段仍不拒绝无效假设，则作为差异无统计学意义而结束试验。

成组序贯设计的优点是当试验药与对照药间确实存在差异时，或试验药与对照药不可能达到统计学意义时，可较早地得到结论，从而缩短试验周期。

成组序贯设计的盲底要求一次产生，分批揭盲。由于多次重复进行假设检验会使 I 类错误增加，故需对每次检验的名义水准进行调整，以控制总的 I 类错误率不超过预先设定的水准（比如 $\alpha = 0.05$）。试验设计中需明确 α 消耗函数的方法。

采用成组序贯设计，由于需要进行多次期中分析，需特别注意盲态的保持，以免引入新的偏倚。同时，在试验开始前应预先明确统计分析方法，规定提前终止试验的标准。期中分析的数据需由独立的第三方进行统计分析，并由审核，以便做出是否继续下一阶段临床试验的决策建议。

2. 盲态下的样本量重新计算 当原设计中样本量是在不确切信息的假设条件下估计的，对时间比较长的临床试验，可以在试验进行中对这些假设进行验证，以便对样本量进行重新估计。为了避免揭盲对试验的 I 类错误及试验的科学完整性的影响，这种估计应该是在不揭盲的状态下进行的，主要是对连续变量的变异度或事件发生率进行估计。此估计可用于计算新的样本量，新的样本量若和原样本量相似或比原样本量小，应保持试验样本量不变。若新的样本量比原样本量大并且是切实可行，应通过修订方案写明新的样本量。此类样本量的调整也可由 IDMC 来完成，并事先应在试验方案中对样本量的重新估计进行计划，样本量再估计应不超过两次。

三、临床试验样本量估计

第十六章已对样本量问题做了一般性的介绍，这里对药物临床试验样本量问题给予进一步的说明。临床试验中所需的样本量应具有足够大的统计学检验把握度，以确保对所提出的问题给予一个可靠的回答，同时也应综合考虑监管部门对样本量的最低要求。

样本的大小通常以试验的主要指标来确定，如果需要同时考虑主要指标外的其他指标时（如安全性指标或重要的次要指标），应明确说明其合理性。一般来说，在样本量的确定中应该说明以下相关因素，包括设计的类型、主要疗效指标的明确定义（如在降压药的临床试验中应明确说明主要指标是从基线到终点的血压改变值，或试验终点的血压达标率）、处理效应指标及临床上认为有意义的预期值、检验假设（原假设和备择假设）、检验统计量、Ⅰ类和Ⅱ类错误水平以及脱落（dropout）和方案违背（protocol violation）的比例等。在以事件发生时间为主要指标的生存分析中，可以根据统计学检验把握度直接得到试验所需事件数。在此情况下需要根据事件发生率，入组速度以及随访时间推算试验所需样本量。处理效应（treatment effect）是指归因于临床试验中处理的效果，在大多数临床试验中感兴趣的处理效应是两个或多个处理间的比较（或对比），常用的处理效应指标是均数（率）差值、率的比值（如 RR、OR、HR）等。表 17-2 列举了临床试验样本量估计的有关影响因素及进一步说明。

表 17-2 临床试验样本量估计的有关影响因素

影响因素	进一步说明
1. 设计类型	包括处理组数、各组的分配比例等
2. 主要指标定义及变异情况	给出明确定义，区分定量还是定性，确定变异程度
3. 处理效应指标及临床预期值	明确处理效应指标及临床预期值。根据预试验或文献资料估算
4. 检验假设	确定所用检验假设（零假设、非零假设），明确是单侧还是双侧
5. 检验统计量	确定进行假设检验时使用的统计方法和检验统计量
6. 允许的Ⅰ类和Ⅱ类错误	Ⅰ类错误 α 常用双侧 0.05，Ⅱ类错误 β 应低于 0.20
7. 预期的脱落率	允许有一定的失访、退出等脱落现象，应给出估计
8. 预期方案违背率	允许有一定不依从方案（方案违背）现象，应给出估计

样本量的具体计算方法以及计算过程中所需用到的主要指标的统计参数（如均值、方差、事件发生率、疗效差值或比值等）的估计值应在临床试验方案中列出，同时需要明确这些估计值的来源依据。在确证性临床试验中，一般只有一个主要指标，参数的确定主要依据已发表的资料或探索性试验的结果来估算，其中的预期值应具有临床意义。需要强调的是，计划中的试验应与前期试验或文献中的试验具有一致的试验设计和目标人群。如果不完全一致，需对相应统计量的估值进行调整。Ⅰ类错误水平一般设定为双侧 0.05。非劣效检验为单侧检验，Ⅰ类错误水平一般设定为 0.025。此外，如果试验设计中存在多重性的问题时，应考虑对Ⅰ类错误水平进行必要的控制，以保证试验的总体Ⅰ类错误不超过预设值。Ⅱ

类错误水平一般情况下设定为不大于0.2，在探索性试验中可适当放宽。

通过估计得到的试验所需样本量一般仅针对试验中指定的主要指标的主要分析（相对其他分析如敏感性分析或亚组分析而言）。在一个以"全分析集"为主要分析的试验中，应考虑统计参数估计值所依据的前期试验或资料是否使用了相同的分析集或者具有相似的脱落率及方案违背率。考虑到脱落患者或违背方案者对疗效的稀释效应，全分析集的疗效往往小于符合方案集。此外，在全分析集中也常会观测到比符合方案集更大的变异。

另外，等效或非劣效试验中通常事先假设试验组与对照组疗效相同而进行样本量估算，当试验组的真实疗效差于阳性对照组时则试验的检验把握度将低于设定目标。

四、临床试验偏倚的控制

偏倚会干扰临床试验得出正确的结论，在临床试验的全过程中均须防范其发生。随机化、盲法、统计分析方法调整等是控制偏倚的重要措施。

（一）随机化

1. 随机化概念　随机化（randomization）是指临床试验中每位受试者均有同等的机会被分配到试验组或对照组中的实施过程或措施，随机化过程不受研究者和（或）受试者主观意愿的影响。随机化包括分组随机和试验顺序随机。随机化是临床试验的基本原则，也是疗效和安全性评价的统计学方法的基础。随机化的目的是使各种影响因素（包括已知和未知的因素）在处理组间的分布趋于相似。随机化与盲法相结合，可有效避免处理分组的可预测性，控制对受试者分组的选择偏倚。

2. 随机化方法　临床试验的随机化的方法，一般采用区组随机化法和（或）分层随机化法。①区组随机化：如果受试者的入组时间较长，区组随机化是临床试验所必需的，这样有助于减少季节、疾病流行等客观因素对疗效评价的影响，也可减少因方案修订（如入选标准的修订）所造成的组间受试者的差异。区组的大小要适当，太大易造成组间不均衡，太小则易造成同一区组内受试者分组的可猜测性。研究者及其相关人员，应该对区组长度保持盲态，这在开放的临床试验中尤为重要。也可设定2个或多个区组长度，通过随机变化区组长度实现随机化，以尽可能减少分组的可预测性。②分层随机化：如果药物的效应会受到基线资料中一些重要的预后因素（如受试者的病理诊断、年龄、性别、疾病的严重程度、生物标记物等）的影响时，可采用分层随机化，以保持层内的组间均衡性。另外，在多中心临床试验中，为了保持中心内的均衡性，也可将中心作为一个分层因素。③动态随机化：当需要考虑多个分层因素，如肿瘤类临床试验，需考虑年龄、病理类型、基线水平等因素，采用分层随机化，因层数过多可能导致试验无法进行，此时可采用"动态随机"使被控制的预后因素组间有良好的均衡性。在动态随机化中，已入组的受试者特征将影响下一个受试者的分组，系统将根据各层面上的组间均衡性决定受试者的随机化组别。尽管"动态随机"可以实现多分层因素下的随机化，但不建议设计过多的分层因素，因为过多的分层因素可能造成其他因素在处理组间的不均衡，建议分层因素一般不宜超过3个。临床试验中通常采用区组随机化的方法，如采用动态随机化，被控制的因素应包括在主要指标分析模型中，用以控制混杂因素对主要指标评价的影响。特别指出的是在Ⅲ期临床试验中，应避免使用基于主要指标观察结果的动态随机化。

3. 随机化实施的过程　包括随机分配表的产生方法、随机分配隐蔽的措施和随机分配执行的人员分工等，应在试验方案中阐明，但使人容易猜测分组的随机化的细节（如区组长度等）不应包含在试验方案中。在临床试验中，随机分配表应该是一份独立的文件，以记录受试者的处理（或处理顺序）安排。随机分配表应具有重现性，即可以根据种子数、分层因素、区组长度重新产生相同的随机分配表。试验用药物将根据随机分配表进行编码，在临床操作中要求研究者严格按照入组受试者的随机分配结果及药物编码分配药物，任何偏离都应该如实记录，以待数据分析前进行评估。值得注意的是动态随机化事先并无随机分配表，真正的随机分配表是试验开始后由动态随机化系统根据已入组的受试者信息采用最小随机化原理产生的，该随机分配表应作为独立文件在申报资料中提交。为了确保随机化的成功，参照国际上"定义临床试验方案标准条目的 SPIRIT 2013 声明"中的条目设置，表 17-3列举了随机化实施的具体要求。

表 17-3　临床试验随机化实施的具体要求

条　目	要　求
随机分配表的产生	确定随机化方法和参数，给出产生随机分配表的过程（如借助计算机软件编程）。为了减少随机表中分配序列的可预测性，任何预设的限定性细节（如区组长度）另以附件提供，不得由试验招募者或干预措施分配者获得
随机分配隐蔽机制	阐明干预措施分配之前任何为隐蔽分配所采取的措施。例如可采用按顺序编码、不透光、密封的信封法，顺序编码的容器法，药房控制发药法，中央随机化法，刮卡法，随机分配薄法等
随机分配实施	明确谁产生分配序列、谁招募受试者、谁分配受试者

（二）盲法

1. 盲法概念　临床试验的偏倚可能来自于临床试验的各个阶段、各方面人员。由于对随机化分组信息的知晓，研究者可能选择性入组受试者，受试者可能受到主观因素的影响，可能产生疗效与安全性的评价偏倚或选择性确定分析人群等。盲法（blinding）是控制临床试验中因"知晓随机化分组信息"而产生的偏倚的重要措施之一，目的是达到临床试验中的各方人员对随机化处理分组的不可预测性。

2. 设盲程度　根据设盲程度的不同，盲法分为双盲（double blind）、单盲（single blind）和非盲（open-label，又称开放）。在双盲临床试验中，受试者、研究者（对受试者进行筛选的人员、终点评价人员以及对方案依从性评价人员）、与临床有关的申办方人员对处理分组均应处于盲态。单盲临床试验中，仅受试者或研究者一方对处理分组处于盲态。开放性临床试验中，所有人员都可能知道处理分组信息。临床试验的设盲程度，应综合考虑药物的应用领域、评价指标和可行性，应尽可能采用双盲试验。当双盲难度大、可行性较差，可考虑单盲临床试验，甚至开放性研究。一般情况下，神经、精神类药物的临床试验采用量表评价效应、用于缓解症状（过敏性鼻炎、疼痛等）的药物或以"受试者自我评价"等主观指标为主要指标的临床试验、以安慰剂为对照的临床试验，均应采用"双盲"；在一些以临床终点（如死亡）为主要评价指标的临床试验中（抗肿瘤药物），也可以接受开放性试验。

3. 双盲临床试验　要求试验药和对照药（包括安慰剂）在外观（剂型、形状、颜色、气味）上的一致性；如果试验药与对照药在用药方式上有差异，还需要做到试验组与对照组在药物使用上的一致性。若要达到双盲的目的，可采用双模拟技术。在使用双模拟技术的临床试验中，受试者的用药次数与用药量将会增加，可能导致用药依从性的降低。有时也采用胶囊技术，可将试验用药（包括试验药、对照药、安慰剂）分别装入外观相同的胶囊，但应首先证明药物在装入胶囊后与原剂型药物生物等效。为使双盲临床试验得以顺利实施，还应注意：①药物编盲与盲底保存：由不参与临床试验的人员，根据已产生的随机分配表对试验用药物进行分配编码的过程称为药物编盲。随机数、产生随机数的参数及试验用药物编码统称为双盲临床试验的盲底。用于编盲的随机数产生时间应尽量接近于药物分配包装的时间，编盲过程应有相应的监督措施和详细的编盲记录，完成编盲后的盲底应一式两份密封，交临床试验负责单位和药品注册申请人分别保存。②应急信件与紧急揭盲：从医学伦理学方面考虑，双盲试验应为每一个编盲号设置一份应急信件，信件内容为该编号的受试者所分入的组别及用药情况。应急信件应密封，随相应编号的试验用药物发往各临床试验单位，由该单位负责保存，非必要时不得拆阅。在发生紧急情况或病人需要抢救必须知道该病人接受的是何种处理时，由研究人员按试验方案规定的程序拆阅。一旦被拆阅，该编号病例将中止试验，研究者应将中止原因记录在病例报告表中。所有应急信件在试验结束后随病例报告表一起收回，以便试验结束后盲态审核。③揭盲规定：当试验组与对照组按等例数设计时，一般采用两次揭盲法。两次揭盲都由保存盲底的有关人员执行。数据文件经过盲态审核并认定可靠无误后将被锁定，进行第一次揭盲。此次揭盲只列出每个病例所属的处理组别（如 A 组或 B 组）而并不标明哪一个为试验组或对照组。第一次揭盲的结果交由试验统计学专业人员用于统计分析。当统计分析结束后进行第二次揭盲，以明确各组所接受的治疗。

若双盲实施起来有相当的困难或根本不可行时（例如，手术治疗与药物治疗的对比研究；不同药物在剂型、外观或用法上存在很大的差异；因中药组方不同导致气味上的差异等），可以采用单盲或开放性临床试验，其理由必须在方案中详细说明，而且尤为重要的是这种信息的知晓不得影响受试者分配入组的随机性，方案中还须有控制偏倚的具体措施，例如采用客观的主要指标，或采用以适当的随机分配隐蔽措施（例如中央随机化系统）管理受试者的入组，或参与疗效与安全性评价的研究者在试验过程中尽量处于盲态等。

无论是双盲、单盲临床试验，盲态的执行（随机化分配表的产生、保存以及释放）应该建立并遵循相应的标准操作规程，且在方案中明确规定破盲人员的范围。即使是开放性临床试验，研究相关人员也应尽可能保持盲态。方案中应该规定随机分配表的释放条件与流程。随机分配表释放的基本条件为：已完成数据库的锁定和分析人群及统计分析计划的确定工作。

（三）统计分析调整

在统计分析阶段采用适当的统计分析方法，也可在一定程度上控制偏倚，但必须在试验方案中说明。不在试验设计和实施过程有效控制偏倚，而仅仅指望靠统计学分析手段来控制偏倚是非常危险的。

临床试验中处理效应（有效性、安全性）常常受到许多因素的影响。一般将对评价临床主要终点效应有影响的因素称为协变量，如人口学变量、病人特征、伴随治疗、医疗史等。协变量可以是分类变量，也可以是连续变量，有些协变量可能成为混杂因素。如果协变量在处理组间是平衡的，则处理组间差别的效应估计是无偏的；若不平衡，则效应估计可能是有偏的，此时应在分析的模型中引入协变量，以纠正效应估计的偏性。因此，力求排除协变量的影响是临床试验的一项重要任务。排除协变量影响常见的统计学方法有可用于分层处理的 Cochran-Mantel-Haenszel 检验（即 CMH 卡方检验）、Log-rank 检验等，可对多种因素进行调整的协方差分析模型（ANCOVA）、Logistic 回归模型和 Cox 回归模型等多因素分析方法。

第三节　临床试验统计分析计划与报告

临床试验中，为保证科学评价药物的有效性与安全性，必须事先对统计学分析工作制订详细的计划，并在试验完成时，按照统计分析计划进行统计分析和报告。通过统计分析报告为临床试验总结报告的内容和研究结论提供主要依据。因此，在药物上市注册时，监管部门将统计分析计划和报告视为评价临床试验结果的重要文件和依据。

一、统计分析计划

（一）统计分析计划的一般考虑

统计分析计划（statistical analysis plan，SAP）是比试验方案中描述的统计分析要点更加技术性和有更多实际操作细节的一份独立文件，包括对主要和次要评价指标及其他数据进行统计分析的详细描述。临床试验的统计分析有其特殊性，统计分析计划应当由具有参与临床试验经验的统计学专业人员起草，要求全面而详细地陈述临床试验数据的分析方法和表达方式，以及对预期的统计分析结果的解释。统计分析计划初稿应形成于试验方案和病例报告表确定之后，在临床试验进行过程中以及数据盲态审核时，可以进行修改、补充和完善，不同时点的统计分析计划应标注版本及日期，正式文件在数据锁定和揭盲之前完成并予以签署。盲态审核（blind review）是指在试验结束（最后一位受试者最后一次观察）到揭盲之前对数据进行的核对和评估，以便最终确定统计分析计划。如果试验过程中试验方案有修订，则统计分析计划也应做相应的调整。如果涉及期中分析，则相应的统计分析计划应在期中分析前确定。

（二）统计分析计划的基本内容

统计分析计划的基本内容应涵盖设计的类型、比较的类型、随机化与盲法、主要指标和次要指标的定义与测量、检验假设、数据集的定义、疗效及安全性评价和统计分析的详细计划。确证性试验要求提供针对主要指标的分析原则及预期分析方法。探索性试验通常描述概括性的原则和方法。

1. 试验概述　是试验方案中与统计学相关的部分，常可直接摘录。一般包括以下主要内容：

（1）研究目的：临床试验的主要目的和次要目的。

（2）设计类型：如平行设计、交叉设计、析因设计、成组序贯设计等。

（3）对照的类型：如安慰剂对照、阳性对照、剂量组对照等，需说明试验选择的对照类型及理由。

（4）随机化方法及其实施：明确随机分配表的产生方法、随机分配隐蔽的措施和随机分配执行的人员分工等。

（5）盲法及设盲措施：说明是开放、单盲还是双盲，设盲措施是双盲单模拟、双盲双模拟等，以及保持盲态下执行统计分析的措施。若采用开放设计，需充分说明无法实施盲法的理由。

（6）样本量：计划入组的受试者数量及其计算依据。若采用成组序贯设计应说明不同阶段的样本量。

2. 评价指标　统计分析计划中应清晰描述主要指标和次要指标的定义，包括具体观察和测量的方法、观察时点、指标属性。如果主要指标需要通过计算得到，则需给出相应的计算公式。

3. 分析数据集　根据不同研究目的，在统计分析计划中需明确描述数据集的定义，并在盲态审核时确认每位受试者所属的分析集。临床试验的分析数据集一般包括 ITT/全分析集（full analysis set，FAS）、符合方案集（per-protocol set，PPS）、安全性数据集（safety set，SS）。在定义分析数据集时，需遵循两个原则：①尽可能地减小偏倚；②控制 I 类错误的增加。

（1）ITT/全分析集：意向性治疗原则（intention to treat principle，ITT），是指主要分析应包括所有随机化的受试者，这种保持初始的随机化的做法对于防止偏倚是有益的，并且为统计学检验提供了可靠的基础，这一基于所有随机化受试者的分析集通常被称为 ITT 分析集。理论上遵循 ITT 原则需要对所有随机化受试者的研究结局进行完整的随访，但实际中这种理想很难实现，因而也常采用全分析集（FAS）来描述尽可能的完整且尽可能的接近于包括所有随机化的受试者的分析集。只有非常有限的情况才可以剔除已经随机化的受试者，通常包括违反重要入组标准；受试者未接受试验用药物的治疗；随机化后无任何观测数据。值得注意的是，这种剔除需要对其合理性进行充分的论证和说明。

（2）符合方案集：亦称为"可评价病例"样本。它是全分析集的一个子集，这些受试者对方案更具依从性。纳入符合方案集的受试者一般具有以下特征：①完成事先设定的试验药物的最小暴露量：方案中应规定受试者服用药物的依从性达到多少为治疗的最小量；②试验中主要指标的数据均可以获得；③未对试验方案有重大的违背。受试者的排除标准需要在方案中明确，对于每一位从全分析集或符合方案集中排除的受试者，都应该在盲态审核时阐明理由，并在揭盲之前以文件形式写明。

（3）安全性数据集：通常应包括所有随机化后至少接受一次治疗且有安全性评价的受

试者。

对于确证性试验，宜同时采用全分析集和符合方案集进行统计分析。当两种数据集的分析结论一致时，可以增强试验结果的可信性。当不一致时，应对其差异进行讨论和解释。如果符合方案集被排除的受试者比例太大，则将影响整个试验的有效性。ITT/全分析集和符合方案集在优效性试验和等效性或非劣效性试验中所起的作用不同。一般来说，在优效性试验中，应采用ITT/全分析集作为主要分析集，因为它包含了依从性差的受试者而可能低估了疗效，基于ITT/全分析集的分析结果通常是保守的。符合方案集显示试验药物按规定方案使用的效果，但与上市后的药物疗效比较，可能高估疗效。在等效性或非劣效性试验中，用ITT/全分析集所分析的结果并不一定保守，在统计分析时，可以用符合方案集和ITT/全分析集作为分析人群，两个分析集所得出的结论通常应一致，否则应分析并合理解释导致不一致的原因。

4. 缺失值和离群值的处理　缺失值（missing data）是临床试验中的一个潜在的偏倚来源，因此，病例报告表中原则上不应有缺失值，尤其是重要指标（如主要的疗效和安全性指标）必须填写清楚。对病例报告表中的基本数据，如性别、出生日期、入组日期和各种观察日期等不得缺失。试验中观察的阴性结果、测得的结果为零和未能测出者，均应有相应的符号表示，不能空缺，以便与缺失值相区分。在临床试验中，数据缺失是难以避免的问题。在试验的计划、执行过程中应有必要的措施尽量避免缺失值的发生，在分析和报告中要正确处理缺失数据，否则会造成潜在的偏倚。缺失值的存在有可能导致试验结果无法解释。在分析中直接排除有数据缺失的受试者可能会不仅破坏随机性，而且破坏研究样本对于目标人群的代表性。除此之外，对缺失值的直接排除还可能降低研究的把握度或减小变量的变异性引起Ⅰ类错误的膨胀。

（1）缺失值的处理：如果在一些受试者中发生主要终点的缺失，在试验方案或统计计划书中应预先指定如何处理缺失值。缺失机制可分为完全随机缺失（missing completely at random，MCAR）、随机缺失（missing at random，MAR）和非随机缺失（missing not at random，MNAR）。由于缺失机制无法通过已有数据进行判断，并且不同的处理方法可能会产生截然不同的结果，应当认识到任何缺失数据处理方法本身可能是潜在的偏倚来源。对完全随机缺失、随机缺失数据的处理目前有末次观测值结转（LOCF）、基线观测值结转（BOCF）、均值填补、回归填补、重复测量的混合效应模型（MMRM）、多重填补等多种不同的方法。对于缺失值的处理方法，特别是主要疗效指标的缺失值，应事先在方案中根据以往的经验或既有相似试验的处理方法进行规定。然而如上所述，任何缺失数据处理方法本身都可能带来潜在的偏倚。所以缺失数据的处理方法应遵循保守的原则。即使同一种方法在不同情况下既有可能对试验药保守也有可能对试验药有利。然而，有时在对主要疗效指标的缺失值的处理方法进行预设时（如在盲态下）无法完全确定所用方法的保守性。因此，也经常见到采用不同的处理缺失值的方法进行敏感性分析。

（2）离群值（outliers）处理：应当从医学和统计学专业两方面去判断，尤其应当从医学专业知识判断。离群值的处理应在盲态检查时进行，如果试验方案未预先指定处理方法，则应在实际资料分析时，进行包括和不包括离群值的两种结果比较，评估其对结果的影响。

5. 统计分析方法 统计分析应建立在真实、准确、完整和可靠的数据基础上，应根据研究目的、试验方案和观察指标的类型选择国内外公认的统计分析方法。应给出不同类型资料的描述及统计推断方法，明确采用的单双侧检验及其水准，并说明所采用的统计软件及版本号。

（1）比较类型和检验假设：明确临床试验的比较类型，如优效性检验、非劣效性/等效性检验及其界值等。写出主要指标进行统计学检验的原假设和备择假设及其检验水准等。要注意多个主要指标、多个比较组、多个时间点的比较、期中分析、亚组分析等情况的多重性问题，说明控制Ⅰ类错误的措施。

（2）人口学资料和基线特征分析：说明对于人口学等基线资料根据数据性质进行描述统计分析的具体方式。

（3）依从性和合并用药分析：对于依从性和合并用药的分析，说明所采用描述性统计分析的具体方式，并说明对依从性差、具有合并用药的受试者具体情况的描述方式。

（4）主要指标的分析：说明主要指标分析采用的统计分析方法和统计分析模型。假设检验应说明所采用的是单侧还是双侧检验，如果采用单侧检验，应说明理由。单侧检验的Ⅰ类错误概率往往选择为双侧检验的一半，以保证单双侧检验的逻辑性。分析模型的选择要注意考虑指标的性质及数据分布的特性。无论采用参数方法或非参数方法，处理效应的估计应尽量给出效应大小、置信区间和假设检验结果。评价药物有效性的主要指标除受药物作用之外，常常还有其他因素的影响，如受试者的基线情况、不同治疗中心受试者之间差异等因素，这些因素在统计分析中可作为协变量处理。在试验前应认真考虑可能对主要指标有重要影响的协变量以及采用的可以提高估计精度的方法（如采用协方差分析方法），补偿处理组间由于协变量不均衡所产生的影响。对于确证性分析，应事先在方案中规定在统计模型中校正的协变量以及校正的依据。当采用分层随机时，分层因素应作为协变量进行校正。对于事先没有规定校正的协变量，通常不应进行校正。也可以采用敏感性分析方法，将校正后的结果作为参考，而不应该取代事先规定的分析模型。在确证性试验中，只有统计分析计划中事先规定的统计分析内容才可以作为确证性试验的证据，其他的分析结果只能是探索性的。

（5）次要指标的分析：对于次要指标的统计分析，处理效应的估计也需要尽量给出效应大小、置信区间和假设检验方法。

（6）安全性/耐受性分析：安全性（safety）主要关注于药物对受试者的风险。在临床试验中，通常通过实验室检查结果（包括生化学和血液学指标）、生命体征、临床不良事件（疾病、体征、症状）及其他特殊的安全性检验（如心电图、眼科检查）等手段来评价。耐受性（tolerability）指受试者对于明显的不良反应的耐受程度。大多数试验中，对安全性与耐受性的分析，常采用描述性统计分析方法，必要时辅以置信区间进行说明。也可应用图表来描述治疗组间和个体间不良事件的发生模式（时间、空间、人群、性别分布）。对不良事件的分析，应按事件发生的例次、例数和发生率描述。不良事件的发生率常以出现不良事件的病例数与暴露病例数之比来表示，有时也以暴露强度（如人-年）作为分母。在各个阶段的临床研究过程中，应考虑对安全性评价指标定义的一致性，应考虑采用统一的不良事件编码词典（如 MedDRA、WHOART 和 WHO-DD 等）。安全性的统计分析方法可以采用不同方式，可在方案及统计分析计划中结合临床判断，对不同的安全性指标按其重要性及与治疗的相关性划分为不同的类别：重要性较低且与治疗方法相关性较弱的安全性指标，可采用描述性分析方法；对于重要性适中且与治疗方法有一定相关性的安全性指标，建议加入置信区间分析；而对于重要性较高且与治疗方法相关性较强的安全性指标，可提供相应的统计检验 P 值以供参考。

（7）其他分析：除以上的分析之外，有时还考虑中心效应分析、期中分析、亚组分析、敏感性分析等。

1）中心效应分析：多中心临床试验中，不同中心在受试者基线特征、临床实践等方面可能存在差异，导致不同中心间的效应不尽相同，这种中心之间的效应差异称为中心效应。常见三种情况：一是无中心效应，即各中心试验组效应同质，对照组效应亦同质，此时各中心间效应是一致的；二是有中心效应，但中心与处理组间不存在交互作用（interaction），即各中心试验组与对照组效应之差是同质的；三是有中心效应，且中心与处理组间存在交互作用，此时，各中心试验组与对照组效应之差是异质的。中心与处理组间的交互作用，又分为定量的交互作用（各中心试验组与对照组效应之差方向一致）和定性的交互作用（至少一个中心的处理组与对照组的效应之差与其他中心方向不一致）。分析主效应时，对于情况一，模型中应不包括中心效应；对于情况二，模型中可包括中心项，但不包含中心与处理的交互项效应以提高检验效能；对于情况三，若存在定量交互作用，则需要采用合适的统计学方法来估计处理效应，以保证结果的稳健性，结果解释时须非常谨慎，应努力从试验的管理、受试者的基线特征、临床实践等方面寻找原因；当存在定性的交互作用时，需找到合理的解释并重新进行临床试验。当中心数较多，或每个中心样本数均较少，一般无需考虑中心效应的影响。采用何种策略分析中心效应需事先在试验方案或统计分析计划中阐明。

2）期中分析：是指正式完成临床试验前，按事先制订的分析计划，比较处理组间的有效性和（或）安全性所做的分析。期中分析（interim analysis）的目的是为后续试验是否能继续执行提供决策依据。基于期中分析结果中止试验无外乎两种情况，其一是可以预见即使试验继续执行至试验结束也不可能得出试验药物有效的结论，或者是发现试验药物的安全性存在隐患；另一种是得出试验药物有效的结论。如果根据期中分析得出试验药物有效而提前中止试验，需要保证有足够的药物暴露时间和安全性数据，一般应继续随访以收集更多的安全性数据，以避免安全性评价不充分。期中分析的时点（包括日历时点或信息时点）、具体实施方式和所采用的 α 消耗函数等应当事先制订计划并在试验方案中阐明。期中分析的结果可能会对后续试验产生影响，因此，一个临床试验的期中分析次数应严格控制。如果一个期中分析是为了决定是否终止试验而设计的，则常采用成组序贯设计。期中分析包含了已揭盲的数据及结果，因此进行期中分析的人员应该是不直接参加临床试验的人员，比如可由独立数据监查委员会（IDMC）执行，即使是开放的试验也应如此。期中分析结果对试验相关人员是保密的，试验相关人员仅仅会被告知是否继续试验或需要对试验方案进行修改。对于确证性临床试验，原则上不得进行计划外期中分析。因为设计不良或计划外的期中分析可能引入偏倚，所得结论缺乏可靠性。如由于特别情况进行了计划外的期中分析，则在研究报告中应解释其必要性以及破盲的程度和必要性，并提供可能导致偏倚的严重程度以及对结果解释的影响。

3）亚组分析：临床试验中的亚组分析（subgroup analysis）是对整体中根据某种因素分层的部分数据进行分析。试验药物的疗效或安全性在不同的亚组中可能不同，而且这种差异往往具有特殊的临床意义。除非在方案设计时考虑到了计划的亚组分析，并且在样本量计算和多重性比较等方面事先给予了考虑，这样的亚组分析结果才能够被接受。由于亚组分析通常是小样本，且未按亚组随机化，故对于非确证性亚组分析的解释应当慎重，通常只能作为探索性研究供参考。

4）敏感性分析：是指对非预先规定的试验中可能出现的各种情况进行分析，如缺失数据的填补、亚组分析、不同数据集分析、不同协变量的调整等，并将分析结果作为参考，与事先确定的分析结果进行比较，考察所得结果的一致性和稳定性。敏感性分析可以作为主要分析的附加支持，但不能作为结论的主要依据。

6. 图表模板　统计分析结果通常以统计分析表或图的形式呈现，计划中应该以简明的格式、精炼的文字描述所有相关信息。

二、统计分析报告

（一）统计分析报告的一般考虑

统计分析报告（statistical analysis report，SAR）是根据统计分析计划对试验数据进行统计分析后形成的报告，是临床试验结果的重要呈现手段，是撰写临床研究报告（clinical study report，CSR）的重要依据，并与统计分析计划一起作为药物注册上市的申请材料提交给监管部门用于对临床试验结果的评价。

（二）统计分析报告的基本内容

统计分析报告是对临床试验的统计设计、分析、结果的总结，是临床试验报告的基础和依据，其基本内容包括试验概述、统计分析方法、统计分析的结果与结论，一般采用统计表和统计图表示。统计分析报告中的所有结论应使用准确的统计学术语阐述。

1. 试验概述　统计分析报告中的试验概述应与统计分析计划一致。

2. 统计分析方法　统计分析报告中的统计分析方法应与统计分析计划一致。

3. 统计分析结果

（1）受试者的分布：统计分析报告中应写明所有入组的受试者的分布情况，包括筛选例数、筛选失败例数及原因、参与随机化的例数、各组脱落或剔除受试者的例数、百分比等，以及方案偏离情况、各分析数据集的分布。除文字、表格描述外，应采用流程图的方式描述受试者的分布情况。详细描述每一位因脱落/剔除等原因未进入各分析数据集的受试者的情况，如受试者编号、中心、入组时间、脱落或剔除原因及时间等。

（2）人口学资料和基线特征分析：对于人口学资料、既往病史、家族史、药物过敏史以及疗效指标的基线值等数据常采用统计描述的方式进行可比性分析。计量资料一般用均数、中位数、标准差、四分位数、最大值和最小值等进行描述；计数及等级资料一般用频数和百分比描述。

（3）依从性和合并用药分析：根据依从性定义，报告各受试者完成试验的情况，包括研究时间、药物暴露时间、药物使用量等情况，列表描述依从性差的受试者、依从性差的具体原因及进入分析数据集情况。对于合并用药分析，需列出合并药物的详细情况，如受试者编号、中心、组别、合并药物名称、使用原因、开始时间、结束时间等，进行组间合并用药的比较。

（4）疗效分析：对于主要和次要疗效指标，需根据事先确定的统计分析方法进行统计描述和统计推断，可能包括指标基线情况、治疗后各访视点的测量值及前后变化情况，以及变化值组间差异的描述统计量、置信区间和组间比较的检验统计量及 P 值等。对于主要指标，应报告效应大小、置信区间和假设检验结果，根据事先确定的标准，从统计学角度判断主要指标的优效性/非劣效性/等效性的假设是否成立。

（5）安全性分析：安全性分析应按统计分析计划给出统计分析结果。需要分类汇总各种不良事件/反应，包括一般的和严重不良事件/反应、重要不良事件、导致脱落的不良事件/反应的发生率、严重程度及可能进行的组间比较。并列表描述每位受试者每项不良事件/不良反应发生的详细情况，包括不良事件/反应的类型、严重程度、发生和持续时间、结局以及与试验药物及药物剂量的关系等。对实验室指标的比较和评价，主要关注治疗前正常而治疗后异常的发生情况，以及治疗前异常但在治疗后加重的受试者，需列表描述上述两种情况。生命体征、心电图、体格检查以及其他安全性相关指标的分析与实验室检查指标的分析类似。必要时，进行实验室指标前后变化及组间比较。

4. 统计学结论　根据主要指标的统计分析结果，结合研究的设计类型、样本量、试验实施情况、次要指标及敏感性分析结果等阐述证据的充分性和结果的稳健性，并给出统计学结论：明确针对主要指标的统计假设是否成立，并简要描述安全性的主要统计结果。

5. 报告附件　下面给出了统计分析报告的附件清单。报告附件作为关键性文件，应视为统计分析报告不可缺少的内容。

（1）原始数据库、分析数据库及相应的变量说明文件。

（2）受试者分布流程图。

（3）随机化方案（含随机分配表）。

（4）盲态审核决议。

（5）补充正文的统计附图和附表。

（6）统计分析程序代码（如 SAS 分析代码）（必要时）。

（7）统计方法的发表文献（必要时）。

第四节　非劣效/等效性临床试验

一、非劣效/等效性试验中的样本量估计

（一）决定非劣效/等效性试验样本量估计的要素

1. 非劣效/等效性界值　进行等效性检验或非劣效性检验时，需预先确定等效界值（上限和下限）或非劣效界值（上限或下限），这个界值应不超过临床上能接受的最大差别范

围，并且应当小于阳性对照药与安慰剂的优效性试验所观察到的差异。

（1）非劣效界值确定：一般采用两步法，M_1是阳性对照扣去了安慰剂效应的绝对疗效的保守估计，一般借助 meta 分析法并考虑历史试验间的变异计算 95% 置信区间（CI）后取其上限/下限（视高优或低优指标）来确定；M_2是非劣效界值（也可用 Δ 表示），其确定要结合临床具体情况，在考虑保留阳性对照疗效的适当比例 f（一般取 $0.5 \leqslant f \leqslant 0.8$）后 $[M_2 = (1-f)\ M_1]$，由统计专家和临床医学专家共同确定。如果没有进行 meta 分析的历史资料可供借鉴，也有一些经验性的做法，例如对于定量指标，非劣效界值可酌取 $1/5 \sim 1/2$ 个标准差或阳性对照组均数的 $1/10 \sim 1/5$；对以率作为主要指标、阳性对照药的疗效公认且较高时，非劣效界值一般可取阳性对照药疗效的 $10\% \sim 15\%$。

例 17-1 某非劣效试验的主要指标为有效率，处理效应指标为两组率差。检索阳性对照药与安慰剂对比的历史临床试验报告，获得每一试验两组的例数、有效例数、有效率及两组有效率差值的点估计和 95%CI 估计，经 meta 分析后，阳性对照药较安慰剂的有效率增加 30%，95%CI 为（23%，42%），因有效率为高优指标，应取其下限值 23%，可考虑取 $M_1 = 22\%$，若考虑 f 取 0.5，则 $M_2 = (1-0.5)M_1 = 11\%$，作为本次试验的非劣效界值。

（2）等效性界值确定：在等效性界值的确定中，可以用与非劣效界值类似的方法确定下限和上限。理论上，等效性界值的下限和上限两个限值是可以不等距的，但实际中一般取等距数值，只是代数符相反而已。

在医药产品研发的临床试验实践中，需要对等效性/非劣效界值的确定持相对保守和极其慎重的态度，为此监管部门在制订相关领域临床试验的技术指导原则时，已对涉及界值确定的情形尽量提出明确要求。显然，对于已经在技术指原则中有明确要求的、在学术界达成共识的、在实践中达到公认的情形，都应作为制订临床试验计划和确定临床等效性/非劣效界值的基本依据。

2. Ⅰ、Ⅱ类错误 Ⅰ类错误用 α 表示，指当事实上为劣效/不等效时而拒绝了劣效/不等效的概率；Ⅱ类错误用 β 表示，指当事实为非劣效/等效时而接受了劣效/不等效的概率。检验把握度 power $= 1-\beta$。一般准则是，α 取 0.025 或 0.05，β 取 0.10 或 0.20。

3. 变异度 反映两组总的变异程度，一般用方差（或标准差）表示。两组定量指标均数比较，其方差可通过两组样本方差估计，或用标准治疗组方差，或以既往研究结果作为估计值。两组率指标比较其方差可通过两组样本率估计，或根据既往知识取值；若难以获知事先信息，可用 50% 作为总体率，估算最大样本量。

4. 终点指标类型及处理效应指标 最常见的终点指标有定量指标和二分类指标。从非劣效性/等效性对比判定考虑，还需考虑处理效应指标使用差值或比值的选择问题，一般常用差值作为效应指标。对两组比较以 δ 表示两组总体参数的差值或比值。在实际进行非劣效性/等效性试验设计时往往不能获知 δ 的大小，通常令 $\delta = 0$（两组为差值时）或 $\delta = 1$（两组为比值时）。

5. 比较类型 设计非劣效性试验是为了显示试验治疗按照一个事先指定的界值 Δ 不差于对照治疗，该类型试验关心的问题是单侧的，但对试验治疗可能优于的程度未加限制。而等效性试验关心的问题则是双侧的，希望阐明两种治疗的效应在两个方向上差别不大，即分

别按照界值 Δ_1 和 Δ_2 揭示出试验治疗既不比对照治疗差，也不优于对照治疗。

6. 两组的例数分配比例 两组比较取相等的样本量时总样本量最少，且可在同等总样本量下达到最高的统计把握度。当然，实际工作中也可按需要进行两组不等的样本量估算。

根据上述的设定，即可按照统计学原理进行样本量估计（用 n 表示）。由于实际临床试验中难以避免的脱落和方案违背等病例损耗情形，通常需结合具体情况对上述样本量进行适当放大。假定病例损耗率为 l，则实际的样本量应调整为

$$n_{adj} = \frac{n}{1 - l} \qquad (17-1)$$

（二）非劣效/等效性试验样本量估计方法

非劣效试验两组总样本量计算通用公式为

$$n = \left[\frac{\sigma(z_{1-\alpha} + z_{1-\beta})}{\Delta - \delta} \right]^2 \left(\frac{1}{k} + \frac{1}{1 - k} \right) \qquad (17-2)$$

式中，n：两组总样本量；σ^2：方差；$z_{1-\alpha}$、$z_{1-\beta}$：对应于 $(1-\alpha)$ 和 $(1-\beta)$ 的标准正态离差；k 和 $(1-k)$：各组在总样本中所占比例；δ：对照组减试验组的总体真实差值；Δ：非劣效界值。对非劣效性/等效性试验，常设定 $\delta=0$。

方差 σ^2 需事先给定。对于率指标，若两组总体率相同且已知为 π，则 $\sigma^2 = \pi(1-\pi)$；若两组总体率不同，则 π 可取两总体率的平均数。实际应用中常难以获得总体信息，可以预试验结果代替。设 T 代表试验组，P 代表阳性对照组，根据预试验结果对方差进行估计，定量指标和二分类率指标样本方差的计算公式分别为

$$S_c^2 = \frac{S_T^2(n_T - 1) + S_P^2(n_P - 1)}{n_T + n_P - 2} \qquad (17-3)$$

$$S_c^2 = p_C(1 - p_C) \qquad (17-4)$$

式中，p_C：为两组预试验样本的合并率，$p_C = \frac{n_T p_T + n_P p_P}{n_T + n_P}$。

对等效性试验，假定两端界值等距，即 $\Delta_1 = -\Delta_2 = \Delta$（双侧），计算总样本量时将 $z_{1-\beta}$ 替换为 $z_{1-\beta/2}$ 即可。需要特别说明的是，对于以两组指标差值为效应指标的等效性试验情形，当 $\delta=0$ 时，采用式（17-2）算得的样本量恰好是目标把握度下的样本量，而 $\delta \neq 0$ 时算得的样本量总是超过目标把握度下实际需要的样本量，且随着 δ 绝对值的增大而增大，因而造成样本量的浪费。若欲获得等效性试验更加确切的样本量估计，可参考有关的文献。

例 17-2 某临床试验欲验证一种降血压的仿制药不劣于其原研药。据以往研究数据，原研药在为期 4 周的治疗后平均降低舒张压 12mmHg，相应标准差为 6mmHg。临床认可的非劣效界值为 1.5mmHg。若预期试验药的降压效果与原研药一样为 12mmHg（即 $\delta=0$），采用平衡设计，单侧检验水准为 0.025，试估计把握度能达到 90% 的样本量。

根据例子中提供的信息可知：$\sigma = 6$、$\Delta = 1.5$、$\delta = 0$、$k = 0.5$、$\alpha = 0.025$、$\beta = 0.1$。代入式（17-2）计算该非劣效试验所需的总样本量为

$$n = \left[\frac{6 \times (1.960 + 1.282)}{1.5}\right]^2 \times \left(\frac{1}{0.5} + \frac{1}{0.5}\right) = 672.6761 \approx 674(\text{化为偶数})$$

在 $\alpha = 0.025$ 水准，把握度为 90%，非劣效性界值取 1.5mmHg 情况下欲得出非劣效结论，每组所需的最少样本量为 337 例。

假定各参数不变，按等效性试验来设计，则所需的总样本量

$$n = \left[\frac{6 \times (1.960 + 1.645)}{1.5}\right]^2 \times \left(\frac{1}{0.5} + \frac{1}{0.5}\right) = 831.7456 \approx 832$$

每组为 416 例。可见，本例按等效性试验设计每组样本量要比非劣效多 79 例。

由上例计算结果不难理解，若试验目的主要在于确认新药不比标准药差，而不关心新药是否比标准药好，采用非劣效性试验更节省样本量。

二、非劣效/等效性试验中的统计推断

（一）判定非劣效/等效性的假设检验方法

我们平时所做的绝大多数假设检验其零假设为两总体参数相等，其统计推断往往仅限于两者的差别是否有统计学意义。若 $P > \alpha$，意味着统计上"不能拒绝零假设"，但并非说明零假设成立，更没有理由说两组相等；如 $P \leqslant \alpha$，虽然可"拒绝零假设"，但也只能推断两者在统计上有差别，而不能评价差别的大小。为能对非劣效性/等效性进行推断，需要建立有别于传统的检验假设，并据此进行统计推断。

1. 检验假设的构建　无效假设和备选假设分别用 H_0 和 H_1 表示。以 α 作为检验水准。设 T 为试验组参数，P 为阳性对照组参数，表 17-4 列举几种不同情形下的检验假设。

表 17-4　等效性/非劣效试验不同效应指标下的检验假设

试验类型	差值（率差、均数差）		比值（RR、HR、OR）		检验水准
	无效假设	备则假设	无效假设	备则假设	
非劣效试验	H_0': $P-T \geqslant \Delta$	H_1': $P-T < \Delta$	H_0': $P/T \geqslant \Delta$	H_1': $P/T < \Delta$	α
等效性试验	H_{01}: $P-T \geqslant \Delta$	H_{11}: $P-T < \Delta$	H_{01}: $P/T \geqslant \Delta$	H_{11}: $P/T < \Delta$	α
	H_{02}: $P-T \leqslant -\Delta$	H_{12}: $P-T > -\Delta$	H_{02}: $P/T \leqslant 1/\Delta$	H_{12}: $P/T > 1/\Delta$	α

注：假定主要指标为高优指标，且 $\Delta > 0$；RR 为相对风险、HR 为危险比、OR 为优势比

2. 检验统计量和推断结论

（1）非劣效试验：由非劣效试验的检验假设可见只需进行一次单侧检验即可做出推断

结论。若 $P \leqslant \alpha$，则拒绝 H_0，可推论 T 非劣效于 P；若 $P > \alpha$，则还不能下非劣效的结论。这里的 α 含义是，当 T 比 P 疗效差，其效应差值实际上超过 Δ 时，错误地下 T 非劣效于 P 结论的概率。

1）定量指标：均数的非劣效性检验用单侧 t 检验，统计量计算

$$t = \frac{\Delta - (\bar{X}_P - \bar{X}_T)}{S_{\bar{X}_P - \bar{X}_T}}，自由度 \nu = n_P + n_T - 2 \tag{17-5}$$

式中，$S_{\bar{X}_P - \bar{X}_T}$：两组均数差值的标准误，由下式计算

$$S_{\bar{X}_P - \bar{X}_T} = \sqrt{\frac{S_P^2(n_P - 1) + S_T^2(n_T - 1)}{n_P + n_T - 2}\left(\frac{1}{n_P} + \frac{1}{n_T}\right)} \tag{17-6}$$

2）率指标：率的非劣效性检验用单侧 z 检验，统计量计算

$$z = \frac{\Delta - (p_P - p_T)}{S_{p_P - p_T}} \tag{17-7}$$

式中，$S_{p_P - p_T}$：两组率差值的标准误，常见的有两种计算方法，一种是两组率合并（平均）法（pooled），计算式为

$$s_{p_P - p_T} = \sqrt{p(1 - p)\left(\frac{1}{n_P} + \frac{1}{n_T}\right)} \tag{17-8}$$

其中两组的合并（平均）率 $p = \dfrac{n_P p_P + n_T p_T}{n_P + n_T}$。另外一种是对两组率不进行合并的计算方法（unpooled），计算式为

$$s_{p_P - p_T} = \sqrt{\frac{p_P(1 - p_P)}{n_P} + \frac{p_T(1 - p_T)}{n_T}} \tag{17-9}$$

两种算法对应于非劣效的检验又分别称其为两组率合并计算标准误的 z 检验 [Z-test（pooled）] 和两组率不合并计算标准误的 z 检验 [Z-test（unpooled）]。尽管这两种常用的方法计算结果差别不大，但这里必须给予强调，在一次临床试验中的假设检验、置信区间估计以及样本量估计无论采用哪一种方法计算标准误，均应该保证使用同样的方法。

（2）等效性试验：对等效性的推断需要采用双向单侧检验，即在两个方向上同时进行两次单侧检验（two one-sided tests）。这属于典型的交-并检验（intersection-union test，IUT），其中的无效假设为"并"，而备择假设为"交"。欲下等效性结论，两个无效假设均需要在总的检验水准 α 上被拒绝，即只有 $P_1 \leqslant \alpha$ 和 $P_2 \leqslant \alpha$ 同时成立（注意每次检验的水准均为 α），则两个无效假设均被拒绝，前者推论 T 不比 P 差，后者推论 T 不比 P 好，方可综

合推断 T 和 P 具有等效性；若 P_1 和 P_2 中的任何一个大于 α，则不可下等效的结论。这里 α 含义是，当 T 与 P 的疗效差值实际超过 Δ（包括比 $-\Delta$ 还小和比 Δ 还大两种情况）时，错误地下 T 和 P 等效结论的概率。

1）定量指标：均数的等效性检验需进行两次单侧 t 检验，一次是对劣方向上的检验，另一次是对优方向上的检验，其统计量计算式分别为：

$$t_1 = \frac{\Delta - (\bar{X}_P - \bar{X}_T)}{S_{\bar{X}_P - \bar{X}_T}}, \text{自由度} \nu = n_P + n_T - 2 \qquad (17-10)$$

$$t_2 = \frac{\Delta + (\bar{X}_P - \bar{X}_T)}{S_{\bar{X}_P - \bar{X}_T}}, \text{自由度} \nu = n_P + n_T - 2 \qquad (17-11)$$

2）率指标：率的等效性检验用两次单侧 z 检验，统计量计算公式分别为：

$$z_1 = \frac{\Delta - (p_P - p_T)}{S_{p_P - p_T}} \qquad (17-12)$$

$$z_2 = \frac{\Delta + (p_P - p_T)}{S_{p_P - p_T}} \qquad (17-13)$$

（二）判定非劣效/等效性的置信区间方法

置信区间方法亦可用于非劣效性/等效性的判定，该方法通过构建有关参数差别的置信区间作为评价的决策准则。假定置信度取双侧 100（$1-2\alpha$）%，以 C_L 表示置信区间的下限，以 C_U 表示置信区间的上限。以高优指标非劣效性推断为例，设 $\alpha = 0.025$，图 17-2 显示了 $P-T$ 的双侧 95%CI 的 4 种不同评价情形。其非劣效判断结果及解释为：情形 1 的结果显示试验药物非劣于阳性对照（区间上限 $<M_2$）；情形 2、3 的结果均可间接推断试验药物优于安慰剂（区间上限 $<M_1$），但不能确证试验药物非劣于阳性对照（区间上限 $>M_2$）；情形 4 的结果显示试验药的疗效不优于安慰剂（区间上限 $>M_1$）。

1. 非劣效性试验 按单侧 100（$1-\alpha$）% 置信度，计算出（$P-T$）置信区间的上限 C_U，若 $[-\infty, C_U]$ 完全在 $[-\infty, \Delta)$ 范围内，或者 $C_U < \Delta$，可下非劣效性的结论。

（1）定量指标：计算两组均数差值置信区间上限的公式为：

$$C_U = (\bar{X}_P - \bar{X}_T) + t_{1-\alpha, \nu} S_{\bar{X}_P - \bar{X}_T} \qquad (17-14)$$

式中，$t_{1-\alpha, \nu}$：自由度为 ν，检验水准为 α 时的单侧 t 分布界值。自由度 $\nu = n_P + n_T - 2$。

（2）率指标：计算两组率差值置信区间下限的公式为：

$$C_U = (p_P - p_T) + z_{1-\alpha} S_{\bar{X}_P - \bar{X}_T} \qquad (17-15)$$

式中，$z_{1-\alpha}$：检验水准为 α 时的单侧正态分布离差界值。

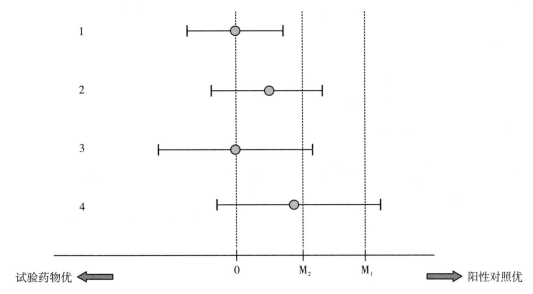

图 17-2　阳性对照与试验药物的疗效差 *P-T*（高优指标）

2. 等效性试验　按双侧 100（1-2α）% 置信度，计算出（*P-T*）置信区间的下限 C_L 和上限 C_U，若 $[C_L, C_U]$ 完全在 $[-\Delta, \Delta]$ 范围内，或者 $-\Delta < C_L < C_U < \Delta$，可下等效性的结论。

（1）定量指标：计算两组均数差值置信区间下限和上限的公式分别为：

$$C_L = (\overline{X}_P - \overline{X}_T) - t_{1-\alpha, \nu} S_{\overline{X}_P - \overline{X}_T} \tag{17-16}$$

$$C_U = (\overline{X}_P - \overline{X}_T) + t_{1-\alpha, \nu} S_{\overline{X}_P - \overline{X}_T} \tag{17-17}$$

（2）率指标：计算两组率差值置信区间下限和上限的公式分别为：

$$C_L = (p_P - p_T) - z_{1-\alpha} S_{p_P - p_T} \tag{17-18}$$

$$C_U = (p_P - p_T) + z_{1-\alpha} S_{p_P - p_T} \tag{17-19}$$

例 17-3　为评价新的第二代三唑类药物伏立康唑和两性霉素 B 脂质体抗真菌的疗效和安全性，在一次国际化的多中心随机临床试验中，415 例分配至伏立康唑组（T 组），422 例分配至两性霉素 B 脂质体组（P 组），治疗后的成功例数分别为 108 例和 129 例，成功率分别为 26.0% 和 30.6%。疗效相等被预先定义为伏立康唑和两性霉素 B 脂质体治疗成功率的差异不超过 10 个百分点（Δ=10%）。假定检验水平为 α=0.05，试进行等效性分析。

建立检验假设：

$$H_{01}: \pi_P - \pi_T \geq 10\%, H_{11}: \pi_P - \pi_T < 10\%, \alpha = 0.05(\text{单侧})$$

$$H_{02}: \pi_P - \pi_T \leq -10\%, H_{12}: \pi_P - \pi_T > -10\%, \alpha = 0.05(\text{单侧})$$

计算两组率差值的标准误

$$S_{p_P - p_T} = \sqrt{\frac{0.306 \times (1 - 0.306)}{422} + \frac{0.260 \times (1 - 0.260)}{415}} = 0.03109416$$

计算两个单侧检验统计量

$$z_1 = \frac{0.10 - (0.306 - 0.260)}{0.03109416} = 1.7367, \text{单侧} P_1 = 0.0412 < 0.05, \text{拒绝} H_{01}$$

$$z_2 = \frac{0.10 + (0.306 - 0.260)}{0.03109416} = 4.6954, \text{单侧} P_2 = 0.000001 < 0.01, \text{拒绝} H_{02}$$

因此，可推论伏立康唑和两性霉素 B 脂质体的治疗成功率具有等效性。

也可采用置信区间法。计算两组成功率差值的 90% 置信区间下限和上限：

下限　$C_L = (0.306 - 0.260) - 1.645 \times 0.03109416 = -0.005150$

上限　$C_U = (0.306 - 0.260) + 1.645 \times 0.03109416 = 0.097150$

该区间完全位于等效界值（-0.10，0.10）范围内，可推断两药具有等效性。

以上只是介绍了两个平行组设计下效应指标为差值（均数差、率差）的临床非劣效/等效性统计推断方法，对于其他类型的设计如配对设计、交叉设计、成组序贯设计，效应指标为比值（RR、HR、OR）的情形，同样也存在非劣效/等效性检验问题，尽管其在概念和原理上类似，但具体方法相对较为复杂，需要时请参见有关文献。

等效性检验双侧置信区间等同于两个同时进行的单侧假设检验，而非劣效检验是单侧检验。非劣效/等效性检验统计推断一般采用置信区间法。值得注意的是两组之间差别无统计学意义并不能得出两组非劣效或等效的结论。

三、临床等效性/非劣效性/优效性之间的转换

（一）等效性/非劣效性的转换

严格统计学意义上的"临床等效性"理应和生物利用度的等效性在概念上相同。然而，从临床意义上理解，则完全可以忽略对试验药"不优于"阳性对照药的要求，只需保留对试验药"不差于"阳性对照药的要求，这就很自然地在概念上完成了"等效性"向"非劣效"的转换。事实上，近些年来，在试验设计和统计推断过程中，对 I 类错误水平 α 的要求，按等效性试验设计设定的 α 和按非劣效试验设计设定的 α（如 0.025）应该是一样的，这样可以确保无论是采用等效性设计还是非劣效设计，都不致影响结论推断在同一侧上的一致性。或许从置信区间的角度上更容易理解两者间的关系，因为等效性试验求算的是双侧 100（$1-2\alpha$）% 置信区间，而非劣效试验是单侧 100（$1-\alpha$）% 置信区间，两个置信区间的限

值无论是从理论上还是从计算公式上本来就是同一个数值。可见，无论采用哪一种称谓，只有与临床问题的本质相匹配，才能得到更好的理解和认同。在临床意义上考虑，所谓的等效性和非劣效本来就有异曲同工之处，具有相同的出发点。这也是为什么"临床等效性试验"的概念逐渐淡出，而临床"非劣效试验"日趋公认的缘由。

注意到这种概念上的转换，建议在以阳性药为对照、目的在于声称试验药的疗效并不差于或者相当于对照药疗效的临床试验中，均统一按非劣效试验设计和实施。

（二）非劣效性/优效性的转换

非劣效性和优效性是两种不同的试验目的，必须在试验设计阶段确定。然而，实际工作中有些情况完全确定下来并不容易，例如，对于新产品的研发定位如果在疗效上有足够的信心认为试验药优于阳性对照药，则可直接采用优效性试验；如果新产品的疗效与阳性对照比较并无明显优势，但有足够的信心认为疗效相差处于临床可接受的范围，关键是有其他方面的明显优势，这时可选择非劣效试验。难以进行设计决策的是对试验药疗效的优势把握不大，不敢贸然设计为优效性试验。这时，可考虑先设计成非劣效试验，然后如果试验结果能显示出优效性，则可以按优效性下结论。这就是非劣效向优效性的转换。显然，这些都需要预先在临床研究方案和统计分析计划中做出规定，即当非劣效性试验的无效假设被拒绝，或者某高优指标 P-T（低优指标 T-P）双侧95%置信区间上限小于 Δ，则可以推断试验药比阳性对照药具非劣效性，然后再进一步看该置信区间上限是否小于0，若小于0，可得出试验药优于阳性对照药的结论，否则，不可下优效性结论，维持非劣效的判断。这里即使进行两次统计推断，也无需进行 α 校正。这一设计转换机制通常适用于仅有一个主要疗效指标、且受试药为单剂量的情况。

必须指出的是，按照非劣效试验设计通常要比优效性试验设计需要更大的样本量，这是按照该转换机制进行试验设计需要增加的付出，当然这样也就增加了试验的成功系数。自然地，这就需要决策者在进行风险分析和综合权衡后对采用何种设计方式做出合理的选择。

例 17-4 2010 年发表的 AMBITION 研究是一项托珠单抗（tocilizumab）对甲氨蝶呤（methotrexate）治疗中重度类风湿关节炎的双盲随机临床试验，在这项试验中，研究者就把它设计成先评估非劣效进而评估优效的临床试验。试验的主要终点指标是 24 周时美国风湿病学院（American college of rheumatology，ACR）标准达到 20 的病人比例（简记为 ACR20率），所选择的非劣效界值是 12%。基于非劣效设计，估计的样本量为每组 275 例可保证具有 90% 的把握度。在其统计学方法说明中，指出其主要分析采用 PP 人群（注：符合方案集），对托珠单抗和甲氨蝶呤进行非劣效比较。如果满足非劣效，则将采用 ITT 人群（注：全分析集）进行托珠单抗的优效性检验。

具体的做法是计算托珠单抗和甲氨蝶呤治疗 24 周 ACR20 率差值的 95% 置信区间，看其下限是否大于-12%，如果满足，则推断非劣效成立，然后再看该置信区间下限是否大于0，如果大于0，则证实优效。

试验结果表明，基于 PP 人群的两药 24 周 ACR20 率分别为 70.6% 和 52.1%，加权差值为21%，95% CI = 13% ~ 29%，显然其下限远远大于-12%，可推断非劣效成立；再计算基于 ITT 人群的两药 24 周 ACR20 率加权差值为 19%，95% CI = 11% ~ 27%，该区间下限也明显大于 0，因此最后可以按托珠单抗疗效优于甲氨蝶呤推断结论。

（三）优效性/非劣效性的转换

就目前的药物临床试验管理要求和相关指导原则而言，如果按照优效性试验设计，而没有获得优效性的结论，则通常不可再考虑进行非劣效推断，毕竟在优效性试验设计时一般不会考虑非劣效界值的问题，如果事后确定非劣效界值将会引入偏倚。如此一来，采用优效性试验设计将有可能陷入既得不出优效性结论，又不允许进行非劣效推断的尴尬境地，因此当试验药疗效优势把握度不大时，建议宁可采用增加样本量的非劣效试验设计，也不必去冒有较大的风险。

毋庸置疑，如果优效性试验未能检测出优效性，关注非劣效性也不是没有一点道理，甚至也可以为了避免事后确定非劣效界值的困难，事先就确定好非劣效界值。但很明显，限制由优效性向非劣效的转换，原因并不在于统计学本身的考虑，更多的也许是这样做会大大增加引入人为偏倚的可能。临床试验尤其是确证性临床试验应该遵循更高的标准，宁可保守不可激进。实际中，可见到比较多的从非劣效到优效的转换，但罕见从优效到非劣效的转换。因此，应用中不能鼓励从优效到非劣效的转换，甚至以禁用作为刚性要求。

四、正确应用的关键注意事项

至今，有关"等效性"和"非劣效"之间在概念上仍有混淆，有的认为只要试验药不比阳性对照药差都可以笼统称为"等效性"。但事实上，该词语具有一定的误导性，因为学术概念上的"等效性"和"非劣效"是有严格界定的，正如生物等效性一样，新药的生物利用度比参照药不能低太多，也不能高太多，低了达不到参照药的效果，高了可能有更多的毒性。显然，生物等效性评价"下保底、上封顶"的思想是非常合理的。然而，临床疗效的等效性如果也追求这种"等效性"似无实际意义，因为人们对于阳性对照临床试验通常只会关注试验药的疗效是否"不差于"对照药，而往往不会关心试验药是否"不好于"于对照药。当然，如果确实要关注试验药是否"好于"对照药，则可以按优效性试验进行设计和分析，这就另当别论了。总之，以阳性药作为对照的临床试验，可视情选择优效性试验或等效性/非劣效试验，无论选择哪一种比较类型，都要在设计试验时准确声明。

还需要注意的是，在进行等效性/非劣效试验的统计推断时应分析不同数据集对结果的影响，考虑全分析集和符合方案集的不同作用。无论是试验组还是对照组，由于受试者退出或脱落多倾向于疗效不佳，因此，在优效性试验中，全分析集分析容易使两组结果趋于接近，偏于保守，而符合方案集分析则更能反映出两组的差异。然而，在等效性/非劣效试验中，全分析集一般并不保守。因此，对于优效性试验，全分析集分析应该是主要分析，符合方案集分析则是支持性分析，而对于等效性/非劣效试验，全分析集分析和符合方案集分析同等重要。只有两种数据集分析结果都一致时，才能对试验进行结论性的推断。其实，数据集的确定是和试验质量直接相关的，试验质量的降低主要表现在偏离入选标准、不依从治疗计划、违反操作程序等影响数据集构成的行为上，这些行为可能是非随机的，降低了试验的灵敏度，使两组更容易获得等效性/非劣效推断的结论。因此，这里特别强调等效性/非劣效试验质量对统计分析的影响。

进行样本量估计时，注意选择的检验方法要与最后进行统计推断的检验方法保持一致，尤其是在以率作为主要指标的样本量估计时，效应指标的选择不同（例如率差、率比）、标准误的计算方法不同、是否进行了连续性校正等都会导致样本量估计结果的不同。

小　　结

1. 临床试验以人为受试对象，具有鲜明的特点　药物临床试验是临床试验中最常见的一种，也是新药开发中必不可少的内容。一般分为四期：Ⅰ期临床试验、Ⅱ期临床试验、Ⅲ期临床试验和Ⅳ期临床试验。Ⅱ期以上的临床试验应采用多中心临床试验，其优点是入选的病例分布范围广、可以在较短的时间内入选所需的病例数、且临床试验的结果更具代表性。

2. 临床试验的基本要素与实验研究的相同，仍包括处理因素、受试对象和试验效应考虑到临床试验受试对象的特殊性，在临床试验中常采用安慰剂对照、剂量-反应对照和阳性对照。常用的设计类型包括平行组设计、交叉设计和析因设计。根据临床试验的目的，将比较类型分为优效性试验、等效性试验和非劣效性试验。

3. 临床试验中样本量估计主要受以下因素的影响　设计的类型、主要疗效指标的明确定义、处理效应指标及临床上认为有意义的预期值、检验假设（原假设和备择假设）、检验统计量、Ⅰ类和Ⅱ类错误率水平以及脱落（dropout）和方案违背（protocol violation）的比例等。临床试验中常采用随机化和盲法等技巧控制偏倚的发生。随机化实施的过程包括随机分配表的产生方法、随机分配隐蔽的措施和随机分配执行的人员分工等，应在试验方案中阐明，但使人容易猜测分组的随机化的细节（如区组长度等）不应包含在试验方案中。根据设盲程度的不同，盲法分为双盲、单盲和非盲（开放）。无论是双盲、单盲临床试验，盲态的执行（随机化分配表的产生、保存以及释放）应该建立并遵循相应的标准操作规程，且在方案中明确规定破盲人员的范围。即使是开放性临床试验，研究相关人员也应尽可能保持盲态。方案中应该规定随机分配表的释放条件与流程。

4. 临床试验统计分析均有严格、规范的要求　意向性治疗（ITT）原则是随机对照试验必须考虑的事项。统计分析数据集分为全分析集（FAS）、符合方案集（PPS）和安全数据集（SS）。统计分析计划（SAP）和统计分析报告（SAR）应由统计学专业人员撰写，其基本内容应遵循相关的指导原则。统计分析结果应规范、分析结论应结合专业准确表述。

5. 非劣效/等效性临床试验应制定非劣效/等效性界值，该值应得到临床认可　非劣效/等效性统计推断可采用假设检验和置信区间方法。其检验假设有别于传统的假设检验。非劣效检验采用单侧检验，等效性检验采用双向单侧检验，传统的假设检验结论绝不能代替非劣效性或等效性检验结论。

（刘玉秀）

作者简介　刘玉秀　主任医师、教授、硕士研究生导师。中国人民解放军东部战区总医院医学统计学教研室主任。中国医药教育协会医药统计专业委员会主任委员，中国卫生信息学会统计理论与方法专业委员会、医院统计专业委员会副主任委员，中国医疗器械行业协会医学数据分析专业委员会副主任委员，中国医师协会循证医学专业委员会常务委员。国家食品药品监督管理总局（CFDA）药品审评咨询专家。主持国家自然科学基金、省部级课题5项。主编3部、副主编8部、参编20余部教材和专著。以第一作者和通讯作者发表论文110篇。获省部级科技成果奖13项。担任《中国卫生统计》等7本杂志编委。

第十八章　量表的研制与评价

　　健康促进与医疗服务研究中，常用主观量化指标对健康和疾病特征进行评估，并逐渐成为主要的终点指标。这些指标往往通过询问研究对象或由研究对象自我报告获得，如躯体功能、自觉症状、精神心理、认知行为、个人观念、治疗满意度、个人成就感等。由于这类变量无法直接测量获得，需要采用量表或问卷等特定的测量方法获取。基于该类资料测量方法的特殊性，指标的制订与统计分析方法也就具有严格的规范与要求。

第一节　量表测量与分析概述

一、量表测量概述

　　1. 测量与测量理论　测量是健康促进与医疗服务评估、医学诊断和预测研究的重要手段。Stevens SS 提出，测量是按照一定法则给予事物或事件指派数字的过程，是由一系列刺激——文字、图形、各种符号建构起来的，其本质就是根据某一规则将事物数量化。测量过程包含三个要素：测量对象、数字和联接个体与指派数字的法则或程序。测量理论（test theory）通常划分为两大学派：经典测量理论（classical test theory，CTT）是以真实记分模型（true score model）为理论构架，其理论由来已久，应用广泛，原理简单，适用于大多数教育、心理测量及社会科学的指标分析，是目前测量学界应用较广的理论之一；现代测量理论（modern test theory，MTT）主要以项目反应理论（item response theory，IRT）为理论架构，其方法原理复杂，但其假设合理严谨，深受量化研究者的青睐。

　　2. 潜变量（latent variable）　在社会经济、心理行为、教育、管理、生存质量、中医症候等研究领域中，有许多无法直接准确测量的领域（facet），例如人的行为特征、心理特质、个人成就感、社会认同感等，再具体到某一指标称为维度（dimension），如生命质量评价中的抑郁、焦虑、生理症状等。由于这类变量不能够直接准确地测量，称为不可观测变量（unobservable variable）。直接研究这些变量与其他变量之间的关系在操作上存在困难，此时可代之以其他一些可观测的变量进行度量，它常常是相关性较强的一组变量潜在效应的综合，即潜变量，也即引入潜变量来描述那些潜在的、无法直接观测的，需经过测量去推测的变量或指标，通过探讨潜变量之间的因果关系来揭示客观事物发展、变化规律及特点。潜变量又称为潜在变量、隐变量、隐含变量、潜在因子（latent factor）及潜在特质（latent trait）等。

3. 量表（scale） 是一种标准化的度量工具，针对一些主观或抽象的概念，依据事物现象的特性选择变量描述，并以不同的规则分配数字，经过严格科学的标准化测量程序，形成不同测量水平的量表，如人格量表、智力量表、生存质量量表、精神卫生量表、教育测量量表等。由于事物属性与所制订的规则不同，用数的特性来描述事物属性所达到的程度也不同，这就产生了不同的测量水平。Stevens SS 将测量的水平分成 4 种，每一种测量水平都可形成与其相应的测量量表，其量化水平从低级到高级分为：类别量表（名称量表）、等级量表（顺序量表）、等距量表、等比量表（比率量表）。Likert 式量表（Likert scale）是量表测量最常用的一种设计方式，由美国社会心理学家 Likert 于 1932 年在原有的总加量表基础上改进而成，属同一构念的项目用加总方式来计分，单独一个条目是无意义的。该量表由一组陈述组成，每一陈述有类似"非常同意""同意""不一定""不同意""非常不同意"5 种回答，分别记为 1、2、3、4、5，每个受测者总分就是他对各道题的回答所得分数的加总，说明在量表上的不同状态。量表可含有不同领域和维度，维度由若干条目（item）组成。

需要强调的是，量表不同于通常所说的问卷（questionnaire），表现在：

一是编制架构上的差异，量表需要理论依据，问卷则只要符合主题。编制量表需要根据学者所提的理论来决定其编制的架构；编制问卷只要研究者先将所要研究的主题摸清，并将所要了解的调查项目罗列出来，然后依序编排即可。量表的各分量表都要有明确的定义，问卷则可有可无。在编制量表时，若没有分量表，编制者就直接将此量表的定义加以说明；若所编制的量表包含有若干个分量表，各个分量表需将其定义加以界定清楚。一方面编制者在编条目时能切合各个分量表的主题，另一方面阅读者能了解此量表的各个分量表究竟做何解释。

二是计分单位的差异。量表是以各个分量表或维度为计分单位（变量），问卷是以各调查项目为计分单位（变量）。假如一个量表有若干个分量表，其计分的方式是以各个分量表为单位。由于量表通常是以点量尺的形式呈现，研究者只要将分量表中每一条目的分数相加即可。问卷则和量表不同，它是以单个调查项目为计算单位，亦即每一问题就是一个独立变量，按其各个选项来计算其频次。量表的计算单位是分数，问卷的计算单位是均数或次数。由于量表是将各条目的分数相加而得到一个合计分数，因此所得的分数是属于数值型的定量变量。

虽然如此，许多科研工作者并未将两者严格区分，将量表以问卷来命名，好在提法的不同并不影响实际应用。

二、量表研制的流程

量表的编制不同于问卷，问卷只是根据主题将相关的调查项目罗列并归类，可简可繁。而量表则需依据一定的规则，从理论到构架，从抽象到具体，经过严格科学的标准操作规程（standard operation procedure，SOP），精心编制，严格校验。以患者报告结局（patient reported outcomes，PRO）为例，PRO 是一个直接来自于患者对自己健康状况的报告（没有医生或其他任何人对于患者反应的解释）。PRO 量表是一种敏感、有效的测量工具，可以使患者最痛苦和最希望改善的症状标准化，可以测量那些不易于观察或核查的概念、事件、行为或感觉，这些往往只有患者自己了解。美国食品及药品管理局（FDA）建议医疗药品与器械厂商在医疗产品研发中应将 PRO 评价作为产品标签。FDA 所规定的 PRO 量表的制作原则及流程（图 18-1）可作为量表研制的一般参照。本章以患者报告结局量表为例，系统介绍量表的编制步骤和方法。

由图 18-1 可见，在熟悉和掌握有关疾病的理论知识基础上，对患者进行访谈，其目的是了解疾病对患者自身的主要影响，患者最迫切改善的疾病症状以及主要临床表现。根据患者讲述的内容做真实记录，并进行整理分析，收集和提取主要信息。并结合有关疾病的特异性生存质量量表、心理量表和常用的普适性量表等，对主要概念进行初步界定，形成量表的初步框架。

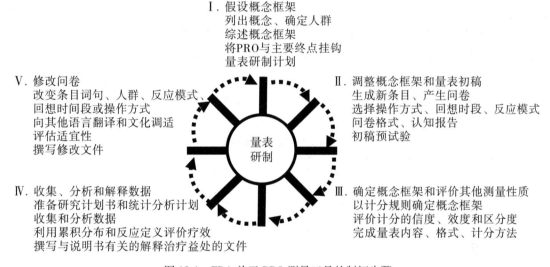

图 18-1　FDA 关于 PRO 测量工具的制订步骤

根据患者和专家对量表条目与初步框架中维度范围的吻合程度的判断，对框架条目池进行修正及删减，对表达语言进行调试，并依据专家和患者给予的意见增减条目信息，形成初量表。初量表可先在小范围内抽取适量样本进行预调查，对调查结果整理分析，剔除不符合条件的条目，采用修改后的量表进行正式调查。量表回收后利用经典测量理论和项目反应理论相结合的方法进行条目的筛选，最后形成终量表。终量表尚需通过信度、效度、公平性和可接受性的考核，并满足相关要求，方能在医学研究中使用。

第二节　量表研制的步骤与方法

量表编制是理论驱动，而非数据驱动。为保证量表的科学性、严密性和编制质量，需要严格依据规范，制订概念框架，采用量化研究的统计方法进行条目筛选和信度与效度考核等方面的评价。涉及方法既有基于经典测量理论的传统统计方法，也有基于现代测量理论的项目反应理论。

例 18-1 制订适合我国地域文化特征的西医脑卒中患者报告的临床结局评价量表。量表要符合 FDA 关于 PRO 测量工具的定义，要求量表为多维评定，以患者主观感受为中心，能全面反映脑卒中患者的健康状况、生命质量及治疗满意情况等。量表采用五级评分法，为患者自评式，条目内容易于理解和作答。

一、确定概念框架

量表研制的研究小组由临床神经内科医师、心理学与伦理学专家、统计学专家及调查者组成，访谈时以病患为中心，患者对量表结构的定义、条目的提出和筛选起关键性作用，神经内科和心理医师主要负责量表框架调整以及条目池的调适。脑卒中是由遗传、行为和环境因素共同作用的一种脑血液循环障碍性疾病，通常急性发作，留有偏瘫、活动受限、语言失利等后遗症，长期的恢复过程带给患者抑郁、悲伤、焦虑和回避等心理障碍。根据 PRO 的概念，查阅国内外其他普适性或特异性生命质量量表的范围界定，涉及自理能力、躯体健康、认知功能、心理健康、社会交往、家庭情感支持、生活满意度、业余生活、交流、记忆等众多方面。综合这些特点将量表设定为生理领域、心理领域、社会领域和治疗领域 4 部分（表 18-1）。

表 18-1 预想理论框架

领域	维度	领域	维度
生理领域	1. 躯体症状	心理领域	4. 焦虑
	2. 言语交流		5. 抑郁
	3. 自理能力		6. 自卑
社会领域	7. 社会交往	治疗领域	9. 依从性
	8. 家庭支持		10. 满意度

二、产生条目池

1. 条目的生成 根据以"患者为中心"的原则，PRO 量表的研究理念改变了以往生命质量量表以专家为主导的方式，量表条目的提出和修改以患者参与为主，患者对疾病的自知、对自我心理和家庭生活等变化有着最直接的了解，对患者报告临床结局量表条目的提出也最有发言权。

提出问题时需注意以下几点标准和要求：①问题须与研究目的一致，紧紧围绕测量主题；②问题的类型须合适；③问题容易回答；④问题不涉及个人隐私；⑤问题不得有暗示作用；⑥问题不能超出作答者的能力。

依据量表预想结构框架设定访谈提纲，对 10 名患者进行开放式访谈，主要了解患者目前疾病的症状有哪些，疾病带给病患和家庭生活哪些影响，患病后的主要心理负担是什么，对治疗效果和医护人员的评价如何。将所有访谈记录汇总，按照预想结构框架归类、整理，形成量表条目池。为简化起见，这里以脑卒中患者报告结局量表（Stroke-PRO）中的心理测量领域为例（表18-2）。

表 18-2　Stroke-PRO 量表初始条目（心理测量领域）

初始条目	初始条目
1. 患病后更容易着急	12. 对他人、周围事物没有兴趣
2. 容易发脾气	13. 觉得自己是家里人的负担
3. 对别人没耐心	14. 觉得没什么盼头
4. 常感到精神紧张	15. 周围的气氛很欢快，我的心情也好不起来
5. 不能集中注意力做一件事情	16. 不愿与他人交往
6. 担心自己的病情变坏	17. 我经常想出一些借口以回避社交活动
7. 经常一人独处，心烦意乱	18. 置身于不认识的人群中时，我感到不自在
8. 老是感到疲乏没劲，什么事也不想干	19. 对自己没有信心
9. 一阵阵哭出来或极想哭出来	20. 经常花时间反思过去
10. 常常闷闷不乐，情趣低沉	21. 爱向人夸自己的能力和"光荣历史"
11. 对自己的病情灰心、悲观、绝望	22. 您有足够的精力去做自己想做的事吗

2. 条目的初步评价　条目初步评价可采用内容效度指数（content validity index，CVI）。内容效度是指一个调查量表实际测量到的内容与所要测量的内容之间的吻合程度，属于重要性评价。在内容效度评价的专家和患者咨询问卷中，通过专家和患者对量表条目与框架结构设定的维度范围的吻合程度打分，即要求专家和患者就每一条目与相应内容维度的相关性做出选择。设置四个等级评分：不相关，弱相关，较强相关，非常相关，分别计为 1~4 分。若每一个条目的分值给出评分为 3 或 4 分，即可认为条目与所属维度相关，用评分为 3 或 4 分的专家和患者人数除以参评人数即为该量表相应的条目水平的内容效度指数（item-level CVI，I-CVI）。

由于多个参评人员对条目与所属维度的关联性评价一致性意见可能与他们对条目的随机选择有关，即这样的选择不是专家真正意见造成的。因此还需对随机一致性进行校正，计算调整的 kappa 值来反映真实差别。计算公式如下：

$$K^* = \frac{1 - CVI - P_c}{1 - P_c} \tag{18-1}$$

式中，P_c 为随机一致性概率，计算公式为

$$P_c = \left[\frac{n!}{A!(n-A)!} \right] \times 0.5^n \tag{18-2}$$

其中，n 表示参评人数，A 是 n 名参评人员中认为条目与所属维度内容相关的人数，即给予 3 或 4 分的参评人数。

K^* 的评价标准是：大于 0.74 为优秀，0.60～0.74 为良好，0.40～0.59 为一般。I-CVI 的评判标准与参评人数有关，当参评专家为 9 位时，最多接受有两位给予 1 或 2 分，即要求 I-CVI ≥ 0.78。

例 18-2 对表 18-2 条目池中的条目进行重要性的内容效度评价。

由 4 位主任医师和同期医院就诊的 5 位高中以上学历的患者共同参与脑卒中量表条目池的修订，结果见表 18-3，并采用内容效度指数对条目进行评价。

表 18-3 Strock-PRO 量表专家和患者评分和内容效度指数（心理测量领域）

条目	专家评分				患者评分					评分为 3 或 4 的人数	I-CVI	P_c	K^*	评价
	A	B	C	D	A	B	C	D	E					
1	4	4	4	4	4	4	4	4	4	9	1.00	0.002	1.00	优秀
2	4	4	4	4	4	4	4	4	4	9	1.00	0.002	1.00	优秀
3	4	4	4	4	4	4	4	4	4	9	1.00	0.002	1.00	优秀
4	4	4	4	4	4	4	4	4	4	9	1.00	0.002	1.00	优秀
5	4	4	4	4	3	4	4	4	3	9	1.00	0.002	1.00	优秀
6	4	4	4	4	3	4	4	4	4	9	1.00	0.002	1.00	优秀
7	3	4	4	4	3	4	4	4	4	9	1.00	0.002	1.00	优秀
8	3	4	4	4	3	4	4	4	4	9	1.00	0.002	1.00	优秀
9	4	4	4	4	4	4	4	4	4	9	1.00	0.002	1.00	优秀
10	4	4	4	4	4	4	4	4	4	9	1.00	0.002	1.00	优秀
11	4	4	4	4	4	4	4	4	4	9	1.00	0.002	1.00	优秀
12	4	4	4	4	4	4	4	4	4	9	1.00	0.002	1.00	优秀
13	3	4	3	4	4	4	4	4	4	9	1.00	0.002	1.00	优秀
14	4	4	4	4	4	4	4	4	4	9	1.00	0.002	1.00	优秀
15	4	4	4	4	4	4	4	4	4	9	1.00	0.002	1.00	优秀
16	4	4	4	4	4	4	4	4	4	9	1.00	0.002	1.00	优秀
17	4	4	4	4	4	4	4	4	4	9	1.00	0.002	1.00	优秀
18	3	4	4	2	3	4	4	3	3	8	0.89	0.014	0.89	优秀
19	4	4	4	4	4	4	4	4	4	9	1.00	0.002	1.00	优秀
20	4	4	4	4	4	4	4	4	4	9	1.00	0.002	1.00	优秀
21	2	4	3	2	2	3	4	4	2	5	0.56	0.246	0.42	一般
22	3	4	4	3	3	3	4	4	3	9	1.00	0.002	1.00	优秀

专家和患者重要性评分结果显示，条目池中有 1 个条目 I-CVI<0.78，对随机一致性进行校正后，条目 21 的 K^* 小于 0.5。提示条目内容效度一般，考虑进行修改或者删除。综合内容效度指数的结果，以及患者和专家的意见、条目内容的实际意义，删除条目 21。条目 18 虽然提示内容效度优秀，但参评者认为与疾病的回避维度特异性不明显，同样予以删除。

由于在量表编制过程中，CVI 仅关注了已有条目与所属维度的内容相关性，忽略了对量表的全面和综合性的考虑，在量表重要性咨询中，仍可增补相关条目。

三、形成初量表

在医院选择文化程度不等的 10 位左右患者进行小范围预调查和认知测试，观察其是否能理解条目，是否能在备选答案中选择出符合自己情况的选项，对有歧义或难于理解的条目进行语言调试和完善，形成脑卒中初量表（表 18-4）。该量表心理领域含有 20 个条目，领域命名为 PSD，3 个维度，框架结构见表 18-5。

表 18-4　Stroke-PRO 量表的初量表条目（心理测量领域）

初始条目	初始条目
PSD1. 患病后更容易着急	PSD11. 对自己的病情灰心、悲观、绝望
PSD2. 容易发脾气	PSD12. 对他人、周围事物没有兴趣
PSD3. 对别人没耐心	PSD13. 觉得自己是家里人的负担
PSD4. 常感到精神紧张	PSD14. 觉得没什么盼头
PSD5. 不能集中注意力做一件事情	PSD15. 周围的气氛很欢快，我的心情也好不起来
PSD6. 担心自己的病情变坏	PSD16. 不愿与他人交往
PSD7. 经常心烦意乱	PSD17. 我经常想出一些借口以回避社交活动
PSD8. 老是感到疲乏没劲，什么事也不想干	PSD18. 别人谈论起你的疾病，你不想说这个话题
PSD9. 一阵阵哭出来或极想哭出来	PSD19. 对自己没有信心
PSD10. 常常闷闷不乐，情趣低沉	PSD20. 经常花时间反思过去

表 18-5　Stroke-PRO 量表心理测量领域的维度与条目结构

领　　域	维　　度	条　　目
心理领域（PSD）	焦虑（ANX）	1-、2-、3-、4-、5-、6-、7-
	抑郁（DEP）	8-、9-、10-、11-、12-、13-、14-、15-
	回避（AVO）	16-、17-、18-、19-、20-

注："-"表示条目反向计分

量表采用 Likert 五级评分法计分，将反应尺度分为五个等级，即：从来没有、偶尔有、约一半时间有、经常有、总有，分别记为 0~4 分。计算实际得分时，正向条目在原始得分基础上加 1 分,记为 1~5 分,逆向条目反向计分,用 5 减去原始得分即为实际得分。

四、条目筛选阶段调查

将制订好的初始量表在不同等级的医院、社区卫生机构展开调查,一般来说,调查对象越广泛越好。

1. 样本选择　病例纳入标准:符合脑血管病诊断标准,头颅 CT 或 MRI 证实为脑梗死、脑出血或蛛网膜下腔出血,或者病情不允许或无条件做特殊检查,但根据临床表现可以确定为脑卒中者;志愿接受调查者。

病例排除标准:病情不符合上述条件者;并发精神疾病或者存在意识障碍的患者;由于语言、智力障碍等多种原因导致不能理解或不能完成问卷的患者;不愿参加调查研究的患者。

对照选择:未患脑血管疾病、恶性肿瘤以及精神疾病,年龄与脑卒中患者相仿,志愿加入本课题调查研究者。

2. 样本量　为获得稳定可靠的分析结果和准确的参数估计值,有学者建议实际调查样本量应该是观测变量的 5~10 倍。就因子分析而言,Nunnally 建议样本量至少是研究变量的 10 倍。就项目反应理论而言,样本量太小,则可能无法检出含有项目功能差异(differential item function,DIF)的条目。

3. 调查表　为保证患者信息的完整性,尚需制订包含量表在内的调查表,包括患者的人口学特征、生活方式、患者既往史、家族遗传、合并症等疾病的相关信息。相关内容可参阅第十五章观察性研究设计。

4. 质量控制　现场调查的过程中,需要调查员发放、解答和跟进量表的调查实施,调查员具备神经内科专业的医学知识,具备认真、负责的态度,对调查内容有一定的了解。调查研究前,为调查员发放调查注意事项表,同时对量表中可能遇到的问题进行解释。调查量表一般由患者根据自身实际情况填写,对于文化程度低、年老眼花者或者利手偏瘫患者,由调查员将题干和选项不含任何导向作用地一一读给患者,根据患者自己的选择,调查员协助患者完成量表的作答。调查前制作调查员填写手册,将每份量表限定于调查个人,最大限度地减少数据缺失,以保证调查过程的数据质量。

五、条目筛选及统计方法

预调查完成后,根据预调查结果须对量表条目进行评价和筛选,进一步完善量表内容,确保量表质量,以备正式调查。

1. 经典测量理论下条目筛选的统计方法

(1)离散趋势法:该法从敏感性方面筛选条目。条目的离散程度越低,区分能力就越低,因此将离散程度高的条目纳入量表,一般可利用各条目得分的标准差直接来衡量其离散程度。

(2)因子分析法:因子分析法是从代表性角度筛选条目。通过因子分析,并做方差最大化正交旋转,删除各因子上负荷较小(小于 0.4)以及在两个或两个因子以上负荷大小相近的条目。

(3)相关系数法:该法从代表性和独立性两个角度对条目进行筛选。按照预想的理论结构，计算每个条目与其所属维度以及其他维度的相关系数，删除相关系数较小（<0.6）的条目。

（4）克朗巴赫系数法：该法从内部一致性的角度对条目进行筛选。计算每个领域 Cronbach α 系数，如果去除某条目后 α 系数上升较大，则说明该条目的存在对该方面的内部一致性有影响，应该删除该条目，反之则保留。与 α 系数法具有相同效果的还有修正条目相关系数法（corrected-item total correlation，CITC）。

2. 项目反应理论　项目反应理论又称潜在特质理论，它以概率来解释被试对象对条目的反应和其潜在能力特质之间的关系。项目反应理论在一定程度上弥补了经典测量理论长期发展的不足。

脑卒中患者 PRO 量表的问题赋值采用的是 Likert 五点计分法，可采用 Samejima 等级反应模型，量表条目筛选过程见图 18-2。

设项目 j 的满分值为 f_j（$f_j \geq 1$），项目 j 可评为 f_j+1 个分值，即 0，1，2，……，f_j。用 $P^*_{\alpha jt}$ 表示能力为 θ_α 的被试在第 j 题上得分不低于 t 分的概率，于是 $P^*_{\alpha j0}=1$，$P^*_{\alpha j,f_j+1}=0$。

用 $P_{\alpha jt}$ 表示该被试在第 j 题上恰得 t 分的概率，则：

$$P_{\alpha jt} = P^*_{\alpha jt} - P^*_{\alpha j,t+1} \quad (t=0,1,2,\cdots,f_j) \tag{18-3}$$

$$P^*_{\alpha jt} = 1/\{1 + \exp[-Da_j(\theta a - b_{jt})]\} \tag{18-4}$$

式中，a_j 为第 j 个条目的区分度，b_{jt} 是在第 j 个条目上得 t 分的难度，且在第 j 个条目上各难度等级是单调递增的，即 $b_{j1}<b_{j2}<\cdots<b_{j,f_j}$。区分度与难度在心理测量领域表现为条目对个体的区分能力和选项的偏向性。

本章采用适用于大样本的边际极大似然估计（MML），通过软件 Multilog 7.03 完成计

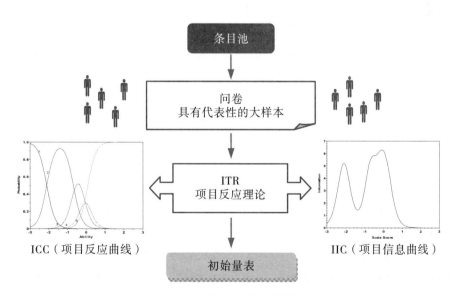

图 18-2　IRT 等级反应模型筛选条目

算，估计出每个条目的区分度参数（a）和难度参数（b）。在项目参数估计的基础上分析项目质量，筛选条目。测验项目的信息量取决于项目的区分度 a_i 和受试对象的能力水平与项目难度之差（$\theta - b_i$），不难看出：区分度 a_i 越大，被试对象的能力水平与条目难度之差（$\theta - b_i$）越小，测验项目提供的信息量越大。同样，提高条目的区分度，也是提高条目信息量的一个关键要素。所以，把难度和区分度作为条目筛选的两项参考指标。一般来说，一个条目的区分度 $a < 0.4$ 就应考虑删除。b_1、b_2、b_3、b_4 4 个难度等级参数依次增加，范围一般在 $-3 \sim 3$ 之间。

例 18-3 采用表 18-4 初量表共调查脑卒中患者 135 例，2 份填写无效，有效率为 98.52%，调查表收集患者的基线资料（略），对条目进行评价和筛选。

采用项目反应理论、离散趋势法、因子分析法、相关系数法及克朗巴赫系数法等方法对预调查量表条目进行评价综合筛选，统计结果见表 18-6。

表 18-6 Strock-PRO 量表心理领域的初量表条目评价

条目	项目反应理论					标准差	因子载荷	相关系数	Cronbach α 系数	终选条目
	a	b_1	b_2	b_3	b_4					
1	1.00	−1.64	−0.29	0.24	0.94	1.387	0.718	0.769	0.828	√
2	1.00	−1.41	−0.11	0.32	2.03	1.413	0.784	0.735	0.840	√
3	1.43	−1.34	−0.16	0.15	1.49	1.370	0.641	0.761	0.833	√
4	1.76	−1.60	−0.63	−0.26	0.85	1.264	0.679	0.750	0.822	√
5	1.85	−1.35	−0.73	−0.35	0.87	1.237	0.407	0.565	0.854	×
6	1.58	−1.38	−0.12	0.23	1.65	1.319	0.566	0.697	0.838	√
7	1.80	−1.37	−0.63	−0.18	1.15	1.230	0.595	0.706	0.824	√
8	0.99	−2.09	−1.10	−0.60	1.06	1.317	0.652	0.511	0.902	×
9	1.11	−3.83	−1.93	−1.30	−0.05	1.022	0.727	0.614	0.893	×
10	1.71	−1.83	−0.85	−0.60	0.65	1.183	0.648	0.692	0.876	√
11	1.68	−2.15	−1.15	−0.62	0.70	1.106	0.600	0.640	0.881	√
12	2.33	−1.51	−0.76	−0.19	0.83	1.198	0.816	0.853	0.866	√
13	2.90	−1.32	−0.30	0.05	0.87	1.271	0.791	0.778	0.870	√
14	2.43	−1.57	−0.60	−0.18	0.48	1.288	0.845	0.810	0.868	√
15	2.80	−1.45	−0.72	−0.17	0.58	1.200	0.820	0.776	0.869	√
16	1.91	−2.35	−0.99	−0.35	0.50	1.128	0.551	0.724	0.645	√
17	1.86	−1.71	−0.87	−0.44	0.62	1.215	0.589	0.706	0.631	√
18	1.13	−2.43	−0.77	−0.30	0.85	1.321	0.441	0.721	0.695	√
19	1.61	−1.60	−1.02	−0.59	0.60	1.222	0.515	0.655	0.689	√
20	0.73	−3.44	−1.53	−1.08	0.63	1.310	0.325	0.528	0.759	×

由于脑卒中患者认知情况差，生命质量受影响大，量表在保证信度和效度的前提下，应尽可能减少条目数量。因此，上表筛选标准是将至少4种方法提示保留并结合专业知识确定的条目入选，即只要有两种方法不符标准的则予以删除。

结果提示：建议删除4个条目（表18-6标"×"）。PSD1与PSD2在心理上划分很细，调查员询问了大多数患者都不能将其区分，因此为了避免重复，考虑删除PSD2。而PSD15，虽然与所在维度抑郁相关，但考虑与脑卒中疾病关联性不大，也予以删除。初量表心理领域共删除6个条目，保留14个条目，分属3个维度。考虑脑卒中患者多为中老年人，语言文字理解受文化水平的很大影响，疑问语句与相对应的应答选项给部分患者造成困扰，故将条目再次调试语言表达，形成最后的正式调查的量表（表18-7）。

表 18-7 Stroke-PRO 量表的正式调查的量表条目

条 目	条 目
PSD1. 患病后更容易着急	PSD8. 对他人、周围事物没有兴趣
PSD2. 对别人没耐心	PSD9. 觉得自己是家里人的负担
PSD3. 常感到精神紧张	PSD10. 觉得没什么盼头
PSD4. 担心自己的病情变坏	PSD11. 不愿与他人交往
PSD5. 经常心烦意乱	PSD12. 经常想一些借口回避社交活动
PSD6. 常常闷闷不乐，情趣低沉	PSD13. 别人谈论起你的疾病，你不想说这个话题
PSD7. 对自己的病情灰心、悲观、绝望	PSD14. 对自己没有信心

六、量表考核阶段调查

正式量表确定后需对量表进行计量心理学考核，主要是信度与效度评价。考虑到效度评价采用的验证性因子分析（conformatory factor analysis，CFA）对样本量要求更高，一般认为CFA模型最低样本要求为250例。

在量表条目筛选阶段对条目进行了调适，在大样本情况下可根据实际情况对条目进行再评价和再筛选，此步骤不是必需的，研究人员可视实际情况进行。

例18-4 对表18-7经过条目筛选的量表进行正式调查，并对量表进行条目再评价。

正式调查共发放患者调查表485份，回收481份，回收率为99.2%，其中有效475份，有效率为98.8%。发放对照调查表110份，回收107份，回收率为97.3%，有效104份，有效率为97.2%。

经分析评价，量表的心理领域相关条目与前述条目筛选阶段结果完全一致，篇幅所限，这里不再提供相关条目详细的评价结果。图18-3提供了量表心理领域的14个条目的项目特征曲线（item characteristic curve，ICC）的矩阵图，项目特征曲线表示被试者的能力或特质

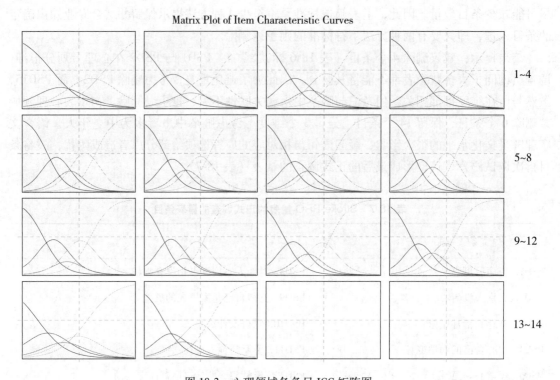

Matrix Plot of Item Characteristic Curves

1~4

5~8

9~12

13~14

图 18-3　心理领域各条目 ICC 矩阵图

水平与其对一个测验项目的正确反应概率之间关系的二维曲线图。矩阵图中每一个曲线图对应一个条目，5 条曲线自左向右依次为量表中各条目的 5 个等级选项。理想情况下，ICC 应该是第 1、5 两条曲线单调变化，第 2、3、4 三条曲线呈正态分布。从图 18-3 中可以看出，大部分条目的项目特征曲线分布比较理想。

七、量表的考核与验证

1. 信度（reliability）　指测量结果的可靠性，即测量值的稳定性和一致性的程度。由于测量误差是客观存在、难于避免，因此测量有一定的信度要求，即必须把测量误差控制在一个可接受的范围内。

（1）稳定性系数：同一量表在不同时间对同一受测者施测两次，计算得两次测量值的相关系数作为稳定性系数（coefficient of stability），又称重测信度（test-retest reliability）。重测信度要求所测量的心理特征在不同时间相对稳定，重测结果应减少或避免练习和遗忘等因素的影响。

（2）等值性系数：对同一内容形成的两份平行测量（量表）称为复本。两个复本在最短时间内施测于同一受测者所得测量值的相关系数即为等值性系数（coefficient of equivalence），又称复本信度（alternate form reliability）。复本信度适用于任何测量，但受测者在接受测量时容易出现疲劳、失去积极性等。

（3）等值稳定性系数：为克服稳定性系数受心理特征稳定性的影响和等值性系数易出现疲劳效应的影响，可使用两个复本间隔一段时间后重测所得相关系数为等值稳定性系数（coefficient of stability and equivalence）。该系数是对测量信度最严格的考察，一般比重测信度和复本信度偏低，往往是信度系数的下限。

（4）分半信度：由于在实际研究工作中对同一受测者进行两次或多次测量难于实施和控制，而且易产生偏倚。因此，更多采用基于一次测量的内部一致性系数评价测量的可靠性。估计方法包括分半信度法（split-half reliability）和同质性信度法（homogeneity reliability）。分半信度将量表分成等值的两半，所得两半条目总分的相关系数为分半信度。分半方法很多，一般将奇数和偶数题分别作为一半。分半信度相当于复本信度，将一个完整的量表分为两个复本，由于只测量了一半条目的信度，造成对信度的低估，因此，需要采用斯皮尔曼–布朗校正公式：

$$r_{xx} = \frac{nr_{x_1x_2}}{1 + (n - 1)nr_{x_1x_2}} \tag{18-5}$$

在计算分半信度时 $n=2$。分半信度要求两半条目总分方差齐，且不同分半方法得到的信度也不同，因此适用性较差。

（5）同质性信度：从测量构思的层次入手，考察测量项目的内部结构，对测量信度做出评价。常用的方法有：

适用于两级记分的库德–理查森公式

$$r_{KR_{20}} = \frac{n}{n - 1}\left(1 - \frac{\sum pq}{S_T^2}\right) \tag{18-6}$$

式中，n 为条目数，p 为选择某条目选项的比例，$q = 1-p$，S_T^2 为受测者总分的方差。式（18-6）称为库德–理查森 20 号公式，当测量条目难度相当时，可使用更简便的 21 号公式

$$r_{KR_{21}} = \frac{nS_T^2 - \overline{X}(n - \overline{X})}{(n - 1)S_T^2} \tag{18-7}$$

适用于多级记分的克朗巴赫 α 系数

$$\alpha = \frac{n}{n - 1}\left(1 - \frac{\sum S_i^2}{S_T^2}\right) \tag{18-8}$$

式中，n 为条目数，S_i^2 是各条目的方差，S_T^2 是总分的方差。当测量为两级记分时，α 系数等同于库德–理查森公式。α 系数计算简便，适用性强，被科研工作者广泛使用，易与同

类研究进行对比。但 α 系数在实际应用时，要求所测条目要平行，具有共性，即要求测量内容同质。随着测量条目的增加，α 系数也会增加。另外，当测量各项条目的方差不齐时，α 系数又偏低，只是信度估计的下限。因此，在使用 α 系数时，应用条件较为严格。采用固定效应模型及混合效应模型同样也可实现信度系数的估计。

获得一个较大的 α 系数表示内部一致性（internal consistence）高，常被认为是信度可靠的测量工具（量表），但利用 α 系数表示信度有不少局限，最大的问题就是高信度并不表明是单维度（unidimensionality）的。为此，研究者不能仅依靠信度系数而了解测量工具之度量性。对此问题，研究者需进一步应用验证性因子分析，通过探讨潜变量间的因子结构等，了解所测量项目的度量性，即需进一步考察其效度。

例 18-5 对正式调查数据的心理领域进行信度评价。

采用克朗巴赫 α 系数考察量表的信度，表 18-8 是量表各维度的信度，其中心理领域总的信度为 0.908，其他维度的结果提示具有较好的信度。

表 18-8　Stroke-PRO 量表心理领域信度系数

领域/维度	克朗巴赫系数
焦虑（ANX）	0.832
抑郁（DEP）	0.851
回避（AVO）	0.798
心理领域	0.908

2. 效度（validity）　指测量的有效性，即指测量结果与试图达到测量目标的接近程度，评价的是偏倚或测量结果中包含了多大比例的系统误差问题。在心理测量中系统误差通常来自于以下几个方面：①量表本身未能真正包含所要测量的心理特征；②量表中包含了与测量内容无关的条目；③记分方面的问题，提供的答案不准确或不全面。

（1）效标关联效度（criterion-related validity）：又称实证效度，评价的是量表测量结果与其他独立、置信度高的标准测量（即效标）间的接近程度。测量结果与效标的一致程度用其相关系数表示，称之为效度系数，效度系数越大，测量效度越高。效标可以在测量实施的同时获得，也可以间隔一段时间后获得。依据效标资料获得的时间不同，分为同时效度（concurrent validity）和预测效度（predictive validity）。同时效度指在研究人群中同时进行量表和效标测量，比较两者的结果，其效度系数通常偏低，常用的效标资料，如临床确诊的结论或其他同性质测量结果；预测效度指将量表测量结果与未来结局进行比较，分析其相关程度，常用的效标可以为通用或公认的标准或测量工具。预测效度耗时多、干扰多、难度大，并要求随机选择样本，如果样本不随机，方差可能变小，从而低估实际效度。

（2）结构效度（construct validity）：测量的许多概念和特征，如人格特征、职业紧张测量，不能直接进行观测，但可以从一系列相关的能够直接测量的行为和现象中得以体现。这些名词代表了研究者们对一些相关事物的抽象概括和总结，在心理学界被称为构念、构思或结构（construct）。所谓"构念"，是指对某研究领域内的抽象要素进行概括或概念化的途径，组织和理解研究对象的规律性而由科学研究者设想出的抽象物。结构效度是根据理论推测的"架构"与具体行为和现象间的关系，判断该量表能否反映此种联系。其评价分为两步：首先是提出结构假设，然后对结构假设进行验证。结构效度的最大特点是将测量的效度与理论假设联系在一起，不仅仅停留在经验的证据上，它体现了效度的本质。评价结构效度是一个渐进的过程，每次肯定的结果都为结构效度增添了一定证据，但不是绝对证据。

（3）效度的评价方法：结构效度一般采用因子分析模型，当量表没有明确架构时，一般先采用探索性因子分析（exploratory factor analysis，EFA），而后进行验证性因子分析；当量表架构基本明确，可以直接进行验证性因子分析，具体分析方法可参阅相关学术专著，本章不再赘述。

模型评价中，一般采用多种指标综合评价模型的拟合效果，常用拟合指标见表 18-9。

表 18-9　常用拟合指数判断标准

拟合指数	判断标准
拟合优度指数（GFI）	取值在 0~1 之间，>0.9 拟合好
均方根残差（RMR）	取值在 0~1 之间，值越小越好，<0.05 拟合好
规范拟合指数（NFI）	取值在 0~1 之间，>0.9 拟合好
不规范拟合指数（NNFI）	>0.9 拟合好
增值拟合指数（IFI）	>0.9 拟合好
比较拟合指数（CFI）	取值在 0~1 之间，>0.9 拟合好

例 18-6　采用验证性因子分析评价 Stroke-PRO 量表的结构效度。

采用统计软件 LISREL 8.70 进行验证性因子分析，模型分析结果见表 18-10，拟合指数基本满足判断标准的要求，可以认为模型较好的拟合了数据，量表中多维度的测量满足专业上的预想结构。

3. 区分度　实则为效度的一个侧面，指能测出受试对象对某测定指标微小改变的能力。区分度可以考察量表是否能区分某指标随时间或不同群组间变化的能力。

例 18-7　比较量表各维度在患者和对照组间的差异，考核量表的区分度。

大部分对照组的受试对象现阶段未接受医院治疗，且无可比性，因此治疗领域条目选项无法回答，故不作治疗领域的比较，分析方法采用 t 检验，结果见表 18-11。

表 18-10 Stroke-PRO 量表心理领域验证性因子分析估计结果

维度	条目	因子载荷	标准误	t	R^2
ANX	PSD1	0.90	0.06	14.01	0.38
	PSD2	0.83	0.06	14.45	0.40
	PSD3	0.92	0.05	17.14	0.52
	PSD4	0.99	0.06	17.74	0.55
	PSD5	1.04	0.05	19.85	0.64
DEP	PSD6	0.79	0.05	14.88	0.41
	PSD7	0.87	0.05	17.05	0.51
	PSD8	1.02	0.05	20.57	0.66
	PSD9	0.96	0.05	18.02	0.55
	PSD10	0.95	0.05	18.88	0.59
AVO	PSD11	0.97	0.05	19.25	0.62
	PSD12	1.04	0.05	20.31	0.67
	PSD13	0.81	0.06	13.53	0.36
	PSD14	0.80	0.06	14.56	0.41
拟合优度指数	GFI=0.89	RMR=0.058	NFI=0.95	NNFI=0.95	CFI=0.96

表 18-11 Stroke-PRO 总量表病例组与对照组的比较 ($\bar{X}\pm s$)

维度	病例组	对照组	t	P
SOS	25.93±6.52	32.95±3.02	16.665	<0.001
COG	14.93±4.07	19.33±2.27	15.127	<0.001
VEC	15.36±4.03	19.43±1.98	15.172	<0.001
SHS	16.46±7.14	23.61±3.03	16.161	<0.001
ANX	17.08±5.16	22.85±2.90	15.597	<0.001
DEP	19.09±4.94	24.11±2.11	16.307	<0.001
AVO	15.27±4.03	19.36±1.75	16.179	<0.001
SOC	10.00±4.08	14.49±1.55	18.649	<0.001
FAS	14.94±4.52	8.76±4.72	−12.515	<0.001

除治疗领域外的其他各个维度结果显示，病例组和对照组在各维度的平均得分差别均有统计学意义，脑卒中患者 PRO 量表可以区分不同生存质量的人群。

4. 可接受性　量表应具备良好的信度、效度，在不同群体中表现相同的统计特性，不含有测量偏差，仍不能代表该量表能被受试对象所接受和推广使用，还需要进一步考察量表的可接受性，反映量表的接受程度。通常用量表的接受率、完成率和量表作答时间来衡量其可接受性。

（1）接受率：通常要求量表发放的数量占回收数的 85% 以上。如上脑卒中患者调查中，共发放 595 份（患者 485 份，健康人 110 份），回收 588 份（患者 481 份，健康人 107 份），回收率为 98.8%（患者 99.2%，健康人 97.3%），无论是调查的健康人还是患者，量表的回收率均远高于 85%，提示量表具有较高的接受率。

（2）完成率：完成率指受试对象完成量表的比率，要求达到 85% 以上。在回收的量表中，接受调查的对象，患者完成的有效问卷有 475 份，健康人有 104 份，完成率分别为 98.8% 和 97.2%，满足完成率的要求。

（3）作答时间：量表的作答时间直接影响了量表的质量，时间过长容易引起患者的厌烦心理，或者受试对象在作答初直接选择弃填，导致量表调查对象有偏。对于现患脑卒中患者，在偏瘫或言语障碍等情况下，量表的制订更加趋向于简短有效，缩短量表作答时间利于量表真实数据的调查。本研究调查 475 名患者中，记录了 50 名患者的作答时间，平均时间为 8.9 分钟，76% 的患者可以在 10 分钟内作答完毕，评定结果较为理想。

第三节　量表的结构信息与报告规范

一、量表的信息规范

量表研制完成后，为了向使用者提供量表相关的信息、便于筛选，参照 MAPI PRO & QOL 数据库的要求，量表可以进行结构信息的标准化处理，包括量表名称、量表作者联系方式、论文引用标注、病理分类、适合疾病、测量目的、适宜人群、量表类型、填写方式、完成时间、领域数、维度数、总条目数、信度评价、效度评价、回想时间、计分规则、授权方式等。以脑卒中 PRO 量表为例，相关信息如下：

二、量表的报告规范

正如 CONSORT 声明旨在提高随机对照试验（RCT）的规范化报告，量表测量作为医学研究中的主要或重要的次要终点指标，应用越来越广泛，因此，研究设计和论文撰写时的规范表述是研究质量的重要保障。透明化的报告将有助于理解测量的优势、局限性和潜在偏倚来源。以 PRO 测量为例，CONSORT PRO（简称 PROtocol）规定了摘要、前言、方法、结果、结论等 5 项清单，用于指导用户在临床实践中使用和解释，为临床证据和卫生政策制订提供依据。建议研究人员根据 CONSORT PRO 清单项目在发表论文中报告 PRO 主要或重要的次要结局，表 18-13 是 PRO 规范化报告相关事项。

表 18-12　PRO 量表标准化结构信息

英文全称（缩写）：Patient-reported outcomes measurement for stroke（Stroke-PROM）

中文全称（缩写）：脑卒中患者 PRO 量表（Stroke-PROM）

基本信息

病理分类：神经系统疾病（MeSH 表分类 C10）

适合疾病：脑卒中

测量目的：研制适合于脑卒中疗效评价 PRO 量表，作为脑卒中临床试验等终点指标

量表类型：■患者报告结局　□健康相关的生命质量　□临终生命质量

　　　　　□生理功能　　　　□心理功能　　　　□社会功能

　　　　　□病人满意度　　　□治疗依从性　　　□体征与症状

领 域 数：4

维 度 数：10

总条目数：46

回顾时间：2 周

使用条件

版权所有：山西医科大学

参考文献：Yanhong Luo，Jie Yang，Yanbo Zhang. Development and validation of a patient-reported outcome measure for stroke patients. Health and Quality of Life Outcomes 2015，13∶53. DOI 10. 1186/s12955-015-0246-0

使用条件：□免费　　　　　　　　■得到作者的书面允许　　□需要学术/非营利性研究的费用

　　　　　□需要商业/药商的费用　□需要签署合同　　　　□其他

量表描述性信息

量表维度：生理情况（20 个条目）/心理情况（14 个条目）/社会情况（7 个条目）/治疗情况（5 个条目）

完成时间：约 10 分钟

患者年龄：20 岁以上

回答选项：□有/无　　■likert 式五级　□量尺　　　□其他

得　　分：□标准得分　■按维度得分　■按条目得分

计分方向：■高——生活质量高　　　　□低——生活质量高

使用指南：■有　　　　□无

调查方式：■患者自填　□代理人填写　□医生填写　□电话采访

计量心理学考核

信　　度：克朗巴赫 α 系数=0. 905

效　　度：验证性因子分析显示量表多维度测量满足专业上的预期构想

公 平 性：条目 PHD9 和 PSD3 存在性别 DIF

表 18-13　PRO 规范化报告事项

报告总体概览 　·特定的 PRO 结局，关键的 PRO 结构/领域，时间点，分析方法 　·研究计划/评估计划中应包括 PRO 评价
目标和假设 　·说明 PRO 目标和（或）假设——明确 PRO 涉及的领域和时间点
背景和合理性 　·描述目前 PRO 相关患者群体、干预措施和相关文献的缺陷 　·提供 PRO 测量的临床合理性——例如治疗/干预的负面影响 　·描述 PRO 用于评价干预的结果，例如特定症状、HRQoL 等
方法 **PRO 评价纳入/排除标准** 　·整个项目的纳入/排除标准（PRO 相关的语言和文字也要提供） **问卷调查** 　·明确问卷的用途及与 PRO 目标/假设关联的领域 　·描述问卷（条目数量、反应度、如何计分、分数范围、预计完成时间等） 　·引证描述问卷有效性、可靠性和反应度的文献 **管理** 　·明确 PRO 如何被评价——paper-based、e-based、web-based 还是 mobile-based 等 　·明确发放问卷和回收问卷的责任人，如果是在线填写，明确发送提醒的负责人 　·说明 PRO 评价在何地进行——门诊、居家等 　·明确 PRO 评价数据的缺失，包括随访患者 PRO 数据缺失的应变计划和执行责任人 　·明确 PRO 是否可以应用于其他语言，如果可以，原因是什么？ 　·阐述 PRO 问卷以何种方式完成容易被病人接受 **评价的时间点** 　·明确感兴趣的 PRO 评价时间结构和合理性 　　（治疗期望与临床变化轨迹，如是否期望治疗时 PRO 恶化或者是治疗后好转） 　·明确 PRO 问卷被管理的时间点 　·明确每一次评价可接受的时间窗口 　·明确每次评价的测量方法 　·在主要的研究计划和评价表中包含 PRO 问卷的时间点 　·明确 PRO 评价终止的条件（如 PRO 评价是否在试验终止时进行？）
数据管理 　·明确 PRO 问卷数据在哪儿存储 　·明确确保病人数据保密性的安全措施 　·明确如果病人退出项目，PRO 数据将会发生什么
终点结局 　·描述从 PRO 数据中获取 PRO 终点的方法及 PRO 评价涉及的时间点 　·描述分析的度量标准，例如，基线资料的改变、最后的数值、响应度（是/否） 　·参照问卷评分手册（领域/总问卷）以及符合结局的相关方法的文档（可能情况下） 　·描述 PRO 相关反应的定义（受益的大小和持续时间）

续　表

统计学注意事项
·PRO 终点样本量大小的考虑 　—样本量大小的计算 　—功效计算 ·说明最小显著性差异（提出参照）：相关样本量的计算、响应定义、临床意义的解释 ·描述分析计划，参考统计分析计划（SAP）其他细节的呈现，包括： 　—说明计算缺失数据率的方法和评价缺失数据的模式 　—描述处理缺失数据的方法 　—描述调整统计学意义的方法（Ⅰ型错误的 P 值），多重假设检验（跨领域和时间点）

参考材料
·为选择的 PRO 问卷有效性研究提供证据 ·为 PRO 已知的事物提供参考文献（背景和基本原理部分） ·为 PRO 数据的分析和处理缺失数据的方法提供参照

小　　结

1. 量表是针对一些主观或抽象概念，根据事物现象特性以不同的规则分配数字，经过严格科学的标准化测量程序，形成不同测量水平的一种标准化度量工具。以患者报告结局量表研制为例，遵循 FDA 关于 PRO 制订的规范，介绍了量表研制的步骤和方法，包括概念框架和条目池的产生、条目的初步评价和初始量表的形成、量表条目筛选和经典测量理论和项目反应理论相结合的统计方法以及量表信度与效度验证与考核等内容。

2. 量表条目筛选常用的统计方法有经典测量理论与现代测量理论，其中经典测量理论常用的统计方法有离散趋势法、因子分析法、相关系数法、克朗巴赫系数法、修正条目相关系数法等；现代测量理论主要为项目反应理论，它以概率来解释被试对象对条目的反应和其潜在能力特质之间的关系，评价参数有区分度参数（a）和难度参数（b）。

3. 量表验证与考核方法包括信度、效度、区分度与可接受性等。其中常用的信度指标有稳定性系数（如重测信度）、等值性系数（如复本信度）、等值稳定性系数、分半信度、同质性信度（如克朗巴赫 α 系数）等；量表效度考核常采用探索性因子分析或验证性因子分析。

4. 针对量表信息，参照法国 MAPI 生命质量量表数据库结构，对量表的主要信息进行了标准化处理，便于读者了解量表内容。参照 CONSORT 报告，介绍量化研究中 PRO 量表的使用、分析和结果报告规范。

（张岩波）

〰〰〰〰〰〰〰〰〰〰〰〰〰〰〰〰〰〰〰〰〰〰〰〰〰〰〰〰〰〰〰〰〰〰〰〰〰〰

作者简介　张岩波　流行病与卫生统计学博士，教授，博士生导师，任职于山西医科大学卫生统计学教研室，兼教务处处长。主要从事生物医学与健康评价统计学方法研究，世界中医药学会临床科研统计学专业委员会副会长，中华预防医学会生物统计分会常务委员，中国卫生信息与健康医疗大数据学会理论方法专业委员会常务委员，国际生物统计学会中国分会（IBS-CHINA）委员，亚太华人生存质量协会委员。《中国卫生统计》与《中国医院统计》杂志编委。主持承担国家自然科学基金4项，其他省部级项目6项；主编《潜变量分析》《医学与人文》，副主编《生物医学研究中的统计方法》，参加多部著作与教材的编写。发表论文100余篇。获国家级教学成果二等奖1项，山西省教学成果二等奖2项。

第十九章　医学人口与人群健康状况统计

> **重点掌握：**
> 1. 静态人口统计中常用的指标及意义。
> 2. 死亡统计中常用的指标及优缺点。
> 3. 疾病统计中常用的指标及意义。
> 4. 寿命表中死亡概率、尚存人数、预期寿命和平均寿命的意义与分析。

医学人口、出生死亡、生长发育与疾病统计等是研究人群健康状况与水平、评价健康促进与医疗服务工作质量与效果、探索疾病发生、发展规律等的核心指标，是医学统计应用的重要内容。人群健康状况统计，着重探讨人类健康与医疗保健服务的数量、质量、结构、变动及其与社会经济等发展的相互关系。

第一节　静态医学人口统计

医学人口统计分为静态人口统计（census statistics）和生命统计（vital statistics）两部分。静态人口统计反映某时点的人口状况，如人口的数量、年龄、性别、职业、民族、文化程度等的构成，通常由人口普查获得。生命统计包括出生、死亡、婚姻、生育等生命事件，多为期间资料，通常以年计算，它主要通过登记、报告平台获得。本节重点介绍静态人口统计的内容。

一、医学人口资料的来源

1. 人口普查（census）　联合国定义人口普查是收集、整理和分析一个国家或地区在某一特定时点上的人口、经济和社会资料的全过程。世界上许多国家大都定期进行人口普查，通常间隔5~10年。

我国进行的前4次全国人口普查标准时点为当年7月1日零时，2000年和2010年全国人口普查标准时点为当年11月1日零时。各次人口普查的项目见表19-1，2000年采用普查和抽样调查相结合，10%的调查户填写长表，共49项，其余填写短表，共19项。2010年采用普查和抽样调查相结合，10%的调查户填写长表，共45项，其余填写短表，共18项。人口普查资料均可从国家和地方各级统计局或人口普查办公室获得。

人口普查项目的具体内容各国有所不同。个人项目按其性质大体可归为三类：①说明人口自然特征和地域特征的项目，包括姓名、性别、出生日期、年龄、出生地、居住地等；②说明人口社会特征的项目，包括宗教、民族、语言、识字程度、受教育水平等；③说明人口经济特征的项目，包括行业、职业、收入、主要经济来源等。此外还有按户填报的项目，例如户的类别、本户住址、本户人口数、本户年内出生、死亡人数等。

表 19-1 中国大陆 6 次人口普查项目与人口数（万人）

普查年	项目数	项　　目	总人口数
1953	6	姓名、与户主关系、性别、年龄、民族、本户住址	59435
1964	9	除 1953 年项目，增加文化程度、职业、本人成分	69458
1982	19	除 1953 年项目，增加文化程度、职业、行业、不在业人口状况、户口登记状况、婚姻登记状况、妇女生育数和现存活子女数、前 1 年育龄妇女生育情况、户类别、户人数、本户前 1 年出生、死亡人数、常住户口但外出 1 年以上人数	100818
1990	21	除 1982 年项目，增加迁移和户口性质	113368
2000	短表 19	详细的户籍迁移情况、简单的住房情况等	126583
	长表 49	详细的户籍迁移情况、受教育程度、工作状况、婚姻状况、生育情况、住房情况等	
2010	短表 18	详细的户籍迁移情况、简单的住房情况等（个别问题问法与 2000 年不同）	137054
	长表 45	详细的户籍迁移情况、受教育程度、工作状况、婚姻状况、生育情况、住房情况等 *（个别问题问法与 2000 年不同）	

　　总之，人口普查提供了最基本的人口数和社会经济方面的资料，是计算人口学和社会经济学指标的基础，也是健康状况与医学统计中进行出生、死亡和疾病及生长发育等分析的基础资料。

　　2. 人口抽样调查（sampling survey）　是指从所研究的全人口中随机抽取部分对象进行的调查，并根据样本所具有的特征来推断全人口特征的研究方法。

　　与人口普查相比，人口抽样调查相对省力，可进行多次，或对某一问题进行更深入的研究。由于人口抽样调查的对象相对较少，可更好地控制调查误差，获取的资料质量较高。人口抽样调查在人口研究中被广泛应用，具有重要的地位和作用，体现在：①可考察人口普查的登记质量，核对人口登记的准确程度，是人口普查和人口登记的必要补充；②可用来收集两次人口普查之间的人口资料，例如，除了人口普查之外，我国每年都随机抽取一定比例的样本，进行人口抽样调查，获得有关的人口资料；③可用于专题人口资料的调查，如我国1982 年 1‰人口生育率抽样调查，1987 年全国残疾人抽样调查，1988 年 2‰人口生育节育抽样调查，1979 年以来每 5 年进行的 0~7 岁儿童和 7~22 岁青少年生长发育调查，1995 年全国 1%人口抽样调查和 2015 年全国 1%人口抽样调查。人口抽样调查资料只能推断人口总体

---

　　*　资料来源：http://www.stats.gov.cn/tjsj/pcsj/中国人民共和国国家统计局. 第六次人口普查数据

的特征，不能代替人口普查。

3. 人口登记　是指人口事件发生后随即进行登记，并对所收集到的资料进行分析的全过程。按人口事件的性质，将人口登记分生命事件登记，简称生命登记（见第二节），人口迁移变动登记和户口登记。

人口迁移变动登记是对所发生的人口迁出或迁入事件进行记录，包括迁入或迁出的时间、地点、原因及个人的基本情况等。迁移事件从一国范围来看，分为国内迁移和国际迁移，可以通过户口管理部门及海关得到相应的资料。

户口登记是按人或按户建立每个人一生（从出生到死亡）中一切人口事件的记录，包括姓名、性别、出生日期、年龄、出生地、与户主的关系、婚姻状况、民族、文化程度、职业等，此外还设有因出生、死亡、迁移及常住人口婚姻状况变动、分居、合居、失踪、寻回、收养、认领等引起户口变动方面的登记。当各种变动发生时，居民应按规定报告户口登记机关，以做登记项目的相应改动。世界上，仅有我国和其他少数几个国家建立了较为完善的户口登记制度。

二、静态人口资料分析

1. 人口数、平均人口数及人口密度　人口数（population size）又称人口总量（total number of population），指一定时点、一定地域范围内的所有存活人口的总和。一个国家或地区的人口总数，受出生、死亡、迁出、迁入的影响而处于变动之中。因此，了解人口总数时，应该注意地域范围（行政区域、地形地貌）、时间范围（时点、时期）和人口范围（常住人口、现有人口、户籍人口）。

常用的人口包括户籍人口、常住人口、现有人口、流动人口等。户籍人口是指在某地区的户口登记机关登记为常住户口、拥有当地户籍身份的人口，与中国的户籍管理制度息息相关。常住人口是指经常或久居本地的人口，包括居住本地暂时外出的人口，不包括在本地暂时居住的外地人口。衡量"经常"或"暂居"的时间标准因管理需求或调查目的不同可能是不一样的，通常以半年作为标准。现有人口是指在一定时点上居住于某地域范围内的全部人口，包括外来暂住人口，不包括本地暂时外出的人口。造成上述三种口径人口数量差异的决定性因素就是流动人口，包括流入人口和流出人口。流动人口是指离开户籍所在地的县、市或者市辖区，以工作、生活为目的异地居住的人口。

时点人口是指一定地域内某一特定标准时点上的瞬时人口总数。我国大陆各普查年在普查标准时点人口总数见表19-1，包括了标准时刻之前出生的人，但不包括标准时刻之前死亡的人；标准时刻以后出生者不应计入，标准时刻后死亡者也不应扣除。

普查时，为避免重复或遗漏，应明确规定每个被调查对象的登记地点。国际上统计人口数的方法有两种：①实际制（de facto），只计调查时刻某地实际存在的人数（包括临时在该地的人）。英国、美国等采用实际制。其优点是简单、经济，但不容易得到准确的数据；②法定制（de jure），只计某地的常住人数。我国户口登记制度比较健全，人口普查采用的是法定制，获得的数据较为准确，但调查繁琐、花费较大。

时期人口是指某一时期平均人口数，非普查年常取相邻两年年末人口平均值或年中人口数作为年平均人口数的估计值。

在人群健康状况统计中，经常用到平均人口数，如出生率、死亡率、发病率、每千人口病床数、每千人口医生数等指标，都常以年均人口数作分母来计算。

人口密度（density of population）是指单位土地面积（平方公里）上居住的人口数。2010 年人口普查，我国人口密度为 142 人/平方公里，前 3 位的地区为：上海、北京、天津，人口密度（人/平方公里）分别为；3650、1198、1114。后 3 位的地区为：西藏、青海、新疆，人口密度分别为 2.5、7.9、13.4。

2. 人口构成及人口金字塔　人口构成（population composition）指一定地区某时点不同特征人口的比重，可按性别、年龄、文化、职业、民族等进行计算。最基本的是人口性别和年龄构成，它们是影响人类发病、死亡最主要的因素。按不同性别、年龄构成研究人口结构时，以纵坐标为年龄分组，自下而上每 5 岁一组，横坐标为年龄组人口构成比，一般男左女右，绘制的统计图表现为尖顶阔底，其形状如"金字塔"，故称为人口金字塔（population pyramid），也可描述为人口"圣诞树"。当然，因为我国计划生育及近年人口老龄化等因素，现绘出的图形形状已发生较大改变，但习惯上仍沿袭使用"人口金字塔"这一概念。

人口金字塔的形状是长期以来人口出生、死亡、迁入、迁出而形成的，反映人口变动的历史痕迹，一般变化缓慢，但若相隔十年，可能会有明显的变化。图 19-1 新中国成立以来 6 次人口普查金字塔，可见其形状各不相同，大致反映了不同时期人口的变动情况，分别受不同历史时期社会、经济、文化、制度及政策等因素的影响。

1953 年的金字塔，10 岁及以上各年龄组人口分布均匀，反映了新中国成立以前，人口处于低增长水平的自然增长过程；5~9 岁组主要是抗日战争结束后出生的，由于战后补偿生育的影响，塔形明显增宽；0~4 岁组塔形急剧增宽，这是建国初期社会安定、人民生活改善带来的出生增多所致。

1964 年的金字塔，在 20~24 岁组男性人口出现塔形内凹，反映了 1940~1944 年出生的男性人口在抗日战争后期近 25 年的岁月中（包括 3 年自然灾害），死亡相对较多。另外可以看到，14 岁以下人口增长迅猛，金字塔基底增宽，反映建国后生育水平的迅速增长导致的人口增加；0~4 岁组则反映了经济困难时期低生育时出生的人口及 1963 年生育高峰时期出生的人口，两者相抵后仍呈现增长。

1982 年的人口金字塔变化更为明显，呈现出急剧的扩张与收缩。1982 年度 35 岁以上的人口是建国以前出生的，这部分塔形和 1953 年和 1964 年类似；25~29 岁组塔形突然外扩，反映了建国初期的生育高潮；20~24 岁组塔形明显内凹，反映了中国经济困难时期出生减少；而 15~19 岁组塔形又突然扩宽，反映了 1963 年至 1967 年的生育高峰；5~9 岁及 0~4 岁组塔形连续收缩，反映了 70 年代以后我国大力开展计划生育控制生育的情况。

1990 年我国的人口金字塔，30~34 岁组内凹收缩，反映 20 世纪 60 年代初我国自然灾害经济困难时期出生减少；25~29 岁和 20~24 岁组连续向外扩展，反映了经济恢复后以及 60 年代中段出现的生育高峰；15~19 岁、10~14 岁和 5~9 岁三组连续收缩，说明从 20 世纪 70 年代开始加强计划生育工作成绩显著，呈现持续性的效果；而 0~4 岁组有向外扩展，是由于育龄人口相对较多所致。

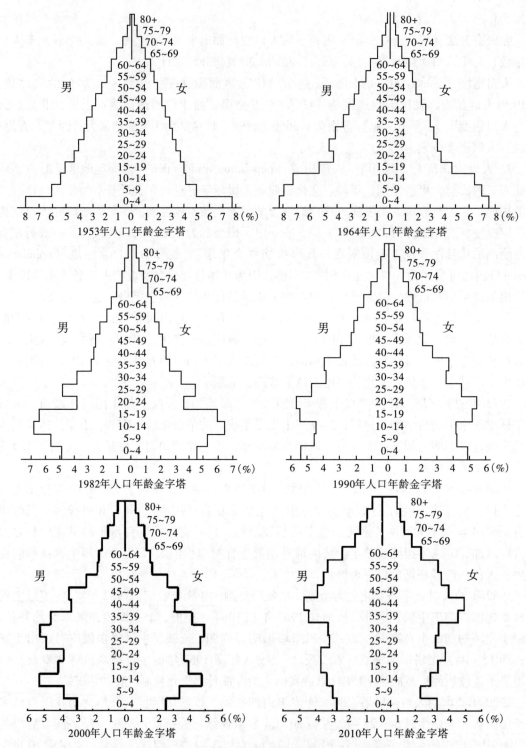

图 19-1　中国 6 次人口普查年份的人口金字塔

资料来源：国务院第六次全国人口普查办公室、国家统计局人口和就业统计司编（2011）：《2010 年第六次全国人口普查主要数据》，中国统计出版社

2000年的人口金字塔，40~44岁组内凹收缩，反映60年代初我国自然灾害经济困难时期出生减少；在10~30岁之间，塔形明显内凹，其出生年份在1970~1990年之间，与20世纪70年代以来开始大力推行计划生育有关。

2010年的人口金字塔，人口年龄塔形并不规则，有几处明显的缺口。从上至下的第一个缺口主要是由于20世纪60年代三年自然灾害导致出生人口减少；随后出现生育反弹，经过周期性重复，伴随我国计划生育的开展，80年代出生人口大量减少，第二个缺口有所扩大。值得注意的是，经过一轮世代更替，第三个缺口已经并不明显，人口数量的变化趋于稳定。基于前期人口结构特征，2010年15~49岁的育龄妇女（1960~1995年出生）所占比重较大，成为人口金字塔向外最凸的部分。

人口金字塔的形状是由长期的再生产过程与机械变动所形成，可分为：①增长型人口：人口金字塔呈上尖下宽，多为出生率大于死亡率，人口呈不断增长；②静止型人口：除高龄组构成小一点外，其他构成相近，出生率基本等于死亡率，人口总数基本稳定；③缩减型人口：人口金字塔呈现上、下两头小，中间大，一般为死亡率大于出生率，人口总数不断减少。

除了性别、年龄别人口构成外，研究人口的职业、文化程度等构成对卫生工作同样具有重要意义，可针对不同的构成特点，开展健康促进与医疗服务工作。例如，工矿区和文教区服务内容不相同，可采用散发科普读物、电视、网络及图片展览等多种方式开展健康宣教。

三、人口构成及其几个常用指标

1. 性别比　又称性比例（sex ratio），指男性人口与女性人口的比值，以女性为100，表示每100名女性的相对应的男性数量。

$$性别比 = \frac{男性人口数}{女性人口数} \times 100 \qquad (19-1)$$

常用出生婴儿性别比、全人口性别比等指标，以反映不同人口群体的性别结构。根据研究需要，也可计算特殊人群性别比，如婚龄人口性别比、老龄人口性别比等。

从受精、出生到死亡，人生命的每个阶段都存在着性别差异。受精时性别比（第一性比例）一般为110~170，平均为120；出生时性别比（第二性比例）绝大多数国家为103~107，平均为106；婚龄期性别比（第三性比例）约为100；到老年时期，性别比例降至100以下。性别比差异是基本的生物学差异，既受生物学因素的影响，又受社会经济、文化、卫生、环境与生活质量等因素的作用。出生婴儿的性别比以及各年龄段人口的死亡率共同决定了人口的性别构成，直接影响着婚姻、家庭的形态和结构，从而对社会经济的健康发展产生重要和深远的影响。国家统计局通过对2010年人口普查结果与前几次人口普查和1%人口抽样调查结果相比较可以看出，中国出生婴儿性别比有增加的趋势。1982年第三次人口普查出生性别比为108.47，1987年1%人口抽样调查为110.94，1990年第四次人口普查为110.30，1995年1%抽样调查为115.60，2000年第五次人口普查为118.59，2010年第六次人口普查为 118.06。"六普"反映的我国城镇出生性别比均有不同程度的上升，乡村出生性别比略有下降。2010 年我国城市出生婴儿性别比为 114.06，比 2000 年升高 1.04 个单位值，城镇出生性别比为 118.64，比 2000 年升高了 1.51 个单位值，乡村出生性别比为 119.09，比 2000 年下降 0.21 个单位值；从地区看，在全国 31 个省市区中，2010 年出生性别比最高的安徽达到 128.65，最低的新疆为 106.02；分孩次看，出生性别比最高的是三孩，为 161.56，一孩出生性别比为 113.73，除新疆和上海外，其余各省市区的第一孩出生性别比均高于 107，其中，广东省的第一孩出生性别比最高，达到 122.30。出生婴儿性别比长期偏高，必然造成婚姻年龄段男女两性人口的比例失调，也将危害社会经济健康稳定的发展，对此必须引起高度重视。

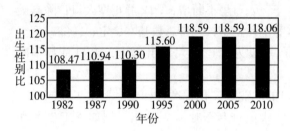

图 19-2　我国部分年份出生性别比

资料来源：1982、1990、2000 和 2010 年数据为对应年份的普查数据，其他年份数据为人口抽样调查数据

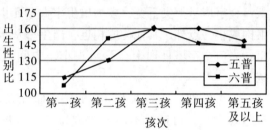

图 19-3　分孩次的出生性别比

2. 人口年龄构成　按国际年龄分组界线，14 岁及以下为少年儿童人口、15~64 岁为劳动人口，65 岁及以上为老年人口。

（1）老年人口比重：又称老年人口系数，指 65 岁及以上的人口占总人口的比例。可作为划分人口类型的指标，反映人口老龄化的程度。

$$老年人口比重 = \frac{65 岁及以上的人口数}{人口总数} \times 100\% \qquad (19-2)$$

老年人口比重越大，表明人口越老龄化。其大小受社会经济、生活、卫生保健与人口健康水平等因素影响，出生率越低，人口寿命越长，则老年人口比重越高。该指标也可反映人群健康水平。在老年人口比重较高的国家，应重视老年人的赡养、社会服务、社会福利和医疗保健服务等方面的保障。

（2）少年儿童人口比重：又称少儿人口系数，指 14 岁及以下少年儿童在总人口中所占比重，也是划分人口类型的指标之一。

$$少年儿童人口比重 = \frac{14 岁及以下人口数}{人口总数} \times 100\% \qquad (19-3)$$

少年儿童人口比重越大，表明人口越年轻。其大小主要受生育水平影响。发达国家人口出生率较低，少年儿童人口比重一般低于5%；而发展中国家，出生率一般较高，少年儿童人口比重多在5%以上。此外，在发达国家，人口健康水平较高，寿命较长，老年人口比重相对较大，少年儿童人口比重减小。在少年儿童人口比重较高的国家或地区，所面临的主要社会经济问题是其抚养、教育及未来就业等。

（3）人口负担系数（dependency ratio）：又称抚养比或抚养系数。是指人口总体中非劳动年龄人口数与劳动年龄人口数之比，从整个社会来看，反映每100名劳动年龄人口负担的非劳动年龄人口，负担系数包括

$$总负担系数 = \frac{14岁及以下人口数 + 65岁及以上人口数}{15 \sim 64岁人口数} \times 100\% \qquad (19\text{-}4)$$

$$少年儿童负担系数 = \frac{14岁及以下人口数}{15 \sim 64岁人口数} \times 100\% \qquad (19\text{-}5)$$

$$老年负担系数 = \frac{65岁及以上人口数}{15 \sim 64岁人口数} \times 100\% \qquad (19\text{-}6)$$

总负担系数为少儿负担系数与老年负担系数之和。分别计算少儿负担系数和老年负担系数，可以反映人口年龄结构变化对社会经济发展带来的某些影响。世界各国由于人口年龄构成的差异，负担系数也有所不同。一般发达国家总负担系数低于发展中国家，其中老年负担系数高于发展中国家，而少儿负担系数低于发展中国家。

（4）老少比：指65岁及以上的老年人口与14岁及以下的少年儿童人口之比，表示每100名少年儿童对应多少老年人，是划分人口类型的标准之一。

$$老少比 = \frac{65岁及以上老年人口数}{14岁及以下少年儿童人口数} \times 100\% \qquad (19\text{-}7)$$

世界各国的老少比差异极大，发达国家较高，发展中国家较低。

（5）人口年龄中位数：年龄中位数（P_{50}）是指将总人口按年龄排序后，位置居中的年龄水平，同中位数计算方法。年龄中位数的上升或下降可以反映出总人口中年龄较长的人口所占比例的变动情况。该指标比计算相对容易、含义清楚，是世界各国度量人口年龄结构的常用指标之一。该指标的变化也可以敏感地反映出人口总的变化趋势，也被推荐为度量人口老龄化的基本指标。

3. 人口年龄结构分型　为反映人口中劳动年龄部分的比重及其负担，根据国际人口年龄分组界线，计算3个年龄组人口比重，将人口分成年轻型、成年型和老年型。

人口老年化是指总人口中年轻人口数量减少、年长人口数量增加，导致老年人口比例相应增长的动态过程。用于衡量人口老年化程度的一系列指标见表19-2。①老年人口比重：联合国人口老龄化标准为：60岁以上人口占总人口的10%以上，或65岁以上人口占总人口的7%以上；②人口年龄中位数：人口年龄中位数低于20岁为年轻型人口，30岁以上是老年型

人口，介于两者之间是成年型人口；③老少比：老少比低于15%的人口为年轻型人口，高于30%的人口为老年型人口，介于两者之间的是成年型人口。人口年龄中位数增加，老年人口比例上升，老少比增长等都是表示人口老年化程度的指标。

表 19-2　根据人口比重划分的人口年龄结构分型

人口年龄结构 类型	少儿人口比重 （%）	老年人口比重 （%）	老少比 （%）	年龄中位数 （岁）
年轻型	>40	<4	<15	<20
成年型	30~40	4~7	15~30	20~30
老年型	<30	>7	>30	>30

4. 我国人口年龄构成变化及人口老年化　1949年以来，随着出生和死亡水平的变化，我国人口年龄结构也经历了几个发展阶段。从1949年到60年代中期前，我国人口年龄结构变动基本上是年轻型（见表19-3）；1953~1964年，少年儿童人口比重由36.3%上升到40.7%，而老年人口比重却由4.4%降到3.6%。60年代中期开始，我国人口的年龄结构逐渐由年轻型向成年型转变，70年代初计划生育工作的开展，促发了这种转变。到1982年第三次全国人口普查时，少年儿童人口比重已下降到33.6%，老年人口比重提高到4.9%；1990年人口普查时，两指标又变为27.7%和5.6%，人口年龄结构已进入成年型。随着出生率的下降，社会经济发展，人均寿命的延长，2000年中国人口呈现出快速向老年型人口过渡的趋势。根据我国第六次人口普查报告，同第五次全国人口普查相比，0~14岁人口的比重下降了6.3个百分点，65岁及以上人口的比重上升了1.9个百分点。截至2015年底，中国60岁以上老年人口占总人口的比例达16.1%，其中，大约59%的老年人生活在农村。

表 19-3　我国六次人口普查人口年龄构成变化

年份	各年龄组比重（%）			老少比 （%）	抚养比 （%）
	0~14岁	15~64岁	65岁及以上		
1953	36.3	59.3	4.4	12.1	68.6
1964	40.7	55.7	3.6	8.8	79.5
1982	33.6	61.5	4.9	14.6	62.6
1990	27.7	66.7	5.6	20.1	49.9
2000	22.9	70.1	7.0	30.4	42.6
2010*	16.6	74.5	8.9	53.4	34.2

＊　全国历年人口年龄结构和抚养比 数据来源：国家统计局人口和就业统计司. 中国人口年鉴，2011

中国人口老龄化分为 3 个阶段：第一阶段，老龄化启动阶段：20 世纪 90 年代以来，我国进入低生育率时期。第五次人口普查时劳动年龄人口比重达到 70%。人口持续成年化，并走向老龄化。2000 年我国人口成为老年型人口，65 岁及以上老年人口比重达到 7%，按照国际惯例，我国已进入老龄化社会。第二阶段，老龄化提速阶段：2000 年以来，我国生育率处于很低水平，总和生育率维持在 1.6 左右，远低于更替水平 2.1，人口增长趋势不断减弱。2010 年第六次人口普查结果显示，我国 60 岁及以上人口占总人口的 13.26%，比 2000 年增长了 3 个百分点。其中 65 岁及以上人口占 8.9%，比 2000 年增长了 1.9 个百分点。伴随着生育率持续降低，建国初期生育高峰人口将逐步步入老龄，我国人口老龄化正在进入加速推进阶段。第三阶段，未来老龄化不断加速：我国老龄化速度虽有波动，但未来 40 年老龄化程度总体上将处于高速推进期，2010~2020 年，老龄化明显加速；2020~2035 年，老龄化急速推进；2035~2050 年，老龄化深度发展。根据联合国对中国人口的预测，到 2037 年，60 岁及以上老年人口将占到总人口的 30% 以上，我国将成为重度老龄化国家；2050 年，该比例将进一步增长到 36.5%，65 岁及以上老年人口比重将达到 27.6%。也即到 2050 年，我国预计每 3 人中便有 1 位 60 岁以上的老人，每 4 人中便有 1 位 65 岁以上老人，每 10 人中便有 1 位 80 岁以上老人。老龄化的加速过程将使我国人口转向重度老龄化。

第二节　出生与生育统计

做好出生与生育统计，对于了解人口生育及其增长规律，确定人口生育和增长的合理水平，评价计划生育工作质量和效果，制订国民经济计划都具有重要意义。

一、出生与生育统计资料的来源

目前我国的出生、死亡、婚姻和生育统计由公安、卫生、民政和计划生育部门多头管理。有关原始资料包括人口、出生、死亡、结婚登记、育龄妇女资料等，可向有关部门索取，也可根据需要自行调查取得。

生命事件登记简称生命登记，联合国将其定义为：是对生命事件（包括出生、死亡、胎儿死亡、结婚、离婚、收养、生育、认领、离弃及分居等）的法定登记，记录和报告生命事件的发生，收集、整理和分析生命事件的有关资料。按我国规定，凡人口出生均应向户籍管理部门报告，接生单位及接生人员有填写出生证明的义务。所有活产（live birth）均应填写出生报告单。世界卫生组织将"活产"定义为："妊娠 28 周以上、体重 1000g 以上，从母体娩出时具有生命现象（即至少具有呼吸、心跳、脐带搏动和随意肌收缩四项指征之一）的胎儿"。同时，应收集详细的育龄妇女资料。一般以 15~49 岁为育龄期。我国大部分地区都有"育龄妇女管理卡"，其内容包括妇女的婚姻、妊娠、生育、节育等情况。与人口调查相比，生命登记方法是获得医学人口动态资料更好的方式，但是在一些国家不具备生命事件登记系统或具备该系统却很难得到完整和准确的资料，尤其是在资源缺乏的国家只在部分地区或城市进行。

对出生资料而言，因登记报告制度较为严格、完善，尚可保证统计的准确性和连续性。但对日常的计划生育统计则需进行专题调查。如 2010 年 10 月在中国 30 个县进行的中国已婚育龄妇女避孕方法选择调查，一些地区进行的生育意愿调查、避孕措施效果调查等。

二、反映生育水平的统计指标

1. 粗出生率（crude birth rate，CBR）　指某地某年平均每千人口中的出生数（活产数）。

$$粗出生率 = \frac{同年活产总数}{某年平均人口数} \times 1000‰ \tag{19-8}$$

式中，平均人口数在人口普查年可用时点人口总数，非普查年则可用相邻两年人口数的均值。粗出生率可反映人口的自然变动，是制订国民经济计划的重要依据，也是人口预测与控制效果评价的指标。粗出生率资料易获得，计算简单；但易受人口年龄、性别构成和婚姻状况的影响。若已婚育龄妇女所占比重偏大，则粗出生率偏高；若少年儿童及老年人口比重偏大，则粗出生率偏低。因此，在不同地区或时期采用粗出生率对比分析生育水平时，应注意性别和年龄别等构成不同的影响。

2. 总生育率（general fertility rate，GFR）　指某地某年平均每千名育龄妇女（15～49岁）的出生数（活产数），又称育龄妇女生育率。

$$总生育率 = \frac{同年活产数}{某年15～49岁妇女数} \times 1000‰ \tag{19-9}$$

总生育率消除了人口性别构成不同对生育水平的影响，较粗出生率能更好地反映生育水平。但由于育龄妇女的不同年龄阶段生育能力也有很大差别，故该指标仍受育龄妇女年龄构成的影响。

3. 年龄别生育率（age-specific fertility rate，ASFR）又称年龄生育率。年龄别生育率可消除育龄妇女年龄构成对生育水平的影响。

$$年龄别生育率 = \frac{同年内该年龄组妇女的活产数}{某年某年龄组妇女数} \times 1000‰ \tag{19-10}$$

4. 总和生育率（total fertility rate，TFR）是一定时期（如某一年）育龄妇女每岁一组的年龄别生育率的总和。若年龄别生育率按 5 岁一组计算，则

$$总和生育率 = 5 \times （各年龄别生育率之和） = 5 \times \sum ASFR \tag{19-11}$$

总和生育率是假定同时出生的一代妇女，按照某时段年龄别生育水平渡过其一生的生育过程，每个妇女或每千名妇女可能生育的子女数，它反映调查年时间横断面上的生育水平。

该指标不受性别、年龄构成的影响，故不同地区、不同年度的总和生育率可以直接比较，它是测量生育水平最好的指标，也是目前世界各国反映生育水平的通用指标。

例 19-1 某地 2008 年收集该地育龄妇女生育资料，见表 19-4，试计算总生育率（GFR）、年龄别生育率（ASFR）和总和生育率（TFR）。

表 19-4 某地 2008 年育龄妇女年龄别生育资料

年龄组 （岁） （1）	妇女人数 （2）	活产数			年龄别生育率 （‰） （6）
		男 （3）	女 （4）	合计 （5）	
15~	43329	118	110	228	5.26
20~	40883	2011	1856	3867	94.59
25~	38920	2053	1895	3948	101.44
30~	41400	1159	1070	2229	53.84
35~	55269	630	582	1212	21.93
40~	57072	294	272	566	9.92
45~49	42640	148	136	284	6.66
合计	319513	6413	5921	12334	293.64（$\sum ASFR$）

实例引自"康晓平,《实用卫生统计学》,第十三章, 193-194"

根据式（19-9）计算：总生育率 $= \dfrac{12334}{319513} \times 1000‰ = 38.60‰$。

按式（19-10）计算：15~岁年龄组生育率 $= \dfrac{228}{43329} \times 1000‰ = 5.26‰$，其余各年龄组生育率以此类推，见表 19-4 第（6）栏。

根据式（19-11）计算：总和生育率 = 5 ×（5.26‰ + 94.59‰ +... + 6.66‰）= 5 × 293.64‰ = 1.47，即按当地 2008 年的各年龄组生育率水平，每个妇女一生平均生 1.47 个孩子。

三、测量人口再生育的统计指标

人口再生育与当前和未来的生育及死亡水平有关，故测量人口再生育情况，必须从出生及死亡两方面来考虑。

1. 自然增长率（natural increase rate，NIR） 是粗出生率（CBR）与粗死亡率（CDR，见第三节）之差。

$$自然增长率 = 粗出生率 - 粗死亡率 \qquad (19-12)$$

该指标容易理解，计算简单，但它受人口性别、年龄构成影响，只能粗略地估计人口的增长趋势，不能用来预测未来人口的发展速度。

2. 粗再生育率（gross reproduction rate，GRR） 由于具体执行生育职能的是女性人口，未来人口的发展实际上取决于母亲一代所生的女婴数，若母亲一代所生的女婴数大大超过母亲的人数，说明将来有更多的人来代替母亲一代执行生育任务；若母亲一代所生的女婴数少于母亲数，则未来执行生育职能的人将比现在少。实际计算时，粗再生育率就是只计算女婴的总和生育率，表示按当前的生育模式继续生育的话，平均一个妇女一生所生的女儿数。

$$粗再生育率 = 总和生育率 × 女婴占出生婴儿的比例 \qquad (19\text{--}13)$$

也可用公式：

$$粗再生育率 = 5 × 各年龄别生女婴率之和 \qquad (19\text{--}14)$$

3. 净再生育率（net reproduction rate，NRR） 粗再生育率没有考虑女婴出生后的死亡情况。实际上，由于母亲一代所生的女儿并不是全部都能活满她们的育龄期，有的虽然进入了育龄期，但在育龄期结束之前即死亡，故真正能替代母亲一代执行生育职能的女婴数应为出生女婴总数中扣除 $0\sim49$ 岁之间的死亡数。计算该指标时要利用当地女性寿命表中的年龄别生存概率，按 5 岁间隔分组时

$$净再生育率 = 5 × \sum 年龄别生女婴率 × 年龄别生存概率 \qquad (19\text{--}15)$$

即按当时的生育与死亡水平，平均每个妇女所生的女婴扣除死亡影响后，净剩的能取代母亲执行生育职能的女婴数。若出生率与死亡率不变、NRR $= 1.0$ 时，未来人口将保持恒定，此即为更替水平（replacement level）。NRR $= 1.0$ 时的总和生育率为更替水平生育率。若 NRR>1，未来人口将增多；NRR<1，未来人口将减少。

4. 平均世代年数（mean length of generation，LG） 是指母亲一代所生的女婴取代母亲执行生育职能时平均所需要的年数。它反映了两代人口的间隔年数，间隔年数越短，说明人口发展速度越快；间隔年数越长，说明人口发展速度越慢。

$$平均世代年数 = \frac{育龄妇女生存总人年数}{净再生育率} \qquad (19\text{--}16)$$

式中，育龄妇女生存总人年数需根据年龄别生女婴率、年龄别生存率和相应年龄分组的组中值计算而得，计算过程见例 19-2。

例 19-2 某地 2008 年收集到的人口生育调查资料及当地女性人口年龄别生存概率（$_5p_x$）见表 19-5，试计算粗再生育率、净再生育率和平均世代年数。

按式（19-13）计算：粗再生育率 $= 1.47 × \dfrac{5921}{12334} = 0.705$，按式（19-14）计算：粗再生育率 $= 5 × 140.95\text{‰} = 0.705$。

表 19-5　某地 2008 年人口再生育率计算表

年龄分组 (1)	年龄组中值 X (2)	年龄别生女婴率 F_x (‰) (3)	生存率 $_5p_x$ (4)	$F_x \times {}_5p_x$ (5)=(3)(4)	$F_x \times {}_5p_x \times X$ (6)=(5)(2)
15 ~	17.5	2.54	0.99961	2.538	44.41
20 ~	22.5	45.40	0.99947	45.374	1020.91
25 ~	27.5	48.69	0.99945	48.663	1338.23
30 ~	32.5	25.85	0.99914	25.823	839.25
35 ~	37.5	10.53	0.99866	10.516	394.36
40 ~	42.5	4.77	0.99790	4.756	202.13
45 ~ 49	47.5	3.19	0.99686	3.179	151.03
合计	-	140.97	-	140.849	3990.32

实例引自"康晓平,《实用卫生统计学》,第十三章,194-196"

按式(19-15)计算:净再生育率 = 5 × (2.53‰ + 45.40‰ +… + 3.20‰) = 5 × 140.849‰ = 0.704,即平均每名母亲所生女婴扣除死亡后,净剩 0.704 人代替她执行下一代生育职能,意味着下一代人口要减少。

按式(19-16)计算:平均世代年数 $= \dfrac{\text{育龄妇女生存总人年数}}{\text{净再生育率}} = \dfrac{\sum 5F_x \cdot {}_5p_x \cdot X}{5\sum F_x \cdot {}_5p_x}$

$= \dfrac{\sum F_x \cdot {}_5p_x \cdot X}{\sum F_x \cdot {}_5p_x} = \dfrac{3990.32}{140.849} = 28.33$ 年,说明该地母亲一代所生女孩取代母亲执行生育职能平均需要 28.33 年。

四、反映计划生育工作情况的统计指标

国际上反映计划生育情况常用的指标有:

1. 避孕现用率(contraceptive prevalence)　指每 100 名育龄妇女中已经采用避孕的人数,反映避孕的普及程度。

$$避孕现用率 = \frac{\text{同期已落实避孕措施人数}}{\text{某年 15 ~ 49 岁妇女数}} \times 100\% \qquad (19-17)$$

为适应我国计划生育工作评价的规定要求,常用 15 ~ 49 岁"应避孕的妇女"做分母,扣除了"不应避孕的妇女",因此一般比国际通用的分母小。"不应避孕的妇女"多指:①未婚妇女;②离婚、丧偶的已婚妇女;③在婚有生育指标者。因此,在对外发布资料或与其他国家比较时,应采用国际通用的分母。

2. Pearl 怀孕率(Pearl pregnancy rate)　指每 100 名暴露于怀孕危险的妇女 1 年内意外

怀孕的人数，它是用于评价避孕效果的指标。

$$Pearl\ 怀孕率(\%) = \frac{意外怀孕人数}{暴露于怀孕危险的人月数} \times 1200\% \qquad (19-18)$$

式中，乘 1200% 等于将分母的"人月"除以 12 个月转换为"人年"，并以 100 为基数。具体计算时，应先计算暴露人月数。假设某年某地妇女用宫内器者使用月数按一月一组段分组，每人观察月数取组中值，例如暴露 5~6 月者共 67 人，平均每人暴露 5.5 个月，则暴露人数为 5.5×67=368.5 人月，若该年 1176 名用宫内节育器者，有 57 人意外怀孕，总暴露人数为 10113 人月，则 Pearl 怀孕率为 6.76%，即该地每 100 个妇女中有 6.8 人意外怀孕，或在当地暴露 1 年的妇女中，有 6.8% 的人可能发生意外怀孕。

3. 累计失败率（cumulative failure rate） 指在给定时间内（如 1 年、2 年），妇女开始用某一措施计算意外怀孕的人数，需采用生存分析中提及的生存率计算方法。累计失败率克服了 Pearl 怀孕率因暴露时间长短不等对避孕效果的影响，故能较准确地反映避孕效果。

4. 人工流产率（induced abortion rate） 指某年内平均每 100 名育龄妇女中的人工流产数，反映育龄妇女中人工流产的强度。

$$人工流产率 = \frac{同年内人工流产次数}{某年15~49岁妇女数} \times 100\% \qquad (19-19)$$

5. 人流活产比（ratio of induced abortion and live birth） 表示每 100 个活产，有多少人工流产，它间接反映了计划外怀孕的情况。

$$人流活产比 = \frac{同年内人工流产次数}{某年活产总数} \times 100\% \qquad (19-20)$$

除上面国际公认指标外，我国根据实际情况也采用过计划生育率、节育率、计划外怀孕率、孩次率（比）、独生子女领证率、晚婚率、晚育率、早婚率等来评价计划生育的效果。

第三节 死 亡 统 计

死亡也是主要的生命事件。WHO 明确定义："在出生后的任何时候，全部生命现象永远消失称为死亡"。死亡只发生在活产之后，活产前的死亡未包括在生命统计的"死亡"内。死亡统计资料不仅可直接反映居民健康状况和卫生保健水平，而且也是间接反映一个国家或地区的社会经济、文化教育及卫生服务等情况，同时也是制订健康促进与医疗服务工作计划、评价其服务效果的重要依据，是国民经济各部门调整规划和政策的基础资料。

一、死亡资料的来源

死亡统计工作不仅涉及死亡资料，还需要利用人口和出生资料。

（一）人口与出生资料

死亡统计所需要的人口资料主要有当年的人口总数、性别和年龄别人口数。若进行深入的死亡统计分析，会用到种族、职业、文化、婚姻等不同特征的人口数（见第一节）。出生数是计算婴儿死亡率、新生儿死亡率、孕产妇死亡率等指标的分母（见第二节）。

（二）死亡资料

1. 死亡登记报告　我国人口死亡资料主要由公安部门负责收集。国家规定居民死亡后，死者家属或监护人（或单位负责人）必须及时向当地公安派出所（在农村是乡户籍管理部门）报告并注销户口。死于医院者，医师应负责填写死亡报告单。医师在填写死亡报告单时，要特别注意正确填写死因，要严格按照国际上统一的死因分类填写，并交死者家属作为死亡报告。注意杜绝婴儿死亡的漏报。当地疾控中心有责任搜集、核实、整理分析死亡资料，然后逐级上报上级卫计主管部门。

2. 死亡回顾调查　在不具备完善的死亡登记报告的地区，可通过死亡回顾调查获得资料。需组织专业调查人员，对一个地区前一时期内发生的死亡进行调查，由知情者提供死者的基本情况及死亡原因等。由此获得的资料较难保证准确性。

3. 死亡专题调查　为达到某特定目的，有时需要组织死亡专题资料调查。例如，关于死亡登记报告资料质量评价的调查、影响死亡的因素调查等。这些仅靠日常登记资料是不够的，需要专门设计的调查表，组织专业调查力量，经过专门培训后进行。

二、国际疾病分类与死亡统计

死亡统计需要采用疾病和有关健康问题的国际疾病分类（international classification of diseases ICD）第十次修订本（ICD-10）中提供的"国际死亡原因医学证明书"的基本格式，完成居民死因登记报告；并按照国际疾病分类的原则确定根本死亡原因。国际疾病分类的第十次修订始于 1983 年，历经 10 年的工作，1993 年 1 月 1 日起正式生效。

1. 根本死亡原因　死亡统计是按死亡人数来计算的，如果只涉及一个原因，则死亡原因分类比较简单。但更多情况是死亡多由两个或多个死因促成，死亡统计时，只能选择一种最重要的致死原因作为死者的死因，称根本死因（underlying death cause），并按根本死因进行死因归类。因此，选择根本死因和按 ICD-10 归类规则分类是死因正确分类和统计分析的基础。

根本死因是指"直接导致死亡的一系列病态事件中最早的那个疾病或损伤，或者造成致命损伤的那个事故或暴力的情况"。制订根本死亡原因的想法是从防止死亡的角度出发，去寻找带有根本性的、引起一系列疾病并最终导致死亡的那个原因，不管它发生在死前多长时间都应给予记录。那个原因可以是一个明确的疾病诊断，可以是一个无明确诊断的医学情况（如症状、体征、临床表现等），也可以是一个意外的损伤或中毒。根本死亡原因的报告为医学工作提供了最有意义的统计信息。

2. 国际死亡原因医学证明书　"死亡原因医学证明书"在我国习惯称"死亡报告单"或"死亡报告卡"，是医生对病伤死事件填写的法定证明材料，在我国由公安部门与卫计部门保存，它具有双重作用：①为居民死亡的法定记录，有关部门据此注销户口、办理殡葬火化手续等；②作为生命统计的原始记录，据此可进行生命统计或影响居民健康状况的专题研究。

按照根本死因的定义，ICD-10 制定了统一格式的国际死亡原因医学证明书，即死亡原因医学证明书的国际格式。该证明书由Ⅰ和Ⅱ两部分组成。第Ⅰ部分中（a）是直接导致死亡的原因，注意，这里并不指临死情形如心力衰竭、全身衰竭等，而是指造成死亡的那个疾病、损伤或并发症；（b）是中介前因【即（b）是（a）的原因】；（c）是根本前因【即（c）是（b）的原因】。第Ⅱ部分是与致死疾病无关但对死亡有影响的其他重要情况，不是根本死亡原因。可见，在报告死亡原因时，既要体现出引发死亡的直接原因，也要报告根本死亡原因，还要填写加速死亡的其他疾病和原因。

例如，某人 30 年前患慢性支气管炎，10 年前演变成肺气肿，5 年前引起肺源性心脏病，最后因肺源性心脏病死亡。此人导致死亡的疾病链是：慢性支气管炎→肺气肿→肺源性心脏病→死亡。因此，填写的死因医学证明书中：（a）肺源性心脏病，（b）肺气肿，（c）慢性支气管炎。又如，某人在路上行走时意外地被卡车撞到，后因颅骨骨折、颅脑损伤而死亡。此人的死亡链为：意外地被卡车撞到→颅骨骨折、颅脑损伤→死亡。应填写：（a）颅骨骨折伴颅脑损伤，（b）意外伤害（被卡车撞到）。

死亡原因医学证明书由医生填写和负责，当病人的各种疾病间的关系不明确时，医生不必人为地排列其位置，只需按照这些疾病对死亡影响的严重程度依次填写或按规定填写即可。

三、常用人口死亡统计指标

（一）测量死亡水平的指标

1. 粗死亡率（crude death rate，CDR）又称总死亡率，指某地某年平均每千人口中的死亡数，它反映居民总的死亡水平。

$$粗死亡率 = \frac{同年内死亡人数}{某年平均人口数} \times 1000‰ \tag{19-21}$$

与粗出生率类似，资料易获得，计算简单，但易受人口的年龄、性别构成影响。一般情况下，老人和婴儿死亡率较高，男性死亡率高于女性。因此，不同时期、不同地区的总死亡率对比分析时，应采用性别年龄别标准化死亡率，或直接对比不同性别年龄别死亡率。

2. 死因别死亡率（cause-specific death rate）又称死亡专率，指因某种原因（疾病）所致的死亡率，常以十万分率表示。

$$某死因别死亡率 = \frac{同年内某种原因死亡人数}{某年平均人口} \times 100000/10万 \tag{19-22}$$

死因别死亡率是死因分析的重要指标，它反映各类病伤死亡对居民生命的危害程度。死因别死亡率受人口构成的影响较大，可计算年龄别、性别的死因别死亡率或标准化死因别死亡率。

3. 年龄别死亡率（age-specific death rate，ASDR）亦称年龄组死亡率，指某年某年龄别平均每千人口中的死亡数。

$$某年龄别死亡率 = \frac{同年该年龄组死亡人数}{某年某年龄组平均人口数} \times 1000‰ \qquad (19-23)$$

年龄别死亡率亦可按男女性别分别统计。年龄别死亡率有其自身的规律，一般0岁组死亡率较高，以后随着年龄的增长迅速下降，在10~14岁时，死亡率降至最低，以后又略有上升，但在40岁以前一直处于低水平，40岁后死亡率随年龄的增长而逐渐增高。女性死亡率普遍低于男性。年龄别死亡率消除了人口年龄构成对死亡水平的影响，故不同地区同一年龄组的死亡率可以直接进行比较。

4. 婴儿死亡率（infant mortality rate，IMR）指某年平均每千名活产中不满1周岁（婴儿）的死亡数。

$$婴儿死亡率 = \frac{同年内不满1周岁婴儿死亡数}{某年活产总数} \times 1000‰ \qquad (19-24)$$

婴儿对外环境的抵抗能力差，常因肺炎、营养不良、传染病和先天缺陷等疾病而死亡，婴儿死亡率的高低对于平均寿命有重要的影响，它是反映一个国家和地区的健康、卫生、文化及社会发展水平和婴儿保健的重要指标，也是国际通用的、较敏感的死亡统计指标。婴儿死亡率不受年龄的影响，可以直接进行比较。

2002年世界婴儿死亡率为55‰，但地区差异很大，欧洲和北美洲等发达地区的婴儿死亡率为7‰~8‰；包括中国大陆在内的欠发达地区高达61‰；非洲的婴儿死亡率为88‰；拉丁美洲、加勒比地区及大洋洲的婴儿死亡率为25‰~29‰。2015年我国婴儿死亡率为8.1‰，其中城市4.7‰，农村9.6‰。

5. 新生儿死亡率（neonatal mortality rate，NMR）指某地平均每千名活产数中未满28天的新生儿死亡数。

$$新生儿死亡率 = \frac{同年内不满28天的新生儿死亡数}{某年活产总数} \times 1000‰ \qquad (19-25)$$

新生儿死亡率与婴儿死亡率同样是反映妇幼保健工作质量的重要指标。在婴儿时期（生命的第1年），第1个月死亡所占比重较大，通常出生后28天以内的死亡率往往高于出生后28天至不满1岁的死亡率。在婴儿死亡中，新生儿死亡在一半以上，因此降低新生儿死亡率是降低婴儿死亡率的关键。但是，新生儿死亡漏报现象是人口资料收集中值得重视的问题，尤其是边远地区，漏报率较高。目前，国家已采取多种措施，尽可能防止漏报，以提高该指标的准确性。

6. 围产儿死亡率（perinatal mortality）围产期指孕期满28周至出生后7天以内的时期。在此期间内的死亡称为围产儿死亡。

$$围产儿死亡率 = \frac{围产期内胎儿及新生儿死亡数}{某年围产期内死胎数+死产数+活产数} \times 1000‰ \qquad (19-26)$$

死胎指妊娠 28 周及以上，临产前胎儿死于子宫内，出生后无生命征兆者；死产指妊娠 28 周及以上，临产前胎儿存活，产程中胎儿死亡，出生后无生命征兆者。

围产儿死亡率是衡量孕前、孕期、产期、产后妇幼保健，尤其是孕期保健工件质量的敏感指标之一。它不能从出生报告中直接获得，必须依靠产科病历纪录进行统计。

7. 5 岁以下儿童死亡率（child mortality under age 5） 许多发展中国家，由于婴儿死亡率的资料难以准确，而 5 岁以下儿童死亡水平又很高，故用 5 岁以下儿童死亡率反映婴幼儿的死亡水平。它是近些年来国际组织推荐并应用较多的综合反映儿童健康水平和变化的主要指标。

$$5 \text{岁以下儿童死亡率} = \frac{\text{同年5岁以下儿童死亡数}}{\text{某年活产总数}} \times 1000‰ \qquad (19-27)$$

据妇幼卫生监测，2015 年我国 5 岁以下儿童死亡率 10.7‰，其中城市 5.8‰，农村 12.9‰。

8. 孕产妇死亡率（maternal mortality rate） 指某年中由于怀孕和分娩及并发症造成的孕产妇死亡人数与同年出生活产数之比，多以十万分率表示，它是 WHO 常用的统计指标。

$$\text{孕产妇死亡率} = \frac{\text{同年孕产妇死亡数}}{\text{某年活产总数}} \times 100000/10万 \qquad (19-28)$$

ICD-10 定义"妇女在妊娠期至产后 42 天以内，由于任何与妊娠有关的原因所致的死亡称为孕产妇死亡，但不包括意外事故死亡。""与妊娠有关的原因"可以分为两类：①直接产科原因：包括对妊娠合并症（妊娠期、分娩期及产褥期）的疏忽、治疗不正确等；②间接产科原因：妊娠之前已存在的疾病，由于妊娠使病情恶化引起的死亡。由此定义可知孕产妇死亡率的计算，必须具有医疗部门的诊断资料。该指标不仅可用以评价妇女保健工作，而且间接反映一个国家或地区的卫生文化水平。据妇幼卫生监测，2015 年我国孕产妇死亡率为 20.1/10 万，其中：城市 19.8/10 万，农村 20.2/10 万。

9. 孕产妇死亡率比（maternal mortality ratio，MMR） 指某年内孕产妇死亡人数与当年 15~49 岁育龄妇女数之比。

$$\text{孕产妇死亡率比} = \frac{\text{同年孕产妇死亡数}}{\text{某年15~49岁育龄妇女平均数}} \times 100000/10万 \qquad (19-29)$$

孕产妇死亡率比反映妇女怀孕和分娩期的危险性，受社会经济状况、妇女怀孕前的健康状况、怀孕和分娩期的各种并发症、卫生保健等因素的影响。

（二）反映死因构成及顺位的指标

1. 死因构成或相对死亡比（proportion of dying of a specific cause） 又称死因谱，指全部死亡人数中，死于某死因者所占的百分比，说明各种死因的相对重要性。

$$\text{某类死因构成比} = \frac{\text{同年某类原因死亡人数}}{\text{某年死亡总人数}} \times 100\% \qquad (19-30)$$

2. 死因顺位 是指按各类死因构成的大小排列的位次，说明各类死因的相对重要性。科学地进行死因分类是应用该指标的前提。死因构成及其顺位可以反映出一个国家或地区的主要死因及各类死因构成及其变化。北京市 2015 年死因监测资料显示：恶性肿瘤是首位死因，约占总死亡数的 27.43%；第二位是心脏病，占总死亡的 25.73%；第三位是脑血管病，占 19.55%；第四位是呼吸系统疾病，占 10.13%；第五位是损伤和中毒，占 3.59%。前五位死因占全部死亡的 86.43%。传染病已退居第十位，只占 0.73%（表 19-6）。

表 19-6　2015 年北京市居民前十位死因顺位与死亡率

顺位	全　市			男　性			女　性		
	死因名称	死亡率(1/10万)	构成(%)	死因名称	死亡率(1/10万)	构成(%)	死因名称	死亡率(1/10万)	构成(%)
1	恶性肿瘤	176.12	27.43	恶性肿瘤	211.11	29.27	心脏病	155.35	27.60
2	心脏病	165.21	25.73	心脏病	175.04	24.27	恶性肿瘤	141.01	25.06
3	脑血管病	125.57	19.55	脑血管病	139.49	19.34	脑血管病	111.60	19.83
4	呼吸系统疾病	65.04	10.13	呼吸系统疾病	74.33	10.30	呼吸系统疾病	55.72	9.90
5	损伤和中毒	23.03	3.59	损伤和中毒	27.21	3.77	内、营、代*	19.00	3.38
6	内、营、代*	19.12	2.98	消化系统疾病	19.22	2.66	损伤和中毒	18.85	3.35
7	消化系统疾病	16.48	2.62	内、营、代*	19.25	2.67	消化系统疾病	14.45	2.57
8	神经系统疾病	7.65	1.19	神经系统疾病	8.27	1.15	神经系统疾病	7.03	1.25
9	泌尿、生殖系统	6.00	0.93	传染病	6.23	0.86	泌尿、生殖系统	5.85	1.04
10	传染病	4.70	0.73	泌尿、生殖系统	6.16	0.85	传染病	3.17	0.56
	十种死因合计	609.28	94.88	十种死因合计	686.31	95.14	十种死因合计	532.03	94.54

注：＊内、营、代为内分泌、营养和代谢疾病

第四节　疾病和残疾统计

疾病统计（morbidity statistics）研究疾病在人群中的发生、发展和流行特点与规律，阐明社会、自然及生物等诸因素对疾病发生、发展的影响，以及疾病与社会发展的相互关系。通过疾病统计工作，不仅可以反映人群健康状况和水平，更重要的是为健康促进、医疗服务、社区医学保健决策提供科学依据。

一、疾病统计资料的来源

疾病是机体受到致病原因和发病条件作用后所发生的一个由生理转向病理的过程。至今，医学尚未完全掌握这个过程的变动规律，确定某人是否患病不像确定生死明确。只有确

诊的患者才能列为统计的对象。

疾病统计资料的来源主要有：

1. 疾病报告和监测系统 法定的传染病监测预警系统（甲乙类传染病、结核病等），各地逐步建立完善的一些危害人群健康的、波及面较为广泛的慢性病管理系统（恶性肿瘤、高血压病、冠心病、糖尿病、精神类疾病等），出生缺陷监测系统，以及多年一直应用的死亡登记报告、恶性肿瘤、职业中毒和职业病、地方病报告等。

2. 医疗卫生服务工作平台 医院的门诊与住院病历、出入院登记信息、用药及其疗效观察检查记录等医疗服务平台记录等都可以作为疾病统计的原始资料。其中住院患者的电子病历等，是目前大数据分析中最有价值的、也是最为复杂的真实世界研究疾病临床规律和评价治疗效果的重要资料。但应注意，住院病历一般都是病情较为严重的疾病，具有其特殊性。

3. 健康检查资料 包括健康体检、疾病普查和疾病抽样调查。例如，单位职工健康管理或体检中心管理系统，医疗保险信息，社区卫生服务健康档案等；全国性的恶性肿瘤死亡调查，部分省市地区人群营养状况与水平调查、高血压、糖尿病、结核病、肝炎等重要疾病的患（发）病率调查，0~14岁儿童智力水平调查等。

疾病统计的原始资料主要来自不同层次的健康与医疗服务机构，由于数据数量庞大、结构复杂、连续检测时间长、检测手段与记录有图像、文字、数字、声音等多种表达形式、资料的完整性、准确性方面极易出现众多数据管理与应用问题，漏报、错报、漏诊、误诊，定义不准确，标准不一致，分类不确切等是常见的问题。因此，根据目的，加强平台数据管理技术资料的审核和质量控制，真正提取有价值的数据是一项十分重要的基础性工作。

二、疾病分类

1. 疾病命名和分类 疾病的命名（nomenclature of diseases）系对每一种法定疾病给予确切的名称，即标准化的术语，并使其对另外的疾病具有不可混淆的、明确的位置，以便于全世界的医务工作者具有共同的医学语言。疾病分类（classification of diseases）是在疾病命名的基础上，考虑到对疾病的认识和防治需要，将一些具有共同特性的疾病归纳在一起，加以分类。可见命名和分类是有区别的，前者为疾病命名标准化服务，后者以统计研究需要为依据。

国际疾病分类（International Classification of Diseases，ICD）是将有关疾病与其他健康问题的医学描述与诊断，转化为用于信息储存、文献复习和统计分析的字母数字符号，以此作为编码的国际标准统计分类。它是由死因分类丰富和发展起来的。ICD的目的是对疾病、有关健康问题以及疾病和损伤的外部原因进行分类，以便汇编与死亡、疾病和损伤（死亡率和发病率）有关的有用卫生信息。不同国家、不同地区或相同国家、地区的不同医院之间按照这一国际标准，对疾病、损伤中毒和死亡原因等健康问题进行编码与分类，获得的疾病与死因统计资料可以相互比较。

2. 国际疾病分类ICD简介 国际疾病及死因分类已有近150年的历史。1853年在布鲁塞尔举行的第一届国际统计大会强烈地认识到统一死亡原因的使用价值，大会提议由医学统计学家威廉·法尔（William Farr，1807—1883）等制订一份国际适用的、统一的死亡原因分类，下一届会议提交后又历经多次修订。在此基础上巴黎市统计处主任雅克·贝蒂荣（Jacques Bertilon，1851—1922）致力于疾病分类研究。1900 年 8 月，法国政府在巴黎召开"贝蒂荣或称国际死亡原因列表的国际修订会议"诞生了 ICD-1，国际疾病分类共接受了十次修订，自 1948 年的第六次修订开始，由世界卫生组织（WHO）主持修订工作。ICD-1 至 ICD-5 为死因分类，后发展为疾病分类。ICD 是对死亡率和发病率进行分类的唯一国际标准。分类的第十次修订会议于 1989 年在日内瓦召开，并在第 43 届世界卫生大会上正式通过，于 1993 年 1 月 1 日起生效。相应的修订出版物《疾病与有关健康问题的国际统计分类》（International Classification of Diseases and Related Health Problems，10th Revision），简称 ICD-10。目前 ICD-10 已成为我国唯一的国际标准诊断分类。这些分类还有益于支持决策、理赔系统以及独立记录医学信息，并被用于对包括死亡证书和医院档案在内的许多类型的卫生和生命档案记录的疾病和卫生问题的分类。除了能够为临床和卫生事业管理储存和检索诊断信息之外，还为世界卫生组织会员国汇编国家死亡率和发病率统计数据提供了基础。

ICD-10 有 3 卷书，即第一卷《类目录》、第二卷《指导手册》、第三卷《按字母顺序的索引》，英文版于 1992~1994 年前先后完成出版。目前，已有三卷本的中文版本。我国自 2001 年起启用 ICD-10。ICD 的推广应用，促进了卫生统计信息实现国际标准化和规范化的进一步完善，有利于进行国际间的交流和比较，有利于促进我国医学科学及卫生统计工作水平的进一步提高。

ICD-10 基本保持了 ICD-9 的结构框架及编码和分类原则，但做了许多改进。与 ICD-9 相比，ICD-10 的主要变化及特点有：

（1）出版物名称由 ICD-9 相应的《国际疾病分类》改为《疾病与有关健康问题的国际统计分类》，能更确切地反映其内容，强调了 ICD 的统计目的，更加照顾到了医院疾病统计、医疗管理和医疗付款等方面的需要，这种演变拓宽了 ICD 的应用。

（2）ICD-10 三位数类目较 ICD-9 的条目增加了 1 倍以上，内容更详细，满足了临床等方面的需要。ICD-10 的最大改变是以"字母数字编码"代替了以前的"纯数字编码"，编码范围为 A99.9~Z99.9，其中字母 U 用以暂时分配给某些病因不明的疾病。

（3）调整了分类章节，部分章做了合并或拆分的修改。在 ICD-10 中将 ICD-9 第五章"神经系统和感觉器官的疾病"分开，设立了"神经系统疾病""眼和附器疾病"和"耳和乳突疾病"3 章。ICD-9 包括了 17 章和 2 个补充分类（E 编码和 V 编码），ICD-10 将这两个补充分类已作为核心分类的一部分，成为正式的两章，即第 20 章和第 21 章，即 E、V 码取消，用 S、T 加数字码表示。

（4）为了清楚地显示各章的结构，在每章的开头均列出了各节三位数类目的起止编码，也列出了一些带有星号的类目。例如：

L00-L08　　　　皮肤和皮下组织的感染

L10-L14　　　　大疱性疾病

L14*　　　　　分类于他处的疾病引起的大泡性疾病

L45*　　　　　分类于他处的疾病引起的丘疹鳞屑性疾患

（5）ICD-10 沿用了 ICD-9 的星号系统，即病因和临床表现的双重分类。

（6）为了将来的扩展和修订，ICD-10 类目表中某些三位数类目留有空缺。

表 19-7 列举了 ICD-10 各章的内容标题、编码的起止范围与容纳的类目条数。

表 19-7　ICD-10 各章标题、起止编码及类目条数

章的标题	起止编码	类目条数
第一章　传染病与寄生虫病	A00-B99	171
第二章　肿瘤	C00-D48	136
第三章　血液及造血器官和某些涉及免疫机制的疾患	D50-D89	34
第四章　内分泌、营养和代谢疾病	E00-E99	73
第五章　精神和行为障碍	F00-F99	78
第六章　神经系统疾病	G00-G99	67
第七章　眼和附器疾病	H00-H59	47
第八章　耳和乳突疾病	H60-H95	24
第九章　循环系统疾病	I00-I99	77
第十章　呼吸系统疾病	J00-J99	63
第十一章　消化系统疾病	K00-K93	71
第十二章　皮肤和皮下组织疾病	L00-L99	72
第十三章　肌肉骨骼疾病和结缔组织疾病	M00-M99	79
第十四章　泌尿生殖系统疾病	N00-N99	82
第十五章　妊娠、分娩和产褥期	O00-O99	75
第十六章　某些起源于围产期的情况	P00-P96	59
第十七章　先天性畸形、变形和染色体异常	Q00-Q99	87
第十八章　症状、体征和临床与实验室异常，未在他处分类者	R00-R99	90
第十九章　损伤、中毒和某些其他外因引起的后果	S00-T98	195
第二十章　发病和死亡的外因	V01-Y98	372
第二十一章　影响健康状况和与保健机构接触的某些因素	Z00-Z99	84
总计		2036
ICD-9 类目总数		909
ICD-10 是 ICD-9 类目数的		223.98%

随着医学科学的发展、新疾病的出现、健康促进与医疗管理平台的建立、电子病历以及初级卫生保健的普及都对 ICD 的修订提出了迫切的要求。2007 年 4 月，世界卫生组织在东京和日内瓦启动了一个重要的在线项目以再次修订 ICD。任何用户可通过一个称为"ICD-10

Plus"的新的网络应用程序提出改进 ICD 的建议（http://extranet.who.int/icdrevision）。这些建议将由专家小组进行审查并作为 ICD-11 草案进行整理，以便编写 ICD 的下一版本。预计 ICD-11 将有三个截然不同的版本：供初级保健者使用的简明版本，供专科机构中使用的详细版本以及供研究使用的高级版本。WHO 于 2012 年在官网上公开了 ICD-11 Beta Draft 版（修订版），计划于 2018 年 5 月最终版本将正式上线。

三、疾病统计常用指标

疾病统计的单位可以用病人，也可以用病例。前者是指在观察期内一个人是否转变为病人，后者指一个人每发生一次疾病就算一个病例。一个病人可以先后患数次同一种疾病或同时患数种不同的疾病。

（一）反映疾病发生水平的指标

常用的指标有发病率和患病率。

1. 发病率（incidence rate）表示在可能发生某病的人群中，一定时期内新发生该病的病例数。

$$某病发生率 = \frac{该期间新发生的某病病例数}{一定期间可能发生某病的平均人口数} \times K \qquad (19-31)$$

式中的"期间"指观察的时间范围，观察期间可以是年、月、旬或周，一般常用年或月。"一定人群"可以是一个地区或一个单位的全部人口，也可以是可能发生该现象的某一特定人群，如某一年龄段或某性别的人口等。

发病率的分母一般常用平均人口数。特别要注意分母中"可能发生某病"的涵义，它是指对某病具有发病风险的人，不包括不可能发生该病的人。例如，计算麻疹发病率时，通常只包括未得过麻疹的人，而不应包括已感染过麻疹产生了终身免疫力的人数，也常称暴露于某风险的人口数为"暴露人口数"。分子中的新发病例数指新发生某种疾病第一次就诊的病例数。因该病未治愈继续就诊者称为"旧病例"，不算作新病例。但一个人也可能计算几个新病例，例如，第一次得了流感，痊愈半年后又得流感，这样该病人就要计两个流感新病例。比例基数 K 的选择可视具体情况而定。通常计算结果至少应保留 1~2 位整数。

2. 患病率（prevalence rate）又称现患率，指某时点上受检人数中现患某种疾病的人数，通常用于描述病程较长或发病时间不易准确确定疾病的患病情况，如慢性病在某时间断面上的患病情况。

$$某病患病率 = \frac{检查时发现的某病现患病例总数}{该时点受检人口数} \times K \qquad (19-32)$$

K 为比例基数。"时点"在理论上是无长度的，但实际调查或检查要尽可能缩短观察时间，一般不超过一个月为宜。患者不论何时发病，不论新旧病例，凡受检时尚未痊愈者均应统计在内。根据检查目的不同，有许多类似于现患率的指标，如沙眼检出率、寄生虫感染率、带菌率、某指标阴转率等。

（二）反映疾病构成的指标

表明某种疾病发（患）病病例数在同期总病例数中的比重。可采用

$$某病发（患）病构成 = \frac{某时期某病发（现患）病例数}{同时期全部发（现患）病例总数} \times 100\% \qquad (19\text{-}33)$$

疾病构成常用来说明某疾病在特定群体中的分布情况，但要注意该指标并不能反映某病的发病或患病水平。

（三）反映疾病危害程度和防治效果的指标

常用的指标有某病死亡率、病死率、治愈率、好转率和生存率等。

1. 某病死亡率（死因别死亡率）表示在某一时期内，人群中因某病而死亡的频率，见式（19-22），其分母为年平均人口，不可与计算病死率的分母相混淆。

2. 某病病死率（case fatality rate）表示在规定的观察期内，某病患者中因该病而死亡的频率。

$$某病病死率 = \frac{同期因某病死亡人数}{观察期间的某病患者数} \times 100\% \qquad (19\text{-}34)$$

上式分母中患者情况不同，指标的意义也不同。例如，住院病人的病死率，分母为出院人数；某地区某病病死率分母则包括该地区所有患该种疾病的病人。故医院的病死率往往会高于地区的病死率。

病死率是指某病患者中的因该病而死亡的频率，可以百分率表示。它可用来说明疾病的预后，或者疾病对患者生命的威胁程度；千万不要与死亡率相混淆。

3. 治愈率（cure rate）表示受治病人中治愈的频率。

$$治愈率 = \frac{治愈病人数}{受治病人数} \times 100\% \qquad (19\text{-}35)$$

4. 有效率 表示受治病人中治疗有效的频率。

$$有效率 = \frac{治疗有效人数}{受治病人数} \times 100\% \qquad (19\text{-}36)$$

病死率、治愈率和有效率必须注意，要有明确而具体的治愈和有效的判断标准。由于它们除与治疗措施有很大关系外，还和病情轻重、病程长短、病人年龄等密切相关，因此在进行比较时应充分考虑其可比性，必要时应进行率的标准化。

5. 生存率 常用于对慢性病如恶性肿瘤及心脑血管病等的治疗效果或预后评价（见第十二章）。

四、残疾统计

（一）残疾概述

残疾人是指在心理、生理、人体结构上，某种组织、功能丧失或不正常，全部或者部分丧失以正常方式从事某种活动能力的人。

残疾包括视力残疾，听力、语言残疾，智力残疾，肢体残疾和精神残疾5大类。世界卫生组织根据残疾影响人的生理功能和社会功能的状况，把残疾分为3个层次：①功能、形态残疾（impairment），为残疾人的第一级，一般为病伤的后遗症，使人体结构或功能发生缺陷或异常；②丧失功能残疾（disability）。人体的结构缺陷和功能障碍，使残疾人丧失其应具备的能力（与残疾人的性别、年龄、文化程度和职业等相应的能力）；③社会功能残疾（handicap）。由于身体的形态和功能的缺陷或异常，影响残疾者参加社会活动，或虽具备参加社会活动的能力，却因受到社会的歧视而被迫脱离社会的残疾，如脊髓损伤后的截瘫，严重烧伤后造成的面容丑陋等。每一层次的残疾又分为精神残疾和躯体残疾两类。国际残疾分类有统一编码，各国参照统计分类，以保证残疾患病率的国际间比较。

各类残疾的严重程度是以各类残疾的标准和级别来衡量的，如评价肢体残疾者的整体功能时，是在未加任何康复措施情况下，以实现日常生活获得的不同功能为准。日常生活活动分为8项：端坐、站立、行走、穿衣、洗漱、进餐、大小便、写字。能实现一项计1分、实现有困难计0.5分、不能实现计0分，见表19-8。

表 19-8　肢体残疾等级评价

级别	家庭日常生活活动程度	计分
一级肢体残疾	完全不能实现	0~2
二级肢体残疾	基本上不能实现	3~4
三级肢体残疾	能够部分实现	5~6
四级肢体残疾	基本上能够实现	7~8

（二）残疾常用统计指标

1. 残疾患病率（disability prevalence rate）　通过询问调查或健康检查发现的残疾患者与调查（检查）人数之比，说明人群患残疾的频率。

$$残疾患病率 = \frac{残疾患者数}{调查（检查）人数} \times K \tag{19-37}$$

2. 残疾构成　指某种（类）残疾病例占全部残疾病例的比重。

$$某残疾百分比 = \frac{某种（类）残疾数}{同期内残疾总数} \times 100\% \tag{19-38}$$

除了针对残疾而进行的统计外，近年对出生缺陷统计、遗传性疾病和先天性智力低下的统计工作已逐步开展起来，这里不具体叙述。

第五节 寿 命 表

一个国家或地区居民寿命的高低，在一定程度上反映该地区居民的健康水平，并以此来衡量其社会经济、文化教育及卫生保健的综合发展状况，为国民经济计划和卫生保健规划提供人口资料。本节主要介绍寿命表的编制及应用。

一、寿命表的基本概念

寿命表亦称生命表（life table），是根据特定人群的年龄组死亡率编制出来的一种统计表，反映该人群的生命或死亡过程。它假定同时出生的一代人（一般为 10 万人），按照某一人群实际的年龄组死亡率先后死去，直到死完为止，用寿命表方法计算出这一代人在不同年龄组的"死亡概率""死亡人数"、刚满某年龄时的"尚存人数"及"预期寿命"等指标（表 19-10）。由于寿命表是根据年龄组死亡率计算出来的，因此，寿命表中各项指标不受人口年龄构成的影响，不同人群的寿命表指标具有可比性。

根据编制目的和资料来源不同，寿命表可分为以下两类：

1. 现时寿命表（current life table） 简称寿命表。是从一个断面看问题，概括了各年龄组死亡的水平，假定同时出生的"一代人"，按照某人群现时人口实际年龄组死亡率陆续死去，直到死完为止，计算出"这一代人"按年龄组的尚存人数、死亡人数、生存人年数及预期寿命。根据年龄分组不同，现时寿命表可分为完全寿命表（complete life table）和简略寿命表（abridged life table）。完全寿命表以每岁为一组，直至生命极限，但完全寿命表的年龄分组细，若某一年龄组观察人数太少，容易出现死亡率不稳定。简略寿命表习惯上每 5 岁（或 10 岁）一组，但 0 岁作为一个独立组，80 岁或 85 岁及以上合并为最后一个年龄组，简略寿命表年龄分组少，每个年龄组人口数较多，年龄组死亡率较稳定，卫生统计分析中常用。

2. 定群寿命表（cohort life table） 亦称队列寿命表，它是对某特定人群中的每一个人，从进入该特定人群直到最后一个人死亡，记录实际死亡过程，计算该人群在不同时间的生存概率和预期寿命。由于人的生命周期很长，如果用定群寿命表方法研究人群的生命过程或死亡过程，不仅随访人数很多，而且随访时间要上百年，不能反映现时各年龄组死亡率水平对人口预期寿命的影响。在医学研究中，定群寿命表的方法主要用于随访资料的生存分析（见第十二章）。

二、寿命表指标与简略寿命表的编制

简略寿命表可以按不同地区、分性别来编制。编制简略寿命表一般以某年度人口资料为依据，统计数字的准确与否，直接影响寿命表指标的准确性与可靠性。我国目前在搜集人口出生、死亡资料过程中，普遍存在的问题是新生儿出生与死亡数的漏报，对计算婴儿死亡率的影响较大，因而影响到寿命表指标的准确性。因此编制简略寿命表时，人口数及死亡数等的基本数据，尤其是婴儿死亡率，必须认真核查、补漏和校正，以保证寿命表指标的准确可靠。

例 19-3 某地 2010 年女性居民年龄组人口数及实际死亡人数，见表 19-10 第（1）、（2）、（3）栏，据此编制简略寿命表，以评价该地女性人口寿命水平。

1. 年龄组（$x\sim$） 寿命表中的年龄"$x\sim$"指刚满年龄（exact age），如"$1\sim$"，即刚满 1 岁的儿童。表 19-10 中，年龄分组为 0~岁组，1~岁组，5 岁组以后年龄组距为 5，85 岁及以上合并为最后一个年龄组。

2. 年龄组死亡概率（$_nq_x$） 年龄组死亡概率（age-specific probability of dying）表示同时出生的一代人，刚满 x 岁的尚存者在今后 n 年内死亡的可能性，它是寿命表中的关键指标。需根据年龄组死亡率计算。

年龄组死亡率表示某年龄组人口在 n 年内的平均死亡水平，它根据各年龄组实际的平均人口数（$_nP_x$）和各年龄组实际的死亡数（$_nD_x$）计算

$$_nm_x = \frac{_nD_x}{_nP_x} \qquad (19-39)$$

本例，各年龄组实际死亡率 $_nm_x$ 计算结果见表 19-10 第（4）栏。

编制寿命表时，一般用婴儿死亡率或校正婴儿死亡率作为 0 岁组死亡概率的估计值，最后一个年龄组（$x=w$）的死亡概率为 1，其他各年龄组中，当年龄组距 $n \leq 5$ 时，$_nq_x$ 与 $_nm_x$ 近似函数关系。

$$_nq_x = \begin{cases} m_0 & x = 0 \\ \dfrac{2n \cdot _nm_x}{2 + n \cdot _nm_x} & 0 < x < w \\ 1 & x = w \end{cases} \qquad (19-40)$$

为减少计算误差，年龄组死亡概率与年龄组死亡率宜用 6 位小数。

本例 $q_0 = \dfrac{35}{3070} = 0.011401$

$_4q_1 = \dfrac{2 \times 4 \times 0.000568}{2 + 4 \times 0.000568} = 0.002269$

$_5q_5 = \dfrac{2 \times 5 \times 0.000224}{2 + 5 \times 0.000224} = 0.001119 \quad \cdots$

$q_{85+} = 1.000000$

计算结果见表 19-10 第（5）栏。

计算 x 岁尚存者在今后 n 年内的生存概率

$$_np_x = 1 - _nq_x \qquad (19-41)$$

3. 尚存人数（l_x）与死亡人数（$_nd_x$） 尚存人数（number of survivor）表示同时出生的一代人中活满 x 岁的人数。死亡人数（number of dying）亦称寿命表死亡人数，表示同时出

生的一代人活满 x 岁时，在今后 n 年内死亡的人数。它与各年龄组实际死亡人数 $_nD_x$ 不同，注意区分。尚存人数 l_x 与死亡人数 $_nd_x$ 的计算式如下

$$_nd_x = l_x \cdot _nq_x \qquad (19-42)$$

$$l_{x+n} = l_x - _nd_x \qquad (19-43)$$

假设同时出生的一代人为 $l_0 = 100000$

本例 $d_0 = l_0 \cdot q_0 = 100000 \times 0.011401 = 1140$

$l_1 = l_0 - d_0 = 100000 - 1140 = 98860$ $\qquad$ $_4d_1 = l_1 \cdot _4q_1 = 98860 \times 0.002269 = 224$

$l_5 = l_4 - _4d_1 = 98860 - 224 = 98636$ $\qquad$ …

l_x、$_nd_x$ 计算结果分别见表 19-10 第（6）栏、第（7）栏。

4. 生存人年数（$_nL_x$）及生存总人年数（T_x）　生存人年数（number of survival person-year）指 x 岁尚存者在今后 n 年内的生存人年数，即 l_x 曲线（图 19-2）下，$x \sim (x+n)$ 间的面积。生存人年数的计算概括为

$$_nL_x = \begin{cases} l_1 + a_0 \cdot d_0 & x = 0 \\[2mm] \dfrac{n}{2}(l_x + l_{x+n}) & 0 < x < w \\[2mm] \dfrac{l_w}{m_w} & x = w \end{cases} \qquad (19-44)$$

L_0 应将 0~岁组死亡者的平均存活年数计算在内，a_0：每个死亡婴儿平均存活年数，可根据世界卫生组织提供的婴儿死亡率与 a_0 关系的经验系数（表 19-9）。a_0 也可根据各国人口死亡资料来确定，如根据 1982 年我国人口资料计算得 $a_0 = 0.15$。

表 19-9　WHO 根据婴儿死亡率确定的 a_0

婴儿死亡率（‰）	a_0
<20	0.09
20~	0.15
40~	0.23
60~	0.30

当 $0 < x < w$ 时，l_x 曲线下的面积近似梯形面积，可利用梯形面积公式进行计算。最后一个年龄组的生存人年数 L_w，据该年龄组生存人数与实际死亡率计算。

本例取 $a_0 = 0.15$

$L_0 = l_1 + a_0 \times d_0 = 98860 + 0.15 \times 1140 = 99031$

$$_4L_1 = \frac{4}{2}(l_1+l_5) = \frac{4}{2}\times(98860+98636) = 394992$$

$$_5L_5 = \frac{5}{2}(l_5+l_{10}) = \frac{5}{2}\times(98636+98526) = 492905 \quad\cdots$$

$$L_{85+} = \frac{l_{85}}{m_{85+}} = \frac{25007}{0.141660} = 176528$$

计算结果列入第（8）栏。

生存总人年数（total number of survival person-year）：活满 x 岁者今后尚能生存的总人年数，即 x 岁及以上各年龄组生存人年数（$_nL_x$）的总和。

$$T_x = \sum {}_nL_x \tag{19-45}$$

本例　$T_{85} = L_{85+} = 176528$

　　　$T_{80} = T_{85+} + {}_5L_{80} = 176528+163838 = 340366$

　　　$T_{75} = T_{80+} + {}_5L_{75} = 340366+236890 = 577256 \quad\cdots$

生存总人年数由下向上累计，结果列入表第（9）栏。

5. 预期寿命（e_x）活满 x 岁者今后尚能存活的年数（即岁数）。

$$e_x = \frac{T_x}{l_x} \tag{19-46}$$

本例　$e_0 = \dfrac{T_0}{l_0} = \dfrac{7454141}{100000} = 74.54$（岁）

　　　$e_1 = \dfrac{T_1}{l_1} = \dfrac{7355110}{98860} = 74.40$（岁）　$\cdots$

计算结果见表 19-10 第（10）栏。

在寿命表中，我们把出生时的预期寿命 e_0 称为平均寿命（average length）。

注意：在寿命表中，单下标指标如 l_x、T_x、e_x，表示刚满 x 岁时尚存者的情况，而双下标指标，如 $_nP_x$、$_nD_x$、$_nm_x$、$_nq_x$、$_nd_x$、$_nL_x$，表示刚满 x 岁的尚存者在今后 n 年内的情况，若编制每岁一组的完全寿命表时，$n=1$，双下标指标分别写为 P_x、D_x、m_x、q_x、d_x、L_x，表示刚满 x 岁的尚存者在今后 1 年内的情况。

三、去死因寿命表

（一）去死因寿命表的意义

研究某种死因对居民生命的影响，常用死因别死亡率、年龄组死因死亡率及标准化死因死亡率等指标，但都存在一定的缺点。较为合理的方法是利用去死因寿命表（cause eliminated life table），分析某种或某类死因对预期寿命的影响程度。显然，如果去除了某种对生命威胁较大的原因，预期寿命会延长越多。去死因寿命表方法的优点有：①预期寿命、尚存人数等的损失量可以综合说明某类死因对人群生命的影响程度；②去死因寿命表指标不受人口年龄结构的影响，既能说明某类死因对人口的综合作用，又能反映对某年龄组人口的作用。

表 19-10　我国某地 2010 年女性简略寿命表

年龄组 (岁) $x \sim$ (1)	平均人口数 $_nP_x$ (2)	实际死亡人数 $_nD_x$ (3)	年龄组死亡率 $_nm_x$ (4)	死亡概率 $_nq_x$ (5)	尚存人数 l_x (6)	死亡人数 $_nd_x$ (7)	生存人年数 $_nL_x$ (8)	生存总人年数 T_x (9)	预期寿命 e_x (10)
0~	3070*	35		0.011401	100000	1140	99031	7454141	74.54
1~	15847	9	0.000568	0.002269	98860	224	394992	7355110	74.40
5~	22334	5	0.000224	0.001119	98636	110	492905	6960118	70.56
10~	26384	8	0.000303	0.001515	98526	149	492258	6467213	65.64
15~	28832	7	0.000243	0.001213	98377	119	491588	5974955	60.74
20~	27814	19	0.000683	0.003410	98258	335	490453	5483367	55.81
25~	26375	22	0.000834	0.004162	97923	408	488595	4992914	50.99
30~	24275	42	0.001730	0.008614	97515	840	485475	4504319	46.19
35~	21987	50	0.002274	0.011306	96675	1093	480643	4018844	41.57
40~	19874	53	0.002667	0.013246	95582	1266	474745	3538201	37.02
45~	17541	73	0.004162	0.020594	94316	1942	466725	3063436	32.48
50~	15189	65	0.004279	0.021171	92374	1956	456980	2596731	28.11
55~	11875	76	0.006400	0.031496	90418	2848	444970	2139751	23.67
60~	10396	140	0.013467	0.065141	87570	5704	423590	1694781	19.35
65~	7921	231	0.029163	0.135906	81866	11126	381515	1271191	15.53
70~	5222	276	0.052853	0.233424	70740	16512	312420	889676	12.58
75~	3908	226	0.057830	0.252627	54228	13699	236890	577256	10.64
80~	2069	196	0.094732	0.382962	40528	15521	163838	340366	8.40
85~	1193	169	0.141660	1.000000	25007	25007	176528	176528	7.06

*出生数。本表结果用计算程序运算，与手工运算结果略有不同

（二）去死因寿命表的编制方法

去死因寿命表中各项指标的意义与全死因寿命表相同，为了区别，在有关符号的右上角加标记 "i" 表示某死因，用 "$-i$" 表示去某死因。编制去死因寿命表的关键是去某死因后各年龄组生存概率（$_np_x^{-i}$）的计算，其他各指标的计算类似全死因寿命表方法。

例 19-4　根据例 19-3 的资料及该地女性心脑血管疾病死亡人数表 19-11 第（4）栏，编制该地 2010 年女性去心脑血管疾病死亡的寿命表。

表 19-11 我国某地 2010 年女性去心脑血管疾病死因简略寿命表

年龄组(岁) $x\sim$ (1)	年均人口数 $_nP_x$ (2)	全死因死亡人数 $_nD_x$ (3)	心脑血管死亡数 $_nD_x^i$ (4)	去心脑血管后死亡人数比例 $_nr_x^{-i}$ (5)	全死因死亡概率 $_nq_x$ (6)	全死因生存概率 $_np_x$ (7)	去心脑血管死亡 生存概率 $_np_x^{-i}$ (8)	尚存人数 l_x^{-i} (9)	死亡人数 $_nd_x^{-i}$ (10)	生存人年数 $_nL_x^{-i}$ (11)	生存总人年数 T_x^{-i} (12)	预期寿命 e_x^{-i} (13)
0~	3070	35	1	0.971429	0.011401	0.988599	0.988923	100000	1108	99058	7996330	79.96
1~	15847	9	1	0.888889	0.002269	0.997731	0.997983	98892	199	395170	7897272	79.86
5~	22334	5	0	1.000000	0.001119	0.998881	0.998881	98693	110	493188	7502102	76.01
10~	26384	8	1	0.875000	0.001515	0.998485	0.998674	98583	131	492585	7008913	71.10
15~	28832	7	0	1.000000	0.001213	0.998787	0.998787	98452	119	491960	6516328	66.19
20~	27814	19	2	0.894737	0.003410	0.996590	0.996949	98332	300	490911	6024368	61.27
25~	26375	22	0	1.000000	0.004162	0.995838	0.995838	98032	408	489141	5533457	56.45
30~	24275	42	7	0.833333	0.008614	0.991386	0.992817	97624	701	486367	5044315	51.67
35~	21987	50	13	0.740000	0.011306	0.988694	0.991621	96923	812	482585	4557947	47.03
40~	19874	53	15	0.716981	0.013246	0.986754	0.990485	96111	914	478268	4075363	42.40
45~	17541	73	29	0.602740	0.020594	0.979406	0.987536	95196	1187	473016	3597094	37.79
50~	15189	65	20	0.692308	0.021171	0.978829	0.985295	94010	1382	466593	3124079	33.23
55~	11875	76	26	0.657895	0.031496	0.968504	0.979166	92627	1930	458313	2657485	28.69
60~	10396	140	36	0.742857	0.065141	0.934859	0.951193	90697	4427	442422	2199173	24.25
65~	7921	231	115	0.502165	0.135906	0.864094	0.929273	86271	6102	416101	1756751	20.36
70~	5222	276	104	0.623188	0.233424	0.766576	0.847337	80169	12239	370249	1340650	16.72
75~	3908	226	93	0.588496	0.252627	0.747373	0.842514	67930	10698	312906	970401	14.29
80~	2069	196	72	0.632653	0.382962	0.617038	0.736784	57232	15064	248501	657495	11.49
85~	1193	169	46	0.727811	1.000000	0.000000	0.000000	42168	42168	408994	408994	9.70

1. 表 19-11 中第（1）、（2）、（3）、（6）栏与表 19-10 相同，第（7）栏的生存概率据 $_np_x = 1 - _nq_x$ 计算。

2. 心脑血管疾病死亡数（$_nD_x^i$）为该地年龄组心脑血管疾病死亡数，列入第（4）栏。

3. 去心脑血管疾病后死亡人数占全死因死亡人数的比例（$_nr_x^{-i}$）

$$_nr_x^{-i} = \frac{_nD_x - _nD_x^i}{_nD_x} = 1 - \frac{_nD_x^i}{_nD_x} \qquad (19-47)$$

本例 $r_0^{-i} = \dfrac{D_0 - D_0^i}{D_0} = \dfrac{35-1}{35} = 0.971429$

$_4r_1^{-i} = \dfrac{_4D_1 - _4D_1^i}{_4D_1} = \dfrac{9-1}{9} = 0.888889$ ⋯

计算时小数取 6 位，结果列入第（5）栏。

4. 去心脑血管疾病死亡的生存概率（$_np_x^{-i}$）

$$_np_x^{-i} = (_np_x)^{_nr_x^{-i}} \tag{19-48}$$

本例 $p_0^{-i} = (p_0)^{r_0^{-i}} = 0.988599^{0.971429} = 0.988923$

$_4p_1^{-i} = (_4p_1)^{_4r_1^{-i}} = 0.997731^{0.888889} = 0.997983$ ⋯

结果列入第（8）栏。

5. 去心脑血管疾病死亡后的尚存人数（l_x^{-i}）

$$l_{x+n}^{-i} = l_x^{-i} \cdot {}_np_x^{-i} \tag{19-49}$$

本例若 $l_0^{-i} = 100000$

$l_1^{-i} = l_0^{-i} \cdot p_0^{-i} = 100000 \times 0.988923 = 98892$

$l_5^{-i} = l_1^{-i} \cdot {}_4p_1^{-i} = 98892 \times 0.997983 = 98693$ ⋯

结果列入第（9）栏。

6. 去心脑血管疾病死亡后的死亡人数（$_nd_x^{-i}$）

$$_nd_x^{-i} = l_x^{-i} - l_{x+n}^{-i} \tag{19-50}$$

本例 $d_0^{-i} = l_0^{-i} - l_1^{-i} = 100000 - 98892 = 1108$

$_4d_1^{-i} = l_1^{-i} - l_5^{-i} = 98892 - 98693 = 199$ ⋯

或者 $$_nd_x^{-i} = l_x^{-i}(1 - {}_np_x^{-i}) \tag{19-51}$$

本例 $d_0^{-i} = l_0^{-i}(1 - p_0^{-i}) = 100000 \times (1 - 0.988923) = 1108$

$_4d_1^{-i} = l_1^{-i}(1 - {}_4p_1^{-i}) = 98892 \times (1 - 0.997983DK) = 199$ ⋯

结果列入第（10）栏。

7. 去心脑血管疾病死亡后生存人年数（$_nL_x^{-i}$）

$$_nL_x^{-i} = \begin{cases} l_1^{-i} + a_0 \cdot d_0^{-i} & x = 0 \\[2mm] \dfrac{n}{2}(l_x^{-i} + l_{x+n}^{-i}) & 0 < x < w \\[2mm] \dfrac{l_w^{-i}}{m_w^{-i}} & x = w \end{cases} \tag{19-52}$$

本例取 $a_0 = 0.15$

$$L_0^{-i} = 98892 + 0.15 \times 1108 = 99058$$

$${}_4L_1^{-i} = \frac{4}{2} \left(l_1^{-i} + l_5^{-i} \right) = \frac{4}{2} \times (98892 + 98693) = 395170$$

$$L_{85+}^{-i} = \frac{42168}{(169-46) / 1193} = 408995$$

结果列入第（11）栏。

8. 去心脑血管疾病死亡后的生存总人年数（${}_nT_x^{-i}$）

$$T_x^{-i} = \sum {}_nL_x^{-i} \tag{19-53}$$

本例 $T_{85+}^{-i} = L_{85+}^{-i} = 408994$

$T_{80}^{-i} = T_{85+}^{-i} + {}_5L_{80}^{-i} = 408994 + 248501 = 657495$

$T_{75}^{-i} = T_{80}^{-i} + {}_5L_{75}^{-i} = 657495 + 312906 = 970401$ ⋯

结果列入第（12）栏。

9. 去心脑血管疾病死亡后各年龄尚存者的预期寿命（e_x^{-i}）

$$e_x^{-i} = \frac{T_x^{-i}}{l_x^{-i}} \tag{19-54}$$

本例 $e_0^{-i} = \frac{T_0^{-i}}{l_0^{-i}} = \frac{7996330}{100000} = 79.96$ （岁）

$e_1^{-i} = \frac{T_1^{-i}}{l_1^{-i}} = \frac{7897272}{98892} = 79.86$ （岁） ⋯

结果列入第（13）栏。

由表 19-12 可见，该地 2010 年女性因心脑血管疾病死亡而减少的平均寿命为 5.42 岁，对平均寿命的损失达到 7.27%，此百分数随年龄的增加而增长。

四、健康期望寿命与无残疾期望寿命

期望寿命据死亡率计算，反映了人群的生存数量，但没有考虑诸如伤残、不适、生育能力问题、体质等对人群生存质量的影响，因而，在更深层次地研究人群健康状况时，提出了一些新的评价指标，如减寿人年数、健康期望寿命、无残疾期望寿命、病残调整生存年、质量调整生存年等指标，本节主要介绍与寿命表计算有关的健康期望寿命和无残疾期望寿命的基本概念。

（一）健康期望寿命

为了避免单独采用死亡和残疾指标在健康测定中的不足，将功能状态以及独立生活自理能力用于健康定义之中，Katz 等在 1983 年首次提出健康期望寿命（active life expectancy，ALE）的概念。以生活自理能力丧失为健康判定终点，依寿命表原理计算能够维持良好的日

常生活活动功能的年限。生活自理能力（activities of daily living，ADL）指正常人生存所必须具备的、日常生活所必须完成的活动，如吃饭、穿衣、洗澡、上下床、上厕所及走动一段距离。若上述六项中有一项及以上需要别人帮助才能完成，该个体为 ADL 依赖。目前研究健康期望寿命常用的方法是 Sullivan 法，它计算简单，只要获得年龄组 ADL 依赖率（$_nR_x$），在简略寿命表基础上增加若干项即可计算。

表 19-12　2010 年某地女性因心脑血管疾病死亡减少的预期寿命

年龄组（岁） $x\sim$	e_x^{-i}	e_x	$e_x^{-i}-e_x$	$\dfrac{e_x^{-i}-e_x}{e_x}$（%）
0~	79.96	74.54	5.42	7.27
1~	79.86	74.40	5.45	7.34
5~	76.01	70.56	5.45	7.72
10~	71.10	65.64	5.46	8.32
15~	66.19	60.74	5.45	8.97
20~	61.27	55.81	5.46	9.78
25~	56.45	50.99	5.46	10.71
30~	51.67	46.19	5.48	11.86
35~	47.03	41.57	5.46	13.13
40~	42.40	37.02	5.38	14.53
45~	37.79	32.48	5.31	16.35
50~	33.23	28.11	5.12	18.21
55~	28.69	23.67	5.03	21.26
60~	24.25	19.35	4.91	25.37
65~	20.36	15.53	4.83	31.10
70~	16.72	12.58	4.14	32.91
75~	14.29	10.64	3.64	34.18
80~	11.49	8.40	3.09	36.79
85~	9.70	7.06	2.64	37.39

1. 年龄组去 ADL 依赖人年数（$_nh_x$）

$$_nh_x = {}_nL_x \cdot (1 - {}_nR_x) \tag{19-55}$$

2. 年龄组去 ADL 依赖累积生存人年数（H_x）

$$H_x = \sum n h_x \qquad (19\text{-}56)$$

3. 年龄组去 ADL 依赖期望寿命（E_x）——健康期望寿命

$$E_x = \frac{H_x}{l_x} \qquad (19\text{-}57)$$

例 19-5　根据某地 60 岁及以上人口 ADL 依赖抽样调查的年龄组 ADL 依赖率（$_n R_x$），用 Sullivan 法计算健康期望寿命。

表 19-13　Sullivan 法计算健康期望寿命表

年龄组	简略寿命表						健康期望寿命表				$e_x\text{-}E_x$
$x\sim$	$_n q_x$	l_x	$_n d_x$	$_n L_x$	T_x	e_x	$_n R_x$	$_n h_x$	H_x	E_x	
(1)	(2)	(3)	(4)	(5)	(6)	(7)	(8)	(9)	(10)	(11)	(12)
60~	0.069599	100000	6956	482610	1891450	20.33	0.042499	462100	1723814	18.53	1.80
65~	0.129920	93044	12088	435000	1408840	15.14	0.050897	412860	1261714	13.56	1.58
70~	0.240831	80956	19497	356037	973840	12.03	0.082396	326701	848854	10.49	1.54
75~	0.275461	61459	16930	264972	617803	10.05	0.103990	237418	522153	8.50	1.55
80~	0.363487	44530	16186	182183	352831	7.92	0.183520	148749	284735	6.39	1.53
85~	1.000000	28344	28344	170648	170648	6.02	0.203118	135986	135986	4.80	1.22

活满 60 岁的人预期寿命为 20.33 岁，而能相对健康生存的期望寿命是 18.53 岁，因 ADL 依赖而受到影响的寿命为 1.80 岁。

以 ADL 依赖率为基础而计算出的健康期望寿命，不仅可以客观地反映功能状况，使功能健康定量化，也可以确定高危人群，反映个体的生存质量，指导卫生计划和政策的制订，该指标目前已广泛应用于老年人健康状况的评价，卫生保健干预措施的效果评价，疾病分析。但 ALE 的计算只考虑了健康的方面（生理方面），未涉及健康的心理和社会方面，仍然没有反映健康的真正内涵。目前，人们正试图开发新的 ALE 测量方法，例如 Robine 提出由于老年痴呆的预期增长，精确地估计无智残的 ALE 计算方法已引起专家的普遍兴趣；由 8 个成员国组成的国际网络正着手解决同时考虑生理和心理 ALE 的计算方法，并使之国际化等。

（二）无残疾期望寿命

Sullivan 于 1971 年提出了无残疾期望寿命（life expectancy free of disability, LEFD），给出了关于同时考虑死亡率和残疾率的信息来概括健康状况的测量方法，将寿命表方法应用于功能状态的研究。无残疾期望寿命以残疾作为观察终点，计算无残疾状态下的期望寿命。只要用年龄组残疾率来代替下文中健康期望寿命计算过程中年龄组 ADL 依赖率（$_n R_x$），其他计算同健康期望寿命。

LEFD 是个体生命过程中质量较高的部分，能更好地反映一个国家、地区社会经济发展和人民生活质量的综合水平。在平均期望寿命增加的情况下，无残疾平均期望寿命却保持相对稳定，无残疾期望寿命增加慢且无性别差异。同时，无残疾期望寿命还可以用来评价人群预期寿命这一指标在反映一个国家和地区社会经济和卫生状况的综合水平时的价值。但是 LEFD 只考虑了残疾的存在，未涉及残疾所致的结果。

在计算健康期望寿命，重要的是年龄组 ADL 依赖率，而计算无残疾期望寿命时，年龄组残疾率是关键的指标。但残疾与 ADL 依赖不像死亡那样界限分明，尚未有统一的诊断标准，在这方面尚未取得满意的结果，正在不断的探讨，国外资料大都以发病率、住院率和患病率来推算 ADL。

五、寿命表的分析与应用

（一）寿命表指标的分析

寿命表指标 l_x、$_n d_x$、$_n q_x$、e_x 都可以用来评价居民健康状况。尤其是预期寿命 e_x，已成为国内外评价不同地区、不同时期居民健康水平的重要指标之一。

1. 寿命表尚存人数（l_x）　反映在一定年龄组死亡率基础上一代人口的生存过程。一般用线图表示（图 19-4）。分析时要注意曲线的高度和曲度，尤其是曲线头部曲度的变化。年龄组死亡率低，l_x 曲线就高；婴儿死亡率低，曲线头部的曲度小；反之，下降的坡度大。

不同年龄段尚存人数的比值称为生存率比或生存比（l_{x+n}/l_x）可以从另一角度说明该年龄组死亡率的高低。尚存人数为 $\dfrac{l_0}{2}$ 时的年龄称为尚存半数年龄，或称寿命表中位年龄。

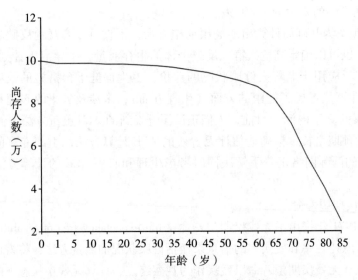

图 19-4　2010 年某地女性尚存人数

随着人群健康水平不断提高，婴幼儿期、儿童青少年期及中年期人口死亡率不断下降，则同时出生的一代人尚存半数年龄后移。如表 19-10 中，尚存人数为 50000 时，对应的中位年龄在 75 ~ 年龄段中，中位年龄可用内插法计算，本例寿命表中位年龄为：

$$75+\frac{54228-50000}{54228-40528}\times5=76.54\text{（岁）。}$$

2. 寿命表死亡人数（$_nd_x$）　反映在一定年龄组死亡率基础上一代人口的死亡过程。一般用直方图表示（图 19-5），横坐标为年龄，纵坐标为死亡人数。分析时要注意直方图的高峰位置与高度。若婴幼儿段高峰降低，老年段高峰位置后移，说明年龄组死亡水平下降。

3. 寿命表死亡概率（$_nq_x$）　它取决于各年龄组死亡率，一般用半对数线图表示（图 19-6），横坐标为年龄，用算术尺度，纵坐标为死亡概率，用对数尺度。婴幼儿组及老年组死亡率相对较高，而 5 ~ 、10 ~ 岁组最低。健康水平较高的地区，死亡概率曲线较低，尤其是婴幼儿段。

4. 预期寿命（e_x）　是评价居民健康状况的主要指标，可概括地说明某人群的健康水平。预期寿命一般用线图表示（图 19-7）。分析不同地区、不同时期人口的预期寿命曲线时，要注意曲线的起点 e_0、曲线头部的曲度（反映婴儿死亡率的高低）以及整个曲线的高度和曲线变化。如果各年龄组死亡率下降，尤其是婴儿死亡率下降，则预期寿命曲线的起点上升，曲线头部曲度变小，整个曲线位置上移。

刚满 x 岁者的预期寿命受 x 岁以后各年龄组死亡率的综合影响，因而，出生时的平均寿命取决于各年龄组死亡水平的大小，是各年龄组死亡率的综合反映，任何一个年龄组死亡水平发生变化都会影响平均寿命，但婴儿死亡率的高低对平均寿命的影响更为明显。从一般逻辑判断，e_x 应随年龄的增加而减少，但当婴儿死亡率较高时会出现 $e_0<e_1$ 的矛盾现象，这是由于婴儿死亡率比 1 岁组死亡率高得多，同时出生的一批新生儿，有相当一部分在 1 周岁内

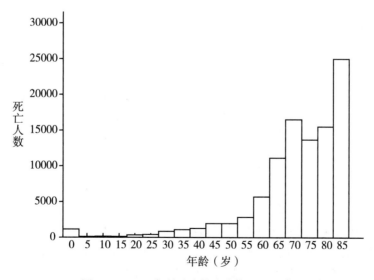

图 19-5　2010 年某地女性寿命表死亡人数

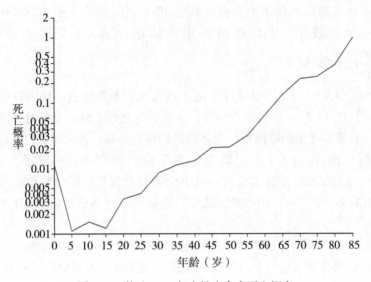

图 19-6 某地 2010 年女性寿命表死亡概率

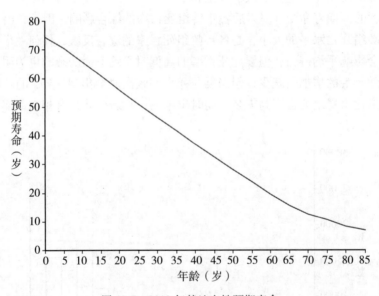

图 19-7 2010 年某地女性预期寿命

死亡，计算 e_0 时把这些周岁内死去的婴儿包括在内，因而降低了平均数；计算 e_1 时已经不包括那些未满周岁死去的婴儿，故平均数反而提高。1 岁以上各年龄组死亡率相差较小，通常看不到那种矛盾现象。由此可见，婴儿死亡率准确与否会对 e_x 有较大的影响。

此外，应该正确区分平均寿命与平均死亡年龄两个指标。用寿命表方法计算的平均寿命的大小，仅取决于年龄组死亡率的高低，两地的平均寿命可以直接比较。但平均死亡年龄的大小，不仅取决于年龄组死亡率的高低，也取决于年龄别人口构成。如甲、乙两地平均死亡年龄进行比较，即使两地的年龄组死亡率完全相同，若甲地人口青壮年比重较大，而老年人口比重较小，也可导致甲地平均死亡年龄较低。因此，一般情况下，两地的平均死亡年龄不能直接比较，不能把平均死亡年龄当作平均寿命应用。

（二）寿命表的应用

1. 评价国家或地区居民健康水平　死亡统计资料不仅可以反映一个国家或地区的居民健康水平，而且在一定程度上反映一个国家或地区的社会经济、文化教育及卫生保健的状况。但是测量死亡水平的一些指标均存在一定的缺点，如，粗死亡率虽可以反映某地当年总人口的死亡水平，但会受到人口的年龄结构的影响；标准化死亡率虽能消除人口年龄构成不同的影响，但它仅仅是在标准人口构成下的相对水平，不是该地当年死亡率的实际水平；年龄组死亡率虽也可以消除年龄结构对死亡率的影响，但不能概括反映该地当年总人口的死亡水平。而寿命表中的各项指标是根据年龄组死亡率计算出来的，可以说明人群的死亡水平，而且不受人口年龄结构的影响，具有良好的可比性。尤其是预期寿命，既能综合反映各年龄组的死亡率水平，又能以预期寿命的长短从正面说明居民健康状况，是评价不同国家及地区居民健康状况的主要统计指标之一。无残疾期望寿命给出了关于同时考虑死亡率和残疾率的信息来概括健康状况的测量方法，以残疾作为观察终点，计算无残疾状态下的期望寿命，它是个体生命过程中质量较高的部分，能更好地反映一个国家、地区社会、经济发展和人民生活质量的综合水平。健康期望寿命的概念以生活自理能力丧失为健康判定终点，反映能够维持良好的日常生活活动功能的年限，已被广泛地应用于老年人群健康状况的评价。

2. 利用寿命表研究人口再生产情况　根据女性寿命表中年龄组生存率与育龄期妇女的生存总人年数，计算测量人口再生育的指标，如净再生育率、平均世代年数，以此分析在特定年龄组生育率及死亡率条件下人口的长期发展趋势。

3. 利用寿命表指标进行人口预测　人口预测的方法很多，一般都需要应用寿命表指标，在不同的假定条件下做出人口预测，可测算在未来某个时间人口的数量及人口性别、年龄构成，为一个国家或地区制订国民经济计划及卫生保健规划提供人口资料。关于人口预测方法可参考人口统计文献。

4. 利用寿命表方法研究人群的生育、发育及疾病发展规律　定群寿命表编制的思想可以拓展到医学领域的其他研究中，如用某事件观察的起点来代替"出生"，该事件结束的终点代替"死亡"，就可利用寿命表方法研究人群的生育、发育及疾病发展规律。例如对孕妇的随访，调查其妊娠结局（死胎、死产或活产），用定群（队列）寿命表方法计算不同妊娠月的死胎（死产）或活产概率，以及妊娠未结束者的预期妊娠月数；在生长发育研究中，可以调查一群女性青少年，了解其月经初潮情况及年龄，计算不同年龄者的月经初潮概率及预期月经初潮年龄；研究乳腺癌病人术后生存情况，手术之日作为观察起点，调查其生存结局（死亡），用寿命表方法计算乳腺癌病人术后各年的生存概率；以白血病患者治疗缓解作为观察起点，以复发作为观察结局，用寿命表方法计算白血病患者治疗缓解后的生存问题；

在职业病（如矽肺）研究中，调查一群不同期次的矽肺病人，随访其发展情况（稳定、进期、失访或死亡），用定群（队列）寿命表方法计算不同随访期的各期矽肺病人的稳定率及进期率。随访资料的生存（率）分析见第十二章。

小　结

1. 医学人口与疾病统计分析　是制订卫生工作计划、了解人群健康水平、评价工作质量或效果、研究疾病流行规律、进行疾病防治工作等的重要依据。医学人口统计分为静态人口统计和生命统计，前者反映某一时点的状况，后者多为期间资料。

2. 静态人口统计资料主要来源于人口普查、人口抽样调查和人口登记。人口普查在国际上分为实际制和法定制两种，我国采用的是法定制。常用的静态人口统计指标有人口数、人口构成指标和比数指标。人口构成指标有性别比、老年人口比重、少年儿童人口比重。比数指标有负担系数、老少比。人口金字塔是综合反映人口性别和年龄构成的一种常用的图示形式。人口老年化是指总人口中年轻人口数量减少、年长人口数量的增加而导致的老年人口比例相应增长的动态过程。用于衡量人口老年化程度的常用指标有老年人口比重、人口年龄中位数、老少比。

出生与生育资料来源主要有日常的登记资料和专题调查。反映生育水平的统计指标，有粗出生率、总生育率、年龄别生育率、总和生育率。这类指标多涉及"活产总数"和"育龄妇女总数"，统一其定义是国际间对比的基础，由于具体情况不同，各国间口径可能不一，应用时需注意。测量人口再生育的统计指标有自然增长率、粗再生育率、净再生育率、平均世代年数。自然增长率容易理解、计算简单，只能粗略地估计人口的一般增长趋势；净再生育率能较确切反映人口再生产情况，但需利用当地女性寿命表中的年龄别生存率指标。反映生育工作情况的统计指标有避孕现用率、Pearl 怀孕率、累计失败率、人工流产率、人流活产比、计划生育率、节育率，前五项是国际公认的，后两项指标系我国根据实际需要而设。

3. 死亡资料的来源有死亡登记报告、死亡回顾调查和死亡专题调查。进行死亡资料分析时，需要确定根本死亡原因即根本死因，选择根本死因和按 ICD-10 归类规则分类是死因正确分类和统计的基础。人口死亡统计指标有：①测量死亡水平的指标，包括粗死亡率、年龄别死亡率、新生儿死亡率、围产儿死亡率、5 岁以下儿童死亡率、孕产妇死亡率、死因别死亡率；②反映死因构成及死因顺位的指标包括死因构成比和死因顺位。

4. 疾病统计资料来源主要有疾病报告和监测系统，医疗卫生服务工作平台，健康检查资料。疾病命名和分类有国际标准，ICD-10 是一种国际疾病及死因分类的方法。疾病统计常用的指标有：①反映疾病发生水平的指标常用发病率、患病率；②反映疾病构成情况的指标为疾病构成比；③反映疾病危害程度和防治效果的指标有某病死亡率、病死率、治愈率、有效率和生存率。残疾的常用统计指标为残疾患病率、残疾构成。

5. 寿命表指标从生存数量的角度评价人群的健康水平；去死因寿命研究某死因对寿命的损失量；健康期望寿命从生存质量的角度，更深层次地研究人群健康状况；无残疾期望寿命以残疾作为观察终点，是生命过程中质量较高的部分。

（郭　静　仇丽霞）

~~~~~~

作者简介　郭　静　博士，副教授。任职于中国人民大学社会与人口学院社会医学与卫生事业管理专业。《中国防痨杂志》审稿专家，中国老年保健医学研究会–数据分析研究分会常委；先后主持"均等化视角下我国流动人口基本公共卫生服务利用研究""流动人口卫生计生服务流出地监测调查""北京市流动人口基本公共卫生服务可及性分析及服务模式研究""重点人群减少艾滋病感染预防技术研究""环境健康危险评价"等国家卫计委、环保部、国家CDC及北京市课题。

作者简介　仇丽霞　博士，教授，博士生导师。任职于山西医科大学卫生统计教研室。从事卫生统计学方法研究与教学31年，侧重遗传算法优化药物最优提取条件、药物混料试验模型构建及处方优化、脉冲释药制剂模型构建及处方优化、疾病时空统计分析、健康危险因素评价。主持完成山西省、国家自然科学基金项目；"十一五规划教材"副主编、参编6部，发表文章70余篇，指导博士研究生3名、硕士研究生40余名。

第二十章　健康测量常用指标与分析

> **重点掌握：**
> 1. 健康测量基本概念与常用指标及分类。
> 2. 个体健康心理学指标评价与健康行为学指标分析模型。
> 3. 病案首页信息内容、特点及信息分析步骤。

第一节　健康测量的概念与指标分类

1948 年以来，世界卫生组织（World Health Organization，WHO）定义的健康由局限于疾病与死亡的分类，拓展为关注健康的状态，进而强调机体功能、社会和个人资源，2011 年 WHO 将健康定义为："面对社会、机能和情感挑战时的适应能力和自我管理能力"。随着健康定义的演变，健康状态具有了多维属性，它可反映个体及群体在不同健康领域的水平。

一、健康测量的概念

健康测量（health measurement）是指通过医学技术方法和手段对健康进行主观和客观检测评价的过程，也即对健康概念进行量化的过程，旨在通过科学、有效的测量方法和特异、灵敏的测量指标，了解人体健康状况，分析影响人类健康的因素，以便更为有效地促进健康。

（一）健康测量方法

健康是一个抽象的概念，一般采用量表与医学检查相结合的综合测量方法来评价。健康测量方法众多，适用于常规诊断测量的量表应用广泛（如健康相关生活质量量表），其测量范围从特定器官系统（如听觉、视觉），到诊断方法（焦虑或抑郁量表），再到情感健康、整体健康和生活质量的测量。它既可以是通用量表，也可以是特定量表。

健康测量的目的主要围绕诊断、预测和疗效评价等。它可以从自我报告和临床评价等多方面收集信息并进行相关信息处理，可预测与评估风险，用以估计具有某些特征的个人或群体在某特定时点或空间范围内发生某事件的风险；预警某特定人群某事件发生的高峰位置及流行趋势，提出并评估防治措施；了解治疗评价随时间而变化的特征，用来反映治疗的效果等。

（二）健康测量的基本内容

健康测量包括主观和客观测量。主观测量指有临床医生或患者参与判断的评估。主观健康测量不仅可进行特征特性的测量与描述，涵盖了疼痛、抑郁、生命质量等不能仅由实验室或物理检测的"硬"指标中进行推断的领域，且还包括有改变但尚未引起实验室分析质变的"软"指标。其内容包括问卷调查、健康交流和咨询等。主要有居民健康调查问卷、健康自测问卷、生活质量评价量表、心理健康量表等。数据采集可以是自填、代填、面对面访谈、电话或借助网络等通讯工具设备获取等。借助检测设备和实验技术进行的健康信息客观测量，主要包括源自健康促进与医疗服务平台的体格检查、化验、病理及影像学检查等。

二、健康测量指标分类

健康测量指标是根据健康的多维概念及内涵要素进行相关指标量化得到的。2000 年 9 月联合国首脑会议，来自 189 个国家代表提出的国际普遍接受的衡量发展进程框架的 48 个指标中，18 个指标与健康相关。健康测量指标主要包括个体健康测量指标、人群健康测量指标（见第十九章）和社会健康测量指标。

（一）个体健康测量指标

个体健康测量指标随健康生理、情绪、社会、智力、精神、职业和环境七维度的变化而变化。生理健康主要指日常生活中没有过度疲劳和身体压力，保持健康生活质量的能力。生理健康者能够认识到其行为对自身健康的影响，自觉养成健康的习惯（规律体检、均衡饮食、运动等），力求避免吸烟、饮酒等不健康行为习惯等。生理健康测量指标主要包括体质指数、血压、脉搏、肺活量、骨密度、体温、心功能、血生化系列、血糖、肝功能、肾功能、血、尿液常规分析等。情绪健康主要指理解自我和应对生活挑战的能力，能够分享愤怒、恐惧、悲伤或压力、希望、爱、欢乐、幸福等情绪产物。社会健康主要指与他人交流沟通的能力，建立和保持与家人、朋友和同事的友好关系的能力。社会健康测量指标包括交往、合作、决策和沟通能力等。智力健康是指接受新思想的能力和经验，可应用于个人决策、团队互助和社会进步。其测量指标包括渴望学习新知识、提高技能、追求终身学习等能力。精神健康主要指建立和平、和谐生活的能力。职业健康主要指能够从工作或职业生涯中获得个人成就感的能力。环境健康主要指能够意识到自己对周围空气质量、水和土壤有保护义务的能力。

"健康美国人" 2010 提出 10 个测量个体健康的指标：体育锻炼、超重和肥胖、吸烟、药物滥用、性行为、心理健康、伤害和暴力、环境质量、免疫和获得卫生保健的机会。作为评估和指导公共卫生政策、社区干预、个人行为以及科学研究的参考指标。

心理健康与身体健康同等重要。心理健康主要指人们能保持平静的情绪、敏锐的智能、适应社会环境的行为和愉快的气质，也即是指一种高效而满意的、持续的积极发展的心理状况。个体不仅没有心理疾病，而且也能保持良好的社会适应能力，充分发挥身心的最大潜能，也即指人的基本心理活动过程内容完整、协调一致，即知、情、意、行、人格完整协调，能适应社会。其健康心理学主要评价指标有：智力、环境适应力、心理耐受力、注意集中度、心理自控力、适度的反应力、心理自信力、恢复力和创造力及自我认知力等。

（二）人群健康测量指标

人群健康测量指标主要包括人口学、生长发育和疾病统计指标（见第十九章）等。生长发育指标主要是指 0~6 岁或 7~17 岁年龄段儿童、少年生长发育状况，包括形态（身高、体重、胸围）、生理功能（心肺功能、肌力）、智能、体能、性成熟程度。生长发育指标是衡量居民健康状况、医疗保健措施效果评价的重要指标。

（三）社会健康测量指标

随年龄段不同，社会健康测量指标见表 20-1。

表 20-1　不同年龄段人群社会健康测量指标分类

适应人群	主要指标
儿童	婴儿死亡、儿童受虐待、贫困儿童
青少年	青少年自杀、青少年吸毒、高中辍学
成人	失业人口、收入待遇、健康保险覆盖面
老年人	65 岁以上贫困老人、65 岁以上自付医疗费用
所有年龄段	犯罪、酒精相关交通死亡事故、食物不安全、居民可支付住房、收入不平等

健康是生理健康和心理健康的统一体，两者相互联系相互影响。增进心理健康的原则主要有：

1. 生理与心理的统一　健康的身体寓于健全的心理，而健全的心理寓于健康的身体。大量研究证实，生理方面的疾患或异常会引起明显的心理行为症状，而长期不良的心理刺激会引起生理器官与功能失调等病变，导致机体患病。

2. 个体和群体协调　心理健康具有社会属性。每个个体都生活在一定的群体中，个体的心理健康维护依赖于群体的心理健康水平。如青少年的心理健康直接与家庭、学校的教育、社会风气和大众传播等有关。

3. 理论与实践相结合　加强心理健康，普及心理卫生知识，有助于科学理解个体自身的心理和行为，并付诸实践，指导行为。

4. 防治与发展并重　通过培养健康的心理、健全的人格，促进人的健康发展。

生物学、行为方式、社会与自然环境、健康政策和干预等因素，很大程度上会影响个人的健康状态，也决定着家庭、社区乃至整个社会的健康状态。

生物学特征是一个宽泛的概念，除遗传因素外，性别、年龄或个体特质等也会影响个体的健康状态。个体行为受个体知识水平、社会规范、自觉风险或障碍等内外因素的影响，是影响个人健康状态的可控因素。社会环境对个体健康的影响受社会结构、社会支持等诸多因素。一般而言，得到社会支持的社区具有更积极的健康状态。社会环境包含在社会人口学指标中的教育和收入等。水和空气质量、地理位置（如乡村或城区）及公共卫生体系的政策和干预等是最常见的环境因素。

"健康美国人" 2020 目标是：①追求高质量生活、延长寿命，远离疾病、伤残和早逝；

②实现卫生公平，消除不平等和提高所有人的健康；③创建社会和自然环境以促进人类健康；④促进所有生命阶段的生活质量、健康发展和健康行为。健康行为学评价主要包括：

1. 饮食健康行为　众多影响因素中，饮食被公认为是主要影响因素之一。因为饮食对健康的作用缓慢而持久，定期进行饮食调查（制订新量表或选择已使用的量表）等均应考虑人群饮食习惯或群体爱好，食物获得的价值等。

2. 饮酒与吸烟等行为习惯　饮酒调查量表测量的是个体在单位时间内的平均饮酒量，应包括饮酒的频次和数量。国际上除调查酒精消耗量外，还需测量身体依赖、行为问题以及物质和社会环境等。吸烟调查可连续测量唾液代谢物中尼古丁含量，提高测量的准确性。

3. 体育运动　它是 WHO 定义的主要健康行为指标之一。它包括与职业相关的运动、家庭活动以及休闲活动。通常采用自我报告问卷评估短期（如 14 天）和长期（例如 12 个月）体育运动。评估项目包括：心肺耐受力、灵活性、肌肉力量、肌肉耐受力以及体脂肪量。其他还有吸毒等不良行为监测等。

第二节　健康行为学指标分析模型

人类生物学因素、环境因素（自然和社会环境）、个人行为因素和卫生保健因素是影响个体健康的主要因素。其中行为因素最为活跃，为个人可控因素。基于数理统计预测等理论方法，量化健康行为因素与疾病之间的关系，常采用潜变量分析模型。

潜变量分析模型可广泛用于各种健康行为测量数据分析。常用的潜变量模型有：因子分析（factor analysis，FA）模型、潜在类别分析（latent class analysis，LCA）模型、结构方程模型（structural equation model，SEM），潜在特征分析（latent trait analysis，LTA）模型、潜在剖面分析（latent profile analysis，LPA）模型等。因子分析、潜在类别分析和结构方程模型等可用于健康管理评价领域。

一、因子分析模型

因子分析模型是最基本的潜变量模型，也是常用的多元统计分析技术。它通过寻找潜在变量（因子），来解释原始观测指标的潜在结构。常用于数据降维、量表开发、测量方法的心理学特质评价和多个观察变量的维度评估。因子分析是基于一系列内部相关的可测指标（如吸烟、饮酒、蔬菜水果摄入等）确定几个不可直接测量的潜变量（如健康程度等）。

因子分析步骤如下：

1. 求相关矩阵　对可测变量进行标准化后计算变量的相关系数矩阵。

2. 提取公因子　确定公共因子数，计算公共因子的共性方差。因子分析提取因子的方法有主成分法、极大似然法、主因子法、迭代主因子法等。

3. 因子旋转　旋转载荷矩阵，使因子载荷两极分化，以获得能更好地解释的公共因子。常用的旋转方法有方差最大正交旋转、斜交旋转等。

4. 解释并命名因子　对公共因子做出专业性解释。

传统的因子分析基于 Pearson 相关系数，用于处理连续性变量。对于量表数据，Forero

等和 Mîndrilă 的模拟研究提示：①若分类数≥5、且观测值呈对称分布，则偏倚较小；②如果分类数≥7，偏倚非常小；③如果分类数≤4，参数和标准误估计则会产生偏倚，可采用基于 Polychoric 相关系数，并改进参数估计算法，该过程称作基于多项相关系数矩阵的因子分析或有序因子分析。

设某问卷包含 n 个条目 Y_i（$i=1, 2, \cdots, n$），每个条目包含 m 个可选项，$k=0, 1, 2, \cdots, m-1$ 计分。有序因子分析模型假设 n 个可观测分类变量组成的向量 Y 对应 n 个潜在反应变量 Y^*，潜在反应变量与观测分类变量间的关系借助临界值定义：$Y_i=k$ 当 $\lambda_{i,k}<Y_i^*<\lambda_{i,k+1}$。这里 $\lambda_{i,0}=-\infty$，$\lambda_{i,m-1}=\infty$，即当潜变量反应值 Y_i^* 介于临界值 $\lambda_{i,k}$ 和 $\lambda_{i,k+1}$ 之间，个体将选择选项 k。此模型还假定因子和潜变量 Y^* 间的关联符合标准因子分析模型：

$$Y^*=\Lambda\eta+\varepsilon \qquad\qquad (20\text{-}1)$$

式中，η：$p\times1$ 维因子向量；Λ：$n\times p$ 维因子载荷矩阵；ε：$n\times1$ 维测量误差矩阵。假设 η 和 ε 服从均数为 0 的正态分布，且因子和测量误差相互独立，且测量误差间互不相关，即协方差矩阵 Θ 为对角矩阵。潜变量 Y^* 服从均数为 0 的正态分布，其协方差矩阵 $\sum=\Lambda\Psi\Lambda'+\Theta$，式中 Ψ 是因子协方差矩阵，$\Theta=\text{I}-\text{diag}(\Lambda\Psi\Lambda')$。设 θ 表示 Λ，Ψ，Θ（因子载荷、因子间相关系数和测量误差的协方差）参数组成的向量独立，有序分类变量的参数估计可采用三阶段估计方法：

1. 极大似然函数法估计每个变量的界值点 λ。

2. 利用第一步得到的界值，分别估计每一对变量的多项式相关系数 ρ。

3. 据上两步得到的界值点和多项相关系数估计值，组成向量 $\hat{k}=(\hat{\lambda}', \hat{k}')'$，采用加权最小二乘法估计模型参数。

例 20-1　为研究社区居民健康促进行为，采用中文版健康促进生活方式量表（Health-Promoting Lifestyle Profile in Chinese，HPLP-C，1999）调查收集到社区居民有效问卷 506 份。该量表包含 6 个维度，共计 40 条目，采用 Likert-4 分量表法计分（表 20-2）。试进行有序因子分析。

表 20-2　中文版健康促进生活方式量表（HPLP-C）说明

量表维度	变量名	条目数	维度解释
营养行为	NT	5	衡量个体饮食规律性及营养摄入情况
健康责任	HR	8	衡量个体对自身健康的关注度
自我实现	SA	8	衡量个体对生命及自我价值的理解
人际支持	IS	6	衡量个体得到社会的支持度
运动	PA	6	衡量个体参加运动情况
压力处置	SM	7	衡量个体处理生活压力的程度

为避免 HPLP-C 问卷有序分类数据（≤4 分类）偏倚，基于 Polychoric 相关矩阵进行有序因子分析。通过 M-plus 软件编程，得分析结果如下：

表 20-3　HPLP-C 量验证性因子分析结果

维度	条目	因子载荷	维度	条目	因子载荷	维度	条目	因子载荷
NT	H1	0.90	SA	H14	0.53	PA	H28	0.42
	H2	0.92		H15	0.81		H29	0.48
	H3	0.48		H16	0.79		H30	0.50
	H4	0.19		H17	0.50		H31	0.47
	H5	0.52		H18	0.62		H32	0.89
HR	H6	0.62		H19	0.48		H33	0.86
	H7	0.41		H20	0.82	SM	H34	0.90
	H8	0.86		H21	0.79		H35	0.33
	H9	0.68	IS	H22	0.88		H36	0.51
	H10	0.76		H23	0.66		H37	0.21
	H11	0.37		H24	0.88		H38	0.43
	H12	0.52		H25	0.70		H39	0.50
	H13	0.47		H26	0.93		H40	0.43
				H27	0.65			

表 20-3 结果表明，除 4 个条目（H4、H11、H35、H37）因子载荷<0.40 外，其余 36 条目在各维度上因子载荷均>0.40。由此可知，本例基本符合预设的 6 因子结构，但由于文化背景和人群的不同，会有少数条目在其维度上因子载荷较低，必要时可进行修订。

二、结构方程模型

结构方程模型（strctural equation model，SEM）是一类普遍和灵活运用的建模方法。设样本量为 $i=1，2，\cdots，n$，反应变量 $Y_i=(y_{i,1}，y_{i,2}，\cdots，y_{i,(q-1)}，y_{i,q})$，$q$ 为反应变量个数；协变量观测 $X_i=(x_{i,1}，x_{i,2}，\cdots，x_{i,(p-1)}，x_{i,p})$，$p$ 为协变量个数。假定每个观测变量 $Y_{i,j}$ 对应一个潜在连续变量 $Y_{i,j}^*$，$Y_{i,j}$ 和 $Y_{i,j}^*$ 间的关系由观测变量的数据类型决定。若 $Y_{i,j}$ 为连续型变量，则使 $Y_{i,j}=Y_{i,j}^*$，若 $Y_{i,j}$ 为有序分类（$1，2，\cdots，K_j$）变量，则需设定界值 λ，当 $\lambda_{j,k-1}\leqslant Y_{i,j}^*\leqslant\lambda_{j,k}$ 时 $Y_{i,j}=k$，这里 $\lambda_{j,0}\leqslant\lambda_{j,1}\leqslant\cdots\leqslant\lambda_{j,K_j}$（$\lambda_{j,0}=-\infty$，$\lambda_{j,K_j}=\infty$）为临界值。

SEM 由测量模型和结构模型组成，测量模型表达式记作：

$$Y_i^* = \nu + \Lambda\eta_i + LX_i + \varepsilon_i \tag{20-2}$$

式中，ν 为截距向量，Λ 为载荷矩阵，ε_i 服从（0，Ω）的正态分布，L 矩阵描述协变量对潜变量的直接效应。结构模型表达式记作：

$$\eta_i = \alpha + B\eta_j + \Gamma x_i + \zeta_i \tag{20-3}$$

式中，α 为截距向量，B 矩阵描述潜变量间的关系，矩阵 Γ 表示协变量效应，ζ_i 服从（0，Ψ）的正态分布。

适用于连续型变量的 SEM，参数估计常用的极大似然法。分类数据的 SEM 参数估计采用均值方差修正的加权最小二乘法（weighted least squares mean and variance adjusted，WLSMV）。用对角加权矩阵加权的最小二乘估计，得到均值方差修正的卡方统计量。

例 20-2 欲研究个体健康行为和意识对躯体与心理健康的影响，调查了 506 名健康体检人群的 16 项指标，变量及赋值详见表 20-4。

表 20-4 个体健康行为变量及赋值表

变量	含义	赋值	变量	含义	赋值
X_1	吸烟	1＝是，2＝否	Y_1	两周不适症状	1＝无，2＝有
X_2	饮酒	1＝是，2＝否	Y_2	心脑血管疾病	1＝无，2＝罹患
X_3	早餐	1＝每日吃，2＝其他	Y_3	消化系统疾病	1＝无，2＝罹患
X_4	体育锻炼	1＝运动量适中，2＝缺乏	Y_4	骨骼关节疾病	1＝无，2＝罹患
X_5	自查乳房或睾丸肿块	1＝有，2＝无	Y_5	其他疾病	1＝无，2＝罹患
X_6	定期体检	1＝有，2＝无	Y_6	生活满意度	1＝完全满意，2＝大部分满意，3＝部分满意，4＝不满意
X_7	预防接种	1＝接种，2＝从没有或不清楚	Y_7	自感压力状况	1＝没有，2＝几乎没有，3＝有些，4＝很大
X_8	口腔保健	1＝保健，2＝从没有或不清楚	Y_8	心理焦虑状况	1＝从不，2＝很少，3＝有时，4＝经常

本例 $X_1 \sim X_8$、$Y_1 \sim Y_8$ 为 16 个可观测变量指标，实际上隐含 4 个潜变量，其中 2 个为外生潜变量（ξ_1：健康行为，包括 $X_1 \sim X_4$；ξ_2：健康意识，包括 $X_5 \sim X_8$）和 2 个为内生潜变量（η_1：躯体健康，包括 $Y_1 \sim Y_5$；η_2：心理健康，包括 $Y_6 \sim Y_8$）。代入式（20-2）测量方程：$X = \Lambda_X\xi + \delta$，$Y = \Lambda_Y\eta + \varepsilon$（$\delta$、$\varepsilon$ 为测量误差）

式中，$X = \begin{pmatrix} x_1 \\ x_2 \\ x_3 \\ \cdots \\ x_8 \end{pmatrix}$，$Y = \begin{pmatrix} y_1 \\ y_2 \\ y_3 \\ \cdots \\ y_8 \end{pmatrix}$；矩阵 Λ_X 为 X 在外生变量 ξ 上的因子载荷矩阵，Λ_Y 为 Y 在内

生变量 η 上的因子载荷矩阵。结构方程：$\eta = B\eta + \Gamma\xi + \zeta$（$\zeta$ 为残差），其中 $\eta = \begin{pmatrix} \eta_1 \\ \eta_2 \end{pmatrix}$，

$\xi = \begin{pmatrix} \xi_1 \\ \xi_2 \end{pmatrix}$；系数矩阵 B 描述内生潜变量 η 间的相互影响，Γ 描述外生潜变量 ξ 对内生潜变量 η

的影响。结构方程揭示了潜变量之间的效应权重。

采用 M-plus 编程拟合结构方程模型，参数估计采用加权最小二乘法。根据输出结果可知，模型收敛可识别，适配度指标基本达标；其中 $\chi^2/n = 2.91$，小于 3；拟合指数 $CFI = 0.98$，在 0.95 以上；近似均方根误差 $RMSEA = 0.062$（0.05 以下为优良；$0.05 \sim 0.08$ 为良好），可认为结构方程模型拟合良好；加权均方根误差 $WRMR = 0.78$，低于 0.90。变量之间关系的结构方程模型如图 20-1。

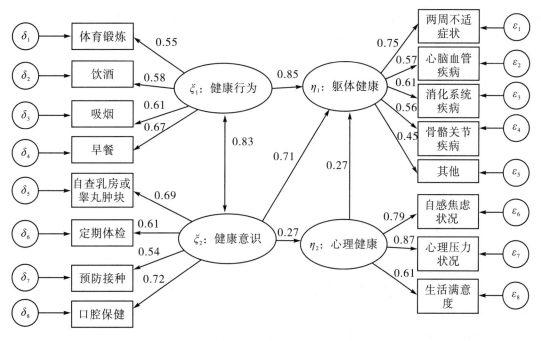

图 20-1　健康状况影响因素的结构方程模型

图 20-1 结构方程模型显示，16 个观测变量（显变量）对潜变量的标准化路径系数表明，所有观测变量的载荷系数都较高，可认为测量模型中潜变量对观测变量具有较好的解释

能力。该结构方程模型还反映了各个潜变量之间的相关和因果关系的强度。由图中标准化路径系数可知，健康行为与健康意识间成正相关，健康行为对躯体健康的标准化总效应达0.85，表明健康行为对个体健康有影响，人们可以通过改善不良的健康行为而增进躯体健康。而健康意识不仅直接影响躯体健康，还可通过对心理健康的影响再间接影响到躯体健康，总效应达0.78。

三、潜在类别分析

在健康危险因素量化研究中，若研究变量（婚姻状况、职业类型、教育水平、收入等级、饮食结构等）与相应的潜变量都是分类变量时，统计分析需采用基于分类潜变量的LCA模型。传统的LCA模型主要用于处理二分类变量，1968年Lazarsfeld和Hernry提出了拓展LCA模型，改进了模型估计的算法，解决了有序分类变量、名义变量、计数资料和连续型变量及这些变量任意组合的分析问题。LCA模型克服了结构方程模型只能处理连续型变量的不足，逐渐成为社会科学、生物医学和行为科学研究的数据分析方法。通常，潜在类别分析主要用来揭示某总体中潜在变量的异质性，以寻找到可以解释、与测量变量反应一致的类别。

LCA通过估计模型参数决定潜在类别，其基本思想是假定统计模型参数不同，参数的不同则决定了其潜变量类别的不同。LCA模型参数包括两种类型：条目（观测变量）参数和类别（潜变量）参数。对于LCA模型的分类结果，条目参数对应的是条件概率，它反映某个体某观测变量属于特定类别的可能性。而类别概率参数则用以反映每个潜在类别的相对大小。

假定 n 个二分类观测变量（条目）T 和包含 K 类的分类潜变量 X（$X=k$；$k=1, 2, \cdots, K$）。则 $T_j = 1$ 的概率为：

$$P(T_j = 1) = \sum_{k=1}^{K} P(X = k) P(T_j = 1 | X = k) \tag{20-4}$$

假定条件相互独立，即 n 个观测变量的联合概率为：

$$P(T_1, T_2, \cdots, T_n) = \sum_{k=1}^{K} P(X = k) P(T_1 | X = k) P(T_2 | X = k) \cdots P(T_n | X = k) \tag{20-5}$$

连续型变量的LCA模型，条目参数为特定类别条目的均数和标准差。分类结果变量的LCA模型，类别概率参数表示每个潜在类别的相对大小，特定类别的条目参数是条目（观测变量）的概率。

连续型结果变量的LCA模型记作：

$$f(Y_i) = \sum_{k=1}^{K} P(X = k) f(Y_i | X = k) \tag{20-6}$$

式中，Y_i 是个体 i 对观测变量的反应向量，$f(Y_i | X)$ 服从多变量正态分布。为保证局部

独立性假设成立，假定组内协方差矩阵为对角矩阵。

据分析目的 LCA 模型又可分为探索性潜在类别分析模型和验证性潜在类别分析模型两类。与探索性因子分析类似，探索性 LCA，无事先确定的潜在类别数目和参数限定条件，主要依样本数据来确定潜变量模型。由类别数等于 1 的基础模型开始，逐渐增加潜在类别，根据模型评价指标选择最佳模型。探索性 LCA 应用较为广泛，在没有确切的先验知识条件下，一般采用探索性 LCA。常用的两个探索性 LCA 方为潜在类别聚类分析和潜在类别因子分析模型。

（一）潜在类别聚类分析模型

符号含义同前，T 表示 n 个分类显变量，X 表示 K 个分类潜变量。潜在类别聚类分析模型表达式记作：

$$\ln (F) = \lambda + \lambda_k^X + \sum_{i=1}^{n} \lambda_i^t + \sum_{i=1}^{n} \lambda_{ki}^{Xt} \ (t=1,2,\cdots,T;k=1,2,\cdots,K) \quad (20\text{-}7)$$

为方便计算，对参数识别可进行哑变量限定：

$$\lambda_1^X = \lambda_1^t = 0$$
$$\lambda_{k1}^{Xt} = 0 (t=1,2,\cdots,T;k=1,2,\cdots,K)$$
$$\lambda_{1i}^{Xt} = 0 (i=1,2,\cdots,n)$$

潜在类别聚类分析模型式（20-7）中主要包含两类参数，即单变量参数和描述显变量与潜变量间相关性的双变量相关参数。

潜在类别聚类的基础模型仅包含一个类别，即 $T=1$ 时，模型表达式记作：

$$\ln (F) = \lambda + \lambda_K^X + \sum_{i=1}^{n} \lambda_i^t \quad (20\text{-}8)$$

潜在类别聚类分析与其他聚类分析法不同，它是一种基于模型的分析方法，假定其数据来自一个潜在的混合概率分布模型。

潜在聚类分析可以灵活处理分布类型复杂的观测变量，可以通过对模型施加限定条件，以获得更为简约的模型，并可利用常规统计量检验模型的有效性。基于模型聚类法分析，不需要确定每个观测变量的分布，这与 K-均值等聚类法完全不同。另外，潜在类别聚类分析在处理多个混合类型的观测变量时要相对容易，并有标准指标可用于确定聚类数和其他模型特征。除上所提的方法学分析优点外，更重要的是有模拟结果表明，潜在类别聚类分析结果及解释优于 K-均值聚类和判别分析。

（二）潜在类别因子分析模型

FA 是探索性数据分析中广泛应用于显变量维度研究的方法。Magidson 和 Vermunt 提出的基于 LCA 的因子分析——潜在类别因子分析（latent class factor analysis，LCFA）或称多因子潜在类别分析。不仅克服了 FA 分析数据类型的局限性，可用于二分类、有序分类、计数数据等离散型资料分析；而且所得结果参数估计正确，拟合优度可信，反映了模型拟合的有效性。LCFA 不仅适用于分析二分类、有序分类、名义变量和计数资料等，拓展后还可处理混合数据类型的资料，它是潜在类别模型和传统因子分析的结合，也是一种常用的潜变量分析模型。设 Y^* 表示 K 个潜变量向量，Y 表示 T 个观测（显）变量向量，潜变量基本模型记作：

$$f(Y^*, Y) = f(Y^*)f(Y|Y^*) = f(Y^*)\prod_{t=1}^{T}f(Y_t|Y^*) \tag{20-9}$$

假定观测变量 Y 具有局部独立性，即对给定的潜变量 Y^* 和 Y 相互独立。潜变量 $f(Y^*)$ 的分布和 T 个显变量的条件分布 $f(Y_t|Y^*)$ 决定了潜变量模型。除 $f(Y_t|Y^*)$ 的分布外，Y_t 在给定潜变量 Y^* 条件下的期望，可通过连接函数 $g(\cdot)$ 来定义。$f(Y_t|Y^*)$ 的误差函数依赖于指示变量 t 的分布类型。当所有指示变量为二分类变量时，LCFA 模型：

$$f(Y^*) = P(Y^*) = \prod_{k=1}^{K}P(Y_k^*) \tag{20-10}$$

$$g(E(Y_t|Y^*)) = \log\left(\frac{P(Y_t|Y^*)}{1 - P(Y_t|Y^*)}\right) = \beta_{0t} + \sum_{k=1}^{K}\beta_{kt}Y_k^* \tag{20-11}$$

估计参数为潜变量的概率 $P(Y_k^*)$ 和系数 β_{0t}、β_{kt}。此外，因子分类数可以大于两类：两水平因子类别记为 0、1；三水平则记为 0、0.5、1 等。LCFA 模型拓展到其他型变量，可通过定义不同的分布函数和连接函数（表 20-5）来实现。

表 20-5　LCFA 模型的变量类型及其分布函数和连接函数

变量类型	分布函数 $f(Y_t|Y^*)$	连接函数 $g(E(Y_t|Y^*))$
二分类变量	二项式分布	Logit 对数函数
名义变量	多项式分布	Logit 对数函数
有序分类变量	多项式分布	限定性 Logit 函数
计数资料	泊松分布	对数函数
连续型变量	正态分布	均匀分布函数

例 20-3　2013 年某市健康体检机构调查了 5677 人的健康相关因素，主要有吸烟（近1 个月吸过烟）、饮酒（≥2 次/周）、体育锻炼（缺乏体育锻炼：<2 次/周）、蔬菜、水果摄入情况。统计指标及赋值见表 20-6。试进行人群健康状况的潜在类别分析。

表20-6　生活方式健康相关因素与赋值

测量指标	赋　值
吸烟	0＝不抽烟（包括已戒烟），1＝抽烟
饮酒	0＝不饮酒，1＝饮酒
体育锻炼	0＝小于1次/周，1＝1~2次/周，2＝大于2次/周
蔬菜摄入	0＝小于1.5~2碗/天，1＝大于等于1.5~2碗/天
水果摄入	0＝小于1份/天，1＝1~2份/天，2＝大于2份/天

本例潜在类别分析采用 Latent Gold 软件实现，结果如下：

表20-7　潜在类别分析拟合过程中各类模型的拟合指标

潜在类别	AIC（LL）*	BIC（LL）*	L^2	待估参数	ν
1类	33520.1	33565.4	1000.6	7	64
2类	32886.5	32970.7	355.0	13	58
3类	32661.4	32784.3	117.9	19	52
4类	32782.3	32620.5	65.0	25	46

注：＊AIC（LL）：校正 AIC 值；BIC（LL）：校正 BIC 值

　　LCA 分析对潜在类别形式不加限制条件，由拟合指标确定类别的个数。似然比函数（L^2）、Akaike 信息标准（Akaike information criteria，AIC）、贝叶斯信息标准（Baysian information criteria，BIC）等指标是常用的模型评价指标。L^2用以测量不能被模型解释的观测变量间的关系。L^2越小，表明模型对数据的拟合效果越好，也即观测变量之间的关系越有可能被特定模型所描述。对应的 P 值用以评价原假定 LCA 模型是否为总体模型，$P>0.05$ 表示数据拟合模型与假定模型相近。AIC 和 BIC 通过对数似然（Log Likelihood，LL）值校正模型参数，也可用以模型评价，它们不仅可考虑模型拟合优度，还可考虑模型的简约度，利用这两个指标也很容易筛选出高效简约模型。AIC 和 BIC 值越小，表明数据拟合模型越好。LCA 分析中，目前尚没有完全自动化的程序来确定类别个数，可同时结合多个指标进行评价。通常模型的客观解释显得尤为重要。

　　由表20-7可知，4个模型分析结果提示，含3个潜在类别的模型是本资料拟合效果较好的简约模型。P 值虽然均小于0.05，但模型3的 AIC 值相对较小，待估参数也适中，且易于解释，本例认为它是这几个模型中的首选模型。

　　由图20-2潜在类别3类分析模型可见，潜在类别 ξ_{11} 占41.89%，ξ_{12} 占34.84%，ξ_{13} 占23.26%。按照分类变量 LCA 概率计算公式，可详细计算吸烟、饮酒、体育锻炼、蔬菜和水果摄入等5个主要生活方式所属类别的条件概率（表20-8）。

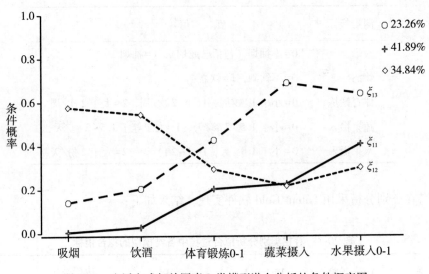

图 20-2　生活方式相关因素 3-类模型潜在分析的条件概率图

表 20-8　生活方式相关因素 3-类模型潜在分析结果

		ξ_{11}	ξ_{12}	ξ_{13}
类别概率		0.4189	0.3484	0.2326
吸烟	是	0.0026	0.5770	0.1380
	否	0.9974	0.4230	0.8620
饮酒	是	0.0271	0.5438	0.2038
	否	0.9729	0.4562	0.7962
体育锻炼	<1 次/周	0.7025	0.5959	0.4480
	1~2 次/周	0.1881	0.2229	0.2497
	>2 次/周	0.1094	0.1812	0.3024
蔬菜摄入量	<1.5 碗/天	0.7743	0.7825	0.3119
	≥1.5~2 碗/天	0.2257	0.2175	0.6881
水果摄入量	<1 份/天	0.2180	0.4071	0.0235
	1~2 份/天	0.7425	0.5800	0.6743
	>2 份/天	0.0395	0.0129	0.3021

表 20-8 可见，潜变量由 3 个类别、5 个健康因素（显变量）共有 36 个条件概率。条件概率作用类似因子分析中的因子载荷，解释了显变量与潜变量之间的关系，即可以帮助解释潜在类别的内容与专业意义。根据各变量的条件概率，类别 ξ_{11} 的特点是参加体育锻炼的概

率低，因此，命名为缺乏体育锻炼类；类别 ξ_{12} 的吸烟、饮酒率高，蔬菜、水果摄入不足，命名为亚健康类；类别 ξ_{13} 中蔬菜水果摄入、参加体育锻炼的概率在三组中最高，且吸烟、饮酒率相对较低，相对应类别 ξ_{12} 考虑将其命名为健康类。

第三节　医疗服务病案首页分析

病历是关于患者健康状况文字记录的资料，包括患者本人和他人对病情的主诉、医务人员对患者的客观检查结果及对患者病情的分析、诊疗过程以及转归情况的记录，是与之相关且具有法律意义的文书，是医院管理、教学、科研、医疗服务信息利用及统计分析的重要资源。病案首页是病案信息的核心部分，是评价医院医疗工作的重要依据。医学大数据平台上，病案首页是电子病历中最简单，也是比较成熟的部分信息。

一、病案首页信息内容及特点

病案首页主要包含患者的基本信息、诊断信息、治疗控制转变过程、手术治疗及出院相关信息等。基本信息包括患者姓名、性别、年龄、职业、身份证号、户口地址、工作单位、联系人关系以及入院时间、出院时间等信息。诊断信息包括门（急）诊诊断及患者情况、入院诊断、入院后确诊及日期、出院主要诊断（ICD-10）及出院时病情情况记录、出院其他诊断（ICD-10）及出院时病情情况记录、医院感染名称、病理诊断、药物过敏等，它是病案首页的主要内容之一。手术信息收集患者手术编码、手术时间、手术名称、手术医师、麻醉方式、切口愈合等级等。除以上医疗信息外，还包括住院费用、抢救情况、死亡信息等。

二、病案首页分析

随着我国医院信息系统 HIS 的开发和应用，现已积累了海量的患者病案首页信息，包含了患者临床随诊与流行病学相关特征，随信息化技术的不断深入，患者病案首页信息还在持续增长，逐步完善。如何有效利用专业技术，从病案首页信息中进行数据挖掘、归纳和统计分析，是目前医学大数据背景下完成大数据信息充分利用的关键，它不仅可充分利用我国健康促进与医疗服务丰富的信息资源，为深入了解居民健康状况，指导医疗卫生服务改革提供参考，而且也是临床医、教、研服务真实世界研究的主要资源，可为行之有效的医院管理决策发挥应有的作用。

病案首页医疗数据应用，应建立大数据分析思维和步骤。

1. 数据清洗　针对医院信息流程特点，首先应考虑病案首页信息利用的价值，有价值的数据是提高分析质量的前提。为确保后期数据挖掘与利用，进行更合理评价，需制订病案首页清洗标准，确保数据质量。在病案首页原始数据库基础上利用统计核查软件，设置数据的常规核查功能、逻辑关系核查功能、数字核准功能以及报警、提示、反馈功能等，以保证数据质量，并对核查结果依据核查内容进行综合评价。核查内容包括病案首页的主索引自然信息、住院医疗质量信息和费用信息等。

2. 数据的探索性分析 首先应进行图分析，进而发现离群值，初步了解指标的变化特征与规律。可产生随机样本，通过对样本的初步分析，探索其恰当的统计分析方法，编制专用的计算机软件并进行试运行和调试。然后对所有数据进行描述性分析。

3. 生成各种报表 病案首页指标是形成各类统计报表的重要指标，如出入院日期、出生年月、手术日期、住院费用等与统计报表中的各类指标一致。

病案首页中的"入出院时间、出院情况、诊断信息、抢救情况、手术情况"等是形成"医院工作报表（住院部分）"的主要信息，它可全面反映住院医疗工作情况。病案首页中的"出院诊断、出院情况、住院费用"等汇总形成"疾病分类及疗效、疗程、费用报表"等。同时也可根据病案首页中的"性别""出生年月"等汇总形成"不同性别、年龄别疾病分类与构成年报表"，由"住院费用"汇总成"不同疾病或不同科室的收入报表""手术记录"形成"医院住院患者手术分类报表"及"死亡诊断信息"形成"居民病伤死亡原因报表"等。

4. 评价 把病案首页和医院医疗卫生资源数据结合起来，计算相关的医院工作效率指标，分析医院及各科室医疗单位医疗资源的综合利用情况，揭示医院在医疗资源配置方面可能存在的问题，以及住院患者在卫生服务需要向需求转化方面的特点，提出更加充分地利用卫生资源为伤病员服务、更好地满足卫生服务需要的政策建议。

小　结

1. 健康测量是指通过医学技术方法和手段对健康进行主观和客观检测评价的过程，即是对健康概念进行量化的过程，旨在通过科学、有效的测量方法以及特异、灵敏的测量指标，了解人体健康状况，分析影响人类健康的因素，以便更为有效地促进健康。

2. 健康测量包括主观和客观测量。一般采用主观量表与客观医学检查设备相结合的综合评价方法。健康测量的目的包括诊断、预测和治疗的评价。

3. 健康测量指标可以分为个体健康测量指标、人群健康测量指标、社会健康测量指标三大类，具有目的性、科学性、客观性、可比性和可操作性原则。

4. 心理健康指人们能保持平静的情绪、敏锐的智能、适应社会环境的行为和愉快的气质，与躯体健康同等重要。广义讲，心理健康是指一种高效而满意的持续的心理状态；狭义讲，心理健康是指人的基本心理活动的过程内容完整、协调一致，即知、情、意、行、人格完整协调，能适应社会。

5. 饮食、饮酒、吸烟、体育运动、吸毒是被广泛认可的影响健康状况的健康行为学指标。健康行为学指标分析可利用数理统计预测等理论方法，量化研究健康行为因素与疾病的发生发展及变化关系的一门技术。基于健康行为学指标数据特点，潜变量分析模型是常用的统计分析模型。

6. 病案首页是病案信息的核心部分，是评价医院医疗工作的重要依据，病案首页的基本信息、诊断信息、手术信息等其他信息是形成各类统计报表的主要数据来源，是医院管理、教学、科研、医疗信息统计的重要资源。开展病案首页信息的挖掘是医院统计工作的重要内容。

（曹文君）

〰〰〰〰〰〰〰〰〰〰〰〰〰〰〰〰〰〰〰〰〰〰〰〰〰

作者简介　曹文君　流行病与卫生统计学博士，教授。就职于长治医学院流行病与卫生统计学教研室，从事健康测量与健康管理相关的统计学方法研究 10 余年，发表学术论文 30 余篇。主持国家自然科学基金 1 项、主持山西省自然科学基金项目 1 项和院级创新团队项目 1 项，作为主要参与人参加并完成国家自然科学基金项目 2 项。副主编高校教材 1 部，参编教材 2 部，参编著作 3 部，主持省教改课题 1 项。曾赴台湾长庚科技大学进行博士后培训。

第二十一章 综合评价方法

> **重点掌握:**
> 1. 综合评价的意义与基本步骤。
> 2. 常用的综合评价方法及其优缺点。

综合评价方法也称多变量综合评价方法,是根据研究目的、通过一定的规则将多个指标整合成一个新指标或模型,从而对评价对象进行评价的一类统计方法。在医疗卫生工作中,常用的综合评价指标有生活质量指数、社会发展指数等;常用的方法有加权综合评分法、综合指数法、秩和比法、TOPSIS 法、层次分析法、模糊综合评价法等。另外,meta 分析是对已发表和(或)未发表文献,同一科学研究问题的多个研究结果合并汇总进行综合分析,故也在本章中给予介绍。

第一节 综合评价的基本步骤

综合评价的基本要素包含评价对象、评价指标、权重系数、综合评价模型和评价者,其中评价指标和权重系数是核心。在综合评价中,方法有多种,各种评价方法不同的重点,在于其进行无量纲化所选用的公式、综合指标的合成方法和确定指标权重的方法不同,其基本步骤是大致相同的,主要如下:

1. 明确评价目的 在评价前,首先需要确定评价目的,目的不同,其选择的指标体系及具体方法也不同。综合评价的目的一般有①分类:对所评价对象的全部个体进行分类;②排序:对全部评价对象排序,或在分类基础上对各小类按优劣排序;③考察某一综合目标的整体实现程度,如卫生保健水平等。

2. 根据评价目的选择恰当的评价指标 此为综合评价的关键步骤之一,也是最基本步骤。例如,为了解卫生资源的利用情况,某研究者对某医院科室病床使用情况进行评估,收集了反映病床使用情况的常用统计指标如病床使用率(%)、病床周转次数、病床工作日、出院者平均住院日等,由于每个指标分别分析虽可一定程度反映病床使用情况,但又不是很全面,故用病床使用率、病床周转次数、病床工作日和出院者平均住院日这四个指标进行综合评价。在王启栋等发表的医院科室病床使用情况的综合评价分析中,他们考虑到科室之间收治病人的不同,还引进了反映病人病种和危重程度的指标——CD 型率。CD 型率是对综合评价值的校正,其目的是减少混杂因素(如医院规模、病种等)的影响,使得医疗质量综合评价可横向比较。因此,选择指标时需根据研究目的和具体情况选择合适的指标,并确定综合平均值是否需要校正、采用何种方法校正。指标选择的基本原则主要是代表性好,客观性强，灵敏度高，易于获取且具独立性，并能反映总体特征的真实情况。

评价指标的筛选方法主要有 ①专家调研法（Delphi 法）：本方法是将评价目的、总目标与分目标、待选指标及各分目标要求的指标个数分发给 10 名以上有关专家，请专家确定应该选入的指标，汇总各专家的结果，将专家大多认同的指标选入指标体系。在缺乏有关历史资料或指标难以量化时，此法可较简便地确定评价指标；②最小均方差法；③极大极小离差法；④多重回归、逐步回归及指标聚类法等（具体内容可参考相关文献）。

3. 评价指标的标准化处理 评价指标可以是定性指标也可以是定量指标。根据指标值对评价目的影响的情况可分为：①极大型指标：取值越大越好；②极小型指标：取值越小越好；③居中型指标：居于中间最好；④区间型指标：取值越接近某个固定区间 [a，b] 越好。同时，定量指标之间还存在量纲不同的问题，所以评价指标确定后，有时还需要对指标进行指标的一致化（如将极小型指标化为极大型指标；将居中型指标化为极大型指标以及将区间型指标化为极大型指标等）和（或）无量纲化处理。

无量纲化处理是指将各指标的原始数据，通过某种无量纲化方法，消除计量单位对原始数据的影响，使得各指标数值可以直接加总。指标的无量纲化是综合评价的前提，不同的综合评价方法，其所选用的无量纲化公式和综合指标合成公式不同。无量纲化方法主要有标准样本变换法、线性比例变换法、向量归一化法、极差变换法、功效系数法等。

4. 确定各评价指标的权重 此为关键步骤之一。在某一评价目的下确定的各评价指标，它们的相对重要性可能相同也可能不同。如相同，则权重系数是相等的，处理起来相对简单些；如不同，则需要根据不同的原则和方法去确定各指标的权重系数。权重系数确定直接影响综合评价结果的可信程度。

权重系数是指在评价研究中，描述各评价指标重要性大小的数值。权重系数可分为主观权重系数和客观权重系数。相应地，根据权重系数产生方法的不同，多变量综合评价方法分为主观赋权评价法和客观赋权评价法两大类。其中主观赋权评价法采取定性的方法，由专家根据经验进行主观判断而得到权重系数，然后再对指标进行综合评价，如层次分析法、综合评分法、模糊评价法、指数加权法和功效系数法等。主观赋权评价法有一定的主观随意性，受人为因素的干扰较大，在评价指标较多时难以得到准确的评价。客观赋权评价法则根据指标之间的相关关系或各项指标的变异系数来确定权重系数进行综合评价，如熵值法、神经网络分析法、TOPSIS 法、灰色关联分析法、主成分分析法、变异系数法、聚类分析法、判别分析法等。客观赋权评价法综合考虑各指标间的相互关系，根据各指标所提供的初始信息量来确定权重系数，可使评价结果更精确。由于大多数评价方法约束条件太多，在实际应用中，经常需要在许多假定的基础上或在进行一系列的变通处理后才能应用相关评价方法。因此，采用神经网络、熵、粗糙集、遗传算法等多种方法集成的思想，即将两种或两种以上的方法加以改造并结合，获得一种新的评价方法，从而改进评价方法的客观性与精确性的集成的方法，是当前研究者使用的改良手段之一。

5. 选择适当的综合评价方法建立综合评价指标或综合评价模型 综合评价方法种类繁多，有各自的特点和适用范围，各有其优缺点，且选择评价方法没有可供完全参考的准则，因此选择的评价方法是否合适尤为重要，是获得客观评价结果的基本条件之一。同时，得到的评价结果也需要及时反馈，不断修改补充综合评价指标或综合评价模型，使之能更真实地反映评价对象的特质。

6. 根据综合评价指标或综合评价模型求出综合评价值进行分析和评价　通过综合评价值对评价对象进行分类或排序，并进行分析评价，提出对策和建议。

第二节　综合评价基本方法

在以往的综合评价中多以一种综合评价方法的使用为主。随着综合评价方法技术的改进和普及，多种综合评价方法联合使用逐步成为一种趋势。例如，现在常见以 TOPSIS 法分别与秩和比法、层次分析法、综合指数法、模糊综合评价法组合进行综合评价的案例。下面介绍常用的 TOPSIS 法、层次分析法和模糊综合评价法。

一、TOPSIS 法

TOPSIS（technique for order preference by similarity to ideal solution）法，即逼近理想解排序法，是系统工程中有限方案多目标决策分析的一种常用方法，在医疗卫生领域，广泛应用于医院整体或各项业务工作效益或质量的评价（如医疗质量、工作效率、综合效益等），以及疾病预防与控制工作的评价（如公共场所环境质量、计划免疫工作）等。该法充分利用原始数据信息，对数据分布和样本量无特殊要求，指标可无量纲化，但易受特异值的影响，导致评价结果出现偏差。

TOPSIS 法的基本思想是基于归一化后的原始数据矩阵，确定一个正理想解和一个负理想解，然后获得某一方案与正理想解和负理想解的距离（或加权距离）（Euclidean 距离，又称欧氏距离），其中与正理想解距离最近且与负理想解距离最远的方案为最优方案，从而得出该方案与最优方案的接近程度 C_i 值，根据 C_i 值的大小进行方案优劣的评价。所谓正理想解是一个设想的最好解（方案），它的各个属性值都达到各候选方案中最好的值，也就是说正理想解是一个虚拟的最佳对象，其每个指标值都是所有评价对象中该指标最好的值；负理想解是另一个设想的最坏的解，它的各个属性值都达到各个候选方案中最坏的值，即负理想解是一虚拟的最差对象，其每个指标值都是所有评价对象中该指标最差的值。

例 21-1　利用某综合医院 2014~2016 年的医疗质量各种指标，对该院不同年度的医疗质量进行综合评价。

表 21-1　某院 2014~2016 年医院医疗质量指标

年度	X_1	X_2	X_3	X_4	X_5	X_6	X_7	X_8	X_9	X_{10}
2014	20.97	113.81	18.73	99.42	99.80	97.28	96.08	2.57	94.53	4.60
2015	21.41	116.12	18.39	99.32	99.14	97.00	95.65	2.72	95.32	5.99
2016	19.13	102.85	17.44	99.49	99.11	96.20	96.50	2.02	96.22	4.79

确定各指标的权重。本例各指标权重组成的权重向量：

$$W = (x_1, x_2, x_3, x_4, x_5, x_6, x_7, x_8, x_9, x_{10})$$
$$= (0.07, 0.02, 0.02, 0.34, 0.11, 0.11, 0.16, 0.07, 0.07, 0.03)$$

1. **建立数据矩阵**　建立参与评价的 n 个单元（样本）及每单元（样本）的 m 个评价指标的数据矩阵

$$X = \begin{pmatrix} a_{11} & a_{12} & \cdots & a_{1m} \\ a_{21} & a_{22} & \cdots & a_{2m} \\ \vdots & \vdots & & \vdots \\ a_{n1} & a_{n2} & \cdots & a_{nm} \end{pmatrix} \tag{21-1}$$

本例

$$X = \begin{pmatrix} 20.97 & 113.81 & 18.73 & 99.42 & 99.80 & 97.28 & 96.08 & 2.57 & 94.53 & 4.60 \\ 21.41 & 116.12 & 18.39 & 99.32 & 99.14 & 97.00 & 95.65 & 2.72 & 95.32 & 5.99 \\ 19.13 & 102.85 & 17.44 & 99.49 & 99.11 & 96.20 & 96.50 & 2.02 & 96.22 & 4.79 \end{pmatrix}$$

2. **指标趋势标化**　在综合评价工作中，评价指标经常既有极大型指标，也有极小型指标等其他类型指标，为使指标具有同趋势性，评价前应把极小型指标等转化为极大型指标。转化后的数据矩阵记为

$$X' = \begin{pmatrix} a'_{11} & a'_{12} & \cdots & a'_{1m} \\ a'_{21} & a'_{22} & \cdots & a'_{2m} \\ \vdots & \vdots & & \vdots \\ a'_{n1} & a'_{n2} & \cdots & a'_{nm} \end{pmatrix} \tag{21-2}$$

将原始数据指标值进行趋势性变换，把反向指标化为正向指标，对绝对数反向指标使用倒数法（$1/X$），对相对数指标使用差值法（$1-X$），这里对 X_3 用倒数法，对 X_8、X_{10} 用差值法，得数据矩阵。

$$X = \begin{pmatrix} 20.97 & 113.81 & 5.34 & 99.42 & 99.80 & 97.28 & 96.08 & 97.43 & 94.53 & 95.40 \\ 21.41 & 116.12 & 5.44 & 99.32 & 99.14 & 97.00 & 95.65 & 97.28 & 95.32 & 94.01 \\ 19.13 & 102.85 & 5.73 & 99.49 & 99.11 & 96.20 & 96.50 & 97.98 & 96.22 & 95.21 \end{pmatrix}$$

3. **数据归一化**　运用公式

$$Z_{ij} = W_j \cdot \left(X'_{ij} \Big/ \sqrt{\sum_{i=1}^{n} (X'_{ij})^2} \right) \tag{21-3}$$

式中　W_j：第 j 个指标的权重；$i=1, 2, \cdots, n$；$j=1, 2, \cdots, m$。

将数据进行归一化处理，处理后的矩阵为

$$Z = \begin{pmatrix} Z_{11} & Z_{12} & \cdots & Z_{1m} \\ Z_{21} & Z_{22} & \cdots & Z_{2m} \\ \vdots & \vdots & & \vdots \\ Z_{n1} & Z_{n2} & \cdots & Z_{nm} \end{pmatrix} \tag{21-4}$$

本例

$$Z = \begin{pmatrix} 0.0413 & 0.0118 & 0.0112 & 0.1962 & 0.0638 & 0.0638 & 0.0923 & 0.0404 & 0.0400 & 0.0174 \\ 0.0421 & 0.0121 & 0.0114 & 0.1962 & 0.0634 & 0.0636 & 0.0920 & 0.0403 & 0.0404 & 0.0172 \\ 0.0377 & 0.0107 & 0.0120 & 0.1965 & 0.0634 & 0.0631 & 0.0928 & 0.0406 & 0.0408 & 0.0174 \end{pmatrix}$$

4. 确定正理想解和负理想解

$$Z^+ = (Z_1^+, Z_2^+, \cdots, Z_m^+), Z^- = (Z_1^-, Z_2^-, \cdots, Z_m^-) \tag{21-5}$$

其中，$Z_j^+ = \max (Z_{1j}, Z_{2j}, \cdots, Z_{mj})$；$Z_j^- = \min (Z_{1j}, Z_{2j}, \cdots, Z_{mj})$ 且 $j=1, 2, \cdots, m$
本例

$Z^+ = (0.0421, 0.0121, 0.0120, 0.1965. 0.0638, 0.0638, 0.0928, 0.0406, 0.0408. 0.0174)$
$Z^- = (0.0377, 0.0107, 0.0112, 0.1962. 0.0634, 0.0631, 0.0920, 0.0403, 0.0400. 0.0172)$

5. 计算每个评价对象（各年度）与正理想解和负理想解的距离 D_i^+ 和 D_i^-

$$D_i^+ = \sqrt{\sum_{i=1}^{n} (Z_{ij} - Z_i^+)^2}; \qquad D_i^- = \sqrt{\sum_{i=1}^{n} (Z_{ij} - Z_i^-)^2} \tag{21-6}$$

式中，$i=1, 2, \cdots, n$，本例计算结果见表 21-2。

表 21-2　各年度与理想解（负）的相对接近度及排序

年度	D_i^+（×10⁻³）	D_i^-（×10⁻³）	C_i	排序
2014	1.555	3.919	0.716	2
2015	1.308	4.726	0.783	1
2016	4.755	1.464	0.235	3

6. 计算每个评价对象（各年度）与理想解的相对接近度

$$C_i = D_i^- / (D_i^+ + D_i^-) \tag{21-7}$$

C_i 在 0 和 1 之间取值，越接近 1，表明评价对象越接近正理想解，根据相对接近度 C_i 大小对评价方案进行排序。表 21-2 结果表明，2015 年医疗质量最好，其次为 2014 年，最差为 2016 年。得到的结果与实际情况比较，看是否相符。

二、层次分析法

层次分析法（analytic hierarchy process，AHP），由美国著名运筹学家、匹兹堡大学教授 T. L. Saaty 在 20 世纪 70 年代初提出，用于决策和规划的一种方法，是基于决策中有大量无法精确地定量表达出来的因素，而这些因素又起着决定作用，因而通常采用分级定量法赋值的定量方式处理的多目标、多准则的决策方法。层次分析法多用于卫生事业管理中，如医院工作质量评价、人事绩效评价等，也用于病例监测系统工作质量、计划免疫、卫生检测质量、传染病报告质量等方面的评估。该法通过原始数据直接加权计算出综合评分指数，充分利用了原始信息，且综合考虑评价指标体系中各层因素的重要程度而使各指标权重趋于合理，但在权重的确定上，由于有评价人的参与，因此评价结果会受评价人主观因素的影响，指标过多时，有时会造成权重难以确定。

（一）AHP 法的基本思想

其基本思想是通过把复杂问题的各个因素按相互关系划分为有序的递阶层次，并根据客观现实的判断，就每一层次各元素两两间相互重要性给予相应的定量表示，然后综合判断，确定决策诸因素的相对重要性和对上层的影响。AHP 法体现了决策思维分解、评判、综合的一般过程，是定性和定量分析方法的结合，特别适用于选择方案措施时难以精确定量的场合。

（二）AHP 法的基本步骤

AHP 法的基本步骤包括：①明确问题；②建立层次结构模型；③构造判断矩阵；④确定权重系数；⑤一致性检验。

1. 明确问题　确定问题的范围、所含的因素、因素之间的关系与分组，需要得到的解答等，将每一组因素作为一个层次，建立多层次结构分级系统模型。

2. 建立层次结构模型　将因素分层，确定（总）目标–子目标准则–方案之间的上下衔接关系，建立递阶层次结构模型（图 21-1），其中，准则层根据问题的复杂程度及分析的详尽程度可有多个层，图 21-1 中列出了一个层。

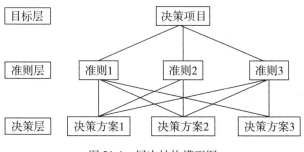

图 21-1　层次结构模型图

递阶层次结构是一种自上而下的支配关系所形成的层次结构，层次结构中的支配关系不一定是完全的，即上层某因素可支配下一层次的所有因素也可只支配其中部分因素。递阶层次结构模型的最高层是目标层，目标层中只有一个元素，一般是分析问题的预定目标或理想结果；中间层为准则层，这一层次包括了采用某种措施和政策来实现预定目标所涉及的中间环节，它可由若干个层次组成，包括所需要考虑的准则，子准则；最底层为措施层或方案层，表示为实现预定目标可供选择的各种措施、决策、方案或评价指标等。

3. 构造判断矩阵　判断矩阵是 AHP 的信息基础，构造判断矩阵是运用 AHP 的关键性一步；判断矩阵中元素值大小可根据资料统计分析得到，也可以使用 Delphi 法等方法综合确定。

例如研究的目标有 n 个，它们的权重系数分别用 W_1，W_2，$\cdots$，W_n 表示。采用各目标间两两比较的方法确定相对权重系数，即 $a_{ij} = W_i/W_j$，a_{ij} 表示第 i 个目标相对于第 j 个目标的相对重要性，经 $C_n^2 = \dfrac{1}{2} n (n-1)$ 次两两比较后，可以得到 a_{ij} 构成的矩阵

$$A = \begin{pmatrix} a_{11} & a_{12} & \cdots & a_{1n} \\ a_{21} & a_{22} & \cdots & a_{2n} \\ \cdots & \cdots & \cdots & \cdots \\ a_{n1} & a_{n2} & \cdots & a_{nn} \end{pmatrix} \quad\quad (21-8)$$

该矩阵称为判断矩阵，式中元素 a_{ij} 的值表示目标 i 相对于目标 j 的重要性，称为比例标度。心理学家提出 1~9 标度法，即 a_{ij} 取 1，2，$\cdots$，9 及其倒数的数值，一般取 1，3，5，7，9 及其倒数，折中时取 2，4，6，8 及其倒数，例如在评价医院消毒质量时，可从医疗用品灭菌质量，消毒药械质量和环境消毒质量 3 个方面来评价，在权重定义时，认为医疗用品灭菌质量的重要性要稍高于消毒药械质量，因此该两者的比例标度 a 取 3，而医疗用品灭菌质量的重要性相当于环境消毒质量的重要性来说非常重要，则该两者的比例标度 a 取 7，假如认为医疗用品灭菌质量的重要性明显高于环境消毒质量，但还没达到 7 的程度，又超过 5 的程度，这时的 a 可取 6。各数值的具体含义见表 21-3。判断矩阵具有如下特性：$a_{ij} > 0$，$a_{ij} = 1/a_{ji}$，$a_{ii} = 1$ $(i, j = 1, 2, \cdots, n)$。

4. 确定各层各因素权重系数及多层合并权重系数　由图 21-1 可见，层次分析法把层次体系分为三个大层次：目标层、准则层、方案层。实际上除方案层外，目标层和准则层构成一个逐步细分的目标树体系。为了最终求得方案层各因素关于总目标层的权重，层次分析法采用先求各层各因素权重系数，再将层间权重系数合并的方法。以图 21-1 为例，先求第二层中三个因素的判断矩阵，并确定它们（相对于总目标）的权重系数；然后，求第三层分别相对于"准则 1"、"准则 2"和"准则 3"的权重系数；最后，将上述权重系数合并起来，得到第三层因素相对于决策项目（总目标）的权重系数。对于层次更多的问题，可类推进行层间权重系数的合并。

表 21-3 相对重要性的比例标度

相对重要性标度	定 义	说 明
1	等同重要	两者对目标贡献等同
3	稍微重要	据经验一个比另一个稍有利
5	明显重要	一个比另一个评价更为有利
7	非常重要	一个比另一个评价更为有利，且其优势已在实践中证明
9	绝对重要	明显重要的程度可断言为最高
2、4、6、8	上述两相邻判断的中间值	需要折中时采用
上述非零值的倒数（1/3，1/5，1/7 等）	若 i 与 j 比较时规定具有以上非零数之一，则 j 与 i 比较具有相应非零数字的倒数	表示不同程度的不重要（如 1/3 不重要，1/5 较不重要，1/7 明显不重要等）

一般地，两层间权重系数的合并方法按式（21-9）进行。假设层次结构中自上而下的各层（最上面的总目标层除外）记为 A 层、B 层…N 层，N 层是方案层。A 层诸因素经总排序得到加权量为 a_1，a_2，$\cdots$，a_m，B 层次各因素为 B_1，B_2，$\cdots$，B_m，其分别与 A_j 对应的本层次单排序结果是 $(W_1^j, W_2^j, \cdots, W_n^j)^T$。这时因素 B_k 相对于总目标的权重为

$$W_k = \sum_{j=1}^{m} a_j W_i^j \qquad (i = 1, 2, \cdots, m) \qquad (21-9)$$

层次 B 总排序表见表 21-4。

表 21-4 层次 B 的总排序

层次 A 的因素 各因素 A 的权重		A_1 a_1	A_2 a_2	$\cdots$ $\cdots$	A_m a_m	层次 B 的总排序 （即 B_i 的评价值）
本层次各因素	B_1	W_1^1	W_1^2	$\cdots$	W_1^m	$\sum\limits_{j=1}^{m} a_j W_1^i$
	B_2	W_2^1	W_2^2	$\cdots$	W_2^m	$\sum\limits_{j=1}^{m} a_j W_2^i$
	$\cdots$	$\cdots$	$\cdots$	$\cdots$	$\cdots$	$\cdots$
	B_n	W_n^1	W_n^2	$\cdots$	W_n^m	$\sum\limits_{j=1}^{m} a_j W_n^i$

其中，j：上一层次因素的序数；i：本层次因素的序数；W_i^j（$i=1$，2，$\cdots$，n）：B_i 的各因素单排序的相对权重。

5. 一致性检验 每一层因素重要性（权重）排序，甚至两层因素间重要性排序，都要进行思维一致性检验。检验指标为

$$CR = \frac{CI}{RI} \qquad (21-10)$$

式中，$CI = \frac{\lambda_{max} - n}{n-1}$，$\lambda_{max} = \sum_{i=1}^{m} \lambda_i / m$，$\lambda_i = \sum_{i=1}^{m} a_{ij} W_j / W_i$（其中，$\lambda_{max}$：判断矩阵的最大特征根；$\lambda_i$：该层因素成对比较判断矩阵的特征根；$n$：本层次的因素数；$m$：受检层次的因素数）；$RI$ 为平均随机一致性指标。

由于判断矩阵产生偏差的原因与 n 有关，经大量实验之后，心理学家给出一种修正系数称为平均随机一致性指标，记为 RI。对于 1~9 阶判断距阵，RI 值见表 21-5。

表 21-5　1~9 阶 RI 值表

n	1	2	3	4	5	6	7	8	9
RI	0.00	0.00	0.58	0.96	1.12	1.24	1.32	1.41	1.45

一般规定：对一阶、二阶判断矩阵，不必计算一致性指标。当 $0 \leq CR \leq 0.1$ 时，判断矩阵基本符合一致性条件。当 $CR > 0.1$ 时，说明判断矩阵偏差过大，应对判断矩阵重新赋值、修正，再进行排序。

例 21-2　对 6 所医院工作质量进行综合评价。

1. 建立层次结构图，如图 21-2。

2. 计算权重 在医院工作质量中，医疗工作质量最为重要，应赋予较大的权数，护理工作次之，膳食供应再次之。

（1）建立判断矩阵：以层次结果模型中第一个层次为例，3 个评价对象的判断矩阵见表 21-6。

表 21-6　第一层子目标判断矩阵

	医疗工作	护理工作	膳食供应
医疗工作	1	3	5
护理工作	1/3	1	3
膳食供应	1/5	1/3	1

（2）按式 $W'_i = \sqrt[m]{a_{i1} a_{i2} \cdots a_{im}}$，计算初始权重系数。

$$W'_1 = \sqrt[3]{1 \times 3 \times 5} = 2.4662, \text{同理:} W'_2 = 1.0000, W'_3 = 0.4054$$

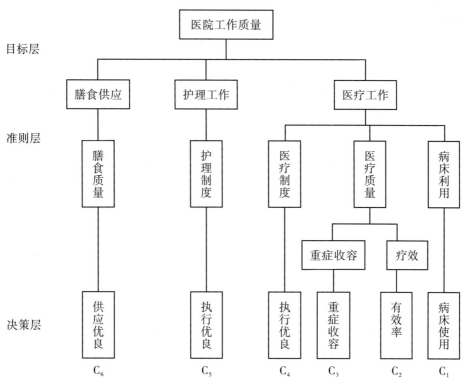

图 21-2 医院工作质量层次结构图

（3）按式 $W_i = W'_i / \sum_{i=1}^{m} W'_i$，计算归一化权重系数 W_i。

$$W_1 = \frac{2.4662}{2.4662+1.0000+0.4054} = 0.6370, \text{同理：} W_2 = 0.2583, W_3 = 0.1047$$

同理可得其他分层中各项目标的权重，表 21-7。列出医疗工作目标层次下第二层、第三层目标权重系数。

表 21-7 医疗工作第二层、第三层目标权重系数

层　次	评价目标及权重		
第二层	医疗制度 0.1634	医疗质量　0.5396	病床使用　0.2970
第三层	疗　效　0.6670	重症收容　0.3330	

（4）按式 $C_i = \prod W_{ij}$，计算各评价指标的组合权重系数，得

病床使用率的组合权重系数 $C_1 = 0.6370 \times 0.2970 \times 1.0 = 0.1892$，同理得 $C_2 = 0.2292$，$C_3 = 0.1145$，$C_4 = 0.1041$，$C_5 = 0.2583$，$C_6 = 0.1047$。

计算综合评价指数，对医院工作质量进行综合评价。

表 21-8　某市 6 所医院工作质量的综合评价表

评价指标	组合权重	医　　院					
		A	B	C	D	E	F
病床使用率	0.1892	95.0	92.0	94.8	95.6	89.1	77.4
治疗有效率	0.2292	88.1	91.2	90.0	94.0	93.6	92.2
重症收容率	0.1145	15.4	8.3	7.9	3.1	9.5	3.7
医疗制度执行优良率	0.1041	74.7	53.4	61.9	50.0	61.9	67.1
护理制度执行优良率	0.2583	54.7	20.7	26.1	20.0	27.4	35.5
膳食供应优良率	0.1047	41.3	41.4	22.8	20.0	34.0	30.3
综合评价指数		66.2	54.5	55.0	52.5	56.5	55.5
工作质量顺位		1	5	4	6	2	3

A 医院综合评价指数为：

$0.1892 \times 95 + 0.2292 \times 88.1 + 0.1145 \times 15.4 + 0.1041 \times 74.7 + 0.2583 \times 54.7 + 0.1047 \times 41.3$
≈ 66.2

同理可得其他 5 所医院工作质量综合评价指数，根据其大小排序得工作质量顺位，由工作质量顺位可见，A 医院工作质量最佳，D 医院工作质量最差。

3. 一致性检验

$$\lambda_1 = (1 \times 0.6370 + 3 \times 0.2583 + 5 \times 0.1047)/0.6370 = 3.0383, \lambda_2 = 3.0298,$$
$$\lambda_3 = 3.0309, \lambda_{max} = (3.0383 + 3.0298 + 3.0309)/3 = 3.033$$
$$CI = (3.033 - 3)/(3 - 1) = 0.0165 < 0.10$$
$$CR = CI/RI = 0.0165/0.58 = 0.0284 < 0.10$$

可认为第一层子目标各项权重判断无逻辑错误。同理，可检验各层因素权重系数是否合乎逻辑。

三、模糊综合评价法

模糊数学由美国自动控制专家 L. A. Zadeh 于 1965 年提出，目前已广泛应用于卫生医疗工作中。模糊综合评价法（fuzzy comprehensive evaluation，FCE）是根据模糊数学的理论，应用模糊关系合成的原理，对被难以量化指标影响的评价对象隶属等级状况进行综合评价的多因素决策方法，其特点是评价结果不是绝对地肯定或否定，而是以一个模糊集合来表示，既将评价对象的变化区间作出划分，又将评价对象属于各个等级的程度做出分析，使得描述更加深入和客观。该法对多因素多层次的复杂问题评判效果比较好，评价结果是一个模糊集合，而不是一个点值，因此，包含了更丰富的信息。不仅可对评价对象按综合分值进行评价和排序，而且还可根据模糊评价集上的值按最大隶属度原则评定对象的等级，但其计算复杂，指标权重由专家根据自己的经验和对实际的判断主观确定，客观性不是很强。另外，当指标集个数较大时，评价结果会出现分辨率很差的超模糊现象，无法区分评价对象的隶属度哪个更高，甚至可能无法评判。

（一）FCE 法的基本步骤

1. 对每一个评价系统给出一个指标集合 U 以及评价集合 V 指标集合 $U=(u_1, u_2, \cdots, u_n)$；评价集合 $V=(\nu_1, \nu_2, \cdots, \nu_m)$

例如为了评价患者对医疗服务质量满意度，可选择患者对医院导医台、医生的服务态度及技术水平、药房工作质量、收费处员工、医生助理、住院部工作人员、农合医保办公室工作人员、输液大厅工作人员、治疗室工作人员、就诊环境等 10 个方面的满意情况进行综合评价，"满意度"分为满意、一般、不满意，则其指标集合 $U=(u_1, u_2, \cdots, u_{10})$，评价集合 $V=(\nu_1, \nu_2, \nu_3)$。

2. 建立 U、V 的模糊评价矩阵 R 指标集合与评价集合之间的关系可通过建立隶属函数，用模糊矩阵 $R=(r_{ij})_{n\times m}$ 表示，其中 $i=1, 2, \cdots, n$，$j=1, 2, \cdots, m$，r_{ij} 表示根据第 i 个指标对评价对象作出第 j 种评价的可能程度（隶属度），且 $\sum\limits_{j=1}^{m} r_{ij} = 1$。

R 的具体表达式
$$R=\begin{pmatrix} r_1 \\ r_2 \\ \vdots \\ r_m \end{pmatrix}=\begin{pmatrix} r_{11} & r_{12} & \cdots & r_{1n} \\ r_{21} & r_{22} & \cdots & r_{2n} \\ \cdots & \cdots & \cdots & \cdots \\ r_{m1} & r_{m2} & \cdots & r_{mn} \end{pmatrix} \tag{21-11}$$

3. 设置指标的权重分配 A

$$A=(a_1,a_2,\cdots,a_n)，且 \quad \sum_{i=1}^{n} a_i = 1 \tag{21-12}$$

4. 选择适当的模糊综合评价模型 将 A 与 R 合成，得到模糊综合评价向量 B。常用的模糊综合评价模型有 5 种，不同的模糊综合评价合成方法得到的评价效果也不同。根据模糊矩阵乘法原理

$$B=A \cdot R=(b_1,b_2,\cdots,b_m) \tag{21-13}$$

5. 对 B 进行归一化处理 设归一化处理的结果为模糊集合 C，则

$$C = (b_1/\sum b_j, b_2/\sum b_j, \cdots, b_m/\sum b_j) = (c_1,c_2,\cdots,c_m) \tag{21-14}$$

6. 根据最大隶属度判断 取 c_j 最大数值所对应的评价等级为最后判定结果，即评价对象总体上来讲隶属于 $\max_{1 \leq j \leq m} c_j$ 等级。

例 21-3 对某地卫生系统反应性进行模糊综合评价。

1. 建立指标集合 U 及评价集合 V

$$U = 及时性, 交流, 尊严, 自主性, 选择性, 保密性, 就医环境$$
$$V = 很好, 好, 一般, 差, 很差$$

2. 建立模糊评价矩阵 R 根据调查时在过去 12 个月内到医疗机构接受过医疗服务的 1398 人对下列 7 个因素评价的结果，计算 7 个因素的频数并建立模糊矩阵 R，$R = (r_{ij})_{7 \times 5}$，见表 21-9。

表 21-9 各因素频数分配结果（%）

评价指标	很好	好	一般	差	很差
及时性	19.3	48.8	29.8	1.7	0.4
交流	15.7	43.2	35.1	5.2	0.9
尊严	15.7	43.2	35.1	5.2	0.9
自主性	13.2	33.3	40.2	11.2	2.1
选择性	25.4	32.3	29.6	10.0	2.7
保密性	14.3	36.0	39.4	6.6	3.7
就医环境	5.4	27.2	56.9	8.6	1.9

3. 设置权重向量 A 权重向量 $A = (0.3, 0.18, 0.18, 0.12, 0.12, 0.06, 0.04)$

4. 计算评价结果 B

$$B = A \cdot R = (0.30, 0.18, 0.18, 0.12, 0.12, 0.06, 0.04) \begin{pmatrix} 0.193 & 0.488 & 0.298 & 0.017 & 0.004 \\ 0.157 & 0.432 & 0.351 & 0.052 & 0.009 \\ 0.157 & 0.432 & 0.351 & 0.052 & 0.009 \\ 0.132 & 0.333 & 0.402 & 0.112 & 0.021 \\ 0.254 & 0.323 & 0.296 & 0.100 & 0.027 \\ 0.143 & 0.360 & 0.394 & 0.066 & 0.037 \\ 0.054 & 0.272 & 0.569 & 0.086 & 0.019 \end{pmatrix}$$

$$= (0.19, 0.30, 0.30, 0.11, 0.04)$$

5. 对 B 做归一化处理

$$C = (b_1 / \sum b_j, b_2 / \sum b_j, \cdots, b_m / \sum b_j)$$
$$= (0.19/0.94, 0.30/0.94, 0.30/0.94, 0.11/0.94, 0.04/0.94)$$
$$= (0.20, 0.32, 0.32, 0.12, 0.04)$$

6. 根据 C_i 最大数值判断等级　本例最大的数值有两个，均为 0.32，对应"好"和"一般"两个等级，说明结果在"好"和"一般"之间，表明该地卫生系统今后仍应大力提高医疗卫生服务质量，改变服务态度。

因此，模糊数学用于综合评价，主要是应用模糊关系合成原理，将一些边界不清，不易定量的因素定量化进行综合评价，但权重的选择客观性不强，权重的分配不同，得到的评价结果也不同。另外，模糊综合评价模型的选择不同，其评价结果也可能不同，所以综合评价的结果只能大体反映评价对象的特点，其评价结果的准确与否并不是绝对的。在对综合评价结果的解释上一定要结合实际情况做到有理有据。

第三节　meta 分析

meta 分析是系统评价（systematic reviews，SR）的一种类型，是定量系统评价，即 SR 用定量合成的方法对资料进行了统计学处理时称为 meta 分析。而 SR 的概念更外延，它是一种临床研究方法，是循证医学中经常使用的一种重要依据，是全面收集符合纳入标准的所有相关临床研究并逐个进行严格评价和分析，必要时进行定量合成的统计学处理，得出综合结论的研究过程。

meta 分析最先由 Beecher 于 1955 年提出，1976 年英国心理学家 G. V. Glass 首先将医学文献中对多个同类研究统计量的合并方法称为 meta 分析，是用来合并汇总多个同类独立研究结果的分析方法。该法与传统的描述性综述（不考虑文献的质量和样本量大小，只考虑某类结论的多少）相比，能更客观地得到研究结果的结论。但评价结论是否有意义，还取决于纳入的相关研究是否满足特定的条件。

meta 分析的主要目的是增加统计学检验效能、定量估计研究效应的平均水平、评价研究结果的不一致性，通过分析得到新的结论和探索新的假说和研究思路。

（一）meta 分析的基本步骤

meta 分析实质上是一种观察性研究，包括提出问题、收集和分析数据、报告结果等基本过程。

1. 明确研究的目的　研究目的应简单明确，除了研究本身的意义外，更应指明在解决争论问题、提示今后研究方向和指导实践方面的意义。如在儿科临床实践中，一般认为对可能发生早产的孕妇在妊娠后期给予单疗程激素治疗可预防新生儿呼吸窘迫综合征，但对于是否有必要使用激素预防新生儿呼吸窘迫综合征仍存在争论，而且文献报道的研究结果也不一致，部分结果显示使用激素可预防新生儿呼吸窘迫综合征、降低新生儿死亡率；部分结果则显示死亡率的降低无统计学意义（表 21-10）。那么，文献综合研究要回答的问题有：①激素是否能预防新生儿呼吸窘迫综合征、降低死亡率？效应有多大？②何时适合采用激素预防新生儿呼吸窘迫综合征？

需要明确的四个要素：①研究对象的类型，如所患疾病类型及其诊断标准；②研究的干预措施和作为对照的措施；③研究结局指标；④研究的设计方案。

例 21-4   对激素预防新生儿呼吸窘迫综合征的效果进行 meta 分析，其纳入分析的 14 篇临床试验结果见表 21-10。

表 21-10   激素预防新生儿呼吸窘迫综合征 14 个临床试验结果

研究编号	a_i	b_i	c_i	d_i	OR	χ^2	P 值
1	36	496	60	478	0.5782	6.299	0.012
2	1	68	5	56	0.1647	3.348	0.067
3	14	117	20	117	0.7000	0.925	0.336
4	3	64	7	52	0.3482	2.343	0.126
5	8	48	10	61	1.0167	0.001	0.974
6	3	61	12	46	0.1885	7.225	0.007
7	1	70	7	68	0.1388	4.423	0.035
8	4	77	11	52	0.2456	5.955	0.015
9	32	339	34	338	0.9384	0.061	0.805
10	5	44	4	27	0.7670	0.139	0.710
11	7	114	13	111	0.5243	1.804	0.179
12	0	23	1	21	0.0913	1.069	0.301
13	9	31	11	31	0.8182	0.151	0.697
14	6	89	9	85	0.6367	0.687	0.407
合计	129	1641	204	1543	0.5950	19.759	0.000

2. 系统全面地查找相关文献   系统明确地识别与研究问题有关资料的过程是 meta 分析的重要特征，有助于减少分析偏倚，包括定义研究中涉及的一些变量（如观察指标、观察对象、观察终点）、效应尺度、指明查找的文献覆盖的时间、确定完善的检索策略。检索策略包括关键词及其顺序、检索方法（如电子文献库、手工检索）、文献类型（如论著、个人通信和未发表的资料）等。在上述表 21-10 所述研究中，使用的指标是死亡率或死亡优势比、使用的效应尺度是优势比 OR 或相对危险度 RR、检索工具是电子文献，检索范围包括其收集的已发表的文章。

3. 制订分析文献纳入标准和排除标准   标准应尽可能详细，才能保证有一定质量的研究入选，使结果具有一致性。制订标准的目的是尽可能减少选择偏倚。选择标准要考虑到研究对象（如疾病类型、年龄、性别、病情严重程度等）、研究设计类型（如随机对照实验、随机对照盲法、回顾性研究、前瞻性研究等）、暴露或干预措施（如暴露因素、干预措施的剂量和强度、病例的依从性等）、研究结局（如一致性、可比性等）、研究开展的时间或文献发表的年份和语种、样本大小及随访年限等。

4. 资料的提炼　在研究设计时必须确定统计分析的方法，包括效应尺度的选择、效应的综合、置信区间的估计、齐性检验以及模型的选择。提炼内容应该全面准确，比如发表时间、样本量、研究质量评价、持续时间、剂量大小、研究设计以及各个单独研究的有关结局、特征等资料。尤其应包括合并结果所要用到的数据资料，如各研究实验组和对照组样本量、均值、方差、合并方差、效应尺度等。提炼过程也包括计算一些新的指标，如效应尺度加权合并结果，并将这些资料列表说明。

5. 统计学分析　把独立研究的结果用统计学方法合并是 meta 分析的又一重要特征。例 21-4 中用 meta 分析要回答前述的问题①时，即激素是否能预防新生儿呼吸窘迫综合征，降低死亡率？效应有多大？首先要定义效应尺度（effect magnitude），效应尺度是指反映各个研究的处理和效应之间关联程度的无量纲统计量。效应尺度为 0 表示处理无效，大于 0 表示有正效应，小于 0 表示有负效应。常用的效应尺度有对照组与实验组的标准化差值（两均数之差除以对照组标准差）、优势比和相关系数等。由于效应尺度消除了不同研究结果计量单位的影响，各研究的效应尺度可以进行对比或合并。

运用 meta 分析时，对于离散型变量资料、连续性变量资料有不同的分析方法。meta 分析常用的方法有固定效应模型（fixed-effects model）和随机效应模型（random-effects model），固定效应模型用于纳入的研究同质性好，当同质性不好时，可选随机效应模型或不做 meta 分析，即 meta 分析根据纳入研究定量数据的异质性大小来确定是采用固定效应模型还是随机效应模型进行合并分析。在例 21-4 中，meta 分析要回答问题②，即何时适合采用激素预防新生儿呼吸窘迫综合征？需要对不同研究的结果作齐性检验。如果齐同，则不需要考虑各研究人群方面的差异，选用固定效应模型。如果不齐，说明各研究间存在异质性，需要进一步分析各研究的设计、研究对象和处理措施，找出影响研究结果的因素，根据具体的情况对这些因素作校正，例如，按研究人群特征进行分层的 meta 分析，或采用随机效应模型对不同研究使用不同的权数做加权合并。

（二）meta 分析方法

1. 描述性 meta 分析　描述所研究的人群及 meta 分析结果可适用的人群。人群可通过临床诊断、人口统计上的分类（如年龄、职业）或根据不同的处理因素来定义，解释结果时应注意这一点。在例 21-4 中研究的人群是患有呼吸窘迫综合征的新生儿。

根据描述性分析的特征，通过运用频数表和适宜的图形对各研究的结果进行展示，以了解整个研究的概况，并发现各研究结果之间的异质性。如例 21-4 的各研究结果可以绘制成图 21-3 和图 21-4。

图 21-3 是 14 个临床试验 OR 值的加权频数分布，w_i 的计算见表 21-12。图 21-3 的 OR 值分布大部分小于 1，并且在 0.6 处有个峰。频数分布没有显示研究间存在异质性。图 21-4 显示大多数研究样本较小，置信区间较宽，因此得到阴性结果，但多数研究的 OR 值小于 1，提示激素有预防作用。

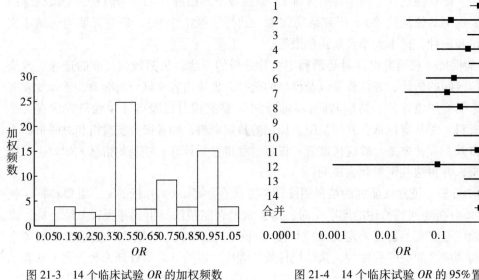

图 21-3　14 个临床试验 OR 的加权频数　　　　图 21-4　14 个临床试验 OR 的 95% 置信区间

2. 均数之差资料的 meta 分析

例 21-5　在对氟与儿童骨发育关系的文献综合研究中，收集了 11 份研究的结果（表 21-11）。该资料的结果变量是掌骨皮质厚度，属连续型变量。选择标准化差值作为效应尺度。以每项研究的例数作为权重系数，合并 11 项研究的效应尺度。

表 21-11　11 项研究女童第二掌骨皮质厚度（mm）

研究编号	高氟区			适氟区			合并标准差	效应 d_i	效应尺度加权合并计算结果		
	n_{2i}	$\bar{X}_{2i}$	S_{2i}	n_{1i}	$\bar{X}_{1i}$	S_{1i}			w_i	$w_i d_i$	$w_i d_i^2$
	(1)	(2)	(3)	(4)	(5)	(6)	(7)	(8)	(9)	(10)	(11)
1	26	2.26	0.32	42	2.33	0.33	0.326	-0.215	68	-14.62	3.143
2	55	2.39	0.31	40	2.49	0.32	0.314	-0.318	95	-30.21	9.607
3	46	2.50	0.30	50	2.67	0.35	0.327	-0.520	96	-49.92	25.958
4	45	2.64	0.26	50	2.90	0.45	0.372	-0.699	95	-66.41	46.417
5	45	2.81	0.35	45	2.93	0.36	0.355	-0.338	90	-30.42	10.282
6	52	2.95	0.46	55	3.27	0.37	0.416	-0.769	107	-82.28	63.276
7	46	3.15	0.39	42	3.48	0.48	0.435	-0.759	88	-66.79	50.695
8	45	3.47		51	3.73	0.54	0.504	-0.516	96	-49.54	25.561
9	45	3.63	0.38	45	3.81	0.40	0.390	-0.462	90	-41.58	19.210
10	42	3.81	0.41	45	4.16	0.42	0.415	-0.843	87	-73.34	61.826
11	44	3.99	0.56	25	4.18	0.41	0.511	-0.372	69	-25.67	9.584
合计									981	-530.78	325.559

（1）加权合并：设 k（$\geqslant 2$）项研究报告中，第 i 项研究对照组和实验组的均数分别为 $\overline{X}_{1i}$ 和 $\overline{X}_{2i}$，方差分别为 S_{1i}^2 和 S_{2i}^2，两组的合并方差为 S_i^2，效应尺度为

$$d_i = \frac{\overline{X}_{2i} - \overline{X}_{1i}}{S_i} \quad i = 1, 2, \cdots, k \tag{21-15}$$

假定第 i 个研究的总体效应为 δ_i，其他随机效应为 e_i，d_i 可写成随机效应模型

$$d_i = \delta_i + e_i \qquad i = 1, 2, \cdots, k \tag{21-16}$$

d_i 的加权均数和加权方差的估计值分别为

$$\overline{d} = \frac{\sum w_i d_i}{\sum w_i} \tag{21-17}$$

$$S_d^2 = \frac{\sum w_i (d_i - \overline{d})^2}{\sum w_i} = \frac{\sum w_i d_i^2 - \overline{d}^2 \sum w_i}{\sum w_i} \tag{21-18}$$

式中，权重系数 $w_i = n_i$ 为各个研究的样本量。

在模型 $d_i = \delta_i + e_i$ 中 δ_i 和 e_i 的均数和方差分别为 $\overline{\delta} = \overline{d}$，$\overline{e} = 0$

$$S_e^2 = \frac{4k}{\sum w_i} \left(1 + \frac{\overline{d}^2}{8} \right) \tag{21-19}$$

（2）齐性检验：根据齐性检验结果确定选用固定效应模型或随机效应模型。

H_0：$\delta_1 = \delta_2 = \cdots = \delta_k$，即各研究的效应尺度相等

H_1：各研究的效应尺度不等或不全相等

$\alpha = 0.05$

检验统计量

$$\chi^2 = k S_d^2 / S_e^2 \tag{21-20}$$

$\nu = k-1$，若 $P \leqslant \alpha$，拒绝 H_0，选用随机效应模型；反之，则选用固定效应模型。

（3）效应尺度的 95% 置信区间 CI

1）固定效应模型：

$$\overline{d} \pm 1.96 S_{\overline{d}} \tag{21-21}$$

$$S_{\overline{d}} = S_e / \sqrt{k} \tag{21-22}$$

表 21-11 第（8）栏为按式（21-15）计算的各项研究的效应尺度，由第（9）~（11）栏的合计结果代入式（21-17）和（21-18），得 $\bar{d} = -0.5408$，$S_d^2 = 0.0390$。本例 $k = 11$，根据式（21-19）得

$$S_e^2 = \frac{4 \times 11}{981} \times \left(1 + \frac{(-0.5408)^2}{8} \right) = 0.0465$$

齐性检验 $\chi^2 = 11 \times 0.0390/0.0465 = 9.23$，$\nu = 11 - 1 = 10$，得 $P > 0.50$，按 $\alpha = 0.05$ 水准不拒绝 H_0，可认为各研究结果齐同，故选用固定效应模型。

由式（21-22），标准误 $s_{\bar{d}} = 0.0650$；代入式（21-21），平均效应尺度 95% 置信区间为：$-0.5408 \pm 1.96 \times 0.0650 = -0.67 \sim -0.41$。

meta 分析结果表明，高氟区女童 II 掌骨皮质平均厚度约比适氟区低 0.5408 倍标准差，95%CI 未包括 0，可认为差别有统计学意义。

2）随机效应模型：

$$\bar{d} \pm 1.96 S_\delta \tag{21-23}$$

式中

$$S_\delta^2 = S_d^2 - S_e^2 \tag{21-24}$$

3. 优势比资料的 meta 分析

（1）加权合并：设有 k 项研究，第 i 项研究结果为：

暴露因素

	+	−	
病例	a_i	b_i	$OR_i = \dfrac{a_i d_i}{b_i c_i}$
对照	c_i	d_i	$y_i = \ln(OR_i)$

令 μ_i 和 e_i 分别表示第 i 项研究 y_i 的总体效应和其他随机效应，则有随机效应模型

$$y_i = \mu_i + e_i \tag{21-25}$$

加权均数 $\bar{y}_w$ 和 $\bar{y}_w$ 的方差 $S_{\bar{y}}^2$ 为

$$\bar{y}_w = \sum w_i y_i \Big/ \sum w_i \tag{21-26}$$

$$S_{\bar{y}}^2 = \left(\sum w_i \right)^{-1} \tag{21-27}$$

式中，w_i：权重系数 $w_i = \left(\dfrac{1}{a_i} + \dfrac{1}{b_i} + \dfrac{1}{c_i} + \dfrac{1}{d_i} \right)^{-1}$

（2）齐性检验

H_0：$\mu_1 = \mu_2 = \cdots = \mu_k$，即各研究的效应相等

H_1：各研究的效应不等或不全相等

$\alpha = 0.05$

$$Q = \sum w_i(y_i - \bar{y}_w)^2 = \sum w_i y_i^2 - \bar{y}_w^2 \sum w_i \qquad (21-28)$$

统计量 Q 服从 $\nu = k-1$ 的 χ^2 分布，若 $P \leqslant \alpha$，选用随机效应模型；反之，则选用固定效应模型。

（3）计算 OR 的 95% 置信区间

1）固定效应模型：

$$\hat{OR} = \exp(\bar{y}_w) \qquad (21-29)$$

$$\exp(\bar{y}_w \pm 1.96 S_{\bar{y}}) \qquad (21-30)$$

2）随机效应模型：将权重系数 w_i 改为 w_i^*（w^* 为随机效应模型权重系数），

$$w_i^* = (w_i^{-1} + S_\mu^2)^{-1} \qquad (21-31)$$

式中　$S_\mu^2 = \dfrac{Q - k + 1}{\sum w_i - \sum w_i^2 / \sum w_i}$ 为 μ_i（$i = 1, 2, \cdots, k$）的估计方差。

再用式（21-26）、式（21-27）及式（21-29）、式（21-30）计算加权均数 $\bar{y}_w^*$、$\bar{y}_w^*$ 的方差 $S_{\bar{y}}^2$、OR 的估计值和 OR 的 95% 置信区间。

第 12 个研究中 a 格实际频数为 0，在此基础上加 0.1 做校正后再计算其 OR 为 0.0913；表 21-12 的合计栏列出了 $\sum w_i = 68.4886$，可以得出 $\sum w_i^2 = 780.45$。将表 21-12 中 y_i 和 w_i 代入式（21-26）、式（21-27）、式（21-28）得 $\bar{y}_w = -0.4833$，$S_{\bar{y}}^2 = 0.0146$，$S_{\bar{y}} = 0.1208$，$Q = 13.9504$，$\nu = 14-1 = 13$，$P > 0.30$，选取固定效应模型。

14 项研究合并估计的 OR 估计值和 OR 的 95% 置信区间

$$\hat{OR} = \exp(-0.4833) = 0.6167$$
$$OR \text{ 的 } 95\%CI = \exp(-0.4833 \pm 1.96 \times 0.1208) = 0.4867 \sim 0.7815$$

14 项研究表明，激素可使新生儿呼吸窘迫综合征平均降低 38.33%，95% 置信区间显示可降低 21.85%~51.33%。

（三）meta 分析的特点

1. 引入了定量的概念——效应尺度（effect magnitude）　传统的文献综合研究是合并假设检验，其结果只能得出"有差别"或"无差别"的结论。meta 分析合并的是统计量——效应尺度（常为相关系数，优势比，对照组与实验组的标准化差值），可给出处理效应大小的定量结果，且各研究的效应尺度可进行对比，提高了准确性，更具实际意义。

表 21-12　14 个激素预防新生儿呼吸窘迫综合征的 meta 分析

文献编号	a_i	b_i	c_i	d_i	OR	y_i	w_i
1	36	496	60	478	0.5782	−0.5478	20.5962
2	1	68	5	56	0.1647	−1.8036	0.8113
3	14	117	20	117	0.7000	−0.3567	7.2190
4	3	64	7	52	0.3482	−1.0549	1.9568
5	8	48	10	61	1.0167	0.0165	3.8135
6	3	61	12	46	0.1885	−1.6685	2.1988
7	1	70	7	68	0.1388	−1.9749	0.8534
8	4	77	11	52	0.2456	−1.4042	2.6801
9	32	339	34	338	0.9384	−0.0636	15.0217
10	5	44	4	27	0.7670	−0.2652	1.9617
11	7	114	13	111	0.5243	−0.6457	4.2094
12	0	23	1	21	0.0913	−2.3936	0.0902
13	9	31	11	31	0.8182	−0.2007	3.7518
14	6	89	9	85	0.6367	−0.4515	3.3247
合计	129	1641	204	1543	0.5950	−0.5191	68.4886

2. 客观　传统的综述会由于作者的一些主观看法，兴趣不同而产生不同的结果。meta 分析需按系统评价标准的操作规范实施，有章可循，能使结果的客观性增强。高质量的 meta 分析由于客观性强，在解决研究结果不一致的问题上说服力较强。

3. 增大统计学检验效能　合并汇总可从统计学角度达到增大样本量，从而达到提高检验效能的目的，所以 meta 分析对于合并那些检验效能较小以致多个研究结果没有统计学意义或多个研究结果不一致的研究非常有用，可得到更加接近真实情况的综合分析结果。

4. 解决独立研究不能解决的问题　当各研究结果不一致时，可运用亚组分析（subgroup analysis），将可能影响处理效应的因素分组，从而找出差异的原因，加深认识，并提示今后研究的方向。

小　结

1. 综合评价是利用卫生系统指标体系，构建综合评价模型，对评价对象进行评定，排出优劣顺序的一系列统计分析方法。它不仅可获得对事物现象的综合全面认识，还可以了解它在同类中的位置，找出差距水平。综合评价有多种评价方法，其基本步骤主要有：明确评价目标、确定评价指标体系、确定评价标准、确定指标权数、选择适当的评价方法求综合评价值，并对评价对象进行分析和评价。

2. TOPSIS 法是系统工程中有限方案多目标决策分析中用到的一种决策技术，其基本思想是基于归一化后的原始数据矩阵，确定一个正理想解和一个负理想解，取与正理想解距离最近且与负理想解距离最远的方案为最优方案，从而得出该方案与最优方案的接近程度，进行方案优劣的评价。此法目前在卫生领域已得到广泛应用。

3. 层次分析法是用定量方式处理难于精确定量描述多目标、多标准决策问题的方法。其基本思想是通过把复杂问题的各个因素按相互关系划分为有序的递阶层次，然后进行综合判断，确定决策各因素的相对重要性和对上层的影响。它体现了决策思维分解、评判和综合的一般过程，是定性和定量分析方法的结合。具有简洁、直观、使用灵活等特点，应用广泛。

4. 模糊综合评价法是根据模糊数学的理论，针对评价对象含有定性指标或难以精确定量的评价指标进行定量表达，应用模糊关系合成的原理对评价对象隶属等级状况进行综合评价的多因素决策方法，其特点是评价结果不是绝对地肯定或否定，而是以一个模糊集合来表示，既将评价对象的变化区间做出划分，又将评价对象属于各个等级的程度做出分析，使得描述更加深入和客观。

5. meta 分析是系统评价的一种类型，即定量系统评价，用来比较和综合针对同一科学问题所取得的研究结果。其主要目的是增加统计学检验效能、定量估计研究效应的平均水平、评价研究结果的不一致性、通过分析得到新的结论和探索新的假说和研究思路。meta 分析根据纳入研究定量数据的异质性大小来确定是采用固定效应模型还是随机效应模型进行合并分析，任何不按系统评价标准的操作规范实施，或未经严格文献评价的研究，即使用 meta 分析也不一定是系统评价的研究。

（周　琴）

作者简介　周　琴　医学博士，卫生统计与流行病学专业，任职于复旦大学公共卫生学院生物统计学教研室。早期主要研究方向是卫生统计方法在慢性病遗传流行病学中的应用，目前进行社区慢性病健康管理和健康教育研究，特别关注卫生统计方法在慢性病致病基因和社区管理研究中的应用，致力于糖尿病致病基因和社区管理研究。作为主要参与人参与国家自然科学基金项目和欧盟合作项目以及参与或主持部、市、区级等项目，在中外文核心期刊上发表学术论文 20 多篇，参编著作多部。

第二十二章　健康促进与医疗服务统计预测

重点掌握:

1. 大数据背景下统计预测的意义及基本步骤。
2. 常用预测方法的选择及其模型预测效果的评价。

第一节　统计预测概述

统计预测(statistical forecasting)指在掌握现有信息基础上,从事物发展的历史和现状出发,依据一定的理论方法与规律或大数据,认识事物发展变化规律、并对其未来发展状况及其变化趋势等做出科学推测的一类方法。它是健康促进与医疗服务数据分析的重要内容,是运用统计预测理论和方法解决健康促进与医疗服务问题的关键,在大数据背景下医学统计预测(medical statistical forecasting)具有重要的应用价值。

随着信息化进程的发展,健康促进与医疗服务数据利用日趋完善,统计预测逐步成为健康与医学问题研究领域的焦点,多种统计预测方法已被广泛应用于人口预测、食品安全风险评估、患者预后分析、人力资源规划以及各种卫生费用预算等。近年,一些新的统计预测模型也更多地应用到健康与疾病及公共环境等实际问题的分析中。

一、统计预测分类

预测分类标志不同,统计预测分类也不同。

1. 按预测范围　分为宏观预测和微观预测。宏观统计预测是以整个社会或某特定领域对象为目标的预测分析,比如,国家法定传染病预报预警、国家"十三五"健康促进与医疗服务总费用规划;微观统计预测是以局部或个人为目标的预测,比如某个体患糖尿病风险预测、某省近 5 年二胎生育水平预测。

2. 按预测时期　分为短期预测(如月、季节、半年、1 年)、中期预测(1~3 年)和长期预测(>3 年)。预测时期越短,对预测精度的要求越高。

3. 按预测方法　分为定性预测和定量预测两大类。定性预测是根据预测者的观察和经验,以逻辑思维和逻辑推理进行预测的方法,如德尔菲法、主观概率法和交叉概率法等;定量预测是根据历史数据,运用数学或统计分析方法建立统计模型进行预测的方法,可大致分为回归预测法和时间序列预测法,如一元回归预测模型、指数平滑法、ARIMA 模型、马尔科夫预测法、灰色预测法等。

定量统计预测的各种预测方法、时间范围和适用情况见表 22-1。

表 22-1　预测方法特点及适用情况

方　　法	时间范围	适用情况
定性预测法	短、中、长期	缺乏历史统计资料，或趋势面临转折的事件
线性回归预测法	短、中期	应变量与一个或多个自变量存在线性因果关系
非线性回归预测法	短、中期	应变量与一个或多个自变量存在非线性因果关系
指数平滑法	短期	具有或不具有季节变动的反复预测
趋势外推法	中、长期	预测对象的变化主要取决于时间变化
平稳时间序列预测法	短期	不带季节变动的反复预测
灰色预测法	短、中期	时间序列呈指数型变化趋势
分解分析法	短期	一次性的短期预测或作为消除季节变动因素的方法
景气预测法	短、中期	时序的延续及转折预测
状态空间模型	短、中期	各类时序的预测
神经网络预测	短、中期	多变量的具有一定变化规律的预测

本章主要介绍几个基本和常用的统计预测方法，包括回归预测法、指数平滑方法、ARIMA 预测方法和灰色预测方法。其他定量预测方法请参阅有关文献。

二、统计预测方法的选择原则

统计预测模型和方法的选择对结果至关重要，过程也十分复杂，但应遵循一定的基本准则。

1. 符合预测目的要求　预测应结合预测对象本身的特点，根据预测的范围、时期等要求选择适合的方法。

2. 符合统计资料特点　不同的预测方法对数据统计资料的要求是不一样的，回归分析法要求除了预测变量外，还需要有影响因素自变量的数据资料；季节性的时间序列预测法要求有季节性的时间序列数据。

3. 满足假定条件　任何一种预测方法都是建立在一定的假定条件之上的，而任何一种假定条件都无法囊括现实世界中错综复杂的关系，因此在预测方法选择时必须考虑方法的适用条件。

4. 保证预测精度条件下力求简捷　预测模型并非越繁琐越精确，相对于繁琐的预测模型，简单的模型更便于参数的精确估计，更便于解释和把握事物运行的内在机制。所以在保证预测精度的前提下，通常选择简捷的模型更加经济实用。

三、统计预测的方法步骤

（一）统计预测模型

进行统计预测就是要根据预测对象的特点和预测目的构建统计预测模型，利用统计模型估计出预测值。不同的预测方法或模型的表达形式各有不同，但都会对预测对象生成预测值，我们一般将预测对象实际观察值记作 Y，将由预测模型得到的预测值记作 $\hat{Y}$，则各类统计预测模型可用一个通用表达式来描述：

$$Y = f(X) + \varepsilon \tag{22-1}$$

式中 ε 为随机误差。用样本观测数据构建的统计预测模型表达为：

$$\hat{Y} = f(X) \tag{22-2}$$

（二）统计预测的步骤

1. 明确预测目的，筛选预测变量　进行预测时，正确地分析影响预测变量的主要因素。例如，对流行性脑脊髓膜炎的年发病率进行预报时，经查阅专业文献，分析出主要影响因素为免疫接种情况、流行前期的降水量及月发病率等，并将它们作为待定的预报因子。

2. 选择预测方法，收集相关资料　广泛收集所需资料，包括历史资料和现实资料，应尽可能保证原始资料准确、连续和完整。如为了合理安排医院门诊的人力和设备，就需要收集各科的每日、每月或每季的门诊诊疗人次。收集哪些资料，还与所用的预测模型有关，如用长期趋势模型，可选用年度资料；如用季节变动模型，则必须有按月或按季资料，最好 4 年以上；如用回归模型，则至少要有两个以上变量且具有相关联系的资料等。

3. 审核和调整统计资料，建立预测模型　认真审核收集到的统计数据，按研究目的建立有实用价值的分析数据库，对不完整和不适用的资料要进行必要的推算、调整，以保证资料的准确性和完整性。如收集到的数据中有时可能出现异常值，如不加调整，就可能做出错误的预测结论，推算、调整的方法有：①根据统计学方法剔除异常值；②用其预测值代替异常值。审核的重点应放在近期资料上，因为在统计预测中，近期资料比远期资料更重要。对经过审核和调整的统计资料，进行初步分析，图形分析，了解资料结构特性，进行统计描述与模型选择，构建预测模型。

4. 考核预测效果，评价预测模型　统计预测模型是多种多样的，适用于不同的预测对象，并具有不同的作用。因此，一方面，根据模型的合理性、稳定性、实用性及预测能力等准则进行评价；另一方面，把模型用于实际预测中，观察值与预测值的离差是预测误差，若相差大，则预测准确度低，需对模型做适当调整或选择其他更有效的模型。

四、预测精度的测定

预测精度（forecast accuracy）是指由预测模型所产生预测值与历史实际观察值的差异程度，用于评价预测模型拟合的优劣程度。

将预测对象第 i 个实际观察值记作 Y_i，将由预测模型得到的预测值记作 $\hat{Y}_i$，则预测误差为：

$$e_i = Y_i - \hat{Y}_i \tag{22-3}$$

或者

$$|e_i| = |Y_i - \hat{Y}_i| \text{，或 } e_i^2 = (Y_i - \hat{Y}_i)^2 \tag{22-4}$$

当 $e_i > 0$ 时，表示预测值低于实际值；当 $e_i < 0$ 时，表示预测值高于实际值；而 $|e_i|$ 和 e_i^2 则是反应个体绝对误差的两种形式。

（一）预测精度指标

统计预测的效果通常用预测精度指标来评价。一般来说，反映统计预测精度的指标是所有个体预测误差的某种函数，它是衡量统计预测模型和方法是否适用于统计预测对象的一个重要依据。根据预测误差是否具有量纲，将具有量纲的预测精度指标称为绝对指标，而将没有量纲的预测精度指标称为相对指标。

1. 预测精度绝对指标　反映整体预测精度的绝对指标主要有以下几种。

（1）平均误差（mean error，ME）：是误差的算数均数，是最简单的预测精度指标，计算式为：

$$ME = \frac{\sum e_i}{n} \tag{22-5}$$

在计算过程中，由于正负误差相互抵消，会使平均误差趋近于 0，从而降低该指标对预测精度测量的灵敏程度。此外，在利用最小二乘法估计模型参数时，总有 $ME = 0$，所以该指标不能很好地说明预测精度的高低。

（2）平均绝对误差（mean absolute error，MAE）：是用误差的绝对值的算术均数，它避免了平均误差在计算过程中由于正负抵消而降低灵敏度的问题，其计算式为：

$$MAE = \frac{\sum |e_i|}{n} \tag{22-6}$$

（3）误差平方和（sum of squared error，SSE）：是所有预测误差平方的总和，误差平方和与样本量有关，样本量越大，误差平方和也越大。其计算式为：

$$SSE = \sum e_i^2 \tag{22-7}$$

（4）均方误差（mean squared error，MSE）：就是误差平方和的算术均数，其计算式为：

$$MSE = \frac{\sum e_i^2}{n} \tag{22-8}$$

由于一般情况下，预测满足无偏性，即有 $ME = 0$，从而有 $Var(e_i) = \dfrac{\sum e_i^2}{n}$，因此该指标又称作预测误差的方差。

（5）误差标准差（standard deviation of error，SDE）：就是均方误差的平方根，也就是预测误差的标准差，其计算式为：

$$SDE = \sqrt{\frac{\sum e_i^2}{n}} \tag{22-9}$$

2. 预测精度相对指标 绝对指标具有量纲，不同预测对象的量纲也不一样，在评价不同对象的预测效果时，由于受到量纲的影响，绝对指标不能直接比较。而相对指标是以研究对象的实际水平为参照，用误差水平与实际水平的比值来反映预测模型和方法拟合效果的优劣。

某个预测值 $\hat{Y}_i$ 的相对误差（relative error，RE）的计算式为：

$$RE_i = \frac{(Y_i - \hat{Y}_i)}{Y_i} \tag{22-10}$$

上式通常用百分比表示，所以又称作百分比误差（percentage error，PE）。

反映整体预测精度的相对指标主要有以下几种。

（1）平均百分误差（mean percentage error，MPE）：就是百分比误差的算术均数。其计算式为：

$$MPE = \frac{1}{n} \sum \frac{(Y_i - \hat{Y}_i)}{Y_i} \times 100\% \tag{22-11}$$

（2）平均绝对百分误差（mean absolute percentage error，MAPE）：是所有观测点预测值相对误差绝对值的算术均数，其计算式为：

$$MAPE = \frac{1}{n} \sum \left| \frac{(Y_i - \hat{Y}_i)}{Y_i} \right| \times 100\% \tag{22-12}$$

由于 *MAPE* 消除了正负相对误差相抵消对预测效果灵敏度的影响，是模型预测精度评价中最常用的指标之一。一般认为，若 *MAPE* 小于 10%，则模型预测精度较高；若 *MAPE* 小于 5%，则精度很高。

（二）影响预测精度的因素

预测精度指标的大小受多种因素的影响，概括来讲，包括：

1. 预测模型和方法的正确选择 若健康促进与医疗服务的变化规律潜藏在一定的统计模型中，对该模型的正确识别对预测效果而言是至关重要的。比如药物的剂量-效应关系曲线一般呈现 S 形曲线，若将量效反应最灵敏的阶段采用直线回归进行拟合，就不能反映真实的剂量-效应关系，在量效反应平台期的预测误差就会非常大。

2. 预测对象模式或关系的不确定性 医学现象模式以及现象之间的关系往往是不确定的，虽然其服从一定的规律，统计建模也可以使其模型反映现象的一般规律，并使随机误差达到最小。但这并不能保证其未来的发展规律仍维持不变，或不超过某种限度。并且医学现象的一般规律有时会受到一些不可控因素的影响，比如在卫生经济学领域中，卫生费用的测算往往受到政策因素的影响，而波动较大。

3. 内插预测与外推预测　预测模型是根据样本数据建立的，所以在样本数据观测值范围内的内插预测效果较好，预测精度较高；而超出样本数据观测值范围的外推预测精度较差。

4. 预测样本的大小　一般来讲，样本量越大，预测精度越高。

第二节　回归模型预测

回归预测是统计预测的一种基本方法，它是利用回归模型分析原理，建立预测变量与影响因素之间的回归模型，并进行估计与预测。回归预测方法种类较多，按照自变量即影响因素的多少分为简单回归与多重回归；按照应变量与自变量的关联形式，分为线性回归与非线性回归。线性回归模型分析方法可参见本教材第九章、第十章，本节主要介绍非线性回归预测方法。

在健康促进与医疗服务研究中，变量之间更多地表现为非线性关系，如服药后血药浓度与时间的关系表现为先升后降；毒物致死实验中，动物死亡率随剂量的增大而上升，先缓后快，最后又缓慢地趋于100%。在许多情形下，在一个局部范围内观察指标间也许呈直线趋势，但扩大范围后即显出曲线趋势。此时就需要选配适当类型的曲线，才符合实际情况。曲线的类型有很多，本节只讨论可通过数据变换进行线性化处理的非线性回归问题。

一、常用曲线类型

1. 幂函数

$$Y = aX^b \tag{22-13}$$

对方程两边同时取对数，并令 $Y' = \ln Y$, $X' = \ln X$, $a' = \ln a$，就可将幂函数曲线直线化。

$$\ln Y = \ln a + b \ln X, 即\ Y' = a' + bX' \tag{22-14}$$

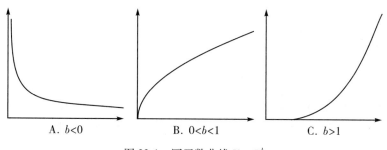

图 22-1　幂函数曲线 $Y = aX^b$

2. 对数函数

$$Y=a+b\ln X \qquad (22-15)$$

令 $X'=\ln X$ 可将对数函数曲线直线化（图 22-2）。

$$Y=a+bX' \qquad (22-16)$$

3. 指数函数

$$Y=ae^{bX} \qquad (22-17)$$

对方程两边同时取对数，并令 $Y'=\ln Y$，$a'=\ln a$，可将指数函数曲线直线化（图 22-3）。

$$\ln Y=\ln a+bX,即\ Y'=a'+bX \qquad (22-18)$$

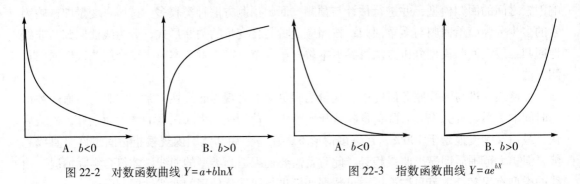

A. $b<0$ B. $b>0$ A. $b<0$ B. $b>0$

图 22-2 对数函数曲线 $Y=a+b\ln X$ 图 22-3 指数函数曲线 $Y=ae^{bX}$

4. Logistic 函数

$$Y=\frac{k}{1+ae^{-bX}} \qquad (22-19)$$

Logistic 函数以 $Y=k$ 为上渐近线，以 X 轴为下渐近线，k 为两渐近线间距离。特别是，当 $k=1$ 时，令 $Y'=\ln\left(\dfrac{Y}{1-Y}\right)$，$a'=\ln a$，可将 Logistic 函数曲线直线化。

$$\ln\left(\frac{Y}{1-Y}\right)=-\ln a+bX,即\ Y'=-a'+bX \qquad (22-20)$$

5. 多项式函数

$$Y=a+b_1X+b_2X^2+\cdots+b_pX^p \qquad (22-21)$$

最简单的是二次函数 $Y=a+b_1X+b_2X^2$，其函数图形如图 22-5 所示。

令 $X_1=X$，$X_2=X^2$，$\cdots$，$X_p=X^p$，多项式函数曲线可转化为多元线性方程。

$$Y=a+b_1X_1+b_2X_2+\cdots+b_pX_p \qquad (22-22)$$

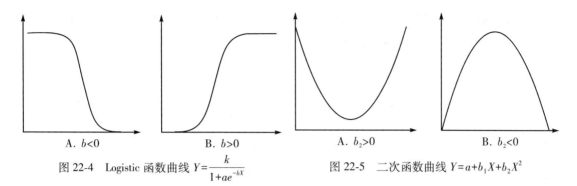

图 22-4　Logistic 函数曲线 $Y=\dfrac{k}{1+ae^{-bX}}$　　　　图 22-5　二次函数曲线 $Y=a+b_1X+b_2X^2$

二、非线性回归预测的步骤

1. 确定函数类型　在有先验知识的情况下，变量间的函数关系可以根据理论或经验予以确定。但是大多数情况下，不能确定变量间的函数关系，就需要根据实际资料绘制散点图，从散点图的分布形状来选择相对应的曲线类型。

2. 模型参数估计　非线性回归模型的参数估计的基本思想类似于线性回归模型中的参数估计。通过变量代换，将曲线方程转换成一个相应的线性方程后，再利用最小二乘法估计线性模型的参数。最后再通过数据反变换，得到非线性回归模型中参数的估计值。

3. 模型检验和评价　采用最小二乘法估计参数后，需要对模型进行检验和评价，以判断其是否能用于预测。模型检验、评价方法与线性回归相同。

4. 模型应用　利用建立好的预测模型进行预测，计算预测值的置信区间等。

三、应用实例

例 22-1　某研究室以已知浓度 X 的免疫球蛋白 A（IgA，μg）做火箭电泳，测得火箭高度 Y（mm）如表 22-2（1）、（2）列。试建立火箭高度关于免疫球蛋白 A 的预测模型。

表 22-2　火箭电泳实验资料

IgA, X（μg） （1）	火箭高度，Y（mm） （2）	$Y'=\ln Y$ （3）	$\hat{Y}$ （4）
0.2	7.6	−1.6094	0.2119
0.4	12.3	−0.9163	0.3859
0.6	15.7	−0.5108	0.5955
0.8	18.2	−0.2231	0.8193
1.0	18.7	0.0000	0.8732
1.2	21.4	0.1823	1.2323
1.4	22.6	0.3365	1.4362
1.6	23.8	0.4700	1.6738

1. 绘制散点图 以资料（1）、（2）列数据在方格纸上做散点图（图 22-6），图形与图 22-2B 相近，故可尝试拟合对数函数模型 $Y=a+b\ln X$。

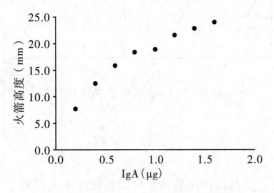

图 22-6 火箭电泳实验资料的散点图

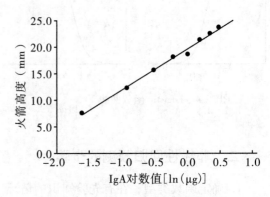

图 22-7 火箭电泳实验资料的线性化

2. 曲线直线化 令 $X'=\ln X$，以 Y 和 X' 做散点图（图 22-7），可见散点呈直线趋势。

3. 参数估计 按最小二乘法原理求 Y 关于 X' 的线性方程，得

$$\hat{Y} = 19.7451+7.7771 X'$$

4. 模型检验 对直线回归模型进行假设检验结果见表 22-3，通过对回归系数的假设检验也表明该线性方程具有统计学意义，方程拟合优度 $R^2 = 0.9922$。

表 22-3 线性化模型的方差分析表

变异来源	自由度	SS	MS	F	P
回归	1	209.4726	209.4726	763.4989	<0.001
剩余	6	1.6462	0.2744		
总计	7	211.1180			

5. 求曲线方程 由求出的线性方程可知，$a = 19.7451$，$b = 7.7777$，所以相应的对数函数曲线为：

$$\hat{Y} = a + b \ln X = 19.7451+7.7771\ln X$$

6. 预测精度评价 计算平均绝对百分误差为

$$MAPE = \frac{1}{n} \sum \left| \frac{(Y_i - \hat{Y}_i)}{Y_i} \right| \times 100\% = 2.30\%$$

MAPE<5%，可见该对数函数模型能很好地拟合火箭电泳时火箭高度 *Y*（mm）与免疫球蛋白 A（IgA，μg）的关系。

第三节　指数平滑法

由于影响预测对象的因素错综复杂或有关影响因素的资料无法获得，不能利用预报因子采用回归预测法进行预报。如果评价指标是一组按时间顺序排列的动态数列，就可以采取时间序列分析方法，达到预测的目的。时间序列预测法是依据预测对象过去的统计数据，找到其随时间的变化规律，建立时间序列预测模型，预测未来的方法。其基本思想是：过去的变化规律会持续到未来，即未来是过去的延伸。

一、指数平滑法基本原理

若事物的发展变化是沿着时间轴进行的，并可在相等的时间间隔点上采集相应的数据：Y_1，Y_2，$\cdots$，Y_t，则将依赖于时间变化的变量 Y_t 称为时间序列（time series），简称时序。记作

$$\{Y_t, t=1,2,3,\cdots\} \text{ 或 } \{Y_t, t=t_0, t_1, t_2 \cdots\} \qquad (22\text{--}23)$$

其中，*t* 代表时间，单位可以是年、季、月、日、小时等，比如某医院某时期药品月库存额（万元）、医院每天门诊人次数、某种疾病年发病人数。

若事物的发展过程具有某种确定的形式，随时间变化的规律可以用时间 *t* 的某种确定函数关系加以描述，则称为确定型时间序列，以时间 *t* 为自变量建立的函数模型为确定型时间序列模型，比如时间序列平滑法、趋势外推法。若事物的发展过程是一个随机过程，无法用时间 *t* 的确定函数关系加以描述，称为随机型时间序列，建立的与随机过程相适应的模型为随机型时间序列模型，如马尔科夫法、博克斯-詹金斯法等。

指数平滑法（exponential smoothing）是从移动平均法（moving average）演变而来的一种时间序列平滑预测法，由布朗（Robert G. Brown）首先提出，是短期预测法中应用较为广泛的一种方法。其基本思想是：当移动平均间隔中出现非线性趋势时，给近期观察值赋以较大的权重，给远期的观察值赋以较小的权重，即对过去的观察值进行加权平均。

指数平滑法本质上是一种加权平均的过程，观察值时间越远，其权数也呈指数下降，因而称为指数平滑。指数平滑法有一次指数平滑、二次指数平滑、三次指数平滑等。

二、一次指数平滑法

（一）预测模型

设原始时间序列为 Y_1，Y_2，$\cdots$，Y_T，则 *t* 时刻的一次指数平滑值为：

$$S_t^{(1)} = \alpha Y_t + \alpha(1-\alpha)Y_{t-1} + \alpha(1-\alpha)^2 Y_{t-2} + \cdots \qquad (22\text{--}24)$$

式中，α 为平滑系数，并且 $0 < \alpha \leqslant 1$。可以看出，一次指数平滑值实为本期及之前各期观察值的加权平均，权重分别为 α、$\alpha(1-\alpha)$、$\alpha(1-\alpha)^2 \cdots$。越远离现在时刻，权重越小，并呈指数函数递减，且可以证明当 $t \to \infty$ 时，所有权数之和等于 1，即 $\alpha \sum (1-\alpha)^t = 1$。当 α 取值接近 1 时，各期历史数据的作用迅速衰减，近期数据作用最大，时间序列呈现较剧烈的变化趋势；若 α 接近 0，则历史各期数据作用缓慢，时间序列呈现比较平稳的状态。指数平滑值就是用平滑系数 α 来实现对数据的不等权处理。式（22-24）还可以写成

$$
\begin{aligned}
S_t^{(1)} &= \alpha Y_t + \alpha(1-\alpha)Y_{t-1} + \alpha(1-\alpha)^2 Y_{t-2} + \cdots \\
&= \alpha Y_t + (1-\alpha)\left[\alpha Y_{t-1} + \alpha(1-\alpha)Y_{t-2} + \cdots\right] \qquad (22\text{-}25) \\
&= \alpha Y_t + (1-\alpha)S_{t-1}^{(1)}
\end{aligned}
$$

式（22-25）表明，当期一次指数平滑值等于当期实际值和上期一次指数平滑值的加权平均，当期实际值的权重为平滑系数 α。

指数平滑预测时，是将上一期的指数平滑值直接作为下一期的预测值，因此一次指数平滑预测的式为

$$
\begin{aligned}
\hat{Y}_{t+1} &= S_t^{(1)} \\
&= \alpha Y_t + (1-\alpha)\hat{Y}t \qquad (22\text{-}26) \\
&= \hat{Y}_t + \alpha(Y_t - \hat{Y}_t) = \hat{Y}_t + \alpha e_t
\end{aligned}
$$

式中，e_t 是 t 时刻的预测误差。从式（22-26）可知，第 $t+1$ 时刻的指数平滑值实际上是上一期预测误差对同期指数平滑值修正的结果。若 $\alpha = 1$，意味着用全部误差修正 $\hat{Y}_t$；若 $\alpha = 0$，意味着不用误差修正，$t+1$ 时刻的指数平滑值直接等于上一期的指数平滑值；越趋近于 1，修正的程度就越大，反之就越小。

（二）初始值和平滑系数的确定

指数平滑预测的结果取决于指数平滑值的计算，而指数平滑值又取决于初始值和平滑系数。

1. 初始值确定　由式（22-25）可知，第一个预测值为 $S_1^{(1)} = \alpha Y_1 + (1-\alpha)S_0^{(1)}$，$S_0^{(1)}$ 称为指数平滑的初始值。$S_0^{(1)}$ 的确定一般有两种方法：一是用原数列的第一项数据代替；二是用原数列前若干项的均数代替。当时间序列项数较多时（例如多于 20 项），可采用第一种方法；而当时间序列项数较少时，可采用第二种方法。

2. 平滑系数 α 确定　由式（22-25）可知，

$$
\begin{aligned}
S_t^{(1)} &= \alpha Y_t + (1-\alpha)S_{t-1}^{(1)} = \alpha Y_t + (1-\alpha)\left(\alpha Y_{t-1} + (1-\alpha)S_{t-2}^{(1)}\right) \\
&= \cdots = \alpha \sum_{j=0}^{t-1}(1-\alpha)^j Y_{t-j} + (1-\alpha)^t S_0^{(1)} \qquad (22\text{-}27)
\end{aligned}
$$

因为 $0 < \alpha \leqslant 1$，所以当 $t \to \infty$ 时，$(1-\alpha)^t \to 0$，于是式（22-27）变为

$$S_t^{(1)} = \alpha \sum_{j=0}^{\infty} (1-\alpha)^j Y_{t-j} \qquad (22-28)$$

这表明，在进行指数平滑预测时，平滑系数是较初始值更为重要和复杂的因素。

一次指数平滑法适用于较为平稳的序列，一般 α 的取值不大于 0.5。当序列变化较为剧烈时，可取 $0.3<\alpha<0.5$；当序列变化不是很剧烈时，取 $0.1<\alpha<0.3$；当序列变化较为平缓或很小时，取 $\alpha<0.1$ 或 $\alpha<0.5$；若 α 大于 0.5 平滑值才可与实际值接近，常表明序列由某种趋势，这时，不宜用一次指数平滑法预测。实际操作中，可以选取不同的几个 α 值进行试算，比较不同 α 值下的预测标准误差，选取预测标准误差最小的 α。

三、多次指数平滑法

指数平滑预测存在滞后性，如果时间序列比较平稳，不存在趋势性的增减变化，而只是围绕平均水平波动，这种滞后性并不会影响到预测效果；反之，如果时间序列存在明显的增减变化趋势，这种滞后性必然会影响到预测效果。为了修正滞后性造成的系统偏差，可采用多次指数平滑预测法。其中，对一次指数平滑值再进行一次平滑称作二次指数平滑，平滑值记作 $S_t^{(2)}$；对二次指数平滑值再进行一次平滑称作三次指数平滑，平滑值记作 $S_t^{(3)}$，则有：

$$S_t^{(2)} = \alpha S_t^{(1)} + (1-\alpha) S_{t-1}^{(2)} \qquad (22-29)$$

$$S_t^{(3)} = \alpha S_t^{(2)} + (1-\alpha) S_{t-1}^{(3)} \qquad (22-30)$$

在这两种平滑的基础上又演变出多种指数平滑模型。

（一）布朗（Brown）单一参数线性指数平滑模型

如果序列存在线性趋势，可在一次指数平滑值的基础上加上一次与二次平滑值之差，改进预测效果。可建立线性预测模型为：

$$\hat{Y}_{t+m} = a_t + b_t m \qquad (22-31)$$

式中，m 为预测的超前期数，a_t 和 b_t 是待定系数，并且：

$$\begin{cases} a_t = 2S_t^{(1)} - S_t^{(2)} \\ b_t = \dfrac{\alpha}{1-\alpha}(S_t^{(1)} - S_t^{(2)}) \end{cases} \qquad (22-32)$$

布朗（Brown）单一参数线性指数平滑法就是通常所说的二次指数平滑法，它适用于对具有线性变化趋势的时序进行短期预测。

（二）布朗（Brown）单一参数二次多项式指数平滑模型

此法又称作布朗（Brown）三次指数平滑法，如果序列存在二次曲线趋势，可建立线性预测模型为：

$$\hat{Y}_{t+m} = a_t + b_t m + c_t m^2 \qquad (22-33)$$

式中三个参数的计算式为：

$$
\begin{cases}
a_t = 3S_t^{(1)} - 3S_t^{(2)} + 3S_t^{(3)} \\
b_t = \dfrac{\alpha}{2(1-\alpha)^2} \left[(6-5\alpha)S_t^{(1)} - 2(5-4\alpha)S_t^{(2)} + (4-3\alpha)S_t^{(3)} \right] \\
c_t = \dfrac{\alpha^2}{2(1-\alpha)^2} \left[S_t^{(1)} - 2S_t^{(2)} + S_t^{(3)} \right]
\end{cases}
\tag{22-34}
$$

（三）霍特（Holt）双参数线性平滑模型

此法即 Holter-Winter 非季节模型（Holter-Winter no seasonal），其原理与布朗（Brown）单一参数线性指数平滑法相似，但它不直接应用二次指数平滑值建立线性模型，而是对原系列数据和序列的趋势进行平滑。预测模型为：

$$
\hat{Y}_{t+m} = S_t + b_t m
\tag{22-35}
$$

式中参数估计式如下：

$$
\begin{cases}
S_t = \alpha Y_t + (1-\alpha)(S_{t-1} + b_{t-1}) \\
b_t = \beta(S_t - S_{t-1}) + (1-\beta)b_{t-1}
\end{cases}
\tag{22-36}
$$

式中，α 和 β 是两个平滑参数，故名双参数指数平滑。α 和 β 的取值均在 0 到 1 之间，α 越大，修正滞后的作用越强；β 越大，修正趋势增量的效果越强。

（四）温特线性与季节指数平滑模型

此法是描述既有线性趋势又有季节变化的时间序列的模型，又包括乘积模型和加法模型两种形式：

1. Holter-Winter 季节乘积模型　此法是将时间序列的线性趋势与季节相乘，其预测模型为：

$$
\hat{Y}_{t+m} = (S_t + b_t m)I_{t-L+m}
\tag{22-37}
$$

式中，包含了时间序列的三种成分：平稳性（S_t）、趋势性（b_t）和季节性（I_t），它与 Holter-Winter 非季节模型很相似，只是多了一个季节性，这三种成分的估计式如下：

$$
\begin{cases}
S_t = \alpha \dfrac{Y_t}{I_{t-L}} + (1-\alpha)(S_{t-1} + b_{t-1}) \\
b_t = \gamma(S_t - S_{t-1}) + (1-\gamma)b_{t-1} \\
I_t = \beta \dfrac{Y_t}{S_t} + (1-\beta)I_{t-L}
\end{cases}
\tag{22-38}
$$

式中，L 为季节周期长度（如月或季），I 为季节调整因子。α、β 和 γ 的取值均在 0 到 1 之间，其取值越大，分别对滞后、季节性和趋势增量的修正效果越强。实际应用中 α、β 和

γ 的取值通常采用反复试验的方法，以使平均绝对百分误差（*MAPE*）最小。

2. Holter-Winter 季节加法模型　此法是将时间序列的线性趋势与季节相加，其预测模型为：

$$\hat{Y}_{t+m} = (S_t + b_t m) + I_{t-L+m} \qquad (22-39)$$

式中符号意义及计算与 Holter-Winter 季节乘积模型相同，只是趋势与季节变动是相加关系。指数平滑的计算往往采用计算机软件实现，结合 SPSS 软件介绍。

例 22-2　为尽量减少资金的积压，减少药品不必要的库存。某医院对 2011 年 1 月至 2016 年 3 月每月的药品库存量进行了研究，收集的数据见表 22-4 第（3）栏。试对药品库存进行预测分析。

表 22-4　某医院 2011 年 1 月至 2016 年 3 月药品月库存额（万元）序列实际值与指数平滑值

序列号	时间	库存额	一次指数平滑模型预测值	Brown 线性模型预测值	Holt 线性模型预测值
1	2011. 01	1008	1008	1011	1008
2	2011. 02	1015	1008	1009	1008
3	2011. 03	1006	1015	1016	1015
4	2011. 04	1017	1006	1007	1006
5	2011. 05	1015	1017	1017	1017
6	2011. 06	1006	1015	1017	1015
7	2011. 07	1013	1006	1007	1006
8	2011. 08	1009	1008	1011	1008
⋮	⋮	⋮	⋮	⋮	⋮
59	2015. 11	997	1000	1000	1000
60	2015. 12	983	997	993	997
61	2016. 01	984	983	–	–
62	2016. 02	992	983	–	–
63	2016. 03	967	983	–	–

（1）绘制序列图：首先绘制原始时间序列图，对序列的趋势性和季节性进行识别。

由图 22-8 可知，库存额序列没有显示明显的趋势性和季节性，所以不必考虑季节性模型，可以先试着选择一次指数平滑模型、布朗（Brown）单一参数线性指数平滑模型和霍特（Holt）双参数线性平滑模型进行拟合。对模型参数的估计，SPSS 自动采用"网格搜索"（grid search）方法，选择误差平方和 SSE 最小时建立模型。

（2）模型参数估计：选择该时间序列前 60 个月的数据建立预测模型，将 2016 年 1~3 月的数据作为预测结果的验证集。由 SPSS 进行指数平滑预测，分别选择三种预测模型进行拟合，得到三个模型的参数估计值及 MAPE（表 22-5）。

三个模型的 MAPE 均不超过 1%，模型的拟合效果均很好。在预测精度相当的情况下，尽量选择简洁和解释性好的模型。因此，本例可以选择一次指数平滑模型。

（3）样本回代与预测：绘制一次指数平滑模型预测值序列图，并对未来 3 个月（2016年 1~3 月）的库存额进行预测，结果见图 22-9。

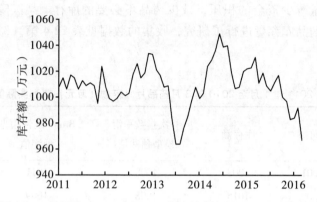

图 22-8　某医院 2011.1~2016.3 药品月库存额（万元）序列图

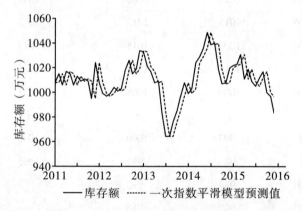

图 22-9　某医院 2011.1~2016.3 药品月库存额（万元）预测结果

表 22-5　三种指数平滑模型参数估计值及 MAPE

	MAPE（%）	α	β
一次指数平滑模型	0.857	0.995	
Brown 线性模型	0.958	0.540	
Holt 线性模型	0.857	0.999	4.913×10^{-6}

由图中可见，预测值序列的线形轨迹与原始序列很接近，当原始序列的变化较迅速时，预测值总有一些"滞后"，但它总是紧随其后。2016 年 1～3 月的库存额预测值均为 983 万元，这是因为一次指数平滑模型中参数 α 的值较大，为 0.995，近期数据所占权重较大。

第四节　ARIMA 预测方法

ARIMA（autoregressive integrated moving average）模型的全称是自回归求和移动平均模型，由美国学者乔治·博克斯（George Box）和英国统计学家格威利姆·詹金斯（Gwilym Jenkins）于 20 世纪 70 年代共同建立的博克斯-詹金斯（Box-Jenkins，B-J）系列方法中的重要模型之一。B-J 法是一类分析随机时间序列并进行预测的方法，该方法是利用序列自身的滞后数值或误差项的滞后值作为解释变量，亦即探寻序列受其以前数值与其误差项的影响形式，来预测序列未来的表现。该方法将序列看作一个随机过程，比较适合于短期预测。其中的 ARIMA 模型是多个模型的混合，并试图解决以下两个问题：①分析时间序列的随机性、平稳性和季节性；②在对时间序列分析的基础上，选择适当的模型进行预测。

一、时间序列特性的识别与分析

（一）时序的随机性

如果一个时间序列由完全随机的数字构成，那么时序各项之间没有任何相关关系，这样的序列称为纯随机序列，即完全随机序列。测定时序的随机性就是要鉴别这个时间序列是否为纯随机序列，在 B-J 方法中，通过测定残差序列的随机性来鉴定所建立的模型是否适用于预测。测定时序的随机性可以依据时序的自相关函数来判定。

1. 自相关系数　对于时间序列 Y_1，Y_2，$\cdots$，Y_t，其延迟 k 期的数据序列为 Y_{1+k}，Y_{2+k}，$\cdots$，Y_{t+k}，这两个序列之间的相关关系称为时间序列滞后 k 期的自相关。仿照简单相关系数的定义，时序 $\{Y_t\}$ 与 $\{Y_{t+k}\}$ 的自相关系数（autocorrelation coefficient）的计算式为：

$$\rho_k = \frac{Cov(Y_t, Y_{t+k})}{Var(Y_t)} \tag{22-40}$$

式中，ρ_k 为总体的自相关系数，k 为滞后期数，又称为时滞，样本的自相关系数用 r_k 表示，其计算式为：

$$r_k = \frac{\sum\limits_{t=1}^{n-k}(Y_t - \bar{Y})(Y_{t+k} - \bar{Y})}{\sum\limits_{t=1}^{n}(Y_t - \bar{Y})^2} \tag{22-41}$$

平稳序列的自相关系数是关于时滞 k 的一个函数，因而序列的自相关系数构成自相关函数（autocorrelation function，ACF）。

2. 时序的随机性的识别　数理统计理论证明，完全随机序列的自相关系数近似以 0 为均值，以 $1/\sqrt{n}$ 为标准差的正态分布。由此，对于给定的显著性水平 α，可以构建一个置信区间，即随机区间：

$$(-z_{\alpha/2}/\sqrt{n}, z_{\alpha/2}/\sqrt{n}) \qquad (22\text{-}42)$$

如果一个时间序列的自相关系数基本落入该随机区间内，则可认为该序列为完全随机序列；若有较多的自相关系数落到随机区间外，时间序列就是非纯随机序列。一般取 $\alpha = 0.05$，即计算95%的随机区间，则式（22-42）变为：

$$(-1.96/\sqrt{n}, 1.96/\sqrt{n}) \qquad (22\text{-}43)$$

将时间序列的自相关系数绘制成图，并标注出一定的随机区间，称作自相关分析图。如图 22-10 所示，其中 A 图显示了一个纯随机序列，B 图则显示了一个非纯随机序列。

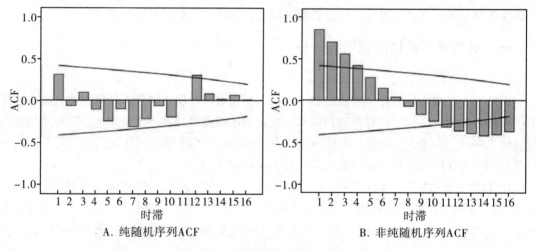

图 22-10　时间序列随机性的识别

（二）时序的平稳性

如果一个时间序列无明显的上升或下降趋势，对任意的时间 t，其均值是一个常数，并且任意两期的自相关系数只与两期的时间间隔（即时滞）有关，而与两期的起始时间无关，那么这样的时间序列为平稳序列。在 B-J 方法中，只有平稳的时间序列，才能直接建立 ARIMA模型，因此判定时序的平稳性，是运用 B-J 方法的第一步。

1. 时序平稳性的识别　时序的平稳性可以通过序列图直观判定，也可以通过自相关分析图来判定：若在时滞 $k=2$ 或 $k=3$ 后，时序的自相关系数迅速趋于 0，则时序为平稳的；若有更多的相关系数落在随机区间以外，则时序为非平稳的。如图 22-11，其中 A 图显示的平稳时序，而 B 图和 C 图显示的是非平稳时序。

2. 时序趋势的消除　实际问题中，真正的平稳时间序列并不多见，更多的是非平稳时

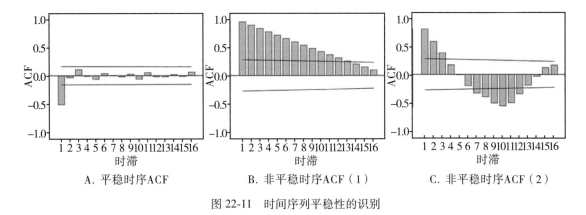

图 22-11　时间序列平稳性的识别

间序列。在运用 B-J 方法时，可以通过差分的方法先将非平稳时序转变为平稳时序，消除序列的趋势性。非平稳性能够被消除的时间序列称为齐次非平稳时间序列。

将差分算子记 ∇，对序列 Y_t 进行一阶差分，得到一阶差分序列 ∇Y_t：

$$\nabla Y_t = Y_t - Y_{t-1} \qquad (t>1) \qquad\qquad (22-44)$$

若序列经过一阶差分后仍不平稳，可以对一阶差分序列 ∇Y_t 再进行一阶差分，得到二阶差分序列 $\nabla^2 Y_t$：

$$\nabla^2 Y_t = \nabla(\nabla Y_t) = \nabla Y_t - \nabla Y_{t-1} \qquad (t>2) \qquad\qquad (22-45)$$

依此类推，可以差分下去，得到各阶差分序列。一般情况下，非平稳序列在经过一阶差分或二阶差分后都可以平稳化。

引入一个"后移算子"（backshift），符号 B，B 意味着把序列后移一时间点进行考察，即 $BY_t = Y_{t-1}$，$B^2 Y_t = Y_{t-2}$，……依此类推。因此，式 22-44 可以写作 $\nabla Y_t = Y_t - BY_t = (1-B)Y_t$，对序列进行 d 阶差分可表示为 $(1-B)^d Y_t$。

（三）时序的季节性

季节性是指时间序列在一固定的时间间隔上重复出现相似的特性，将这种周期性变化的特性称为时间序列的季节性，呈现季节性的时序称为季节性时间序列。如图 22-12 显示的肺结核的月发病率序列就是一个季节性时序。

1. 季节性的识别　时序的季节性可以通过序列图或自相关图加以识别。查看固定周期时间间隔上的自相关系数，若相关系数均落在随机区间内，则该序列不包含季节性，否则表明序列存在季节性。

如对图 22-12 的肺结核月发病率序列作自相关分析图（图 22-13）。由于该时间序列是月份数据，所以在 ACF 图中查看时滞为 12，24，36，48，……处的自相关系数，可见时滞 24 之前的自相关系数均落在了随机区间以外，可认为该序列是以 12 为周期的季节性时间序列。

利用 ACF 图分析序列的季节性时要注意，若季节性与趋势性同时存在，而趋势性又特

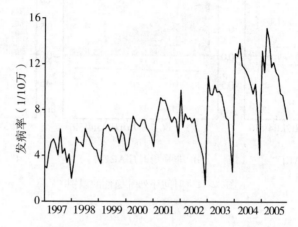

图 22-12 重庆市 1997～2005 年肺结核发病率（1/10 万）序列图

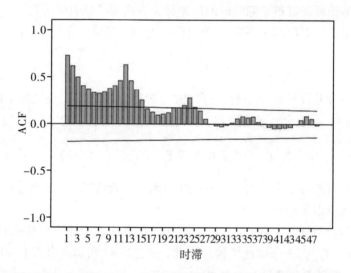

图 22-13 重庆市 1997～2005 年肺结核发病率序列自相关分析图

别明显，趋势性会掩盖季节性，从 ACF 图往往无法判断季节性的存在。可行的做法是，先对序列进行差分，消除趋势性，再对季节性进行识别。

2. 季节性的消除　时序的季节性也可以通过差分的方法予以消除。原理与前文所介绍的差分方法一致，所不同的是差分的步长等于季节周期的长度，此时所进行的差分称为季节差分。如果季节周期为 12 个月，则序列 Y_t 的一阶季节差分序列记作 $\nabla_{12} Y_t$：

$$\nabla_{12} Y_t = Y_t - Y_{t-12} \qquad (t > 12) \tag{22-46}$$

引入后移算子 B 后，上式可以表示为 $(1-B^{12}) Y_t$。一般地，若差分的季节周期为 s，序列 Y_t 经过 d 阶季节性差分后季节性基本消除，则差分后序列可以表示为 $(1-B)^d Y_t$，其中

$t>ds$。

二、ARIMA 模型形式

B-J 方法中包含有多个模型：自回归模型（autoregressive model，AR）、移动平均模型（moving average model，MA）、自回归移动平均模型（autoregressive moving average model，ARMA）以及自回归求和移动平均模型（autoregressive integrated moving average model，ARIMA）。前三个模型只适于对平稳性时间序列的分析和预测，但在实际问题中，时间序列往往并不平稳，而是呈现出多种趋势性或季节性，因此对 ARMA 模型进行改进，即 ARIMA 模型，使之可以应用于非平稳时序的预测，扩展了 B-J 方法的应用领域。

（一）自回归（AR）模型

AR 模型是用模型过去或滞后值来表示当前值，用符号 AR（p）表示。模型形式为：

$$Y_t = \phi_1 Y_{t-1} + \phi_2 Y_{t-2} + \cdots + \phi_p Y_{t-p} + e_t \tag{22-47}$$

式中，Y_t 是时间序列在 t 期的观测值，Y_{t-1} 是该时间序列在 $t-1$ 期的观察值，依此类推；ϕ_1，ϕ_2，$\cdots$，ϕ_p 是自回归系数；p 是自回归阶数，也是模型中解释变量的个数；e_t 是误差或偏差，表示不能用模型说明的随机因素。

（二）移动平均（MA）模型

MA 模型是用模型当前和过去的随机误差项来解释当前值，符号 MA（q）表示。模型形式为

$$Y_t = e_t - \theta_1 e_{t-1} - \theta_2 e_{t-2} - \cdots - \theta_q e_{t-q} \tag{22-48}$$

式中，θ_1，θ_2，$\cdots$，θ_q 为移动平均系数；q 是移动平均阶数；e_t 是时间序列模型在 t 期的误差或偏差，e_{t-1} 是时间序列模型在 $t-1$ 期的误差或偏差，……，依此类推。

（三）自回归移动平均（ARMA）模型

ARMA 模型是 AR 模型与 MA 模型的结合，用滞后的自身数值和随机误差项来解释当前值，用符号 ARMA（p，q）表示。模型形式为

$$Y_t = \phi_1 Y_{t-1} + \phi_2 Y_{t-2} + \cdots + \phi_p Y_{t-p} + e_t - \theta_1 e_{t-1} - \theta_2 e_{t-2} - \cdots - \theta_q e_{t-q} \tag{22-49}$$

特殊地，如果 $p=0$，则模型就是移动平均模型 MA（q），也可记为 ARMA（0，q）；如果 $q=0$，则模型就是自回归模型 AR（p），也可记为 ARMA（p，0）。

（四）自回归求和移动平均（ARIMA）模型

如果时间序列是非平稳时序，可以对序列进行差分，使之平稳化，从而可用 ARMA（p，q）模型描述。对于这一类序列可以建立 ARIMA 模型，又视序列是否同时存在趋势性或季节性分为三种情况建立模型。

1. ARIMA（p，d，q）模型　如果序列仅存在趋势性而没有季节性，且经过 d 阶差分变得平稳，则可构建 ARMA（p，d，q）模型，其形式为

$$\phi(B) \nabla^d Y_t = \theta(B) e_t \quad \text{或} \quad \phi(B)(1-B)^d Y_t = \theta(B) e_t \qquad (22\text{-}50)$$

式中，$\phi(B)$ 为自回归算子，且 $\phi(B) = 1-\phi_1 B-\phi_2 B^2-\cdots-\phi_p B^p$；$\theta(B)$ 为移动平均算子，且 $\theta(B) = 1-\theta_1 B-\theta_2 B^2-\cdots-\theta_q B^q$；$B$ 为后移算子，$BY_t = Y_{t-1}$。

以 ARIMA $(1, 1, 1)$ 为例，该模型可以写作 $(1-\phi_1 B)(1-B) Y_t = (1-\theta_1 B) e_t$，展开后即为 $[1-(1+\phi_1) B+\phi_1 B^2] Y_t = e_t-\theta_1 Be_t$，也可以写为更直观的形式：$Y_t = (1+\phi_1) Y_{t-1}-\phi_1 Y_{t-2}+e_t-\theta_1 e_{t-1}$。因为自回归和移动平均的阶数均为 1，所以 ARIMA $(1, 1, 1)$ 模型中只有 1 个自回归系数和 1 个移动平均系数。

2. ARIMA $(P, D, Q)^s$ 模型　如果序列仅存在季节性而没有明显趋势性，且通过 D 阶季节差分消除了季节性，则可构建季节性 ARIMA $(P, D, Q)^s$ 模型，其形式为：

$$\Phi(B^s)(1-B^s)^D Y_t = \Theta(B^s) e_t \qquad (22\text{-}51)$$

式中，$\Phi(B^s) = 1-\Phi_1 B^s-\Phi_2 B^{2s}-\cdots-\Phi_p B^{Ps}$ 是季节自回归算子，Φ_1，Φ_2，$\cdots$，Φ_P 为季节自回归系数，P 为季节自回归的阶数；$\Theta(B^s) = 1-\Theta_1 B^s-\Theta_2 B^{2s}-\cdots-\Theta_Q B^{Qs}$ 是季节移动平均算子，Θ_1，Θ_2，$\cdots$，Θ_Q 为季节移动平均系数，Q 为季节移动平均的阶数；D 为季节差分的阶数；s 为季节周期长度。

例如，ARIMA $(1, 1, 1)^4$ 模型展开后形式为 $Y_t = (1+\Phi_1) Y_{t-4}-\Phi_1 Y_{t-8}+e_t-\Theta_1 e_{t-4}$。

3. ARIMA $(p, d, q)(P, D, Q)^s$ 模型　如果时间序列既有趋势性，又有季节性，可以对序列进行逐期差分和季节差分，消除趋势性和季节性，使序列平稳化，从而构建更复杂的 ARIMA $(p, d, q)(P, D, Q)^s$ 模型。模型形式如下：

$$\phi(B)\Phi(B^s)(1-B)^d(1-B^s)^D Y_t = \theta(B)\Theta(B^s) e_t \qquad (22\text{-}52)$$

例如，ARIMA $(1, 1, 1)(1, 1, 1)^4$ 模型展开后的形式可以写作：

$$
\begin{aligned}
Y_t = {} & (1+\phi_1) Y_{t-1}-\phi_1 Y_{t-2}+(1+\Phi_1) Y_{t-4}-(1+\phi_1+\Phi_1+\phi_1\Phi_1) Y_{t-5} \\
& +(\phi_1+\phi_1\Phi_1) Y_{t-6}-\Phi_1 Y_{t-8}+(\Phi_1+\phi_1\Phi_1) Y_{t-9}-\phi_1\Phi_1 Y_{t-10} \\
& +e_t-\theta_1 e_{t-1}-\Theta_1 e_{t-4}+\theta_1\Theta_1 e_{t-5}
\end{aligned}
$$

三、ARIMA 模型的建模步骤

ARIMA $(p, d, q)(P, D, Q)^s$ 模型是 B-J 方法中最一般的形式，可以描述任何齐次非平稳时间序列，构建模型主要有以下几个步骤。

（一）模型识别

这是建模的第一步，也是 ARIMA 方法预测中至关重要的一步，在这一步中，先利用序列图和自相关分析，观察序列的随机性、趋势性和季节性，初步确定模型的类型；再利用自相关分析和偏自相关分析，通过检验自相关系数和偏自相关系数的截尾性、拖尾性、周期性，确定模型相应的阶数 p，d，q，P，D，Q。序列特性的识别已如前述，模型阶数的确定又可细分为以下三步。

1. 差分化　这一步用于识别非平稳时间序列的阶 d, D。时序具有趋势性和（或）季节性时，通过 d 阶逐项差分和（或）D 阶季节差分后，时序的自相关函数 r_k 在 k 增大时迅速衰减至 0，则此时的 d 和（或）D 就是所需要识别的差分阶数。实际情况中，d 和 D 的数值通常是 0，1 或 2。关于通过差分消除趋势性和季节性的部分已如前述。

2. p 和 q 的识别　在这一步，对序列非季节性的部分识别其自回归和移动平均的阶数，是通过分析平稳序列自相关和偏自相关函数确定的。自相关函数定义已如前述，下面介绍偏自相关函数的定义。

偏自相关是时间序列 Y_t，在给定了 Y_{t-1}，Y_{t-2}，$\cdots$，Y_{t-k+1} 的条件下，Y_t 与 Y_{t-k} 之间的条件相关。它用以测量当其他滞后 $k=1$，2，$\cdots$，$k-1$ 序列的作用能够已知的条件下，Y_t 与 Y_{t-k} 之间的相关程度。其大小用偏自相关系数（partial autocorrelation coefficient）ϕ_{kk} 度量，其计算式为：

$$
\phi_{kk} = \begin{cases} \rho_1, & k = 1 \\[2ex] \dfrac{\rho_k - \sum\limits_{j=1}^{k-1} \phi_{k-1,j} \cdot \rho_{k-j}}{1 - \sum\limits_{j=1}^{k-1} \phi_{k-1,j} \cdot \rho_j}, & k = 2,3\cdots \end{cases} \tag{22-53}
$$

式中，$\phi_{k,j} = \phi_{k-1,j} - \phi_{kk} \cdot \phi_{k-1,k-j}$（$j=1$，2，$\cdots$，$k-1$），若干个 ϕ_{kk} 构成偏自相关函数（partial autocorrelation function，PACF）。ϕ_{kk} 的取值在 -1 到 1 之间，$-1 \leqslant \phi_{kk} \leqslant 1$，与自相关系数一样，$\phi_{kk}$ 也近似服从以 0 为均值，以 $1/\sqrt{n}$ 为标准差的正态分布。由此也可以构建 ϕ_{kk} 95% 置信区间：$(-1.96/\sqrt{n}$，$1.96/\sqrt{n})$，用以判断 ϕ_{kk} 是否与 0 有显著差别。

阶数 p 和 q 的确定原则如表 22-6 所示。所谓"截尾"，是指在某一步后自相关系数或偏自相关系数全部为 0，在实际操作中主要依据 ACF 图或 PACF 图的随机区间来判断：具有统计显著性的偏自相关系数的个数，或者说随机区间外的偏自相关系数的个数，就是自回归的阶数 p；而具有统计显著性的自相关系数的个数，或者说随机区间外的自相关系数的个数，就是移动平均的阶数 q。图 22-14 给出了几种常见的 ARIMA（p, d, q）模型 ACF 和 PACF 的标准示意图。

表 22-6　ARIMA（p, q）模型定阶的基本原则

ACF	PACF	模型形式
指数衰减或衰减的正弦波	P 期截尾	ARIMA（p, 0），即 AR（p）
q 期截尾	指数衰减	ARIMA（0, q），即 MA（q）
指数衰减	指数衰减	ARIMA（p, q）

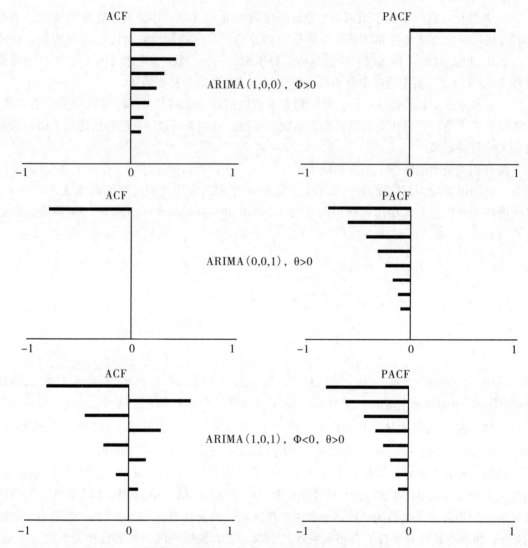

图 22-14 几种常见 ARIMA（p，d，q）模型 ACF 和 PACF 的标准示意图

3. P 和 Q 的识别　识别 P 和 Q 的原则与识别 p 和 q 基本相同，只是在观察 ACF 与 PACF 时，只分析季节周期间隔上的（偏）自相关系数。若 ACF 随时滞按季节周期的增加而衰减，则可用 ARIMA$(P, D, 0)^s$ 模型描述，阶数 P 取决于统计学显著季节偏自相关系数的个数；若 PACF 随时滞按季节周期的增加而衰减，则可用 ARIMA$(0, D, Q)^s$ 模型描述，阶数 Q 取决于统计学显著不为 0 的季节自相关系数的个数；若 ACF 和 PACF 都按季节周期呈指数衰减，则可用 ARIMA$(P, D, Q)^s$ 混合模型描述。

模型阶数的识别比较复杂，以上的判断方法非常粗略，因而通常要采用由低阶向高阶逐步试探的方法，待完成参数估计和模型检验后再确定适用的预测模型。另外，为简化定阶的过程，常采用最小信息准则，较常用的是 AIC 准则、SC 准则（Schwarz criterion，施瓦茨准则）和 HQC 准则（Hannan-Quinn criterion，汉南-奎因准则）。三者都是建立在最大似然估计基础上的最小信息准则，若有几个待选模型，则希望选择 AIC、SC、HQC 最小的。当几个准则的结果不一致时，需要在模型的预测精度和模型简洁性之间权衡。

（二）模型参数估计

这一步是利用样本数据，对已选出的模型参数进行估计，也就是估计出相应自回归系数、移动平均系数、季节自回归系数、季节移动平均系数的值。模型参数的估计计算复杂，一般分为粗估计与精估计两步，模型越复杂计算量越大，需要借助计算机完成。

（三）模型诊断

这一步主要通过检验模型残差序列 e_t 是不是"白噪声"序列，即序列各项之间互不相关的纯随机序列。若 e_t 是白噪声序列，则模型是合理的，可以用于预测；若 e_t 不是白噪声序列，则需要进一步改进模型。

1. 残差序列自相关分析　与前文所述判断序列随机性的方法相同，绘制模型残差序列的自相关函数图，若自相关系数基本落入随机区间，则说明其与 0 无显著不同，残差序列为白噪声序列；否则残差序列不是白噪声序列。

2. χ^2 检验　设残差序列的自相关函数为 $\rho_k(e)$，当 $n \to \infty$ 时，$\sqrt{n}\rho_k(e)$ 服从标准正态分布，从而可以构造 χ^2 统计量，也称作 Ljung-Box Q 统计量：

$$Q = \sum_{k=1}^{m} \left[\sqrt{N} r_k(e) \right]^2 = N \sum_{k=1}^{m} r_k^2(e) \qquad (22-54)$$

式中，Q 值服从自由度为 m 的 χ^2 分布。通过对样本残差序列计算的 Q 值进行 χ^2 检验，若 $Q < \chi_\alpha^2$，则可判断残差序列为白噪声序列，否则不是白噪声序列。

3. 模型参数检验　传统的时间序列分析还需要对模型中的参数进行检验，要求模型中的参数都具有统计学意义，通常进行 t 检验。当某些参数通不过检验而对应的自变量很难剔除时，可以不关心，因为预测时最关心的整体的预测效果。

（四）模型预测

建模的最终目的是运用经过检验的模型对时间序列未来的发展趋势进行预测，即利用序列已观测到的样本值对未来某时刻的取值进行估计。可利用计算机计算预测值及其置信区间，即预测区间。

四、应用实例

（一）非季节 ARIMA 模型应用

例 22-3　表 22-7 是某医院某时期手术质量的评分结果，试用 ARIMA 模型进行预测分析，从而建立质量控制标准。

表 22-7　某医院某时期手术质量评分序列表

序列号	1	2	3	4	5	6	…	186	187
质量评分	202	207	187	217	191	193	…	204	217

1. 模型识别　将整个序列分为两个部分：前 100 个观察值所在的期间用于估计模型，101~187 个观察值所在区间用于预测。首先，绘制前 100 个观察值的序列图（图 22-15）。由图可见，序列的均值始终在约 200 的位置，序列值围绕 200 上下波动，未显示明显的上升或下降趋势，并且数据没有显示明显的季节性，所以不必差分，即可取 $d=0$，并且不用考虑季节性 ARIMA 模型。

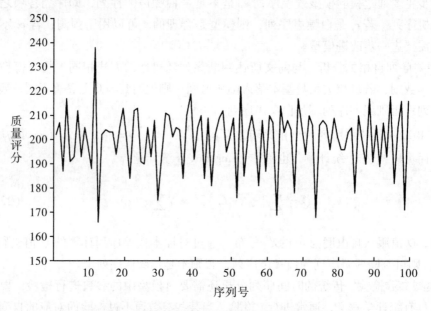

图 22-15　某医院手术质量评分序列图（$n=100$）

在 SPSS 中绘制序列的 ACF 图和 PACF 图（图 22-16）。由图可见，ACF 在时滞 1 处显示了一个负向的低谷，其后有几个相关函数的显著性处于边缘水平。PACF 图显示在前几个时点有急剧的衰减趋势。若与标准的 ARIMA 图（图 22-14）作对比分析，发现最相似的模型是 ARIMA（0，0，1）。所以，应首先尝试用 ARIMA（0，0，1）模型，即 MA（1）。

2. 模型参数估计　经 SPSS 运行得到质量评分序列的简单 ARIMA（0，0，1）模型的参数估计结果（表 22-8）。因为模型未作差分，故含有常数项为 200.169，即序列的均值。模型实际上是一个 MA 过程，移动平均系数 $\theta_1=0.781$，t 检验显示参数具有统计学意义。

3. 模型检验　绘制 ARIMA（0，0，1）模型残差序列的 ACF 图和 PACF 图（图 22-17），由图可见 ACF 和 PACF 均基本落在随机区间以内。同时对残差序列进行 χ^2 检验，得到 Ljung-Box Q 统计量，均无统计学意义（表 22-9）。均说明残差序列已经是一个白噪声序列。

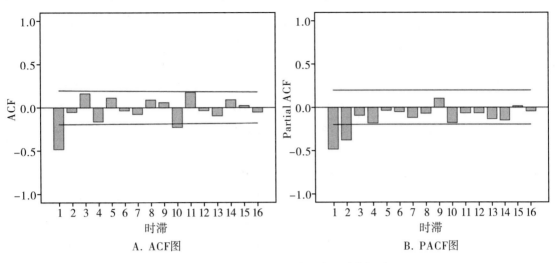

图 22-16　手术质量评分序列自相关分析图

表 22-8　手术质量评分序列 ARIMA（0，0，1）模型参数估计

		Estimate	*SE*	*t*	*P*
	Constant	200.169	0.233	858.013	<0.001
MA	Lag 1	0.781	0.064	12.125	<0.001

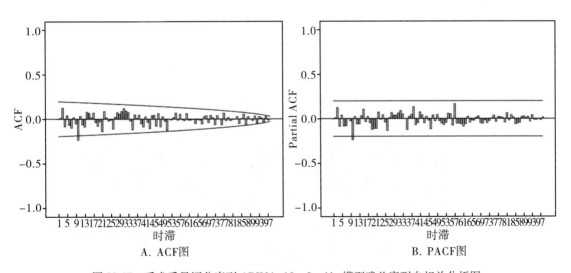

图 22-17　手术质量评分序列 ARIMA（0，0，1）模型残差序列自相关分析图

表 22-9　手术质量评分序列 ARIMA（0，0，1）模型残差序列 ACF 检验结果

Lag	Autocorrelation	SE	Box-Ljung Statistic		
			Value	df	P
1	−0.002	0.099	0.000	1	0.985
2	0.009	0.098	0.008	2	0.996
3	0.125	0.098	1.639	3	0.651
4	−0.086	0.097	2.426	4	0.658
5	0.040	0.097	2.596	5	0.762
6	−0.068	0.096	3.100	6	0.796
7	−0.102	0.095	4.237	7	0.752
8	0.017	0.095	4.271	8	0.832
9	−0.052	0.094	4.573	9	0.870
…	…	…	…	…	…

模型的拟合优度方面，模型 AIC 值为 52.479，MAPE 为 4.114%，拟合效果较好，可以用于预测。

4. 控制图表的建立　通过参数估计，ARIMA（0，0，1）模型产生了包括预测值，预测值置信区间的上下限的新序列，根据这三个序列可以绘制质量控制图（图 22-18）。前 100 个观察值所在的期间中，预测值置信区间的上下限随着观测值的变动而上下波动。101～187 个观察值所在的预测区间中预测值和可信限是平稳恒定的，这是因为模型没有季节性成分或季节性趋势，预测值置信区间的上下限就构成了质量控制限，它能够精确地捕获超出质量控

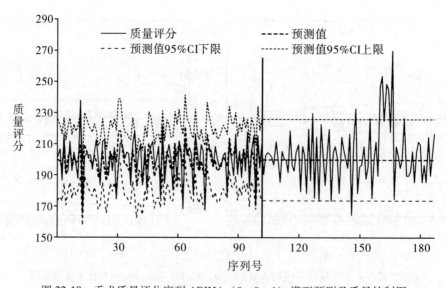

图 22-18　手术质量评分序列 ARIMA（0，0，1）模型预测及质量控制图

制标准的手术数目，是一个可靠的质量控制图。

（二）季节性 ARIMA 模型应用

例22-4　表22-10收集了某医院从1990年1月~2001年12月的门诊量数据，试做预测分析。

表22-10　某医院1990年1月~2001年12月门诊量（千人次）

年份	1月	2月	3月	4月	5月	6月	7月	8月	9月	10月	11月	12月
1990	112	118	132	129	121	135	148	148	136	119	104	118
1991	115	126	141	135	125	149	170	170	158	133	114	140
1992	145	150	178	163	172	178	199	199	184	162	146	166
1993	171	180	193	181	183	218	230	242	209	191	172	194
1994	196	196	236	235	229	243	264	272	237	211	180	201
1995	204	188	235	227	234	264	302	293	259	229	203	229
1996	242	233	267	269	270	315	364	347	312	274	237	278
1997	284	277	317	313	318	374	413	405	355	306	271	306
1998	315	301	356	348	355	422	465	467	404	347	305	336
1999	340	318	362	348	363	435	491	505	404	359	310	337
2000	360	342	406	396	420	472	548	559	463	407	362	405
2001	417	391	419	461	472	535	622	606	508	461	390	432

1. 模型识别　基于1990年1月~2001年6月的138个数据建立一个模型，并将2001年7月~2001年12月的6个数据作为模型的验证区间。绘制序列图如图22-19。由图中可以看

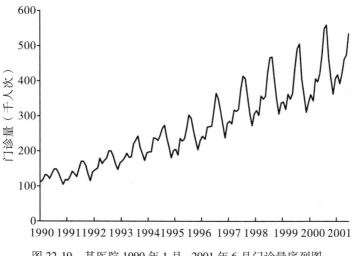

图22-19　某医院1990年1月~2001年6月门诊量序列图

出序列显示了一个长期的上升趋势；并且有明显的季节规律，在 7 月或 8 月呈现高峰，在 1 月或 2 月呈现低谷；当序列的均值增长时，其方差也在增加。由此可以判断序列是非平稳序列，初步选定 ARIMA $(p, d, q) (P, D, Q)^s$ 混合模型。

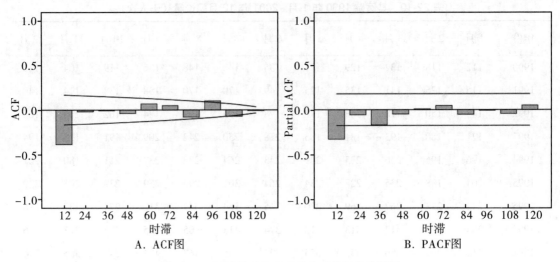

A. ACF图　　　　　　　　　B. PACF图

图 22-20　门诊量对数序列差分后自相关分析图

为了使序列的方差平稳下来，可先对序列进行对数变换，并对序列进行一阶逐项差分和一阶季节差分，季节周期为 12 个月，消除序列的趋势性和季节性。并绘制差分后序列的 ACF 和 PACF 图，如图 22-20 所示。首先识别序列的季节模型，ACF 图在时点 12 处出现了一个单一的季节低谷，PACF 图大体呈现衰减趋势，可以初步拟合 ARIMA $(0, 1, 1)^{12}$ 季节模型。

接着对序列的非季节成分加以识别：绘制 ARIMA $(0, 1, 0) (0, 1, 1)^{12}$ 模型残差序列的 ACF 图和 PACF 图（图 22-21）。由图可见，ACF 和 PAC 图都呈现了衰减趋势，因此可以取 $p=1$，$q=1$，模型变为 ARIMA $(1, 1, 1) (0, 1, 1)^{12}$。

2. 模型参数估计　经 SPSS 运行，模型参数估计结果见表 22-11。因模型进行了差分，序列的均值即常数项接近 0。在 ARIMA $(1, 1, 1) (0, 1, 1)^{12}$ 模型中非季节自回归系数经检验 $P>0.05$，没有统计学意义，故可删除。将模型改进为 ARIMA $(0, 1, 1) (0, 1, 1)^{12}$，其参数估计结果见表 22-11。其中移动平均系数 $\theta_1 = 0.395$，季节移动平均系数 $\Theta_1 = 0.554$，且二者均有统计学意义。

3. 模型检验　ARIMA $(0, 1, 1) (0, 1, 1)^{12}$ 模型的残差序列进行自相关分析，见图 22-22 和表 22-12，可见 ACF 和 PACF 均在随机区间内且均无统计学意义，残差序列已经是白噪声序列。模型的 $MAPE$ 为 2.964%，拟合效果较好，可以用于预测。

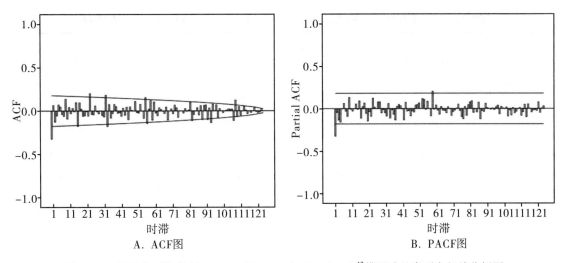

A. ACF图　　　　　　　　　B. PACF图

图 22-21　门诊量对数序列 ARIMA（0, 1, 0）（0, 1, 1）¹²模型残差序列自相关分析图

表 22-11　门诊量对数序列 ARIMA 模型参数估计结果

		ARIMA (1, 1, 1) (0, 1, 1)^{12}				ARIMA (0, 1, 1) (0, 1, 1)^{12}			
		Estimate	SE	t	P-value	Estimate	SE	t	P-value
Constant		0.000	0.001	−0.107	0.915	0.000	0.001	−0.058	0.954
AR	Lag 1	0.207	0.213	0.973	0.332	−	−	−	−
MA	Lag 1	0.583	0.177	3.284	0.001	0.395	0.084	4.719	<0.001
SMA	Lag 1	0.562	0.091	6.194	0.000	0.554	0.090	6.181	<0.001

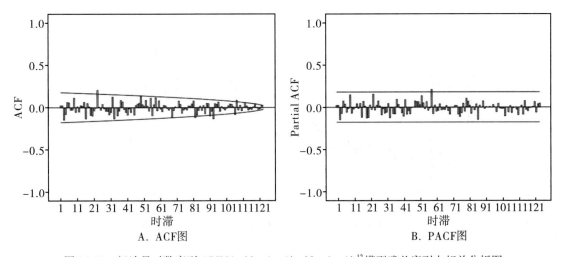

A. ACF图　　　　　　　　　B. PACF图

图 22-22　门诊量对数序列 ARIMA（0, 1, 1）（0, 1, 1）¹²模型残差序列自相关分析图

表 22-12　门诊量对数序列 ARIMA（0，1，1）（0，1，1）^{12}模型残差序列 ACF 检验

Lag	Autocorrelation	SE	Box-Ljung Statistic		
			Value	df	P
1	0.022	0.088	0.059	1	0.807
2	0.022	0.088	0.122	2	0.941
3	−0.146	0.088	2.885	3	0.410
4	−0.078	0.087	3.692	4	0.449
5	0.062	0.087	4.197	5	0.521
6	0.055	0.087	4.603	6	0.596
7	−0.029	0.086	4.714	7	0.695
8	−0.028	0.086	4.816	8	0.777
9	0.112	0.085	6.536	9	0.685
…	…	…	…	…	…

4. 模型预测　图 22-23 展示了实际值及预测值序列图，模型预测值序列对门诊量跟踪和预测效果良好。预测值序列延伸至 2002 年 12 月，其中 2001 年 7~12 月作为验证集，2002 年数据作为未来预测值。如表 22-13，验证集 6 个数据的 MAPE 为 2.040%，说明模型预测效果可靠。

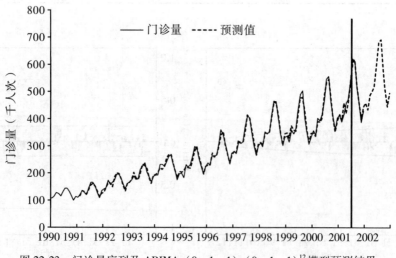

图 22-23　门诊量序列及 ARIMA（0，1，1）（0，1，1）^{12}模型预测结果

表 22-13　门诊量对数序列 ARIMA（0，1，1）（0，1，1）^{12}模型预测效果

时间	实际值	预测值	时间	预测值	时间	预测值
2001.07	622	612.14	2002.01	461.35	2002.07	682.11
2001.08	606	620.21	2002.02	436.05	2002.08	691.25
2001.09	508	518.16	2002.03	490.57	2002.09	577.64
2001.10	461	454.84	2002.04	504.55	2002.10	507.16
2001.11	390	400.16	2002.05	521.69	2002.11	446.30
2001.12	432	445.08	2002.06	597.84	2002.12	496.51

第五节　灰色预测方法

一、灰色预测的概念

灰色预测理论（grey forecast method）是由邓聚龙教授于1982年创立的，它是既含已知信息又含不确定信息的系统，即灰色系统，进行预测。是对在一定范围内变化的、与时间有关的灰色过程进行预测。其基本思想是：通过鉴别系统因素之间发展趋势的相异程度，即进行关联分析，并对原始数据进行生成处理来寻找系统变化规律，生成有较强规律性的数据序列，然后建立相应的微分方程模型，从而预测事物未来的发展趋势。灰色预测用等时距观测到的数据值构造灰色模型（gray model，GM）预测未来某一时刻的特征量，或达到某一特征量的时间。

由于灰色预测所需样本量少，计算简便且不需要典型的概率分布等，因此被广泛应用于社会、经济、生态等领域。多年来，灰色预测在卫生系统中的应用也很活跃，如疾病预测、卫生人力资源预测、人群死亡状况预测和卫生工作量预测等。

二、GM（1，1）模型

（一）GM（1，1）模型建立

设时间序列 $Y^{(0)}$ 有 n 个观察值，$Y^{(0)}=\{Y^{(0)}(1),Y^{(0)}(2),\cdots,Y^{(0)}(n)\}$，通过累加生成新序列 $Y^{(1)}=\{Y^{(1)}(1),Y^{(1)}(2),\cdots,Y^{(1)}(n)\}$，其中 $Y^{(1)}$ 上标 1 表示一次累加，且 $Y^{(1)}(k)=\sum_{i=1}^{k}Y^{(0)}(i)$，则 GM（1，1）模型相应的微分方程为：

$$\frac{dY}{dt}+aY^{(1)}=\mu \tag{22-55}$$

利用最小二乘法求解微分方程，即可得预测模型：

$$\hat{Y}^{(1)}(k+1) = \left[Y^{(0)}(1) - \frac{\mu}{a} \right] e^{-ak} + \frac{\mu}{a} \qquad (k=0,1,2,\cdots,n) \qquad (22\text{-}56)$$

（二）模型检验

灰色预测检验一般包括残差检验、关联度检验和后验差检验。

1. 残差检验　用式（22-56）的预测模型计算 $\hat{Y}^{(1)}(i)$，并将 $\hat{Y}^{(1)}(i)$ 累减生成 $\hat{Y}^{(0)}(i)$，累减运算时，$Y^{(1)}(k) = Y^{(0)}(k) - Y^{(0)}(k-1)$；然后计算原始序列 $Y^{(0)}(i)$ 与 $\hat{Y}^{(0)}(i)$ 的绝对误差序列和相对误差序列，进而可以计算 MAPE，一般 MAPE<5% 认为模型合格。

2. 关联度检验　计算 $Y^{(0)}(i)$ 与 $\hat{Y}^{(0)}(i)$ 的关联系数，然后计算出关联度。

关联系数的定义为：

$$\eta(k) = \frac{\min\ \min A + \rho \max\ \max A}{A + \rho \max\ \max A} \qquad (22\text{-}57)$$

式中，$A = |\hat{Y}^{(0)}(k) - Y^{(0)}(k)|$ 是第 k 个点的绝对误差；$\min\ \min A$ 为两级最小差，$\max\ \max A$ 为两级最大差，如果只有两个序列，就不存在第二级最小差和最大差；ρ 称为分辨率，$0<\rho<1$，一般取 $\rho=0.5$。

序列 $Y^{(0)}(i)$ 与 $\hat{Y}^{(0)}(i)$ 关联度的定义为：

$$r = \frac{1}{n} \sum_{k=1}^{n} \eta(k) \qquad (22\text{-}58)$$

对单位不一、初值不同的序列，在计算关联系数前应先进行初始化，即将该序列的所有数据分别除以第一个数据，将序列化为无量纲的相对数值。根据经验，当 $\rho=0.5$ 时，关联度大于 0.6，模型便是满意的。

3. 后验差检验　先计算标准差比：

$$C = \frac{S_2}{S_1} \qquad (22\text{-}59)$$

式中，$S_1 = \sqrt{\dfrac{\sum [Y^{(0)}(i) - \overline{Y}^{(0)}]^2}{n-1}}$ 为原始序列 $Y^{(0)}(i)$ 的标准差；$S_2 = \sqrt{\dfrac{\sum [\Delta^{(0)}(i) - \overline{\Delta}^{(0)}]^2}{n-1}}$ 为绝对误差序列 $\Delta^{(0)}(i) = |Y^{(0)}(i) - \hat{Y}^{(0)}(i)|$ 的标准差。C 值越小说明残差序列相对于原始序列蕴含的信息越小，模型拟合效果越好。然后计算小误差概率：

$$P = P\{|\Delta^{(0)}(i) - \overline{\Delta}^{(0)}| < 0.6745 S_1\} \qquad (22\text{-}60)$$

后验差检验标准参见表 22-14。若残差检验、关联度检验、后验差检验都通过了，则可以用所建模型用于预测，否则应进行残差修正。

表 22-14　模型检验标准参照表

MAPE（%）	小误差概率 P	标准差比 C	模型评价
<1	>0.95	<0.35	优
<5	>0.8	<0.5	合格
<10	>0.7	<0.65	勉强合格
≥10	≤0.7	≥0.65	不合格

例 22-5　表 22-15 记录了某医院 2000~2005 年住院人次数，见第（3）栏，现采用灰色预测模型 GM（1，1），对住院人次数进行分析预测。

表 22-15　某医院 2000~2005 年住院人次数

t (1)	年份 (2)	$Y^{(0)}(t)$ (3)	$Y^{(1)}(t)$ (4)	$\hat{Y}^{(1)}(t)$ (5)	$\hat{Y}^{(0)}(t)$ (6)	$\Delta^{(0)}(t)$ (7)	$\Delta^{(0)}(t)/Y^{(0)}(t)\%$ (8)
0	2000	9.600	9.600	9.600	9.600	0.000	0.000
1	2001	10.518	20.118	20.244	10.644	0.126	1.198
2	2002	11.392	31.510	31.730	11.612	0.220	1.931
3	2003	12.060	43.570	44.121	12.611	0.551	4.569
4	2004	13.319	56.889	57.489	13.919	0.600	4.505
5	2005	13.822	70.711	71.912	15.018	1.196	8.653

本例求解微分方程得：$\hat{Y}^{(1)}(t) = 135.0078e^{0.07599t} - 125.4094$。

最后进行模型检验：①残差检验：根据预测方程式作累减生成，得见表 22-15 第（6）列，计算绝对误差和相对误差结果见（7）、（8）列，计算 $MAPE = 3.476\%$；②关联度检验：本例，计算关联度 $r = 0.825 > 0.6$；③后验差检验：本例 $Y^{(0)}(t)$ 的标准差为 1.619，$\Delta^{(0)}(t)$ 的标准差为 0.436，故 $C = 0.269$；所有 $|\Delta^{(0)}(i) - \overline{\Delta^{(0)}}|$ 都小于 $0.6745S_1$，故 $P = 1$。由表 22-14 的评价标准，所建模型效果合格。

第六节　其他统计预测方法

统计预测的方法尚多，由于篇幅所限不能一一详述，在此再引入一些其他统计预测方法的概念，详细内容请参阅相关专业文献。

一、景气预测法

景气预测法主要应用于经济研究领域。景气是对经济发展状况的一种综合型描述，用于说明经济的活跃程度；经济景气是指总体经济呈上升趋势，经济不景气是指总体经济呈下滑的发展趋势。经济的景气状态是通过一系列经济指标，即景气指标来反映的。景气预测法就是通过正确地选择景气指标体系，计算扩散指数和合成指数，对经济周期进行全局性的判断和预测。

二、马尔科夫预测法

马尔科夫预测法（Markov forecasting method）是以俄罗斯数学家 Markov 名字命名的一种预测方法，它将时间序列看作一个随机过程，通过对事物不同状态的初步概率和状态之间转移概率的研究，确定状态变化趋势，以预测事物的未来。

三、状态空间模型

状态空间模型（state-space model）将预测对象看作离散时间随机性动态系统，将能测量到的系统的输入和输出都看作随时间而变的向量，通过构建状态向量方程和输出向量方程，描述动态系统从输入到输出的变换，是一个动态时域模型。

四、神经网络模型

人工神经网络（artificial neural network，ANN）是近年来迅速发展起来的一门集神经科学、计算机科学、信息科学、工程科学为一体的边缘交叉学科，它是以工程技术的手段来模拟人脑神经元网络的结构与特性的系统。人工神经网络一般含有输入层、中间层和输出层，每层包含若干互不链接的神经元节点，各层之间各神经元通过传递函数进行全连接，并由传递函数控制链接的强度或权值。

神经网络不需要任何已知的统计或数学知识描述输入-输出模式之间的映像，它是根据已选取的样本数据，通过学习和训练，凭自身的网络结构实现对信息的记忆，然后对测试样本进行预测。当量化的用于预测的指标和被预测指标间存在一种复杂的多元非线性关系，并且用于预测的指标间又存在多重共线性时，神经网络模型往往较传统的预测方法有更好的预测效果。

小　　结

1. 统计预测　指在一定的理论指导下，以事物发展的历史和现状为出发点，以统计资料和调查资料为依据，研究事物发展过程、认识事物发展变化规律、并对其未来发展状况做出科学推测的一类方法。可分为定性预测和定量预测两大类，定量预测又可大致分为回归预测法和时间序列预测法，每类预测方法中又有多种模型。不同的方法适用于不同的数据和预测的目的。

2. 统计预测的基本步骤　主要有明确预测目的，筛选预测变量；选择预测方法，收集相关资料；审核和调整统计资料，建立预测模型；考核预测效果，评价预测模型。

3. 预测精度　是指由预测模型所产生预测值与历史实际观察值的差异程度，用于评价预测模型拟合的优劣程度。主要的预测精度指标有平均误差、平均绝对误差、误差平方和、均方误差、误差标准差、平均百分误差、平均绝对百分误差等。

4. 非线性回归预测 是用于预测变量与影响因素之间呈现非线性关系时的回归分析方法。通过变量，可以将很多的非线性回归转化为线性回归，从而用线性回归方法解决非线性回归预测问题。

5. 指数平滑预测 是从移动平均法演变而来的一种时间序列平滑预测法，本质上是一种加权平均的过程，给近期观察值赋以较大的权重，给远期的观察值赋以较小的权重，观察值时间越远，其权数也呈指数下降。指数平滑法有一次指数平滑、二次指数平滑、三次指数平滑等，适用于短期预测。

6. ARIMA 模型 是 Box-Jenkins 系列方法中的重要模型之一，该方法通过自相关函数和偏自相关函数，分析时间序列的随机性、平稳性和季节性，利用序列自身的滞后数值或误差项的滞后值作为解释变量，亦即探寻序列受其以前数值与其误差项的影响形式，来预测序列未来的表现，适合于短期预测。

7. 灰色预测 通过鉴别系统因素之间发展趋势的相异程度，即进行关联分析，并对原始数据进行生成处理来寻找系统变化规律，生成有较强规律性的数据序列，然后建立相应的微分方程模型，从而预测事物未来的发展趋势。

（张彦琦　易　东）

~~~~~~~~~~~~~~~~~~~~~~~~~~~~~~~~~~

作者简介 易 东 博士，教授，博士生导师。陆军军医大学军事预防医学系军队卫生统计学教研室主任。主要从事卫生统计学、健康管理与评价、生物信息学等方面研究。教育部高等学校统计学专业教学指导委员会委员、中国统计教育学会常务理事、国际生物统计学会中国分会常务理事、中国卫生信息学会卫生统计学教育专业委员会副主任委员、国家食品药品监督管理局（SFDA）评审专家等。承担国家"863"计划、国家自然科学基金面上项目等国家级、省部级课题 10 余项。研究成果获军队科技进步三等奖 2 项、重庆市科技进步三等奖 1 项。主编《军事医学统计学》等教材 3 部，参编 20 余部。先后发表论文 100 篇，其中 SCI 论文 20 余篇。

作者简介 张彦琦 博士，副教授。陆军军医大学军事预防医学系军队卫生统计学教研室。长期从事卫生统计学的教学、理论及应用研究，目前致力于慢性病健康管理评价与优化方法的统计学建模研究。中国卫生信息学会卫生统计学教育专业委员会委员，中国医药教育协会医药统计专业委员会委员。主持国家自然科学基金 1 项，重庆市自然科学基金 1 项，重庆市高等教育教学改革课题 2 项，校级课题 2 项。获军队科技进步三等奖 2 项，重庆市科技进步三等奖 1 项。第一作者发表 SCI 论文 5 篇，中文核心期刊论文 20 篇。

第二十三章　重复测量数据的线性混合效应模型

重点掌握：
1. 线性混合效应模型的基本概念。
2. 重复测量数据线性混合效应模型分析与应用。

健康促进与医疗服务研究中，纵向数据分析极为常见，如临床试验研究某新降压药的效果，以氨氯地平作为对照，测量高血压患者用药前及用药后不同随访时间点上血压水平。前面第五章第四节重复测量数据的方差分析，要求各时点间数据满足球对称假设。当数据不满足假设条件时，可采用三种校正计算 ε 的方法，研究时间效应、处理与时间的交互效应，当然也可采用多元方差分析来实现。实际问题研究中，多数纵向研究数据几乎不可能满足该假设条件，尤其在纵向研究数据中出现数据缺失时，重复测量数据的方差分析是不适合的，而线性混合效应模型（linear mixed effects model）是更为合适的分析方法，既适于处理带协变量数据的模型分析，也可解决重复测量时点间隔不等、及含有缺失数据的非均衡数据，不仅可以描述众多协变量对效应变量随时间变化的影响，也可研究个体内同质性和个体间异质性随时间变化的特征，还可充分展示效应变量随时间变化的速率与幅度等，是纵向数据分析中信息利用更为充分的一种方法。本章结合医学实例，主要介绍单效应变量重复测量数据的线性混合效应模型。

例 23-1　全国社区高血压规范化管理项目中，某社区医师完成了项目基线血压值和1年6次的随访监测，记录了满足管理规范要求确诊的高血压患者收缩压与舒张压等信息。于不同时点对项目管理的个体进行了重复测量，分析数据模式如表 23-1。

由上述资料可见：①同一观察单位（个体）的效应变量（舒张压或收缩压）在不同时点的测量值之间有相关性存在；②纵向研究数据变异可来源于个体内变异（within-subject variation）和观察对象个体间变异（between-subject variation），而且这些变异可能会随时间的变化而发生改变；③考虑到健康研究的复杂性，规范化管理开始前患者的基线血压值各不相同，即个体血压值的实际水平不完全相同；而且个体间效应变量随时间的变化幅度与速率也不相同（图 23-1）；④同一患者在任何一次随访中，两个效应变量（收缩压与舒张压）之间也存在相关性，再加前述的同一效应变量在多次重复测量中的相关性，使得该类数据内部相关结构更具复杂性。

表 23-1　234 名社区高血压患者 6 次随访血压记录

患者编号	收缩压							舒张压						
	基线	1个月	2个月	3个月	6个月	9个月	12个月	基线	1个月	2个月	3个月	6个月	9个月	12个月
1	130	130	132	124	124	124	120	90	88	90	78	76	72	70
2	140	130	132	130	135	130	130	90	96	88	86	84	82	84
3	120	120	120	110	130	120	120	90	75	80	75	70	80	70
4	180	130	130	135	140	140	140	120	80	80	80	80	80	80
5	130	136	138	136	134	132	130	96	96	94	92	88	90	88
6	170	130	120	130	130	130	120	110	80	80	80	80	80	80
7	152	140	136	136	136	134	130	98	88	70	82	86	86	80
8	140	140	132	136	126	124	122	90	70	72	76	78	70	78
9	160	140	130	125	120	120	120	100	80	80	70	70	70	70
10	50	140	138	134	136	136	136	90	92	90	84	84	82	80
…	…	…	…	…	…	…	…	…	…	…	…	…	…	…
234	234	150	140	150	140	140	130	130	95	80	80	80	80	80

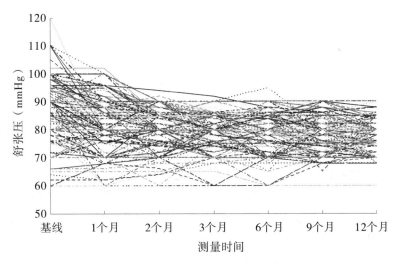

图 23-1　234 名高血压患者 6 次随访舒张压资料分析

第一节　线性混合效应模型简介

重复测量数据分析中，当个体重复测量时间间隔不均等时（如分别于 1 个月、2 个月、

3 个月、6 个月时分别测量血压值），相邻时点越近，重复测量变量间的相关性则越大，通常可采用线性混合效应模型（linear mixed effects model）来分析。混合效应模型：①不仅可考虑固定效应（fixed effect），也可考虑了随机效应（random effect），信息利用更充分；②它既可用来阐明效应变量的均值水平及其变化趋势，也可用来探索协（自）变量对效应变量的影响。

重复测量数据线性混合效应模型中的混合效应是指模型包含了固定与随机两种效应。有些分析因素是在设计阶段就可固定下来的，如药物疗效评价中用药剂量水平的选择、生长发育研究中性别分组，这些变量只能作为固定效应进行分析。而另有一些因素的分组是通过抽样而得到的，如多中心临床试验中 3 种治疗方案的选择，若研究要求固定某类患者只能接受某种方案治疗，其目的也仅限于推断该类患者的治疗效果，这时的处理因素所产生的作用就可以看作是固定效应；但若要对入选患者进行处理因素（3 种治疗方案）的随机分配（选用甲方案、乙方案或常规治疗对照方案），从而对所有患者 3 种治疗方案的疗效评价做出推断，那么，这个分析因素（选用不同治疗方案）产生的作用就可以看作是随机效应。

重复测量数据是纵向研究数据的一个特例，个体（水平 2）在不同时间的重复测量因素（水平 1），可看作两水平纵向结构数据，主要用来评价某个（或多个）效应变量随时间的变化。

一、线性混合效应模型的形式

线性混合效应模型的一般形式为：

$$Y_i = X_i\beta + Z_ib_i + e_i \tag{23-1}$$

式中，Y_i：第 i 个个体 $p_i \times 1$ 维反应变量向量；X_i：$p_i \times l$ 维已知的固定效应设计矩阵；Z_i：$p_i \times m$ 维已知的随机效应设计矩阵；β：$l \times 1$ 维固定效应的参数向量；b_i：$m \times 1$ 维随机效应的参数向量；e_i：$p_i \times 1$ 维随机误差向量；且有 e_i 之间相互独立，且 Y_i 之间也相互独立，$b_i \sim N_k(0, D)$，$e_i \sim N_{ni}(0, R_i)$，$E(Y_i) = X_i\beta$，$Var(Y) = ZGZ' + R = ZGZ' + \sigma^2 \Lambda_i(\gamma)$。

与一般线性模型相比，线性混合效应模型中增加了随机效应项 Zb，由固定效应和随机效应两部分组成，因此称其为线性混合效应模型。线性混合效应模型不仅包含随机系数生长曲线模型、重复测量设计模型及交叉设计模型等，而且还有更丰富的内容。例如：研究模型是一个简单的两因素重复测量设计，含有一个组间处理因素（Γ_i 有 q 个水平）和一个组内因素（γ_k 有 p 个水平），其一元裂区重复测量方差分析模式可以写为：

$$Y_{ijk} = \mu + \Gamma_i + \delta_{i(j)} + \gamma_k + (\Gamma\gamma)_{jk} + \varepsilon_{ijk} \tag{23-2}$$

式中，$i = 1, 2, \cdots, n_j$，$j = 1, 2, \cdots, q$，$k = 1, 2, \cdots p$；i：第 j 组内第 i 受试对象或实验单位；j：处理因素的水平，与组间因素 Γ 相联系；k：重复测量因素水平；这种情况下，参数 μ，Γ_j，$\gamma_k\mu$ 和 $(\Gamma\gamma)_{jk}$ 表示固定效应，而分量 $\delta_{i(j)}$ 表示个体间随机效应。

二、线性混合效应模型的方差-协方差结构

重复测量变量间常见的个体内相关性，其结构类型可以表现为：独立结构（Independent）、可互换相关结构（exchangeable correlation，EXCH）、一阶自回归结构［first-order auto regressive，AR(1)］、带状主对角结构［banded main diagonal，UN(1)］和无结构（unstructured，UN）等。每种结构矩阵中所含的协方差参数个数不同，最少的是独立结构（1个），最多的是 UN 结构［$n(n+1)/2$ 个］。协方差参数的个数会直接影响到软件分析的结果，一般在同等拟合优度前提下应该选择参数个数较少的模型。

1. 独立结构　即无相关性存在。相关矩阵主对角线上值为 1，非主对角线上的值为 0。它表示不同时间点上的测量值之间彼此独立，与独立结构相关系数对应的协方差结构为球性的，称为方差分量结构（variance component，VC）。即各时间点测量值的方差相等，不同时间点测量值的协方差为 0。其相关矩阵 R 与协方差矩阵 Σ 分别为：

$$R = \begin{bmatrix} 1 & 0 & \cdots & 0 \\ 0 & 1 & \cdots & 0 \\ \cdots & \cdots & \cdots & \cdots \\ 0 & 0 & \cdots & 1 \end{bmatrix} \quad \Sigma = \begin{bmatrix} \sigma_{11} & \sigma_{12} & \cdots & \sigma_{1p} \\ \sigma_{21} & \sigma_{22} & \cdots & \sigma_{2p} \\ \cdots & \cdots & \cdots & \cdots \\ \sigma_{p1} & \sigma_{p2} & \cdots & \sigma_{pp} \end{bmatrix} = \begin{bmatrix} \sigma^2 & 0 & \cdots & 0 \\ 0 & \sigma^2 & \cdots & 0 \\ \cdots & \cdots & \cdots & \cdots \\ 0 & 0 & \cdots & \sigma^2 \end{bmatrix} = \sigma^2 I$$

2. 复合对称结构　其相关矩阵中，主对角线上元素为 1，非主对角线上的值为 ρ。它表示不同时间点的测量值之间彼此非独立，存在一定的相关性，但这种相关性在任两时点测量值之间均相等，不随时间点间的间隔大小而改变。与此对应的协方差矩阵结构呈复合对称结构（compound symmetry structure，CS），即各时间点测量值的方差相等为 σ^2，不同时间点测量值的协方差为 δ^2。

$$R = \begin{bmatrix} 1 & \rho & \cdots & \rho \\ \rho & 1 & \cdots & \rho \\ \cdots & \cdots & \cdots & \cdots \\ \rho & \rho & \cdots & 1 \end{bmatrix} \quad \Sigma = \begin{bmatrix} \sigma_{11} & \sigma_{12} & \cdots & \sigma_{1p} \\ \sigma_{21} & \sigma_{22} & \cdots & \sigma_{2p} \\ \cdots & \cdots & \cdots & \cdots \\ \sigma_{1p} & \sigma_{2p} & \cdots & \sigma_{pp} \end{bmatrix} = \begin{bmatrix} \sigma^2 & \delta^2 & \cdots & \delta^2 \\ \delta^2 & \sigma^2 & \cdots & \delta^2 \\ \cdots & \cdots & \cdots & \cdots \\ \delta^2 & \delta^2 & \cdots & \sigma^2 \end{bmatrix}$$

3. 一阶自回归结构　在时间点 j 的测量值只受到前一个 $(j-1)$ 时间点测量值的影响，而与其前面的测量值无关。

$$R = \begin{bmatrix} 1 & \rho & \cdots & \rho^{p-1} \\ \rho & 1 & \cdots & \rho^{p-2} \\ \cdots & \cdots & \cdots & \cdots \\ \rho^{p-1} & \rho^{p-2} & \cdots & 1 \end{bmatrix} \quad \Sigma = \sigma^2 \begin{bmatrix} 1 & \rho & \cdots & \rho^{p-1} \\ \rho & 1 & \cdots & \rho^{p-2} \\ \cdots & \cdots & \cdots & \cdots \\ \rho^{p-1} & \rho^{p-2} & \cdots & 1 \end{bmatrix}$$

4. 带状主对角结构　各次测量值之间的相关系数为 0，但方差不等。

$$R = \begin{bmatrix} 1 & 0 & \cdots & 0 \\ 0 & 1 & \cdots & 0 \\ \cdots & \cdots & \cdots & \cdots \\ 0 & 0 & \cdots & 1 \end{bmatrix} \quad \sum = \begin{bmatrix} \sigma_{11} & 0 & \cdots & 0 \\ 0 & \sigma_{22} & \cdots & 0 \\ \cdots & \cdots & \cdots & \cdots \\ 0 & 0 & \cdots & \sigma_{pp} \end{bmatrix} = \begin{bmatrix} \sigma_1^2 & 0 & \cdots & 0 \\ 0 & \sigma_2^2 & \cdots & 0 \\ \cdots & \cdots & \cdots & \cdots \\ 0 & 0 & \cdots & \sigma_p^2 \end{bmatrix}$$

5. 无结构　测量值之间的相关结构无规律可循。

$$R = \begin{bmatrix} 1 & \rho_{12} & \rho_{13} & \rho_{14} \\ \rho_{21} & 1 & \rho_{23} & \rho_{24} \\ \rho_{31} & \rho_{32} & 1 & \rho_{34} \\ \rho_{41} & \rho_{42} & \rho_{43} & 1 \end{bmatrix} \quad \sum = \begin{bmatrix} \sigma_1^2 & \theta_{12} & \theta_{13} & \theta_{14} \\ \theta_{12} & \sigma_2^2 & \theta_{23} & \theta_{24} \\ \theta_{13} & \theta_{23} & \sigma_3^2 & \theta_{24} \\ \theta_{14} & \theta_{24} & \theta_{34} & \sigma_4^2 \end{bmatrix}$$

三、线性混合效应模型的评价指标

SAS 分析通常会给出四种拟合优度检验统计量（Fit Statistics），似然比统计量（-2 Log likelihood）、Akaike's information criterion（AIC）、Schwartz's bayesian criterion（SBC/ BIC）及校正 AIC（AICC）。通常在相同模型结构条件下，选择几种不同的方差-协方差结构进行拟合，并根据这些指标来进行模型评价。四项评价指标值越小，表明模型拟合效果越好。若四项指标统计量相近，则可选取所含参数个数较少、且解释符合客观实际的模型作为该分析的最适模型。应注意以上四项指标都不能告诉研究者某个单一模型数据的拟合情况，它们只能用于多个拟合模型的对比分析，以表明相对来讲哪个模型拟合数据更好。

第二节　重复测量数据的线性混合效应模型

如例 23-1 中，若研究者欲了解项目管理 1 年时间内患者舒张压的水平与变动趋势及其影响因素，即可构建本节介绍的舒张压变量重复测量资料的线性混合效应模型。由于社区管理的高血压患者，其血压的基线水平各不相同，患者在 1 年随访期间内血压的变化速率也不尽相同，同时，基线血压指标对后续 1 年内随访的血压监测结果有影响，因此，本分析中将患者的基线舒张压值作为协变量考虑，运用 SAS 软件中的 MIXED 模块，构建了随机截距模型和随机截距-斜率模型。根据模型方差-协方差结构，选择 UN 结构分别建模，并对其结果进行对比分析。

一、分析变量的统计描述

经 SAS 编程分析，各时点舒张压结果描述见表 23-2。

表 23-2　234 例社区规范化管理患者各时点舒张压（mmHg）

测量时点	$\overline{X}\pm S$	最小值	最大值
基　线	84.98±10.61	60	120
第 1 个月	81.11± 8.63	58	102
第 2 个月	79.57± 6.92	50	94
第 3 个月	78.58± 6.28	60	92
第 6 个月	78.07± 6.85	60	95
第 9 个月	77.70± 6.35	60	90
第 12 个月	77.50± 6.18	60	90

二、选择适宜的方差–协方差结构与模型参数估计

1. 构建随机截距模型　首先，截距项作为随机效应，协方差结构设为 UN 结构，拟合统计量分析结果如下：

表 23-3　模型拟合统计量

−2 Log likelihood	8622.6
AIC（smaller is better）	8626.6
AICC（smaller is better）	8626.6
BIC（smaller is better）	8633.5

表 23-4　协方差参数估计结果

协方差	估计值	标准误	z 值	P 值
截距	18.6200	2.0390	9.13	<0.0001
残差	19.7509	0.8169	24.18	<0.0001

表 23-4 结果分析可见，随机截距的方差有统计学意义，表明在社区规范化管理开始时患者舒张压基线水平有差别；残差的方差也同样有统计学意义，表明模型设置了随机截距后仍然存在个体内变异。组内相关系数 $ICC = 18.62/（18.62+19.7509）= 0.4853$，表明总变异中有 48.5% 的变异是由高血压患者个体间的异质性（heterogeneity）引起的。

表 23-5 模型参数估计结果

变量	偏回归系数	标准误	ν	t 值	P 值
截距	56.1949	2.4861	236	22.60	<0.0001
重测时间	-0.6910	0.0695	1169	-9.95	<0.0001
基线舒张压	0.2939	0.0289	232	10.17	<0.0001

由表 23-5 分析结果可知，截距、重复测量时间与基线舒张压测量水平对社区管理患者单效应变量舒张压的变化均有影响。

2. 构建随机截距-斜率模型 将截距项和斜率均设为随机项，协方差结构为 UN，模型拟合统计量结果如表 23-6。

表 23-6 模型拟合统计量

-2 Log likelihood	8496.3
AIC（smaller is better）	8504.3
AICC（smaller is better）	8504.4
BIC（smaller is better）	8518.2

由表 23-3 和表 23-6 方差-协方差结构混合效应模型拟合指标对比分析可见，仅从拟合统计量看，第二个模型分析结果相对更好，表明本实例采用随机截距-斜率模型更为合适。

表 23-7 协方差参数估计结果

协方差	个体	估计值	标准误	z 值	P 值
UN（1，1）	id	41.4355	5.2285	7.92	<0.0001
UN（2，1）	id	-5.8307	0.9631	-6.05	<0.0001
UN（2，2）	id	1.5433	0.2223	6.94	<0.0001
Residual		14.3675	0.6641	21.63	<0.0001

表 23-7 结果表明：①随机截距的方差 UN（1，1）估计值为 41.4355，$P<0.001$，有统计学意义，可以认为社区规范化管理的高血压患者舒张压基线水平对效应变量舒张压随访监测结果有影响；②重复测量时间（斜率）的方差 UN（2，2）估计值为 1.5433，$P<0.001$，有统计学意义，可以认为社区规范化管理的高血压患者随测量时间的变化率也有差别；③截距和斜率系数协方差 UN（2，1）估计值为 -5.8307，$P<0.001$，有统计学意义，表明考虑了基线舒张压不同的影响外，患者随测量时点不同，舒张压下降的速率也不

同，表 23-7 中其协方差为负值且有意义，即可认为社区规范化管理的高血压患者中，基线舒张压水平越高的，其随后监测的效应变量舒张压随时间推移的变化率越小，下降的速率越缓慢；④残差项 z 值为 21.63，$P<0.001$，表明模型设置了随机截距和随机斜率后，残差变异由随机截距模型的 19.7509 下降到 14.3675，减少了 5.3834，又减少了随机截距模型残差的 27.26%，仍有 27.9% 的总变异可由个体内变异来解释。模型拟合指标与残差分析指标均表明针对该资料拟合随机截距-斜率模型比随机截距模型而言，前者模型拟合的效果更好。随机截距-斜率模型是本例资料分析的更适模型。

表 23-8　模型参数估计结果

变量	偏回归系数	标准误	ν	t 值	P 值
截距	57.0513	2.5100	242	22.73	<0.0001
测量时间	−0.6910	0.1005	233	−6.87	<0.0001
基线舒张压	0.2839	0.02899	232	9.79	<0.0001

由随机截距-斜率模型模型检验结果可见，截距、重复测量时间和基线舒张压水平都是影响社区高血压患者年内随访舒张压水平变化有统计学意义的因素。表明随着年内测量时间延长，患者舒张压呈缓慢下降趋势，同时基线舒张压水平对年内患者舒张压随访监测结果有影响，即舒张压基线值较高的患者，在 1 年内 6 次随访中舒张压水平也相对较高，结论与表 23-5 相同。

小　结

1. 含协变量重复测量数据，由于重复测量时点间实测值之间有相关性存在，利用 SAS 软件 MIXED 模块构建线性混合效应模型分析具有更多的优势。它不但可以更加细致的分解变异来源，根据数据间相关结构进行模型对比研究，而且尚可根据拟合的固定效应与随机效应参数，更好地解释分析结局变量随时间变化轨迹的个体特征与变异。

2. MIXED 过程建模灵活，结果丰富，分析者可根据分析目的与资料特点，综合考虑固定效应与随机效应影响，选择不同的方差-协方差结构，精准选择最优或最适的模型分析结果。重复测量数据的线性混合效应模型其建模步骤大体归为：分析变量的统计描述（个体效应变量随重测时间变化的趋势图和集中、离散趋势指标描述）；针对专业实际分析数据，考虑模型构建时的固定效应、随机效应和协方差结构的选择等；进行模型参数估计和固定效应的检验，并通过模型拟合统计量 AIC、BIC 等结果进行协方差参数估计个数的对比分析，综合考虑，确定满足专业解释的最适模型。

3. 重复测量数据的混合效应模型，既适于处理带协变量资料的模型分析，也可解决重复测量时点间隔不等及含有缺失数据的非均衡资料，不仅可以描述众多协变量对效应变量随时间变化的影响，尚可研究个体内同质性和个体间异质性随时间变化的特征，也可充分展示效应变量随时间变化的速率与幅度等，是纵向数据分析中信息利用更为充分的一种方法。

（萨　建）

~~~~~~

作者简介　萨　建　医学博士，讲师，任职于山西医科大学公共卫生学院卫生统计学教研室。2013 年 3 月~2014 年 3 月在美国密歇根州立大学概率与统计系访问学习。近年主要致力于生物信息统计与临床统计分析方法的研究与应用。

第二十四章　传染病监测数据的统计分析

> **重点掌握：**
> 1. 传染病监测数据的主要来源。
> 2. 常用的传染病监测数据特征图形描述。
> 3. 传染病监测数据时间序列与空间分析模型。

我国传染病（infectious diseases）监测系统主要收集法定报告的甲、乙、丙三类共 39 种传染病，也包括国家卫生计生委决定列入的按乙类、丙类传染病管理的其他传染病，以及按照甲类管理、开展应急监测报告的其他传染病。传染病数据主要源于传染病监测，法定传染病报告是我国传染病监测数据的重要来源。按照数据的来源及其收集方式，将传染病监测分为主动监测、被动监测和哨点监测。被动监测依赖于数据提供者报告信息，通常由下级单位向上级机构报告监测数据和资料，而上级单位被动接受，如法定传染病报告属于被动监测。主动监测是指根据特殊需要，由上级单位亲自调查收集资料，或者要求下级单位尽力去收集某方面的资料。主动监测成本较高，通常局限于特定时间内的特定疾病，如传染病暴发调查、传染病漏报调查、某些传染病和非传染病进行重点监测等均属主动监测。哨点监测是根据抽样确定报告来源，要求尽可能报告所有病例，它对报告的稳定性、时效性和成本控制的要求比完整性更高。

第一节　传染病分布特征描述

传染病分布特征的描述是传染病数据分析的基础工作。将传染病监测资料（或其他方式获取的资料）按照不同地区、时间和人群进行分组，并通过计算相关疾病的发生或死亡等测量指标，以分析与比较疾病在不同地区、时间和不同人群中（"三间分布"）疾病分布规律及影响因素，从而为疾病的预防、诊断、治疗和控制提供依据，为进一步探索病因提供线索，同时为政府部门确定卫生工作重点，制订合理的疾病预防控制措施以及保健对策提供科学依据。

一、传染病地区分布描述

传染病的发生和起源受自然环境和社会因素的影响，在不同国家、不同地区或不同自然环境、不同社会环境间的分布存在明显差异。对传染病地区分布的描述，有助于探讨疾病的病因及其流行因素，为制订疾病的防治对策提供依据。

描述传染病地区分布常用术语包括地方性、外来性或输入性等。常根据不同的目的采用不同方法来划分地区，最常见的地区分类方法是行政区划，如在国家内部按省、市、县等划分，在国际上按照国际或洲为单位划分；也可按照自然地理因素进行地区划分，如高原、平原、山区、沿海、湖泊、森林等；或按照社会经济因素，如城市、农村等因素进行划分。计算病例数、构成比、发病率、患病率、死亡率、患病风险度等统计指标，通过统计图、表方式进行展示。

地区分布统计表具有地区名称和统计指标两个基本要素，既可以整理为原始数据，如发病数和死亡数（表24-1）；也可计算其衍生指标，如发病率和死亡率等。

表 24-1　2016 年部分省市传染病报告统计表示例

地区	甲肝	乙肝	丙肝	丁肝	戊肝	未分型	合计
北京市	145	2945	1124	0	259	29	4502
天津市	64	2223	655	0	101	45	3088
河北省	408	63134	9387	36	760	628	74353
山西省	969	45696	8460	21	668	649	56463
内蒙古	217	22011	7766	12	140	79	30225
辽宁省	2933	20370	8581	9	1475	1372	34740
			......				
甘肃省	681	10959	8020	7	167	239	20073
青海省	328	9859	2367	7	119	44	12724
宁夏	172	5830	883	1	19	20	6925
新疆	3624	42185	11503	14	431	553	58310
全国	21496	1076027	225156	454	28223	23208	1374564

统计地图是描述传染病地区分布的重要手段。传染病地区分布特点也是空间统计的基础。统计地图是以地图为底本，采用分级色彩、分级符号、比例符号、点密度或图表等来表现各区域某种传染病统计指标（如发病率、患病率、死亡率等）的大小及其地理上的分布，可直观反映、揭示统计指标在不同地理空间上同一性和差异性，分析其在自然和社会经济现象中的分布特征。

1. 分级色彩法　首先需要对各行政区或自然区域相应的传染病发生率按高低进行分级，并用与分级相对应的颜色或色阶填充地图相应区域单元。一般以浅色代表发病率较低，深色代表发病率高，由浅至深，逐级变化，单色地图通常采用 3～5 级，多色地图分 7～9 级（图24-1）。常见的分级分类方法包括自然间断、样本等分、等间距、等面积和标准差等分类方法。

2. 比例符号法　传染病报告发病率地图中每个符号的大小与实际数据值成比例，圆半径与传染病报告发病率成正比（图24-2）。

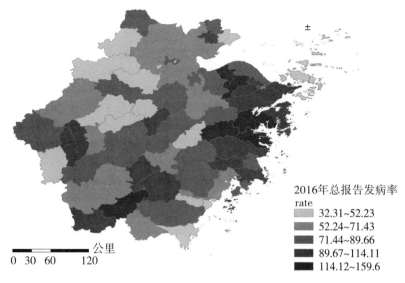

图 24-1　2016 年浙江省传染病总报告发病率（1/10 万）分级色彩地图

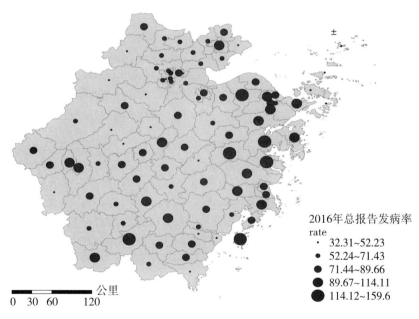

图 24-2　2016 年浙江省传染病总报告发病率（1/10 万）比例符号地图

　　注意使用比例符号数量不宜过多，否则各个符号间的差异难以区分。还要注意是否有极端值的存在，较大值相对应的符号可能会变得很大，会使其他符号变得模糊不清。

　　3. 分级符号法　分级符号可表示分类或等级变量。使用分级符号绘制地图要素时，先将定量数据划分为多个类。在一个类中，所有要素都使用相同的符号进行绘制。图 24-3 使用 5 个大小不同的符号来表示不同分类等级的传染病报告发病率地区分布情况。

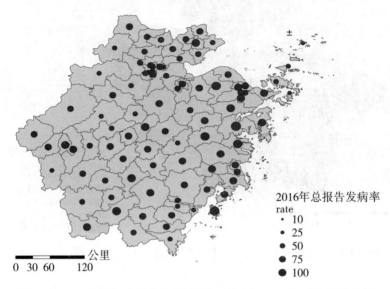

2016年总报告发病率
rate
· 10
· 25
· 50
● 75
● 100

图 24-3　2016 年浙江省传染病总报告发病率（1/10 万）分级符号地图

4. 点密度法　点密度图（dot density maps）是在地理区域（边界）内使用点的方法来代表疾病患病数（发病数、死亡数），以显示其地理分布，在一个区域内所有点的总和与在该区域的数据成比例。点的分布范围可代表某现象大致的分布范围，点的多少反映其数量指标，点的集中程度反映现象分布的密度。点密度图可用于寻找其他方法难以发现的空间位置，这对于处理小尺度健康或环境的原始数据是非常有用的。

在制作点密度图时，首先需要确定每个点代表的数值，即点值，例如，一个点表示 1000 人，或表示给定区域内的 10 个病例，也可以表示发病率 1/10 万。点的排布可采用均匀布点法、随机布点或定位布点法（地理方法）。均匀布点法是在一定的区域单元内均匀布点，而不考虑地理背景；定位布点法则是按专题要素的分布与地理背景的关系，一般按实际地理坐标点进行分布状况描述。

5. 等值线法与热力地图　等值线图是用等值线的形式表示布满全区域的面状现象。最适用于等值线表达的是与传染病相关的生态环境因素，如地形起伏、气温、降水、地表径流等满布于整个制图区域的均匀渐变的自然现象，也可用于传染病病例空间分布的密度图（如点密度图或核密度图）、风险地图等。等值线是表达专题要素数值的等值点的连线。

由于等值线强调的是数量指标，在使用等值线表示时应保持数据的统一性，即要求同样的起算基准、同样的观测时制及同样的精度标准。等值线的间隔通常保持常数，这样可以根据等值线的疏密判断现象变化的速率。只有在特殊的情况下才用变距等值线，如在小比例尺地图上表示地形起伏。

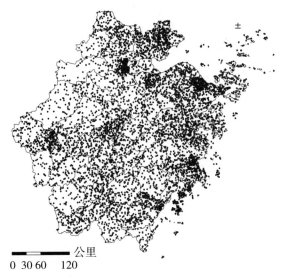

图 24-4 2016 年浙江省传染病总报告发病率（1/10 万）
点密度地图（随机布点法）

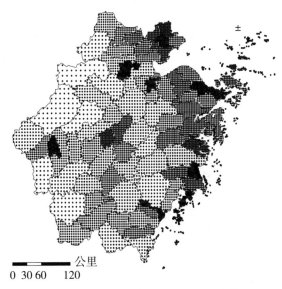

图 24-5 2016 年浙江省传染病总报告发病率（1/10 万）
点密度地图（均匀布点法）

还有一种类似于等值线法的方法叫伪等值线法。形式上完全等同于等值线，但内插等值线所依据的观测点不是真正意义上的观测点，而是一种统计值，表达的是相对数。这时伪等值线上并非处处数值相等，而更像是不同密度的分级分界线。图 24-6 为采用伪等值线法表达传染病病例空间分布的点密度图。

热力地图原理和制作方法与等值线法基本相同，不同之处在于热力图使用不同的颜色（一般采用渐变色）对等值线之间的空间进行填充（图 24-7）。

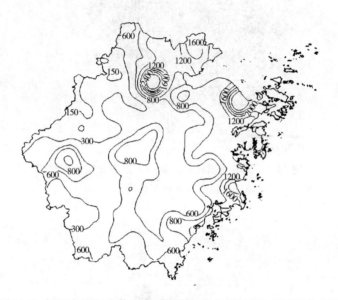

图 24-6　2016 年浙江省传染病总报告发病率点密度伪等值线分布图

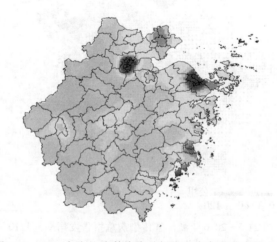

图 24-7　2016 年浙江省传染病总报告发病率点密度热力图

6. **图表统计地图**　在各地理单元（通常为行政区划）内，根据统计指标数据，将其描绘成不同形式的统计图表，并置于相应的地理单元内，以反映各单元内某个或多个属性指标的总量、构成和变化等。常见统计图表包括柱状、饼状、圆环、扇形等。饼图可显示各个部分与整体之间的关系，例如，按县绘制人口分布，并反映人口构成情况时，在每个县的位置上绘制饼图，显示人口年龄构成。使用条形图/柱状图可显示各种相对量，如发病率、死亡率。使用堆叠图可显示相对量，也可以显示各个部分与整体之间的关系。

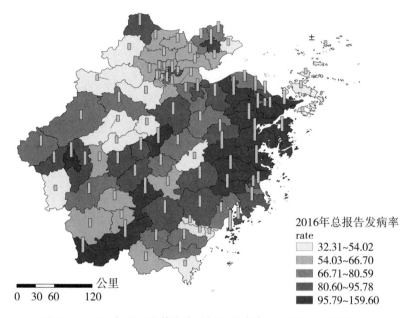

图 24-8　2016 年浙江省传染病总报告发病率（1/10 万）柱状地图

二、传染病时间分布特征描述

描述传染病时间分布时，可根据观察期限、潜伏期及一次暴发或流行持续时间的长短，将时间分为不同的观察单位。通常在描述急性传染病时间分布时，多以天、甚至小时为单位。对于慢性传染病的时间分布描述，通常需要观察几年或几十年时间，故观察时间单位多用年来表示。对传染病时间分布特征的分析主要从短期波动、季节性、周期性和长期趋势等四个方面进行描述。

1. **短期波动**　又称暴发或时点流行，是指在一个集体或固定人群中短时间内某病发病突然增多的现象。

传染病暴发常因许多人接触同一致病原而引起，但是发病有先后之分。先发病者为短潜伏期患者，后发病者为长潜伏期患者，大多数病例发生日期往往在该病最短和最长潜伏期之间。流行高峰一般为该病的平均潜伏期。由此可从发病高峰推算暴露日期，从而找到短期波动的原因。

　　除非致病因素持续作用，一般情况下传染病的发病曲线都是迅速上升，自行下降，形似钟形，呈对数正态分布。发病达高峰速度快慢和流行期限的长短与一种病的传染性、潜伏期长短、流行开始时人群中易感者的比例及人群密度大小等均有关。

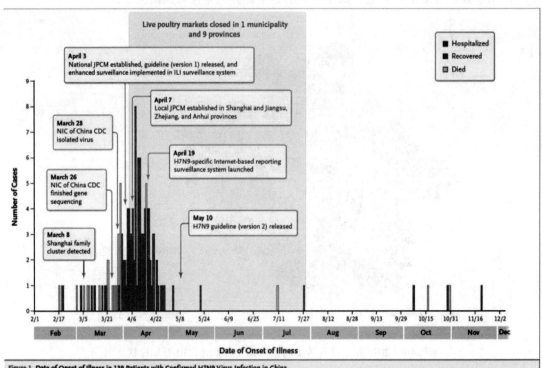

图 24-9　2013 年全国 H7N9 确诊病例报告发病时间分布

　　2. 季节性　不同的疾病可表现为不同的季节分布特点，主要有以下三种情况：

　　严格的季节性：指一些疾病仅局限在一年中的特定季节内发生，而其他季节不发生。这种季节分布特点多见于节肢动物媒介传播的传染病，如我国流行性乙型脑炎，在北方地区呈现明显的季节性，而在南方地区则表现为季节性升高的特点。

　　季节性升高：指某些疾病在一年四季中都发生，但在不同的月份，该病的发生频率出现较大的波动性，如呼吸道传染病一般在冬春季节发病率明显升高，而肠道传染病则在夏秋季多发。

　　无季节性：指疾病的发生没有明显的季节性升高的现象，如性病、艾滋病、乙肝、麻风等传染病等。

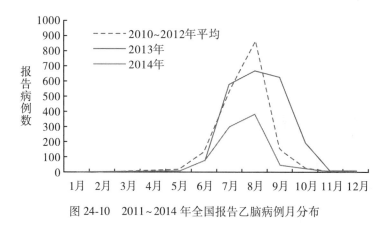

图 24-10　2011~2014 年全国报告乙脑病例月分布

3. 周期性　疾病依规律性的时间间隔发生流行，称为周期性。疾病周期性的形成，主要与病原体的变异、人群中易感者累积及传染源与易感者接触有关。

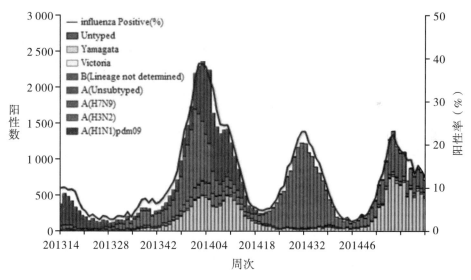

图 24-11　2014 年南方省份流感病毒标本病原检测结果

4. 长期趋势　也称为长期变异，是指在一个相当长的时间内（通常为几年、十几年或几十年），疾病的发病率、死亡率、临床表现、病原体种类及宿主等随着人类生活条件的改变、医疗技术的进步、自然条件以及社会因素等变化而发生明显变化。如梅毒等性病，新中国成立前在我国的患病率非常高，20 世纪 60、70 年代基本得到控制，甚至趋于消灭，但在 20 世纪 70 年代末又死灰复燃。

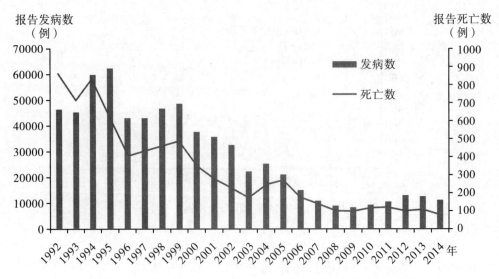

图 24-12　1992~2014 年全国报告流行性出血热发病死亡变化趋势

三、传染病人群分布特征描述

随着人群年龄、性别、职业、种族、民族、婚姻状况等特征不同，传染病发病也不同。通过分析传染病在不同人群中的分布特征，有助于确定危险人群、探索病因及流行因素等。

1. 年龄　横断面分析主要通过描述某急性传染病的年龄组发病或死亡率等来实现。不同年龄组发病分布特征往往由该人群免疫状态所决定的。

2. 性别　是影响人类固有性和适应性免疫的一个重要因素，大多数传染病存在性别差异，其中某些传染病的性别差异非常突出，例如 24 岁以下男性人群结核病发病率相似于女

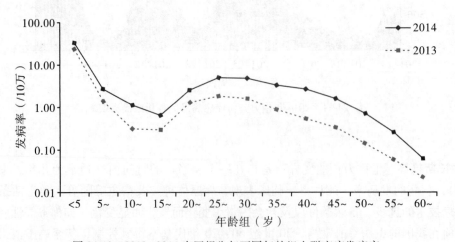

图 24-13　2013~2014 全国报告年不同年龄组人群麻疹发病率

性，但 25 岁以上男性人群结核病发病率显著高于女性；急性乙型肝炎发病率的男女比例约为 2:1，而慢性乙型肝炎患病男女比例约为 4:1。

3. 职业　从事不同职业的人群可能与接触机会大小、劳动条件好坏、社会经济条件等因素有关。如森林伐木工人易患森林脑炎，屠宰人员和兽医易感染布鲁菌病。又如 2003 年 SARS 流行初期，医务人员的感染率非常高，这是由于医务人员在诊治 SARS 病例过程中与之密切接触有关。

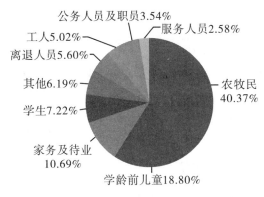

图 24-14　2014 年报告甲肝病例职业分布

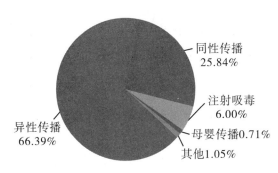

图 24-15　2014 年新发艾滋病病毒感染者和艾滋病病人传播途径构成分布

另外，许多疾病分布也常表现出种族和民族上的差异，其主要原因可能与不同种族和民族的遗传、地理环境、国家、宗教、生活习惯、卫生水平及文化素质等有关。如 2014 年埃博拉疫情在西非大流行，直接与该地区一些根深蒂固的丧葬风俗习惯有关。婚姻和家庭状况不同也可影响疾病的分布特征。家庭环境中，家庭成员往往有着共同生活习惯、遗传特性及生活上的密切接触，因此，很容易造成一些传染病在家庭成员间的传播，形成一定程度的家庭聚集性。

4. 行为　不同行为人群其疾病的分布特征可表现出明显的差异。一些具有不良行为的人群，如男性同性恋、吸毒、不正当性行为等导致性病、艾滋病显著高于其他人群。2014

年新报告 HIV/AIDS 病例的主要传播途径为异性性传播（66.39%）、同性性传播（25.84%）和注射毒品传播（5.59%）。

第二节　传染病时间序列分析模型

将传染病监测过程中按一定时间间隔（相等或不相等）监测获得的某种或某类传染病在不同时点 t 上的数据 Y_1，Y_2，$\cdots$，Y_t，称为时间序列。时间序列分析任务是将其分解为确定性和随机性两部分，即：

$$Y_t = \mu_t + \epsilon_t \tag{24-1}$$

式中，μ_t 表示确定性部分，包括长期趋势，季节变化和其他周期性变化，它常包含时间因子的多项式或一些特定的函数表示。ϵ_t 表示随机性部分，它是由许多偶然因素造成。通常对 μ_t 的研究称为确定型时间序列分析，而把对 ϵ_t 的研究称为随机时间序列分析。一般认为 ϵ_t 是平稳的序列，而 Y_t 由于包含了确定因素 μ_t，通常称为非平稳序列。

一、时间序列分析的基本方法

时间序列分析方法大体分为时序描述性分析和时序模型分析两大类。时序描述性分析通常对数据进行绘图，寻找序列中蕴含的变化规律。该法操作简单、直观有效，是进行时序统计分析的第一步。

时序模型分析又可分为频域分析和时域分析两大类方法。频域分析方法的基本思想是假设任何一种无趋势的时间序列都可以分解成若干不同频率的周期波动，从频率角度揭示时间序列的规律。该法因其复杂，结果抽象，实际应用中有一定的局限性。当前时间序列模型分析的时域分析方法，其基本做法是寻找出序列值之间相关关系的统计规律，并拟合适当的数学模型来描述这种规律，进而利用该拟合模型预测序列未来的趋势。时域分析方法的特点是理论基础扎实，操作步骤规范，分析结果易于解释。

常见的时间序列模型包括趋势季节模型、马尔可夫链过程、灰色模型及 ARIMA 模型等。在方差齐的条件下，ARIMA 模型是被最广泛运用于对各类时间序列数据分析和建模的方法；在异方差场合情况下，可采用自回归条件异方差（ARCH）模型、广义自回归条件异方差（GARCH）模型、指数广义自回归条件异方差模型（EARCH）、方差无穷广义自回归条件异方差模型（IGARCH）和依均值广义自回归条件异方差（GARCH-M）等限制条件更为宽松的异方差模型，这些异方差模型是对经典的 ARIMA 模型很好的补充。

二、时间序列分析基本步骤

时域分析的基本步骤包括：考察样本序列的特征，根据序列的特征选择适当的拟合模型，根据序列的样本数据确定模型的参数，检验和优化模型，利用拟合优度好的模型来推断序列的统计性质及其预测序列未来的发展等。

单纯 ARIMA 和季节 ARIMA 模型是目前传染病监测资料分析过程中应用最多的模型。

第二十二章第四节对 ARIMA 的发展和方法有详细的介绍，本节以单纯 ARIMA 为例，重点介绍时间序列分析方法的步骤，所涉及的公式，表达符号与第二十二章不同，但内涵一致。

单纯 ARIMA (p, d, q) 模型记作：

$$\Phi(B) \nabla^d Y_t = \Theta(B) \epsilon_t \qquad (24\text{-}2)$$

式中，t 代表时间，Y_t 表示响应的时间序列，B 为后移算子、$\nabla = 1-B$，p、d、q 分别表示自回归阶数、差分阶数和移动平均阶数；$\Phi(B)$ 表示自回归算子；$\Theta(B)$ 表示移动平均算子。

$$\Phi(B) = 1-\phi_1 B-\phi_2 B^2-\cdots-\phi_p B^p \qquad (24\text{-}3)$$

$$\Theta(B) = 1-\theta_1 B-\theta_2 B^2-\cdots-\theta_q B^q \qquad (24\text{-}4)$$

式中，ϵ_t 代表独立扰动或随机误差，$\Phi(B) \nabla^d Y_t$ 表示同一周期内不同周期点的相关关系。

建立 ARIMA 时间序列分析模型首先要对样本数据进行差分等预处理，使其平稳化，当样本变为平稳的非白噪声序列，就可利用模型对该序列建模。

建模的基本步骤如下：

1. 计算平稳序列的样本自相关系数（ACF）和样本偏自相关系数（PACF）。

2. 根据样本自相关系数和偏自相关系数的性质，选择阶数适当 ARMA (p, q) 模型进行拟合。

3. 估计模型中未知参数的值。

4. 检验模型的有效性　如果拟合模型通不过检验，再转回步骤 2，重新选择模型再拟合。

5. 模型优化　如果拟合模型通过检验，仍然转向步骤 2，可充分考虑各种可能，建立多个拟合模型，从所有通过检验的拟合模型中选择最优模型。

6. 利用构建的拟合模型，预测序列未来的走势。

（一）时间序列的预处理

1. 平稳性检验　数据的平稳化是 ARIMA 分析的基础，因此，在建模分析开始，首先要进行平稳性检验。平稳性检验主要是通过时序图检验和自相关图检验。

（1）时序图检验：绘制时间序列图方法来观察其平稳性。若平稳时间序列均值、方差为常数，可认为是平稳序列，其时序图应显示出该序列始终在一个常数值附近随机波动，且波动范围有界、无明显趋势及周期特征。如果数据图呈现线性或非线性趋势，则时间序列属非平稳时间序列（图 24-16）。

（2）自相关图检验：自相关系数是用来描述平稳序列短期相关性的，即随着延迟期数的增加，平稳序列的自相关系数会很快地衰减向零；如果在前几个值后，自相关函数没有下降为 0，而是逐次减少，则可认为序列非平稳。

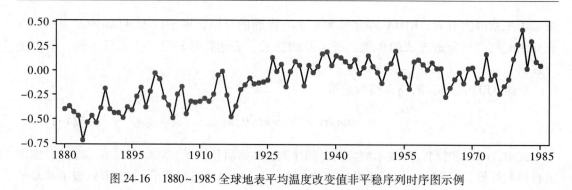

图 24-16　1880～1985 全球地表平均温度改变值非平稳序列时序图示例

2. 非平稳序列处理　在确定时间序列模型之前需把非平稳的时间序列转化为平稳序列（图 24-17）。通常采用下列方法：①如果序列 Y 呈线性趋势，均值不平稳，则利用一阶差分；②如果序列呈现二次趋势，均值不是常数，则利用二阶差分；③如果序列呈现随时间的上升或下降的偏差，方差不是常数，则通常可利用自然对数使其平稳化；④同期性可通过季节差行为法来消除。

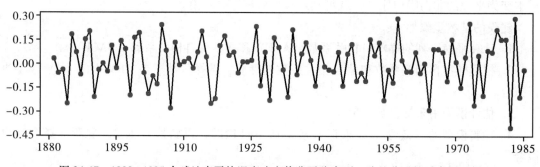

图 24-17　1880～1985 全球地表平均温度改变值非平稳序列 1 阶差分后的时序图示例

3. 纯随机性检验　也称为白噪声序列。因此，纯随机性检验也称之为白噪声检验。纯随机序列中，各序列值之间没有任何相关关系，即为"没有记忆"的序列。根据 Barlett 定理，如果一个时间序列是纯随机的，得到一个观察期数为 m 的观察序列，那么该序列的延迟非零期的样本自相关系数将近似服从均值为零，方差为序列观察期数倒数的正态分布。因此白噪声检验的原假设为，延迟期数小于或等于 m 期的序列值间相互独立，即，$H_0: \rho_1 = \rho_2 = \cdots = \rho_p$，$\forall m \geq 1$；而备则假设则为延迟期数小于或等于 m 期的序列值之间有相关性存在，即，H_1：至少存在某个 $\rho_k \neq 0$，$\forall m \geq 1$，$k \leq m$。

检验统计量 Q 统计量和 LB 统计量的计算式分别为：

$$Q = n \sum_{k=1}^{m} \hat{\rho}_k^2 \sim \chi^2_{(m)} \tag{24-5}$$

$$LB = n(n + 2) \sum_{k=1}^{m} \left(\frac{\hat{\rho}_k^2}{n - k} \right) \sim \chi^2_{(m)} \qquad (24\text{-}6)$$

当检验统计量 $\chi^2 \geqslant \chi^2_{\alpha,m}$ 界值，$P \leqslant \alpha$，则可在 $1-\alpha$ 置信水平拒绝原假设，认为该序列为非白噪声序列；当检验统计量小于 $\chi^2_{\alpha,m}$ 界值，$P > \alpha$ 时，则认为按 $1-\alpha$ 的置信水平，不拒绝原假设，即尚不能拒绝序列为纯随机序列的假设。如：

表 24-2　某序列白噪声检验统计量结果

延迟	Q 统计量	P 值
延迟 6 期	2.36	0.8838
延迟 12 期	5.35	0.9554

本例 P 值大于检验水准 $\alpha = 0.05$，可认为该序列为纯随机序列。

（二）平稳序列建模

1. 计算样本相关系数　对平稳的非白噪声时间序列，可能是 AR（自相关）、MA（移动平均）或 ARMA 等 3 种中任何一种理论模型产生的。可通过计算样本自相关系数 ACF 和样本偏自相关系数 PACF，并绘制样本自相关系数和样本偏自相关系数图，以帮助研究者判断和选择合适的模型。样本自相关系数计算式为

$$\hat{\rho}_k = \frac{\sum_{t=1}^{n-k} (Y_t - \bar{Y})(Y_{t+k} - \bar{Y})}{\sum_{t=1}^{n} (Y_t - \bar{Y})^2} \qquad (24\text{-}7)$$

样本偏自相关系数计算式：

$$\hat{\phi}_{kk} = \frac{\hat{D}_k}{\hat{D}} \qquad (24\text{-}8)$$

式中：

$$\hat{D} = \begin{vmatrix} 1 & \hat{\rho}_1 & \hat{\rho}_2 & \cdots & \hat{\rho}_{k-2} & \hat{\rho}_{k-1} \\ \hat{\rho}_1 & 1 & \hat{\rho}_1 & \cdots & \hat{\rho}_{k-3} & \hat{\rho}_{k-2} \\ \hat{\rho}_2 & \hat{\rho}_1 & 1 & \cdots & \hat{\rho}_{k-4} & \hat{\rho}_{k-3} \\ \cdots & \cdots & \cdots & \cdots & \cdots & \cdots \\ \hat{\rho}_{k-1} & \hat{\rho}_{k-2} & \hat{\rho}_{k-3} & \cdots & \hat{\rho}_1 & 1 \end{vmatrix}, \hat{D}_k = \begin{vmatrix} 1 & \hat{\rho}_1 & \hat{\rho}_2 & \cdots & \hat{\rho}_{k-2} & \hat{\rho}_1 \\ \hat{\rho}_1 & 1 & \hat{\rho}_1 & \cdots & \hat{\rho}_{k-3} & \hat{\rho}_2 \\ \hat{\rho}_2 & \hat{\rho}_1 & 1 & \cdots & \hat{\rho}_{k-4} & \hat{\rho}_3 \\ \cdots & \cdots & \cdots & \cdots & \cdots & \cdots \\ \hat{\rho}_{k-1} & \hat{\rho}_{k-2} & \hat{\rho}_{k-3} & \cdots & \hat{\rho}_1 & 1 \end{vmatrix}$$

通过计算不同延迟时间的自相关系数和样本偏自相关系数，并绘图 24-18。

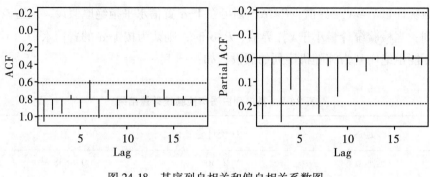

图 24-18 某序列自相关和偏自相关系数图

2. 模型识别与定阶 模型识别过程也称为模型定阶过程。实际上就是要根据样本自相关系数和偏自相关系数的性质估计自相关阶数 p 和移动平均阶数 q。

表 24-3 不同模型的自相关和偏自相关系数图的特征

典型模型	自相关系数 $\hat{\rho}_k$	偏相关系数 $\hat{\phi}_{kk}$
AR（p）	拖尾	p 阶截尾
MA（q）	q 阶截尾	拖尾
ARMA（p, q）	拖尾	拖尾

由于样本的随机性，样本相关系数不会呈现出理论截尾的完美情况，即本应截尾的自相关或偏相关函数仍会呈现出小值振荡的情况。对截尾与拖尾的判断目前没有绝对的标准，很大程度依赖于分析人员的经验。实际工作中，常利用 ACF 和 PACF 的两倍标准差范围进行辅助判断：若样本（偏）自相关系数在最初的 d 阶明显大于两倍标准差范围，其后续样本（偏）自相关系数的大部分（95% 以上）都落在两倍标准差的范围以内，而且衰减过程变化突然，通常可视为（偏）自相关系数截尾，截尾阶数为 d。

3. 模型参数估计 对于 ARMA 模型的参数估计常用矩估计、极大似然估计和最小二乘估计等方法，常由统计软件辅助完成。

（三）模型检验

模型检验包括模型的假设检验和模型参数的假设检验。

1. 模型假设检验 主要检验模型的有效性。理想的有效模型应能提取时间序列数据中几乎所有的样本相关信息，使得残差序列呈白噪声序列，即也称为残差序列的白噪声检验。残差序列的白噪声检验方法和结果判定方法等同于时间序列预处理过程中的纯随机性检验。

若残差序列不呈白噪声序列，则需重新构建模型，重复以上步骤，直到残差序列呈白噪声序列为止。

2. 模型参数假设检验　检验模型中每一个未知参数是否不等于零。如果某参数检验不拒绝零假设，即表示该参数所对应的自变量可以从拟合模型中删除，最终模型将由一系列不为零的自变量参数所组成。

$H_0 : \beta_j = 0 \leftrightarrow H_1 : \beta_j \neq 0, \quad \forall 1 \leqslant j \leqslant m$

未知参数 t 检验统计量：

$$T = \sqrt{n - m} \; \frac{\hat{\beta}_j - \beta_j}{\sqrt{\alpha_{jj} Q(\tilde{\beta})}} \sim t(n - m) \tag{24-9}$$

当 $|T| \geqslant t_{\alpha(n-m)}$，$P \leqslant \alpha$ 时，拒绝原假设，可认为该参数有统计学意义；否则认为该参数不显著。在剔除不显著的参数所对应的自变量后，重新拟合新的或结构更精练更符合实际的拟合模型。

（四）模型优化

对同一序列包括有意义自变量并有效的模型可能并不唯一的。如对同一个序列可构造两个不同拟合模型 AR（1）和 MA（2），且两个模型都是有统计学意义的有效模型，那么应选择何种模型作为分析的最终模型，尚需依 AIC 和 SBC 信息准则等进行判断。

AIC 准则即最小信息量准则，由日本科学家赤池弘次（Akaike）提出，它是拟合精度和参数个数的加权函数：

$$AIC = -2ln(L) + 2n \tag{24-10}$$

使 AIC 函数达到最小的模型被认为是最优模型。AIC 不足之处是没有考虑样本量问题，而 Schwartz 根据贝叶斯理论提出的 SBC 准则以弥补其不足。

$$SBC = -2ln(L) + Ln(n) \tag{24-11}$$

SBC 准则是最优模型真实阶数的相合估计。在所有通过检验的模型中，AIC 或 SBC 函数达到最小的模型为相对最优模型。它们可有效弥补自相关图和偏自相关图定阶的主观性，在有限的阶数范围内帮助我们寻找相对最优拟合模型。

（五）模型预测

根据样本数据建模的目的就是要利用该拟合模型对随机序列的未来发展进行预测。目前，对平稳序列最常用的预测方法有线性最小方差预测。线性是指预测值为观察值序列的线性函数，最小方差是指预测方差达到最小。但对于需要估计的时期越长，未知信息就越多。在未知信息越来越多情况下，单纯采用线性最小方差预测，估计精度就相对会越来越差。常可采用修正预测方法，即利用新的信息去获得精度更高的预测值。最简单的修正方法就是把新信息加入到旧的信息中，重新拟合模型，再利用拟合后的模型进行预测。

第三节 传染病空间分析

1854 年 John Snow 在伦敦霍乱调查中，将死于霍乱的患者按发病的地点逐个标于地图上，开创了空间分析技术在传染病资料分析应用的先河。近几十年来，空间统计伴随地质勘探、地理信息系统（GIS）、全球定位系统（GPS）、卫星遥感（RS）等技术应用而快速发展起来，成为一门新学科。目前已广泛应用于生物、农业、气象、卫生、经济、交通通信、军事应用等学科领域。

传染病空间统计的任务主要包括对疾病空间分布特征进行汇总描述（如计算中心位置或方向趋势），识别具有统计学意义的空间聚类（热点/冷点）或空间异常值，评估聚类或离散的总体模式，根据属性相似性对要素进行分组，确定合适的分析尺度以及探究空间关系，并对空间关系进行建模等。

一、空间关系和空间权重矩阵

空间（依赖）关系是空间分析的重要因素。空间统计分析和传统非空间统计分析的一个主要区别是空间统计分析将空间位置和空间依赖关系直接整合到算法中。

空间权重矩阵是表示空间位置间关系的一种形式。通常定义一个二元对称空间权重矩阵 W 来表达 n 个位置空间区域的邻近关系，一般设其对角线元素为 0，其形式如下：

$$W = \begin{bmatrix} w_{11} & w_{12} & \cdots & w_{1n} \\ w_{21} & w_{22} & \cdots & w_{2n} \\ \vdots & \vdots & \ddots & \vdots \\ w_{n1} & w_{n2} & \cdots & w_{nn} \end{bmatrix}$$

式中：w_{ij} 表示区域 i 与 j 的邻近关系，它可以根据邻接标准或距离标准来度量。邻接型关系确定主要有 Rook、Queen、Bishop、Delaucy 三角等规则标准。其中 Rook 规则规定为多边形之间有公共边则可判定为相邻，反之不相邻；Queen 规则规定多边形之间有公共边或点则判定为相邻，反之不相邻。Delaucy 三角规则要求取多边形重心，构建 Delaucy 三角网，在统一三角内的点所代表的多边形可判定为相邻，反之不相邻。

距离型邻近关系确定主要包括 K 邻近、阈值型和反向加权等方法。K 邻近先计算多边形重心，再计算两两距离，每个多边形取其距其最近的 k 个多边形为其相邻项，其他为不相邻。阈值型邻近先计算多边形重心，再计算两两距离，每个多边形取其距其距离在阈值 T 以内的多边形为其相邻项，其他为不相邻。反向加权邻近先计算多边形重心，再计算两两距离，距离越近，则相邻的程度越大；其同时也包含一阈值 T，超过则取完全不相邻，该方法计算出的权重矩阵并非二值化。

根据不同的研究目的，或为了方便计算，通常还需要对权重矩阵进行标准化，具体方法二值化、行标准化、全局标准化、统一标准化、方差稳定编码等。空间权重矩阵定义

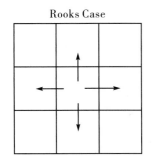
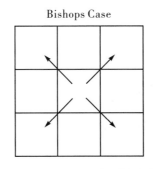
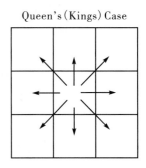

图 24-19　Rook、Queen、Bishop 规则确定相邻关系示意图

或选择一般靠先验知识来完成，反映了研究者对空间变量依赖关系的先期理解或在某种条件下的预期。

二、空间点模式分析方法

点模式分析即对空间点数据分析。对于传染病监测数据，点数据指在某特定地理区域一定时间区间内发生的一系列传染病病例具体位置的点集合。每一个病例点都包含确定的空间位置和发生时间以及其他属性信息。

空间点模式分析理论为空间点随机过程。即空间上点可表示为二维空间的随机过程，具有一阶和二阶特性。

点过程的一阶特性定义为点的强度，也叫点的平均密度，描述单位面积内点的数量。可以想象一个正方形区域内任何一个位置 x 都可能出现点，出现点的概率和这个地方潜在的点的强度 $\lambda(x)$ 成正比。对于点过程的一阶特征，通常采用样方计数法和核函数方法进行统计。

点过程的二阶特性，描述点之间的依赖关系，点之间的依赖关系决定了点的总体分布模式。一般将点模式分为三种基本类型：聚集分布、随机分布、均匀分布。从统计学的角度，地理现象或事件出现在空间任意位置都是有可能的。如果没有某种力量或者机制来"安排"事件的出现，那么分布模式最有可能是随机分布的，否则将以规则或者聚集的模式出现。对于点过程的二阶特征，一般通过测度最近邻点的距离分析点的空间分布模式，主要分析方法包括最邻近指数、G-函数、F-函数、K-函数方法等。

1. 样方分析方法　样方分析（quadrat analysis，QA）是研究空间点模式最常用的直观方式。其基本思想是通过空间上点分布密度的变化探索空间分布模式，一般使用随机分布模式作为理论上的标准分布，将 QA 计算的点密度和理论分布做比较，判断点模式属于聚集分布、均匀分布还是随机分布。QA 计算过程如下：

（1）将研究区域划分为规则的正方形网格区域。

（2）统计落入每个网格中点的数量。由于点在空间上分布的疏密性，有的网格中点的数量多，有的网格中点的数量少，有的网格中点的数量甚至为零。

（3）统计出包含不同数量点的网格数量的频率分布。

（4）将观测得到的频率分布和已知的频率分布或理论上的随机分布（如泊松分布）做比较，判断点模式的类型。

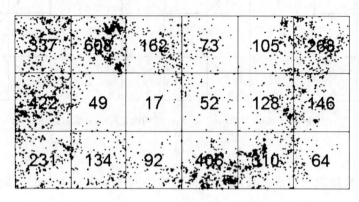

图 24-20　样方分析方法示例

由于样方的形状，采样的方式，样方的起点、方向和大小等因素会影响到点的观测频次和分布，从而对 QA 中分布模式的判别结果产生影响。QA 分析中样方的形状一般采用正方形的网格覆盖，也可以自己定义样方的形状，如圆形、正六边形等，以适合于所要研究的问题。无论采用何种形式的样方都要求网格形状和大小必须一致，以避免在空间上的采样不均匀。除了规则网格外，采用固定尺寸的随机网格也能得到同样的效果。

统计学上常使用大量的随机样方估计获得研究区域点密度的公平估计。既往最优的样方尺寸是根据区域的面积和分布于其中的点的数量确定的，其计算公式为：$Q = 2A/n$，式中 Q 是样方的尺寸（面积）；A 为研究区域的面积；n 为研究区域中点的数量。最优样方的边长取 $\sqrt{2A/n}$。假设检验方法可用卡方检验、方差均值比（variance-mean ratio，VMR）检验等，后者可用 K-S 检验观测概率分布与某一标准概率分布是否一致。

2. 核密度估计法　核密度估计法（kernel density estimation，KDE）使用事件的空间密度分析表示空间点模式。与样方计数法相比较，KDE 更加适合于可视化方法表示分布模式。

KDE 法中，区域内任一个位置都有一个事件密度，这是和概率密度对应的概念。空间模式在点 S 上的密度或强度是可测度的，一般通过定义和测量研究区域内单位面积上的某事件数量来估计。最简单的事件密度估计方法是在研究区域中使用滑动的圆来统计出落在圆域内的事件计数，再除以圆的面积，就得到估计点 S 处的事件密度。设 S 处的事件密度为 $\lambda(S)$，其计算式为：

$$\lambda(S) = \frac{\#S \in C(s,r)}{\pi \cdot r^2} \tag{24-12}$$

式中，$C(s, r)$ 是以点 s 为圆心，r 为半径的圆域；#表示事件 S 落入圆域 C 的计数。实际应用中，引入反映距离衰减效应的核函数，一般使用滑动圆来统计落在区域内的事件计数，再除以圆面积。设在研究区域 R 内分布有 n 个事件 s：s_1，s_2，$\cdots$，s_i，$\cdots$，s_n，s 处的点密度值为 $\lambda(S)$，其估计值记为 $\hat{\lambda}(S)$，则 s 处的点密度 $\lambda(s)$ 的估计表示为：

$$\hat{\lambda}_\tau(s) = \sum_{i=1}^{n} \frac{1}{\tau^2} k\left(\frac{s - s_i}{\tau}\right) \qquad (24\text{-}13)$$

式中，$k(\cdot)$ 表示的是核函数，为了方便处理，这一函数被规格化（即以 s 为原点的函数曲面下的体积为1）；$\tau > 0$，是带宽，即以 s 为原点的曲面在空间上延展的宽度，τ 值的选择会影响到分布密度估计的光滑程度；$(s - s_i)$ 是需要密度估值的点 s 和 s_i 之间的距离。

影响 KDE 的主要因素是 $k(\cdot)$ 函数的数学形式和带宽 τ。Scott 等研究表明，当带宽 τ 确定后，不同数学形式的核函数对密度估计的影响很小。因此，在实际工作中，只需要选择满足一定条件的核函数即可。常用的核函数主要是均匀核函数、三角核函数、伽马核函数、四次多项式函数和正态函数等，其中四次多项式函数和正态函数具体形式如下：

$$四次多项式核函数：\hat{\lambda}(d) = \frac{3}{\pi\tau^2}\left[1 - \left(\frac{d_{ij}}{\tau}\right)^2\right]^2 \qquad (24\text{-}14)$$

$$正态核函数：\hat{\lambda}(d) = \frac{3}{2\pi\tau^2} e^{d_{ij}^2/2\tau^2} \qquad (24\text{-}15)$$

式中，τ 是核函数的带宽；d_{ij} 是点 i 到点 j 之间的距离。

KDE 估计中，带宽 τ 的确定或选择对于计算的结果影响很大。一般而言，随着 τ 的增加，空间点密度的变化更为光滑；当 τ 减小时，估计点密度变化突兀不平。下图清楚地展现出不同的带宽选择对点密度分布的影响。

在应用实践中，τ 的取值是有弹性的，需要根据不同的 τ 进行试验，探索估计点密度曲面 $[\hat{\lambda}_\tau(s)]$ 的光滑程度，以检验 τ 的尺度变化对 $\lambda(s)$ 的影响。另外，在 KDE 分析过程中还需要注意边缘效应对研究区域边界的地方产生扭曲核估计。

3. K 函数法 为更加宽泛地研究地理事件空间依赖性与尺度的关系，点模式识别可以通过构造基于二阶性质的检验统计量来进行检验，点过程分析中有很多能够提供检验的函数，命名种类繁多，如 F 函数、G 函数、K 函数等。其中，较为常用的是 K 函数，由 Ripley 提出，因此又称为 Ripley K 函数。

K 函数的基本思想是假定依次在各个事件中心设置半径为 d 的圆，计算落入圆内其他事件的数量，然后针对所有的圆，计算出事件的平均数量，用平均数量除以整个研究区域的事件密度来得出，$k(d)$ 对于不同 d 值不断重复这个过程。

$$K(d) = \frac{1}{\lambda} \times \frac{\sum_{i=1}^{n} \#[d_{\min}(i) < d]}{n} = \frac{A}{n^2} \sum_{i=1}^{n} \#[d_{\min}(i) < d] \qquad (24\text{-}16)$$

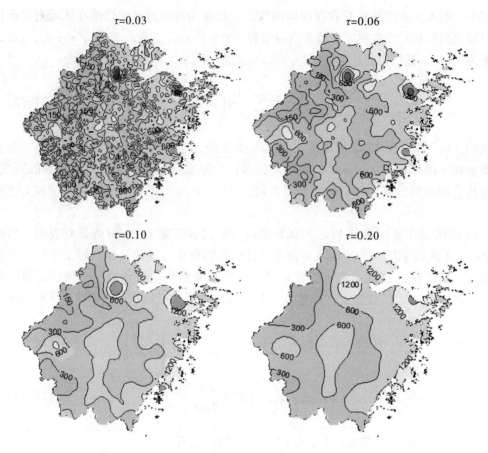

图 24-21 不同带宽 τ 对核密度估计结果影响

式中，A 为研究区域的面积，n 为点总数，λ 为点的密度，$\sum_{i=1}^{n} \#[d_{\min}(i) < d]$ 表示落在以点 i 为圆心、d 为半径的圆区域内的点的计数（不包括 i）。在随机分布的情况下对于固定的 d 值，K 函数等于以 d 为半径的圆的面积，出现聚集则值偏大，出现离散的规则模式则值偏小。

由于 K 函数对估计值和理论值的比较计算量较大，Besag 又提出用 $L(d)$ 取代 $K(d)$，并对 $K(d)$ 作平方根线性变换，以保持方差稳定：

$$L(d) = \sqrt{\frac{K(d)}{\pi}} - d \qquad (24\text{-}17)$$

如果特定距离的 K 观测值大于 K 预期值，则与该距离（分析尺度）的随机分布相比，该分布的类聚程度更高。如果 K 观测值小于 K 预期值，则与该距离的随机分布相比，该分布的离散程度更高。如果 K 观测值大于置信区间上限值，则该距离的空间聚类具有统计学意义。如果 K 观测值小于置信区间下限值，则该距离的空间离散具有统计学意义。

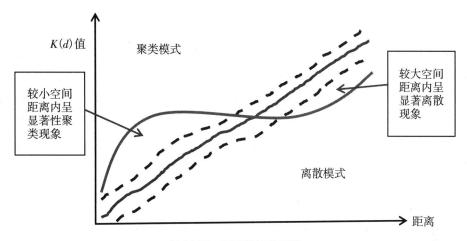

图 24-22　K 函数结果解释

注：实曲线代表观测样本的 $K(d)$ 值，中间实线代表随机模式假设下 $K(d)$ 理论值，虚线代表随机模式 $K(d)$ 的 95% 置信区间

三、空间自相关分析

空间自相关（spatial autocorrelation）是同一随机变量在不同位置上的相关性。它是基于地理单元间邻接或距离关系的空间权重矩阵分析，采用常规方法对某一空间分布变量与其相邻位置上同一变量的依赖性进行度量，并可对其进行假设检验。空间自相关分析分为全局空间自相关和局部空间自相关两类。通过全局空间自相关分析，不仅可以回答是否存在聚集性问题，而且可以回答空间聚集性程度有多高；通过局部空间自相关统计量，可确定聚集性发生的具体位置。

1. 全局空间自相关（global spatial autocorrelation）　就是通常所说的空间自相关性，可使用全局 Moran I 统计量、全局 Geary C 统计量和全局 Getis-Ord G 统计量等方法，它们都是通过比较邻近空间位置观察值的相似程度来测量全局空间自相关的。

（1）全局 Moran I 指数：也称莫兰指数。设 n 个空间单元，X_i 代表空间单元 i 的属性值，$\overline{X}$ 是均值。空间变量可以是一空间单元内的实测值，也可以是某样本统计量，但要求变量的分布必须满足正态性假设。Moran I 统计量为：

$$I = \frac{n}{S_0} \cdot \frac{\sum_{ij} w_{ij}(X_i - \overline{X}_i)(X_j - \overline{X}_i)}{\sum (X_i - \overline{X}_i)^2} \qquad (24\text{--}18)$$

式中，w_{ij} 为空间矩阵中的元素值，即空间要素 i 和 j 之间的空间权重，S_0 是所有空间权重元素的累计和，其计算公式为：

$$S_0 = \sum_{i=1}^{n} \sum_{j=1}^{n} w_{ij} \qquad (24-19)$$

Moran I 值结果介于 -1 到 1 之间，大于 0 为正相关，小于 0 为负相关，且绝对值越大表示空间分布的相关性越大；反之，绝对值越小表示空间分布相关性越小；当值趋于 0 时，表示此时空间呈随机分布。Moran I 通过正态或随机分布两种分布假设，求得 I 的期望值与方差并进行假设检验。零假设：分析研究单元之间不存在任何空间相关性。根据正态分布检验，当 $|z| > 1.96$ 时，则拒绝零假设。若 $I > 0$ 且 $|z| > 1.96$，表明空间分布呈正自相关，聚集分布；如果 $I < 0$ 且 $|z| > 1.96$，表明空间分布呈负自相关，分散分布。$I = 0$，无自相关，随机分布。

（2）全局 Geary C 统计量：与全局 Moran I 相似，仅分子的交叉乘积项不同，即测量邻近空间位置实测值近似程度的方法不同。二者区别：全局 Moran I 的交叉乘积项为邻近空间位置实测值与均值偏差的乘积，而全局 Geary C 是邻近空间位置实测值之差。Geary C 统计量计算公式如下：

$$C = \frac{(n-1) \sum_{ij} w_{ij}(X_i - X_j)^2}{2S_0 \sum (X_i - \overline{X}_i)^2} \qquad (24-20)$$

其数学期望为 1。Geary C 的取值范围一般在 $0 \sim 2$ 之间，$C \approx 1$ 时表示不存在空间相关，$0 < C < 1$ 时为空间正相关，$1 < C < 2$ 时为空间负相关，C 的值可能存在大于 2 的情况。既往的研究表明 Moran I 与 Geary C 两种方法之间基本上存在着线性反向关系。与 Moran I 统计量一样，Geary C 的期望和方差有两种假设，即空间正态分布和随机分布，其统计推断也是根据 z 值来进行。

（3）Getis-Ord G 统计量：首先设定一个距离阈值，在给定阈值下决定各数据的空间关系，然后分析其属性乘积来衡量这些空间对象取值的空间关系。

$$G(d) = \frac{\sum_{i=1}^{n} \sum_{j=1, j \neq i}^{n} w_{ij}(d) Y_i Y_j}{\sum_{i=1}^{n} \sum_{j=1, j \neq i}^{n} Y_i Y_j} \qquad (24-21)$$

式中，Y_i 为各数据的属性值；$w_{ij}(d)$ 为给定距离阈值下 i, j 两空间关系的权重矩阵。对于空间权重的取值，通常有两种形式：

$$(1)\ w_{ij}(d) = \begin{cases} 1 & \text{若 } d_{ij} \leq d \\ 0 & \text{其他} \end{cases} \qquad (24-22)$$

$$(2) \ w_{ij}(d) = \frac{1}{d_{ij}^m} \tag{24-23}$$

式中：d_{ij} 为区域 i 与 j 间的距离，m 为经验参数。

Getis-Ord G 统计量直接采用邻近空间位置实测值之积来测量其近似程度，Getis G 的统计空间自相关性是通过得分检验来进行的：

$$z(G) = (G(d) - E(G(d)))/\sqrt{\mathrm{var}(G)} \tag{24-24}$$

当 z 值为正，表示属性取值较高的空间对象存在空间聚集关系，当 z 值为负时，表示属性取值较低的空间对象存在着空间聚集关系。

对于全局 Moran I 和全局 Geary C 两个统计量，如果邻近空间位置实测值非常接近，且有统计学意义，提示存在空间正自相关。如果邻近空间位置实测值比较分散，提示存在空间负自相关。当实测值大的空间位置相互邻近时，全局 Moran I 和全局 Geary C 将得到空间正自相关存在的结论，这种空间正自相关通常称为热点区（hot spots）；它同样可以由实测值低的空间位置相互邻近而得出，这种空间正自相关通常称为冷点区（cold spots）。而全局 Getis-Ord G 的优势在于它可以非常好地区分这两种不同的空间正自相关。因此，三个统计量的结合使用可以较全面地反映空间的全局自相关。

2. 局部空间关联指标　全局空间关联指数仅使用一个单一值来反映整体上的分布模式，难以探测不同位置局部区域的空间关联模式，局部空间关联指数能揭示空间单元与其相邻近的空间单元属性特征值之间的相似性或相关性，可用于识别热点区域以及数据的异质性。局部空间自相关分析能够有效检测由于空间相关性引起的空间差异，判断空间对象属性取值的空间热点区域或高发区域等，从而弥补全局空间自相关分析的不足。

（1）局部 Moran I 统计量：空间位置的局部 Moran I 计算式为：

$$I_i = \frac{X_i - \overline{X}_i}{S_i^2} \sum_{j=1, j \neq i}^{n} w_{ij}(X_j - \overline{X}_j) \tag{24-25}$$

式中，X_i 为要素 i 的属性，$\overline{X}_i$ 为对应属性的平均值，w_{ij} 为要素 i 和 j 之间的空间权重，n 为要素总数，且：

$$S_i^2 = \frac{\sum\limits_{j=1, j \neq i}^{n} (X_j - \overline{X}_j)^2}{n - 1} \tag{24-26}$$

局部 Moran I 的值大于数学期望，且有统计学意义时，提示存在局部的空间正自相关；小于数学期望，提示存在局部的空间负自相关。

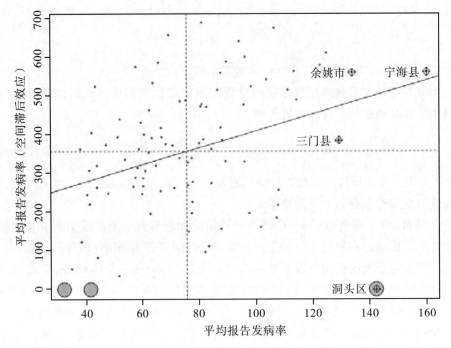

图 24-23　Moran *I* 散点图

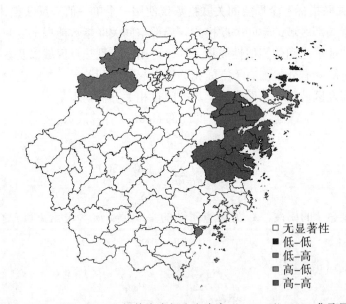

图 24-24　浙江省 2016 年传染病报告发病率（1/10 万）LISA 集聚图

　　将 Moran 散点图和 LISA 集聚图相结合，可以很好地反映出局部空间关系。将某区域及其相邻区域某研究变量值配对，绘制在平面坐标上形成 Moran 散点图。Moran 散点图四个象限，分别代表不同的空间自相关关系。第一象限代表高-高特征，即高观测值被高观测值包围，呈现集聚状态；第二象限代表低-高特征，即低观测值被高观测值包围，呈现离散状态；第三象限代表低-低特征，即低观测值被低观测值包围，呈现集聚状态；第四象限代表高-低特征，即高观测值被低观测值包围，呈现离散状态。

（2）局部 Getis-Ord G^* 分析：也称为热点分析。该函数需要对数据集中的每一个要素计算 Getis-Ord G_i^* 统计量（称为 G-i-星号）。根据所得到的 z 和 P 值，可判断高值或低值要素在空间上发生聚类的位置。局部 Getis-Ord G^* 同全局 Getis-Ord G 一样，只能采用距离定义的空间邻近方法生成权重矩阵，其公式为：

$$G_i^* = \frac{\sum_{j=1}^{n} w_{ij}X_j - \bar{X}_j \sum_{j=1}^{n} w_{ij}}{S\sqrt{\dfrac{\left[n\sum_{j=1}^{n} w_{ij}^2 - \left(\sum_{j=1}^{n} w_{ij}\right)^2\right]}{n-1}}} \tag{24-27}$$

式中，X_j 是要素 j 的属性值，w_{ij} 是要素 i 和 j 之间的空间权重，n 为要素总数。G_i^* 统计量就是 z 得分。其基本判断依据为：$z>1.96$，$P<0.05$，表明存在高值聚集；$z<-1.96$，$P<0.05$，说明存在低值聚集。即当局部 Getis-Ord G^* 的值大于数学期望，且有统计学意义时，提示存在"热点区"；z 得分越高，高值（热点）的聚类就越紧密；当局部 Getis-Ord G^* 的值小于数学期望，提示存在"冷点区"。

局部 Moran I 和局部 Geary C 的缺点是不能区分"热点区"和"冷点区"两种不同的空

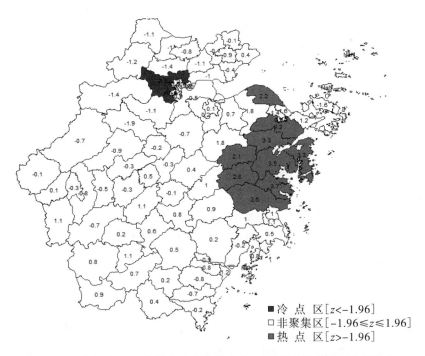

图 24-25　浙江省 2016 年传染病报告发病率 G^* 统计量及冷热区空间分布

间正自相关。而局部 Getis-Ord G^* 的缺点是识别空间负自相关时效果较差。

（3）局部 Geary C 分析：局部 Geary C 的计算式为：

$$C_i = \frac{1}{S^2} \sum_j w_{ij} (X_i - X_j)^2 \qquad (24\text{-}28)$$

局部 Geary C 的值小于数学期望，并且有统计学意义时，提示存在局部的空间正自相关；大于数学期望，提示存在局部的空间负自相关。

四、空间回归分析

传染病在空间分布上往往呈现空间自相关、聚集性及协同的趋势，空间自相关破坏了经典统计中的样本独立性假设，因此，在研究传染病分布及其相关危险因素时，空间结构也需要纳入统计分析过程中，如通过空间局部线性模型调整空间异质性，在此基础上对模型参数进行估计。

1. 空间自回归模型　空间自回归模型包括空间滞后型（sptial lag model）和空间误差模型（spatial error model）。一般线性回归模型记作：

$$Y = X\beta + \epsilon \qquad (24\text{-}29)$$

式中，$Y = (y_1, y_2, \cdots, y_n)$，$\epsilon = (\epsilon_1, \epsilon_2, \cdots, \epsilon_n)$，通常假设 ϵ_i 服从独立同分布的正态分布 $N(0, \sigma^2)$。在空间回归模型中由于 Y_i 或 ϵ_i 之间存在空间自相关性，采用一般线性模型常会导致结果有偏，甚至得出错误的结论。构建空间回归模型，加入空间自相关性的过程中，可考虑采用两种不同的方式：

方式1：将自相关效应视为残差结构的一部分，假设空间单元的误差项 ϵ_i 之间存在空间自相关。空间误差模型（spatial error model）形式：

$$Y = X\beta + \epsilon \qquad \text{其中，} \epsilon = \lambda W\epsilon + \xi \qquad (24\text{-}30)$$

式中：ϵ 是残差向量，W 表示空间权重矩阵，用来表示区域的邻接关系；λ 是空间自回归系数，度量了整体区域之间的依赖强度，如果没有相关性则 $\lambda = 0$；ξ 是残差结构中剩下的无相关性的部分。

方式2：将自相关效应归结为应变量 Y_i 与其邻接值之间的相关性，类似于时间序列模型中的自回归形式，通过在等式右侧添加空间滞后项 ρWY 来消除相关性，则空间滞后模型（spatial lag model）如下：

$$Y = \rho Wy + X\beta + \epsilon \qquad (24\text{-}31)$$

式中：WY 是空间滞后项，通过 Y 和其邻接 Y 值的回归来消除自相关性；ρ 是空间自回归系数，度量了整体区域之间依赖强度，如果没有相关性则 $\rho = 0$；ϵ 是相互独立随机变量的残差向量。

空间自回归模型使用拉格朗日乘数检验（lagrange multiplier test，LM test）法，包括 Anselin 提出的检验空间滞后模型的 LM-Lag 统计量和检验空间误差模型的 LM-Error 统计量，进行空间相关性检验和模型选择。实际应用中可拟合其中一种模型，也可同时拟合两种模型，并进行结果的对比分析。如果在空间相关性检验中发现，LM-Lag 比 LM-Error 更显著，则选择空间滞后模型（SLM），反之，则选择空间误差模型（SEM）。如果两者均不显著，则不考虑选择空间自回归模型。

2. 地理加权模型（geographical weighted regression，GWR）　是一种非参数局部线性模型。GWR 是一个分析多变量空间数据的方法，通过变动的空间数据窗计算局部回归参数。它允许模型中的参数通过空间数据样本位置改变来调节空间异质性，这对于空间非稳定数据的分析有重要意义。GWR 的模型定义：

$$W_i^{1/2} Y = W_i^{1/2} X \beta_i + \epsilon_i \qquad (24-32)$$

式中，参数 β_i 说明它随区域不同而不同。W_i 为对角阵，其定义主要有：

指数模型 $W_{ij} = \sqrt{exp\ (-d/\theta)}$　$j = 1, \cdots, n$

高斯模型 $W_{ij} = \sqrt{\phi\ (-d_{ij}/\sigma\theta)}$　$j = 1, \cdots, n$

三次方模型 $W_{ij} = \sqrt{(1- (\theta/ (-d_{ij})^3)^3}$　$j = 1, \cdots, n$

其中

$$d_{ij} = \sqrt{(Z_{xi} - Z_{xj})^2 + (Z_{yi} - Z_{yj})^2} \qquad (24-33)$$

Z_{xj}、Z_{yj} 代表第 j 个位置的纬度和经度坐标。参数 θ 为衰减参数，称为"窗宽"，ϕ 代表标准正态分布密度函数，σ 代表距离向量 $d_i = (d_{i1}, \cdots, d_{in})$ 的标准差，对于窗宽的确定常用交互确认法，即寻找 θ 使得得分函数 $\sum_{i=1}^{n} [Y_i - \hat{Y}_{-i}(\theta)]^2$ 达到最小。其中 $\hat{Y}-i(\theta)$ 表示扣除第 i 个点后，其余 $(i-1)$ 个点拟合 GWR 模型中的 Y_i 值。

第四节　传染病暴发的早期探测与预警

一、传染病暴发的早期察觉

传染病暴发的早期察觉是开展疾病监测工作的重要目的之一，它是通过对监测数据的分析和利用，早期发现传染病流行或暴发的某些特征，及时采取公共卫生干预，最大程度的减少疾病带来的损失。2010 年利用传染病疫情报告数据，结合时空分析方法，获取某地麻疹早期暴发流行的信息（图 24-26）。可见如果能早期探测到传染病的暴发，就可以及时采取有效的控制措施，缩短传染病控制的时间，降低发病水平。

二、传染病暴发早期研究的内容

传染病暴发早期研究主要包含两方面内容：一是发现可用于早期疾病预警的信息资源，

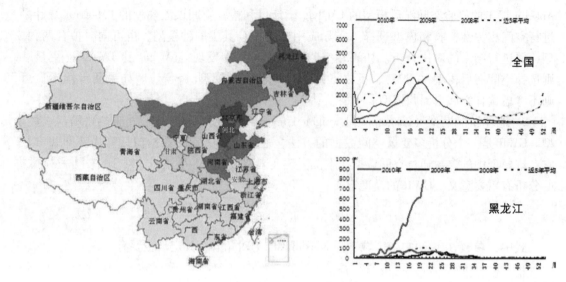

图 24-26　麻疹暴发的早期探测示意图

二是研究可用于预警的方法。发现可用的信息资源与预警方法的研究是相辅相成的，结合可利用的、符合当地实际情况的信息资源去开展预警的研究，在实际工作中更具有重要价值。

1. 预警研究中可用的信息资源　目前，在预警研究中国内外可用的信息资源主要有以下几类：①疾病监测或诊疗报告资料；②非处方药品的销售；③气象资料；④动物活动（主要指虫媒）或动物疫情资料；⑤医用物品的销售和使用情况。

2. 主要预警方法　传染病监测工作中，大部分预警方法分析依赖于病例报告资料或医院急诊室（emergency department）的报告，这些资料大多是典型的单一时间序列的资料。对单一时间序列资料的分析方法国内外研究最多、最成熟的是统计控制图法（statistical process control，SPC）。如果病例报告资料中包括空间信息时，最好采用空间统计（spatial statistics）方法。情况更复杂时，也可对多元数据以及协变量信息进行预警分析，如多元统计控制图法（multi statistical process control，MSPC）、生物异常点探测（biological change-point detector，BCD）和当前异常事件探测（what's strange about recent events，WSARE）方法等。近年来随着大数据及其分析技术发展，机器学习、包括深度学习、复杂贝叶斯网络等也逐渐应用于传染病预警预测过程中。

（1）单一时间序列数据的预警方法：目前，国外应用较为普遍的是移动平均控制图（moving average control charts）和指数权重移动平均（the exponentially weighted moving average，EWMA）方法。它是使用历史病例报告数据建立预警基线数据库，采用控制图法建立预警模型，通过专家咨询法确定传染病流行的参照标准即阈值，它可以是基线水平不同的百分位数，或高于基线平均水平 2～3 个标准差。通过对不同阈值灵敏度、特异度、阳性预测值的比较并绘制 ROC 曲线，确定选出合适的预警界值。某些传染病预测经验表明，上述方法有较高的灵敏度和特异度。但这些方法均以对基线水平的正确估计以及对"暴发"的准确定义为基础，否则，可能产生大量的假阳性，或难以及时发现暴发，失去预警的意义。

　　单一时间序列数据的预警控制图方法尽管简单实用，颇受欢迎，但实际应用中也有缺陷。除历史资料的质量影响外，该法主要是基于时间序列资料来分析的，有些疫情的发生若与季节密切相关，如麻疹、痢疾、出血热等，有必要在预警分析前对数据进行适当的预处理，以真正找出历史时间资料中蕴涵的规律，提高预警效果。其次，单一时间序列数据的控制图预警方法的阈值设置本身要经过实践的检验。历史资料再可靠，质量再好，也只能说明历史，而不能说明未来。传染病的发生发展受到经济社会等诸多因素的影响，而任何一个因素尤其是重要因素的改变都会导致传染病发生的规律产生巨大变化。因此，按照历史资料建立的 SPC 模型要根据实际情况随时进行必要的调整。第三，它是基于大量的历史资料建立的模型，因此，这种方法也很难用于罕见传染病以及新发传染病的预警。因为缺乏历史资料难以建立稳定的模型，难以找出合理的阈值。最后，尚应引起注意的是，根据某一资料或地区建立的模型可能并不适合另一资料或地区，这就需要根据地区的特点、传染病特征以及流行状况等来设定与调整模型参数。总之，在简单控制图基础上，建立更复杂的、考虑多个可能的影响因子的回归模型，根据环境因素的变化等来探索可以预警暴发的方法等，也是近年正在探索的课题。

　　（2）疾病时空预警分析方法：时空模型可分析不同时期疾病或媒介的空间动态变化，了解疾病随时间的变化规律，对疾病未来的发展趋势做出分析、预测和评估，从而在疾病的预警系统中发挥作用。在这些时空模型中，Kulldorff 于 1998 年提出了时空扫描统计量以及在 2001 年提出的前瞻性时空重排扫描统计量，在传染病暴发预警中具有较好的应用前景。前瞻性时空重排扫描统计量以动态变化的扫描窗口对不同的时间和区域进行扫描，可以有效地对未知的时空聚集性进行探索性分析，达到早期预警的目的。该方法最大的优势是采用了重排算法，在建模过程中不需要使用人口数据，克服了基于 Poisson 分布时空扫描统计量需要各区域人口数据的弊端。Mostashari 等利用死禽数据进行空间统计扫描分析对西尼罗病毒暴发进行早期预警。Mugglin 等采用贝叶斯时空模型对苏格兰流行性感冒病例资料进行分析和预测，可以让医院在应诊能力准备上做得更好。

小　结

　　1. 利用传染病监测资料或其他方式获取的资料，描述疾病在不同地区、时间和不同人群中分布（即疾病的"三间分布"）。可采用分级色彩、分级符号、比例符号、点密度或统计表等方式描述传染病地区分布特征；采用短期波动、季节性、周期性和长期趋势的分析和表示方法研究传染病时间分布特征；使用年龄、性别、职业、种族、民族、婚姻状况等属性描述传染病人群分布特征。

　　2. 传染病动态监测数据分析中，主要采用时间序列分析方法。以单纯 ARIMA 为例，考察样本序列的特征，根据序列的特征选择适当的拟合模型，根据序列的样本数据确定模型的参数，检验和优化模型，利用拟合好的模型来推断序列其他的统计性质或预测序列将来的发展等。

3. 传染病的地区监测数据具有空间数据的属性，可采用空间统计方法。在确定了空间关系和空间权重矩阵后，可进行基于空间点模式分析、空间自相关分析、空间回归分析。空间点模式分析可考虑基于点过程的一阶特征的样方计数法、核函数方法，和二阶特征的 K 函数法。空间自相关分析的全局空间自相关方法包括：全局 Moran I 统计量、全局 Geary C 统计量和全局 Getis-Ord G 统计量等；局部空间自相关方法包括：局部 Moran I 统计量、局部 Getis-Ord G^* 分析、局部 Geary C 分析等。空间回归分析主要包含空间滞后型（sptial lag model）和空间误差模型（spatial error model）等空间自回归模型，以及具有不同核函数的地理加权模型等。

4. 传染病暴发的早期探测与预警，包括单一时间序列数据和疾病时空预警分析方法。

（张业武　郭　静　王晓凤　李少琼　金水高）

作者简介　张业武　主任医师，医学博士，任职于中国疾病预防控制中心公共卫生监测与信息服务中心。研究方向为公共卫生信息管理、流行病学和卫生统计学。从事和参与公共卫生信息系统建设项目管理、传染病疫情信息的管理、分析和报告等工作。近年来，侧重于传染病时空变化的理论和方法，特别是贝叶斯理论和方法的研究与应用，开展基于机器学习的大数据分析方法应用研究。主持国家重点研发计划项目《国家生物安全监测网络技术平台建立》子课题和传染病重大专项《三类传染病时空数据库的建立及体系推广应用》子课题。参与 973 计划《气候变化对人类健康影响与适应机制研究》子课题，传染病重大专项《传染病实验室监测网络平台信息管理系统》，科技部科技支撑项目及自然基金重点项目《我国重要传染病流行病学数据的收集与整合及其共享分析技术平台的建立研究》，科技部科学数据共享工程《医药卫生科学数据共享工程资源建设》项目等。兼任中华预防医学会中国妇女盆底功能障碍防治项目国家级专家、中国医药教育协会专家委员会医学信息技术专业委员会委员、中国卫生信息学会卫生统计健康统计专委会委员、中华预防医学会卫生统计学委员。承担多个学术期刊的审稿工作。撰写发表论文 30 余篇。

作者简介　郭　静　博士，副教授。任职于中国人民大学社会与人口学院社会医学与卫生事业管理专业。先后主持"均等化视角下我国流动人口基本公共卫生服务利用研究""流动人口卫生计生服务流出地监测调查""北京市流动人口基本公共卫生服务可及性分析及服务模式研究""重点人群减少艾滋病感染预防技术研究""环境健康危险评价"等国家卫计委、环保部、国家 CDC 及北京市课题。兼任《中国防痨杂志》审稿专家，中国老年保健医学研究会-数据分析研究分会常委。

第二十五章　医学论文统计结果报告

> **重点掌握：**
> 1. 医学论文中统计学内容表达的一般要求。
> 2. 统计图表的绘制原则、基本要求及应用。
> 3. 医学期刊投稿的温哥华格式、随机对照试验报告 CONSORT 标准核查清单的统计学要求。

医学论文中合理地报告统计学分析结果的有关内容是体现医学研究过程、结果和结论科学性、可靠性的重要方面。医学大数据背景下，如何进行医学研究报告越来越引起研究者的关注，国际上多个著名的编辑组织机构、生物医学期刊和一些针对某些专题研究报告的专家小组均对如何报告各类医学研究结果制定了很多的报告标准，其中都强调了统计学内容的报告。撰写高质量的医学论文也必须确保统计学内容报告的正确性。

第一节　医学论文中统计学内容表达的一般要求

医学论文除了必备能高度概括研究内容的"题目"外，其主体结构通常是由"摘要""对象与方法"（有时用"材料与方法"）"结果"和"讨论"所组成。在论文的不同部分几乎都会涉及统计学的内容。

一、"题目"及"摘要"中的统计学内容报告

"题目"（title）要求简明扼要，能体现出研究设计的特点。在临床试验报告的"题目"中应能显露出研究设计的信息，比如平行、交叉或析因设计？是安慰剂对照还是阳性对照？是开放还是盲法研究等。

"摘要"（abstract）是论文核心内容的浓缩，通常也少不了对统计学内容的报告。其通用结构是：研究目的（objective）、方法（methods）、结果（results）和结论（conclusions）。该部分也应提供研究设计的信息，表示研究结果的主要统计量的数值、置信区间及假设检验结果，叙述要精练。

二、"对象与方法"中的统计学内容报告

在"对象与方法"部分中要把统计学的内容充分地反映出来，应该给出研究设计类型、对象选择的方法、数据获取和统计分析的方法等。主要包括以下几个方面：

1. 统计研究设计类型和主要做法　　如属于观察性研究设计，应指出采用的是前瞻性、

回顾性、横断面调查，还是社区健康信息登记或医疗注册登记等。给出对照组的选择或配对过程、样本量估计及抽样方法等；如属于实验设计，应指出采用的是完全随机设计、配伍设计、交叉设计、正交设计，还是其他类型的设计，给出处理因素及水平、各组样本量及随机化分配的方法等；如属于临床试验设计，应指出采用的是随机平行设计、交叉设计、析因设计还是成组序贯设计等，属于第几期临床试验，样本量如何估计，受试对象如何进行分组，采用了何种盲法措施等。特定的随机化方法，如分层随机化、中心化随机方法等以及实施的过程，尤其要叙述清楚随机分配隐蔽的措施和随机分配执行的人员分工等。应围绕对照、重复和随机化及盲法等设计原则，概要说明采用的主要做法，表明是如何控制非试验因素干扰和影响的。

2. 研究对象的选择及观测方法　应明确规定研究对象的特征，制订明确的入选标准和排除标准。阐明研究的主要指标和次要指标。详细说明研究指标的观察方法和测量技术。该部分内容的详细描述，要有助于读者充分认识研究报告中所采取的各种措施的合理性和可靠性，并且使他人可以重复。

3. 数据管理及统计分析方法　本部分要详尽描述数据的来源、收集、整理、储存和转换过程、质量控制及其使用的方法。其中尚应包括不合格数据的定义及不合格数据的处理方法，数据录入过程是否采用平行双份录入，数据录入平台后的逻辑核查、结构化数据的设计及其储存、转换等技术内容，数据管理平台使用的软件名称、版本号等信息。

资料的统计分析包括统计描述、统计推断和统计预测等方面。统计描述包括对研究对象基本特征的描述，对研究结果的描述等。统计推断方法的选择应根据所采用的设计类型、资料所具备的应用条件，研究的分析目的，推断方法是否满足假定条件的判定和说明等，不应盲目套用。对于多因素、多指标资料，要在一元分析的基础上，尽可能运用多元统计分析方法，以便对因素之间的交互作用和多指标之间的内在联系做出全面、合理的解释和评价。

研究分析用到的所有统计学方法都要说明。如果用了几种方法，必须清楚地指出在何种情况用何种方法。常用的方法不需要具体描述，复杂的和少用的方法应列举出参考文献或给予简单的方法学介绍，并说明进行统计分析使用的计算机软件名称、版本号等信息。

医学论文中经常见到将"统计学分析"作为一项独立的内容给予介绍，其主要目的是为了说明在本论文中所采用的统计分析方法和所采用的统计分析软件等。

三、"结果"中的统计学内容报告

论文的结果部分，包括描述和分析两方面的内容。根据上面给出的描述方法和统计分析方法，可以使用文字、表格和图形展示相应的研究结果，力求准确、简明、减少不必要重复。

1. 分析结果的精确度　数据分析结果报告应根据不同分析指标的精度要求而有所不同。一般认为统计分析指标的小数保留位数应比原始实测值小数点位数多增加 1~2 位；百分数一般保留 1~2 位小数。

2. 假设检验结果报告及解释　论文中应写明所用统计分析方法的具体名称、统计量的具体值，并尽可能给出具体的 P 值（如：$P=0.024$）。当涉及总体参数（如均数、总体率等）时，在给出假设检验结果的同时，还要给出 95% 置信区间。P 界值一般用 $P<0.05$ 或 $P<0.01$ 两个档次即可。若用符号表示检验结果，"＊"表示 $P \leqslant 0.05$，"＊＊"表示 $P \leqslant 0.01$。由于目前统计软件已很普及，本教材提倡给出具体的概率值，一般保留 3 位小数就可以，如果在 3 位小数上均为 0，则不要用 $P=0.000$ 表示，而应用 $P<0.001$ 表示。若获得的结果 $P \leqslant 0.05$（或 $P \leqslant 0.01$）时，在检验水准 $\alpha=0.05$ 下，一律用"有统计学意义"表达更为合理确切。

3. 置信区间报告　这是大数据背景下除假设检验以外更重要的一种统计推断方法。由于置信区间不仅可反映假设检验要说明的问题，而且还多提供了参数可能的范围。国际多种期刊刊登的论文已更倾向于使用置信区间，甚至在某些论文中已经找不到 P 值。

4. 统计表与统计图　统计表比文字表达更简洁明了，它可以将大量指标值表述系列化，不仅表达精确，且便于阅读、分析和对比。用统计表时要合理安排纵横标目，并将指标含义表达清楚。国内外统计表一般要求用"三线表"，只使用横线，不使用竖线。表格数字区不插入文字说明，必要时，可在所需说明处标注符号，并在表格底端做注解说明。与统计表相比统计图能更形象、直观地表达论文中变量与变量之间的关系，充分显示研究事物的变化规律，便于不同结果的比较，视觉效果突出。所用统计图的类型应与资料性质相匹配，并使数轴上刻度值的标法符合数学原则。统计图也应标明标题、坐标、图例、说明等内容。

表和图均是展示结果的方式，医学论文中通常要求取一而用，也应注意文字内容不必完全重复表和图中的所有数据，只需如实地解释结果即可。

5. 多变量分析结果报告　在进行回归分析时应该同时给出相应的变量赋值表。尤对一些分类变量应说明模型构建时是否使用哑变量，是如何使用的，否则读者无法阅读分析结果。同时还应说明使用了哪些变量来构建模型，采用的变量筛选方法（如前进法、后退法、逐步法等）是什么。

多重线性回归分析时应报告最终模型中包括的变量名、回归系数（及标准化回归系数）、回归系数的标准误、统计量和 P 值等。在 Logistic 回归和 Cox 回归分析时，也应报告最终模型中包括的变量名、回归系数、回归系数的标准误、统计量、P 值、OR（或 RR）值及其置信区间。实际发表论文时报告哪些结果，目前虽没有绝对的格式要求。但起码也应报告感兴趣变量的主要研究结果，这样对变量较多的研究不仅可节省篇幅，也更容易引导读者专注于对主要变量的解释上，但有时也可能造成读者难以了解略去变量的信息。

四、"讨论"中的统计学内容报告

论文的讨论部分，作者往往要引用统计结果作为支持其新发现、新结果、新观点的统计学依据，对统计结果解释上的偏差，可能导致结论上的错误。要特别注意统计学意义与实际意义的评判。有人认为，当获得的结果从实际上判断有意义时才进行统计推断，若无实际意义甚至可不必进行统计推断。当样本量足够大，即使微小的差别也会得出足够小的 P 值，而出现有统计学意义的结论。故不能一味迷信 P 值结果，一定要结合专业意义进行理解分析和解释，千万不要掉入 P 值的"陷阱"而过分夸大了"有统计学意义"的结论。对于临床试验中主要指标的 P 值，有学者（Pocock SJ，2016）在 *NEJM*（新英格兰医学杂志）发表专论，根据 P 值是否小于 0.05 区分为所谓的"阳性结果"和"阴性结果"，分别提出需要深入讨论的 11 点和 12 点考虑，强调决不能仅仅根据 P 值结果简单定论。

第二节　统计表与统计图

统计表和统计图是统计描述的重要工具，在医学论文的结果报告中应合理运用并发挥其作用。

一、统计表

统计表（statistical table）用简明的表格形式，将统计分析的事物及其统计指标表达出来，有条理地陈列数据，可替代冗长的文字叙述，将大量信息浓缩于表格当中，方便阅读和比较。

（一）统计表的结构与种类

统计表由标题、标目、线条、数字和备注等部分组成。根据分组标志多少，统计表可分为简单表和组合表。

例如，为了反映某城区居民几种恶性肿瘤的死亡率、标化率及减寿人年数，表 25-1 按不同的肿瘤分类分别列举了男性和女性的死亡率、标化率及减寿人年数。若只列出男性的恶性肿瘤的死亡率、标化率及减寿人年数，即表 25-1 中第（1）~（4）栏构成的统计表，属于简单表。若该表依"肿瘤分类"和"性别"两个标志进行分组，即属于组合表。

表 25-1　某城区居民几种恶性肿瘤死亡情况

肿瘤名称 (1)	男			女		
	死亡率（1/10 万）(2)	标化率（1/10 万）(3)	减寿人年数（人年/人）(4)	死亡率（1/10 万）(5)	标化率（1/10 万）(6)	减寿人年数（人年/人）(7)
肝 癌	31.07	26.23	13.35	11.38	9.71	10.73
肺 癌	42.91	37.55	9.48	26.60	23.24	9.37
胃 癌	21.12	18.38	9.23	6.72	5.95	9.08
白血病	2.69	2.92	27.81	3.29	3.30	46.77
食管癌	9.01	8.17	8.47	2.88	4.54	5.53
膀胱癌	1.88	1.67	6.61	0.55	2.45	8.21
鼻咽癌	1.48	1.39	23.93	0.55	0.55	11.50

（二）统计表制表原则及要求

1. 制表原则　首先是重点突出，即一张统计表一般只表达一个中心内容，必须围绕研究的目的，慎重选择主语与谓语，避免把过多的内容用一个大的统计表表示。其次是层次清楚，恰当地运用分组方法，合理地安排横、纵标目，符合逻辑，便于比较。第三是统计表应简明扼要，文字、数字和线条都应精练从简，单位符号不要重复，应以最小的篇幅说明最多的问题。第四是具有自明性。

2. 制表的基本要求

（1）标题：标题应简单、明确地概括表的内容。一般应包括研究的时间、地点和主要内容。若整个表的指标单位或格式统一，可将单位或格式标于标题的后面。例如，表格中的数字均为"均数±标准差"时，可在标题中注明"$\bar{X} \pm S$"；表格中的数字均为"例数（%）"时，可在标题中注明"n（%）"。在同一篇文献中若有多个统计表，应在标题前标注表号。

（2）标目：横标目置于表的左侧，纵标目置于表内上方。有单位的标目应用括号注明单位。

（3）线条：简单的统计表只有三条横线，顶线和底线标志出表格的区域，纵标目下的横线把纵标目文字区与表格数字区分隔开来。部分表格横标目中有合计项，可再用横线将合计分隔开，另有部分表格纵标目有分层，可用横线将总纵标目分隔开，如表25-1。顶线和底线稍粗，表内的横线稍细。统计表内一般不出现竖线或斜线。

（4）数字：一律用阿拉伯数字，同列个位数、小数点应对齐，单位和精度应一致。表内不宜留有空格，数据不可能得到时用"—"表示，数据不详时用"…"表示，数据为"0"时，则填明"0"。

（5）备注：备注又可理解为是注解。虽然备注不是统计表的必备部分，但为了完整清晰地说明表格的信息，不至于在表格数字区插入较长的文字说明，达到统计表的自明性，设置明晰的备注往往又是必需的，尤其是一些国际期刊可见到备注的内容非常详尽。一般在所需说明处标注符号（国际期刊常用的符号有：﹡、†、‡、§、¶、‖），在表下方附上相应的文字说明。国内许多期刊在符号使用上多不一致，常见的有﹡、△、▲、※、◆、☆等。

二、用统计表报告组间多重比较结果

关于多重比较结果的表达，方式多样，有字母数字表示法、符号表示法、直接表示法、字母异同法、数列异同法等。为和计算机软件输出衔接，主要介绍字母异同法。

在 SAS 软件中，多个均数间的两两比较采用 Student-Newman-Keuls 检验时，结果的输出按均数大小排序，当各均数间差异未达到 α 水平（即 $P > \alpha$）时，用相同的字母表示，当组间比较的 $P \leq \alpha$ 时，则用不同的字母表示（Means with the same letter are not significantly different），如表25-2。

表 25-2　四组大鼠模型血清 IL-2 水平（ng/ml）组间多重比较的结果表达示意（SNK 检验）

组别	n	$\overline{X}\pm S$
甲组	8	$0.2913^{a}\pm0.2032$
乙组	8	$1.0200^{b}\pm0.4296$
丙组	8	$2.1488^{c}\pm0.5133$
丁组	8	$2.2650^{c}\pm0.4600$

注：同字母相连的各均数间 $P>0.05$，字母不同的各组间 $P\leqslant0.05$

三、统计图及其应用

统计图（statistical chart）用几何图形的位置、大小、长短、面积等特征来表现数据信息，将数据形象化。与统计表相比，统计图更直观，更便于读者理解和比较，亦更能提高读者阅读的兴趣。但统计图对数量的表达较粗略，只能作为统计表有益的补充，特别是在科技书刊中，可与统计表结合应用，而不能完全替代统计表。

（一）统计图的种类与结构

1. 统计图的分类　按照图示的形式来分，有条图（图 25-1）、直方图（图 2-1）、线图（图 25-2）、圆图（图 25-3）、百分条图（图 25-4）、散点图（图 9-1）、统计地图（图 24-1），以及在探索性分析时用的箱式图、茎叶图、残差图，判别分析的类别分布图，聚类分析的谱系图等。

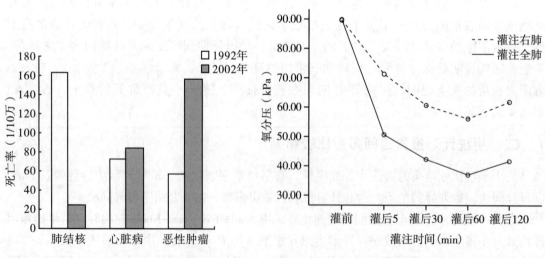

图 25-1　某地 1992 年和 2002 年 3 种死因死亡率　　图 25-2　海水灌注前后两组杂种犬的氧分压（kPa）

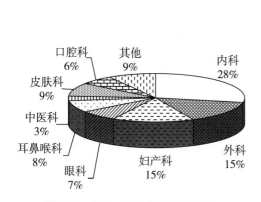

图 25-3　1994~1998 年某医院门诊
人数的构成

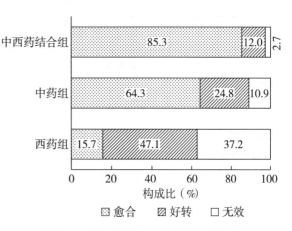

图 25-4　某年某医院 3 种方法疗效构成

2. 统计图的结构　统计图的形式多种多样，通常由以下 6 部分组成：

（1）标题：概括图的内容。应简明确切，一般置于图域的下方。一篇文献中有多幅统计图时，标题前应标注序号。

（2）图域：即制图空间。从视觉舒适度的角度出发，图域的长宽比例一般为 7:5 或 5:7。

（3）标目：统计图一般有横轴和纵轴。纵轴的左侧和横轴的下方分别置放纵标目和横标目，并指明纵、横轴所代表的指标和单位。

（4）刻度：常用算术尺度和对数尺度，刻度值一般标注于纵轴外侧和横轴上侧。

（5）图例：对于较复杂的统计图，常用图例来说明图中不同线条或颜色所表达的事物。图例一般放置在横标目的下方，若图域中有较多的空间，亦可放在图域中。

（6）注解：为了更清晰说明统计图所反映的有关信息，达到统计图的自明性，应给予适当注解。

（二）统计图的绘制原则

绘制统计图的原则是：合理、精确、简明、协调。不同类型的统计图适用的条件和反映的信息各不相同，应根据资料的类型和分析的目的合理地选用统计图，做到图尽其用。统计图虽然在数量表达上较粗略，但仍应尽可能形象地反映统计指标的数量关系。现在用于实现统计图绘制的计算机软件很多，适当选用均可达到统计图的要求。当然，统计图还应满足视觉美观的要求。

（三）统计图型的选择

不同的统计图适用于不同的资料和分析目的，归纳如表 25-3：

表 25-3　统计图形的选择

图类	适用资料	分析目的
条图	分类资料	用于不同组间指标的比较
圆图	构成比资料	描述事物内部各构成分布情况
百分条图	构成比资料	描述事物内部多种构成情况的对比
普通线图	连续性双变量资料	描述某指标随时间等变量的变化而变化的趋势
半对数线图	连续性双变量资料	描述某指标随时间等变量的变化而变化的速率
直方图	定量资料	描述定量资料的频数分布
散点图	定量资料	描述两变量间的相互关系
统计地图	地理分布资料	描述指标的地域分布特征
箱式图	单变量资料	描述某指标变量的分布特征
P-P 和 Q-Q 概率图	连续性定量资料	用于正态性检验

第三节　医学研究报告的标准化

为了提高医学研究报告的质量，关于医学研究报告格式化和标准化的努力由来已久，近年来医学期刊界发展尤快，国际上已形成多种针对不同医学研究类型的报告标准。这些标准既有个性特色，又有突出的共同特点，即研究报告的结构化和标准化各有不同。当然，由于医学研究的复杂性，很难将所有的研究报告统一到一种标准上。无论是作为编辑、作者、审稿人甚至读者，了解国际上的一些医学研究报告的标准都是有益的，特别是对一些准备向国际医学期刊投稿的作者更有必要。

一、医学期刊投稿的温哥华格式

1978 年 1 月，一些国际上的主要生物医学期刊的编辑同行在加拿大温哥华召开会议，形成了医学期刊投稿的统一格式（uniform requirements for manuscripts submitted to biomedical journals），并于次年公布，称为温哥华格式。国际医学期刊编辑委员会（International Committee of Medical Journal Editors，ICMJE）就是由当时发起该活动的温哥华小组（Vancouver Group）发展而来的，该委员会每年开会商讨更新内容，现已经过数次修订。温哥华格式中有关统计学表达的内容是 1988 年首次增加的，新版格式对统计学表达内容又进行了部分修改。随着不同类型研究报告标准的不断发展，新版温哥华格式已意识到，特定研究类型的论文应参照该类的特殊要求，因此建议了 5 种类型的标准，例如随机对照试验（RCT）报告应参考 CONSORT 声明的标准。

温哥华格式作为对生物医学研究报告的一般性要求，其主体结构按照"标题-摘要和关键词-引言-方法-结果-讨论-参考文献"构建，在"方法"中专门对"统计学"内容提出要求，在"结果"中也阐述了与统计学相关的内容。这里不妨给出原文内容和中文翻译，以便于大家向国际医学期刊投稿。

Statistics：Describe statistical methods with enough detail to enable a knowledgeable reader with access to the original data to verify the reported results. When possible, quantify findings and present them with appropriate indicators of measurement error or uncertainty (such as confidence intervals). Avoid relying solely on statistical hypothesis testing, such as the use of P values, which fails to convey important information about effect size. References for the design of the study and statistical methods should be to standard works when possible (with pages stated). Define statistical terms, abbreviations, and most symbols. Specify the computer software used.

统计学：对统计学方法的描述要足够详细，使读者获得原始数据后可以核实报告的结果。如果可能，将结果量化，并用合适的指标（例如置信区间）来表达其测量误差或不确定性，避免只用统计学假设检验的 P 值，它并不能表达效应大小的重要信息。关于研究设计和统计学方法的参考文献应尽可能是具有权威性的出版物（并标明页码）。定义统计学术语、缩略语以及常用的符号。说明所用的计算机软件。

Results：Present your results in logical sequence in the text, tables, and illustrations, giving the main or most important findings first. Do not repeat in the text all the data in the tables or illustrations; emphasize or summarize only important observations. Extra or supplementary materials and technical detail can be placed in an appendix where it will be accessible but will not interrupt the flow of the text; alternatively, it can be published only in the electronic version of the journal.

When data are summarized in the Results section, give numeric results not only as derivatives (for example, percentages) but also as the absolute numbers from which the derivatives were calculated, and specify the statistical methods used to analyze them. Restrict tables and figures to those needed to explain the argument of the paper and to assess its support. Use graphs as an alternative to tables with many entries; do not duplicate data in graphs and tables. Avoid non-technical uses of technical terms in statistics, such as "random" (which implies a randomizing device), "normal," "significant," "correlations," and "sample".

结果：首先给出主要的或最重要的结果，在文字、表格和图中按照逻辑顺序陈述结果。不要在文字部分重复表格或图中所有的数据，只强调或总结重要的结果。额外的或补充性的材料和技术细节可以放在就近的附录中，但不要打断文字的流程，只有在电子版的期刊上发表才另当别论。

当在结果部分中概括数据时，给出的数字结果不仅要有统计量（例如百分率），而且要有计算统计量的绝对数，并指明分析所用的统计学方法。限定表格和数字用在解释和支持文章的论点上。许多情况下，用图代替表格，图和表格中的数据不要重复。譬如"随机"、"正态"、"有意义"、"相关"和"样本"是统计学的专业术语，要避免作为普通术语使用。

关于表格和图的使用，温哥华格式也提出相应的要求。

表格的一些关键性要求有：按表格在文中出现的顺序给表格编号并配一简短标题；表格中不要使用内横线和竖线；各栏目名称要简短；注解放在表底注脚处而不是题头上，如表内含有不规范的缩略语也一并在注脚解释，采用的标识符号按顺序使用：＊、†、‡、§、¶、‖、＊＊、††、‡‡ 等。标明变异的统计量，例如标准差或标准误。确保每一张表格都在文中引用。

插图的一些关键性要求：按插图在文中出现的先后顺序给插图编号；插图的电子文件要求一定的格式（如 JPEG、GIF 格式）；X 线片、扫描和其他的诊断图像，以及病理标本、显微镜照相等要提供清楚鲜明、光面、黑白或彩色照片，通常尺寸为 127mm×178mm，图中的字母、数字、符号应清晰、平均一致和大小合适，当缩写付梓时各项仍清楚可见；应尽量达到自明性的要求；标题和详细的解释应归属图例部分，而不是放在插图内。

二、随机对照试验报告的 CONSORT 标准

CONSORT 声明（CONSORT statement）是一组随机对照试验（randomized controlled trials，RCT）报告的质量标准（consolidated standards of reporting trials），也可称为 CONSORT 标准，其目的在于提高 RCT 报告质量，可作为 RCT 报告的重要指南。目前已有十多个组织机构，包括国际医学期刊编辑委员会（ICMJE）、科学编辑委员会（CSE）、世界医学编辑联合会（WAME）、美国国立医学图书馆等已签约使用 CONSORT 声明进行 RCT 报告并将资助今后的修订工作，包括《新英格兰医学杂志》、《柳叶刀》、《内科学年鉴》、《美国医学会杂志》、《英国医学杂志》等在内的几百种国际医学期刊签约使用该标准。

CONSORT 标准包括一张核查清单（checklist）和一幅流程图（flow diagram）。核查清单的项目涵盖了文题和摘要、引言、方法、结果和讨论五个部分，对应 22 个具体项目。流程图描述了两平行组 RCT 的四个阶段（入选、分组、随访和分析）患者进程的信息，可清楚地显示每组在各阶段的受试者数量，放在论文的结果部分，强烈建议 RCT 报告中包括受试者流程图。表 25-4 列举了当前最新的 CONSORT 标准的核查清单，图 25-5 给出了 CONSORT 标准的流程图。

表 25-4　随机对照试验报告 CONSORT 标准的项目核查清单

报告分段和标题	项目号	描　述	所处页码
文题和摘要	1	受试者是如何分组的（例如"随机分配""随机"或"随机指派"）	
引言			
背景	2	科学背景和基本原理说明	
方法			
受试者	3	入选的合适标准以及收集资料的地点和环境	
干预措施	4	各组干预措施的详细情况以及实际实施的方法和时间	
研究目的	5	特定的目的及假设	

报告分段和标题	项目号	描　述	所处页码
结局	6	明确定义主要结局指标和次要结局指标。若可行，说明用于提高指标测量质量的方法，例如多次观察、训练评价者等（定义并列举不良事件，相关信息的收集方法）	
样本量	7	样本量是如何确定的。如有，解释任何的期中分析和中止原则	
随机化			
——序列产生	8	产生随机分配序列的方法，包括任何限定细节（例如区组或分层）	
——分配隐蔽	9	实施随机分配序列的方法（例如编号容器或中心电话），明确序列是否一直隐蔽到指定了干预措施	
——实施	10	谁产生分配序列，谁招募受试者，谁分组	
盲法	11	受试者、实施干预者和结局评价者对分组是否处于盲态？如果使用了盲法，如何评价盲法的成功	
统计学方法	12	用于比较组间主要结局的统计学方法以及其他的分析方法如亚组分析和校正分析（描述呈现和分析不良事件信息的计划，如编码、处理、时间因素、连续性指标的处理及统计分析等）	
结果			
受试者流程	13	受试者各阶段流程（强烈推荐使用流程图）。特别是报告各组的随机分配人数、接受意向治疗人数、按方案完成治疗人数以及对主要结局分析的人数。描述偏离原计划研究方案的情况及其理由（描述各组因不良事件或治疗经历的退出情况）	
募集	14	确定募集受试者的时间和随访的长短	
基线资料	15	各组人口统计学和临床特征的基线资料	
分析的例数	16	每次分析纳入到各组的受试者例数（分母），是否采用了意向性分析（ITT）。如有可能，用绝对数陈述结果，如10/20，而不是50%（包括不良事件分析的分母）	
结局和估计	17	对每一主次结局指标，总结各组的结果，估计其效应大小和精度，例如95%可信区间（描述每组不良事件的绝对危险）	
辅助分析	18	报告所采用的任何其他分析方法，包括亚组分析、校正分析，以说明方法的多重性。指出哪些是预定的，哪些是探索性的（包括不良事件的辅助分析）	

续　表

报告分段和标题	项目号	描　　述	所处页码
不良事件	19	每一干预措施组的所有重要的不良事件或副作用（事件的类型、级别、严重度及对分类、等级或连续性变量的合适测量方法）	
讨论			
解释	20	结合研究的假设解释结果，产生潜在偏倚和不精确的原因，以及与分析方法的多重性和研究结局的多重性有关的危险因素	
可推广性	21	研究结果是否值得推广应用（外部有效性）（包括不良事件）	
综合性证据	22	根据目前得到的证据，对结果综合性的解释（包括不良事件）	

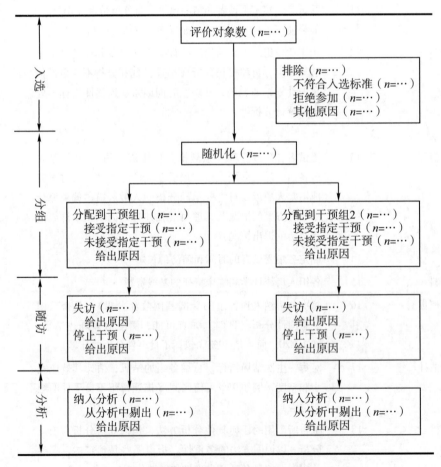

图 25-5　随机对照试验报告 CONSORT 标准的流程图

CONSORT 声明形成和应用是一个不断进化的过程。CONSORT 小组成员广泛听取意见，定期集会，深入探讨，不断改进了 CONSORT 声明的自身质量。同时，有文章表示 CONSORT 的基本内容也适用于其他类型的研究。2004 年，CONSORT 小组的 Campbell 等将 2001 年修改版 CONSORT 声明扩展至群随机试验（cluster randomized trial，CRT）类的医学研究。通常的 RCT 是将受试者个体随机地分配到各组，但在有些情况下，例如研究饮食干预措施，则需要将个体构成的群组（例如家庭）而不是个体进行随机分配，由于此种设计按群组进行随机化，因此称为群随机试验。为了报告群随机试验，在原来的 CONSORT 标准基础上进行了扩展，扩展内容包括：①选用群随机设计的原理；②样本量计算如何考虑群效应；③分析时如何考虑群效应；④从分组到分析的试验过程中群组和个体的流程。这些变化均体现在扩展的 CONSORT 标准中。2006 年，CONSORT 小组的 Piaggio 等修订了 CONSORT 声明的核查清单，用于非劣效性/等效性随机试验的报告。修订内容主要表现在：①选用非劣效性/等效性设计的原理；②如何将研究假设体现在设计中；③受试者、干预措施（尤其是对照组）和结局指标的选择；④样本量计算等统计学方法；⑤该类设计是如何影响结果解释和结论的。此外，在草药的 RCT 研究报告中，Gagnier 等于 2006 年对 CONSORT 声明中的 9 个项目进行了细化，特别是第 4 项关于草药干预的内容要求更细。

关于新药注册临床研究中的 RCT 报告，有关行政当局也制定了指导性的技术标准。例如国际协调会议 ICH 指南的 E3 文件就是关于"临床研究报告的结构和内容"的标准要求。我国食品药品监督管理局 2005 年颁布的"化学药物临床试验报告的结构与内容技术指导原则"等也提出了标准化的要求。他们都是对临床试验设计、执行和分析过程的详尽总结，基本涵盖了 CONSORT 规定的所有内容，此不详述。

三、医学研究报告的其他标准

近十年来，为了改进卫生研究报告的完整性和透明性，减少低劣的研究报告发表，众多学者致力于开发卫生研究的报告指南。一系列涉及各种医药卫生研究类型的报告指南如雨后春笋相继发表，有的还建立了专门的网站。一个旨在加强卫生研究报告质量和透明性（enhancing the quality and transparency of health research）的 EQUATOR 网站（http://www.equator-network.org），收载囊括了国际上公开的各种卫生研究报告指南达 350 余种（截至 2016 年 3 月），可以说应有尽有，而且该网站随时动态跟进更新，为研究者、杂志编辑、同行审稿人等提供了极为丰富的公众资源。该网站作为一种资源，除了可查询获取各种卫生研究报告的基本要求外，还可直接链接到各研究报告的专门网站以深度了解。例如，除了国际医学期刊编辑委员会公布的可在医学期刊通用的温哥华格式、随机对照临床试验报告的 CONSORT 标准以外，人们较为熟悉的诊断性试验报告的 STARD 标准、对 RCT 文章进行 meta 分析报告的 PRISMA 标准、流行病学观察性研究报告的 STROBE 标准、对流行病学观察性研究进行 meta 分析报告的 MOOSE 标准等均可在该网站上直接获取或链接查询。国内医学期刊界虽然还没有形成很好的、能达成共识的报告标准，但也都各自设立了相应的稿约要求。无论是国外医学期刊，还是国内医学期刊，作者在撰写研究报告并投送稿件时都必须遵循所投送期刊要求的标准。

四、统计结果报告示例

1. 定量变量方差分析统计结果报告 为研究大肠湿热征对血清白细胞介素-2（IL-2）水平的影响，将32只大鼠随机分为4组，每组8只，分别为正常对照组（甲组）、大肠杆菌模型组（乙组）、轮状病毒模型组（丙组）和大肠杆菌加轮状病毒混合模型组（丁组）。测得不同大鼠模型的血清 IL-2 水平见表 25-2。

由方差分析得 $F = 40.766$，$P < 0.01$，可以认为四个模型组 IL-2 平均水平总的来讲有差别；经 SNK 多重比较检验，除丙组和丁组大鼠模型的血清 IL-2 水平尚不能认为有差别外，其他任何两组间的血清 IL-2 水平的差异均具有统计学意义（$P < 0.05$）。与正常对照组相比，感染微生物的三组大鼠血中 IL-2 升高；轮状病毒模型组、大肠杆菌加轮状病毒混合模型组的 IL-2 升高幅度大于大肠杆菌模型组。

2. 无序分类变量 χ^2 检验统计结果报告 欲比较 A、B 两种药治疗脑血管栓塞病人的疗效，将病情、病程相近且满足试验入选标准的 156 例脑血管栓塞患者随机分为两组，治疗结果见表 25-5。

表 25-5　两药治疗脑血管病有效率比较

药物	例数	有效例数	有效率（%）
A	82	73	89.02
B	74	52	70.27

注：两组经卡方检验，$\chi^2 = 8.59$，$P = 0.003$

经 χ^2 检验得 $\chi^2 = 8.59$，$P = 0.003$，可以认为两药治疗有效率有差别，A 药治疗脑血管栓塞近期有效率比 B 药高 18.75%。

3. 有序分类变量秩和检验统计结果报告 欲比较舒利迭治疗单纯型和喘息型老年性慢性支气管炎的疗效，结果见表 25-6。

表 25-6　某药治疗两型老年性慢性支气管炎疗效比较

分组	例数	疗效（构成比,%）			
		控制	显效	好转	无效
单纯型	128	62（48.44）	41（32.03）	14（10.94）	11（8.59）
喘息型	88	20（22.73）	37（42.05）	16（18.18）	15（17.04）

注：两组经 Wilcoxon 秩和检验得，$Z = 3.837$，$P < 0.001$；两组控制率经卡方检验，$\chi^2 = 14.637$，$P < 0.001$

结果表明，舒利迭治疗两型老年性慢性支气管炎的疗效不同，单纯型疗效好于喘息型。

4. 回归分析统计结果报告 拟研究体重随身高增加而增加的变化规律，随机抽查了 20 名 15 岁健康男童，测量其身高（cm）与体重（kg），数据见表 25-8。数据的散点图见图 25-6。

表 25-7　20 例 15 岁健康男童身高与体重数据统计描述

变　　量	$\overline{X}\pm S$
身高（cm、X）	159.6±8.46
体重（kg、Y）	56.0±7.01

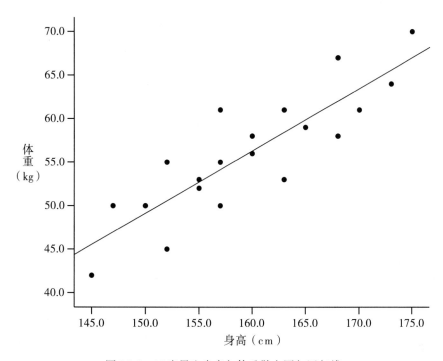

图 25-6　15 岁男生身高与体重散点图与回归线

表 25-8 为 20 名 15 岁健康男童体重（Y）与身高（X）直线回归分析的参数估计结果，包括回归系数及其标准误、回归系数的假设检验和回归系数的 95% 置信区间。结果表明，体重与身高之间的回归关系存在，随身高增加，15 岁健康男童体重的平均水平也随之增加，经 t 检验，$t=7.279$，$P<0.001$；回归方程为 $\hat{Y}=-58.235+0.716X$，$R^2=0.746$，数据拟合效果较好。

表 25-8　回归系数估计与检验

变量	自由度	回归系数	标准误	t 值	P 值	回归系数 95%CI	
						下限	上限
截距	1	−58.235	15.715	−3.706	0.002	−91.251	−25.218
X	1	0.716	0.098	7.279	<0.001	0.509	0.922

5. Logistic 回归分析统计结果报告　欲进行颈动脉粥样硬化斑块形成危险因素的多因素分析，将 155 例高血压患者以是否形成颈动脉粥样硬化斑块作为因变量，以吸烟、饮酒、BMI、高血压病程、TC、TG、HDL-C、LDL-C、Lpa、IMT 及 Hcy 作为自变量，赋值见表 25-9，建立二分类非条件 Logistic 回归分析模型。经向前逐步法筛选变量，引入变量检验水准 $\alpha = 0.05$ 和剔除变量水准 $\alpha = 0.10$，结果见表 25-10。终模型得出吸烟、IMT 值及 Hcy 与颈动脉粥样硬化斑块形成有关。

表 25-9　变量赋值说明

变 量	赋值说明
吸烟	不吸 = 1，吸 = 2
饮酒	不饮 = 1，饮 = 2
肥胖	不肥胖 = 1，肥胖 = 2
高血压病程（年）	<5 = 1，5~ = 2，10~ = 3
TC（mmol/L）	<5.18 = 1，≥5.18 = 2
TG（mmol/L）	<1.70 = 1，≥1.70 = 2
LDL-C（mmol/L）	<3.37 = 1，≥3.37 = 2
HDL-C（mmol/L）	<1.04 = 1，≥1.04 = 2
Lpa（mg/L）	<300 = 1，≥300 = 2
Hcy（μmol/L）	<15.0 = 1，≥15.0 = 2
IMT（mm）	<1.0 = 1，≥1.0 = 2
颈动脉粥样硬化斑块	无 = 1，有 = 2

表 25-10　颈动脉粥样硬化斑块形成危险因素 Logistic 回归分析结果

变量	$\hat{\beta}$	$SE(\hat{\beta})$	Wald（χ^2）	P	OR	OR95% CI 下限	上限
常量	−5.703	1.119	25.968	0.003			
吸烟	1.043	0.437	5.688	0.017	2.837	1.204	6.685
Hcy	1.840	0.477	14.906	<0.001	6.298	2.474	16.029
IMT	2.444	0.591	17.118	<0.001	11.524	3.620	36.687

最终模型分析结果可见，吸烟、Hcy≥15.0μmol/L 和 IMT≥1.0mm 是高血压患者颈动脉粥样硬化斑块形成的主要危险因素。在 Hcy 和 IMT 水平相同的情况下，吸烟患者形成颈动脉粥样硬化斑块的概率是不吸烟患者的 2.837 倍，其 OR 值的 95% 置信区间为（1.204，6.685）；在吸烟和 IMT 水平相同的情况下，Hcy≥15.0μmol/L 的患者形成颈动脉粥样硬化

斑块的概率是 Hcy<15.0μmol/L 患者的 6.298 倍，其 *OR* 值的 95％置信区间为（2.474，16.029）；在吸烟和 Hcy 水平相同的情况下，IMT≥1.0mm 的患者形成颈动脉粥样硬化斑块的概率是 IMT<1.0mm 患者的 11.524 倍，其 *OR* 值的 95％置信区间为（3.620，36.687）。

小　　结

1. 医学论文除了必备能高度概括研究内容的"题目"外，其主体结构通常是由"摘要""对象与方法"（有时用"材料与方法"）"结果"和"讨论"组成的。在论文的不同部分中几乎都会涉及统计学的内容。在"对象与方法"部分中要把统计学的内容充分地反映出来，应该给出统计设计的类型、对象选择的方法、数据获取的方法、统计分析的方法等。"结果"部分应注意数据结果的精确度、假设检验及可信区间结果报告及解释、统计表与统计图，对多变量分析结果应注意报告的要求。"讨论"中应特别注意统计学意义与实际意义的评判。

2. 统计表和统计图是统计描述的重要工具　统计表是用表格的形式将统计分析的事物及其统计指标表达出来。统计图是用点、线、面、体或地理略图等几何图形，形象地表述所分析数据的数量关系。统计图表作为信息的重要来源和储存传输的重要形式，用于记录、描述、分析、研究事物，显示统计研究的重要结果，也是科技论文的重要组成部分。

3. 为了提高医学研究报告的质量，在医学期刊界，国际上已经形成若干种针对不同医学研究类型的不同的报告标准。医学期刊投稿的温哥华格式对统计学报告提出要求。随机对照试验报告 CONSORT 标准包括一张核查清单和一幅流程图。核查清单的项目涵盖了文题和摘要、引言、方法、结果和讨论五个部分，对应 22 个具体项目，其中包括了对统计学报告的具体要求。流程图描述了两平行组 RCT 的四个阶段（入选、分组、随访和分析）患者进程的信息，可清楚地显示每组在各阶段的受试者数量。除了温哥华格式、CONSORT 标准以外，针对不同类型的医学研究，还有一些其他的报告标准。无论是国外医学期刊，还是国内医学期刊，作者在撰写研究报告并投送稿件时都必须遵循所投送期刊要求的标准。

（赵晋芳）

作者简介　赵晋芳　医学博士，副教授，任职于山西医科大学卫生统计学教研室。多年来一直从事医学统计科研与教学工作，参与完成国家及省部级课题 7 项。在国家科技核心期刊发表论文 20 余篇，参编研究生本科生教材、专著 5 部。

附录一

统 计 用 表

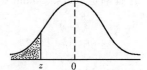

附表 1　标准正态分布曲线下的面积　$\Phi(z)$ 值

z	0.00	0.01	0.02	0.03	0.04	0.05	0.06	0.07	0.08	0.09
-3.0	0.0013	0.0013	0.0013	0.0012	0.0012	0.0011	0.0011	0.0011	0.0010	0.0010
-2.9	0.0019	0.0018	0.0018	0.0017	0.0016	0.0016	0.0015	0.0015	0.0014	0.0014
-2.8	0.0026	0.0025	0.0024	0.0023	0.0023	0.0022	0.0021	0.0021	0.0020	0.0019
-2.7	0.0035	0.0034	0.0033	0.0032	0.0031	0.0030	0.0029	0.0028	0.0027	0.0026
-2.6	0.0047	0.0045	0.0044	0.0043	0.0041	0.0040	0.0039	0.0038	0.0037	0.0036
-2.5	0.0062	0.0060	0.0059	0.0057	0.0055	0.0054	0.0052	0.0051	0.0049	0.0048
-2.4	0.0082	0.0080	0.0078	0.0075	0.0073	0.0071	0.0069	0.0068	0.0066	0.0064
-2.3	0.0107	0.0104	0.0102	0.0099	0.0096	0.0094	0.0091	0.0089	0.0087	0.0084
-2.2	0.0139	0.0136	0.0132	0.0129	0.0125	0.0122	0.0119	0.0116	0.0113	0.0110
-2.1	0.0179	0.0174	0.0170	0.0166	0.0162	0.0158	0.0154	0.0150	0.0146	0.0143
-2.0	0.0228	0.0222	0.0217	0.0212	0.0207	0.0202	0.0197	0.0192	0.0188	0.0183
-1.9	0.0287	0.0281	0.0274	0.0268	0.0262	0.0256	0.0250	0.0244	0.0239	0.0233
-1.8	0.0359	0.0351	0.0344	0.0336	0.0329	0.0322	0.0314	0.0307	0.0301	0.0294
-1.7	0.0446	0.0436	0.0427	0.0418	0.0409	0.0401	0.0392	0.0384	0.0375	0.0367
-1.6	0.0548	0.0537	0.0529	0.0516	0.0505	0.0495	0.0485	0.0475	0.0465	0.0455
-1.5	0.0668	0.0655	0.0643	0.0630	0.0618	0.0606	0.0594	0.0582	0.0571	0.0559
-1.4	0.0808	0.0793	0.0778	0.0764	0.0749	0.0735	0.0721	0.0708	0.0694	0.0681
-1.3	0.0968	0.0951	0.0934	0.0918	0.0901	0.0885	0.0869	0.0853	0.0838	0.0823
-1.2	0.1151	0.1131	0.1112	0.1093	0.1075	0.1056	0.1038	0.1020	0.1003	0.0985
-1.1	0.1357	0.1335	0.1314	0.1292	0.1271	0.1251	0.1230	0.1210	0.1190	0.1170
-1.0	0.1587	0.1562	0.1539	0.1515	0.1492	0.1469	0.1446	0.1423	0.1401	0.1379
-0.9	0.1841	0.1814	0.1788	0.1762	0.1736	0.1711	0.1685	0.1660	0.1635	0.1611
-0.8	0.2119	0.2090	0.2061	0.2033	0.2005	0.1977	0.1949	0.1922	0.1894	0.1867
-0.7	0.2420	0.2389	0.2358	0.2327	0.2296	0.2266	0.2236	0.2206	0.2177	0.2148
-0.6	0.2743	0.2709	0.2676	0.2643	0.2611	0.2578	0.2546	0.2514	0.2483	0.2451
-0.5	0.3085	0.3050	0.3015	0.2981	0.2946	0.2912	0.2877	0.2843	0.2810	0.2776
-0.4	0.3446	0.3409	0.3372	0.3336	0.3300	0.3264	0.3228	0.3192	0.3156	0.3121
-0.3	0.3821	0.3783	0.3745	0.3707	0.3669	0.3632	0.3594	0.3557	0.3520	0.3483
-0.2	0.4207	0.4168	0.4129	0.4090	0.4052	0.4013	0.3974	0.3936	0.3807	0.3859
-0.1	0.4602	0.4562	0.4522	0.4483	0.4443	0.4404	0.4364	0.4325	0.4286	0.4247
-0.0	0.5000	0.4960	0.4920	0.4880	0.4840	0.4801	0.4761	0.4721	0.4681	0.4641

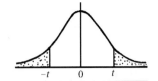

附表2　t界值表

自由度 ν	单侧	0.25	0.20	0.10	0.05	0.025	0.01	0.005	0.0025	0.001	0.0005
	双侧	0.50	0.40	0.20	0.10	0.05	0.02	0.01	0.005	0.002	0.001
1		1.000	1.376	3.078	6.314	12.706	31.821	63.657	127.321	318.309	636.619
2		0.816	1.061	1.886	2.920	4.303	6.965	9.925	14.089	22.327	31.599
3		0.765	0.978	1.638	2.353	3.182	4.541	5.841	7.453	10.215	12.924
4		0.741	0.941	1.533	2.132	2.776	3.747	4.604	5.598	7.173	8.610
5		0.727	0.920	1.476	2.015	2.571	3.365	4.032	4.773	5.893	6.869
6		0.718	0.906	1.440	1.943	2.447	3.143	3.707	4.317	5.208	5.959
7		0.711	0.896	1.415	1.895	2.365	2.998	3.499	4.029	4.785	5.408
8		0.706	0.889	1.397	1.860	2.306	2.896	3.355	3.833	4.501	5.041
9		0.703	0.883	1.383	1.833	2.262	2.821	3.250	3.690	4.297	4.781
10		0.700	0.879	1.372	1.812	2.228	2.764	3.169	3.581	4.144	4.587
11		0.697	0.876	1.363	1.796	2.201	2.718	3.106	3.497	4.025	4.437
12		0.695	0.873	1.356	1.782	2.179	2.681	3.055	3.428	3.930	4.318
13		0.694	0.870	1.350	1.771	2.160	2.650	3.012	3.372	3.852	4.221
14		0.692	0.868	1.345	1.761	2.145	2.624	2.977	3.326	3.787	4.140
15		0.691	0.866	1.341	1.753	2.131	2.602	2.947	3.286	3.733	4.073
16		0.690	0.865	1.337	1.746	2.120	2.583	2.921	3.252	3.686	4.015
17		0.689	0.863	1.333	1.740	2.110	2.567	2.898	3.222	3.646	3.965
18		0.688	0.862	1.330	1.734	2.101	2.552	2.878	3.197	3.610	3.922
19		0.688	0.861	1.328	1.729	2.093	2.539	2.861	3.174	3.579	3.883
20		0.687	0.860	1.325	1.725	2.086	2.528	2.845	3.153	3.552	3.850
21		0.686	0.859	1.323	1.721	2.080	2.518	2.831	3.135	3.527	3.819
22		0.686	0.858	1.321	1.717	2.074	2.508	2.819	3.119	3.505	3.792
23		0.685	0.858	1.319	1.714	2.069	2.500	2.807	3.104	3.485	3.768
24		0.685	0.857	1.318	1.711	2.064	2.492	2.797	3.091	3.467	3.745
25		0.684	0.856	1.316	1.708	2.060	2.485	2.787	3.078	3.450	3.725
26		0.684	0.856	1.315	1.706	2.056	2.479	2.779	3.067	3.435	3.707
27		0.684	0.855	1.314	1.703	2.052	2.473	2.771	3.057	3.421	3.690
28		0.683	0.855	1.313	1.701	2.048	2.467	2.763	3.047	3.408	3.674
29		0.683	0.854	1.311	1.699	2.045	2.462	2.756	3.038	3.396	3.659
30		0.683	0.854	1.310	1.697	2.042	2.457	2.750	3.030	3.385	3.646
31		0.682	0.853	1.309	1.696	2.040	2.453	2.744	3.022	3.375	3.633
32		0.682	0.853	1.309	1.694	2.037	2.449	2.738	3.015	3.365	3.622
33		0.682	0.853	1.308	1.692	2.035	2.445	2.733	3.008	3.356	3.611
34		0.682	0.852	1.307	1.691	2.032	2.441	2.728	3.002	3.348	3.601
35		0.682	0.852	1.306	1.690	2.030	2.438	2.724	2.996	3.340	3.591
36		0.681	0.852	1.306	1.688	2.028	2.434	2.719	2.990	3.333	3.582
37		0.681	0.851	1.305	1.687	2.026	2.431	2.715	2.985	3.326	3.574
38		0.681	0.851	1.304	1.686	2.024	2.429	2.712	2.980	3.319	3.566
39		0.681	0.851	1.304	1.685	2.023	2.426	2.708	2.976	3.313	3.558
40		0.681	0.851	1.303	1.684	2.021	2.423	2.704	2.971	3.307	3.551
50		0.679	0.849	1.299	1.676	2.009	2.403	2.678	2.937	3.261	3.496
60		0.679	0.848	1.296	1.671	2.000	2.390	2.660	2.915	3.232	3.460
70		0.678	0.847	1.294	1.667	1.994	2.381	2.648	2.899	3.211	3.435
80		0.678	0.846	1.292	1.664	1.990	2.374	2.639	2.887	3.195	3.416
90		0.677	0.846	1.291	1.662	1.987	2.368	2.632	2.878	3.183	3.402
100		0.677	0.845	1.290	1.660	1.984	2.364	2.626	2.871	3.174	3.390
200		0.676	0.843	1.286	1.653	1.972	2.345	2.601	2.839	3.131	3.340
500		0.675	0.842	1.283	1.648	1.965	2.334	2.586	2.820	3.107	3.310
1000		0.675	0.842	1.282	1.646	1.962	2.330	2.581	2.813	3.098	3.300
∞		0.6745	0.8416	1.2816	1.6449	1.9600	2.3263	2.5758	2.8070	3.0902	3.2905

附表3 F界值表

方差分析用（单尾）：　　　　上行 $P=0.05$　中行 $P=0.025$　下行 $P=0.01$

两样本方差齐性检验用（双尾）：上行 $P=0.10$　中行 $P=0.05$　下行 $P=0.02$

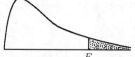

分母自由度 ν_2	分子自由度, ν_1											
	1	2	3	4	5	6	7	8	9	10	11	12
1	161	200	216	225	230	234	237	239	241	242	243	244
	648	799	864	900	922	937	948	957	963	969	973	977
	4052	4999	5403	5625	5764	5859	5928	5981	6022	6056	6082	6106
2	18.51	19.00	19.16	19.25	19.30	19.33	19.36	19.37	19.38	19.39	19.40	19.41
	38.51	39.00	39.17	39.25	39.30	39.33	39.36	39.37	39.39	39.40	39.41	39.41
	98.49	99.00	99.17	99.25	99.30	99.33	99.34	99.36	99.38	99.40	99.41	99.42
3	10.13	9.55	9.28	9.12	9.01	8.94	8.88	8.84	8.81	8.78	8.76	8.74
	17.44	16.04	15.44	15.10	14.88	14.73	14.62	14.54	14.47	14.42	14.37	14.34
	34.12	30.82	29.46	28.71	28.24	27.91	27.67	27.49	27.34	27.23	27.13	27.05
4	7.71	6.94	6.59	6.39	6.26	6.16	6.09	6.04	6.00	5.96	5.93	5.91
	12.22	10.65	9.98	9.60	9.36	9.20	9.07	8.98	8.90	8.84	8.79	8.75
	21.20	18.00	16.69	15.98	15.52	15.21	14.98	14.80	14.66	14.54	14.45	14.37
5	6.61	5.79	5.41	5.19	5.05	4.95	4.88	4.82	4.78	4.74	4.70	4.68
	10.01	8.43	7.76	7.39	7.15	6.98	6.85	6.76	6.68	6.62	6.57	6.52
	16.26	13.27	12.06	11.39	10.97	10.67	10.45	10.27	10.15	10.05	9.96	9.89
6	5.99	5.14	4.76	4.53	4.39	4.28	4.21	4.15	4.10	4.06	4.03	4.00
	8.81	7.26	6.60	6.23	5.99	5.82	5.70	5.60	5.52	5.46	5.41	5.37
	13.74	10.92	9.78	9.15	8.75	8.47	8.26	8.10	7.98	7.87	7.79	7.72
7	5.59	4.74	4.35	4.12	3.97	3.87	3.79	3.73	3.68	3.63	3.60	3.57
	8.07	6.54	5.89	5.52	5.29	5.12	4.99	4.90	4.82	4.76	4.71	4.67
	12.25	9.55	8.45	7.85	7.46	7.19	7.00	6.84	6.71	6.62	6.54	6.47
8	5.32	4.46	4.07	3.84	3.69	3.58	3.50	3.44	3.39	3.34	3.31	3.28
	7.57	6.06	5.42	5.05	4.82	4.65	4.53	4.43	4.36	4.30	4.24	4.20
	11.26	8.65	7.59	7.01	6.63	6.37	6.19	6.03	5.91	5.82	5.74	5.67
9	5.12	4.26	3.86	3.63	3.48	3.37	3.29	3.23	3.18	3.13	3.10	3.07
	7.21	5.71	5.08	4.72	4.48	4.32	4.20	4.10	4.03	3.96	3.91	3.87
	10.56	8.02	6.99	6.42	6.06	5.80	5.62	5.47	5.35	5.26	5.18	5.11
10	4.96	4.10	3.71	3.48	3.33	3.22	3.14	3.07	3.02	2.97	2.94	2.91
	6.94	5.46	4.83	4.47	4.24	4.07	3.95	3.85	3.78	3.72	3.66	3.62
	10.04	7.56	6.55	5.99	5.64	5.39	5.21	5.06	4.95	4.85	4.78	4.71
11	4.84	3.98	3.59	3.36	3.20	3.09	3.01	2.95	2.90	2.86	2.82	2.76
	6.72	5.26	4.63	4.28	4.04	3.88	3.76	3.66	3.59	3.53	3.47	3.43
	9.65	7.20	6.22	5.67	5.32	5.07	4.88	4.74	4.63	4.54	4.46	4.40
12	4.75	3.88	3.49	3.26	3.11	3.00	2.92	2.85	2.80	2.76	2.72	2.69
	6.55	5.10	4.47	4.12	3.89	3.74	3.61	3.51	3.44	3.37	3.32	3.28
	9.33	6.93	5.95	5.41	5.06	4.82	4.65	4.50	4.39	4.30	4.22	4.16

附表3 续表1

分母自由度 ν_2	分子自由度, ν_1											
	1	2	3	4	5	6	7	8	9	10	11	12
13	4.67	3.80	3.41	3.18	3.02	2.92	2.84	2.77	2.72	2.67	2.63	2.60
	6.41	4.97	435	4.00	3.77	3.60	3.48	3.39	3.31	3.25	3.20	3.15
	9.07	6.70	5.74	5.20	4.86	4.62	4.44	4.30	4.19	4.10	4.02	3.96
14	4.60	3.74	3.34	3.11	2.96	2.85	2.77	2.70	2.65	2.60	2.56	2.53
	6.30	4.86	4.24	3.89	3.66	3.50	3.38	3.29	3.21	3.15	3.09	3.05
	8.86	6.15	5.56	5.03	4.69	4.46	4.28	4.14	4.03	3.94	3.86	3.80
15	4.54	3.68	3.29	3.06	2.90	2.79	2.70	2.64	2.59	2.55	2.51	2.48
	6.20	4.77	4.15	3.80	3.58	3.41	3.29	3.20	3.12	3.06	3.01	2.96
	8.68	6.36	5.42	4.89	4.56	4.32	4.14	4.00	3.89	3.80	3.73	3.67
16	4.49	3.63	3.24	3.01	2.85	2.74	2.66	2.59	2.54	2.49	2.45	2.42
	6.12	4.69	4.08	3.73	3.50	3.34	3.22	3.12	3.05	2.99	2.93	2.89
	8.53	6.23	5.29	4.77	4.44	4.20	4.03	3.89	3.78	3.69	3.61	3.55
17	4.45	3.59	3.20	2.96	2.81	2.70	2.62	2.55	2.50	2.45	2.41	2.38
	6.04	4.62	4.01	3.66	3.44	3.28	3.16	3.06	2.98	2.92	2.87	2.82
	8.40	6.11	5.18	4.67	4.34	4.10	3.93	3.79	3.68	3.59	3.52	3.45
18	4.41	3.55	3.16	2.93	2.77	2.66	2.58	2.51	2.46	2.41	2.37	2.34
	5.98	4.56	3.95	3.61	3.38	3.22	3.10	3.01	2.93	2.87	2.81	2.77
	8.28	6.01	5.09	4.58	4.25	4.01	3.85	3.71	3.60	3.51	3.44	3.37
19	4.38	3.52	3.13	2.90	2.74	2.63	2.55	2.48	2.43	2.38	2.34	2.31
	5.92	4.51	3.90	3.56	3.33	3.17	3.05	2.96	2.88	2.82	2.76	2.72
	8.18	5.93	5.01	4.50	4.17	3.94	3.77	3.63	3.52	3.43	3.36	3.30
20	4.35	3.49	3.10	2.87	2.71	2.60	2.52	2.45	2.40	2.35	2.31	2.28
	5.87	4.46	3.86	3.51	3.29	3.13	3.01	2.91	2.84	2.77	2.72	2.68
	8.10	5.85	4.94	4.43	4.10	3.87	3.71	3.56	3.45	3.37	3.30	3.23
21	4.32	3.47	3.07	2.84	2.68	2.57	2.49	2.42	2.37	2.32	2.28	2.25
	5.83	4.42	3.82	3.48	3.25	3.09	2.97	2.87	2.80	2.73	2.68	2.64
	8.02	5.78	4.87	4.37	4.04	3.81	3.65	3.51	3.40	331	3.24	3.17
22	4.30	3.44	3.05	2.82	2.66	2.55	2.47	2.40	2.35	2.30	2.26	2.23
	5.79	4.38	3.78	3.44	3.22	3.05	2.93	2.84	2.76	2.70	2.65	2.60
	7.94	5.72	4.82	4.31	3.99	3.76	3.59	3.48	3.35	3.26	3.18	3.12
23	4.28	3.42	3.03	2.80	2.64	2.53	2.45	2.38	2.32	2.28	2.24	2.20
	5.75	4.35	3.75	3.41	3.18	3.02	2.90	2.81	2.73	2.67	2.62	2.57
	7.88	5.66	4.76	4.26	3.94	3.71	3.54	3.41	3.30	3.21	3.14	3.07
24	4.26	3.40	3.01	2.78	2.62	2.51	2.43	2.36	2.30	2.26	2.22	2.18
	5.72	4.32	3.72	3.38	3.15	2.99	2.87	2.78	2.70	2.64	2.59	2.54
	7.82	5.16	4.72	4.22	3.90	3.67	3.50	3.36	3.25	3.17	3.09	3.03
25	4.24	3.38	2.99	2.76	2.60	2.49	2.41	2.34	2.28	2.24	2.20	2.16
	5.69	4.29	3.69	3.35	3.13	2.97	2.85	2.75	2.68	2.61	2.56	2.51
	7.77	5.57	4.68	4.18	3.86	3.63	3.46	3.32	3.21	3.13	3.05	2.99

附表3 续表2

分母自由度 ν_2	分子自由度, ν_1											
	1	2	3	4	5	6	7	8	9	10	11	12
26	4.22	3.37	2.98	2.74	2.59	2.47	2.39	2.32	2.27	2.22	2.18	2.15
	5.66	4.27	3.67	3.33	3.10	2.94	2.82	2.73	2.65	2.59	2.54	2.49
	7.72	5.53	4.64	4.14	3.82	3.59	3.42	3.29	3.17	3.09	3.02	2.96
27	4.21	3.35	2.96	2.73	2.57	2.46	2.37	2.30	2.25	2.20	2.16	2.13
	5.63	4.24	3.65	3.31	3.08	2.92	2.80	2.71	2.63	2.57	2.51	2.47
	7.68	5.49	4.60	4.11	3.79	3.56	3.39	3.26	3.14	3.06	2.98	2.93
28	4.20	3.34	2.95	2.71	2.56	2.44	2.36	2.39	2.24	2.19	2.15	2.12
	5.61	4.22	3.63	3.29	3.06	2.90	2.78	2.69	2.61	2.55	2.49	2:45
	7.64	5.45	4.57	4.07	3.76	3.53	3.36	3.23	3.11	3.03	2.95	2.90
29	4.18	3.33	2.93	2.70	2.54	2.43	2.35	2.28	2.22	2.18	2.14	2.10
	5.59	4.20	3.61	3.27	3.04	2.88	2.76	2.67	2.59	2.53	2.48	2.43
	7.60	5.42	4.54	4.04	3.73	3.50	3.33	3.20	3.08	3.00	2.92	2.87
30	4.17	3.32	2.92	2.69	2.53	2.42	2.34	2.27	2.21	2.16	2.12	2.09
	5.57	4.18	3.59	3.25	3.03	2.87	2.75	2.65	2.57	2.51	2.46	2.41
	7.56	5.39	4.51	4.02	3.70	3.43	3.30	3.17	3.06	2.98	2.90	2.84
32	4.15	3.30	2.90	2.67	2.51	2.40	2.32	2.25	2.19	2.14	2.10	2.07
	5.53	4.15	3.56	3.22	3.00	2.84	2.71	2.62	2.54	2.48	2.43	2.38
	7.50	5.34	4.46	3.97	3.66	3.42	3.25	3.12	3.01	2.94	2.86	2.80
34	4.13	3.28	2.88	2.65	2.49	2.38	2.30	2.23	2.17	2.12	2.08	2.05
	5.50	4.12	3.53	3.19	2.97	2.81	2.69	2.59	2.52	2.45	2.40	2.35
	7.44	5.29	4.42	3.93	3.61	3.38	3.21	3.08	2.97	2.89	2.82	2.76
36	4.11	3.26	2.86	2.63	2.48	2.36	2.28	2.21	2.15	2.10	2.06	2.03
	5.47	4.09	3.50	3.17	2.94	2.78	2.66	2.57	2.49	2.43	2.37	2.22
	7.39	5.25	4.38	3.89	3.58	3.35	3.18	3.04	2.94	2.86	2.78	2.72
38	4.10	3.25	2.85	2.62	2.46	2.35	2.26	2.19	2.14	2.09	2.05	2.02
	5.45	4.07	3.48	3.15	2.92	2.76	2.64	2.55	2.47	2.41	2.35	2.31
	7.35	5.21	4.34	3.86	3.54	3.32	3.15	3.02	2.91	2.82	2.75	2.69
40	4.08	3.23	2.84	2.61	2.45	2.34	2.25	2.18	2.12	2.07	2.04	2.00
	5.42	4.05	3.46	3.13	2.90	2.74	2.62	2.53	2.45	2.39	2.33	2.29
	7.31	5.18	4.31	3.83	3.51	3.29	3.12	2.99	2.88	2.80	2.73	2.66
42	4.07	3.22	2.83	2.59	2.44	2.32	2.24	2.17	2.11	2.06	2.02	1.99
	5.40	4.03	3.45	3.11	2.89	2.73	2.61	2.51	2.43	2.37	2.32	2.27
	7.27	5.15	4.29	3.80	3.49	3.26	3.10	2.96	2.86	2.77	2.70	2.64
44	4.06	3.21	2.82	2.58	2.43	2.31	2.23	2.16	2.10	2.05	2.01	1.98
	5.39	4.02	3.43	3.09	2.87	2.71	2.59	2.50	2.42	2.36	2.30	2.26
	7.24	5.12	4.26	3.78	3.46	3.24	3.07	2.94	2.84	2.75	2.68	2.62
46	4.05	3.20	2.81	2.57	2.42	2.30	2.22	2.14	2.09	2.04	2.00	1.97
	5.37	4.00	3.42	3.08	2.86	2.70	2.58	2.48	2.41	2.34	2.29	2.24
	7.21	5.10	4.24	3.76	3.44	3.22	3.05	2.92	2.82	2.73	2.66	2.60

附表3 续表3

分母自由度 ν_2	分子自由度，ν_1											
	1	2	3	4	5	6	7	8	9	10	11	12
48	4.04	3.19	2.80	2.56	2.41	2.30	2.21	2.14	2.08	2.03	1.99	1.96
	5.35	3.99	3.40	3.07	2.84	269	2.56	2.47	2.39	2.33	2.27	2.23
	7.19	5.08	4.22	3.74	3.42	3.20	3.04	2.90	2.80	2.71	2.64	2.58
50	4.03	3.18	2.79	2.56	2.40	2.29	2.20	2.13	2.07	2.02	1.98	1.95
	5.34	3.97	3.39	3.05	2.83	2.67	2.55	2.46	2.38	2.32	2.26	2.22
	7.17	5.06	4.20	3.72	3.41	3.18	3.02	2.88	2.78	2.70	2.62	2.56
60	4.00	3.15	2.76	2.52	2.37	2.25	2.17	2.10	2.04	1.99	1.95	1.92
	5.29	3.93	3.34	3.01	2.79	2.63	2.51	2.41	2.33	2.27	2.22	2.17
	7.08	4.98	4.13	3.65	3.34	3.12	2.95	2.82	2.72	2.63	2.56	2.50
70	3.98	3.13	2.74	2.50	2.35	2.23	2.14	2.07	2.01	1.97	1.93	1.89
	5.25	3.89	3.31	2.97	2.75	2.59	2.47	2.38	2.30	2.24	2.18	2.14
	7.01	4.92	4.08	3.60	3.29	3.07	2.91	2.77	2.67	2.59	2.51	2.45
80	3.96	3.11	2.72	2.48	2.33	2.21	2.12	2.05	1.99	1.95	1.91	1.88
	5.22	3.86	3.28	2.95	2.73	2.57	2.45	2.35	2.28	2.21	2.16	2.11
	6.96	4.88	4.04	3.56	3.25	3.14	2.87	2.74	2.64	2.55	2.48	2.41
100	3.94	3.09	2.70	2.46	2.30	2.19	2.10	2.03	1.97	1.92	1.88	1.85
	5.18	3.83	3.25	2.92	2.70	2.54	2.42	2.32	2.24	2.18	2.12	2.08
	6.90	4.82	3.98	3.51	3.20	2.99	2.82	2.69	2.59	2.51	2.43	2.36
125	3.92	3.07	2.68	2.44	2.29	2.17	2.08	2.01	1.95	1.90	1.86	1.83
	5.15	3.80	3.22	2.89	2.67	2.51	2.39	2.30	2.22	2.15	2.10	2.05
	6.84	4.78	3.94	3.47	3.17	2.95	2.79	2.65	2.56	2.47	2.40	2.33
150	3.91	3.06	2.67	2.43	2.27	2.16	2.07	2.00	1.94	1.89	1.85	1.82
	5.13	3.78	3.20	2.87	2.65	2.49	2.37	2.28	2.20	2.13	2.08	2.03
	6.81	4.75	3.91	3.44	3.14	2.92	2.76	2.62	2.53	2.44	2.37	2.30
200	3.89	3.04	2.65	2.41	2.26	2.14	2.05	1.98	1.92	1.87	1.83	1.80
	5.10	3.76	3.18	2.85	2.63	2.47	2.35	2.26	2.18	2.11	2.06	2.01
	6.76	4.71	3.88	3.41	3.11	2.90	2.73	2.60	2.50	2.41	2.34	2.28
400	3.86	3.02	2.62	2.39	2.23	2.12	2.03	1.96	1.90	1.85	1.81	1.78
	5.06	3.72	3.15	2.82	2.60	2.44	2.32	2.22	2.15	2.08	2.03	1.98
	6.70	4.66	3.83	3.36	3.06	2.85	2.69	2.55	2.46	2.37	2.29	2.23
1000	3.85	3.00	2.61	2.38	2.22	2.10	2.02	1.95	1.89	1.84	1.80	1.76
	5.04	3.70	3.13	2.80	2.58	2.42	2.30	2.20	2.13	2.06	2.01	1.96
	6.66	4.62	3.80	3.34	3.04	2.82	2.66	2.53	2.43	2.34	2.26	2.20
∞	3.84	2.99	2.60	2.37	2.21	2.09	2.01	1.94	1.88	1.83	1.79	1.75
	5.02	3.69	3.12	2.79	2.57	2.41	2.29	2.19	2.11	2.05	1.99	1.95
	6.64	4.60	3.78	3.32	3.02	2.80	2.64	2.51	2.41	2.32	2.24	2.18

附表3 续表4

分母自由度 ν_2	分子自由度, ν_1											
	14	16	20	24	30	40	50	75	100	200	500	∞
1	245	246	248	249	250	251	252	253	253	254	254	254
	983	987	993	997	1001	1006	1008	1011	1013	1016	1017	1018
	6142	6169	6208	6234	6258	6286	6302	6323	6334	6352	6361	6366
2	19.42	19.43	19.44	19.45	19.46	19.47	19.47	19.48	19.49	19.49	19.50	19.50
	39.43	39.44	39.45	39.46	39.46	39.47	39.48	39.48	39.49	39.49	39.50	39.50
	99.43	99.44	99.45	99.46	99.47	99.48	99.48	99.49	99.49	99.49	99.50	99.50
3	8.71	8.69	8.66	8.64	8.62	8.60	8.58	8.57	8.56	8.54	8.54	8.53
	14.28	14.23	14.17	14.12	14.08	14.04	14.01	13.97	13.96	13.93	13.91	13.90
	26.92	26.83	26.69	26.60	26.50	26.41	26.35	26.27	26.23	26.18	26.14	26.12
4	5.87	5.84	5.80	5.77	5.74	5.71	5.70	5.68	5.66	5.65	5.64	5.63
	8.68	8.63	8.56	8.51	8.46	8.41	8.38	8.34	8.32	8.29	8.27	8.26
	14.24	14.15	14.02	13.93	13.83	13.74	13.69	13.61	13.57	13.52	13.48	13.46
5	4.64	4.60	4.56	4.53	4.50	4.46	4.44	4.42	4.40	4.38	4.37	4.36
	6.46	6.40	6.33	6.28	6.23	6.18	6.14	6.10	6.08	6.05	6.03	6.02
	9.77	9.68	9.55	9.47	9.38	9.29	9.24	9.17	9.13	9.07	9.04	9.02
6	3.96	3.92	3.87	3.84	3.81	3.77	3.75	3.72	3.71	3.69	3.68	3.67
	5.30	5.24	5.17	5.12	5.07	5.01	4.98	4.94	4.92	4.88	4.86	4.85
	7.60	7.52	7.39	7.31	7.23	7.14	7.09	7.02	6.99	6.94	6.90	6.88
7	3.52	3.49	3.44	3.41	3.38	3.34	3.32	3.29	3.28	3.25	3.24	3.23
	4.60	4.54	4.47	4.41	4.36	4.31	4.28	4.23	4.21	4.18	4.16	4.14
	6.35	6.27	6.15	6.07	5.98	5.90	5.85	5.78	5.75	5.70	5.67	5.65
8	3.23	3.20	3.15	3.12	3.08	3.05	3.03	3.00	2.98	2.96	2.94	2.93
	4.13	4.08	4.00	3.95	3.89	3.84	3.81	3.76	3.74	3.70	3.68	3.67
	5.56	5.48	5.36	5.28	5.20	5.11	5.06	5.00	4.96	4.91	4.88	4.86
9	3.02	2.98	2.93	2.90	2.86	2.82	2.80	2.77	2.76	2.73	2.72	2.71
	3.80	3.74	3.67	3.61	3.56	3.51	3.47	3.43	3.40	3.37	3.35	3.33
	5.00	4.92	4.80	4.73	4.64	4.56	4.51	4.45	4.41	4.36	4.33	4.31
10	2.86	2.82	2.77	2.74	2.70	2.67	2.64	2.61	2.59	2.56	2.55	2.54
	3.55	3.50	3.42	3.39	3.31	3.26	3.22	3.18	3.16	3.12	3.09	3.08
	4.60	4.52	4.41	4.33	4.25	4.17	4.12	4.05	4.01	3.96	3.93	3.91
11	2.74	2.70	2.65	2.61	2.57	2.53	2.50	2.47	2.45	2.42	2.41	2.40
	3.36	3.30	3.23	3.17	3.12	3.06	3.03	2.98	2.96	2.92	2.90	2.88
	4.29	4.21	4.10	4.02	3.94	3.86	3.80	3.74	3.70	3.66	3.62	3.60
12	2.64	2.60	2.54	2.50	2.46	2.42	2.40	2.36	2.35	2.32	2.31	2.30
	3.21	3.15	3.07	3.02	2.96	2.91	2.87	2.82	2.80	2.76	2.74	2.73
	4.05	3.98	3.86	3.78	3.70	3.61	3.56	3.49	3.46	3.41	3.38	3.36
13	2.55	2.51	2.46	2.42	2.38	2.34	2.32	2.28	2.26	2.24	2.22	2.21
	3.08	3.03	2.95	2.89	2.84	2.78	2.74	2.70	2.67	2.63	2.61	2.60
	3.85	3.78	3.67	3.59	3.51	3.42	3.37	3.30	3.27	3.21	3.18	3.16

附表3 续表5

分母自由度 ν_2	分子自由度，ν_1											
	14	16	20	24	30	40	50	75	100	200	500	∞
14	2.48	2.44	2.39	2.35	2.31	2.27	2.24	2.21	2.19	2.16	2.14	2.13
	2.98	2.92	2.84	2.79	2.73	2.67	2.64	2.59	2.56	2.53	2.50	2.49
	3.70	3.62	3.51	3.43	3.34	3.26	3.21	3.14	3.11	3.06	3.02	3.00
15	2.43	2.39	2.33	2.29	2.25	2.21	2.18	2.15	2.12	2.10	2.08	2.07
	2.89	2.84	2.76	2.70	2.64	2.59	2.55	2.50	2.47	2.44	2.41	2.40
	3.56	3.48	3.36	3.29	3.20	3.12	3.07	3.00	2.97	2.92	2.89	2.87
16	2.37	2.33	2.28	2.24	2.20	2.16	2.13	2.09	2.07	2.04	2.02	2.01
	2.82	2.76	2.68	2.63	2.57	2.51	2.47	2.42	2.40	2.36	2.33	2.32
	3.45	3.37	3.25	3.18	3.10	3.01	2.96	2.89	2.86	2.80	2.77	2.75
17	2.33	2.29	2.23	2.19	2.15	2.11	2.08	2.04	2.02	1.99	1.97	1.96
	2.75	2.70	2.62	2.56	2.50	2.44	2.41	2.35	2.33	2.29	2.26	2.25
	3.35	3.27	3.16	3.08	3.00	2.92	2.86	2.79	2.76	2.70	2.67	2.65
18	2.29	2.25	2.19	2.15	2.11	2.07	2.04	2.00	1.98	1.95	1.93	1.92
	2.70	2.64	2.56	2.50	2.44	2.38	2.35	2.30	2.27	2.23	2.20	2.19
	3.27	3.19	3.07	3.00	2.91	2.83	2.78	2.71	2.68	2.62	2.59	2.57
19	2.26	2.21	2.15	2.11	2.07	2.02	2.00	1.96	1.94	1.91	1.90	1.88
	2.65	2.59	2.51	2.45	2.39	2.33	2.30	2.24	2.22	2.18	2.15	2.13
	3.19	3.12	3.00	2.92	2.84	2.76	2.70	2.63	2.60	2.54	2.51	2.49
20	2.23	2.18	2.12	2.08	2.04	1.99	1.96	1.92	1.90	1.87	1.85	1.84
	2.60	2.55	2.46	2.41	2.35	2.29	2.25	2.20	2.17	2.13	2.10	2.09
	3.13	3.05	2.94	2.86	2.77	2.69	2.63	2.56	2.53	2.47	2.44	2.42
21	2.20	2.15	2.09	2.05	2.00	1.96	1.93	1.89	1.87	1.84	1.82	1.81
	2.56	2.51	2.42	2.37	2.31	2.25	2.21	2.16	2.13	2.09	2.06	2.04
	3.07	2.99	2.88	2.80	2.72	2.63	2.58	2.51	2.47	2.42	2.38	2.36
22	2.18	2.13	2.07	2.03	1.98	1.93	1.91	1.87	1.84	1.81	1.80	1.78
	2.53	2.47	2.39	2.33	2.27	2.21	2.17	2.12	2.09	2.05	2.02	2.00
	3.02	2.94	2.83	2.75	2.67	2.58	2.53	2.46	2.42	2.37	2.33	2.31
23	2.14	2.10	2.04	2.00	1.96	1.91	1.88	1.84	1.82	1.79	1.77	1.76
	2.50	2.44	2.36	2.30	2.24	2.18	2.14	2.08	2.06	2.01	1.99	1.97
	2.97	2.89	2.78	2.70	2.62	2.53	2.48	2.41	2.37	2.32	2.28	2.26
24	2.13	2.09	2.02	1.98	1.94	1.89	1.86	1.82	1.80	1.76	1.74	1.73
	2.47	2.41	2.33	2.27	2.21	2.15	2.11	2.05	2.02	1.98	1.95	1.94
	2.93	2.85	2.74	2.66	2.58	2.49	2.44	2.36	2.33	2.27	2.23	2.21
25	2.11	2.06	2.00	1.96	1.92	1.87	1.84	1.80	1.77	1.74	1.72	1.71
	2.44	2.32	2.30	2.24	2.18	2.12	2.08	2.02	2.00	1.95	1.92	1.91
	2.89	2.81	2.70	2.62	2.54	2.45	2.40	2.32	2.29	2.23	2.19	2.17

附表3 续表6

分母自由度 ν_2	分子自由度，ν_1											
	14	16	20	24	30	40	50	75	100	200	500	∞
26	2.10	2.05	1.99	1.95	1.90	1.85	1.82	1.78	1.76	1.72	1.70	1.69
	2.42	2.36	2.28	2.22	2.16	2.09	2.05	2.00	1.97	1.92	1.90	1.88
	2.86	2.77	2.66	2.58	2.50	2.41	2.36	2.28	2.25	2.19	2.15	2.13
27	2.08	2.03	1.97	1.93	1.88	1.84	1.80	1.76	1.74	1.71	1.68	1.67
	2.39	2.34	2.25	2.19	2.13	2.07	2.03	1.97	1.94	1.90	1.87	1.85
	2.83	2.74	2.63	2.55	2.47	2.38	2.33	2.25	2.21	2.16	2.12	2.10
28	2.06	2.02	1.96	1.91	1.87	1.81	1.78	1.75	1.72	1.69	1.67	1.65
	2.37	2.32	2.23	2.17	2.11	2.05	2.01	1.95	1.92	1.88	1.85	1.83
	2.80	2.71	2.60	2.52	2.44	2.35	2.30	2.22	2.18	2.13	2.09	2.06
29	2.05	2.00	1.94	1.90	1.85	1.80	1.77	1.73	1.71	1.68	1.65	1.64
	2.36	2.30	2.21	2.15	2.09	2.03	1.99	1.93	1.90	1.86	1.83	1.81
	2.77	2.68	2.57	2.49	2.41	2.32	2.27	2.19	2.15	2.10	2.06	2.03
30	2.04	1.99	1.93	1.89	1.84	1.79	1.76	1.72	1.69	1.66	1.64	1.62
	2.34	2.28	2.20	2.14	2.07	2.01	1.97	1.91	1.88	1.84	1.81	1.79
	2.74	2.66	2.55	2.47	2.38	2.29	2.24	2.16	2.13	2.07	2.03	2.01
32	2.02	1.97	1.91	1.86	1.82	1.76	1.74	1.69	1.67	1.64	1.61	1.59
	2.31	2.25	2.16	2.10	2.04	1.98	1.93	1.88	1.85	1.80	1.77	1.75
	2.70	2.62	2.51	2.42	2.34	2.25	2.20	2.12	2.08	2.02	1.98	1.96
34	2.00	1.95	1.89	1.84	1.80	1.74	1.71	1.67	1.64	1.61	1.59	1.57
	2.28	2.22	2.13	2.07	2.01	1.95	1.90	1.85	1.82	1.77	1.74	1.72
	2.66	2.58	2.47	2.38	2.30	2.21	2.15	2.08	2.04	1.98	1.94	1.91
36	1.98	1.93	1.87	1.82	1.78	1.72	1.69	1.65	1.62	1.59	1.56	1.55
	2.25	2.20	2.11	2.05	1.99	1.92	1.88	1.82	1.79	1.74	1.71	1.69
	2.62	2.54	2.43	2.35	2.26	2.17	2.12	2.06	2.00	1.94	1.90	1.87
38	1.96	1.92	1.85	1.80	1.76	1.71	1.67	1.63	1.60	1.57	1.54	1.53
	2.23	2.17	2.09	2.03	1.96	1.90	1.85	1.79	1.76	1.71	1.68	1.66
	2.59	2.51	2.40	2.32	2.22	2.14	2.08	2.00	1.97	1.90	1.86	1.84
40	1.95	1.90	1.84	1.79	1.74	1.69	1.66	1.61	1.59	1.55	1.53	1.51
	2.21	2.15	2.07	2.01	1.94	1.88	1.83	1.77	1.74	1.69	1.66	1.64
	2.56	2.49	2.37	2.29	2.20	2.11	2.05	1.97	1.94	1.88	1.84	1.81
42	1.94	1.89	1.82	1.78	1.73	1.68	1.64	1.60	1.57	1.54	1.51	1.49
	2.20	2.14	2.05	1.99	1.92	1.86	1.81	1.75	1.72	1.67	1.64	1.62
	2.54	2.46	2.35	2.26	2.17	2.08	2.02	1.94	1.91	1.85	1.80	1.78
44	1.92	1.88	1.81	1.76	1.72	1.66	1.63	1.58	1.56	1.52	1.50	1.48
	2.18	2.12	2.03	1.97	1.91	1.84	1.80	1.73	1.70	1.65	1.62	1.60
	2.52	2.44	2.32	2.24	2.15	2.06	2.00	1.92	1.88	1.82	1.78	1.75
46	1.91	1.87	1.80	1.75	1.71	1.65	1.62	1.57	1.54	1.51	1.48	1.46
	2.17	2.11	2.02	1.96	1.89	1.82	1.78	1.72	1.69	1.63	1.60	1.58
	2.50	2.42	2.30	2.22	2.13	2.04	1.98	1.90	1.86	1.80	1.76	1.72

附表3 续表7

分母自由度 ν_2	分子自由度，ν_1											
	14	16	20	24	30	40	50	75	100	200	500	∞
48	1.90	1.86	1.79	1.74	1.70	1.64	1.61	1.56	1.53	1.50	1.47	1.45
	2.15	2.09	2.01	1.94	1.88	1.81	1.77	1.70	1.67	1.62	1.58	1.56
	2.48	2.40	2.28	2.20	2.11	2.02	1.96	1.88	1.84	1.78	1.73	1.70
50	1.90	1.85	1.78	1.74	1.69	1.63	1.60	1.55	1.52	1.48	1.46	1.44
	2.14	2.08	1.99	1.93	1.87	1.80	1.75	1.69	1.66	1.60	1.57	1.55
	2.46	2.39	2.26	2.18	2.10	2.00	1.94	1.86	1.82	1.76	1.71	1.68
60	1.86	1.81	1.75	1.70	1.65	1.59	1.56	1.50	1.48	1.44	1.41	1.39
	2.09	2.03	1.94	1.88	1.82	1.74	1.70	1.63	1.60	1.54	1.51	1.48
	2.40	2.32	2.20	2.12	2.03	1.93	1.87	1.79	1.74	1.68	1.63	1.60
70	1.84	1.79	1.72	1.67	1.62	1.56	1.53	1.47	1.45	1.40	1.37	1.35
	2.06	2.00	1.91	1.85	1.78	1.71	1.66	1.59	1.56	1.50	1.46	1.44
	2.35	2.28	2.15	2.07	1.98	1.88	1.82	1.74	1.69	1.62	1.56	1.53
80	1.82	1.77	1.70	1.65	1.60	1.54	1.51	1.45	1.42	1.38	1.35	1.32
	2.03	1.97	1.88	1.82	1.75	1.68	1.63	1.56	1.53	1.47	1.43	1.40
	2.32	2.24	2.11	2.03	1.94	1.84	1.78	1.70	1.65	1.57	1.52	1.49
100	1.79	1.75	1.68	1.63	1.57	1.51	1.48	1.42	1.39	1.34	1.30	1.28
	2.00	1.94	1.85	1.78	1.71	1.64	1.59	1.52	1.48	1.42	1.38	1.35
	2.26	2.19	2.06	1.98	1.89	1.79	1.73	1.64	1.59	1.51	1.46	1.43
125	1.77	1.72	1.65	1.60	1.55	1.49	1.45	1.39	1.36	1.31	1.27	1.25
	1.97	1.91	1.82	1.75	1.68	1.61	1.56	1.49	1.45	1.38	1.34	1.30
	2.23	2.15	2.03	1.94	1.85	1.75	1.68	1.59	1.54	1.46	1.40	1.37
150	1.76	1.71	1.64	1.59	1.54	1.47	1.44	1.37	1.34	1.29	1.25	1.22
	1.95	1.89	1.80	1.74	1.67	1.59	1.54	1.46	1.42	1.35	1.31	1.27
	2.20.	2.12	2.00	1.91	1.83	1.72	1.66	1.56	1.51	1.43	1.37	1.33
200	1.74	1.69	1.62	1.57	1.52	1.45	1.42	1.35	1.32	1.26	1.22	1.19
	1.93	1.87	1.78	1.71	1.64	1.56	1.51	1.44	1.39	1.32	1.27	1.23
	2.17	2.09	1.97	1.88	1.79	1.69	1.62	1.53	1.48	1.39	1.33	1.28
400	1.72	1.67	1.60	1.54	1.49	1.42	1.38	1.32	1.28	1.22	1.16	1.13
	1.90	1.84	1.74	1.68	1.60	1.52	1.47	1.39	1.35	1.27	1.21	1.16
	2.12	2.04	1.92	1.84	1.74	1.64	1.57	1.47	1.42	1.32	1.24	1.19
1000	1.70	1.65	1.58	1.53	1.47	1.41	1.36	1.30	1.26	1.19	1.13	1.08
	1.88	1.82	1.72	1.65	1.58	1.50	1.45	1.36	1.32	1.23	1.16	1.10
	2.09	2.01	1.89	1.81	1.71	1.61	1.54	1.44	1.38	1.28	1.19	1.11
∞	1.69	1.64	1.57	1.52	1.46	1.40	1.35	1.28	1.24	1.17	1.11	1.00
	1.87	1.80	1.71	1.64	1.57	1.48	1.43	1.35	1.30	1.21	1.13	1.00
	2.07	1.99	1.87	1.79	1.69	1.59	1.52	1.41	1.36	1.25	1.15	1.00

附表4 *q* 界值表（Newman-keuls 法用）

上行：$P=0.05$ 下行：$P=0.01$

ν	组数，a								
	2	3	4	5	6	7	8	9	10
5	3.64	4.60	5.22	5.67	6.03	6.33	6.58	6.80	6.99
	5.70	6.98	7.80	8.42	8.91	9.32	9.67	9.97	10.24
6	3.46	4.34	4.90	5.30	5.63	5.90	6.12	6.32	6.49
	5.24	6.33	7.03	7.56	7.97	8.32	8.61	8.87	9.10
7	3.34	4.16	4.68	5.06	5.36	5.61	5.82	6.00	6.16
	4.95	5.92	6.54	7.01	7.37	7.68	7.94	817	8.37
8	3.26	4.04	4.53	4.89	5.17	5.40	5.60	5.77	5.92
	4.75	5.64	6.20	6.62	6.96	7.24	7.47	7.68	7.86
9	3.20	3.95	4.41	4.76	5.02	5.24	5.43	5.59	5.74
	4.60	5.43	5.96	6.35	6.66	6.91	7.13	7.33	7.49
10	3.15	3.88	4.33	4.65	4.91	5.12	5.30	5.46	5.60
	4.48	5.27	5.77	6.14	6.43	6.67	6.87	7.05	7.21
12	3.08	3.77	4.20	4.51	4.75	4.95	5.12	5.27	5.39
	4.32	5.05	5.50	5.84	6.10	6.32	6.51	6.67	6.81
14	3.03	3.70	4.11	4.41	4.64	4.83	4.99	5.13	5.25
	4.21	4.89	5.32	5.63	5.88	6.08	6.26	6.41	6.54
16	3.00	3.65	4.05	4.33	4.56	4.74	4.90	5.03	5.15
	4.13	4.79	5.19	5.49	5.72	5.92	6.08	6.22	6.35
18	2.97	3.61	4.00	4.28	4.49	4.67	4.82	4.96	5.07
	4.07	4.70	5.09	5.38	5.60	5.79	5.94	6.08	6.20
20	2.95	3.58	3.96	4.23	4.45	4.62	4.77	4.90	5.01
	4.02	4.64	5.02	5.29	5.51	5.69	5.84	5.97	6.09
30	2.89	3.49	3.85	4.10	4.30	4.46	4.60	4.72	4.82
	3.89	4.45	4.80	5.05	5.24	5.40	5.54	5.65	5.76
40	2.86	3.44	3.70	4.04	4.23	4.39	4.52	4.63	4.73
	3.82	4.37	4.70	4.93	5.11	5.26	2.39	5.50	5.60
60	2.83	3.40	3.74	3.98	4.16	4.31	4.44	4.55	4.65
	3.76	4.28	4.59	4.82	4.99	5.13	5.25	5.36	5.45
120	2.80	3.36	3.68	3.92	4.10	4.24	4.36	4.47	4.56
	3.70	4.20	4.50	4.71	4.87	5.01	5.12	5.21	5.30
∞	2.77	3.31	3.63	6.86	4.03	4.17	4.29	4.39	4.47
	3.64	4.12	4.40	4.60	4.76	4.88	4.99	5.08	5.16

附表 5-1 二项分布参数π的置信区间

$1-\alpha=0.95$

X	n−X												
	1	2	3	4	5	6	7	8	9	10	12	14	16
0	0.975	0.842	0.708	0.602	0.522	0.459	0.410	0.369	0.336	0.308	0.265	0.232	0.206
	0.000	0.000	0.000	0.000	0.000	0.000	0.000	0.000	0.000	0.000	0.000	0.000	0.000
1	0.987	0.906	0.806	0.716	0.641	0.579	0.527	0.483	0.445	0.413	0.360	0.319	0.287
	0.013	0.008	0.006	0.005	0.004	0.004	0.003	0.003	0.003	0.002	0.002	0.002	0.001
2	0.992	0.932	0.853	0.777	0.710	0.651	0.600	0.556	0.518	0.484	0.428	0.383	0.347
	0.094	0.068	0.053	0.043	0.037	0.032	0.028	0.025	0.023	0.021	0.018	0.016	0.014
3	0.994	0.947	0.882	0.816	0.755	0.701	0.652	0.610	0.572	0.538	0.481	0.434	0.396
	0.194	0.147	0.118	0.099	0.085	0.075	0.067	0.060	0.055	0.050	0.043	0.038	0.034
4	0.995	0.957	0.901	0.843	0.788	0.738	0.692	0.651	0.614	0.581	0.524	0.476	0.437
	0.284	0.223	0.184	0.157	0.137	0.122	0.109	0.099	0.091	0.084	0.073	0.064	0.057
5	0.996	0.963	0.915	0.863	0.813	0.766	0.723	0.684	0.649	0.616	0.560	0.512	0.471
	0.359	0.290	0.245	0.212	0.187	0.167	0.151	0.139	0.128	0.118	0.103	0.091	0.082
6	0.996	0.968	0.925	0.878	0.833	0.789	0.749	0.711	0.677	0.646	0.590	0.543	0.502
	0.421	0.349	0.299	0.262	0.234	0.211	0.192	0.177	0.163	0.152	0.133	0.119	0.107
7	0.997	0.972	0.933	0.891	0.849	0.808	0.770	0.734	0.701	0.671	0.616	0.570	0.529
	0.473	0.400	0.348	0.308	0.277	0.251	0.230	0.213	0.198	0.184	0.163	0.146	0.132
8	0.997	0.975	0.940	0.901	0.861	0.823	0.787	0.753	0.722	0.692	0.639	0.593	0.553
	0.517	0.444	0.390	0.349	0.316	0.289	0.266	0.247	0.230	0.215	0.191	0.172	0.156
9	0.997	0.997	0.945	0.909	0.872	0.837	0.802	0.770	0.740	0.711	0.660	0.615	0.575
	0.555	0.482	0.428	0.386	0.351	0.323	0.299	0.278	0.260	0.244	0.218	0.197	0.180
10	0.998	0.979	0.950	0.916	0.882	0.848	0.816	0.785	0.756	0.728	0.678	0.634	0.595
	0.587	0.516	0.462	0.419	0.384	0.354	0.329	0.308	0.289	0.272	0.244	0.221	0.202
12	0.998	0.982	0.957	0.927	0.897	0.867	0.837	0.809	0.782	0.756	0.709	0.666	0.628
	0.640	0.572	0.519	0.476	0.440	0.410	0.384	0.361	0.340	0.322	0.291	0.266	0.245
14	0.998	0.984	0.962	0.936	0.909	0.881	0.854	0.828	0.803	0.779	0.734	0.694	0.657
	0.681	0.617	0.566	0.524	0.488	0.457	0.430	0.407	0.385	0.366	0.334	0.306	0.288
16	0.999	0.986	0.966	0.943	0.918	0.893	0.868	0.844	0.820	0.798	0.755	0.717	0.681
	0.713	0.653	0.604	0.563	0.529	0.498	0.471	0.447	0.425	0.405	0.372	0.343	0.319
18	0.999	0.988	0.970	0.948	0.925	0.902	0.879	0.857	0.835	0.814	0.773	0.736	0.702
	0.740	0.683	0.637	0.597	0.564	0.533	0.506	0.482	0.460	0.440	0.406	0.376	0.351
20	0.999	0.989	0.972	0.953	0.932	0.910	0.889	0.868	0.847	0.827	0.789	0.753	0.720
	0.762	0.708	0.664	0.626	0.593	0.564	0.537	0.513	0.492	0.472	0.437	0.407	0.381
22	0.999	0.990	0.975	0.956	0.937	0.917	0.897	0.877	0.858	0.839	0.803	0.768	0.737
	0.781	0.730	0.688	0.651	0.619	0.590	0.565	0.541	0.519	0.500	0.465	0.434	0.408
24	0.999	0.991	0.976	0.960	0.942	0.923	0.904	0.885	0.867	0.849	0.914	0.782	0.751
	0.797	0.749	0.708	0.673	0.642	0.614	0.589	0.566	0.545	0.525	0.490	0.460	0.433
26	0.999	0.991	0.978	0.962	0.945	0.928	0.910	0.893	0.875	0.858	0.825	0.794	0.764
	0.810	0.765	0.726	0.693	0.663	0.636	0.611	0.588	0.567	0.548	0.513	0.483	0.456
28	0.999	0.992	0.980	0.965	0.949	0.932	0.916	0.899	0.882	0.866	0.834	0.804	0.776
	0.822	0.779	0.743	0.710	0.681	0.655	0.631	0.609	0.588	0.569	0.535	0.504	0.478
30	0.999	0.992	0.981	0.967	0.952	0.936	0.920	0.904	0.889	0.873	0.843	0.814	0.786
	0.833	0.792	0.757	0.725	0.697	0.672	0.649	0.627	0.607	0.588	0.554	0.524	0.498
40	0.999	0.994	0.985	0.975	0.963	0.951	0.938	0.925	0.912	0.900	0.875	0.850	0.827
	0.871	0.838	0.809	0.783	0.759	0.737	0.717	0.698	0.679	0.662	0.631	0.602	0.578
60	1.000	0.996	0.990	0.983	0.975	0.966	0.957	0.948	0.939	0.929	0.911	0.893	0.874
	0.912	0.888	0.867	0.848	0.830	0.813	0.797	0.782	0.767	0.752	0.727	0.703	0.681
100	1.000	0.998	0.994	0.989	0.984	0.979	0.973	0.967	0.962	0.955	0.943	0.931	0.919
	0.946	0.931	0.917	0.904	0.892	0.881	0.870	0.859	0.849	0.838	0.820	0.802	0.786
200	1.000	0.999	0.997	0.995	0.992	0.989	0.986	0.983	0.980	0.977	0.970	0.964	0.957
	0.973	0.965	0.957	0.951	0.944	0.938	0.932	0.926	0.920	0.914	0.903	0.893	0.883
500	1.000	1.000	0.999	0.998	0.997	0.996	0.995	0.993	0.992	0.991	0.988	0.985	0.982
	0.989	0.986	0.983	0.980	0.977	0.974	0.972	0.969	0.967	0.964	0.960	0.955	0.950

附表 5-2　二项分布参数 π 的可信区间

$$1-\alpha = 0.95$$

X	$n-X$											
	18	20	22	24	26	28	30	40	60	100	200	500
0	0.185	0.168	0.154	0.142	0.132	0.123	0.116	0.088	0.060	0.036	0.018	0.007
	0.000	0.000	0.000	0.000	0.000	0.000	0.000	0.000	0.000	0.000	0.000	0.000
1	0.260	0.238	0.219	0.203	0.190	0.178	0.167	0.129	0.088	0.054	0.027	0.011
	0.001	0.001	0.001	0.001	0.001	0.001	0.001	0.001	0.000	0.000	0.000	0.000
2	0.317	0.292	0.270	0.251	0.235	0.221	0.208	0.162	0.112	0.069	0.035	0.014
	0.012	0.011	0.010	0.009	0.009	0.008	0.008	0.006	0.004	0.002	0.001	0.000
3	0.363	0.336	0.312	0.292	0.274	0.257	0.243	0.191	0.133	0.083	0.043	0.017
	0.030	0.028	0.025	0.024	0.022	0.020	0.019	0.015	0.010	0.006	0.003	0.001
4	0.403	0.374	0.349	0.327	0.307	0.290	0.275	0.217	0.152	0.096	0.049	0.020
	0.052	0.047	0.044	0.040	0.038	0.035	0.033	0.025	0.017	0.011	0.005	0.002
5	0.436	0.407	0.381	0.358	0.337	0.319	0.303	0.241	0.170	0.108	0.056	0.023
	0.075	0.068	0.063	0.058	0.055	0.051	0.048	0.037	0.025	0.016	0.008	0.003
6	0.467	0.436	0.410	0.386	0.364	0.345	0.328	0.263	0.187	0.119	0.062	0.026
	0.098	0.090	0.083	0.077	0.072	0.068	0.064	0.040	0.034	0.021	0.011	0.004
7	0.494	0.463	0.435	0.411	0.389	0.369	0.351	0.283	0.203	0.130	0.068	0.028
	0.121	0.111	0.103	0.096	0.090	0.084	0.080	0.062	0.043	0.027	0.014	0.005
8	0.518	0.487	0.459	0.434	0.412	0.391	0.373	0.302	0.218	0.141	0.074	0.031
	0.143	0.132	0.123	0.115	0.107	0.101	0.096	0.075	0.052	0.033	0.017	0.007
9	0.540	0.508	0.481	0.455	0.433	0.412	0.393	0.321	0.233	0.151	0.080	0.033
	0.165	0.153	0.142	0.133	0.125	0.118	0.111	0.088	0.061	0.038	0.020	0.008
10	0.560	0.528	0.500	0.475	0.452	0.431	0.412	0.338	0.248	0.162	0.086	0.036
	0.186	0.173	0.161	0.151	0.142	0.134	0.127	0.100	0.071	0.045	0.023	0.009
12	0.594	0.563	0.535	0.510	0.487	0.465	0.446	0.369	0.273	0.180	0.097	0.040
	0.227	0.221	0.197	0.186	0.175	0.166	0.157	0.125	0.089	0.057	0.030	0.012
14	0.624	0.593	0.566	0.540	0.517	0.496	0.476	0.398	0.297	0.198	0.107	0.045
	0.264	0.247	0.232	0.218	0.206	0.196	0.186	0.150	0.107	0.069	0.036	0.015
16	0.649	0.619	0.592	0.567	0.544	0.522	0.502	0.422	0.319	0.214	0.117	0.050
	0.298	0.280	0.263	0.249	0.236	0.224	0.214	0.173	0.126	0.081	0.043	0.018
18	0.671	0.642	0.615	0.591	0.568	0.547	0.527	0.445	0.340	0.230	0.127	0.054
	0.329	0.310	0.293	0.277	0.264	0.251	0.240	0.196	0.143	0.093	0.050	0.021
20	0.690	0.662	0.636	0.612	0.589	0.568	0.548	0.467	0.359	0.245	0.137	0.059
	0.358	0.338	0.320	0.304	0.289	0.276	0.264	0.217	0.160	0.105	0.057	0.024
22	0.707	0.680	0.654	0.631	0.608	0.588	0.568	0.487	0.378	0.260	0.146	0.063
	0.385	0.364	0.346	0.329	0.314	0.300	0.287	0.237	0.177	0.117	0.063	0.027
24	0.723	0.696	0.671	0.648	0.626	0.605	0.586	0.505	0.395	0.274	0.155	0.067
	0.410	0.388	0.369	0.352	0.337	0.322	0.309	0.257	0.193	0.128	0.070	0.030
26	0.736	0.711	0.686	0.663	0.642	0.622	0.603	0.522	0.411	0.287	0.164	0.072
	0.432	0.411	0.392	0.374	0.358	0.343	0.330	0.276	0.208	0.140	0.077	0.033
28	0.749	0.724	0.700	0.678	0.657	0.637	0.618	0.538	0.426	0.300	0.172	0.076
	0.453	0.432	0.412	0.395	0.378	0.363	0.349	0.294	0.223	0.153	0.083	0.036
30	0.760	0.736	0.713	0.691	0.670	0.651	0.632	0.552	0.441	0.313	0.181	0.080
	0.473	0.452	0.432	0.414	0.397	0.382	0.368	0.311	0.237	0.162	0.090	0.039
40	0.804	0.783	0.763	0.743	0.724	0.706	0.689	0.614	0.503	0.368	0.220	0.099
	0.555	0.533	0.513	0.495	0.478	0.462	0.448	0.386	0.303	0.213	0.122	0.053
60	0.857	0.840	0.823	0.807	0.792	0.777	0.763	0.697	0.593	0.455	0.287	0.136
	0.660	0.641	0.622	0.605	0.589	0.574	0.559	0.497	0.407	0.300	0.181	0.083
100	0.907	0.895	0.883	0.872	0.860	0.847	0.838	0.787	0.700	0.571	0.395	0.199
	0.770	0.755	0.740	0.726	0.713	0.700	0.687	0.632	0.545	0.429	0.280	0.138
200	0.950	0.943	0.937	0.930	0.923	0.917	0.910	0.878	0.819	0.720	0.550	0.319
	0.873	0.863	0.854	0.845	0.836	0.828	0.819	0.780	0.713	0.605	0.450	0.253
500	0.979	0.976	0.973	0.970	0.967	0.964	0.961	0.947	0.917	0.862	0.747	0.531
	0.946	0.941	0.937	0.933	0.928	0.924	0.920	0.901	0.864	0.801	0.681	0.469

附表6 Poisson 分布μ的置信区间

样本计数	95%		99%		样本计数	95%		99%	
X	下限	上限	下限	上限	X	下限	上限	下限	上限
0	0.0	3.7	0.0	5.3					
1	0.1	5.6	0.0	7.4	26	17.0	38.0	14.7	42.2
2	0.2	7.2	0.1	9.3	27	17.8	39.2	15.4	43.5
3	0.6	8.8	0.3	11.0	28	18.6	40.4	16.2	44.8
4	1.0	10.2	0.6	12.6	29	19.4	41.6	17.0	46.0
5	1.6	11.7	1.0	14.1	30	20.2	42.8	17.7	47.2
6	2.2	13.1	1.5	15.6	31	27.0	44.0	18.5	48.4
7	2.8	14.4	2.0	17.1	32	21.8	45.1	19.3	49.6
8	3.4	15.8	2.5	18.5	33	22.7	46.3	20.0	50.8
9	4.0	17.1	3.1	20.0	34	23.5	47.5	20.8	52.1
10	4.7	18.4	3.7	21.3	35	24.3	48.7	21.6	53.3
11	5.4	19.7	4.3	22.6	36	25.1	49.8	22.4	54.5
12	6.2	21.0	4.9	24.0	37	26.0	51.0	23.2	55.7
13	6.9	22.3	5.5	25.4	38	26.8	52.2	24.0	56.9
14	7.7	23.5	6.2	26.7	39	27.7	53.3	24.8	58.1
15	8.4	24.8	6.8	28.1	40	28.6	54.5	25.6	59.3
16	9.4	26.0	7.5	29.4	41	29.4	55.6	26.4	60.5
17	9.9	27.2	8.2	30.7	42	30.3	56.8	27.2	61.7
18	10.7	28.4	8.9	32.0	43	31.1	57.9	28.0	62.9
19	11.5	29.6	9.6	33.3	44	32.0	59.0	28.8	64.1
20	12.2	30.8	10.3	34.6	45	32.8	60.2	29.6	65.3
21	13.0	32.0	11.0	35.9	46	33.6	61.3	30.4	66.5
22	13.8	33.2	11.8	37.2	47	34.5	62.5	31.2	67.7
23	14.6	34.4	12.5	38.4	48	35.3	63.6	32.0	68.9
24	15.4	35.6	13.2	39.7	49	36.1	64.8	32.8	70.1
25	16.2	36.8	14.0	41.0	50	37.0	65.9	33.6	71.3

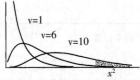

附表 7 χ^2 界值表

自由度 ν	概率，P												
	0.995	0.990	0.975	0.950	0.900	0.750	0.500	0.250	0.100	0.050	0.025	0.010	0.005
1					0.02	0.10	0.45	1.32	2.71	3.84	5.02	6.63	7.88
2	0.01	0.02	0.05	0.10	0.21	0.58	1.39	2.77	4.61	5.99	7.38	9.21	10.60
3	0.07	0.11	0.22	0.35	0.58	1.21	2.37	4.11	6.25	7.81	9.35	11.34	12.84
4	0.21	0.30	0.48	0.71	1.06	1.92	3.36	5.39	7.78	9.49	11.14	13.28	14.86
5	0.41	0.55	0.83	1.15	1.61	2.67	4.35	6.63	9.24	11.07	12.83	15.09	16.75
6	0.68	0.87	1.24	1.64	2.20	3.45	5.35	7.84	10.64	12.59	14.45	16.81	18.55
7	0.99	1.24	1.69	2.17	2.83	4.25	6.35	9.04	12.02	14.07	16.01	18.48	20.28
8	1.34	1.65	2.18	2.73	3.49	5.07	7.34	10.22	13.36	15.51	17.53	20.09	21.95
9	1.73	2.09	2.70	3.33	4.17	5.90	8.34	11.39	14.68	16.92	19.02	21.67	23.59
10	2.16	2.56	3.25	3.94	4.87	6.74	9.34	12.55	15.99	18.31	20.48	23.21	25.19
11	2.60	3.05	3.82	4.57	5.58	7.58	10.34	13.70	17.28	19.68	21.92	24.72	26.76
12	3.07	3.57	4.40	5.23	6.30	8.44	11.34	14.85	18.55	21.30	23.34	26.22	28.30
13	3.57	4.11	5.01	5.89	7.04	9.30	12.34	15.98	19.81	22.36	24.74	27.69	29.82
14	4.07	4.66	5.63	6.57	7.79	10.17	13.34	17.12	21.06	23.68	26.12	29.14	31.32
15	4.60	5.23	6.26	7.26	8.55	11.04	14.34	18.25	22.31	25.00	27.49	30.58	32.80
16	5.14	5.81	6.91	7.96	9.31	11.91	15.34	19.37	23.54	26.30	28.85	32.00	34.27
17	5.70	6.41	7.56	8.67	10.09	12.79	16.34	20.49	24.77	27.59	30.19	33.41	35.72
18	6.26	7.01	8.23	9.39	10.86	13.68	17.34	21.60	25.99	28.87	31.53	34.81	37.16
19	6.84	7.63	8.91	10.12	11.65	14.56	18.34	22.72	27.27	30.14	32.85	36.19	38.58
20	7.43	8.26	9.59	10.85	12.44	15.45	19.34	23.83	28.41	31.41	34.17	37.57	40.00
21	8.03	8.90	10.28	11.59	13.24	16.34	20.34	24.93	29.62	32.67	35.48	38.93	41.40
22	8.64	9.54	10.98	12.34	14.04	17.24	21.34	26.04	30.81	33.92	36.78	4.29	42.80
23	9.26	10.20	11.69	13.09	14.85	18.14	22.34	27.14	32.01	35.17	38.08	41.64	44.18
24	9.89	10.86	12.40	13.85	15.66	19.04	23.34	28.24	33.20	36.42	39.36	42.98	45.56
25	10.52	11.52	13.12	14.61	16.47	19.94	24.34	29.34	34.38	37.65	40.65	44.31	46.93
26	11.16	12.20	13.84	15.38	17.29	20.84	25.34	30.43	35.56	38.89	41.92	45.64	48.29
27	11.81	12.99	14.57	16.15	18.11	21.75	26.34	31.53	36.74	40.11	43.19	46.96	49.64
28	12.46	13.56	15.31	16.93	18.94	22.66	27.34	36.62	37.92	41.34	44.46	48.28	50.99
29	13.12	14.26	16.05	17.71	19.77	23.57	28.34	33.71	39.09	42.56	45.72	49.59	53.34
30	13.79	14.95	16.79	18.49	20.60	24.48	29.34	34.80	40.26	43.77	46.98	50.89	53.67
40	20.71	22.16	24.43	26.51	29.05	33.66	39.34	45.62	51.81	55.76	59.34	63.69	66.77
50	27.99	29.71	32.36	34.76	29.69	42.94	49.33	56.33	63.17	67.50	71.42	76.15	79.49
60	35.53	37.48	40.48	43.19	46.46	52.29	59.33	66.98	74.40	79.08	83.30	88.38	91.95
70	43.28	45.44	48.76	51.74	55.33	61.40	69.33	77.58	85.53	90.53	95.02	100.42	104.22
80	51.17	53.54	57.15	60.39	64.28	71.14	79.33	88.13	96.58	101.88	106.63	112.33	116.32
90	59.20	61.75	65.65	69.13	73.29	80.62	89.33	98.65	107.56	113.14	118.14	124.12	128.30
100	67.33	70.06	74.22	77.93	82.36	90.13	99.33	109.14	118.50	124.34	129.56	135.81	140.17

附表 8　T 界值表（配对比较的符号秩和检验用）

n	单侧 P	0.05	0.025	0.01	0.005
	双侧 P	0.10	0.05	0.02	0.01
5		0~15	—	—	—
6		2~19	0~21	—	—
7		3~25	2~26	0~28	—
8		5~31	3~33	1~35	0~36
9		8~37	5~40	3~42	1~44
10		10~45	8~47	5~50	3~52
11		13~53	10~56	7~59	5~61
12		17~61	13~65	9~69	7~71
13		21~70	17~74	12~79	9~82
14		25~80	21~84	15~90	12~93
15		30~90	25~95	19~101	15~105
16		35~101	29~107	23~113	19~117
17		41~112	34~119	27~126	23~130
18		47~124	40~131	32~139	27~144
19		53~137	46~144	37~153	32~158
20		60~150	52~158	43~167	37~173
21		67~164	58~173	49~182	42~189
22		75~178	65~188	55~198	48~205
23		83~193	73~203	62~214	54~222
24		91~209	81~219	69~231	61~239
25		100~225	89~236	76~249	68~257
26		110~241	98~253	84~267	75~276
27		119~259	107~271	92~286	83~295
28		130~276	116~290	101~305	91~315
29		140~295	126~309	110~325	100~335
30		151~314	137~328	120~345	109~356
31		163~333	147~349	130~366	118~378
32		175~353	159~369	140~388	128~400
33		187~374	170~391	151~410	138~423
34		200~395	182~413	162~433	148~447
35		213~417	195~435	173~457	159~471
36		227~439	208~458	185~481	171~495
37		241~462	221~482	198~505	182~521
38		256~485	235~506	211~530	194~547
39		271~509	249~531	224~556	207~573
40		286~534	264~556	238~582	220~600
41		302~559	279~582	252~609	233~628
42		319~584	294~609	266~637	247~656
43		336~610	310~636	281~665	261~685
44		353~637	327~663	296~694	276~714
45		371~664	343~692	312~723	291~744
46		389~692	361~720	328~753	307~774
47		407~721	378~750	345~783	322~806
48		426~750	396~780	362~814	339~837
49		446~779	415~810	379~846	355~870
50		466~809	434~841	397~878	373~902

附表9 T界值表（两样本比较的秩和检验用）

	单侧	双侧
1 行	$P=0.05$	$P=0.10$
2 行	$P=0.025$	$P=0.05$
3 行	$P=0.01$	$P=0.02$
4 行	$P=0.005$	$P=0.01$

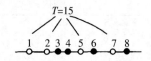

n_1（较小 n）	n_2-n_1										
	0	1	2	3	4	5	6	7	8	9	10
2				3~13	3~15	3~17	4~18	4~20	4~22	4~24	5~25
							3~19	3~21	3~23	3~25	4~26
3	6~15	6~18	7~20	8~22	8~25	9~27	10~29	10~32	11~34	11~37	12~39
			6~21	7~23	7~26	8~28	8~31	9~33	9~36	10~38	10~41
					6~27	6~30	7~32	7~35	7~38	8~40	8~43
							6~33	6~36	6~39	7~41	7~44
4	11~25	12~28	13~31	14~34	15~37	16~40	17~43	18~46	19~49	20~52	21~55
	10~26	11~29	12~32	13~35	14~38	14~42	15~45	16~48	17~51	18~54	19~57
		10~30	11~33	11~37	12~40	13~43	13~47	14~50	15~53	15~57	16~60
			10~34	10~38	11~41	11~45	12~48	12~52	13~55	13~59	14~62
5	19~36	20~40	21~44	23~47	24~51	26~54	27~58	28~62	30~65	31~69	33~72
	17~38	18~42	20~45	21~49	22~53	23~57	24~61	26~64	27~68	28~72	29~76
	16~39	17~43	18~47	19~51	20~55	21~59	22~63	23~67	24~71	25~75	26~79
	15~40	16~44	16~49	17~53	18~57	19~61	20~65	21~69	22~73	22~78	23~82
6	28~50	29~55	31~59	33~63	35~67	37~71	38~76	40~80	42~84	44~88	46~92
	26~52	27~57	29~61	31~65	32~70	34~74	35~79	37~83	38~88	40~92	42~96
	24~54	25~59	27~63	28~68	29~73	30~78	32~82	33~87	34~92	36~96	37~101
	23~55	24~60	25~65	26~70	27~75	28~80	30~84	31~89	32~94	33~99	34~104
7	39~66	41~71	43~76	45~81	47~86	49~91	52~95	54~100	56~105	58~110	61~114
	36~69	38~74	40~79	42~84	44~89	46~94	48~99	50~104	52~109	54~114	56~119
	34~71	35~77	37~82	39~87	40~93	42~98	44~103	45~109	47~114	49~119	51~124
	32~73	34~78	35~84	37~89	38~95	40~100	41~106	43~111	44~117	45~122	47~128
8	51~85	54~90	56~96	59~101	62~106	64~112	67~117	69~123	72~128	75~133	77~139
	49~87	51~93	53~99	55~105	58~110	60~116	62~122	65~127	67~133	70~138	72~144
	45~91	47~97	49~103	51~109	53~115	56~120	58~126	60~132	62~138	64~144	66~150
	43~93	45~99	47~105	49~111	51~117	53~123	54~130	56~136	58~142	60~148	62~154
9	66~105	69~111	72~117	75~123	78~129	81~135	84~141	87~147	90~153	93~159	96~165
	62~109	65~115	68~121	71~127	73~134	76~140	79~146	82~152	84~159	87~165	90~171
	59~112	61~119	63~126	66~132	68~139	71~145	73~152	76~158	78~165	81~171	83~178
	56~115	58~122	61~128	63~135	65~142	67~149	69~156	72~162	74~149	76~176	78~183
10	82~128	86~134	89~141	92~148	96~154	99~161	103~167	106~174	110~180	113~187	117~193
	78~132	81~139	84~146	88~152	91~159	94~166	97~173	100~180	103~187	107~193	110~200
	74~136	77~143	79~151	82~158	85~165	88~172	91~179	93~187	96~194	99~201	102~208
	71~139	73~147	76~154	79~161	81~169	84~176	86~184	89~191	92~198	94~206	97~213

附表 10　*H* 界值表（三样本比较的秩和检验用）

n	n_1	n_2	n_3	$P = 0.05$	$P = 0.01$
7	3	2	2	4.71	
	3	3	1	5.14	
8	3	3	2	5.36	
	4	2	2	5.33	
	4	3	1	5.21	
	5	2	1	5.00	
9	3	3	3	5.60	7.20
	4	3	2	5.44	6.44
	4	4	1	4.97	6.67
	5	2	2	5.16	6.53
	5	3	1	4.96	
10	4	3	3	5.73	6.75
	4	4	2	5.45	7.04
	5	3	2	5.25	6.82
	5	4	1	4.99	6.95
11	4	4	3	5.60	7.14
	5	3	3	5.65	7.08
	5	4	2	5.27	7.12
	5	5	1	5.13	7.31
12	4	4	4	5.69	7.65
	5	4	3	5.63	7.44
	5	5	2	5.34	7.27
13	5	4	4	5.62	7.76
	5	5	3	5.71	7.54
14	5	5	4	5.64	7.79
15	5	5	5	5.78	7.98

附表 11-1　随机区组设计（Friedman）检验统计量 M 界值表

						$P = 0.05$							
k\ b	3	4	5	6	7	8	9	10	11	12	13	14	15
3	6.000	7.40	8.53	9.86	11.24	12.57	13.88	15.19	16.48	17.76	19.02	20.27	21.53
4	6.500	7.80	8.80	10.24	11.63	12.99	14.34	15.67	16.98	18.30	19.60	20.90	22.10
5	6.400	7.80	8.99	10.43	11.84	13.23	14.59	15.93	17.27	18.60	19.90	21.20	22.40
6	7.000	7.60	9.08	10.54	11.97	13.38	14.76	16.12	17.40	18.80	20.10	21.40	22.70
7	7.143	7.80	9.11	10.62	12.07	13.48	14.87	16.23	17.60	18.90	20.20	21.50	22.80
8	6.250	7.05	9.19	10.68	12.14	13.56	14.95	16.32	17.70	19.00	20.30	21.60	22.90
9	6.222	7.66	9.22	10.73	12.19	13.61	15.02	16.40	17.70	19.10	20.40	21.70	23.00
10	6.200	7.67	9.25	10.76	12.23	13.66	15.07	16.44	17.80	19.20	20.50	21.80	23.10
11	6.545	7.68	9.27	10.79	12.27	13.70	15.11	16.48	17.90	19.20	20.50	21.80	23.10
12	6.167	7.70	9.29	10.80	12.29	13.73	15.15	16.53	17.90	19.30	20.60	21.90	23.20
13	6.000	7.70	9.30	10.83	12.32	13.76	15.17	16.56	17.90	19.30	20.60	21.90	23.20
14	6.143	7.71	9.32	10.85	12.34	13.78	15.19	16.58	17.90	19.30	20.60	21.90	23.20
15	6.400	7.72	9.33	10.87	12.35	13.80	15.20	16.60	18.00	19.30	20.70	22.00	23.20
16	5.99	7.73	9.34	10.88	12.37	13.81	15.23	16.60	18.00	19.30	20.70	22.00	23.30
17	5.99	7.73	9.34	10.89	12.38	13.83	15.20	16.60	18.00	19.30	20.70	22.00	23.30
18	5.99	7.73	9.36	10.90	12.39	13.83	15.20	16.60	18.00	19.40	20.70	22.00	23.30
19	5.99	7.74	9.36	10.91	12.40	13.80	15.30	16.70	18.00	19.40	20.70	22.00	23.30
20	5.99	7.74	9.37	10.92	12.41	13.80	15.30	16.70	18.00	19.40	20.70	22.00	23.30
∞	5.99	7.82	9.49	11.07	12.59	14.07	15.51	16.92	18.31	19.68	21.03	22.36	23.69

附表 11-2　随机区组设计（Friedman）检验统计量 M 界值表

						$P = 0.01$							
k\ b	3	4	5	6	7	8	9	10	11	12	13	14	15
3	—	9.000	10.13	11.76	13.26	14.78	16.28	17.74	19.19	20.61	22.00	23.38	24.76
4	8.000	9.600	11.20	12.59	14.19	15.75	17.28	18.77	20.24	21.70	23.10	24.50	25.90
5	8.400	9.960	11.43	13.11	14.74	16.32	17.86	19.37	20.86	22.30	23.70	25.20	26.60
6	9.000	10.200	11.75	13.45	15.10	16.69	18.25	19.77	21.30	22.70	24.20	25.60	27.00
7	8.857	10.371	11.97	13.69	15.35	16.95	18.51	20.04	21.50	23.00	24.40	25.90	27.30
8	9.000	10.350	12.14	13.87	15.53	17.15	18.71	20.24	21.80	23.20	24.70	26.10	27.50
9	8.667	10.44	12.27	14.01	15.68	17.29	18.87	20.42	21.90	23.40	24.95	26.30	27.70
10	9.600	10.53	12.38	14.12	15.79	17.41	19.00	20.53	22.00	23.50	25.00	26.40	27.90
11	9.455	10.60	12.46	14.21	15.89	17.52	19.10	20.64	22.10	23.60	25.10	26.60	28.00
12	9.500	10.68	12.53	14.28	15.96	17.59	19.19	20.73	22.20	23.70	25.20	26.70	28.00
13	9.385	10.72	12.58	14.34	16.30	17.67	19.25	20.80	22.30	23.80	25.30	26.70	28.10
14	9.000	10.76	12.64	14.40	16.09	17.72	19.31	20.86	22.40	23.90	25.30	26.80	28.20
15	8.933	10.80	12.68	14.44	16.14	17.78	19.35	20.90	22.40	23.90	25.40	26.80	28.20
16	8.79	10.84	12.72	14.48	16.18	17.81	19.40	20.90	22.50	24.00	25.40	26.90	28.30
17	80.81	10.87	12.74	14.52	16.22	17.85	19.50	21.00	22.50	24.00	25.40	26.90	28.30
18	8.84	10.90	12.78	14.56	16.25	17.87	19.50	21.10	22.60	24.10	25.50	26.90	28.30
19	8.86	10.92	12.81	14.58	16.27	17.90	19.50	21.10	22.60	24.10	25.50	27.00	28.40
20	8.87	10.94	12.83	14.60	16.30	18.00	19.50	21.10	22.60	24.10	25.50	27.00	28.40
∞	9.21	11.35	13.28	15.09	16.81	18.48	20.09	21.67	23.21	24.73	26.22	27.69	29.14

　　注：表 11-1 和表 11-2 左上角是由 M 的精确分布确定的值，右下角是由近似分布确定的值。表中 k 表示处理组数，b 表示区组数

附表12 r 界值表

自由度	单侧	0.25	0.10	0.05	0.025	0.01	0.005	0.0025	0.001	0.0005
ν	双侧	0.50	0.20	0.10	0.05	0.02	0.01	0.005	0.002	0.001
1		0.707	0.951	0.988	0.997	1.000	1.000	1.000	1.000	1.000
2		0.500	0.800	0.900	0.950	0.980	0.990	0.995	0.998	0.999
3		0.404	0.687	0.805	0.878	0.934	0.959	0.974	0.986	0.991
4		0.347	0.608	0.729	0.811	0.882	0.917	0.942	0.963	0.974
5		0.309	0.551	0.669	0.755	0.833	0.875	0.906	0.935	0.951
6		0.281	0.507	0.621	0.707	0.789	0.834	0.870	0.905	0.925
7		0.260	0.472	0.582	0.666	0.750	0.798	0.836	0.875	0.898
8		0.242	0.443	0.549	0.632	0.715	0.765	0.805	0.847	0.872
9		0.228	0.419	0.521	0.602	0.685	0.735	0.776	0.820	0.847
10		0.216	0.398	0.497	0.576	0.658	0.708	0.750	0.795	0.823
11		0.206	0.380	0.476	0.553	0.634	0.684	0.726	0.772	0.801
12		0.197	0.365	0.457	0.532	0.612	0.661	0.703	0.750	0.780
13		0.189	0.351	0.441	0.514	0.592	0.641	0.683	0.730	0.760
14		0.182	0.338	0.426	0.497	0.574	0.623	0.664	0.711	0.742
15		0.176	0.327	0.412	0.482	0.558	0.606	0.647	0.694	0.725
16		0.170	0.317	0.400	0.468	0.542	0.590	0.631	0.678	0.708
17		0.165	0.308	0.389	0.456	0.529	0.575	0.616	0.662	0.693
18		0.160	0.299	0.378	0.444	0.515	0.561	0.602	0.648	0.679
19		0.156	0.291	0.369	0.433	0.503	0.549	0.589	0.635	0.665
20		0.152	0.284	0.360	0.423	0.492	0.537	0.576	0.622	0.652
21		0.148	0.277	0.352	0.413	0.482	0.526	0.565	0.610	0.640
22		0.145	0.271	0.344	0.404	0.472	0.515	0.554	0.599	0.629
23		0.141	0.265	0.337	0.396	0.462	0.505	0.543	0.588	0.618
24		0.138	0.260	0.330	0.388	0.453	0.496	0.534	0.578	0.607
25		0.136	0.255	0.323	0.381	0.445	0.487	0.524	0.568	0.597
26		0.133	0.250	0.317	0.374	0.437	0.479	0.515	0.559	0.588
27		0.131	0.245	0.311	0.367	0.430	0.471	0.507	0.550	0.579
28		0.128	0.241	0.306	0.361	0.423	0.463	0.499	0.541	0.570
29		0.126	0.237	0.301	0.355	0.416	0.456	0.491	0.533	0.562
30		0.124	0.233	0.296	0.349	0.409	0.449	0.484	0.526	0.554
31		0.122	0.229	0.291	0.344	0.403	0.442	0.477	0.518	0.546
32		0.120	0.225	0.287	0.339	0.397	0.436	0.470	0.511	0.539
33		0.118	0.222	0.283	0.334	0.392	0.430	0.464	0.504	0.532
34		0.116	0.219	0.279	0.329	0.386	0.424	0.458	0.498	0.525
35		0.115	0.216	0.275	0.325	0.381	0.418	0.452	0.492	0.519
36		0.113	0.213	0.271	0.320	0.376	0.413	0.446	0.486	0.513
37		0.111	0.210	0.267	0.316	0.371	0.408	0.441	0.480	0.507
38		0.110	0.207	0.264	0.312	0.367	0.403	0.435	0.474	0.501
39		0.108	0.204	0.261	0.308	0.362	0.398	0.430	0.469	0.495
40		0.107	0.202	0.257	0.304	0.358	0.393	0.425	0.463	0.490
41		0.106	0.199	0.254	0.301	0.354	0.389	0.420	0.458	0.484
42		0.104	0.197	0.251	0.297	0.350	0.384	0.416	0.453	0.479
43		0.103	0.195	0.248	0.294	0.346	0.380	0.411	0.449	0.474
44		0.102	0.192	0.246	0.291	0.342	0.376	0.407	0.444	0.469
45		0.101	0.190	0.243	0.288	0.338	0.372	0.403	0.439	0.465
46		0.100	0.188	0.240	0.285	0.335	0.368	0.399	0.435	0.460
47		0.099	0.186	0.238	0.282	0.331	0.365	0.395	0.431	0.456
48		0.098	0.184	0.235	0.279	0.328	0.361	0.391	0.427	0.451
49		0.097	0.182	0.233	0.276	0.325	0.358	0.387	0.423	0.447
50		0.096	0.181	0.231	0.273	0.322	0.354	0.384	0.419	0.443

附表 13 r_s 界值表

		概率, P								
n	单尾	0.25	0.10	0.05	0.025	0.01	0.005	0.0025	0.001	0.0005
	双尾	0.50	0.20	0.10	0.05	0.02	0.01	0.005	0.002	0.001
4		0.600	1.000	1.000						
5		0.500	0.800	0.900	1.000	1.000				
6		0.371	0.657	0.829	0.886	0.943	1.000	1.000		
7		0.321	0.571	0.714	0.786	0.893	0.929	0.964	1.000	1.000
8		0.310	0.524	0.643	0.738	0.833	0.881	0.905	0.952	0.976
9		0.267	0.483	0.600	0.700	0.783	0.833	0.867	0.917	0.933
10		0.248	0.455	0.564	0.648	0.745	0.794	0.830	0.879	0.903
11		0.236	0.427	0.536	0.618	0.709	0.755	0.800	0.845	0.873
12		0.217	0.406	0.503	0.587	0.678	0.727	0.769	0.818	0.846
13		0.209	0.385	0.484	0.560	0.648	0.703	0.747	0.791	0.824
14		0.200	0.367	0.464	0.538	0.626	0.679	0.723	0.771	0.802
15		0.189	0.354	0.446	0.521	0.604	0.654	0.700	0.750	0.779
16		0.182	0.341	0.429	0.503	0.582	0.635	0.679	0.729	0.762
17		0.176	0.328	0.414	0.485	0.566	0.615	0.662	0.713	0.748
18		0.170	0.317	0.401	0.472	0.550	0.600	0.643	0.695	0.728
19		0.165	0.309	0.391	0.460	0.535	0.584	0.628	0.677	0.712
20		0.161	0.299	0.380	0.447	0.520	0.570	0.612	0.662	0.696
21		0.156	0.292	0.370	0.435	0.508	0.556	0.599	0.648	0.681
22		0.152	0.284	0.361	0.425	0.496	0.544	0.586	0.634	0.667
23		0.148	0.278	0.353	0.415	0.486	0.532	0.573	0.622	0.654
24		0.144	0.271	0.344	0.406	0.476	0.521	0.562	0.610	0.642
25		0.142	0.265	0.337	0.398	0.466	0.511	0.551	0.598	0.630
26		0.138	0.259	0.331	0.390	0.457	0.501	0.541	0.587	0.619
27		0.136	0.255	0.324	0.382	0.448	0.491	0.531	0.577	0.608
28		0.133	0.250	0.317	0.375	0.440	0.483	0.522	0.567	0.598
29		0.130	0.245	0.312	0.368	0.433	0.475	0.513	0.558	0.589
30		0.128	0.240	0.306	0.362	0.425	0.467	0.504	0.549	0.580
31		0.126	0.236	0.301	0.356	0.418	0.459	0.496	0.541	0.571
32		0.124	0.232	0.296	0.350	0.412	0.452	0.489	0.533	0.563
33		0.121	0.229	0.291	0.345	0.405	0.446	0.482	0.525	0.554
34		0.120	0.225	0.287	0.340	0.399	0.439	0.475	0.517	0.547
35		0.118	0.222	0.283	0.335	0.394	0.433	0.468	0.510	0.539
36		0.116	0.219	0.279	0.330	0.388	0.427	0.462	0.504	0.533
37		0.114	0.216	0.275	0.325	0.382	0.421	0.456	0.497	0.526
38		0.113	0.212	0.271	0.321	0.378	0.415	0.450	0.491	0.519
39		0.111	0.210	0.267	0.317	0.373	0.410	0.444	0.485	0.513
40		0.110	0.207	0.264	0.313	0.368	0.405	0.439	0.479	0.507
41		0.108	0.204	0.261	0.309	0.364	0.400	0.433	0.473	0.501
42		0.107	0.202	0.257	0.305	0.359	0.395	0.428	0.468	0.495
43		0.105	0.199	0.254	0.301	0.355	0.391	0.423	0.463	0.490
44		0.104	0.197	0.251	0.298	0.351	0.386	0.419	0.458	0.484
45		0.103	0.194	0.248	0.294	0.347	0.382	0.414	0.453	0.479
46		0.102	0.192	0.246	0.291	0.343	0.378	0.410	0.448	0.474
47		0.101	0.190	0.243	0.288	0.340	0.374	0.405	0.443	0.469
48		0.100	0.188	0.240	0.285	0.336	0.370	0.401	0.439	0.465
49		0.098	0.186	0.238	0.282	0.333	0.366	0.397	0.434	0.460
50		0.097	0.184	0.235	0.279	0.329	0.363	0.393	0.430	0.456

附表 14 随机数字表

编号	1~10	11~20	21~30	31~40	41~50
1	22 17 68 65 81	68 95 23 92 35	87 02 22 57 51	61 09 43 95 06	58 24 82 03 47
2	19 36 27 59 46	13 79 93 37 55	39 77 32 77 09	85 52 05 30 62	47 83 51 62 74
3	16 77 23 02 77	09 61 87 25 21	28 06 24 25 93	16 71 13 59 78	23 05 47 47 25
4	78 43 76 71 61	20 44 90 32 64	97 67 63 99 61	46 38 03 93 22	69 81 21 99 21
5	03 28 28 26 08	73 37 32 04 05	69 30 16 09 05	88 69 58 28 99	35 07 44 75 47
6	93 22 53 64 39	07 10 63 76 35	87 03 04 79 88	08 13 13 85 51	55 34 57 72 69
7	78 76 58 54 74	92 38 70 96 92	52 06 79 79 45	82 63 18 27 44	69 66 92 19 09
8	23 68 35 26 00	99 53 93 61 28	52 70 05 48 34	56 65 05 61 86	90 92 10 70 80
9	15 39 25 70 99	93 86 52 77 65	15 33 59 05 28	22 87 26 07 47	86 96 98 29 06
10	58 71 96 30 24	18 46 23 34 27	85 13 99 24 44	49 18 09 79 49	74 16 32 23 02
11	57 35 27 33 72	24 53 63 94 09	41 10 76 47 91	44 04 95 49 66	39 60 04 59 81
12	48 50 86 54 48	22 06 34 72 52	82 21 15 65 20	33 29 94 71 11	15 91 29 12 03
13	61 96 48 95 03	07 16 39 33 66	98 56 10 56 79	77 21 30 27 12	90 49 22 23 62
14	36 93 89 41 26	29 70 83 63 51	99 74 20 52 36	87 09 41 15 09	98 60 16 03 03
15	18 87 00 42 31	57 90 12 02 07	23 47 37 17 31	54 08 01 88 63	39 41 88 92 10
16	88 56 53 27 59	33 35 72 67 47	77 34 55 45 70	08 18 27 38 90	16 95 86 70 75
17	09 72 95 84 29	49 41 31 06 70	42 38 06 45 18	64 84 73 31 65	52 54 37 97 15
18	12 96 88 17 31	65 19 69 02 83	60 75 86 90 68	24 64 19 35 51	56 61 87 39 12
19	85 94 57 24 16	92 09 84 38 76	22 00 27 69 85	29 81 94 78 70	21 94 47 90 12
20	38 64 43 59 98	98 77 87 68 07	91 51 67 62 44	40 98 05 93 78	23 32 65 41 18
21	53 44 09 42 72	00 41 86 79 79	68 47 22 00 20	35 55 31 51 51	00 83 63 22 55
22	40 76 66 26 84	57 99 99 90 37	36 63 32 08 58	37 40 13 68 97	87 64 81 07 83
23	02 17 79 18 05	12 59 52 57 02	22 07 90 47 03	28 14 11 30 79	20 69 22 40 98
24	95 17 82 06 53	31 51 10 96 46	92 06 88 07 77	56 11 50 81 69	40 23 72 51 39
25	35 76 22 42 92	96 11 83 44 80	34 68 35 48 77	33 42 40 90 60	73 96 53 97 86
26	26 29 31 56 41	85 47 04 66 08	34 72 57 59 13	82 43 80 46 15	38 26 61 70 04
27	77 80 20 75 85	72 82 32 99 90	63 95 73 76 63	89 73 44 99 05	48 67 26 43 18
28	46 40 66 44 52	91 6 74 43 53	30 82 13 54 00	78 45 63 98 35	55 03 36 67 68
29	37 56 08 18 09	77 53 84 46 47	31 91 18 95 58	24 16 74 11 53	44 10 13 85 57
30	61 65 61 68 66	37 27 47 39 19	84 83 70 07 48	53 21 40 06 71	95 06 79 88 54
31	93 43 69 64 07	34 18 04 52 35	56 27 09 24 86	61 85 53 83 45	19 90 70 99 00
32	21 96 60 12 99	11 20 99 45 18	48 13 93 55 34	18 37 79 49 90	65 97 38 20 46
33	95 20 47 97 97	27 37 83 28 71	00 06 41 41 74	65 89 09 39 84	51 67 11 52 49
34	97 86 21 78 73	10 65 81 92 59	58 76 17 14 97	04 76 62 16 17	17 95 70 45 80
35	69 92 06 34 13	59 71 74 17 32	27 55 10 24 19	23 71 82 13 74	63 52 52 01 41
36	04 31 17 21 56	33 73 99 19 87	26 72 39 27 67	53 77 57 68 93	60 61 97 22 61
37	61 06 98 03 91	87 14 77 43 96	43 00 65 98 50	45 60 33 01 07	98 99 46 50 47
38	85 93 85 86 88	72 87 08 62 40	16 06 10 89 20	23 21 34 74 97	76 38 03 29 63
39	21 74 32 47 45	73 96 07 94 52	09 65 90 77 47	25 76 16 19 33	53 05 70 53 30
40	15 69 53 82 80	79 96 23 53 10	65 39 07 16 29	45 33 02 43 70	02 87 40 41 45
41	02 89 08 04 49	20 21 14 68 86	87 63 93 95 17	11 29 01 95 80	35 14 97 35 33
42	87 18 15 89 79	85 43 01 72 73	08 61 74 51 69	89 74 39 82 15	94 51 33 41 67
43	98 83 71 94 22	59 97 50 99 52	08 52 85 08 40	87 80 61 65 31	91 51 80 32 44
44	10 08 58 21 66	72 68 49 29 31	89 85 84 46 06	59 73 19 85 23	65 09 29 75 63
45	47 90 56 10 08	88 02 84 27 83	42 29 72 23 19	66 56 45 65 79	20 71 53 20 25
46	22 85 61 68 90	49 64 92 85 44	16 40 12 89 88	50 14 49 81 06	01 82 77 45 12
47	67 80 43 79 33	12 83 11 41 16	25 58 19 68 70	77 02 54 00 52	53 43 37 15 26
48	27 62 50 96 72	79 44 61 40 15	14 53 40 65 39	27 31 58 50 28	11 39 03 34 25
49	33 78 80 87 15	39 30 06 38 21	14 47 47 07 26	54 96 87 53 32	40 36 40 96 76
50	13 13 92 66 99	47 24 49 57 74	32 25 43 62 17	10 97 11 69 84	99 63 22 32 98

附表 15 随机排列表

编号	1	2	3	4	5	6	7	8	9	10	11	12	13	14	15	16	17	18	19	20	R_k
1	8	6	19	13	5	18	12	1	4	3	9	2	17	14	11	7	16	15	10	0	-0.632
2	8	19	7	6	11	14	2	13	5	17	9	12	0	16	15	1	4	10	18	3	-0.0632
3	18	1	10	13	17	2	0	3	8	15	7	4	19	12	5	14	9	11	6	16	0.1053
4	6	19	1	5	18	12	4	0	13	10	16	17	7	14	11	15	8	3	9	2	-0.0842
5	1	2	7	4	18	0	15	13	5	12	19	10	9	14	16	8	6	11	3	17	0.2000
6	11	19	2	15	14	10	8	12	1	17	4	3	0	9	16	6	13	7	18	5	-0.1053
7	14	3	16	7	9	2	15	12	11	4	13	19	8	1	18	6	0	5	17	10	-0.526
8	3	2	16	6	1	13	17	19	8	14	0	15	9	18	11	5	4	10	7	12	0.0526
9	16	9	10	3	15	0	11	2	1	5	18	8	19	13	6	12	17	4	7	14	0.0947
10	4	11	18	6	0	8	12	16	17	3	2	9	5	7	9	10	15	13	14	1	0.0947
11	5	15	18	13	7	3	10	14	16	1	8	2	17	6	9	4	0	12	19	11	-0.0526
12	0	18	10	15	11	12	3	13	14	1	17	2	6	9	16	4	7	8	19	5	-0.0105
13	10	9	14	18	12	17	15	3	5	2	11	19	8	0	1	4	7	13	6	16	-0.1579
14	11	9	13	0	14	12	18	7	2	10	4	17	19	6	5	8	3	15	1	16	-0.0526
15	17	1	0	16	9	12	2	4	5	18	14	15	7	19	6	8	11	3	10	13	0.1053
16	17	1	5	2	8	12	15	13	19	14	7	116	6	3	9	10	4	11	0	18	0.0105
17	5	16	15	7	18	10	12	9	11	6	13	17	14	1	0	4	3	2	19	8	-0.2000
18	16	19	0	8	6	10	13	17	4	3	15	18	11	1	12	9	5	7	2	14	-0.1368
19	13	9	17	12	15	4	3	1	16	2	18	8	6	7	19	14	11	0	5		-0.1263
20	11	12	8	16	3	19	14	17	9	7	4	1	10	0	18	15	6	5	13	2	-0.210
21	19	12	13	8	4	15	16	7	0	11	1	5	14	18	3	6	10	9	2	17	-0.1368
22	2	18	8	14	6	11	1	9	15	0	17	10	4	7	13	3	12	5	16	19	0.1158
23	9	16	18	5	7	12	2	4	10	0	13	8	3	14	15	6	11	1	19		-0.0632
24	15	0	14	6	1	2	9	8	18	4	10	17	3	12	16	11	19	13	7	5	0.1789
25	14	0	9	18	6	16	10	4	5	1	6	2	12	3	11	13	7	8	17	25	0.0526

附表16 ψ值表（多个样本均数比较时所需样本例数的估计用）

$\alpha=0.05$, $\beta=0.1$

ν_2	ν_1																
	1	2	3	4	5	6	7	8	9	10	15	20	30	40	60	120	∞
2	6.80	6.71	6.68	6.67	6.66	6.65	6.65	6.65	6.64	6.64	6.64	6.63	6.63	6.63	6.63	6.63	6.62
3	5.01	4.63	4.47	4.39	4.34	4.30	4.27	4.25	4.23	4.22	4.18	4.16	4.14	4.13	4.12	4.11	4.09
4	4.40	3.90	3.69	0.3.58	3.50	3.45	3.41	3.38	3.36	3.34	3.28	3.25	3.22	3.20	3.19	3.17	3.15
5	4.09	3.54	3.30	3.17	3.08	3.02	2.97	2.94	2.91	2.89	2.81	2.78	274	2.72	2.70	2.68	2.66
6	3.91	3.32	3.07	2.92	2.83	2.76	2.71	2.67	2.64	2.61	2.53	2.49	2.44	2.42	2.40	2.37	2.35
7	3.80	3.18	2.91	2.76	2.66	258	2.53	2.49	2.45	2.42	2.33	2.29	2.24	2.21	2.19	2.16	2.13
8	3.71	3.08	2.81	2.64	2.54	2.46	2.40	2.35	2.32	2.29	2.19	2.14	2.09	2.06	2.03	2.00	1.97
9	3.65	3.01	2.72	2.56	2.44	2.36	2.30	2.26	2.22	2.19	2.09	2.03	1.97	1.94	1.91	1.88	1.85
10	3.60	2.95	2.66	2.49	2.37	2.29	2.23	2.18	2.14	2.11	2.00	2.94	2.88	1.85	1.82	1.78	1.75
11	3.57	2.91	2.61	2.44	2.32	2.23	2.17	2.12	2.08	2.04	1.93	1.87	1.81	1.78	1.74	1.70	1.67
12	3.54	2.87	2.57	2.39	2.27	2.19	2.12	2.07	2.02	1.99	1.88	1.81	1.75	1.71	1.68	1.63	1.60
13	3.51	2.84	2.54	2.36	2.23	2.15	2.08	2.02	1.98	1.96	1.83	1.76	1.69	1.66	1.62	1.58	1.54
14	3.49	2.81	2.51	2.33	2.20	2.11	2.04	1.99	1.94	1.91	1.79	1.72	1.65	1.61	1.57	1.53	1.49
15	3.47	2.79	2.48	2.30	2.17	2.08	2.01	1.96	1.91	1.87	1.75	1.68	1.61	1.57	1.53	1.49	1.44
16	3.46	2.77	2.46	2.28	2.15	2.06	1.99	1.93	1.88	1.85	1.72	1.65	1.58	1.5	1.49	1.45	1.40
17	3.44	2.76	2.44	2.26	2.13	2.04	1.96	1.91	1.86	1.82	1.69	1.62	1.55	1.50	1.46	1.41	1.36
18	3.43	2.74	2.43	2.24	2.11	2.02	1.94	1.89	1.84	1.80	1.67	1.60	1.52	1.48	1.43	1.38	1.33
19	3.42	2.73	2.41	2.22	2.09	2.00	1.93	1.87	1.82	1.78	1.65	1.58	1.49	1.45	1.40	1.35	1.30
20	3.41	2.72	2.40	2.21	2.08	1.98	1.91	1.85	1.80	1.76	1.63	1.55	1.47	1.43	1.38	1.33	1.27
21	3.40	2.71	2.39	2.20	2.07	1.97	1.90	1.84	1.79	1.75	1.61	1.54	1.45	1.41	1.36	1.30	1.25
22	3.39	2.70	2.38	2.19	2.05	1.96	1.88	1.82	1.77	1.73	1.60	1.52	1.43	1.39	1.34	1.28	1.22
23	3.39	2.69	2.37	2.18	2.04	1.95	1.87	1.81	1.76	1.72	1.58	1.50	1.42	1.37	1.32	1.26	1.20
24	3.38	2.68	2.36	2.17	2.03	1.94	1.86	1.80	1.75	1.71	1.57	1.49	1.40	1.35	1.30	1.24	1.18
25	3.37	2.68	2.35	2.16	2.02	1.93	1.85	1.79	1.74	1.70	1.56	1.48	1.39	1.34	1.28	1.23	1.16
26	3.37	2.67	2.35	2.15	2.02	1.92	1.84	1.78	1.73	1.69	1.54	1.46	1.37	1.32	1.27	1.21	1.15
27	3.36	2.66	2.34	2.14	2.01	1.91	1.83	1.77	1.72	1.68	1.53	1.45	1.36	1.31	1.26	1.20	1.13
28	3.36	2.66	2.33	2.14	2.00	1.90	1.82	1.76	1.71	1.67	1.52	1.44	1.35	1.30	1.24	1.18	1.11
29	3.36	2.65	2.33	2.13	1.99	1.89	1.82	1.75	1.70	1.66	1.51	1.43	1.34	1.29	1.23	1.17	1.10
30	3.35	2.65	2.32	2.12	1.99	1.89	1.81	1.75	1.70	1.65	1.51	1.42	1.33	1.28	1.22	1.16	1.08
31	3.35	2.94	2.32	2.12	1.98	1.88	1.80	1.74	1.69	1.64	1.50	1.41	1.32	1.27	1.21	1.14	1.07
32	3.34	2.64	2.31	2.11	1.98	1.88	1.80	1.73	1.68	1.63	1.48	1.40	1.31	1.26	1.20	1.13	1.06
33	3.34	2.63	2.31	2.11	1.97	1.87	1.79	1.73	1.68	1.63	1.48	1.40	1.30	1.25	1.19	1.12	1.05
34	3.34	2.63	2.30	2.10	1.97	1.87	1.79	1.72	1.67	1.63	1.48	1.39	1.29	1.24	1.18	1.11	1.04
35	3.34	2.63	2.30	2.10	1.96	1.86	1.78	1.72	1.66	1.62	1.47	1.38	1.29	1.23	1.17	1.10	1.02
36	3.33	2.62	2.30	2.10	1.96	1.86	1.78	1.71	1.66	1.62	1.47	1.38	1.28	1.22	1.16	1.09	1.01
37	3.33	2.62	2.29	2.09	1.95	1.85	1.77	1.71	1.65	1.61	1.46	1.37	1.27	1.22	1.15	1.08	1.09
38	3.33	2.62	2.29	2.09	1.95	1.85	1.77	1.70	1.65	1.61	1.45	1.37	1.27	1.21	1.15	1.08	1.99
39	3.33	2.62	2.29	2.09	1.95	1.84	1.76	1.70	1.65	1.60	1.45	1.36	1.26	1.20	1.14	1.07	0.99
40	3.32	2.61	2.28	2.08	1.94	1.84	1.76	1.70	1.64	1.60	1.44	1.36	1.25	1.20	1.13	1.06	0.98
41	3.32	2.61	2.28	2.08	1.94	1.84	1.76	1.69	1.64	1.59	1.44	1.35	1.25	1.19	1.13	1.05	0.97
42	3.32	2.61	2.28	2.08	1.94	1.83	1.75	1.69	1.63	1.59	1.44	1.35	1.24	1.18	1.12	1.05	0.96
43	3.32	2.61	2.28	2.07	1.93	1.83	1.75	1.69	1.63	1.58	1.43	1.34	1.24	1.18	1.11	1.04	0.95
44	3.32	2.61	2.28	2.07	1.93	1.83	1.75	1.68	1.63	1.58	1.43	1.34	1.23	1.17	1.11	1.03	0.94
45	3.31	2.60	2.27	2.07	1.93	1.83	1.74	1.68	1.62	1.58	1.42	1.33	1.23	1.17	1.10	1.03	0.94
46	3.31	2.60	2.27	2.07	1.93	1.82	1.74	1.68	1.62	1.58	1.42	1.33	1.22	1.16	1.10	1.02	0.93
47	3.31	2.60	2.27	2.06	1.92	1.82	1.74	1.67	1.62	1.57	1.42	1.33	1.22	1.16	1.09	1.02	0.92
48	3.31	2.60	2.26	2.06	1.92	1.82	1.74	1.67	1.62	1.57	1.41	0.32	1.22	1.15	1.09	1.01	0.92
49	3.31	2.59	2.26	2.06	1.92	1.82	1.73	1.67	1.61	1.57	1.41	1.32	1.21	1.15	1.08	1.00	0.91
50	3.31	2.59	2.26	2.06	1.92	1.81	1.73	1.67	1.61	1.56	1.41	1.31	1.21	1.15	1.08	1.00	0.90
60	3.30	2.58	2.25	2.04	1.90	1.79	1.71	1.64	1.59	1.54	1.38	1.29	1.18	1.11	1.04	0.95	0.85
80	3.28	2.56	2.23	2.02	1.88	1.77	1.69	1.62	1.56	1.51	1.35	1.25	1.14	1.07	0.99	0.90	0.77
120	3.27	2.55	2.21	2.00	1.86	1.75	1.66	1.59	1.54	1.49	1.32	1.22	1.09	1.02	0.94	0.83	0.68
240	3.26	2.53	2.19	1.98	1.84	1.73	1.64	1.57	1.51	1.46	1.29	1.18	1.05	0.97	0.88	1.76	0.56
∞	3.24	2.52	2.17	1.96	1.81	1.70	1.62	1.54	1.48	1.43	1.25	1.14	1.01	0.92	0.82	0.65	0.00

附表 17 λ值（多个样本率比较时所需样本例数的估计用）

$\alpha = 0.05$

ν	β								
	0.9	0.8	0.7	0.6	0.5	0.4	0.3	0.2	0.1
1	0.43	1.24	2.06	2.91	3.84	4.90	6.17	7.85	10.51
2	0.62	1.73	2.78	3.83	4.96	6.21	7.70	9.63	12.65
3	0.78	2.10	3.30	4.50	5.76	7.15	8.79	10.90	14.17
4	0.91	2.40	3.74	5.05	6.42	7.92	9.68	11.94	15.41
5	1.03	2.67	4.12	5.53	6.99	8.59	10.45	12.83	16.47
6	1.13	2.91	4.46	5.96	7.50	9.19	11.14	13.62	17.42
7	1.23	3.13	4.77	6.35	7.97	9.73	11.77	14.35	18.28
8	1.32	3.33	5.06	6.71	8.40	10.24	12.35	15.02	19.08
9	1.40	3.53	5.33	7.05	8.81	10.71	12.89	15.65	19.83
10	1.49	3.71	5.59	7.37	9.19	11.15	13.40	16.24	20.53
11	1.56	3.88	5.83	7.68	9.56	11.57	13.89	16.80	21.20
12	1.64	4.05	6.06	7.97	9.90	11.98	14.35	17.34	21.83
13	1.71	4.20	6.29	8.25	10.23	12.36	14.80	17.85	22.44
14	1.77	4.36	6.50	8.52	10.55	12.73	15.22	18.34	23.02
15	1.84	4.50	6.71	8.78	10.86	13.09	15.63	18.81	23.58
16	1.90	4.65	6.91	9.03	11.16	13.43	16.03	19.27	24.13
17	1.97	4.78	7.10	9.27	11.45	13.77	16.41	19.71	24.65
18	2.03	4.92	7.29	9.50	11.73	14.09	16.78	20.14	25.16
19	2.08	5.05	7.47	9.73	12.00	14.41	17.14	20.56	25.65
20	2.14	5.18	7.65	9.96	12.26	14.71	17.50	20.96	26.13
21	2.20	5.30	7.83	10.17	12.52	15.01	17.84	21.36	26.60
22	2.25	5.42	8.00	10.38	12.77	15.30	18.17	21.74	27.06
23	2.30	5.54	8.16	10.59	13.02	15.59	18.50	22.12	27.50
24	2.36	5.66	8.33	10.79	13.26	15.87	18.82	22.49	27.94
25	2.41	5.77	8.48	10.99	13.49	16.14	19.13	22.85	28.37
26	2.46	5.88	8.64	11.19	13.72	16.41	19.44	23.20	28.78
27	2.51	5.99	8.79	11.38	13.95	16.67	19.74	23.55	29.19
28	2.56	6.10	8.94	11.57	14.17	16.93	20.04	23.89	29.60
29	2.60	6.20	9.09	11.75	14.39	17.18	20.33	24.22	29.99
30	2.65	6.31	9.24	11.93	14.60	17.43	20.61	24.55	30.38
31	2.69	6.41	9.38	12.11	14.82	17.67	20.89	24.87	30.76
32	2.74	6.51	9.52	12.28	15.02	17.91	21.17	25.19	31.13
33	2.78	6.61	9.66	12.45	15.23	18.15	21.44	25.50	31.50
34	2.83	6.70	9.79	12.62	15.43	18.38	21.70	25.80	31.87
35	2.87	6.80	9.93	12.79	15.63	18.61	21.97	26.11	32.23
36	2.91	6.89	10.06	12.96	15.82	18.84	22.23	26.41	32.58
37	2.96	6.99	10.19	13.12	16.01	19.06	22.48	26.70	32.93
38	3.00	7.08	10.32	13.28	16.20	19.28	22.73	26.99	33.27
39	3.04	7.17	10.45	13.44	16.39	19.50	22.98	27.27	33.61
40	3.08	7.26	10.57	13.59	16.58	19.71	23.23	27.56	33.94
50	3.46	8.10	11.75	15.06	18.31	21.72	25.53	30.20	37.07
60	3.80	8.86	12.81	16.38	19.88	23.53	27.61	32.59	39.89
70	4.12	9.56	13.79	17.60	21.32	25.20	29.52	34.79	42.48
80	4.41	10.21	14.70	18.74	22.67	26.75	31.29	36.83	44.89
90	4.69	10.83	15.56	19.80	23.93	28.21	32.96	38.74	47.16
100	4.95	11.41	16.37	20.81	25.12	29.59	34.54	40.56	49.29
110	5.52	11.96	17.14	21.77	26.25	30.90	36.04	42.28	51.33
120	5.44	12.49	17.88	22.68	27.34	32.15	37.47	43.92	53.27

附录二

练　习　题

第一单元　医学资料的统计描述（1~3章）

一、是非题

1. 要对比身高与体重的变异程度，既可用标准差，也可用变异系数。

2. 中位数指一组观察值中，位次居中观察值的大小，常用来说明该组数据的平均水平。

3. 用百分位数法确定双侧95%正常值范围的下限值是 P_5，上限值是 P_{95}。

4. 某病住院日的频数分布呈单峰分布，平均住院日为10日，中位数为5日，可以看出住院日的分布是正偏态的。

5. 标化率比实际发生率能更好地反映某现象发生的实际水平。

6. 已知甲乙两地肝癌死亡总数和各年龄组人口数，宜选用直接法计算标准化率。

7. 动态数列指标计算可以用实际数、平均数，但不能用率。

8. 某医师用传统中药配方治疗3例肝癌病人，其中2例存活2年以上，则该药治愈率为66.7%。

9. 比较甲乙两医院乳腺癌术后5年生存率，已知两医院有无腋下淋巴结转移的病例构成明显不同，适当的方法是对病例构成标准化之后再作比较。

二、单项选择题

1. 下列资料_____为等级资料。

A. 体重（kg）　　　　　　　　B. 血型（A、B、O、AB）

C. 血红蛋白（g/L）　　　　　　D. 坐高指数（%，坐高/身高）

E. 病人的病情分级（轻、中、重）

2. 频数分布的两个重要特征是_____。

A. 统计量与参数　　　　　　　B. 集中趋势与离散趋势

C. 样本均数与总体均数　　　　D. 标准差与标准误

E. 样本与总体

3. 表示一组对称分布资料变量值的平均水平，宜选用_____。

A. 算术均数（$\bar{X}$）　　　　　　B. 方差

C. 几何均数（G）　　　　　　　D. 标准差

E. 变异系数

4. 下列有关中位数（M）描述不正确的有_____。

A. 中位数（M）是一组观测值中最大值与最小值之差

B. 中位数（M）是一组观测值排序后，位次居中观测值的水平

C. 一组观察值中，比中位数小的观测值有 50%

D. n 为偶数时，$M=\left[X_{\left(\frac{n}{2}\right)}+X_{\left(\frac{n}{2}+1\right)}\right]/2$

E. $M=P_{50}$

5. 医学研究中，反映一组血清抗体效价资料的平均水平，常选用_____。

A. $\bar{X}$

B. M

C. G

D. R

E. CV

6. 下列有关四分位数间距描述中不正确的是_____。

A. 四分位数间距为（$P_{75}-P_{25}$）

B. 四分位数间距比极差稳定

C. 四分位数间距即居中 50% 观测值的极差

D. 四分位数间距主要用于描述正态分布资料的变异度

E. 四分位数间距越大，表示变异度越大

7. 正态曲线下，横轴上从 $-\infty$ 到均数的面积为_____。

A. 50%

B. 95%

C. 97.5%

D. 99%

E. 不能确定

8. 若随机变量 X 服从 N（μ，σ^2）的正态分布，则 X 的第 97.5 百分位数等于_____。

A. $\mu-1.96\sigma$

B. $\mu-1.645\sigma$

C. $\mu-1\sigma$

D. $\mu+1.645\sigma$

E. $\mu+1.96\sigma$

9. 正态分布 N（μ，σ^2），当 μ 恒定时，σ 越小_____。

A. 曲线沿横轴越向左移动

B. 曲线沿横轴越向右移动

C. 曲线越"瘦高"

D. 曲线越"矮胖"

E. 曲线形状和位置不变

10. 健康男子收缩压的正常值范围一般指_____。

A. 所有健康成年男子收缩压的波动范围

B. 绝大多数正常成年男子收缩压的波动范围

C. 所有正常成年男子收缩压的波动范围

D. 少部分正常成年男子收缩压的波动范围

E. 所有正常人收缩压的波动范围

11. 反映某事物现象实际发生严重程度的指标宜采用_____。

A. 年龄发病构成比

B. 年龄别发病率

C. 性别发病比

D. 发展速度环比

E. 标化率

12. 麻疹疫苗接种后血清阳转率的分母应为_____。

A. 麻疹患者人数　　　　　　　B. 麻疹易感人数

C. 获得麻疹终身免疫人数　　　D. 麻疹疫苗接种人数

E. 麻疹疫苗接种后的阳转人数

13. 经调查甲、乙两市的冠心病粗死亡率为 45/10 万，按标准人群年龄构成标化后，甲市标化率为 52/10 万，乙市为 40/10 万，故可认为_____。

A. 甲市年龄别人口构成较乙市年轻

B. 甲市年龄别人口构成较乙市老化

C. 甲市冠心病诊断较乙市准确

D. 乙市冠心病诊断较甲市准确

E. 甲乙市冠心病患病率差别有统计学意义

14. 欲比较两工厂同工种工人某职业病患病率的高低，需假设_____。

A. 两厂该职业病的患病年龄构成相同

B. 两厂工人数相同

C. 两厂患病人数相同

D. 两厂该工种工人的工龄构成相同

E. 两厂工人工种构成相同

15. 用某新药治疗急性腹泻患者 31 例，1 周后痊愈 25 例，由此可认为_____。

A. 新药疗效好　　　　　　　　B. 该新药疗效一般

C. 该新药只有近期疗效　　　　D. 此治疗例数少，可以置信区间推论治疗情况

E. 无法说明该新药疗效是否有意义

附：当观察单位较多，对定量变量值编制了频数表，在频数表基础上计算均数或中位数的方法如下：

1. 加权法计算均数

$$\overline{X} = \frac{f_1 X_1 + f_2 X_2 + \cdots + f_k X_k}{f_1 + f_2 + \cdots + f_k} = \frac{\sum fX}{\sum f}$$

式中 X：各组段的组中值（即相邻两组下限值之和除以 2），看作该组段内相同的观测值；f_k：各组段的频数。

2. 频数表法计算中位数或百分位数

$$P_x = L_x + \frac{i_x}{f_x}(nx\% - \sum f_L)$$

式中，L_x：第 x 百分位数所在组段下限；f_x：第 x 百分位数所在组段频数；i_x：该组段的组距；$\sum f_L$：小于 L 各组段的累计频数；中位数 $= P_{50}$。

三、计算分析题

1. 某研究组测得 120 名女大学生的收缩压（mmHg）并编制频数表如下：

81	83	84	86	87	87	88	89	85	88	90	93	91	94	93	92	94	93
93	92	92	94	93	93	92	96	95	97	98	97	98	96	96	95	96	95
97	98	97	98	96	96	95	96	101	102	103	100	101	104	104	103	102	104
102	101	102	103	100	101	104	104	103	102	104	102	103	100	101	104	104	104
102	103	100	101	103	100	101	104	104	104	105	106	106	107	108	105	109	106
106	107	108	105	108	108	108	105	110	111	114	113	112	114	111	114	113	112
111	114	116	117	118	117	119	115	115	121	124	124						

120 名女大学生的收缩压（mmHg）

组　段	频数 f	频率（%）	累计频数	累计频率（%）
80~	3	2.50	3	2.50
85~	7	5.83	10	8.33
90~	15	12.50	25	20.83
95~	19	15.83	44	36.67
100~	38	31.67	82	68.33
105~	16	13.33	98	81.67
110~	12	10.00	110	91.67
115~	7	5.83	117	97.50
120~125	3	2.50	120	100.00
合计	120	100.00	–	–

①请描述 120 名女大学生的收缩压的分布类型；②根据其分布类型，说明采用哪些指标描述其分布特征比较合适，并计算；③估计该地健康女大学生的收缩压在 92mmHg 以下者所占的比例；④估计该地健康女大学生收缩压 95% 参考值范围。

2. 某地 10 人接种某种疫苗后，测定其抗体效价如下：1:2，1:2，1:4，1:4，1:4，1:4，1:8，1:8，1:16，1:32，求该疫苗接种后平均抗体效价。

3. 某地 220 例正常成年人血铅含量（μmol/L）及频数分布如下：

0.11	0.08	0.20	0.15	0.22	0.21	0.14	0.16	0.22	0.21	0.14	0.16	0.24	0.27	0.23
0.23	0.35	0.30	0.31	0.40	0.42	0.45	0.39	0.26	0.44	0.47	0.40	0.38	0.23	0.35
0.35	0.30	0.30	0.31	0.61	0.48	0.42	0.45	0.56	0.57	0.48	0.45	0.70	0.71	0.91
0.31	0.40	0.38	0.40	0.42	0.45	0.39	0.26	0.23	0.52	0.53	0.62	0.57	0.52	0.53
0.39	0.26	0.44	0.47	0.23	0.35	0.30	0.31	0.40	0.38	0.23	0.35	0.30	0.31	0.40

0.35	0.30	0.31	0.40	0.45	0.46	0.47	0.48	0.49	0.45	0.57	0.52	0.53	0.62	0.60
0.64	0.67	0.61	0.48	0.45	0.57	0.52	0.53	0.62	0.67	0.68	0.69	0.70	0.71	0.61
0.62	0.67	0.68	0.69	0.57	0.52	0.53	0.62	0.67	0.68	0.69	0.70	0.71	0.61	0.48
0.73	0.74	0.83	0.85	0.88	0.82	0.92	0.94	0.78	0.73	0.74	0.83	0.88	0.89	0.90
0.73	0.74	0.83	0.88	0.89	0.95	0.93	0.92	0.83	0.88	0.89	0.95	0.93	0.94	0.78
0.78	0.88	0.94	0.78	0.92	0.98	0.99	0.97	1.04	1.03	1.11	1.18	1.08	1.00	1.03
1.08	0.98	0.99	1.03	1.11	1.18	1.19	0.99	1.18	1.14	1.19	0.99	1.08	1.18	1.14
1.00	1.03	0.97	1.20	1.30	1.24	1.26	1.58	1.47	1.40	1.33	1.24	1.24	1.26	1.40
1.33	1.44	1.48	1.50	1.66	1.47	1.49	1.60	1.61	1.49	1.60	1.61	1.69	1.73	1.80
1.78	1.92	1.98	2.01	2.11	2.13	2.22	2.46	2.51	2.83					

某地 220 例正常成年人血铅含量及频数分布

血铅组段	0~	0.24~	0.48~	0.72~	0.96~	1.20~	1.44~	1.68~	1.92~	2.16~	2.40~	2.64~
频　数	12	55	52	36	28	11	13	4	5	1	2	1
累计频数	12	67	119	155	183	194	207	211	216	217	219	220

①请描述 220 例正常成年人血铅含量的分布类型；②根据其分布类型，说明采用哪些指标描述其分布特征比较合适，并计算；③试估计该地正常成年人血铅含量的 95% 参考值范围

4. 某医师在甲地检查 40 岁以下居民 7000 人，其中发病 315 人，40 岁及以上 3000 人，发病 30 人；乙地 40 岁以下居民 3000 人，发病人数 150 人，40 岁及以上 7000 人，发病人数 140 人。欲比较甲、乙两地该病发病率，应问如何平衡年龄因素的影响，列表计算并解释标准化发病率与实际发病率有何不同？

5. 某地 1990 年 6 月 30 日有男性人口 1369.76 万人，男性人口中因心血管疾病死亡 18311 人，其中冠心病死亡 654 人，欲反映该地男性人口冠心病死亡强度与冠心病死亡在心血管疾病死亡中所占比重，应如何计算？

6. 某化工厂慢性气管炎患病与专业工龄的关系如下表：

某化工厂慢性气管炎患病与专业工龄的关系

工龄（年）	检查人数	患者数	构成比（%）	患病率（%）
1~	340	17		
5~	254	30		
10~	432	73		
15~	136	27		
合计	1162	147		

①试计算构成比和患病率并填充在表中；②简要分析哪一工龄组气管炎患病最严重。

四、简述题

1. 试结合医学研究实例，阐述统计资料的类型。

2. 举例说明 2 型糖尿病病人总体与样本的关系，采用随机抽样研究的意义何在？

3. 试述医学参考值范围的意义及其确定的步骤。

4. 正常成年人的白细胞计数近似正态分布，其 95% 参考值范围为（4.0 ~ 10.0）× 10^9/L。若有一名成年男子测得其白细胞计数为 3.8×10^9/L，可否判断该男子一定有病？

5. 何谓相对数？常用的有哪几种？增长速度与发展速度各有何用途？

6. 何谓标准化法？标准化的意义有哪些？资料满足哪些条件时选用直接法？

第二单元　定量资料的统计推断（4~5章）

一、是非题

1. 对于观察单位足够大的同一样本资料来说，总体均数的 95% 置信区间宽度通常会小于 95% 的医学参考值范围的宽度。

2. 在 t 值相同时，双侧概率正好是单侧概率的两倍。

3. 两样本均数比较的 t 检验目的在于检验两样本均数差别是否等于 0。

4. 若 t 检验结果为拒绝 H_0，则 P 值越小，说明两总体均数差别越大。

5. 假设检验的目的是推断两个或多个总体（参数）差别的大小。

6. 如果样本不是通过随机抽样得来的，做假设检验就失去了意义。

7. 四组均数比较，若 $F > F_{0.05(3,28)}$，则可认为各总体均数间差别均有统计学意义。

8. 均数的抽样研究中，抽样例数越少，均数的标准误就越小。

9. 在多个均数的比较中，若不采用方差分析，而用 t 检验对每两个均数作比较，会加大犯 I 型错误的概率。

二、单项选择题

1. 用于描述均数的抽样误差大小的指标是＿＿＿＿＿。

A. S B. $S/\sqrt{n}$

C. CV D. R

E. S^2

2. 均数 95% 置信区间主要用于＿＿＿＿＿。

A. 估计"正常人群"某指标 95% 观察值所在范围

B. 反映该区间包含总体均数的可能性是 95%

C. 反映某指标的可能取值范围

D. 反映某指标的观察值波动范围

E. 反映 95% 的样本均数在此范围内

3. 统计推断的目的为_____。

A. 用样本指标说明相应总体的特征　　B. 假设检验

C. 参数估计　　　　　　　　　　　　D. 统计描述

E. 以上均不是

4. 抽样研究中，适当增加观察单位数，可以_____。

A. 减小 I 型错误　　　　　　　　　B. 减小 II 型错误

C. 减小抽样误差　　　　　　　　　D. 提高检验效能

E. 以上均正确

5. 配对设计的目的是_____。

A. 提高测量精度　　　　　　　　　B. 操作方便

C. 为了应用 t 检验　　　　　　　D. 提高组间可比性

E. 减少实验误差

6. 两样本均数比较，经 t 检验，差别有统计学意义时，P 值越小，说明____。

A. 两样本均数差别越大　　　　　　B. 两总体均数差别越大

C. 越有理由认为两总体均数不同　　D. 越有理由认为两样本均数不同

E. 拒绝 H_0 犯错误的概率越小

7. 两样本均数比较时，以下检验水准中第二类错误最小的是_____。

A. $\alpha = 0.05$　　　　　　　　　B. $\alpha = 0.01$

C. $\alpha = 0.15$　　　　　　　　　D. $\alpha = 0.20$

E. $\alpha = 0.30$

8. 如果 $t \geq t_{\alpha/2, \nu}$，可以认为在检验水准 $\alpha = 0.05$ 处（　　）。

A. 两个总体均数不同　　　　　　　B. 两个总体均数相同

C. 两个样本均数不同　　　　　　　D. 两个样本均数相同

E. 样本均数与总体均数相同

9. 两样本均数比较的 t 检验的适用条件是_____。

A. 数值变量资料　　　　　　　　　B. 资料服从正态分布

C. 两总体方差相等　　　　　　　　D. 以上 ABC 都不对

E. 以上 ABC 都对

10. 两个独立的随机样本，样本量分别为 n_1 和 n_2，在进行 t 检验时，自由度为_____。

A. $n_1 + n_2$　　　　　　　　　　B. $n_1 + n_2 - 1$

C. $n_1 + n_2 + 1$　　　　　　　　D. $n_1 + n_2 - 2$

E. $n_1 + n_2 + 2$

11. 已知某地正常人某定量指标的总体均值 $\mu_0 = 5$，今随机测得该地特殊人群中的 30 人该指标的数值，若用 t 检验推断该特殊人群该指标的总体均值 μ 与 μ_0 之间是否有差别，则自由度为_____。

A. 5   B. 28

C. 29   D. 4

E. 30

12. 四组均数比较的方差分析，其备择假设 H_1 应为_____。

A. $\mu_1 = \mu_2 = \mu_3 = \mu_4$ B. $\mu_1 \neq \mu_2 \neq \mu_3 \neq \mu_4$

C. 至少有两个样本均数不等   D. 任两个总体均数间有差别

E. 各总体均数不全相等

13. 完全随机设计的方差分析中的无效假设是_____。

A. $S_1^2 = S_2^2 = \cdots = s_k^2$ B. $\mu_1 = \mu_2 = \cdots = \mu_k$

C. $\sigma_1^2 = \sigma_2^2 = \cdots = \sigma_k^2$ D. $\overline{X}_1 = \overline{X}_2 = \cdots = \overline{X}_k$

E. $\pi_1 = \pi_2 = \cdots = \pi_k$

14. 在完全随机设计的方差分析中，必然有_____。

A. $SS_{组内} < SS_{组间}$ B. $MS_{组间} < MS_{组内}$

C. $SS_{总} = SS_{组间} + SS_{组内}$ D. $MS_{总} = MS_{组间} + MS_{组内}$

E. $MS_{组间} > MS_{组内}$

15. 完全随机设计资料的方差分析结果所比较的临界值是 $F_{0.05(2,12)}$，据此推断资料总例数为_____。

A. 12   B. 15

C. 16   D. 13

E. 14

16. 在完全随机设计的方差分析中，组间变异主要反映_____。

A. 抽样误差的作用   B. 随机误差的影响

C. 系统误差的影响   D. 处理因素的作用

E. 全部观察值的离散程度

17. 3×4 析因设计表示_____。

A. 3 个因素，每个因素 4 个水平   B. 1 个因素，共 12 个水平

C. 2 个因素，分别有 3 个和 4 个水平   D. 4 个因素，每个因素 3 个水平

E. 12 个因素，每个因素 1 个水平

三、计算分析题

1. 某市 1987 年调查得到 20 岁男大学生 160 人的脉搏数（次/分），其均数为 76.1，标准差为 9.32，已知该资料服从正态分布，试估计 20 岁男大学生脉搏数的 95% 置信区间。

2. 某地调查了 40~50 岁冠心病患者 500 名的血清胆固醇，其均数为 228.6mg/dl，标准差为 46.8mg/dl；同时调查了 60 岁以上冠心病患者 30 名的血清胆固醇，其均数为

230.8mg/dl，标准差为 54.9mg/dl，试计算两个不同年龄组冠心病患者血清胆固醇 99% 的置信区间。

3. 某临床医师欲了解代谢综合征病人体内脂联素水平，收集了正常人、代谢综合征病人脂联素（mg/L）各 15 例，两组人在年龄、性别等基本人口学特征方面均衡可比，试分析之。

正常人：　　　11.0　11.4　10.6　11.7　11.6　10.1　10.8　10.2　10.4　11.6　11.8
　　　　　　　11.2　10.7　10.3　10.4

代谢综合征：　6.7　6.4　7.0　5.0　6.2　5.7　4.1　6.2　6.3　7.9　5.6
　　　　　　　5.4　6.3　6.7　7.5

4. 为建立一种检测水中硝酸盐氮的新方法（镉柱法），某实验室对 10 份不同类型的水样，分别采用传统方法（二磺酸酚法）和新方法进行比较测定，结果见下表。问两种方法的测定结果（mg/L）是否有差别。

两法测定 10 份水样硝酸盐氮含量结果（mg/L）

水样	二磺酸酚法	镉柱法
河 水	4.18	4.42
自来水	4.04	4.17
井水 1	4.36	3.14
井水 2	3.01	2.94
井水 3	1.66	1.20
井水 4	10.31	7.96
井水 5	5.92	7.80
井水 6	2.50	1.43
井水 7	5.98	3.97
井水 8	6.56	4.83

5. 某医师研究转铁蛋白测定对病毒性肝炎诊断的临床意义，测得 12 名正常人和 15 名病毒性肝炎患者血清转铁蛋白的含量（mg/dl）如下。问患者和正常人转铁蛋白含量是否不同。

正常人：　　　　265.4　271.5　284.6　291.3　254.8　275.9　281.7　268.6　264.1　273.2　270.8　260.5
病毒性肝炎患者：235.9　215.4　215.8　224.7　228.3　231.1　253.0　221.7　218.8　233.8　230.9　240.7
　　　　　　　　256.9　260.7　224.4

6. 有两组十二指肠溃疡患者，A 组 20 例，幽门螺杆菌（Hp）皆阳性，其生长抑制素（SS）样本均数为 260.20（wn/10^{-9}），标准差为 27.50（wn/10^{-9}）；B 组 10 例，Hp 皆阴性，其 SS 样本均数为 387.40（wn/10^{-9}），标准差为 34.50（wn/10^{-9}）。试问 Hp 对生长抑制素含量有无影响。

7. 为探讨习惯性流产与 ACA（抗心磷脂抗体）的 IgG 的关系，研究人员检测了 33 例不育症（流产史>2 次）妇女 ACA 的 IgG，得样本均数为 1.36 单位，标准差为 0.25 单位，同时测得 40 例正常（有一胎正常足月产史）育龄妇女 ACA 的 IgG，其样本均数为 0.73 单位，标准差为 0.06 单位。问不育症妇女与正常妇女间 IgG 水平是否不同。

8. 某职业病防治院对某石棉矿的石棉肺患者、可疑患者及非患者进行了用力肺活量（L）测定，结果如下表所示，问三组石棉矿工的用力肺活量有无差别。

石棉肺患者：	1.8	1.4	1.5	2.1	1.9	1.7	1.8	1.9	1.8	1.8	2.0
可疑患者：	2.3	2.1	2.1	2.1	2.6	2.5	2.3	2.4	2.4		
非患者：	2.9	3.2	3.0	2.8	3.0	2.7	3.4	2.7	3.4	3.3	3.5

9. 为研究愤怒应激对大鼠下丘脑单胺类神经递质的影响，某研究者观察了 24 只大白鼠，按完全随机设计的方法分成 3 组，分别测定血清中多巴胺含量（μmol/L），资料如下。问 3 组血清中多巴胺含量的测定结果有无差别。

血清中多巴胺含量的测定结果

A	B	C
103.05	53.02	49.31
94.80	36.38	45.77
88.23	54.94	45.07
91.06	52.22	34.92
85.28	51.79	39.38
105.67	44.17	42.81
86.44	40.69	37.02
110.06	41.26	33.86

10. 为研究注射不同剂量雌激素对大白鼠子宫重量的影响，取 4 窝不同种系的大白鼠，每窝 3 只，随机地分配到 3 个组内接受不同剂量雌激素的注射，然后测定其子宫重量，结果见下表。问注射不同剂量的雌激素对大白鼠子宫重量是否有影响。

大白鼠注射不同剂量此激素后的子宫重量（g）

大白鼠	雌激素剂量（μg/100g）		
种系	0.25	0.5	0.75
A	108	112	142
B	46	64	116
C	70	96	134
D	43	65	98

11. 某研究所人员以 0.3ml/kg 剂量纯苯给大鼠皮下注射染毒，每周 3 次。使实验动物白细胞总数下降至染毒前的 50% 左右，同时设置未染毒组。两组大鼠均按是否给升白细胞药物分为给药组和不给药组，测得结果见下表。按照 2×2 析因设计方差分析方法进行统计分析。

2×2 析因设计实验效应指标（吞噬指数）数据

重复	未染毒 A1		染毒 A2	
次数	不给药 B1	给药 B2	不给药 B1	给药 B2
1	3.80	3.88	1.85	1.94
2	3.90	3.84	2.01	2.25
3	4.06	3.96	2.10	2.03
4	3.85	3.92	1.92	2.10
5	3.84	3.80	2.04	2.08

12. 据下表资料分析不同分组与测量时间对骨代谢的影响。

12 只大白鼠实验组与对照组的骨代谢 BMD 的含量（μmol/L）

编号	对照组			编号	实验组		
	0 天	3 天	7 天		0 天	3 天	7 天
1	208.00	218.00	230.00	7	219.00	220.00	231.00
2	205.00	216.00	230.00	8	214.00	216.00	231.00
3	220.00	230.00	244.00	9	209.00	207.00	225.00
4	210.00	218.00	236.00	10	205.00	208.00	225.00
5	208.00	218.00	233.00	11	215.00	217.00	233.00
6	220.00	231.00	242.00	12	218.00	217.00	235.00

四、SAS 结果分析题

1. 某克山病区测得 11 例克山病患者与 13 名健康人的血磷值（mmol/L，数据略）。为分析该地急性克山病患者与健康人的血磷值是否不同，用 SAS 编程进行 t 检验得结果如下，请对结果进行分析：①本资料是否满足 t 检验条件；②列出论文发表中所需的统计量；③按假设检验步骤对检验结果做出客观评价。

The TTEST Procedure Statistics

Variable：x	group	N	Mean	Std Dev	Std Err
	1	11	1.5209	0.4218	0.1272
	2	13	1.0077	0.3525	0.0978

T-Tests

Variances	DF	t Value	Pr>|t|
Equal	22	3.25	0.0037
Unequal	19.6	3.20	0.0046

Equality of Variances

Variable	Num DF	Den DF	F Value	Pr>F
x	10	12	1.43	0.5486

2. 某社区随机抽取了糖尿病患者 11 例、IGT（糖耐量减低）9 例和正常人 10 例进行载脂蛋白检测（结果略），经 SAS 编程进行方差分析得结果如下，请分别对本结果作出客观评价。

第一部分

The GLM Procedure

Class Level Information

Class	Levels	Values
group	3	1 2 3
Number of observations		30

Dependent Variable：x

Source	DF	Sum of Squares	Mean Square	F Value	Pr>F
Model	2	2384.025505	1192.012753	5.85	0.0077
Error	27	5497.836162	203.623562		
Corrected Total	29	7881.861667			

R-Square	Coeff Var	Root MSE	x Mean

	0.302470	12.93519	14.26967	110.3167	
Source	DF	Type III SS	Mean Square	F Value	Pr>F
group	2	2384.025505	1192.012753	5.85	0.0077

第二部分

Levene's Test for Homogeneity of x Variance

ANOVA of Squared Deviations from Group Means

Source	DF	Sum of Squares	Mean Square	F Value	Pr>F
group	2	125647	62823.6	0.79	0.4656
Error	27	2157005	79889.1		

第三部分

Level of		·········x·········		
group	N	Mean	Std Dev	
1	11	105.454545	10.8731195	
2	9	102.388889	14.5515845	
3	10	122.800000	17.0671875	

第四部分

Student-Newman-Keuls Test for x

Alpha		0.05
Error Degrees of Freedom		27
Error Mean Square		203.6236
Harmonic Mean of Cell Sizes		9.93311
Number of Means	2	3
Critical Range	13.137999	15.875817

Means with the same letter are not significantly different.

SNK Grouping	Mean	N	group
A	122.800000	10	3
B	105.454545	11	1
B	102.388889	9	2

t Tests (LSD) for x

Alpha	0.05
Error Degrees of Freedom	27
Error Mean Square	203.6236
Critical Value of t	2.05183
Least Significant Difference	13.138
Harmonic Mean of Cell Sizes	9.93311

Means with the same letter are not significantly different.

t Grouping	Mean	N	group
A	122.800000	10	3
B	105.454545	11	1
B	102.388889	9	2

五、简述题

1. 样本均数的抽样分布有哪些特点？

2. 标准差和标准误的联系和区别有哪些？

3. t 分布与 z 分布相比有什么特点？

4. 某班级全体男女同学的平均血压作对比，要不要进行假设检验？

5. 为什么假设检验的结论不能绝对化？

6. 假设检验中检验水准 α 和 P 值有什么不同？

7. 假设检验常用于推断两总体均数是否有差别，置信区间用于估计总体均数的大小，试问在配对设计和成组设计中能否用置信区间回答假设检验的问题？

8. 试述两型错误及其关系。

9. 完全随机设计与随机区组设计有何不同？

10. I×J 析因设计与随机单位组设计异同点有哪些？

第三单元　分类资料的统计推断（6~8 章）

一、是非题

1. 只要 np 或 $n(1-p)$ 大于 5，服从二项分布的资料就可按正态分布来处理。

2. Poisson 分布的均数等于标准差。

3. 等级资料平均效应的比较可以用 χ^2 检验。

4. 四格表配对资料 χ^2 检验，$n<40$ 时，才用配对校正 χ^2 检验。

5. 应用四格表 Fisher 精确概率法的条件是 $n<40$ 或 $1<T<5$。

6. 甲医师和乙医师分别诊断 106 例肺癌患者，甲医师诊断出肺癌患者 86 例，乙医师诊断出肺癌患者 72 例，甲乙医师均诊断为肺癌的 64 例，若分析甲乙两医师肺癌检出率有无差别，应采用 McNemar 校正法。

7. 某研究者将随机抽取的 122 名腹泻患儿随机分为 3 组分别接受不同的方法治疗，结果如下表，欲比较 3 种药物治疗急性黄疸性肝炎的疗效有无差别，应采用 $R×C$ 表资料的卡方检验。

3 种药物治疗急性黄疸性肝炎的疗效

组别	无效	好转	显效	治愈	合计
方法 1	21	30	12	6	69
方法 2	26	27	17	3	73
方法 3	19	21	21	10	71

8. 4 个样本率比较时，理论频数都大于 1，有一个理论频数小于 5 且大于 1 时，必须做校正 χ^2 检验。

9. $R \times C$ 表 χ^2 检验中，若有 $T < 1$ 时，可将其与其他组合并后，再计算 χ^2 值。

10. 成组设计多个样本比较的秩和检验中，当每组例数 $n > 5$ 时，H 统计量近似服从自由度为（组数−1）的 χ^2 分布。

11. 配对设计符号秩检验中，若 T 落在界值范围内，则 P 值大于相应概率。

二、单项选择题

1. 若某人群某疾病发生的阳性数 X 服从二项分布，则从该人群中随机抽出 n 个人，阳性数 X 不少于 k 人的概率为_____。

A. $P(k)+P(k+1)+\cdots+P(n)$ B. $P(k+1)+P(k+2)+\cdots+P(n)$

C. $P(0)+P(1)+\cdots+P(k)$ D. $P(0)+P(1)+\cdots+P(k-1)$

E. $P(1)+P(2)+\cdots+P(k)$

2. Poisson 分布的标准差 σ 和均数 μ 的关系是_____。

A. $\mu > \sigma$ B. $\mu < \sigma$

C. $\mu = \sigma^2$ D. $\mu = \sqrt{\sigma}$

E. μ 与 σ 无固定关系

3. 用计数器测得某放射性物质 10 分钟内发出的脉冲数为 660 个，据此可估出该放射性物质平均每分钟脉冲计数的 95% 置信区间为_____。

A. $660 \pm 1.96\sqrt{660}$ B. $660 \pm 2.58\sqrt{660}$

C. $66 \pm 1.96\sqrt{66}$ D. $66 \pm 2.58\sqrt{66}$

E. $66 \pm 1.96\dfrac{\sqrt{660}}{10}$

4. Poisson 分布的方差和均数分别记为 σ^2 和 μ，当满足条件_____时，Poisson 分布近似正态分布。

A. π 接近 0 或 1   B. σ^2 较小

C. μ 较小   D. π 接近 0.5

E. $\sigma^2 \geq 20$

5. 从甲、乙两文中，查到同类研究的两个率比较的四格表资料，其 χ^2 检验，甲文：

$\chi^2 > \chi^2_{0.01,1}$, 乙文 $\chi^2 > \chi^2_{0.05,1}$, 可认为_____。

A. 两文结果有矛盾　　　　　　　B. 两文结果一致

C. 甲文结果更可信　　　　　　　D. 甲文说明总体的差别较大

E. 以上说法都不对

6. 3 个样本率比较, $\chi^2 > \chi^2_{0.01,2}$ 可以认为_____。

A. 各总体频率不等或不全相等　　B. 各总体频率均不相等

C. 各样本频率均不相等　　　　　D. 各样本频率不等或不全相等

E. 各总体频率相等

7. 在_____情况下四格表假设检验需用 Fisher 确切概率计算法。

A. $T<5$　　　　　　　　　　　　B. $T<1$ 或 $n<40$

C. $T<1$ 且 $n<40$　　　　　　　D. $1 \leqslant T <5$ 且 $n<40$

E. $T<5$ 或 $n<40$

8. χ^2 值的取值范围是_____。

A. $-\infty < \chi^2 < \infty$　　　　　　B. $-\infty < \chi^2 < 0$

C. $0 < \chi^2 < \infty$　　　　　　　D. $-1 < \chi^2 < 1$

E. $\chi^2 \leqslant 1$

9. $R \times C$ 表的自由度是_____。

A. $R-1$　　　　　　　　　　　　B. $C-1$

C. $R \times C$　　　　　　　　　　D. $(R-1) \times (C-1)$

E. $n-1$

10. 四格表的周边合计不变时, 如果实际频数有变化, 则理论频数____。

A. 增大　　　　　　　　　　　　B. 减小

C. 随实际频数增减而增减　　　　D. 不变

E. 以上均不对

11. 某医师用 A 药治疗 9 例病人, 治愈 7 人; 用 B 药治疗 10 例病人, 治愈 1 人。比较两药疗效时, 可选用的最适当方法是_____。

A. χ^2 检验　　　　　　　　　　B. z 检验

C. 校正 χ^2 检验　　　　　　　　D. Fisher 精确概率

E. t 检验

12. 对于总合计数 n 为 300 的 5 个样本率的资料做 χ^2 检验, 其自由度为

A. 299　　　　　　　　　　　　B. 296

C. 1　　　　　　　　　　　　　D. 4

E. 9

13. 两样本率的比较, 其检验假设是_____。

A. $p_1 = p_2$　　　　　　　　　　B. $\mu_1 = \mu_2$

C. $\pi_1 = \pi_2$　　　　　　　　　D. $\overline{X}_1 = \overline{X}_2$

E. 以上都不对

14. 下列资料不能用 χ^2 检验的是_____。

A. 完全随机设计的两样本率的比较　　B. 配对设计的两样本率的比较

C. 多个样本率的比较　　　　　　　　D. 两个（或多个）构成比间的比较

E. 等级资料实验效应间的比较

15. 在做两样本均数比较时，已知 n_1、n_2 均小于 30，总体方差不齐且呈极度偏态的资料宜用_____。

A. t 检验　　　　　　　　　　　　B. t' 检验

C. z 检验　　　　　　　　　　　　D. 方差分析

E. 秩和检验

16. 两个小样本数值变量资料比较的假设检验，首先应考虑_____。

A. 用 t 检验　　　　　　　　　　　B. 用秩和检验

C. t 检验或秩和检验均可　　　　　D. 用 z 检验

E. 资料符合 t 检验还是秩和检验的条件

17. 研究甲、乙两种治疗方法的疗效是否有差异，将 26 名某病患者随机分成两组，分别接受甲、乙两种不同的治疗，观察某项定量指标，甲法的均数为 118.6、标准差为 20，乙法的均数为 68.4、标准差为 100，最好选用_____。

A. t 检验　　　　　　　　　　　　B. 秩和检验

C. χ^2 检验　　　　　　　　　　　D. 置信区间

E. t 检验、秩和检验均可

三、计算分析题

1. 已知某种常规药物治疗某种非传染性疾病的有效率为 0.70。今改用一种新药治疗该疾病患者 10 人，发现 9 人有效。问新药的疗效是否优于常规药物？

2. 在对 45~50 岁男性人群胃癌的发病情况研究中，某医师在甲、乙两地区进行了调查。甲地区调查了 8000 人，胃癌患者有 42 人；乙地区调查了 7600 人，胃癌患者有 25 人。问乙地区 45~50 岁男性人群胃癌的发病率是否低于甲地区？

3. 某医生用国产呋喃硝胺治疗十二指肠球部溃疡，以甲氰咪胍作对照组，结果见下表。问两种方法治疗效果有无差别（两组性别、年龄、病程、病情等方面均衡可比）？

两种药物治疗十二指肠球部溃疡效果

处理	愈合	未愈	合计	愈合率（%）
呋喃硝胺组	54	8	62	87.10
甲氰咪胍组	44	20	64	68.75
合　计	98	28	126	77.78

4. 为了解某中药治疗原发性高血压的疗效，将44名高血压患者随机分为两组。实验组用该药加辅助治疗，对照组用安慰剂加辅助治疗，观察结果如下，问该药治疗原发性高血压是否有效？

两种疗法治疗原发性高血压的疗效

分组	例数	有效	有效率（%）
实验组	23	21	91.30
对照组	21	5	23.81
合　计	44	26	59.09

5. 100例确诊糖尿病例，用A试带检测结果尿葡萄糖阳性90例，同时用B试带检测阳性75例，其中A、B均阳性70例，问A、B两种试带阳性率是否不同？请列出分析表格，并进行分析。

6. 某劳动防护研究所将200名确诊的职业肺癌患者分别用痰细胞学检查和X线胸片检查进行诊断，两种方法诊断为肺癌的病例占全部病例的比例分别为：痰细胞学检查80%，X线胸片检查70%，两种方法均诊断为肺癌的病例占全部病例的60%。现欲了解两种方法的诊断结果有无差别，该资料应如何分析？请列出分析表格，并进行分析。

7. 某抗癌新药的毒理学研究中，将78只大鼠按性别、窝别、体重、年龄等因素配成39对，每对大鼠经随机分配后分别接受两种注射剂量，结果见下表，试问该新药两种剂量的毒性是否有差别？

两种剂量的毒性比较

甲剂量	乙剂量		合　计
	死亡（+）	生存（－）	
死亡（+）	6	12	18
生存（－）	3	18	21
合　计	9	30	39

8. 某医院康复科用共鸣火花治疗癔症患者56例，有效者42例；心理辅导法治疗癔症患者40例，有效者21例。试分析两种疗法治疗癔症的疗效有无差别？

9. 某研究者欲了解某新药联合某常规药物治疗急性重症胰腺炎的效果，将48例患者随机分为两组，每组24例，试验组采用新药+常规药物联合治疗，对照组仅采用常规药物治疗，治疗10天后，试验组有效22例，对照组有效18例，试问两种治疗方案的有效率有无差别？

10. 某研究者将PD型乳腺癌患者按不同首发症状分为两组，观察其腋窝淋巴结转移情况如下表，试分析两种乳腺癌患者腋窝淋巴结转移率有无不同？

两组 PD 型乳腺癌患者腋窝淋巴结转移率的比较

组别	腋窝淋巴结转移		合计
	+	−	
乳头病变	3	8	11
乳腺肿块	5	6	11
合　计	8	14	22

11. 某胸科医院同时用甲、乙两法测定 202 份痰标本中的抗酸杆菌，结果如下表。分析甲、乙两法的检出率有无差别？

甲、乙两法检测痰标本中的抗酸杆菌结果

甲法	乙法		合计
	+	−	
+	49	25	74
−	21	107	128
合计	70	132	202

12. 某研究者将腰椎间盘突出症患者 1184 例随机分为三组，分别用快速牵引法、物理疗法和骶裂孔药物注射法治疗，结果如下表。请分析 3 种疗法的有效率有无不同？

3 种疗法治疗腰椎间盘突出症有效率的比较

疗法	有效	无效	合计
快速牵引法	444	30	474
物理疗法	323	91	414
骶裂孔药物注射法	222	74	296
合计	989	195	1184

13. 某研究者检测脑梗死组与对照组血清中 Apo（a）表型的分布，结果如下表。试分析病例与对照两组的构成比有无不同？

脑梗死组与对照组血清 Apo（a）表型的分布

分组	S1	S2	S1+S2	S3	S4	Null	合计
病例组	12	9	8	21	14	4	68
对照组	6	12	4	27	20	8	77
合计	18	21	12	48	34	12	145

14. 调查某市 412 名艾滋病高危人群的 CCR2-64I 基因和 SDF1-3'A 基因的基因型分布情况如下表，问两种基因型之间是否有关联？

某市 412 名艾滋病高危人群 CCR2-64I 基因和 SDF1-3'A 基因的基因型分布

SDF1-3'A 基因型	CCR2-64I			合计
	Wt／wt	Wt／mt	Mt／mt	
Wt／wt	121	52	11	184
Wt／mt	36	72	54	162
Mt／mt	8	51	7	66
合计	165	175	72	412

15. 为研究不同类型原发性肺癌的 nm23-H1 基因表达情况，整理资料如下，问不同类型原发性肺癌的 nm23-H1 基因表达率是否有差别？

不同类型原发性肺癌的 nm23-H1 基因表达资料

分型	表达	不表达	合计	表达率（%）
鳞癌	95	40	135	70.4
腺癌	65	30	95	68.4
腺鳞癌	20	10	30	66.7
小细胞癌	10	10	20	50.0
合　计	190	90	280	67.9

16. 将 192 例接受洁肠剂处理的患者随机分为两组，一组 94 例口服硫酸镁；另一组 98 例口服甘露醇。试比较两种口服洁肠剂的不良反应情况是否有差别。

192 例接受洁肠剂处理的患者不良反应发生情况

洁肠剂	服后反应					合计
	无	恶心	呕吐	腹胀	其他	
硫酸镁	74	8	4	7	1	94
甘露醇	14	21	17	43	3	98
合　计	88	29	21	50	4	192

17. 用二乙胺化学法与气相色谱法测定车间空气中 CS_2 的含量（mg/m^3），问两法结果有无差别？

二乙胺化学法与气相色谱法测定车间空气中 CS_2 含量

样品号	1	2	3	4	5	6	7	8	9	10
化学法	50.7	3.3	28.8	46.2	1.2	25.5	2.9	5.4	3.8	1.0
色谱法	60.0	3.3	30.0	43.2	2.2	27.5	4.9	5.0	3.2	4.0

18. 某实验室观察局部温热治疗小鼠移植性肿瘤的疗效，以生存日数作为观察指标，实验结果见下表，问局部温热是否有疗效？

实验组	10	12	15	15	16	17	18	20	23	90 以上	
对照组	2	3	4	5	6	7	8	9	10	11	12	13

19. 某医生研究盐酸地尔硫䓬缓释片治疗心绞痛的效果，观察结果见下表，试比较两组疗效有无差别？

盐酸地尔硫䓬缓释片组与普通片组治疗心绞痛的疗效比较

组别	显效	好转	无效	加重
缓释片组	62	18	5	3
普通片组	35	31	14	4

20. 某儿科大夫欲分析不同肥胖程度儿童体内瘦素（mg/L）水平高低，收集了年龄、性别等相近的正常、超重、肥胖儿童各 10 例，试分析。

正常：	3.79	0.31	1.66	0.86	0.24	0.70	0.59	10.46	3.26	0.24
超重：	11.48	14.95	22.54	14.46	22.33	24.91	11.88	9.38	6.90	8.48
肥胖：	8.69	36.31	13.92	44.16	20.78	33.48	33.84	26.58	22.72	34.32

21. 某医师检测 3 种卵巢功能异常患者血清中促黄体素的含量（U/L）如下，试问 3 组间是否有差别？

3 种卵巢功能异常患者血清中促黄体素的含量（U/L）

卵巢发育不良	丘脑性闭经	垂体性闭经
>50	6.71	4.59
42.50	3.32	2.75
40.50	4.59	11.14
38.31	1.67	5.98
35.76	10.51	1.90
35.12	9.45	2.10
33.60	1.74	9.45
31.38	10.21	10.86

四、SAS 结果分析题

1. 某研究人员对暴露于狂犬病的孕妇实施狂犬疫苗接种治疗，观察病人的不良反应发生情况。该研究人员采用了肌内注射和皮下注射两种给药方式，结果见下表。用 SAS 编程进行 χ^2 检验，得结果如下，试问不同给药方式的病人不良反应发生率是否有差别（$i=1$ 肌内注射；$i=2$ 皮下注射；$j=1$ 有不良反应；$j=2$ 无不良反应）？

202 例孕妇采用不同方式接种狂犬疫苗的不良反应发生率（%）

分　组	发热及肌肉疼痛		合计	发生率（%）
	有	无		
肌内注射	35	74	109	32.11
皮下注射	22	71	93	23.66
合　计	57	145	202	28.22

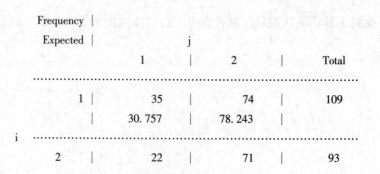

		26. 243		66. 757	

Total		57	145	202

istics for Table of i by j

Statistic	DF	Value	Prob
Chi-Square	1	1. 7708	0. 1833
Likelihood Ratio Chi-Square	1	1. 7846	0. 1816
Continuity Adj. Chi-Square	1	1. 3780	0. 2404
Mantel-Haenszel Chi-Square	1	1. 7620	0. 1844
Phi Coefficient		0. 0936	
Contingency Coefficient		0. 0932	
Cramer's V		0. 0936	

Fisher's Exact Test

Cell (1, 1) Frequency (F)	35
Left-sided Pr <= F	0. 9320
Right-sided Pr>= F	0. 1200
Table Probability (P)	0. 0521
Two-sided Pr <= P	0. 2110

Sample Size = 202

2. 对第 8 章例 8-3 数据进行 SAS 分析结果如下，试回答该药对两型支气管炎患者治疗效果是否不同？Wilcoxon Two-Sample Test、Kruskal-Wallis Test 分析结果是否相同？这两种检验方法在什么情况下使用？怎样选用单双侧？

Wilcoxon Scores (Rank Sums) for Variable f

Classified by Variable j

j	N	Sum of Scores	Expected Under H0	Std Dev Under H0	Mean Score
1	128	12250. 0	13888. 0	426. 682170	95. 703125
2	88	11186. 0	9548. 0	426. 682170	127. 113636

Wilcoxon Two-Sample Test

Statistic	11186. 0000

Normal Approximation

Z	3. 8378
One-Sided Pr> Z	<. 0001
Two-Sided Pr> | Z |	0. 0001

t Approximation

One-Sided Pr> Z	<.0001
Two-Sided Pr>｜Z｜	0.0002

Z includes a continuity correction of 0.5.

Kruskal-Wallis Test

Chi-Square	14.7373
DF	1
Pr>Chi-Square	0.0001

五、简述题

1. 简述二项分布与 Poisson 分布的区别。
2. 简述二项分布、Poisson 分和正态分布间的联系。
3. 试述第七章 χ^2 检验的类型及其应用条件。
4. 参数检验与非参数检验的区别及各有何优缺点。
5. 简述非参数检验的适用范围。

第四单元　回归与相关（9~13章）

一、是非题

1. 经假设检验，两变量间直线回归关系存在，即可认为两变量间有因果关系存在，认为 X 可能是引致 Y 发生的一个重要原因。

2. 个体 Y 值的容许区间是求总体中 X 一定时，大部分 Y 值的波动范围。

3. X、Y 服从正态分布的同一份资料，若 $t_b < t_{0.05/2, \nu}$，则一定有 $r < r_{0.05/2, \nu}$。

4. 回归系数越大，两变量关系越密切。

5. 13 名 8 岁男童体重与肺活量相关系数假设检验中，剩余自由度等于 12。

6. 偏回归系数是指自变量 X_i 变动一个单位时，应变量 Y 平均改变 b_i 个单位。

7. 复相关系数总大于方程中任一个简相关系数，其取值范围为 [−1, 1]。

8. 多元回归分析建立最优回归方程时，由逐步引入–剔除法筛选所得变量建立的回归方程总是优于前进法和后退法。

9. 最优回归方程是指那些对 Y 有显著作用的自变量全部引入回归方程。

10. 经多元线性回归方程的假设检验，得 $P<0.05$，可认为方程中各个自变量与应变量间总体回归系数都不等于 0。

二、单项选择题

1. 用最小二乘法确定直线回归方程的原则是＿＿＿＿＿＿。

A. 各观测点距直线的纵向距离相等。

B. 各观测点距直线的纵向距离平方和最小。

C. 各观测点距直线的垂直距离相等。

D. 各观测点距直线的垂直距离平方和最小。

E. 各观测点距直线的纵向距离最小。

2. $|r| > r_{0.05/2, v}$ 时，可认为两变量 X，Y 间＿＿＿＿＿＿。

A. 有一定关系　　　　　　　　B. 有正相关关系

C. 有递增关系　　　　　　　　D. 肯定有直线关系

E. 有线性相关关系存在

3. 直线回归中，如果自变量 X 乘以一个不为 0 或 1 的常数，则有＿＿＿＿＿＿。

A. 截距改变　　　　　　　　　B. 回归系数改变

C. 两者都改变　　　　　　　　D. 两者都不改变

E. 以上情况都可能

4. 利用直线回归估计 X 值所对应 Y 值的均数置信区间时＿＿＿＿＿＿可以减小区间长度。

A. 增加样本量　　　　　　　　B. 令 X 值接近其均数

C. 减小剩余标准差　　　　　　D. 降低可信度

E. 以上都可以

5. 如果直线相关系数 $r = 1$，则一定有＿＿＿＿＿＿。

A. $SS_总 = SS_残$　　　　　　　　B. $SS_回 = SS_残$

C. $SS_总 = SS_回$　　　　　　　　D. $SS_总 > SS_回$

E. $MS_回 = MS_残$

6. 如果直线相关系数 $r = 0$，则一定有＿＿＿＿＿＿。

A. 直线回归的截距等于 0　　　　B. 直线回归的截距等于 $\overline{Y}$ 或 $\overline{X}$

C. 直线回归的 $SS_残$ 等于 0　　　　D. 直线回归的 $SS_总$ 等于 0

E. 直线回归的 $SS_残$ 等于 $SS_回$

7. 直线相关系数的假设检验，$r > r_{0.0001, 34}$，可认为＿＿＿＿＿＿。

A. 回归系数 $\beta = 0$　　　　　　B. 相关系数 $\rho = 0$

C. 决定系数等于零　　　　　　D. X、Y 间线性关系存在

E. X、Y 差别有统计学意义

8. 直线回归分析中，以直线方程 $\hat{Y} = 0.004 + 0.0588X$，代入两点描出回归线。下面选项中哪项正确＿＿＿＿＿＿。

A. 所有实测点都应在回归线上　　B. 所绘回归直线必过点 $(\overline{X}, \overline{Y})$

C. 原点是回归直线与 Y 轴的交点　　D. 回归直线 X 的取值范围为 $[-1, 1]$

E. 实测值与估计值差的平方和必小于零

9. 直线回归与相关分析中，下列哪项正确_____。

A. $\rho=0$ 时，$r=0$

B. $|r|>0$，$b>0$

C. $r>0$ 时，$b<0$

D. $r<0$ 时，$b<0$

E. $|r|=1$ 时，$b=1$

10. 直线相关与回归分析中，哪种说法正确_____。

A. $|b| \leqslant 1$

B. $0<r<1$ 时，$b>0$

C. 可作回归分析的资料均可作相关分析

D. X、Y 两变量不服从正态分布仍可作积差相关

E. r 表示 X 每增加一个单位时，Y 平均增加 b 个单位

11. 研究一年级女大学生肺活量依体重变化的回归关系时，$SS_{剩余}$ 的大小可由_____来解释。

A. 体重

B. 个体的差异

C. 体重以外的其他一切因素

D. 体育锻炼

E. 遗传因素

12. 某放射科医师收集脑外伤病人 27 例，观察脑出血灶直径和病人昏迷的程度（轻度、中度、重度），欲了解昏迷程度是否与病灶大小有关，可进行_____。

A. 直线相关分析

B. Spearman 秩相关分析

C. 两小样本比较的 t 检验

D. 多重线性回归分析

E. χ^2 检验

13. 为探讨某恶性肿瘤的预后，收集了 63 例病人的生存结局（生存和死亡）及影响因素（包括治疗方式、肿瘤的浸润程度、组织学类型等），这种资料最适合选用的统计分析方法是_____。

A. 方差分析

B. 直线回归分析

C. 多重线性回归分析

D. Logistic 回归分析

E. 直线相关分析

14. 在含 3 个自变量的线性回归方程假设检验中，回归自由度与剩余自由度分别为_____。

A. 3，$n-1$

B. 3，$n-2$

C. 1，$n-2$

D. 3，$n-3$

E. 3，$n-4$

15. 多重线性回归分析中，反映回归平方和在应变量 Y 的总离差平方和中所占比重的统计量是_____。

A. 复相关系数

B. 偏相关系数

C. 偏回归系数

D. 决定系数

E. 标准化偏回归系数

三、计算分析题

1. 为研究大气中一氧化氮浓度是否受到车流量的影响，选择 12 个工业水平相近的城市的一个交通点，统计单位时间内的车流量。①试用简单线性回归方程来描述空气中一氧化氮浓度与车流量之间的关系；②对回归方程和回归系数分别进行假设检验；③绘制回归直线图；④根据以上的计算结果，进一步求其总体回归系数的 95% 置信区间；⑤车流量为 1000 辆/时，分别计算个体 Y 值的 95% 容许区间和 95% 的置信区间，并说明两者的意义。

12 个交通点的大气一氧化氮含量（×10^{-6}）与车流量（千辆/时）

交通点	1	2	3	4	5	6	7	8	9	10	11	12
车流量（X）	1.756	1.137	0.947	1.352	1.906	0.877	1.038	0.935	1.350	1.804	1.927	2.133
一氧化氮（Y）	0.129	0.089	0.057	0.105	0.133	0.064	0.099	0.097	0.118	0.154	0.176	0.202

2. 某地 10 名一年级女大学生的胸围（cm）与肺活量（L）数据如下表所示，分别计算：①相关系数；②$\rho = 0$ 的假设检验；③总体 ρ 的 95% 置信区间。

10 名一年级女大学生的胸围（cm）与肺活量（L）

学生编号	1	2	3	4	5	6	7	8	9	10
胸围 X	72.5	83.9	78.3	88.4	77.1	81.7	78.3	74.8	73.7	79.4
肺活量 Y	2.51	3.11	1.91	3.28	2.83	2.86	3.16	1.91	2.98	3.28

3. 两名放射科医师对 13 张肺部 X 线片各自做出评定结果，评定方法是将 X 线片按病情严重程度给出等级。问他们的等级评定结果是否相关。

两名放射科医师对 10 张肺部 X 线片的评定结果

患者编号	1	2	3	4	5	6	7	8	9	10	11	12	13
甲药	+	++	−	±	−	+	++	+++	++	+++	−	++	+
乙药	±	++	+	+	−	++	+++	++	+++	+++	±	++	++

4. 有人在某地抽样调查了 29 例儿童的血红蛋白（Y，g/L）与 4 种微量元素（单位均为 μmol/L）钙（X_1）、镁（X_2）、铁（X_3）、铜（X_4）的含量，资料如下。欲利用这 4 种微量元素来预测儿童血红蛋白含量，试建立相应的多重线性回归方程，并据此做出专业解释。

29 例儿童的血红蛋白与 4 种微量元素数据

序号	血红蛋白 Y	钙 X_1	镁 X_2	铁 X_3	铜 X_4	序号	血红蛋白 Y	钙 X_1	镁 X_2	铁 X_3	铜 X_4
1	135.0	13.70	12.68	80.32	0.16	16	102.5	17.48	15.13	73.35	0.19
2	130.0	18.09	17.51	83.65	0.26	17	100.0	15.73	14.41	68.75	0.13
3	137.5	13.43	21.73	76.18	0.19	18	97.5	12.16	12.55	61.38	0.15
4	140.0	16.15	16.10	84.09	0.19	19	95.0	13.04	11.15	58.41	0.13
5	142.5	14.67	15.48	81.72	0.16	20	92.5	13.03	14.87	69.55	0.16
6	127.5	10.90	10.76	70.84	0.09	21	90.0	12.40	10.45	59.27	0.14
7	125.0	13.70	12.68	80.32	0.16	22	87.5	15.22	12.03	46.35	0.19
8	122.5	21.49	18.00	78.78	0.28	23	85.0	13.39	11.83	52.41	0.21
9	120.0	15.06	15.70	70.60	0.18	24	82.5	12.53	11.99	52.38	0.16
10	117.5	13.48	14.07	72.60	0.20	25	80.0	16.30	12.33	55.99	0.16
11	115.0	15.28	15.35	79.83	0.22	26	78.0	14.07	12.04	50.66	0.21
12	112.5	15.01	13.84	68.59	0.14	27	75.0	16.50	13.12	61.61	0.11
13	110.0	17.39	16.44	74.59	0.21	28	72.5	22.40	13.54	55.94	0.18
14	107.5	18.03	16.49	77.11	0.19	29	70.0	11.80	11.73	52.75	0.13
15	105.0	13.75	13.57	79.80	0.14						

5. 为了探讨压力性尿失禁（SUI）与饮酒、生育等因素的关系，研究者对 101 例尿失禁病人和 119 例健康对照者进行病例对照研究，收集了受试者的年龄、体质指数（BMI）、便秘、教育、绝经、饮酒和孕次等因素的资料，各因素的赋值和观察结果见下表，试进行分析。

尿失禁相关因素与赋值

因素	赋值
年龄	20~ = 1、40~ = 2、60~ = 3
BMI	<24 = 1、24~28 = 2、28~ = 3
便秘	无 = 1、有 = 2
教育	小学及以下 = 1、中学 = 2、高中 = 3、大学及以上 = 4
绝经	绝经 = 1、未绝经 = 2
饮酒	不饮 = 1，饮 = 2
孕次	未孕 = 0、孕 1 次 = 1、孕 2 次以上 = 2
尿失禁（SUI）	否 = 0，是 = 1

尿失禁与饮酒、血脂等因素关系研究的数据

年龄	体质指数	便秘	教育	绝经	饮酒	孕次	尿失禁	年龄	体质指数	便秘	教育	绝经	饮酒	孕次	尿失禁
3	1	2	1	1	2	2	1	3	1	2	1	1	1	2	1
3	3	2	1	1	1	2	1	3	1	1	1	1	1	2	1
3	1	2	1	1	1	2	1	3	1	1	1	1	1	2	1
3	1	1	1	1	2	2	1	3	3	1	1	1	1	2	1
3	3	1	3	1	1	2	1	3	1	2	1	1	1	2	1
3	1	1	1	1	1	2	1	3	1	2	1	1	1	2	1
3	1	1	1	1	1	2	1	3	1	1	3	1	1	2	1
3	1	1	1	1	1	2	0	3	3	1	1	1	1	2	1
3	2	1	1	1	1	2	1	3	2	1	1	1	1	2	1
3	3	2	3	1	1	2	1	3	1	1	2	1	1	2	1
3	1	2	1	1	2	2	1	3	1	1	1	1	1	2	1
3	1	1	1	1	1	2	1	3	3	1	1	1	1	2	1
3	2	1	3	1	1	2	0	3	3	2	1	1	2	2	1
3	1	1	1	1	1	2	0	3	2	1	1	1	1	2	1
3	3	1	1	1	1	2	1	3	3	2	1	1	1	2	1
3	2	1	3	1	1	2	1	3	2	1	1	1	1	2	1
3	3	2	2	1	1	2	0	3	2	1	1	1	1	2	1
3	1	1	4	1	1	2	1	3	2	1	1	1	2	2	1
3	1	1	3	1	2	0	1	3	2	1	1	1	1	2	0
3	1	1	1	1	1	1	1	3	3	2	1	1	1	2	1
3	3	1	3	1	1	2	1	3	2	1	1	1	1	2	1
2	2	1	2	1	0	0	0	3	2	1	1	1	1	2	1
2	1	1	3	2	1	0	0	3	1	1	1	1	1	2	1
2	1	1	4	2	1	0	0	3	1	1	1	1	1	2	1
1	3	1	4	2	1	0	0	3	1	1	1	1	2	2	1
1	1	1	4	2	1	2	0	3	3	1	1	1	1	2	1
1	1	1	3	2	1	0	0	3	3	1	1	1	1	2	1
1	1	1	4	2	1	0	0	3	2	1	1	1	1	2	1

续　表

年龄	体质指数	便秘	教育	绝经	饮酒	孕次	尿失禁	年龄	体质指数	便秘	教育	绝经	饮酒	孕次	尿失禁
1	1	1	4	2	1	0	0	3	3	1	1	1	1	2	1
1	3	1	4	2	1	0	1	3	3	1	1	1	1	2	1
1	3	1	4	2	1	1	1	3	1	1	1	1	1	2	1
1	1	1	3	2	1	0	0	3	1	1	3	1	1	2	1
1	1	1	4	2	1	0	0	3	2	1	1	2	2	0	1
1	1	1	4	2	1	0	0	3	2	1	1	1	1	2	1
1	3	1	3	2	1	0	0	3	1	1	1	1	1	2	1
1	1	1	4	2	1	0	0	3	2	1	1	1	2	2	1
1	1	1	3	2	1	0	0	3	3	1	1	1	1	2	1
1	1	1	3	2	1	0	0	3	2	1	1	1	1	2	1
1	2	1	1	2	1	0	0	3	2	1	1	1	1	2	1
1	3	1	3	2	1	0	0	3	1	1	1	1	1	2	1
1	1	1	3	2	1	0	0	2	3	2	2	2	1	0	1
1	1	1	2	2	1	1	0	2	2	1	3	2	2	2	1
1	1	1	2	2	1	1	0	2	1	1	3	2	1	0	1
1	1	1	3	2	1	0	0	2	1	1	2	2	1	0	1
1	1	1	4	2	1	0	0	1	2	1	2	2	1	2	0
1	2	1	2	2	1	0	0	1	1	2	4	2	1	0	0
1	2	1	2	2	1	0	0	1	1	1	3	2	1	1	0
1	1	1	4	2	1	0	0	1	1	1	4	2	1	1	1
1	1	1	4	2	1	0	0	1	1	1	3	2	1	0	0
1	1	2	4	2	1	0	0	1	1	1	3	2	1	0	0
1	1	1	3	2	1	0	0	1	1	1	4	2	1	0	0
1	1	1	4	2	1	0	0	1	1	1	2	2	1	0	0
1	1	1	4	2	1	0	0	1	1	1	4	2	1	0	0
1	3	1	3	2	1	0	1	1	1	1	2	2	1	1	0
1	2	1	4	2	1	0	1	1	3	1	3	2	1	0	0
1	1	2	3	2	1	0	1	1	1	1	2	2	1	1	0

续 表

年龄	体质指数	便秘	教育	绝经	饮酒	孕次	尿失禁	年龄	体质指数	便秘	教育	绝经	饮酒	孕次	尿失禁
3	1	2	2	1	1	2	1	1	1	2	3	2	1	2	0
3	3	1	1	1	1	2	1	1	1	1	3	2	1	0	0
3	3	2	1	1	1	2	1	1	3	1	4	2	1	0	0
3	3	2	1	1	1	2	1	1	1	1	3	2	1	0	0
3	1	1	1	1	1	2	1	1	3	1	3	2	1	0	0
3	3	1	1	1	1	2	1	1	1	1	1	2	1	1	0
3	3	1	1	1	1	2	1	1	2	1	2	2	1	0	0
3	2	1	4	1	1	2	1	1	1	1	3	2	1	0	0
2	2	1	1	1	1	2	1	1	1	1	4	2	1	0	0
2	3	1	4	2	1	0	1	1	2	1	2	2	1	1	1
2	2	2	4	2	1	0	0	1	1	2	4	2	1	0	1
2	1	1	3	2	1	0	0	1	1	1	3	2	1	2	1
2	1	1	4	2	1	0	1	1	2	1	3	2	1	1	1
2	2	1	4	1	1	0	1	1	1	1	3	2	1	0	1
2	1	2	4	2	1	1	1	1	1	2	2	2	1	0	1
2	3	2	3	2	1	0	1	1	1	1	3	2	1	0	0
1	2	2	4	2	1	0	0	1	1	1	4	2	1	0	0
1	2	2	3	2	1	0	0	1	1	2	3	2	1	1	0
1	1	1	3	2	1	2	0	1	1	1	4	2	1	0	0
1	2	2	3	2	1	0	0	1	1	1	4	2	1	0	0
1	2	1	4	2	1	0	0	1	1	1	3	2	1	0	0
1	2	2	3	2	1	1	0	1	1	1	4	2	1	0	0
1	1	1	3	2	1	0	0	1	1	1	2	2	1	0	0
1	1	1	3	2	1	2	0	1	1	1	3	2	1	0	1
1	1	1	4	2	1	0	0	1	1	1	4	2	1	0	1
1	1	2	3	2	1	0	0	1	1	2	3	2	1	0	1
1	1	2	4	2	1	0	0	1	1	1	3	2	2	0	1
1	1	2	4	2	1	1	0	1	3	2	3	2	2	0	1

续　表

年龄	体质指数	便秘	教育	绝经	饮酒	孕次	尿失禁	年龄	体质指数	便秘	教育	绝经	饮酒	孕次	尿失禁
1	1	1	3	2	1	0	0	1	2	1	3	2	1	0	1
1	1	1	4	2	1	0	0	1	2	1	3	2	1	0	1
1	1	2	4	2	1	1	0	1	1	1	3	2	2	0	1
1	1	1	4	2	1	0	0	1	1	1	4	2	1	0	1
1	1	1	3	2	1	0	0	1	1	1	3	2	1	0	1
1	1	1	3	2	1	0	1	1	3	1	1	2	1	0	1
1	1	1	3	2	1	1	1	1	1	1	3	2	1	0	0
1	2	2	4	2	1	0	1	1	1	2	4	2	1	0	0
1	2	1	4	2	1	2	1	1	3	1	3	2	1	2	0
1	1	2	3	2	1	0	0	1	1	1	4	2	1	0	0
1	1	1	3	2	1	0	0	1	1	1	4	2	1	0	0
1	2	1	4	2	1	0	0	1	1	2	3	2	1	0	0
1	1	1	4	2	1	0	0	1	2	1	4	2	1	0	0
1	2	1	3	2	1	0	0	1	1	1	4	2	1	0	0
1	1	2	4	2	1	0	0	1	1	1	3	2	1	0	0
1	1	2	4	2	1	2	0	1	1	1	4	2	1	0	0
1	3	1	4	2	1	1	0	1	1	1	4	2	1	0	0
1	1	1	3	2	1	0	0	1	1	1	3	2	1	0	0
1	1	1	4	2	1	0	0	1	2	2	4	2	2	0	0
1	1	2	4	2	1	0	0	1	1	1	4	2	1	0	0
1	1	1	3	2	1	0	0	1	1	1	4	2	1	0	0
1	3	1	2	2	1	0	0	1	3	1	4	2	1	1	0
1	1	2	3	2	1	0	0	1	1	1	2	2	1	0	0
1	1	2	4	2	1	0	0	1	1	2	3	2	1	0	0
1	1	2	4	2	1	0	0	1	2	1	2	2	1	0	0

6. 某医师观察了 50 例急性淋巴细胞白血病患者治疗 1 年后的生存资料如下，X_1 为入院时白细胞数（$\times 10^9$/L），X_2 为淋巴结浸润度（分为 0、1、2 三级），X_3 为缓解出院后是否进行巩固治疗（$X_3=1$ 为有巩固治疗，$X_3=0$ 为无巩固治疗），Y 为观察结果（$Y=1$ 为 1 年内死亡，$Y=0$ 为生存 1 年以上）。试作 Logistic 回归分析。

50 例急性淋巴细胞白血病患者的生存资料

序号	白细胞数 X_1	淋巴结浸润度 X_2	巩固治疗 X_3	结果 Y	序号	白细胞数 X_1	淋巴结浸润度 X_2	巩固治疗 X_3	结果 Y
1	2.5	0	0	1	26	4.7	0	0	1
2	1.2	2	0	1	27	6.0	0	0	1
3	173.0	2	0	1	28	128.0	2	1	1
4	3.5	0	0	1	29	3.5	0	1	1
5	119.0	2	0	1	30	35.0	0	0	1
6	39.7	0	0	1	31	62.2	0	0	0
7	10.0	2	0	1	32	2.0	0	0	0
8	62.4	0	0	1	33	10.8	0	1	0
9	502.2	2	0	1	34	8.5	0	1	0
10	2.4	0	0	1	35	21.6	0	1	0
11	4.0	0	0	1	36	2.0	2	1	0
12	34.7	0	0	1	37	2.0	0	1	0
13	14.4	0	1	1	38	2.0	0	1	0
14	28.4	2	0	1	39	3.4	2	1	0
15	2.0	2	0	1	40	4.3	0	1	0
16	0.9	0	1	1	41	5.1	0	1	0
17	40.0	2	0	1	42	244.8	2	1	0
18	30.6	2	0	1	43	2.4	0	0	0
19	6.6	0	0	1	44	4.0	0	1	0
20	5.8	0	1	1	45	1.7	0	1	0
21	21.4	2	1	1	46	5.1	0	1	0
22	6.1	0	1	1	47	1.1	0	1	0
23	2.8	0	0	1	48	32.0	0	1	0
24	2.7	2	1	1	49	12.8	0	1	0
25	2.5	0	0	1	50	1.4	0	1	0

7. 为探讨影响人群亚健康状态的社会因素，随机抽取某大学 60 岁以上教职工的 100 名进行了调查。调查因素主要有：性别（男＝0，女＝1），文化程度（大专及以上＝1，高中或中专＝2，初中＝3，小学＝4，小学以下＝5），并用量表对工作类社会因素、家庭类社会因素、行为类社会因素进行打分，结果变量是亚健康状态（无＝1，轻度＝2，中度＝3，重度＝4）。试进行有序多分类资料的 Logistic 回归分析。

亚健康状态人群的社会影响因素

序号	性别	文化程度	工作类社会因素	家庭类社会因素	行为类社会因素	健康状态	序号	性别	文化程度	工作类社会因素	家庭类社会因素	行为类社会因素	健康状态
1	1	1	27	11	14	1	51	0	1	32	11	18	1
2	1	1	30	10	22	2	52	0	1	36	14	18	1
3	1	1	30	10	16	4	53	0	1	38	10	24	1
4	1	1	29	9	15	2	54	0	1	37	10	16	2
5	1	1	28	10	19	2	55	0	1	23	9	9	1
6	1	1	34	10	19	2	56	1	1	28	10	17	4
7	1	1	32	11	15	2	57	0	1	32	10	19	3
8	1	1	33	9	18	2	58	1	1	34	12	14	3
9	1	1	36	10	13	2	59	0	1	27	13	22	2
10	0	1	27	9	24	4	60	0	1	34	11	26	1
11	0	1	35	9	22	1	61	1	1	29	11	27	1
12	0	1	28	11	9	2	62	1	4	35	11	16	1
13	0	1	30	11	30	3	63	1	4	24	10	13	1
14	0	1	33	8	18	1	64	1	4	29	10	13	2
15	0	1	33	11	18	2	65	1	4	29	10	16	3
16	0	1	28	11	19	1	66	0	1	31	8	21	1
17	1	1	32	7	15	2	67	1	1	34	11	17	2
18	1	1	34	11	16	1	68	1	1	27	10	16	1
19	1	1	37	13	20	2	69	1	1	31	12	18	1
20	1	1	26	8	18	2	70	1	1	29	10	17	1
21	1	1	38	10	20	1	71	1	1	31	14	21	1
22	1	1	29	7	30	3	72	1	4	31	13	13	1

序号	性别	文化程度	工作类社会因素	家庭类社会因素	行为类社会因素	健康状态	序号	性别	文化程度	工作类社会因素	家庭类社会因素	行为类社会因素	健康状态
23	1	1	37	8	21	4	73	1	2	33	10	19	4
24	1	1	36	12	22	1	74	1	2	28	11	19	3
25	0	1	31	13	19	4	75	1	2	30	7	21	1
26	1	5	28	9	22	1	76	0	2	35	12	28	3
27	0	5	25	12	21	1	77	0	2	35	11	18	2
28	1	1	33	9	15	2	78	0	2	35	11	19	1
29	1	1	30	13	19	2	79	0	2	29	11	21	1
30	1	1	33	13	23	3	80	1	2	32	10	20	2
31	0	1	36	10	18	1	81	1	2	38	10	21	1
32	1	1	37	9	22	4	82	1	2	31	14	19	1
33	0	1	29	9	20	2	83	1	2	31	11	17	1
34	1	1	27	11	16	4	84	1	2	39	17	19	1
35	1	1	30	11	20	2	85	0	2	36	12	19	2
36	1	1	35	10	16	2	86	1	2	40	11	19	2
37	1	1	28	11	19	2	87	1	2	38	12	19	2
38	1	1	27	12	17	2	88	1	2	26	12	22	2
39	1	1	25	11	28	2	89	1	2	35	13	18	1
40	1	1	19	9	18	1	90	1	2	34	11	23	1
41	1	1	28	10	13	1	91	1	2	30	12	17	1
42	1	1	33	14	17	3	92	1	3	43	9	15	3
43	1	1	26	11	24	2	93	0	3	40	9	18	1
44	1	1	31	10	24	1	94	0	3	32	12	11	1
45	1	1	22	10	19	1	95	0	3	32	13	20	1
46	0	1	31	13	20	1	96	0	3	41	11	22	3
47	1	1	26	12	22	2	97	1	4	35	11	21	2
48	1	1	27	12	19	2	98	0	4	29	15	24	1
49	1	1	32	11	20	3	99	1	4	28	10	20	1
50	1	1	39	13	16	4	100	1	4	25	11	20	1

四、SAS 结果分析题

1. 利用 SAS 软件做某医院 1986~1996 年住院收入 Y（千元）关于出院人数 X_1（千人）和实占病床日数 X_2（千日）的线性回归分析，得到如下所示结果。①请根据 SAS 输出结果用假设检验的 3 个步骤来回答住院收入 Y 关于出院人数 X_1 和实占病床日数 X_2 的线性回归关系是否成立；②出院人数 X_1 和实占病床日数 X_2 对于住院收入 Y 的影响哪个较大？如何判断；③根据此多重回归方程预测出院人数为 4005 人，实占病床日数为 51410 日的住院收入是多少？

The REG Procedure

Dependent Variable：Y

Analysis of Variance

Source	DF	Sum of Squares	Mean Square	F Value	Pr ob>F
Model	2	201976.79228	100988.39614	500.40	<.0001
Error	8	1614.52272	201.81534		
Corrected Total	10	203591.31500			

Root MSE	14.20617	R-Square	0.9921	
Dep Mean	192.93455	Adj R-sq	0.9901	
C. V.	7.36321			

Parameter Estimates

Variable	DF	Parameter Estimate	Standard Error	T for H0: Parameter=0	Prob>|T|	Standardized Estimate
Intercept	1	−356.71291	19.04057	−18.73	<.0001	0.00000
X1	1	74.94218	20.11773	3.73	0.0058	0.47676
X2	1	5.71432	1.38779	4.12	0.0034	0.52698

2. 探讨肾细胞癌转移有关的因素研究中，收集了 26 例行根治性肾切除术患者的肾癌标本资料，有关变量说明如下：

X_1：确诊时患者的年龄（岁）；

X_2：肾细胞癌血管内皮生长因子，其阳性表达由低到高共 3 个等级，分别赋值 1、2、3；

X_3：肾细胞癌组织内微血管数；

X_4：肾癌细胞核组织学分级，由低到高共 4 级，分别赋值 1、2、3、4；

X_5：肾细胞癌分期，由低到高共 4 期，分别赋值 1、2、3、4；

Y：肾细胞癌转移情况，有转移=1；无转移=0。

SAS 软件分析结果（逐步法，引入 $\alpha=0.05$，剔除 $\alpha=0.10$）如下：①试解释肾细胞癌血管内皮生长因子 X_2 和肾癌细胞核组织学分级 X_4 对肾细胞癌转移的作用大小和方向；②如何比较变量 X_2 和 X_4 的相对贡献大小；③现有一肾细胞癌病人，如肾细胞癌血管内皮生长因子为高度表达，肾癌细胞核组织学分级为 3 级，若按照肾细胞癌转移的概率大于 0.50 判为转移，小于 0.50 判为不转移，试分析该病人是否转移。

The LOGISTIC Procedure

Analysis of Maximum Likelihood Estimates

Variable	DF	Parameter Estimate	Standard Error	Wald Chi-Square	Pr> Chi-Square	Standardized Estimate	Odds Ratio
INTERCPT	1	-12.3285	5.4305	5.1540	0.0232	.	.
X2	1	2.4134	1.1960	4.0719	0.0436	1.185510	11.172
X4	1	2.0963	1.0879	3.7131	0.0540	1.230697	8.136

Conditional Odds Ratios and 95% Confidence Intervals

Variable	Unit	Odds Ratio	Wald Confidence Limits Lower	Upper
X2	1.0000	11.172	1.072	116.452
X4	1.0000	8.136	0.965	68.622

五、简述题

1. 直线回归分析中应注意哪些问题？

2. 简述直线回归与直线相关的区别与联系。

3. 两批数据合并后是否可以拟合线性回归方程？为什么？

4. 简述直线相关、秩相关的区别与联系。

5. 什么是多重线性回归？多重线性回归与直线回归有何异同？

6. 试述回归平方和与偏回归平方和的意义、区别和联系？各有什么用途？

7. 为什么要对回归变量进行筛选？筛选的方法有哪些？它们各有何特点？

8. 什么情况下采用 Logistic 回归分析？条件 Logistic 回归和非条件 Logistic 回归分析的应用有何不同？

9. 多重线性回归与 Logistic 分析中结果解释时主要统计指标有何异同？其意义是什么？

第五单元 医学统计设计（14~18 章）

一、是非题

1. 分层抽样就是根据所关注的某些特征将总体划分成几个部分后再抽样。

2. 整群抽样比分层抽样更节省经费和样本量。

3. 在进行住户调查时，可逐户进行，直到满足事先要求的样本量为止。

4. 无应答偏倚可能来自抽样方法。

5. 将 20 只小白鼠分为实验组和对照组，实验人员闭着眼睛用手去鼠笼中随机抓小鼠，抓出 10 只小鼠作为实验组，剩余 10 只作为对照组。由于实验人员是闭着眼睛用手随机抓，故该分组为随机分组。

6. 随机区组设计是配对设计的扩展。

7. 用某新药治疗 36 例溃疡病出血患者，结果 35 例恢复，大便潜血 6.1 天转阴。据此可以认为，该药疗效令人满意。

8. 非随机误差是不可控制且难以消除的。

9. 某新药的临床实验需用 120 例患者。研究者认为可以采用如下分组方案：根据就诊的先后就诊顺序，将先就诊的 60 例患者分到新药组，后就诊的 60 例分到对照组。

10. 由于实验研究以人为受试对象，所以必须慎重考虑研究对象的样本量和依从性。

11. 理论上临床试验数据分析集的全分析集是最大的。

12. 非劣效/等效性界值是由试验统计专业人员确定的。

13. 非劣效检验一定是单侧检验。

14. 非劣效试验采用置信区间方法进行统计推断时只需考虑上限或下限，而等效性试验则需要上限和下限同时考虑。

15. 临床试验的两组疗效之间的差别无统计学意义（$P>0.05$）即可认为两组是等效的。

16. 在一次临床试验中的假设检验、置信区间估计以及样本量估计无论采用哪一种方法计算标准误，均应该保证使用同样的方法。

二、单项选择题

1. 各种抽样方法中，抽样误差最大的是_____

A. 单纯随机抽样   B. 分层抽样

C. 系统抽样   D. 整群抽样

E. 其他

2. 在调查表信度评价中，测量稳定性的指标是_____。

A. 复本信度   B. 重测信度

C. 分半信度   D. Q 系数

E. Cronbach α 系数

3. 测量偏倚可由_____引起。

A. 抽样框涵盖不足   B. 无法找到被调查对象

C. 复合联结   D. 抽样框过涵盖

E. 调查表设计不完善

4. 在下面各种实验设计，在相同条件下最节约样本量的是_____。

A. 完全随机设计   B. 配对设计

C. 析因设计   D. 配伍组设计

E. 交叉设计

5. 实验设计的 3 个基本要素是_____。

A. 受试对象、实验效应、观察指标　　B. 随机化、重复、设置对照

C. 均衡性、随机化、可比性　　D. 处理因素、受试对象、实验效应

E. 对照、重复、盲法

6. 实验设计的基本原则是_____。

A. 随机化、盲法、对照　　B. 重复、随机化、配对

C. 随机化、盲法、配对　　D. 齐同、均衡、随机化

E. 随机化、重复、对照

7. 样本量估计时，α 愈小_____。

A. 样本量愈大　　B. 样本量愈小

C. 样本量愈准确　　D. 不影响样本量大小

E. 样本量愈不准确

8. 重复的目的是为了_____。

A. 减少个体差异　　B. 减少抽样误差

C. 减少偶然性　　D. 增加均衡性

E. 优化随机性

9. 某医生研究由贯叶金丝桃和刺五加组成的制剂治疗抑郁症的效果，对照组用无任何作用的糖丸，这属于_____。

A. 实验对照　　B. 空白对照

C. 安慰剂对照　　D. 历史对照

E. 标准对照

10. 观察性研究和实验性研究的根本区别是_____。

A. 实验研究以动物为对象　　B. 调查研究以人为对象

C. 实验研究可随机分组　　D. 实验研究只有临床研究才用

E. 调查研究要进行随机抽样

11. 为研究新药"胃灵丹"治疗胃病（胃炎、胃溃疡）疗效，在某医院选择 50 例胃炎和胃溃疡病人，随机分成实验组和对照组，实验组服用胃灵丹治疗，对照组用公认有效的"胃苏冲剂"。这种对照在实验设计中称为_____。

A. 实验对照　　B. 空白对照

C. 安慰剂对照　　D. 标准对照

E. 历史对照

12. 双盲试验中_____。

A. 病人不知道自己接受何种处理　　B. 每个病人均接受安慰剂治疗

C. 病人不知道他们是否在实验中　　D. 每个病人均接受两种处理

E. 除病人外，执行研究计划的人员也不知道病人接受的是何种处理

13. 在某新疫苗预防接种试验中，受试儿童被随机地分配到"免疫组"和"对照组"，

"免疫组"儿童接种疫苗，对照组不施加处理，则_____。

    A. 该试验为单盲试验　　　　　　B. 拒绝接种的儿童应包括在对照组

    C. 该试验属双盲试验　　　　　　D. 拒绝接种疫苗的儿童应被排除

    E. 因不是所有的儿童均接种，所以试验无用

14. 临床试验中采用安慰剂对照可_____。

    A. 用于两种表面相似的治疗比较时　　B. 保证非随机试验具有可比性

    C. 防止出现治疗本身所产生的效应　　D. 进行一个主动接受治疗组与未治疗组的比较

    E. 消除来自于受试对象心理因素对治疗的影响

三、计算分析题

1. 调查某地区农村 3 岁以下儿童贫血患病的情况，以儿童贫血患病率为估计指标。查阅文献资料，得知农村儿童贫血患病率在 0.3 上下波动，若将容许误差定为 0.02，$\alpha = 0.05$：①按单纯随机抽样应调查多少个儿童？②按整群抽样应调查多少个儿童？

2. 某地医院抽样调查该地健康成人白细胞水平，要求误差不超过 $0.2 \times 10^9/L$。据以往调查，健康成人的白细胞的标准差为 $1.5 \times 10^9/L$，令 $\alpha = 0.05$，问需调查多少人？

3. 欲调查某市中小学儿童沙眼患病水平，据以往资料，儿童沙眼患病率为 25%，规定容许误差为 2%，$\alpha = 0.05$，问需调查多少儿童？

4. 将 28 只大白鼠随机分配到 A、B、C、D 4 个处理组，并要求各组例数相等，试写出具体的分组过程和分组结果。假定某癌年发病率为 0.05，为了早期诊断这种癌症，研究出一种新的仪器，如果能检出 0.02 就非常满意了，在 $\alpha = 0.05$，$\beta = 0.1$ 条件下，需要多少例样本？

5. 为了解高温作业工人心率是否高于一般人群。某研究者随机抽取了 10 名高温作业工人做预测，测得其标准差为 $s = 6.2$ 次/分。若高温作业工人的心率高于一般人群 3.0 次/分才有专业意义，问在 $\alpha = 0.05$，$\beta = 0.1$ 条件下，需要多少样本？

6. 比较甲、乙两药对某病的疗效，由以往资料知甲、乙两药的有效率为 75% 和 90%，规定双侧 $\alpha = 0.05$，$\beta = 0.10$，问每组最少需观察多少病例？

7. 为研究孕妇补锌对胎儿生长发育的影响，将 96 名孕妇随机分为试验组和对照组，一组在不同时间按要求补锌，另一组为对照组，观察两组孕妇所生新生儿体重有无不同。两组的例数、均数、标准差分别为：补锌组 $n_1 = 48$，$\overline{X}_1 = 3427.8g$，$S_1 = 448.1g$；对照组 $n_2 = 48$，$\overline{X}_2 = 3361.9g$，$S_2 = 400.1g$。经 z 检验，$P > 0.05$，不能拒绝 $H_0 : \mu_1 = \mu_2$，试估计该假设检验的检验效能。

8. 某医生分析中药和西药治疗某病患者的疗效，44 例患者随机分为两组，中药治疗的 22 人中 12 例有效（有效率 54.5%），西药治疗的 22 例中 7 人有效（有效率 31.8%），作 χ^2 检验得：$\chi^2 = 2.32$，$P > 0.05$。两组的有效率差别无统计学意义，因此认为两种治疗方法的疗效是相同的，试估计该假设检验的检验效能。

9. 为研究母乳喂养和人工喂养对婴儿血红蛋白的影响，根据文献，经母乳喂养的

婴儿 42 天血红蛋白均数为 117.7g/L，人工喂养为 103.3g/L，42 天婴儿血红蛋白的总体标准差 $\sigma = 10.2$g/L。α 取单侧 0.05，检验功效为 0.80，每组例数相等，问每组需要多少病例才能发现差异？若母乳喂养组样本量占整个样本量的 60%，则每组又各需多少病例？

10. 目前使用的狂犬疫苗浓缩苗经全程注射后有效率为 88.37%，现推出一精制苗，根据文献，该苗在全程接种后必须提高 8% 以上才有推广价值。①如果取 $\alpha = 0.05$，$1-\beta = 0.80$，单侧检验时，需要多少样本才能达到研究目的？②如果取 $1-\beta = 0.90$，又需要多大的样本量？③根据两个样本量的比较，你得出什么结论？

11. 为评价仙露贝滴剂治疗急性鼻窦炎的临床疗效和安全性，以吉诺通胶囊为阳性对照进行平行随机临床试验。以有效率作为主要指标，按非劣效试验进行设计，假定仙露贝滴剂和吉诺通胶囊的有效率均为 80%（$\pi = 0.80$），若本试验以仙露贝有效率不低于吉诺通 15 个百分点作为非劣效（$\delta_0 = 0.15$），显著性水平为 0.05（$\alpha = 0.05$），把握度为 80%（$\beta = 0.20$），试问每组至少需要多大的样本量？如果非劣效界值 $\delta_0 = 0.10$，其他条件不变，每组需要多少样本量？

12. 在恩替卡韦和拉米夫丁治疗 HBeAg 阳性慢性乙型肝炎的比较研究中，主要疗效终点为有组织学改善病人的比例。组织学改善定义为治疗 48 周时的 Knodell 坏死炎症评分至少比基线减少 2 分并无 Knodell 纤维化评分的恶化。按非劣效性试验进行设计，检验恩替卡韦与拉米夫丁相比的非劣效性。假设拉米夫丁组的改善率为 60%，恩替卡韦组的改善率为 64%，非劣效性界值定为 10%，若检验水准为 0.05，要求具有 90% 的把握性。问需要计划的样本量有多少（用两组率合并法计算标准误）？假设恩替卡韦与拉米夫丁的组织学改善率均为 60%，其他条件不变，需要多少样本量？假设恩替卡韦比拉米夫丁稍差一些，例如恩替卡韦组织学改善率为 58%，拉米夫丁为 60%，其他条件不变，又需要多少样本量？请从保守性估计样本量的思想对实际临床试验所采用的样本量进行辨析。

13. 为评价雷米普利（ramipril）治疗轻、中度原发性高血压的疗效与安全性，以依那普利（enalapril）作为阳性对照进行双盲临床试验。雷米普利观察 61 例，用药 4 周后舒张压下降 9.4±7.3mmHg；依那普利观察 59 例，用药 4 周后舒张压下降 9.7±5.9mmHg。假定临床等效界值为 3mmHg，检验水准为 0.05，试问雷米普利与依那普利是否等效？

14. 为评价左旋氧氟沙星注射液与环丙沙星注射液对呼吸道感染、泌尿系感染、肠道感染的治愈率，采用双盲随机平行对照临床试验。左旋氧氟沙星组观察 38 例，一个疗程 14 天的治愈率为 76.3%；环丙沙星组观察 35 例，治愈率为 68.6%。假定非劣效界值为 5%，检验水准为 0.025，试问左旋氧氟沙星注射液的疗效是否非劣效于环丙沙星注射液？

四、简述题

1. 观察性研究获取资料的方式有哪些？

2. 调查表设计的基本要求是什么？

3. 基本的随机抽样方法有哪些，各有何优缺点？

4. 简述评价信度和效度的常用指标。

5. 如何弥补整群抽样和系统抽样的不足？

6. 如何预防抽样框误差？

7. 误差有哪几类？实验设计阶段，如何控制误差？

8. 交叉设计优缺点各有哪些？

9. 对照、重复、随机化的意义何在？

10. 估计样本量时，所定容许误差与样本量有何关系？

11. 影响样本量的影响因素有哪些？

12. 常见的样本量估计的方法有哪些？

13. 简述什么是临床试验？临床试验有哪些特点？

14. 临床试验设计的三要素有哪些特殊性？常用的对照形式有哪些？

15. 临床试验常见的设计类型有哪几种？常见的比较类型有哪几种？

16. 临床试验样本量估计的影响因素有哪些？

17. 临床试验中常用的随机化方法有哪些？

18. 什么是非劣效/等效性界值？一般如何来确定该界值？

19. 临床试验中非劣效/等效性检验与通常的假设检验有何不同？举例说明。

第六单元 医学统计的应用（19~25 章）

一、单项选择题

1. 计算某年的婴儿死亡率，其分母为＿＿＿＿＿＿＿。

A. 年初 0 岁组人口数　　　　　　B. 年中 0 岁组人口数

C. 年活产数　　　　　　　　　　D. 年末 0 岁组人口数

E. 年均人口数

2. 适于反映慢性病尤其是恶性肿瘤远期治疗效果的指标是＿＿＿＿＿＿＿。

A. 病死率　　　　　　　　　　　B. 治愈率

C. 有效率　　　　　　　　　　　D. 生存率

E. 死亡率

3. 反映疾病危害居民生命健康严重程度的指标有＿＿＿＿＿＿＿。

A. 某病病死率、死亡率　　　　　B. 某病患病率、发病率

C. 某病病死率、发病率　　　　　D. 某病死亡率、患病率

E. 以上都不是

4. 寿命表中，若 x 岁到 $x+1$ 岁的死亡概率为 $_1q_x$，$x+1$ 岁到 $x+2$ 岁的死亡概率为 $_1q_{x+1}$，则 x 岁到 $x+2$ 岁的死亡概率为＿＿＿＿＿＿＿。

A. $_1q_x \times _1q_{x+1}$　　　　　　　　B. $1 - _1q_x \times _1q_{x+1}$

C. $(1 - _1q_x) \times (1 - _1q_{x+1})$

D. $1 - (1 - _1q_x) \times (1 - _1q_{x+1})$

E. $_1q_x + _1q_{x+1}$

5. $e_{60} = 20.33$ 岁，表示_____。

A. 存活满 20.33 岁的人，今后还能存活 60 年

B. 该受试对象实际存活了 60 年

C. 存活满 60 岁的人，今后尚有可能平均存活 20.33 年

D. 该受试对象实际存活了 20.33 年

E. 存活满 60 岁的人，今后实际还能存活 20.33 岁

6. 白血病预后分析中，以下_____不属截尾。

A. 死于白血病　　　　　　　　　B. 死于其他疾病

C. 失访　　　　　　　　　　　　D. 观察期结束尚存活

E. 拒绝访问

7. Cox 回归与 Logistic 回归比较，_____。

A. Logistic 回归更适用于长期随访研究

B. Cox 回归适用于长期随访研究

C. 二者的因变量都是两分类变量

D. 二者的自变量都是连续变量

E. 二者结果一致

8. 随访研究中，观察对象在不同时间接受某处理，直到预先规定的时间终止。如下简图示（×：表示死于研究因素，O：表示继续生存），其中_____属截尾值。

A. ①⑤

B. ①②③⑥

C. ③④⑤⑥

D. ③④⑤

E. ②③⑥

9. 观察一组急性白血病患者的治疗效果，终点事件是缓解（完全缓解或部分缓解），则截尾定义为_____。

A. 缓解　　　　　　　　　　　　B. 未缓解

C. 失访　　　　　　　　　　　　D. 死亡

E. B、C、D 均是

10. 纵轴的刻度必须从"0"开始的统计图为_____。

A. 条图和线图　　　　　　　　　B. 条图和直方图

C. 线图和半对数线图　　　　　　D. 线图和直方图

E. 散点图和半对数线图

二、计算分析题

1. 手术治疗 100 例食管癌患者，术后 1、2、3 年的死亡数分别为 10、20、30，若无截

尾数据，试求各年生存概率及逐年生存率。

2. 某医师收集 20 例脑瘤患者甲、乙两种疗法治疗的生存时间（周），试估计两疗法组生存率，并比较两疗法组生存率有无差别？

甲疗法组	5	7^+	13	13	23	30	30^+	38	42	42	45^+
乙疗法组	1	3	3	7	10	15	15	23	30		

3. 对 949 名卵巢癌病人随访结果见下表，时间区间均为 5 年。试估计生存率。

949 名卵巢癌病人的随访结果

诊断后年数	期内死亡数	期内截尾数
0~	731	18
5~	52	16
10~	14	75
15~	10	33

4. 下表是某省 1991 年的人口调查资料。请就此资料：①绘制人口金字塔图；②计算全人口的性别比；③计算育龄期妇女占全人口的百分比；④计算负担系数；⑤计算老年人口比重；⑥计算老少比。

某省 1991 年男女人口各年龄构成比（%）

年龄组（岁）	男	女	年龄组（岁）	男	女
0~	3.79	4.14	45~	2.48	2.66
5~	3.62	3.88	50~	2.26	2.36
10~	3.69	3.96	55~	2.09	2.14
15~	4.20	4.42	60~	1.80	1.75
20~	5.14	5.38	65~	1.51	1.37
25~	4.73	5.07	70~	1.11	0.92
30~	4.16	4.44	75~	0.78	0.53
35~	3.93	4.26	80~	0.50	0.29
40~	3.01	3.26	85~	0.26	0.11

5. 下表为某地某年育龄妇女的年龄别生育率，已知该地当年出生性别比为 107.6。据此资料，能否计算总生育率、总和生育率、粗再生育率和净再生育率，各需要哪方面资料？

某地某年育龄妇女年龄别生育率

年龄组（岁）	年龄别生育率（‰）
15~	19.68
20~	233.36
25~	154.43
30~	66.50
35~	19.08
40~	5.75
45~49	1.37

6. 例 19-3 中的 0 岁组死亡人数为 50 时，编制简略寿命表，试分析其结果与例 19-3 有何不同？

7. 下表收集了某地 1993~2000 年的传染病的发病率，试用二次曲线拟合发病率的变化趋势，并对 2001~2003 年当地的发病率进行预测。

某地 1993~2000 年的传染病的发病率（‰）

年　份	1993	1994	1995	1996	1997	1998	1999	2000
发病率	41.78	35.96	33.35	31.00	29.91	24.22	20.89	17.81

8. 下表是某医院 1992~2000 年门诊的就诊人次变化情况，试用指数曲线拟合门诊量的变化趋势，并预测对 2001~2003 年的门诊量进行预测。

某医院 1992~2000 年门诊量（千人次）

年　份	1992	1993	1994	1995	1996	1997	1998	1999	2000
门诊量	192	211	230	234	276	351	428	540	657

9. 某研究所调查了 3 种职业人群高脂血症患病情况，整理资料如下，试作表的改进。

10. 欲描述 2001 年某市建筑工人工伤轻重程度与治疗转归的关系，试作统计分析表的改进。

11. 将 9、10 题统计表修改后结果绘制成适当的统计图，并加以描述。

12. 将某部队历年感冒与支气管发病率（‰）资料分别绘制成普通线图和半对数线图进行对比，并说明应选用哪一种。

13. 选用适当的统计图，描述某地 478 名 55 岁以上痴呆患者年龄（岁）变化的趋势。

某地3种人群高脂血症患病情况

职业	性别	调查人数	患病人数	患病率（%）
工人	男	102	3	2.9
	女	80	20	25.0
	合计	182	23	12.6
农民	男	77	7	9.1
	女	86	2	2.3
	合计	163	9	5.5
职员	男	107	18	16.8
	女	91	10	11.0
	合计	198	28	14.1

2001年某市建筑工人工伤者转归分析

转归	工伤程度							
	轻伤人数	%	重伤人数	%	死亡人数	%	合计人数	%
痊愈	496	90.35	9	1.64	–	–	505	91.99
功能障碍	12	2.19	20	3.64	–	–	32	5.83
残废	3	0.55	8	1.46	–	–	11	2.00
死亡	–	–	–	–	1	0.18	1	0.18
合计	511	93.08	37	6.74	1	0.18	549	100

某部队历年感冒与支气管炎发病率（‰）

病种	1990	1991	1992	1993	1994	1995	1996	1997	1998
感冒	126.27	92.19	107.59	101.93	92.60	73.20	51.40	42.39	33.35
支气管炎	6.63	6.37	5.92	5.69	5.54	4.32	3.04	2.42	2.27

某地478名55岁以上痴呆患者年龄分布

年龄	55~	60~	65~	70~	75~	80~	85~	90~
例数	7	22	53	78	93	99	84	42

三、简述题

1. 生存分析的主要用途及其统计学方法有哪些？

2. 为什么 Kaplan-Meier 法生存曲线为阶梯形，而寿命表法生存曲线为折线形？

3. 多重线性回归、Logistic 回归和 Cox 回归作为常用的多因素分析方法有哪些异同？

4. Cox 回归中的 RR 或 HR 表示什么？如何解释 RR 或 HR 的大小？

5. 试述统计预测的意义及其局限性。

6. 统计定量预测有哪些常用方法？它们适用于哪些情况？

7. 指数平滑方法中有哪几个重要的参数？它们的几何意义是什么？

8. ARIMA 预测模型由哪几个子模型构成？应用 ARIMA 时对数据有哪些基本要求？

（罗天娥　赵晋芳整理、补充）

附录三

常见统计学专业名词英汉对照

−2 Log Likelihood	似然比统计量	blind review	盲态审核
accidental sampling	碰巧抽取	blinding	盲法
accuracy	准确度	box plot	箱式图
active life expectancy, ALE	健康期望寿命	case fatality rate	病死率
activities of daily living, ADL	生活自理能力	categorical variable	分类变量
actual frequency	实际频数	cause-specific death rate	死因别死亡率
adjusted rate	调整率	cause eliminated life table	去死因寿命表
age-specific death rate, ASDR	年龄别死亡率	censored data	删失数据
age-specific fertility rate, ASFR	年龄别生育率	census	普查
age-specific probability of dying	年龄组死亡概率	census statistics	静态人口统计
agreement rate	一致率	central tendency	集中趋势
Akaike's Information Criterion	赤池信息准则 AIC	chance diagonal	机会线
alternative hypothesis	备择假设	Chi-square test	卡方检验
analysis of variance, ANOVA	方差分析	child mortality under age 5	5 岁以下儿童死亡率
analysis set	分析集	Cronbach's α coefficient	克朗巴赫 α 系数
analytic hierarchy process, AHP	层次分析法	class interval	组距
analytic visualizations	可视化分析	classical test theory, CTT	经典测量理论
analytical study	分析性研究	cleaning data	清理资料
arithmetic mean	算术均数	clinical trial	临床试验
Artificial Neural Network	人工神经网络	cluster sampling	整群抽样
assumption of proportional hazard	比例风险假定	coding sheet	登录表
autocorrelation coefficient	自相关系数	coefficient of determination	决定系数
autoregressive integrated moving average, ARIMA		coefficient of interclass correlation	组内相关系数
	自回归滑动平均混合模型	coefficient of kurtosis	峰度系数
average	平均数	coefficient of product moment correlation	积差相关系数
average length	平均寿命	coefficient of regression	回归系数
Back Propagation Net-Work	误差逆向传播模型	coefficient of skewness	偏度系数
Banded main diagonal, UN (1)	带状主对角结构	coefficient of variation	变异系数
baseline hazard	基准风险函数	cohort life table	定群寿命表
between-groups mean square	组间均方	collection of data	搜集资料
between-subject variation	个体间变异	column	列
bias	偏差	complete data	完全数据
binomial distribution	二项分布	completely randomized design	完全随机设计
biological change-point detector, BCD	生物异常点探测	Complexity	复杂性
bivariate normal distribution	双变量正态分布	Compound Symmetry structure, CS	复合对称结构

concurrent controls	平行对照	deviation test	偏差检验
concurrent validity	同时效度	diagnostic test	诊断试验
confidence interval, CI	可信（置信）区间	differential item function, DIF	项目功能差异
conformatory factor analysis, CFA	验证性因子分析	dimension	维度
confounding bias	混杂偏倚	disability prevalence rate	残疾患病率
construct validity	结构效度	discrete	离散型
content validity	内容效度	distribution free	任意分布
Content validity index, CVI	内容效度指数	dose-response control	剂量-反应对照
contingency table	列联表	Dot density maps	点密度图
contraceptive prevalence	避孕现用率	double blind	双盲
control	对照	double sampling	二重抽样
convenience sampling	方便抽样	dynamic series	动态数列
Cook distance	库克距离	Emergency Department	医院急诊室
corrected-item total correlation, CITC		equal-dispersion	等离散
	修正条目相关系数法	equivalence trial	等效性试验
corrected sum of squares	离均差平方和	equivalent-form reliability	复本信度
correction for continuity	连续性校正	error-bar chart	误差限图
correlation	相关	error	误差
count data	计数资料	error mean square	误差均方
criterion-related validity	效标关联效度	Exchangeable Correlation, EXCH	可互换相关结构
cross-over design	交叉设计	exclusion criteria	排除标准
cross-section study	横断面研究	experimental design	实验设计
crude birth rate, CBR	粗出生率	experimental effect	实验效应
crude death rate, CDR	粗死亡率	explanatory trial	解释性临床试验
cummulative failure rate	累计失败率	explanatory variable	解释变量
cumulative logit model	累积 logit 模型	exploratory factor analysis, EFA	探索性因子分析
cumulative probability of survival	累积生存概率	exponential smoothing method	指数平滑方法
cure rate	治愈率	extrapolation	外延
current life table	现时寿命表	face to face interview	面对面访问
cut-off point	诊断界值	facet	领域
data locked	数据库锁定	Factor Analysis, FA	因子分析
data management	数据管理	factorial design	析因设计
degree of freedom	自由度	failure time analysis	失效时间分析
density of population	人口密度	false-negative rate, FNR	假阴性率
dependency ratio	人口负担系数	false-positive rate, FPR	假阳性率
dependent variable	应变量	First-order Auto regressive, AR（1）	一阶自回归结构
descriptive study	描述性研究	fit statistics	拟合优度统计量
design effect	设计效应	fixed-effects model	固定效应模型
design matrix	设计矩阵	fourfold table	四格表
deviance, D	偏差	frequency	频率

Friedman's M test	Friedman M 检验	intercept	截距
full analysis set，FAS	全分析集	internal consistency reliability	内部一致性
general fertility rate，GFR	总生育率	International Classification of Diseases，ICD	
generalized logit model	广义 logit 模型		国际疾病分类
geographical weighted regression，GWR	地理加权模型	interpolation	内插
geometric mean	几何均数	interval estimation	区间估计
Global spatial autocorrelation	全局空间自相关	interval scale	区间尺度
gold standard	金标准	intervention trial	干预性试验
good clinical practice，GCP	药物临床试验质量管理规范	item	条目
Good Statistics Practice，GSP	统计学管理规范	item response theory，IRT	项目反应理论
goodness of fit test	拟合优度检验	Kaiber method	寇氏法
grey forecast method	灰色预测模型	kernel density estimation，KDE	核密度估计法
grid search	网格搜索	Kruskal-Wallis H test	Kruskal-Wallis H 检验
gross reproduction rate，GRR	粗再生育率	kurtosis	峰度
half effective dose，ED50	半数效量	Lagrange multiplier test，LM test	拉格朗日乘数检验
half lethal dose，LD50	半数致死量	Latent Class Analysis，LCA	潜在类别分析
hat matrix	帽矩阵	latent factor	潜在因子
hazard function	风险函数	Latent Profile Analysis，LPA	潜在剖面分析
hazard ratio，HR	风险比	latent trait	潜在特质
health measurement	健康测量	Latent Trait Analysis，LTA	潜在特征分析
heterogeneity	异质性	latent variable	潜变量
high leverage case	高杠杆点	least significance difference test，LSD	最小显著差法
historical and prospective cohort study		least sum of squares	最小二乘法
	历史-前瞻性队列研究	life expectancy	预期寿命
historical cohort study	历史性队列研究	life expectancy free of disability（LEFD）	
homogeneity	同质性		无残疾期望寿命
homogeneity of variance test	方差齐性检验	life table	寿命表
Hopfield Neural Network	Hopfield 神经网络	likelihood ratio test	似然比检验
Hosmer-Lemeshow test	Hosmer-Lemeshow 检验	likelihood ratio，LR	似然比
hypothesis test	假设检验	limit error	极限误差
incidence rate	发病率	linear correlation	直线相关
inclusion criteria	纳入标准	linear regression	直线回归
independent variable	自变量	linear regression equation	直线回归方程
induced abortion rate	人工流产率	Logistic regression coefficient	Logistic 回归系数
infant mortality rate，IMR	婴儿死亡率	logit transformation	logit 变换
Infectious Diseases	传染病	longitudinal study	纵向研究
influence case	强影响点	loss to follow-up	失访
information bias	信息偏倚	lower limit	下限
intention-to-treat，ITT	意向性分析	main effect	主效应
interaction	交互效应	maternal mortality rate	孕产妇死亡率

maternal mortality ratio	孕产妇死亡率比	non-inferiority trial	非劣效性试验
McNemar's test for correlated proportions	McNemar 检验	non-probability sampling	非概率抽样
mean	均数	non-response	无回答
mean length of generation, LG	平均世代年数	non-response bias	无应答偏倚
measurement bias	测量偏倚	nonparametric test	非参数检验
median	中位数	normal curve	正态曲线
median survival time	中位生存期	normal distribution	正态分布
medical reference range	医学参考值范围	normality test	正态性检验
medical statistics	医学统计学	null hypothesis	无效假设
mesokurtosis	正态峰	number of dying	死亡人数
Meta analysis	meta 分析	number of survival person-year	生存人年数
method of moment	矩法（动差法）	number of survivor	尚存人数
mixed effect	固定效应	objective	研究目的
mixed effects model	混合效应模型	observation unit	观察单位
model of Logistic regression	Logistic 回归模型	observational study	观察性研究
modern test theory, MTT	现代测量理论	odds ratio, OR	优势比或比值比
morbidity statistics	疾病统计	one-sided test	单侧检验
moving average control charts	移动平均控制图	one-tail test	单尾检验
multi-stage sampling	多阶段抽样	one sample t-test	单样本 t 检验
multi statistical process control, MSPC		ordinal data	等级资料
	多元统计控制图法	ordinal scale	顺序尺度
multicenter clinical trial	多中心临床试验	ordinal variable	顺序变量
multiple correlation coefficient	复相关系数	outlier	异常点
multiple linear regression	多重线性回归	over-dispersion	过离散
Multivariate multilevel model, MVML	多元多水平模型	over coverage	过涵盖
natural increase rate, NIR	自然增长率	overall survey	全面调查
necessary sample size	必要的样本含量	paired design	配对设计
negative binomial distribution	负二项分布	paired（matched）t-test	配（成）对 t 检验
negative binomial regression model, NBRM		parallel group design	平行组设计
	负二项回归模型	parameter	参数
negative correlation	负相关	parameter estimation	参数估计
negative predictive value	阴性预测值	parametric test	参数检验
neonatal mortality rate, NMR	新生儿死亡率	partial autocorrelation coefficient	偏自相关系数
net reproduction rate, NRR	净再生育率	partial correlation coefficient	偏相关系数
no significance	无统计学意义	partial likelihood	偏似然
nominal scale	名义尺度	partial regression coefficient	偏回归系数
non- sampling error	非抽样误差	patient reported outcomes, PRO	患者报告结局
non-conditional binary Logistic regression		Pearl pregnancy rate	Pearl 怀孕率
	二分类反应变量的非条件 Logistic 回归	Pearson test	Pearson 检验
non-coverage	涵盖不足	per-protocol set, PPS	符合方案集

percentile	百分位数	quantile-quantile plot，Q-Q plot	分位数图
perinatal mortality	围产儿死亡率	quartile range，QR	四分位数间距
placebo control	安慰剂对照	questionnaire	问卷
point estimation	点估计	quota sampling	配额抽样
Poisson distribution	Poisson 分布	random-effects model	随机效应模型
Poisson regression model	泊松回归模型	random effect	随机效应
population	总体	random measurement error	随机测量误差
population	人口	random sampling	随机抽样
population composition	人口构成	randomization	随机化
population pyramid	人口金字塔	randomized block design	随机区组设计
population size	人口数	randomized controlled trials，RCT	随机对照试验
positive correlation	正相关	range	极差
positive or active control	阳性对照	rank correlation	秩相关
positive predictive value	阳性预测值	Rank Sum Ratio，RSR	秩和比
power	检验功效	rate	率
pragmatic trial	实效性临床试验	ratio	比
Precision	精密度	ratio of induced abortion and live birth	人流活产比
predicted value	预测值	ratio scale	比数尺度
Predictive analysis	预测性分析	Real World Study，RWS	真实世界研究
predictive validity	预测效度	receiver operating characteristic，ROC	受试者工作特征
prevalence rate	患病率	Reed Muench method	瑞孟氏法
prevention trial	预防型试验	regression	回归
probability-probability plot，P-P plot	概率图	relative death ratio	相对死亡比
probability	概率	relative risk，RR	相对危险度
probability density function	概率密度函数	Reliability	信度
probability of death	死亡概率	reliability analysis	可靠性分析
probability of survival	生存概率	repeated measures	重复测量
probability sampling	概率抽样	repeated measures ANOVA	重复测量方差分析
probability unit，Probit	概率单位	replacement level	更替水平
Probit regression	Probit 回归	replication	重复
product limit method	乘积极限法	residual plot	残差图
prognostic index，PI	预后指数	responsibility to change	反应度
proportion-proportion plot	频率-频率图	review bias	评阅偏倚
proportion	构成比	risk ratio，RR	风险比
proportion of dying of a specific cause	死因构成	ROC curve	ROC 曲线
proportional hazards regression model	比例风险回归模型	row	行
prospective cohort study	前瞻性队列研究	safety set，SS	安全性评价数据集
purpose selection	随意选择	sample	样本
Q coefficient	Q 系数	sample size	样本含量
quadrat analysis，QA	样方分析	sampling frame	抽样框

sampling population	被抽样总体	statistical chart	统计图
sampling survey	抽样调查	statistical forecasting	统计预测
sampling unit	抽样单位	statistical inference	统计推断
scale	量表	statistical map	统计地图
scatter plot	散点图	statistical process control, SPC	统计控制图法
schwartz' Bayesian Criterion	SBC 准则、BIC 准则	statistical table	统计表
score test	计分检验	stratified sampling	分层抽样
seasonal ARIMA models	季节 ARIMA 模型	Structural Equation Model, SEM	结构方程模型
selection bias	选择偏倚	structured	结构化
self-administered questionnaires	自填问卷	Student's t-distribution	Student t 分布
self-organization feature map		Student's t-test	Student t 检验
	自组织特征映射人工神经网络	student residual	学生化残差
semi-parametric model	半参数模型	subject	受试对象
semi-structured	半结构化	sum of squared errors	误差平方和
sensitivity, Se	灵敏度	sum of squares for partial regression	偏回归平方和
sex ratio	性比例	sum of squares for regression	回归平方和
significance	统计学意义	sum of squares for residuals	残差平方和
significance level	显著性水平	superiority trial	优效性试验
simple effect	单独效应	survey error	调查误差
simple random sampling	单纯随机抽	survey study	调查研究
single blind	单盲	survival analysis	生存分析
size of a test	检验水准	survival curve	生存曲线
skewness	偏度	survival function	生存函数
slope	斜率	survival rate	生存率
snowball sampling	滚雪球抽样	survival time	生存时间
spatial autocorrelation	空间自相关	symmetry	对称性
spatial error model	空间误差模型	synthetical scored method	综合评分法
spatial statistics	空间统计	systematic error	系统误差
specificity, Sp	特异度	systematic sampling	系统抽样
sphericity	球对称	t-distribution	t 分布
split-half reliability	分半信度	target population	目标总体
spatial lag model	空间滞后型	telephone interview	电话采访
standard deviation of residuals	剩余标准差	tendency of dispersion	离散趋势
standard error, SE	标准误	terminal event	终点事件
standard normal distribution	标准正态分布	test-retest reliability	重测信度
standard operation procedure, SOP	标准操作规程	test theory	测量理论
standardization method	标准化法	the exponentially weighted moving average, EWMA	
standardized rate	标准化率		指数权重移动平均
standardized mortality ratio	标准化死亡率比	theoretical frequency	理论频数
statistic	统计量	therapeutical trial	治疗型试验

Threshold Logic Unit	阈值逻辑单元	variation	变异
total fertility rate（TFR）	总和生育率	Variance Component，VC	方差分量结构
total number of survival person-year	生存总人年数	Variety	多样性
treatment factor	处理因素	Velocity	快速性
trial statistician	试验统计学专业人员	Veracity	真实性
true-negative rate，TNR	真阴性率	vital statistics	生命统计
true-positive rate，TPR	真阳性率	Volume	大量性
true score model	真实记分模型	W coefficient	W 系数
two-sample t-test	两样本 t 检验	Wald test	Wald 检验
two-sided test	双侧检验	weighted least squares mean and variance adjusted，	
two one-sided tests	两次（双向）单侧检验	WLSMV	均值方差修正加权最小二乘法
type Ⅱ error	第二类（Ⅱ型错误）	Wilcoxon rank sum test	Wilcoxon 秩和检验
type Ⅰ error	第一类（Ⅰ型错误）	Wilcoxon signed-rank test	Wilcoxon 符号秩检验
un-overall survey	非全面调查	within-groups mean square	组内均方
unbalanced design	非均衡设计	within-subject variation	个体内变异
under-dispersion	欠离散	World Health Organization，WHO	世界卫生组织
underlying death cause	根本死因	Yates's correction	Yates 校正
unobservable variable	不可观测变量	Youden's index	Youden 指数
unstructured	非结构化	zero-inflated binomial negative，ZIBN	
upper limit	上限		零膨胀负二项回归模型
Validity	效度	zero-inflated model，ZIM	零膨胀模型
Variability	易变性	zero-inflated Poisson，ZIP	零膨胀 Poisson 回归模型
variable	变量	zero correlation	零相关
variance	方差		

附录四

参 考 文 献

［1］ Alessandra Nardi, and Michael Schemper. Comparing Cox and parametric models in clinical studies ［J］. Statistics in medicine, 2003, 22:3597-3610.

［2］ Bergqvist D, Agnelli G, Cohen AT, et al. Duration of prophylaxis against venous thromboembolism with enoxaparin after surgery for cancer ［J］. N Engl J Med, 2002, 346:975-980.

［3］ Bernard Rosner. Foudamentals of Biostatistics. Seventh Edition. Boston: Brooks/Cole, 2011.

［4］ Bossuyt PM, Reitsma JB, Bruns DE, et al. Towards complete and accurate reporting of studies of diagnostic accuracy: the STARD initiative ［J］. BMJ, 2003, 326 (7379):41-44.

［5］ Bossuyt PM, Reitsma JB, Bruns DE, et al. STARD 2015: an updated list of essential items for reporting diagnostic accuracy studies ［J］. Radiology, 2015, 277 (3):826-832.

［6］ Bowerman B T. O'Connell R. Applied statistics improving Business Processes ［M］. USA: Irwin, a Times Mirror Higher Education Group, Inc. company, 1997.

［7］ Brookmeyer R, Stroup DF. Monitoring the health of populations: statistical principles and methods for public health surveillance ［M］. New York: Oxford, 2004.

［8］ Cameron CA, Trivedi PK. Regression analysis of count data ［J］. 2nd ed. 1999.

［9］ Campbell MK, Elbourne DR, Altman DG. CONSORT statement: extension to cluster randomised trials ［J］. BMJ, 2004, 328:702-708.

［10］ CCTS 工作组. 非劣效临床试验的统计学考虑 ［J］. 中国卫生统计, 2012, 29 (2):270-274.

［11］ CCTS 工作组. 临床试验中样本量确定的统计学考虑 ［J］. 中国卫生统计, 2015, 32 (4):727-733.

［12］ Chan A-W, Tetzlaff JF, Altman DG, et al. SPIRIT 2013 statement: defining standard protocol items for clinical trials ［J］. Ann Intern Med, 2013, 158:200-207.

［13］ David WHosmer, Stanley Lemeshow, Susanne May. Applied Survival analysis: Regression Modeling of Time-to-Event Data (2nd edition). Wiley: Hoboken, 2008.

［14］ Eylenbosch WJ Noah ND, eds. Surveillance in health and disease. Oxford University Press, 1988.

［15］ Fisher, RA. The correlation between relatives on the supposition of Mendelian inheritance ［J］. Transactions of the Royal Society of Edinburgh, 1918, (52):399-433.

［16］ Fleiss JL, Gross AJ. Meta-analysis in epidemiology. J Clin Epidemiology, 1991, 2:127.

［17］ Gagnier J, Boon H, Rochon P, et al. Reporting randomized, controlled trials of herbal interventions: an elaborated CONSORT statemen ［J］. Ann Intern Med, 2006, 144:364-367.

［18］ Glass GV. Primary, secondary and Meta-analysis of research. Educ. Res. 1976, 5:3-8.

［19］ Greene WH. Accounting for Excess Zeros and Sample Selection in Poisson and Negative Binomial Regression Models ［J］. Social Science Electronic Publishing, 1994.

［20］ Hanley JA, Mcneil BJ. A Method of Comparing the Areas under Receiver Operating Characteristic Curves Derived from the Sace Cases ［J］. Radiology, 1983, 148:839-843.

［21］ Hanley JA, Mcneil BJ. The Meaning and Use of the Area under a Receiver Operating Characteristic (ROC) Curve ［J］. Radiology, 1982, 143 (1):29-36.

［22］http://www.ats.ucla.edu/stat/sas/seminars/sas_ survival/. Introduction to Survival Analysis in SAS. UCLA：Statistical Consulting Group. Available in February，2017.

［23］http://www.umass.edu/statdata/statdata/stat-survival.html. Index of Survival Analysis Datasets. Available in February，2017.

［24］James M. Lattin，J. Douglas Carroll & Paul E. Green. 多元数据分析（英文版）. 机械工业出版社，2003.

［25］Johnson RA，Wichern DW，Applied Multivariate Statistical Analysis，6th ed. Upper Saddle River：Prentice Hall，2007.

［26］Lambert D. Zero-inflated Poisson regression，with an application to defects in manufacturing ［J］. Technometrics，1992，34（1）:1-14.

［27］Lang TA，Secic M. How To Report Statistics in Medicine：Annotated Guidelines for Authors，Editors，and Reviewers ［J］. Philadelphia：American College of Physicians，1997，333-337.

［28］Langmuir AD. Evolution of the concept of surveillance in the United States. Proc. Roy. Soc. Med，1971，64:681-684.

［29］LawsonA. Large scale：surveillance. Lawson A，editor. Statistical methods in spatial epidemiology ［M］. New York：Wiley，2001.

［30］Li J，Fine J. On sample size for sensitivity and specificity in prospective diagnostic accuracy studies，Statistics in Medicine，2004，23:2537-2550.

［31］Lucas AO. The surveillace of communicable diseases ［J］. WHO Chronicle，1966，20:215-321.

［32］Michael H. Kutner，Christopher J. Nachtsheim，John Neter，William Li. Applied Linear Statistical Model（Fifth edition）. McGraw-Hill Companies，Inc. NewYork，2005.

［33］Michael J Campbell. Medical Statistics. Fourth Edition. Chishester：John Wiley & Sons，Ltd，2007.

［34］Michael KH，Nachtsheim CJ，Neter J，et al. Applied Linear Statistical Models ［M］. 5th ed. New York：McGraw-Hill，2005.

［35］Moher D，Cook DJ，Eastwood S，et al. Improving the quality of reports of Meta-analyses of randomized controlled trials：the QUOROM statement ［J］. Lancet，1999，354:1896-1900.

［36］Moher D，Schulz KF，Simera I. Guidance for developers of health research reporting guidelines ［J］. PLoS Medicine，2010，7（2）:e1000217.

［37］Moher D，Schwlz KF，Altman DG. The CONSORT statement：revised recommendations for improving the quality of reports of parallel-group randomized trials ［J］. Ann Intern Med，2001，134:657-662.

［38］Obuchowski N，McClish D. Sample Size Determination for Diagnostic Accuracy Studies Involving Binormal ROC Curve Indices ［J］. Statistics in Medicine，1997，16:1529-1542.

［39］Obuchowski，NA，Zhou，XH. Prospective studies of diagnostic test accuracy when disease prevalence is low ［J］. Biostatistics，2002，3（4）:477-492.

［40］Paul Allison. Survival analysis using the SAS system：A practical guide. SAS Publishing. 2001.

［41］Piaggio G，Elbourne DR，Altman DG，et al. Reporting of non-inferiority and equivalence randomized trials：an extension of the CONSORT statement ［J］. JAMA，2006，295:1152-1160.

［42］Pocock SJ，Stone GW. The primary outcome fails—What next? N Engl J Med，2016，375:861-870.

［43］Pocock SJ，Stone GW. The primary outcome is positive—Is that good enough? N Engl J Med，2016，375:971-979.

［44］ Ralph B. D'Agostino, Sullivan, et al. Introductory Applied Biostatistics. Belmont：Brooks/Cole, 2006.

［45］ Richard A. Johnson and Dean W. Wichern 著. 陆璇译. 实用多元统计分析. 第 4 版. 北京：清华大学出版社, 2001.

［46］ Riggs Dj, Elliott P. The use of geographic information system in studies on environment and health ［J］. World Health Statist Quart, 1995, 48：85-94.

［47］ Rosner B. Fundamentals of Biostatistics. 5th edit. Duxbury, 2000.

［48］ Siegrist D, Pavlin JA. BioALIRT biosurveillance tested evaluation. In：Syndromic surveillance, reports from a national conference, New York, NY. MMWR, 2004, 53（Suppl）：15.

［49］ Stroup DF, Berlin JA, Morton SC, et al. Meta-analysis of observational studies in Epidemiology：a proposal for reporting ［J］. JAMA, 2000, 283：2008-2012.

［50］ Thacker SB. Historical development. In：Teutsch SM, Churchill RE, eds. Principles and practice of public health surveillance, 2nd ed. New York, NY：Oxford University Press, 2000.

［51］ U. S Department of Health and Human Services Food and Drug Administration Guidance for Industry：Patient-Reported Outcome Measures：Use in Medical Product Development to Support Labeling Claims draft guidance ［J］. Health Quality Life Outcomes, 2009, 4：2.

［52］ Welch BL. On the comparison of several mean values：An alternate approach. Biometrika, 1951（38）：330-336.

［53］ Wong WK, Moore A, Cooper G, et al. Rule-based anomaly pattern detection for detecting disease outbreaks. In：AAAI-02. Edmonton, Alberta, 2002.

［54］ Yanhong Luo, Jie Yang, Yanbo Zhang. Development and validation of a patient-reported outcome measure for stroke patients ［J］. Health and Quality of Life Outcomes, 2015, 13：53. DOI 10.1186/s12955-015-0246-0.

［55］ Zeileis A, Kleiber C, Jackman S. Regression Models for Count Data in R ［J］. Journal of Statistical Software, 2008, 27（8）：1-25.

［56］ Zhou, XH, Obuchowski, NA, McClish, DK. 宇传华译. 诊断医学统计学（Statistical Methods in Diagnostic Medicine). 北京：人民卫生出版社, 2005.

［57］ Rao H X, Zhang X, Zhao L, et al. Spatial transmission and meteorological determinants of tuberculosis incidence in Qinghai Province, China：a spatial clustering panel analysis ［J］. Infectious Diseases of Poverty, 2016, 5（1）：1-13.

［58］ 曹阳, 张罗漫. 医疗质量的综合评价方法 ［J］. 中国卫生统计, 1998, 15（5）：34-43.

［59］ 陈锋. 医用多元统计分析方法 ［M］. 北京：中国统计出版社, 2007.

［60］ 陈明亭, 杨功焕. 我国疾病监测的历史与发展趋势 ［J］. 疾病监测, 2005, 20（3）：113-114.

［61］ 陈长生. 卫生统计学 ［M］. 北京：科技文献出版社, 2005.

［62］ 陈长生. 医学统计学基础 ［M］. 北京：中国统计出版社, 2014.

［63］ 丁元林, 高歌. 卫生统计学 ［M］. 北京：科学出版社, 2008.

［64］ 董玉恒. 列联表确切概率法取表原则的分歧 ［M］. 中国卫生统计, 1995：12（2）：61.

［65］ 杜子芳. 抽样技术及其应用 ［M］. 北京：清华大学出版社, 2005.

［66］ 方积乾, 陆盈. 现代医学统计学 ［M］. 北京：人民卫生出版社, 2002.

［67］ 方积乾. 卫生统计学 ［M］. 第 7 版. 北京：人民卫生出版社, 2012.

［68］ 方积乾. 医学统计学与电脑实验 ［M］. 第 4 版. 上海：上海科学技术出版社, 2012.

［69］方积乾. 卫生统计学［M］. 第 6 版. 北京：人民卫生出版社，2007.

［70］方积乾. 医学统计学与电脑实验［M］. 第 3 版. 上海：上海科学技术出版社，2006.

［71］方立群，曹务春，陈化新，等. 应用地理信息系统分析中国肾综合征出血热的空间分布［J］. 中华流行病学杂志，2003，24：265-268.

［72］高尔生，吴擢春. 医学人口学［M］. 第 2 版. 上海：复旦大学出版社，2004.

［73］高惠璇. SAS 系统 SAS/STAT 软件使用手册［M］. 北京：中国统计出版社，1997.

［74］高嵩等. 四格表 χ^2 检验 Yates 校正释疑（续）［J］. 中国卫生统计，2007，24（2）：208-210.

［75］郭祖超. 医用数理统计方法［M］. 第 3 版. 北京：人民卫生出版社，1988.

［76］国家食品药品监督管理局. 化学药物和生物制品临床试验的生物统计学技术指导原则. 2005.

［77］国家食品药品监督管理局. 化学药物临床试验报告的结构与内容技术指导原则. 2005.

［78］国家食品药品监督管理局. 药品注册管理办法. 2005.

［79］国家食品药品监督管理总局. 药物临床试验的一般考虑指导原则（2017 年 1 月 20 日发布）. http://www.sda.gov.cn/WS01/CL0087/168752.html.

［80］国家食品药品监督管理总局. 药物临床试验数据管理与统计分析的计划和报告指导原则（2016 年 7 月 29 日发布）. http://www.sda.gov.cn/WS01/CL0087/160962.html.

［81］国家食品药品监督管理总局. 药物临床试验的生物统计学指导原则（2016 年 6 月 3 日发布）. http://www.sda.gov.cn/WS01/CL0087/154780.html.

［82］韩晓娜，李承毅，方立群，等. SARS 传播动力学及预测模型效果初评［J］. 中国人兽共患病学报，2006，22（6）：522-525.

［83］韩耀风，郝元涛，方积乾. 项目反应理论及其在生存质量研究中的应用［J］. 中国卫生统计，2006，12（23）：564.

［84］胡良平. SAS 统计分析教程［M］. 北京：电子工业出版社，2010.

［85］胡良平. 检验医学中常见的统计学问题及其对策［J］. 中华检验医学杂志，2000，299-302.

［86］黄海林. TOPSIS 决策分析及其计算机软件设计［J］. 数理医药学杂志，1997，10（1）：47-49.

［87］黄水平. 多个样本率间的两两比较方法［J］. 徐州医学院学报，2002，22（4）：291-294.

［88］黄镇南. 医用多因素统计分析［M］. 第 3 版. 长沙：湖南科学技术出版社，1995.

［89］姜晶梅. 医学实用多元统计［M］. 北京：科学出版社，2014.

［90］蒋知俭. 医学统计学［M］. 北京：人民卫生出版社，1997.

［91］蒋庆琅. 实用统计分析方法［M］. 方积乾等译. 北京：北京医科大学. 中国协和医科大学联合出版社，1998.

［92］金丕焕. 医学科学研究论文中统计方法的正确应用［J］. 中华预防医学杂志，2001，35（6）：422-424.

［93］金丕焕. 医用统计方法［M］. 上海：上海医科大学出版社，1999.

［94］金水高，姜韬，马家奇. 中国传染病监测报告信息系统简介［J］. 中国数字医学，2006，1（1）：20-22.

［95］金勇进，杜子芳，蒋妍. 抽样技术［M］. 第 4 版. 北京：中国人民大学出版社，2015.

［96］金勇进. 非抽样误差分析［M］. 北京：中国统计出版社，1996.

［97］柯惠新，沈浩. 调查研究中的统计分析法［M］. 北京：中国传媒大学出版社，2005.

［98］李康. 医学统计学［M］. 第 6 版. 北京：人民卫生出版社，2013.

［99］李莉，余红梅，刘桂芬. 半参数治愈模型在长期生存者资料分析中的应用［J］. 中国卫生统计，

2008，23（4）:290-292.

[100] 李鹏，俞国燕. 多指标综合评价方法研究综述［J］. 机电产品开发与创新，2009，22（4）:24-25，28.

[101] 李晓松. 医学统计学［M］. 第2版. 北京：高等教育出版社，2008.

[102] 刘桂芬. 医学统计学［M］. 第2版. 北京：中国协和医科大学出版社，2007.

[103] 刘桂芬. 卫生统计学［M］. 北京：中国协和医科大学出版社，2003.

[104] 刘鸣. 系统评价、Meta分析设计与实施方法［M］. 北京：人民卫生出版社，2012.

[105] 刘勤. 分类数据的统计分析及SAS编程［M］. 上海：复旦大学出版社，2002.

[106] 刘一松. 基于PASS及SAS软件的常用含量估计方法实现及部分方法比较研究［D］. 中国人民解放军军事医学科学院，硕士学位论文，2016.

[107] 刘玉秀，姚晨，陈峰，等. 非劣性/等效性试验的样本含量估计及把握度分析［J］. 中国卫生统计，2004，21（1）:31-35.

[108] 刘玉秀，姚晨，盛梅. 随机对照试验的统一报告格式——CONSORT声明［J］. 中国临床药理学杂志，2004，20（1）:76-80.

[109] 刘玉秀，章丹，盛梅. 随机对照试验meta分析的统一报告格式——QUOROM声明［J］. 中国临床药理学与治疗学杂志，2003，8（5）:591-595.

[110] 刘玉秀，洪立基. 新药临床研究设计与统计分析. 南京大学出版社，1999.

[111] 刘玉秀，姚晨，陈峰，等. 非劣性/等效性试验的样本含量估计及统计推断［J］. 中国新药杂志，2003，12（5）:371-376.

[112] 刘玉秀. 没有分配隐蔽则没有随机化［J］. 医学研究生学报，2016. 29（6）:561-565.

[113] 柳青. 中国医学统计百科全书多元统计分册［M］. 北京：人民卫生出版社，2004.

[114] 陆梦洁，钟伟华，刘玉秀，等. 基于β分解的等效性试验样本含量估计［J］. 中国临床药理学与治疗学，2015，20（6）:647-651.

[115] 陆守曾，陈峰. 医学统计学［M］. 北京：中国统计出版社，2016.

[116] 罗伯特F德维利斯（魏勇刚，席仲恩，龙长权译）. 量表编制：理论与应用［M］. 第2版. 重庆：重庆大学出版社，2010.

[117] 罗家洪，郭秀花. 医学统计学［M］. 第2版. 北京：科学出版社，2011.

[118] 马斌荣. 医学统计学［M］. 第3版. 北京：人民卫生出版社，2001.

[119] 马家奇，徐成，戚晓鹏，等. 空间插值分析方法在鼠密度监测中的应用［M］. 中国地方病学杂志，2007，26（3）:340-342.

[120] 马燕. 卫生统计学［M］. 北京：人民卫生出版社，2000.

[121] 倪宗瓒. 医学统计学［M］. 北京：高等教育出版社，2003.

[122] 饶克勤. 卫生统计方法与应用进展（第2卷）［M］. 北京：人民卫生出版社，2008.

[123] 施侣元. 流行病学词典［M］. 北京：科学出版社，2001.

[124] 施学忠，谢婧，贾松树，等. 河南省卫生系统反应性模糊综合评价［J］. 中国卫生统计，2002，19（2）:99-101.

[125] 苏炳华，史秉璋. 列联表确切概率计算法［J］. 中国卫生统计，1987，4（2）:16-19.

[126] 孙尚拱译. 生物统计学基础［M］. 第5版. 北京：科学出版社，2004.

[127] 孙振球，徐勇勇. 医学统计学［M］. 第4版. 北京：人民卫生出版社，2014.

[128] 孙振球. 医学统计学［M］. 第3版. 北京：人民卫生出版社，2010.

[129] 孙振球. 医学统计学 [M]. 第 2 版. 北京：人民卫生出版社，2006.

[130] 孙振球. 医学综合评价方法及其应用 [M]. 北京化学工业出版社，2006.

[131] 田凤调. 秩和比法及其应用 [J]. 中国医师杂志，2002，(2)：115-119.

[132] 王建文. 生存分析参数回归模型拟合及其 SAS 实现 [D]. 山西医科大学，硕士学位论文，2008.

[133] 王启栋，张康莉，刘召平，等. 医院科室病床使用情况的综合评价分析 [J]. 中国医院统计，2001，8 (2)：103-105.

[134] 王庆石. 统计指标导论 [M]. 大连：东北财经大学出版社，1994.

[135] 邬伦，刘瑜，张晶. 地理信息系统——原理、方法和应用 [M]. 北京：科学出版社，2004.

[136] 夏萍，庄岩，卢传坚，等. 我国医疗质量多维综合评价方法的循证评价. 中国循证医学，2011，11 (2)：226-230.

[137] 徐勇勇. Meta-analysis 常见资料类型及统计分析方法 [J]. 中华预防医学杂志，1994，28 (5)：303-307.

[138] 徐勇勇. 医学统计学 [M]. 第 3 版. 北京：高等教育出版社，2014.

[139] 徐勇勇. 医学统计学 [M]. 第 2 版. 北京：高等教育出版社，2004.

[140] 徐勇勇. 医学统计学 [M]. 北京：高等教育出版社，2005.

[141] 徐勇勇. 医学统计学习题全解指南 [M]. 北京：高等教育出版社，2006.

[142] 颜虹. 医学统计学 [M]. 第 2 版. 北京：人民卫生出版社，2010.

[143] 颜虹. 医学统计学 [M]. 北京：人民卫生出版社，2005.

[144] 杨明晶，郑伟娟，奚清丽. 等位基因特异 PCR 检测 N2 乙酰化转移酶遗传多态性研究 [J]. 癌变·畸变·突变，2001，13 (2)：105-108.

[145] 杨树勤. 中国医学百科全书-医学统计学 [M]. 上海：上海科学技术出版社，1985.

[146] 于广军，杨佳泓. 医疗大数据 [M]. 上海：上海科学技术出版社，2015.

[147] 余松林. 医学统计学 [M]. 北京：人民卫生出版社，2002.

[148] 余松林. 临床随访资料的统计分析方法 [M]. 北京：人民卫生出版社，1991.

[149] 宇传华. SPSS 与统计分析 [M]. 北京：电子工业出版社，2007.

[150] 詹绍康. 现场调查技术 [M]. 上海：复旦大学出版社，2003.

[151] 张厚粲，龚耀先. 心理测量学 [M]. 杭州：浙江教育出版社，2012.

[152] 张文彤. SPSS11 统计分析教程-高级篇 [M]. 北京：北京希望电子出版社，2002.

[153] 张岩波. 潜变量分析 [M]. 北京：高等教育出版社，2009.

[154] 章扬熙. 现代实用流行病学方法 (二) [J]. 中华流行病学杂志，1994，15 (6)：376-379.

[155] 赵景义. 参数混合模型在长期生存者资料分析中的应用 [J]. 中国卫生统计，2010，27 (3)：233-236.

[156] 赵俊康. 统计调查中的抽样设计理论与方法 [M]. 北京：中国统计出版社，2002.

[157] 钟伟华，陆梦洁，刘玉秀，等. 随机分配薄：实现临床试验随机分配遮蔽的新技术 [J]. 医学研究生学报，2017，30 (1)：91-94.